Ralf Baron
Michael Strumpf
(Hrsg.)

Praktische Schmerztherapie

Ralf Baron
Michael Strumpf
(Hrsg.)

Praktische Schmerztherapie

Unter Mitarbeit von
Anne Willweber-Strumpf

Mit 125 Abbildungen

Springer

Prof. Dr. Ralf Baron
Sektion Neurologische Schmerzforschung und -therapie
Klinik für Neurologie
Universitätsklinikum Schleswig-Holstein
Campus Kiel, Schittenhelmstraße 10
24105 Kiel

Priv.-Doz. Dr. Michael Strumpf
Klinik für Anästhesie, Intensivmedizin und Schmerztherapie
Rotes Kreuz Krankenhaus
St.-Pauli-Deich 24
28199 Bremen

ISBN-10 3-540-23091-2 Springer Medizin Verlag Heidelberg
ISBN-13 978-3-540-23091-5 Springer Medizin Verlag Heidelberg

Bibliografische Information der Deutschen Nationalbibliothek
Die Deutsche Nationalbibliothek verzeichnet diese Publikation in der Deutschen Nationalbibliografie;
detaillierte bibliografische Daten sind im Internet über http://dnb.d-nb.de abrufbar.

Springer Medizin Verlag
springer.de

Printed in Germany

Planung: Ulrike Hartmann und Dr. Anna Krätz, Heidelberg
Projektmanagement: Gisela Schmitt, Heidelberg
Copy-Editing: Michaela Mallwitz, Tairnbach
Design: deblik Berlin

SPIN 10879370
Satz und Druck: Stürtz GmbH, Würzburg

Gedruckt auf säurefreiem Papier 22/2122 – 5 4 3 2 1 0

Vorwort

Der Philosoph Descartes (1596–1650) hatte die Vorstellung, dass nozizeptive Reize ohne eine weitere Modulation über Nervenkabel zum Rückenmark und Gehirn gleitet werden, wo dann der Schmerz in das Bewusstsein gelangt. Dieses einfache Reiz-Reaktions-Modell ist in den Jahren der modernen Schmerzforschung grundlegend revidiert worden.

In den letzten 30 Jahren hat sich national und international eine revolutionäre Entwicklung in der Schmerzforschung und in der Schmerztherapie vollzogen. Erkenntnisse über periphere und zentrale Mechanismen der Nozizeption und Analgesie, Mechanismen funktioneller und struktureller Plastizität, neuroanatomische Verschaltungen, psychologische Faktoren und Mechanismen, genetische Variationen – um nur einige Aspekte zu nennen – haben das Verständnis und die Therapie von Schmerzen um viele Facetten bereichert. Wir haben gelernt, dass für die fundamentalen Mechanismen der Chronifizierung nicht nur die Zeitachse relevant ist, sondern auch biologische und psychologische Veränderungen einen akuten Schmerz zu einem chronischen Schmerz werden lassen.

Parallel zu diesen Erkenntnissen hat sich erfreulicherweise ebenfalls die Versorgung von Schmerzpatienten in den letzten Jahren deutlich verbessert. Die Zahl der Schmerzpraxen, interdisziplinären Schmerzambulanzen und Schmerzkliniken hat sich deutlich erhöht, auch wenn eine flächendeckende Versorgung noch lange nicht erreicht ist.

Vor 10 Jahren, 1996, führte der Deutsche Ärztetag die Zusatzbezeichnung „Spezielle Schmerztherapie" für jedes klinische medizinische Fach ein. Deutschland ist weltweit das einzige Land, das diese Spezialisierung ermöglicht. Die Aus- und Weiterbildung in der Schmerztherapie hat damit einen wichtigen Impuls erhalten.

Schmerztherapie kann und soll aber nicht nur von Spezialisten durchgeführt werden. Gerade um eine Chronifizierung zu verhindern, ist es notwendig, dass eine umfassende Schmerzdiagnostik und effektive Schmerztherapie sehr frühzeitig im Krankheitsverlauf erfolgt. Dieser Herausforderung müssen sich heutzutage alle Ärzte, unabhängig von Spezialisierungen, stellen. Mit diesem Buch wollen wir deshalb nicht nur spezialisierte Schmerztherapeuten und Ärzte in der schmerzspezifischen Weiterbildung ansprechen, sondern alle Ärzte, die in ihrer klinischen Tätigkeit mit Schmerzpatienten zu tun haben. Gemeinsam mit den Autoren dieses Buches, denen wir für die Mitarbeit danken, möchten wir den aktuellen Stand der schmerztherapeutischen Kenntnisse für die tägliche klinische Praxis vermitteln, die verfügbare wissenschaftliche Evidenzlage analysieren und damit die Leser für das wichtige Fach Schmerztherapie begeistern.

Und wir wissen, die Entwicklungen gehen weiter…

Sommer 2006
Ralf Baron, Michael Strumpf, Anne Willweber-Strumpf

Inhaltsverzeichnis

Teil I Grundlagen

1 Entstehung der Schmerzchronifizierung ... 3
R.-D. Treede
1.1 Neurobiologie der Schmerzchronifizierung ... 4
1.2 Schmerzgedächtnis ... 7
Literatur ... 11

2 Psychologische Grundlagen von Schmerz ... 13
P. Nilges
2.1 Einleitung ... 14
2.2 Entwicklung und Probleme psychologischer Konzepte ... 14
2.3 Verhalten, Kognitionen und psychische Störungen ... 15
2.4 Psychologische Faktoren in der Behandlung ... 17
Literatur ... 18

Teil II Zugang zum Schmerzpatienten – Symptomerkennung

3 Schmerzbeschreibung: Charakteristika des Schmerzes, Veränderungen des Schmerzes ... 23
S. Grond, B. Tamke
3.1 Einleitung ... 24
3.2 Schmerzintensität ... 24
3.3 Schmerzlokalisation ... 25
3.4 Schmerzcharakteristika ... 26
3.5 Veränderungen des Schmerzes ... 27
Literatur ... 28

4 Somatische Diagnostik ... 29
4.1 Körperliche Untersuchung ... 30
K. Böhme
4.2 Orthopädische Untersuchung ... 34
H.W. Ulrich
4.3 Grundlagen der neurologischen Untersuchung bei Schmerzerkrankungen ... 41
V. Lindner
Literatur ... 47

5 Psychologische Diagnostik ... 49
I. Gralow
5.1 Psychologische Anamneseerhebung ... 50
5.2 Psychometrische Verfahren ... 52
5.3 Differenzialdiagnostik psychischer Erkrankungen und Entscheidung über psychotherapeutische Verfahren ... 53
Literatur ... 53

6 Vom Symptom zur Therapie ... 55
J. Ludwig, J. Schattschneider, G. Wasner, R. Baron
6.1 Sensorische Symptome neuropathischer Schmerzen ... 57
6.2 Diagnostik ... 57
6.3 Welche pathophysiologischen Mechanismen sind an der Entstehung sensorischer Symptome beteiligt? ... 57
6.4 Das somatosensorische Profil als Therapieansatz ... 62
Literatur ... 64

7 Klinische Schmerzmessung ... 67
P. Nilges
7.1 Einleitung ... 68
7.2 Inhalte und Methoden: ein Überblick ... 68
7.3 Praktische Hinweise ... 72
Literatur ... 72

8 Quantitative sensorische Testung (QST) ... 75
R.-D. Treede
8.1 Bedeutung der quantitativen sensorischen Testung für die praktische Schmerztherapie ... 76
8.2 Klinische Sensibilitätsprüfung ... 76
8.3 Quantitative sensorische Testung mit thermischen Reizen ... 77
8.4 Quantitative sensorische Testung mit mechanischen Reizen ... 79
8.5 Ein Untersuchungsprotokoll für die Praxis ... 79
8.6 Indikationsstellung für QST und Interpretation der Befunde ... 80
Literatur ... 81

9 Elektrophysiologische Messverfahren ... 83
R.-D. Treede
9.1 Bedeutung der elektrophysiologischen Messverfahren für die praktische Schmerztherapie ... 84
9.2 Erregungsleitungsgeschwindigkeit und somatosensorisch evozierte Potenziale ... 85
9.3 Laserevozierte Potenziale ... 86
9.4 EEG ... 87
9.5 Mikroneurographie ... 87
9.6 Elektromyographie und Reflexe ... 87
9.7 Vergleich mit anderen Messverfahren für nozizeptive Funktionen ... 87
Literatur ... 89

10 Funktionelle Bildgebung bei Schmerz ... 91
T. Sprenger, M. Valet, T.R. Tölle
10.1 Methoden der funktionellen Bildgebung ... 92
10.2 Das Schmerznetzwerk ... 93
10.3 Regionenspezifische Kodierung einzelner Schmerzkomponenten ... 94
10.4 Lateralisierung der Schmerzverarbeitung ... 95

10.5 Schmerzmodulation ... 96
10.6 Ligandenstudien ... 96
10.7 Ausblick/Perspektive ... 98
Literatur ... 98

11 Psyche und Schmerz ... 101
H. Traue, A.B. Horn, H. Kessler, L. Jerg-Bretzke
11.2 Körperschmerz – Seelenschmerz ... 103
11.3 Psychologische und psychobiologische Schmerztheorien ... 104
Literatur ... 109

12 Forensische Aspekte ... 111
O.E. Krasney
12.1 Pflichten des Arztes aus der Übernahme der Behandlung ... 112
12.2 Aufklärung ... 112
12.3 Dokumentationspflicht ... 114
12.4 Einwilligung ... 114
12.5 Haftung ... 115
12.6 Fahruntüchtigkeit ... 116
12.7 Nicht zugelassene Arzneimittel ... 116
Literatur ... 117

Teil III Nichtmedikamentöse Verfahren in der Schmerztherapie

13 Interventionelle Verfahren ... 121
13.1 Neuromodulationsverfahren ... 122
M. Gehling, M. Tryba
13.2 Neurodestruktive Verfahren ... 130
U. Hankemeier, M. Klein
Literatur ... 135

14 Physiotherapeutische und physikalische Verfahren ... 137
P. Schöps
14.1 Definition und Überblick ... 138
14.2 Lagerung und Positionswechsel ... 138
14.3 Physiotherapie und manuelle Therapie ... 139
14.4 Multimodale Behandlungsprogramme ... 140
14.5 Massage ... 140
14.6 Thermotherapie: Wärme- und Kältetherapie ... 141
14.7 Elektrotherapie ... 142
14.8 Allgemeine Hinweise zur Behandlungsdauer und -häufigkeit ... 143
Literatur ... 143

15 Komplementäre Verfahren in der Schmerztherapie am Beispiel der Akupunktur und der Neuraltherapie ... 145
T. Weinschütz ,T. Wieden
15.1 Wirkmechanismus und Voraussetzungen ... 146
15.2 Indikationen und Kontraindikationen ... 146
15.3 Akupunktur ... 147
15.4 Neuraltherapie ... 154
Literatur ... 158

16 Schmerztherapie von Skelettmetastasen mittels ionisierender Strahlung ... 161
16.1 Strahlentherapeutische Verfahren ... 162
I.A. Adamietz, H. Schmidberger
16.2 Nuklearmedizinische Schmerztherapie ... 167
W.U. Kampen, N. Czech, M. Fischer
Literatur ... 172

17 Psychotherapeutische und psychologische Verfahren ... 175
M. Pfingsten
17.1 Störungsmodelle ... 176
17.2 Entspannungsverfahren ... 177
17.3 Verhaltenstherapeutische Interventionen ... 178
17.4 Behaviorale Verfahren ... 179
17.5 Multimodale Verfahren ... 180
17.6 Wirksamkeit psychologisch fundierter Behandlungsmaßnahmen ... 181
Literatur ... 182

Teil IV Pharmakologische Schmerztherapie

18 Analgetika gegen chronische Schmerzen ... 187
J. Fauler
18.1 WHO-Stufenschema ... 188
18.2 Analgetika mit antiphlogistischer und antipyretischer Wirkung ... 188
18.3 Analgetika mit antipyretischer Wirkung ... 192
18.4 Analgetika ohne antiinflammatorische und antipyretische Wirkung ... 194
18.5 Zulassungstatus der Analgetika ... 206
18.6 Äquivalenzdosen von Opioiden ... 207
Literatur ... 207

19 Koanalgetika ... 209
M. Gehling, M. Tryba
19.1 Antikonvulsiva ... 210
19.2 Antidepressiva ... 212
19.3 Kortikosteroide ... 216
19.4 Bisphosphonate ... 216
19.5 Andere Koanalgetika ... 216
Literatur ... 218

Teil V Schmerzsyndrome

20 Schmerzen im Kopf- und Gesichtsbereich ... 221
20.1 Kopf- und Gesichtsschmerzen ... 222
A. Heinze, K. Heinze-Kuhn, H. Göbel
20.2 Anhaltender idiopathischer Gesichtsschmerz ... 237
V. Thieme

20.3 Kraniomandibuläre Dysfunktion (CMD) ... 242
V. Thieme
Literatur ... 243

21 Schmerzen an der Wirbelsäule ... 245
21.1 Diagnostik und Therapie von Nackenschmerzen ... 246
M. Schiltenwolf
21.2 Rückenschmerzen ... 250
J. Hildebrandt
Literatur ... 258

22 Gelenk- und Muskelschmerzen ... 261
22.1 Arthrose ... 262
M. Hammer
22.2 Rheumatoide Arthritis ... 265
M. Hammer
22.3 Spondyloarthritiden ... 268
J.G. Kuipers, H. Zeidler, L. Köhler
22.4 Infektiöse Arthritis ... 271
J.L. Hülsemann, S. Schnarr, H. Zeidler
22.5 Arthritis urica ... 273
J.L. Hülsemann, S. Schnarr, H. Zeidler
22.6 Osteoporose ... 275
L. Köhler, H. Zeidler, J.G. Kuipers
Literatur ... 277

23 Neuropathischer Schmerz ... 279
M. Stengel, A. Binder, R. Maag und R. Baron
23.1 Einteilung ... 280
23.2 Besondere klinische Charakteristika bei verschiedenen neuropathischen Schmerzsyndromen ... 281
23.3 Symptome neuropathischer Schmerzen ... 286
23.4 Anamnese und klinische Diagnostik ... 286
23.5 Diagnostik ... 289
23.6 Therapie neuropathischer Schmerzen ... 290
Literatur ... 294

24 Viszeraler Schmerz ... 295
24.1 Mechanismen viszeraler Schmerzen ... 296
W. Jänig
24.2 Diagnostik und Therapie viszeraler Schmerzen ... 306
W. Häuser
Literatur ... 312

25 Tumorschmerz ... 317
L. Radbruch und F. Elsner
25.1 Schmerzsyndrome ... 318
25.2 Differenzialdiagnose maligner und nicht maligner Schmerzursachen ... 320
25.3 Therapie von Tumorschmerzen ... 321
25.4 Neuropathische Komponente bei Tumorschmerzen ... 328
Literatur ... 329

26 Ischämieschmerzen ... 331
M. Gleim
26.1 Periphere arterielle Durchblutungsstörung PAVK ... 332
26.2 Raynaud-Phänomen ... 335
26.3 Koronare Herzerkrankung ... 336
26.4 Abdomineller Ischämieschmerz ... 337
Literatur ... 338

Teil VI Schmerztherapie bei besonderen Patientengruppen

27 Schmerztherapie bei Suchtkranken ... 341
J. Jage
27.1 Diagnostische Besonderheiten ... 342
27.2 Therapeutische Besonderheiten ... 343
Literatur ... 345

28 Probleme der medikamentösen Schmerztherapie ... 347
M. Strumpf
28.1 Medikamente als Monotherapie ... 348
28.2 Indikationsstellung, Auswahl der Medikamente, Kontraindikationen ... 348
28.3 Dosierung und Dosistitration ... 349
28.4 Nebenwirkungen und Wechselwirkungen ... 349
28.5 Fahrtüchtigkeit ... 350
28.6 Dauer der Anwendung ... 351
28.7 Compliance ... 351
28.8 Therapiekontrolle ... 353
Literatur ... 353

29 Schmerztherapie bei Kindern ... 355
B. Zernikow
29.1 Schmerztherapie in der Neonatologie ... 356
29.2 Therapiesteuerung ... 357
29.3 Schmerztherapie bei schmerzhaften Eingriffen jenseits der Neonatalzeit ... 357
29.4 Schmerztherapie bei akuten Schmerzen ... 360
29.5 Schmerztherapie bei chronischen Schmerzen ... 366
Literatur ... 371

30 Schmerztherapie bei alten Menschen ... 373
K. Böhme
30.1 Häufigkeit der Schmerzen im Alter ... 374
30.2 Auswirkungen chronischer Schmerzen bei alten Patienten ... 374
30.3 Schmerzerfassung ... 376
30.4 Chronifizierung im Alter ... 377
30.5 Verfahren der Schmerztherapie ... 378
30.6 Versorgungssituation ... 381
Literatur ... 382

31 Schmerztherapie bei Schwangeren ... 385
M.C. Schneider
31.1 Eine multidimensionale Herausforderung ... 386
31.2 Modulation der Schmerzempfindung in Abhängigkeit von Geschlecht und Schwangerschaft ... 386
31.3 »Nil nocere« als therapeutische Maxime ... 387
31.4 Interdisziplinär abgestützter diagnostisch-therapeutischer Stufenplan ... 389
Literatur ... 392

32 Organinsuffizienz ... 395
D. Bach
32.1 Definition und Pathophysiologie ... 396
32.2 Leber ... 396
32.3 Niere ... 396
32.4 Herz ... 401
Literatur ... 401

33 Neurologische Erkrankungen und Schmerz ... 403
V. Lindner und S. Rehm
33.1 Multiple Sklerose ... 404
33.2 Schlaganfall (ischämischer Infarkt oder Blutung im Bereich des Gehirns bzw. des Rückenmarks) ... 405
33.3 Bewegungsstörungen (hyperkinetisch-akinetische Syndrome) ... 406
33.4 Periphere Neuropathien ... 407
Literatur ... 410

34 Psychische Erkrankungen und Schmerz ... 413
V. Lindner
34.1 Psychische Erlebnisdimension chronischer Schmerzen ... 414
34.2 Schmerz als Symptom psychischer Erkrankungsformen ... 414
34.3 Evaluation der diagnostischen Einschätzung ... 415
34.4 Therapie ... 418
Literatur ... 418

35 Schmerztherapie in der Notfallmedizin ... 421
H.A. Adams und A. Flemming
35.1 Grundlagen ... 422
35.2 Pharmakologie ... 423
35.3 Spezielle Situationen und Krankheitsbilder ... 426
Literatur ... 427

Teil VII Management in der Schmerztherapie

36 Gesetzliche Grundlagen für die Verordnung von Opioidanalgetika ... 431
J. Sorge
36.1 Betäubungsmittelrezept ... 432
36.2 Angaben auf dem Betäubungsmittelrezept ... 433
36.3 Verschreibungshöchstmengen ... 433
36.4 Notfallverschreibung ... 434
36.5 Verschreibung von Betäubungsmitteln für Bewohner von Alten- und Pflegeheimen und von Hospizen ... 434
36.6 Praxisbedarf ... 434
36.7 Abgabe von Betäubungsmitteln durch den Apotheker ... 435
36.8 Verordnung im stationären Bereich und für den Rettungsdienst ... 435
36.9 Grenzüberschreitender Reiseverkehr ... 436
Literatur ... 436

37 Begutachtung in der Schmerztherapie ... 437
R. Dertwinkel
37.1 Voraussetzungen für die Tätigkeit als Gutachter ... 438
37.2 Grundlagen der Begutachtung ... 438
37.3 Aufbau des Gutachtens ... 438
37.4 Grundbegriffe der versorgungsärztlichen Begutachtung ... 440
37.5 Minderung der Erwerbsfähigkeit (MdE) ... 441
37.6 Grad der Behinderung (GdB) ... 441
37.7 Gutachterliche Fragen zu Methoden der Schmerztherapie ... 441
37.8 Aufklärung und Einwilligung ... 442
37.9 Dokumentationspflicht und Qualitätssicherung ... 443
Literatur ... 443

38 Schmerzpraxen ... 445
M. Falckenberg
38.1 Ambulante schmerztherapeutische Versorgungsstruktur ... 446
38.2 Schmerzklassifikation, Diagnosespektrum und Dokumentation ... 446
38.3 Behandlungsablauf ... 447
38.4 Team ... 447
38.5 Die Praxis als Wirtschaftsunternehmen ... 448
Literatur ... 448

Stichwortverzeichnis ... 449

Autorenverzeichnis

Adamietz, I.A.
Univ.-Prof. Dr.
Klinik für Strahlentherapie
und Radio-Onkologie
Marienhospital Herne
Ruhr-Universität Bochum
Hoelkeskampring 40
44625 Herne

Adams, H.-A., Prof. Dr.
Leiter der Stabsstelle für
Interdisziplinäre Notfall-
und Katastrophenmedizin
Medizinische Hochschule
Hannover
Carl-Neuberg-Straße 1
30625 Hannover

Bach, D., Prof. Dr.
Medizinische Klinik III
Klinikum Krefeld
Lutherplatz 40
47805 Krefeld

Baron, R., Prof. Dr.
Sektion Neurologische
Schmerzforschung u. -therapie
Klinik für Neurologie
Universitätsklinikum
Schleswig-Holstein, Campus Kiel
Schittenhelmstraße 10
24105 Kiel

Binder, A., Dr.
Sektion Neurologische
Schmerzforschung und -therapie
Klinik für Neurologie
Universitätsklinikum
Schleswig-Holstein, Campus Kiel
Schittenhelmstraße 10
24105 Kiel

Böhme, K., Dr.
Wilhelmshöher Allee 345
34131 Kassel

Czech, N., Dr.
Klinik für Nuklearmedizin
Universitätsklinikum
Schleswig-Holstein, Campus Kiel
Arnold-Heller-Straße 9
24105 Kiel

Deighton, R.M.
Institut für
Medizinische Psychologie
Universität Ulm
Am Hochsträß 8
89069 Ulm

Dertwinkel, R., Dr.
Klinik für Anästhesiologie,
operative Intensivmedizin
und Schmerztherapie
St. Joseph-Hospital
Wiener Straße 1
27568 Bremerhaven

Elsner, F., Priv.-Doz. Dr.
Klinik für Palliativmedizin
RWTH-Universitätsklinikum
Aachen
Pauwelsstraße 30
52074 Aachen

Falckenberg, M., Dr.
Schmerzambulanz Alten Eichen
Wördemannsweg 23
22527 Hamburg

Fauler, J., Prof. Dr.
Institut für Pharmakologie
Universität Dresden
Momsenstraße 13
01069 Dresden

Fischer, M., Prof. Dr.
Praxis für Radiologie
u. Nuklearmedizin
Im Bodden 60
34125 Kassel

Flemming, A., Dr.
Zentrum Anästhesiologie
Medizinische Hochschule
Hannover
Carl-Neuberg-Straße 1
30625 Hannover

Gehling, M., Dr.
Klinik für Anästhesiologie,
Intensivmedizin
und Schmerztherapie,
Klinikum Kassel
Mönchebergstraße 41–43
34125 Kassel

Gleim, M., Dr.
Klinik für Anästhesiologie und
Operative Intensivmedizin
Universitätsklinikum
Schleswig-Holstein
Campus Kiel
Schwanenweg 21
24105 Kiel

Göbel, H., Prof. Dr.
Neurologisch-verhaltens-
medizinische Schmerzklinik Kiel
Heikendorfer Weg 9-27
24149 Kiel

Gralow, I.,
Priv.-Doz. Dr. Dipl.-Psych
Klinik und Poliklinik
für Anästhesiologie
und operative Intensivmedizin
Universitätsklinikum Münster
Albert-Schweitzer-Straße 33
48149 Münster

Grond, S., Prof. Dr.
Klinik für Anästhesiologie
und operative Intensivmedizin
Martin-Luther-Universität
Halle-Wittenberg
Ernst-Grube-Straße 40
06097 Halle

Häuser, W., Dr.
Zentrum für Schmerztherapie,
Medizinische Klinik I
Klinikum Saarbrücken gGmbH
Winterberg 1
66119 Saarbrücken

Hammer, M.M., Prof. Dr.
Klinik für Rheumatologie
Nordwestdeutsches
Rheumazentrum
St. Josef-Stift
Westtor 7
48324 Sendenhorst

Hankemeier, U.B., Dr.
Klinik für Anästhesiologie,
Intensiv- und Schmerztherapie
Evangelisches Krankenhaus
Schildescher Straße 99
33611 Bielefeld

Heinze, A., Dr.
Neurologisch-
verhaltensmedizinische
Schmerzklinik Kiel
Heikendorfer Weg 9-27
24149 Kiel

Heinze-Kuhn, K.
Neurologisch-
verhaltensmedizinische
Schmerzklinik Kiel
Heikendorfer Weg 9-27
24149 Kiel

Hildebrandt, J., Prof. Dr.
Nikolausberger Weg 126
37075 Göttingen

Horn, A.B., Dipl.-Psych.
NCCR Affective Science
Département de Psychologie
Université Fribourg
Rue P.A. de Faucigny 2
CH-1700 Fribourg

Hülsemann, J.L., Dr.
Abteilung Rheumatologie
Zentrum Innere Medizin
Medizinische Hochschule
Hannover
Carl-Neuberg-Straße 1
30625 Hannover

Jage, J., Prof. Dr.
Klinik für Anästhesiologie
Johannes-Gutenberg-Universität
Langenbeckstraße 1
55131 Mainz

Jänig, W., Prof. Dr.
Physiologisches Institut
Christian-Albrechts-Universität
zu Kiel
Hermann-Rodewald-Straße 5
24098 Kiel

Jerg-Bretzke, L., Dr.
Institut für
Medizinische Psychologie
Universität Ulm
Am Hochsträß 8
89069 Ulm

Kampen, W.U.,
Priv.-Doz. Dr. Dipl.-Biol.
Klinik für Nuklearmedizin
Universitätsklinikum
Schleswig-Holstein, Campus Kiel
Arnold-Heller-Straße 9
24105 Kiel

Kessler, H., Dr.
Institut für
Medizinische Psychologie
Universität Ulm
Am Hochsträß 8
89069 Ulm

Klein, M., Dr.
Klinik für Anästhesiologie,
Intensiv- u. Schmerztherapie
Evangelisches Krankenhaus
Schildescher Straße 99
33611 Bielefeld

Köhler, L., Prof. Dr.
Praxis für Innere Medizin/
Rheumatologie
Ernst-August-Platz 10
30159 Hannover

Krasney, O.E., Prof. Dr. jur.
Vizepräsident des
Bundessozialgerichts a. D.
Im Eichenhof 28
34125 Kassel

Kuipers, J.G., Prof. Dr.
Klinik für internistische
Rheumatologie
Rotes Kreuz Krankenhaus
St.-Pauli-Deich 24
28199 Bremen

Lindner, V., Dr.
Klinik für Neurologie
Universitätsklinikum
Schleswig-Holstein, Campus Kiel
Schittenhelmstr. 10
24105 Kiel

Ludwig, J., Dr.
Sektion Neurologische
Schmerzforschung und -therapie
Klinik für Neurologie
Universitätsklinikum
Schleswig-Holstein, Campus Kiel
Schittenhelmstraße 10
24105 Kiel

Maag, R.
Sektion Neurologische
Schmerzforschung und -therapie
Klinik für Neurologie
Universitätsklinikum
Schleswig-Holstein, Campus Kiel
Schittenhelmstraße 10
24105 Kiel

Nilges, P., Dr. Dipl.-Psych.
DRK Schmerz-Zentrum Mainz
Auf der Steig 14-16
55131 Mainz

Pfingsten, M., Prof. Dr. Dipl.-Psych.
Zentrum für Anaesthesiologie,
Rettungs- u. Intensivmedizin
Klinikum der
Georg-August-Universität
Robert-Koch-Straße 40
37075 Göttingen

Radbruch, L., Prof. Dr.
Klinik für Palliativmedizin
RWTH-Universitätsklinikum
Aachen
Pauwelsstraße 30
52074 Aachen

Rehm, S., Dr.
Sektion Neurologische
Schmerzforschung und -therapie
Klinik für Neurologie
Universitätsklinikum
Schleswig-Holstein, Campus Kiel
Schittenhelmstr. 10
24105 Kiel

Schattschneider, J., Dr.
Sektion Neurologische
Schmerzforschung und -therapie
Klinik für Neurologie
Universitätsklinikum
Schleswig-Holstein, Campus Kiel
Schittenhelmstr.10
24105 Kiel

Schiltenwolf, M., Prof. Dr.
Orthopädische Klinik
Universität Heidelberg
Schlierbacher Landstraße 200a
69118 Heidelberg

Schmidberger, H., Prof. Dr.
Klinik u. Poliklinik für
Radioonkologie/Strahlentherapie
Johannes-Gutenberg-Universität
Mainz
Langenbeckstraße 1
55131 Mainz

Schnarr, S., Dr.
Abteilung Rheumatologie
Medizinische Hochschule
Carl-Neuberg-Straße 1
30625 Hannover

Schneider, M.C., Prof. Dr.
Departement Anästhesie
Universitätsfrauenklinik
Universitätsspital Basel
Spitalstrasse 21
CH-4031 Basel

Schöps, P., Priv.-Doz. Dr.
Klinik für Physikalische Medizin,
Prävention u. Rehabilitation
Klinikum München-Harlaching
Sanatoriumsplatz 2
81545 München

Sorge, J., Prof. Dr.
Klinik für Anästhesiologie
Klinikum Peine gGmbH
Virchowstraße 8h
31221 Peine

Sprenger, T.
Neurologische Klinik und Poliklinik
Technische Universität München
Klinikum rechts der Isar
Möhlstraße 28
81675 München

Stengel, M.
Sektion Neurologische
Schmerzforschung und -therapie
Klinik für Neurologie
Universitätsklinikum
Schleswig-Holstein, Campus Kiel
Schittenhelmstraße 10
24105 Kiel

Strumpf, M., Priv.-Doz. Dr.
Klinik für Anästhesie,
Intensivmedizin und
Schmerztherapie
Rotes Kreuz Krankenhaus
St.-Pauli-Deich 24
28199 Bremen

Tamke, B., Dr.
Klinik für Anästhesiologie
und operative Intensivmedizin
Martin-Luther-Universität
Halle-Wittenberg
Ernst-Grube-Straße 40
06097 Halle

Thieme, V., Dr. Dr.
Klinik für Mund-, Kiefer-
und Gesichtschirurgie
Klinikum Bremen Mitte gGmbH
Sankt-Jürgen-Straße 1
28205 Bremen

Tölle, T.R., Prof. Dr. Dr.
Neurologische Klinik und Poliklinik
Technische Universität München
Klinikum rechts der Isar
Möhlstraße 28
81675 München

Traue, H., Prof. Dr.
Institut für
Medizinische Psychologie
Universität Ulm
Am Hochsträß 8
89069 Ulm

Treede, R.-D., Prof. Dr.
Institut für Physiologie
und Pathophysiologie
Johannes Gutenberg Universität
Saarstraße 21
55099 Mainz

Tryba, M., Prof. Dr.
Klinik für Anästhesiologie,
Intensivmedizin
und Schmerztherapie
Klinikum Kassel
Mönchebergstraße 41-43
34125 Kassel

Ulrich, H.W., Priv.-Doz. Dr.
Klinik für Orthopädie
Universitätsklinikum
Schleswig-Holstein, Campus Kiel
Michaelisstraße 1
24105 Kiel

Valet, M.
Neurologische Klinik und Poliklinik
Technische Universität München
Klinikum rechts der Isar
Möhlstraße 28
81675 München

Wasner, G., Priv.-Doz. Dr.
Sektion Neurologische
Schmerzforschung u. -therapie
Klinik für Neurologie
Universitätsklinikum
Schleswig-Holstein, Campus Kiel
Schittenhelmstraße 10
24105 Kiel

Weinschütz, T.K., Dr.
Praxis für Neurologie
Moltkestraße 7
24105 Kiel

Wieden, T., Dr.
Abteilung für Anästhesie
Johanniterkrankenhaus
Am runden Berge 3
21502 Geesthacht

Zeidler, H., Prof. Dr.
Abteilung Rheumatologie
Zentrum Innere Medizin
Medizinische Hochschule
Hannover
Carl-Neuberg-Straße 1
30625 Hannover

Zernikow, B., Priv.-Doz. Dr.
Institut für Kinderschmerztherapie
Vestische Kinder- und
Jugendklinik Datteln
Universität Witten-Herdecke
Dr. Friedrich-Steiner-Straße 5
45711 Datteln

Teil I Grundlagen

Kapitel 1 Entstehung der Schmerzchronifizierung –3

Kapitel 2 Psychologische Grundlagen von Schmerz –13

Entstehung der Schmerzchronifizierung

R.-D. Treede

1.1 Neurobiologie der Schmerzchronifizierung – 4
1.1.1 Schmerz mit und ohne Warnfunktion – 4
1.1.2 Was ist ein chronischer Schmerz? – 4
1.1.3 Warum sollte man zwischen chronischem und akutem Schmerz unterscheiden? – 4
1.1.4 Mechanismen der Schmerzentstehung: 3 Phasen – 4
1.1.5 Chronischer Schmerz als eigene Entität – 6
1.1.6 Chronischer Schmerz als persistierender Akutschmerz – 6
1.1.7 Konsequenzen für die praktische Schmerztherapie – 7

1.2 Schmerzgedächtnis – 7
1.2.1 Gibt es ein Schmerzgedächtnis? – 8
1.2.2 Explizites, deklaratives Gedächtnis – 8
1.2.3 Implizites Gedächtnis: assoziatives Lernen – 8
1.2.4 Implizites Gedächtnis: nichtassoziativesLernen – 9
1.2.5 Konsequenzen für die praktische Schmerztherapie – 10

Literatur – 11

1.1 Neurobiologie der Schmerzchronifizierung

Der Schmerzsinn ist für das Überleben des Organismus essenziell, weil er vor drohenden Schäden durch äußere Ereignisse oder innere Erkrankungen warnt. Für diese Funktion besitzen wir einen hoch spezialisierten Teil des Nervensystems, das nozizeptive System, das wiederum einen Teil des somatosensorischen Systems darstellt. Nach einer Gewebeschädigung ist die Empfindlichkeit des nozizeptiven Systems durch periphere und zentrale Sensibilisierung gesteigert. Hieraus resultieren Hyperalgesie und Allodynie, die den Heilungsprozess normalerweise nur um einige Stunden überdauern. Tierexperimentell wurde gezeigt, dass diese relativ kurzdauernde Modulation des nozizeptiven Systems in eine langdauernde Modifikation mit veränderter Genexpression übergehen kann. Welchen Einfluss dabei die Stärke und Dauer der auslösenden Gewebeschädigung, eine mögliche Wiederholung schädigender Ereignisse oder eine genetische Prädisposition haben, ist noch nicht geklärt.
Die molekularen Mechanismen der Schmerzchronifizierung sind klinisch bisher nicht messbar. In der praktischen Schmerztherapie sollte man als Arbeitshypothese davon ausgehen, dass die Chronifizierung ein reversibler Prozess ist. Behandlungsansätze können sich ex iuvantibus aus der diagnostischen Lokalanästhesie und pharmakologischen oder verhaltensmedizinischen Eingriffen in Gedächtnisprozesse ergeben.

1.1.1 Schmerz mit und ohne Warnfunktion

Die Detektion noxischer Reize durch nozizeptive Nervenendigungen und die anschließende Signalverarbeitung im nozizeptiven System warnen den Organismus vor aktueller und potenzieller Gewebeschädigung durch externe Ereignisse oder Veränderungen im internen Milieu. Diese Warnfunktion des Akutschmerzes ist bereits in einfachen Nervensystemen von Invertebraten programmiert (Woolf u. Walters 1991; Wittenburg u. Baumeister 1999; Zars 2003). Bei Verlust dieser Warnfunktion besteht eine erhöhte Verletzungsgefahr. Darüber hinaus ist auch die Wundheilung in denervierter Haut oder Cornea verzögert (Gallar et al. 1990). Der vollständige Verlust dieser Warnfunktion bei Patienten mit angeborener Schmerzunempfindlichkeit durch spezifische Gendefekte hat sogar negative Folgen für die Lebenserwartung (Nagasako et al. 2003).

Beim chronischen Schmerz ist eine solche Warnfunktion nicht erkennbar. Diese Entkopplung wird auch in der Musterweiterbildungsordnung der Bundesärztekammer zur Abgrenzung von akutem und chronischem Schmerz benannt: »Die Zusatz-Weiterbildung Spezielle Schmerztherapie umfasst… die Erkennung und Behandlung chronisch schmerzkranker Patienten, bei denen der Schmerz seine Leit- und Warnfunktion verloren und einen selbstständigen Krankheitswert erlangt hat.«

1.1.2 Was ist ein chronischer Schmerz?

Die International Association for the Study of Pain (www.iasp-pain.org) gibt keine klare Definition des chronischen Schmerzes an: Einerseits gilt Schmerz als chronisch, wenn er den normalen Heilungsverlauf überdauert, andererseits wird aus pragmatischen Gründen oft eine Mindestdauer von 3–6 Monaten gefordert (Merskey u. Bogduk 1994). Rein zeitliche Definitionen haben in der Praxis nur einen niedrigen diskriminativen und prädiktiven Wert gezeigt (Raspe et al. 2003).

Analog zum Staging in der Onkologie wurden insbesondere für den Rückenschmerz Stadieneinteilungen der Schmerzchronifizierung entwickelt, die auch die Möglichkeit von primär chronischen Schmerzen vorsehen, bei denen konzeptuell bereits zu einem frühen Zeitpunkt eine Entkopplung von der Warnfunktion eintritt (Wurmthaler et al. 1996; von Korff et al. 2005). Die Instrumente zum Staging beruhen auf psychosozialen Parametern wie subjektive Beeinträchtigung, Arbeitsunfähigkeit oder Inanspruchnahme des Gesundheitssystems, die empirisch einen hohen prädiktiven Wert für den weiteren Krankheitsverlauf aufweisen. Sie testen somit nicht das Grundkonzept der Schmerzchronifizierung (den Verlust der Warnfunktion), weil hierfür keine neurobiologischen Testparamter verfügbar sind, sondern beruhen auf sozialmedizinischen Surrogatparametern.

1.1.3 Warum sollte man zwischen chronischem und akutem Schmerz unterscheiden?

Bewährte Therapiekonzepte aus der Akutschmerztherapie versagen häufig beim chronischen Kopf- oder Rückenschmerz (Turner et al. 1982); hierzu gehören die Gabe von Analgetika aus der Gruppe der nichtsteroidalen Entzündungshemmer oder die Ruhigstellung des betroffenen Körperteils bis hin zur Bettruhe. Umgekehrt sind Therapieerfolge beim chronischen Schmerz mittels verhaltensmedizinischer Verfahren zu erzielen (Fordyce et al. 1985; Flor et al. 1992; Pfingsten et al. 1997), die in der Aktuschmerztherapie kaum eine Rolle spielen. Diese klinischen Erfahrungen führten zu der Vorstellung, dass die Behandlung akuter und chronischer Schmerzen auf grundlegend verschiedene Verfahren zurückgreifen muss. Nachfolgend soll diskutiert werden, inwieweit für diese strikte Trennung eine neurobiologische Basis besteht.

1.1.4 Mechanismen der Schmerzentstehung: 3 Phasen

Die Funktionsweise des nozizeptiven Systems kann man grob in 3 Phasen gliedern (▣ Abb. 1.1). Phase 1 (Aktivierung) beschreibt die Signalverarbeitung bei einem kurzen phasischen Schmerzreiz, hier symbolisiert durch einen Nadelstich. Der Reiz aktiviert nozizeptive Nervenendigungen in der Haut. Die dort entstehenden Serien von Aktionspotenzialen erreichen das ZNS, wo sie abhängig von der momentanen Erregbarkeit und dem Aktivie-

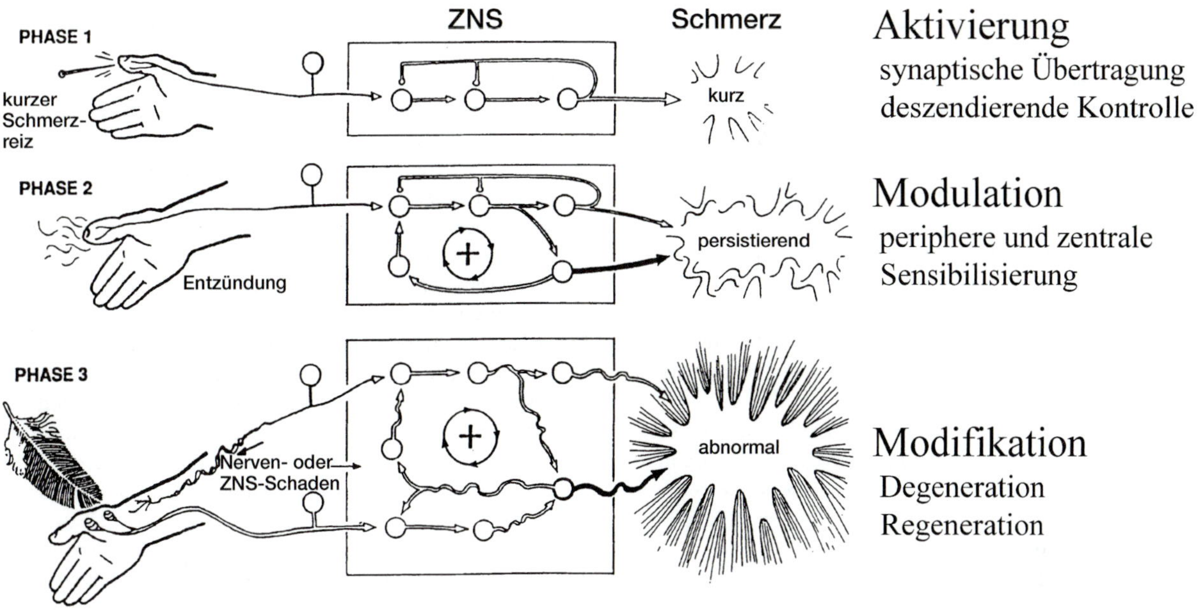

Abb. 1.1. Schmerzmechanismen: drei Phasen: Phase 1 (Aktivierung): Kurzdauernde noxische Reize aktivieren nozizeptive Nervenendigungen in der Haut und in anderen Organen. Die daraus resultierende neuronale Aktivität wird im zentralen Nervensystem mit diversen deszendierenden Kontrollsignalen verrechnet. Bei hinreichender Aktivierung nozizeptiver Hirnregionen entsteht ein kurzer, phasischer Schmerz. Phase 2 (Modulation): Die periphere Aktivierbarkeit und die zentralen Übertragungseigenschaften des nozizeptiven Systems sind durch periphere oder zentrale Sensibilisierung schnell modulierbar. Periphere Sensibilisierung wird überwiegend durch Entzündungsmediatoren ausgelöst, zentrale Sensibilisierung erfolgt durch synaptische Plastizität, analog zu elementaren Gedächtnisprozessen. Diese Mechanismen werden durch jede Verletzung aktiviert. Sie gehören zum normalen Repertoire des nozizeptiven Systems und sind spontan reversibel. Phase 3 (Modifikation): Im Zuge von Degeneration und Regeneration nach Nervenverletzungen kommt es zu Phänotypänderungen und geänderter Genexpression in peripheren und zentralen nozizeptiven Neuronen und in deren Folge zu langfristig geänderen synaptischen Verbindungen, die z. B. eine Schmerzhaftigkeit leichter Berührungsreize verursachen können (dynamische taktile Allodynie). (Mod. nach Cervero u. Laird 1991; Woolf u. Salter 2000)

rungsgrad deszendierender Kontrollsysteme bis zur Großhirnrinde weitergeleitet werden können. Daraus resultiert eine kurze Schmerzempfindung, die in das periphere rezeptive Feld projiziert und dort lokalisiert wahrgenommen wird.

Beim chronischen Schmerz, hier illustriert am Beispiel des neuropathischen Schmerzes nach peripherer Nervenläsion, kommen zusätzliche Mechanismen hinzu (hier als Phase 3 bezeichnet). Im Zuge von Degeneration und Regeneration nach Nervenverletzungen kann es zu Phänotypänderungen und geänderter Genexpression in peripheren und zentralen nozizeptiven Neuronen kommen und in deren Folge zu langfristig geänderten synaptischen Verbindungen (Ji u. Woolf 2001; Azad u. Zieglgänsberger 2003). Eine solche Modifikation des nozizeptiven Systems, bei der nicht nozizeptive taktile Afferenzen Zugang zu zentralen nozizeptiven Neuronen bekommen, erklärt z. B. die Schmerzhaftigkeit leichter Berührungsreize (dynamische taktile Allodynie). Es wird bezweifelt, dass solche extensiven Reorganisationsprozesse spontan reversibel sind. Phänomene wie die Allodynie sind mit den Mechanismen der Phase 1 nicht erklärbar.

Das eigentlich neue Konzept in dieser Abbildung ist die Einführung einer Phase 2 (Cervero u. Laird 1991). Diese Phase repräsentiert die akute Plastizität des nozizeptiven Systems, die durch Modulation der peripheren Signaltransduktion (periphere Sensibilisierung) und der zentralen Signalübertragung (zentrale Sensibilisierung) zustande kommt. Periphere Sensibilisierung wird durch Entzündungsmediatoren ausgelöst, zentrale Sensibilisierung erfolgt durch synaptische Plastizität, analog zu elementaren Gedächtnisprozessen (▶ Kap. 1.2).

Zentrale Sensibilisierung nach einer einfachen Verletzung oder nach einer durch Capsaicininjektion simulierten Verletzung führt ähnlich wie eine Nervenläsion zu einer dynamischen taktilen Allodynie (LaMotte et al. 1991; Treede et al. 2004). Solche Phase-2-Mechanismen werden durch jede Verletzung aktiviert und führen vorübergehend zu einem veränderten Antwortverhalten des nozizeptiven Systems. Sie gehören zum normalen Repertoire des nozizeptiven Systems und sind spontan reversibel, sobald das auslösende nozizeptive Eingangssignal entfällt (Koltzenburg et al. 1994).

! Der Zeitbereich der Phase-2-Mechanismen entspricht der Dauer des Akutschmerzes nach operativen Eingriffen.

Tierexperimente haben gezeigt, dass die Mechanismen der Phase 2 aus aktivitätsabhängiger synaptischer Plastizität bestehen (▶ Kap. 1.2) sowie aus der Phosphorylierung von Membranrezeptoren und Ionenkanälen (Ji u. Woolf 2001). An diesen Prozessen sind Proteinkinase C (PKC), Proteinkinase A, Kalzium-Calmodulin-abhänige Kinase (CaMKII) und der Signalweg NO-Synthase/Proteinkinase G beteiligt.

In der Phase 3 kommt es zusätzlich zur veränderten Genexpression (Woolf u. Salter 2000), u. a. durch Aktivierung regulatorischer Gene wie c-fos (Buschmann et al. 1998) und durch Veränderungen in der Menge an Neurotrophinen (NGF, GDNF, BDNF), die im Spinalganglion und im Rückenmark verfügbar sind (Snider u. McMahon 1998). Hierdurch ändern sich nach Nervenläsionen, aber auch bei chronischer Entzündung nicht nur die Expression von Ionenkanälen und Membranrezeptoren, sondern auch das Verhältnis verschiedener Subpopulationen von nozizeptiven Neuronen.

Ein Verbindungsglied zwischen Phase 2 und 3 ist möglicherweise die Familie der mitogenaktivierten Proteinkinasen (MAPK), deren Mitglieder ERK und p38 nach Nervenverletzung im Rückenmark nacheinander in Neuronen, Mikroglia und Astrozyten aktiviert werden (Zhuang et al. 2005).

Während im Tierexperiment v. a. mit Modellen gearbeitet wird, bei denen die Chronifizierung durch Phase 3 regelmäßig auftritt, ist der klinische Alltag dadurch geprägt, dass bei gleicher Grundkrankheit nur ein kleiner Teil der Patienten einen chronischen Schmerz entwickelt. Welchen Einfluss dabei die Stärke und Dauer der auslösenden Gewebeschädigung, eine mögliche Wiederholung schädigender Ereignisse oder eine genetische Prädisposition haben, ist noch nicht geklärt. Beim Menschen liegt wahrscheinlich eine Mischung aus genetischen und psychologischen Prädispositionsfaktoren vor (Kim et al. 2004).

1.1.5 Chronischer Schmerz als eigene Entität

! Die veränderte Genexpression der Phase 3 bildet die neurobiologische Basis für das Konzept, dass das nozizeptive System beim chronischen Schmerz andere Eigenschaften aufweist als beim Akutschmerz.

Aus entzündetem Gewebe wird vermehrt Nervenwachstumsfaktor (NGF) zum Spinalganglion retrograd axonal transportiert. Hierdurch werden beim chronischen Entzündungsschmerz Substanz P, »calcitonin-gene-related peptide« (CGRP), der Capsaicinrezeptor TRPV1 und der Natriumkanal NaV1.8 hochreguliert, während sie beim chronischen neuropathischen Schmerz herunterreguliert sind, da der axonale Transport von NGF dort vermindert ist (Woolf u. Salter 2000). Beim neuropathischen Schmerz kommt es gleichzeitig zur Hochregulation eines anderen Natriumkanals (NaV1.3). Diese Veränderung der Natriumkanalexpression (weniger NaV1.8, mehr NaV1.3) führt nach Nervenverletzungen zu Spontanaktivität und gesteigerten Entladungsraten (Waxman et al. 1999).

Spontane Generierung von Aktionspotenzialen in einem Neurom oder im Spinalganglion ist ein zentrales pathophysiologisches Konzept beim peripheren neuropathischen Schmerz (Sukhotinsky et al. 2004). Beim seltenen Krankheitsbild der Erythromelalgie wurde eine solche Spontanaktivität mittels Mikroneurographie nachgewiesen (Ørstavik et al. 2003), ebenso beim Phantomschmerz mittels Einzelzellableitungen aus dem Thalamus (Lenz et al. 1998). Wenn diese Spontanaktivität auf einer veränderten Expression von Ionenkanälen beruht, benötigt sie möglicherweise eine Pharmakotherapie mit speziell hierfür entwickelten Kanalblockern. Leider ist der Nachweis der Spontantaktivität im klinischen Alltag nicht möglich, da weder periphere Mikroneurographie noch Einzelzellableitungen aus dem Thalamus in Frage kommen.

Chronischer Schmerz (Phantomschmerz, Rückenschmerz) verändert die Repräsentation des betroffenen Körperteils im primären somatosensorischen Kortex (Flor et al. 1995, 1997). Das Ausmaß der kortikalen Reorganisation korreliert mit der Schmerzstärke (Knecht et al. 1996). Eine Reorganisation der rezeptiven Felder findet man auch im Thalamus (Lenz et al. 1998): Dort ist die Stumpfregion nach Amputationen überrepräsentiert. Diese Veränderungen der Somatotopie im ZNS wurden ursprünglich als spezifisch für den chronischen Schmerz angesehen; sie haben sich aber als Korrelate des schnellen somatosensorischen Lernens herausgestellt (► Kap. 1.1.6).

1.1.6 Chronischer Schmerz als persistierender Akutschmerz

Es besteht Konsens, dass chronischer Schmerz auf der Basis der Mechanismen der Signalverarbeitung kurzer phasischer Schmerzreize (Phase 1) nicht erklärbar ist. Wenn man jedoch die akute Plastizität des nozizeptiven Systems einbezieht (Phase 2), besteht die Möglichkeit, auch eine veränderte Schmerzempfindlichkeit (z. B. Allodynie) beim chronischen Schmerz zu erklären, ohne eigenständige neue Mechanismen (Phase 3) postulieren zu müssen. Der chronische Schmerz wäre dann zumindest teilweise ein persistierender Akutschmerz.

Wenn diese Hypothese stimmt, sollte sich die Hyperalgesie oder Allodynie schnell zurückbilden, sobald ein afferentes Eingangssignal aus der Peripherie, das die zentrale Sensibilisierung dynamisch unterhält, eliminiert wird (Koltzenburg et al. 1994). ◘ Abb. 1.2 zeigt ein solches Beispiel, wo Schmerz und mechanische Hyperalgesie durch eine Sympathikusblockade mittels eines α-adrenergen Antagonisten zeitgleich gehemmt werden konnten (Treede 1998). Auch die Allodynie nach peripheren Nervenläsionen ließ sich in einigen Fällen durch gezielte diagnostische Nervenblockaden aufheben (Gracely et al. 1992).

! Von der Möglichkeit, mit diagnostischen Nervenblockaden die Quelle der Spontanaktivität einzugrenzen, wird wenig Gebrauch gemacht, da sich die entsprechende Blockadetechnik oft nicht zur dauerhaften Behandlung eignet. Sie bietet aber die Gelegenheit zu mechanismenbasierter Diagnostik beim neuropathischen Schmerz.

Die Reorganisation der somatotopischen Repräsentation im primären somatosensorischen Kortex ist mit Verfahren der kli-

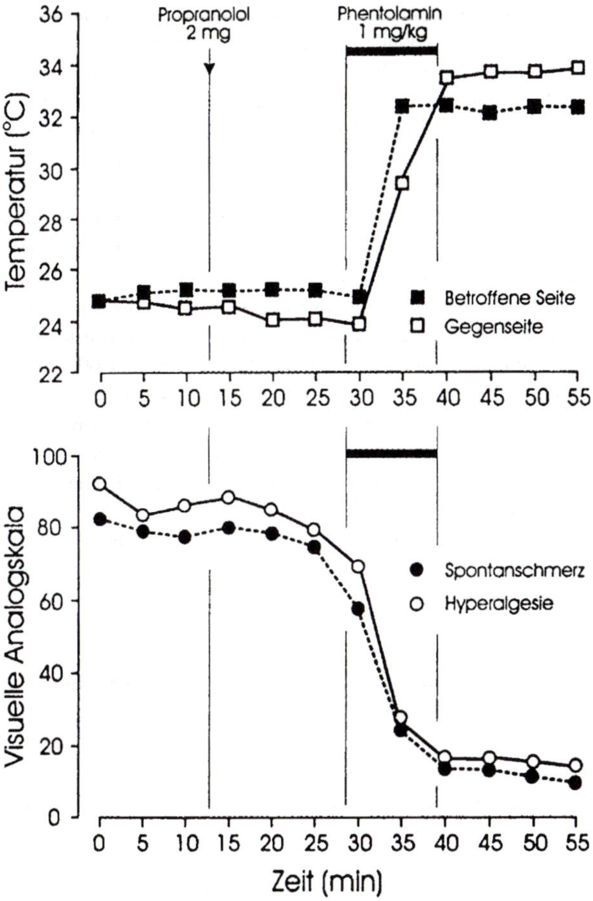

Abb. 1.2. Modulierbarkeit der Hyperalgesie beim chronischen Schmerz. Bei einer 40-jährigen Patientin mit komplexem regionalem Schmerzsyndrom vom Typ 1 (CRPS I) im rechten Bein wurde 1 mg/kg KG Phentolamin als Kurzinfusion über eine Armvene appliziert. *Oben:* Temperaturerhöhung in beiden Beinen aufgrund von Vasokonstriktorblockade durch den α-adrenergen Antagonisten. *Unten:* Simultane Reduktion von Spontanschmerz und mechanischer Hyperalgesie um 75%. (Aus Treede 1998)

nischen Neurophysiologie gut erfassbar (► Kap. 1.1.5). Nach Amputationen ist diese Reorganisation schon 10 Tage nach der Operation nachweisbar (Weiss et al. 2000). Experimentelle Lokalanästhesie führt sogar schon innerhalb von Minuten zu einer kortikalen Reorganisation (Waberski et al. 2003). Umgekehrt ist die kortikale Reorganisation beim Phantomschmerz unter Lokalanästhesie reversibel, sofern diese den Schmerz reduziert hatte (Birbaumer et al. 1997). Es handelt sich hierbei also vermutlich eher um die akute Reorganisation des somatosensorischen Systems im Zusammenhang mit Lernprozessen (► vgl. Elbert et al. 1995).

Ein weiteres Beispiel, das in diesem Zusammenhang gern diskutiert wird, ist die chirurgische Behandlung der chronischen Arthritis durch eine Endoprothese. Hier soll es durch die Operation trotz lange bestehender Schmerzsymptomatik zu einer sofortigen Schmerzlinderung kommen, sobald die postoperative analgetische Behandlung abgeschlossen ist. Leider liegen keine empirischen Daten vor, wie schnell der Gelenkschmerz nach einer Endoprothese gebessert ist; der Eingriff als solcher macht eine über mehrere Tage gehende intensive Akutschmerztherapie erforderlich (Weng u. Fitzgerald 2006).

1.1.7 Konsequenzen für die praktische Schmerztherapie

Der Verlust der Warnfunktion des chronischen Schmerzes wird zwar in allen Konzepten zur Schmerzchronifizierung betont, ist jedoch nicht empirisch prüfbar und kann daher nicht als neurobiologisches Kriterium für das Vorliegen chronischer Schmerzen eingesetzt werden. Das Konzept, dass Schmerzmechanismen in 3 statt in 2 Phasen eingeteilt werden können, eröffnet aber die Möglichkeit, dass chronischer Schmerz auf einer chronisch persistierenden Plastizität des nozizeptiven Systems (Phase 2) beruhen kann, ohne dass eine potenziell irreversible Veränderung der Genexpression (Phase 3) postuliert werden muss. Der klinische Phänotyp gibt nach gegenwärtigem Kenntnisstand keine Auskunft darüber, welche Klasse von Mechanismen in einem gegebenen Fall vorliegt. Als diagnostische Maßnahme bietet sich an, die Reversibilität der Symptomatik zu prüfen. Hierzu kann die diagnostische Lokalanästhesie eingesetzt werden oder kurze Infusionstests.

Dynamische taktile Allodynie und mechanische Hyperalgesie sind Zeichen einer zentralen Sensibilisierung. Sie treten sowohl als Folge der akuten Modulation (Phase 2) als auch der länger dauernden Modifikation (Phase 3) des nozizeptiven Systems auf. Reorganisation der Somatotopie im primären somatosensorischen Kortex gibt es sowohl beim chronischen Schmerz als auch bei kurz dauernden Modulationen des nozizeptiven Eingangssignals.

Beim chronisch persistierenden Akutschmerz (Phase 2) geht man davon aus, dass dieser Zustand durch ein persistierendes nozizeptives Eingangsignal zum Rückenmark aufrechterhalten wird. Dieses Konzept eines spontanaktiven Fokus im nozizeptiven System kann durch diagnostische Nervenblockaden und durch Infusionstests klinisch überprüft werden. Eine solche mechanismenbasierte Diagnostik ist ein wichtiger Meilenstein zu einer mechanismenbasierten Schmerztherapie.

1.2 Schmerzgedächtnis

Der Begriff Schmerzgedächtnis kann mehrere Prozesse beschreiben, die jeweils klinisch relevant sind. Episodisches Gedächtnis bezieht sich auf das bewusste Erinnern selbst erlebter Schmerzen. Da diese Erinnerung ungenau ist, werden Schmerztagebücher »online« geführt. Neben dieser expliziten Form von Schmerzgedächtnis gibt es mehrere Formen des impliziten Gedächtnisses, die beim chronischen Schmerz relevant sind: Assoziatives Gedächtnis in Form von klassischer oder operanter Konditionierung ist an der Chronifizierung von Schmerz beteiligt und wird umgekehrt auch zur Behandlung chronischer Schmerzen eingesetzt. Nichtassoziatives Schmerzgedächtnis in Form von Sensibilisierung ist eine fundamentale Eigenart des nozizeptiven Systems. Die Sensibilisierung der peripheren nozizeptiven Nervenendigungen erfolgt nach jeder Verletzung; die daraus resultierende Hyperalgesie gegen Hitzereize trägt zum akuten Entzündungsschmerz bei. Schon im Rahmen des Akutschmerzes kommt es auch zu einer zentralen Sensibilisierung der synaptischen Übertragung und in deren Folge zur Hyperalgesie gegen mechanische Reize. Die zentrale Sensibilisierung ist beim chronischen Schmerz besonders ausgeprägt.

1.2.1 Gibt es ein Schmerzgedächtnis?

Die phylogenetisch ältesten Formen von Lernen und Gedächtnis sind vermutlich mit dem Geruchssinn und dem Schmerzsinn verbunden. Olfaktorische Reize steuern einen Großteil des Appetenzverhaltens (z. B. bei Nahrungs- oder Partnersuche), während die Detektion noxischer Reize eine wichtige Steuerungsfunktion für Vermeidungsverhalten besitzt. Lernprozesse für beide Reizarten kann man bereits bei wirbellosen Tieren nachweisen (Roayaie et al. 1998; Wittenburg u. Baumeister 1999; Gillette et al. 2000). Viele der klassischen Lernparadigmen zu Sensibilisierung oder zu emotionaler Konditionierung arbeiten mit noxischen Reizen als unkonditioniertem aversivem Reiz (Prescott 1998). Gedächtnisforschung und Schmerzforschung bearbeiten also stark überlappende Themen, aber diese thematische Nähe wird nur selten explizit benannt (Woolf u. Walters 1991; Sandkühler 2000; Treede et al. 2006).

Lernen und Gedächtnis können nach der Zeitdauer in Kurzzeit- und Langzeitgedächtnis unterteilt werden (primäres und sekundäres Gedächtnis), und nach Inhalten und Mechanismen in explizites und implizites Gedächtnis. Explizites Gedächtnis wird auch als deklaratives Gedächtnis bezeichnet. Die Inhalte sind verbal beschreibbar und werden bewusst verarbeitet. Implizites Gedächtnis wird auch als nicht deklaratives Gedächtnis bezeichnis. Hierbei geht es um unbewusstes, gelerntes Verhalten. Die Inhalte können aus einfachen Reflexen oder komplexen Verhaltensmustern bestehen.

Mit dem Begriff Schmerzgedächtnis wird oft die Vorstellung verbunden, dass es sich um implizites Gedächtnis für Schmerzverhalten handelt und dass dieses Gedächtnis beim chronischen Schmerz irreversibel konsolidiert sei. Die nachfolgenden Abschnitte sollen erläutern, dass dies eine zu enge Sicht auf das Schmerzgedächtnis darstellt. Gedächtnisprozesse sind an vielen Mechanismen des chronischen und akuten Schmerzes beteiligt.

1.2.2 Explizites, deklaratives Gedächtnis

Das explizite Gedächtnis wird unterteilt in semantisches Gedächtnis für Fakten (Wissensgedächtnis) und episodisches Gedächtnis für Ereignisse (u. a. autobiographisches Gedächtnis). Beide Gedächtnisarten spielen eine Rolle in der praktischen Schmerztherapie. Inhalte des semantischen Gedächtnisses beeinflussen das Arzt-Patienten-Verhältnis: Arzt und Patient besitzen jeweils eigene Vorstellungen über mögliche Schmerzmechanismen; dieses Vorwissen spielt eine Rolle bei der Anamnese, beim Untersuchungsgang und sogar für den Therapieerfolg (Williams u. Thorn 1989; Jensen et al. 1999).

Eine zweite Form des expliziten Gedächtnisses ist das episodische Gedächtnis für Ereignisse. Hierzu gehört insbesondere auch das autobiographische Gedächtnis für selbst erlebte Schmerzen. Die Erhebung einer Anamnese setzt voraus, dass die Patienten sich hinreichend genau erinnern können. Gerade für die Schmerzqualitäten und ihre affektive Komponente wird jedoch allgemein angenommen, dass diese nur sehr ungenau erinnert werden (Erskine et al. 1990).

Empirische Studien zum episodischen Schmerzgedächtnis haben sich auf die Erinnerung an die Intensität vergangener Schmerzen konzentriert; sie zeigten Ungenauigkeiten von ca. 10–20%. Wenn Patienten am Ende einer prospektiven Studie die Schmerzlinderung einschätzen sollen, überschätzen sie diese häufig im Vergleich zur aus den Schmerztagebüchern berechneten Schmerzlinderung (Feine et al. 1998). Unklar ist jedoch, ob diese Ungenauigkeit im Erinnerungsvermögen an Schmerzen größer ist als für andere Gedächtnisinhalte. Hier sind vergleichende Studien nötig. Pragmatisch setzt man heute Schmerztagebücher ein, in die tägliche Eintragungen vorzunehmen sind (teilweise auch elektronisch), und fragt zusätzlich am Ende der klinischen Studie (oder beim nächsten Besuch in der Praxis) noch nach der retrospektiven Einschätzung der Schmerzlinderung.

Vom expliziten Gedächtnis ist bekannt, dass dessen Inhalte schnell verblassen, wenn sie nicht durch Wiederholungen konsolidiert werden. Auch das Langzeitgedächtnis ist nicht resistent gegen das Vergessen, und nur wenige Inhalte gehen in das permanente Gedächtnis über (tertiäres Gedächtnis); hierzu gehört z. B. der eigene Name. Nicht alle Gedächtnisinhalte sind dem unmittelbaren Zugriff zugänglich. Wenn ein Gedächtnisinhalt aktuell nicht abgerufen werden kann, ist möglicherweise nur der Prozess des Erinnerns gestört. Mittels welcher Mechanismen Gedächtnisinhalte abgerufen werden, ist weniger gut untersucht als die Mechanismen des Lernens.

1.2.3 Implizites Gedächtnis: assoziatives Lernen

Zum assoziativen impliziten Gedächtnis gehören die klassische Konditionierung und die operante Konditionierung (Kandel et al. 2000). Beim assoziativen Lernen geht es um den Zusammenhang zwischen zwei Reizen (klassische Konditionierung nach Pavlov) oder zwischen einem Reiz und einem Verhalten (operationale Konditionierung nach Skinner). Beide Formen des assoziativen Lernens tragen zum chronischen Rückenschmerz bei (Turk u. Flor 1984).

Durch klassische Konditionierung können verschiedenartige Ereignisse von einem neutralen Reiz in einen konditionierten

Schmerzreiz transformiert werden, wenn sie häufig mit einem nachfolgenden Schmerzerlebnis (unkonditionierter Reiz) gepaart auftreten. Dies gilt z. B. für Bewegungsmuster und nachfolgenden Rückenschmerz, aber auch für komplexe Reizsituationen oder sogar für Gedanken und Vorstellungen (Flor 2000; Schneider et al. 2004). Die Assoziation kann aufgehoben werden, wenn der ursprünglich neutrale Reiz häufig ohne nachfolgenden Schmerz erlebt wird. Diese Situation herzustellen ist eines der Ziele der aktivierenden Schmerztherapie.

Durch operante Konditionierung können Verhaltensmuster verstärkt werden, wenn ihnen regelmäßig eine Belohnung folgt. Dies gilt auch für das Erlernen funktionell ungünstiger Verhaltensmuster beim chronischen Schmerz: Einnahme von Medikamenten nach Bedarf und körperliche Schonung werden durch Schmerzlinderung belohnt, das Äußern von Beschwerden durch verstärkte Zuwendung der Angehörigen. Verhaltenstherapeutische Ansätze versuchen, diesen Lernprozess durch Umlernen zu durchbrechen, indem die positiven Verstärker für Schmerzverhalten entzogen und positive Verstärker für anderes Verhalten (z. B. körperliche Aktivität) aufgebaut werden (Turk u. Flor 1984).

Ein Spezialfall der klassischen Konditionierung ist die Furchtkonditionierung, bei der ein neutraler Sinnesreiz (z. B. ein Ton) mit einem aversiven Reiz gekoppelt wird (in Tierexperimenten meist ein elektrischer Reiz) und dann als konditionierter Reiz zu einer Schreckstarre führt (»freezing response«). Bei dieser Konditionierung spielt die Langzeitpotenzierung der synaptischen Übertragung in den Mandelkernen (laterale Amygdala) eine entscheidende Rolle. Parallele Experimente auf molekularer Ebene und auf der Verhaltensebene zeigten, dass für die Konsolidierung der Furchtkonditionierung ins Langzeitgedächtnis die Transkription und Translation genetischer Information mit Synthese von mRNA und Proteinen nötig ist (Schafe et al. 2001). Extinktion der Furchtkonditionierung ist ein aktiver Prozess, unter Beteiligung der körpereigenen Endocannabinoide (Marsicano et al. 2002).

Unter den psychosozialen Faktoren, die an der Chronifizierung von Rückenschmerz beteiligt sind, spielt die angstmotivierte Vermeidung von Bewegung und Belastung eine herausragende Rolle (Fear-avoidance-Modell). Angstvermeidungsüberzeugungen können mit entsprechenden Fragebögen erfasst werden (Pfingsten 2004), und die kognitive Verhaltenstherapie hat das Ziel, die aus dem Angstvermeidungsverhalten resultierende Schmerzverstärkung rückgängig zu machen (Vlaeyen u. Linton 2000). Es ist zu hoffen, dass die bisher eher auf den empirischen Sozialwissenschaften basierende Forschung zum Rückenschmerz durch analoge Arbeiten zur Furchtkonditionierung eine neurobiologische Basis erhält.

1.2.4 Implizites Gedächtnis: nichtassoziatives Lernen

Nichtassoziatives Lernen geschieht durch Reizwiederholung. Nach der Dual-process-Theorie der Plastizität werden hierdurch gleichzeitig zwei konkurrierende Prozesse aktiviert: Habituation und Sensibilisierung (Prescott 1998). Habituation ist definiert als Abnahme einer Verhaltensantwort bei wiederholter Reizung. Habituation erfolgt früh im Signalweg, v. a. als Funktion der Anzahl der Reize und der Reizfrequenz. Sensibilisierung ist definiert als Zunahme der Verhaltensantwort bei wiederholter Reizung. Sensibilisierung erfolgt später im Signalweg und tritt insbesondere nach neuartiger, starker oder noxischer Reizung auf.

In den meisten sensorischen Systemen sind die Reizantworten selbst bei hoher Reizstärke nur initial für kurze Zeit gesteigert, während nach wenigen Reizwiederholungen die Habituation dominiert (Quiroga u. Luijtelaar 2002). Wenn die Abnahme der Reizantworten bei Reizwiederholung vermindert ausfällt oder ganz fehlt, wird daraus indirekt auf eine Sensibilisierung geschlossen. Berichte über Sensibilisierung des auditorischen Systems bei Gendefekten im Glyzinrezeptor oder bei Migräne beruhen auf solchen indirekten Schlussfolgerungen (Plappert et al. 2001; Thomas et al. 2002).

Im nozizeptiven System ist dies anders. Unter experimentellen Bedingungen kann zwar auch hier eine Abnahme der Reizantworten bei Reizwiederholung beobachtet werden (Adriaensen et al. 1984), nach einer Verletzung kommt es aber zu einer massiven Zunahme der Antworten auf nachfolgende nozizeptive Reize, d. h. die Sensibilisierung dominiert (Treede et al. 1992). Dies liegt daran, dass sowohl die Signaltransduktion an den nozizeptiven Nervenendigungen im Gewebe als auch die Übertragungsstärke an den zentralen Synapsen durch akute Plastizität des nozizeptiven Systems leicht gesteigert werden können (Cervero u. Laird 1991, Woolf u. Salter 2000).

Periphere Sensibilisierung der nozizeptiven Nervenendigungen kann man als »peripheres Schmerzgedächtnis« auffassen. Im Unterschied zur zentralen Sensibilisierung beruht sie nicht auf synaptischer Signalübertragung, sondern auf der peripheren Interaktion von Immunsystem und Nervensystem (Schaible et al. 2005). Wie lange diese Sensibilisierung anhält und ob sie durch wiederholte Verletzungen konsolidiert wird, ist bisher nicht beschrieben.

Zentrale Sensibilisierung der synaptischen Übertragung im Rückenmark ist der Prototyp eines zentralen Schmerzgedächtnisses. Sie wird nicht direkt durch eine periphere Verletzung ausgelöst, sondern indirekt durch die dadurch verursachte Erregung nozizeptiver Afferenzen (LaMotte et al. 1991). Hochfrequente Erregung nozizeptiver Afferenzen durch chemische oder elektrische Reize ohne eine periphere Verletzung führt daher ebenfalls zu einer zentralen Sensibilisierung (Klein et al. 2004).

! Nach einem einmaligen Ereignis dauert die zentrale Sensibilisierung ungefähr 24 h (Simone et al. 1989).

Die Mechanismen der zentralen Sensibilisierung weisen große Ähnlichkeit mit der Langzeitpotenzierung im Hippocampus auf (Sandkühler 2000; Treede et al. 2006). Da im Hippocampus auch stabile Formen der Langzeitpotenzierung bekannt sind, die über Monate hinaus anhalten können (Abraham 2003), wird spekuliert, dass das spinale Schmerzgedächtnis auch in eine chronische Form übergehen kann.

In der Gedächtnisforschung wird zwischen intrinsischer und extrinsischer Sensibilisierung unterschieden (Prescott 1998). Bei der intrinsischen Sensibilisierung stammen auslösender Reiz und Testreiz aus der selben Modalität und vom selben Ort. Experimente zur Langzeitpotenzierung in Schnittpräparaten des Rückenmarks entsprechen einer intrinsischen Sensibilisierung. Die extrinsische Sensibilisierung wird durch einen Extrareiz ausgelöst, der von einem anderen Ort oder aus einer anderen Modalität stammt als die Testreize. Dies ist bei der sekundären Hyperalgesie in der Umgebung einer Verletzung der Fall (Magerl et al. 2001).

Auch die kortikale Reorganisation der rezeptiven Felder im primären somatosensorischen Kortex beim Phantomschmerz entspricht vermutlich einer extrinsischen Sensibilisierung, denn es wurde experimentell gezeigt, dass die taktilen rezeptiven Felder durch einen nozizeptiven Reiz moduliert werden können (Calford u. Tweedale 1991). Auf welche Weise Änderungen der taktilen Repräsentation einen chronischen Schmerz auslösen können, ist unbekannt, aber empirisch besteht eine hohe Korrelation zwischen der Stärke des Phantomschmerzes und dem Ausmaß der Reorganisation im primären somatosensorischen Kortex (Knecht et al. 1996).

! Insgesamt betrachtet, spielt die extrinsische Sensibilisierung als nichtassoziativer Lernmechanismus eine große Rolle beim akuten und chronischen Schmerz.

1.2.5 Konsequenzen für die praktische Schmerztherapie

Das explizite episodische Gedächtnis für selbst erlebte Schmerzen wird in jeder Anamnese und bei allen Schmerzfragebögen angesprochen (Tab. 1.1). Wegen Ungenauigkeiten in der Erinnerung an vergangene Schmerzen werden sowohl in klinischen Studien als auch in der Praxis Schmerztagebücher eingesetzt, in die tägliche Eintragungen der subjektiven Schmerzstärke gemacht werden. Solche Tagebücher stehen auch bereits in elektronischer Form zur Verfügung.

Das implizite assoziative Schmerzgedächtnis steht im Mittelpunkt verhaltenstherapeutischer Konzepte zum chronischen Schmerz. Schmerzverhalten kann sowohl durch klassische als auch durch operante Konditionierung im Alltag verstärkt werden. Therapieziel ist die Durchbrechung dieser Konditionierung durch Umlernen. In Analogie zu Tierexperimenten zur Furchtkonditionierung könnte die Extinktion gelernten Schmerzverhaltens in Zukunft evtl. auch pharmakologisch unterstützt werden. Zur Prävention chronischer Schmerzen gehört nach dem Fear-avoidance-Modell die Vermeidung von unerwünschten Kontingenzen (z. B. Medikamenteneinnahme nach Bedarf und Schmerzlinderung, Aufmerksamkeit im sozialen Umfeld nur bei Schmerzäußerung etc.). Auch hier wäre eine medikamentöse Unterstützung vorstellbar, aber als Nebenwirkung muss mit allgemeiner Behinderung von Lernprozessen gerechnet werden.

Zum impliziten nichtassoziativen Lernen gehört die Sensibilisierung bei wiederholter Reizung. Sensibilisierung ist im nozizeptiven System besonders ausgeprägt und findet nach jeder banalen Verletzung statt. Die Sensibilisierung der peripheren nozizeptiven Nervenendigungen wird durch Entzündungsmediatoren ausgelöst; die daraus resultierende Hyperalgesie gegen Hitzereize trägt zum akuten Entzündungsschmerz bei. Schon im Rahmen des Akutschmerzes kommt es auch zu einer zentralen Sensibilisierung der synaptischen Übertragung im Rückenmark und in deren Folge zur Hyperalgesie gegen mechanische Reize.

Wenn Sensibilisierung durch einen intervenierenden Reiz ausgelöst wird, der aus einer anderen Modalität oder von einem anderen Ort stammt als die Testreize, spricht man von extrinsi-

Tab. 1.1. Deutung einiger Schmerzphänomene als Gedächtnisprozesse

Phänomen	Prozess	Struktur	Gedächtnisform
Schmerzangaben in der Anamnese	– Episodisches Gedächtnis	– Assoziationskortex	Explizit
Schonhaltung	– Furchtkonditionierung	– Amygdala	Implizit, assoziativ
Hitzehyperalgesie	– Periphere Sensibilisierung	– nozizeptive Nervenendigung	Implizit, nichtassoziativ (intrinsische Sensibilisierung)
Mechanische Hyperalgesie	– Zentrale Sensibilisierung, – Deszendierende Bahnung	– Rückenmark, – Hirnstamm	Implizit, nichtassoziativ (extrinsische Sensibilisierung)
Dynamische taktile Allodynie	– Zentrale Sensibilisierung, – Deszendierende Bahnung	– Rückenmark, – Hirnstamm	Implizit, nichtassoziativ (extrinsische Sensibilisierung)
Phantomschmerz	– Reorganisation taktiler rezeptiver Felder?	– Primärer somatosensorischer Kortex	Implizit, nichtassoziativ (extrinsische Sensibilisierung)

scher Sensibilisierung. Diese Art der Modulation liegt der dynamischen mechanischen Allodynie und der Reorganisation der rezeptiven Felder im primären somatosensorischen Kortex zugrunde. Zentrale Sensibilisierung und kortikale Reorganisation sind beim chronischen Schmerz anscheinend besonders ausgeprägt.

! In Analogie zu anderen Lernprozessen muss man davon ausgehen, dass auch das Schmerzgedächtnis verblasst, wenn es nicht durch wiederholte Ereignisse konsolidiert wird. Die Verhinderung der Konsolidierung des Schmerzgedächtnisses ist daher eines der Ziele einer rationalen Schmerztherapie.

In Analogie zu anderen Gedächtnisformen ist es unwahrscheinlich, dass eine Extinktion des Schmerzgedächtnisses a priori unmöglich sei. Die Förderung der Extinktion des Schmerzgedächtnisses ist daher ein weiteres rationales Therapieziel in der Behandlung von Patienten mit chronischen Schmerzen.

Literatur

Literatur zu Kap. 1.1

Azad SC, Zieglgänsberger W (2003) Was wissen wir über die Chronifizierung von Schmerz? Schmerz 17: 441–444

Birbaumer N, Lutzenberger W, Montoya P, Larbig W, Unertl K, Töpfner S, Grodd W, Taub E, Flor H (1997) Effects of regional anesthesia on phantom limb pain are mirrored in changes in cortical reorganization. J Neurosci 17: 5503–5508.

Buschmann T, Martinvillalba A, Kocsis JD, Waxman SG, Zimmermann M, Herdegen T (1998) Expression of Jun, Fos and ATF-2 proteins in axotomized explanted and cultured adult rat dorsal root ganglia. Neuroscience 84: 163–176

Cervero F, Laird JMA (1991) One pain or many pains? A new look at pain mechanisms. News Physiol Sci 6: 268–273

Elbert T, Pantev C, Wienbruch C, Rockstroh B, Taub E (1995) Increased cortical representation of the fingers of the left hand in string players. Science 270: 305–307

Flor H, Fydrich T, Turk DC (1992) Efficacy of multidisciplinary pain treatment centers: a meta- analytic review. Pain 49: 221–230

Flor H, Elbert T, Knecht S, Wienbruch C, Pantev C, Birbaumer N, Larbig W, Taub E (1995) Phantom-limb pain as a perceptual correlate of cortical reorganization following arm amputation. Nature 375: 482–484

Flor H, Braun C, Elbert T, Birbaumer N (1997) Extensive reorganization of primary somatosensory cortex in chronic back pain patients. Neurosci Lett 224: 5–8

Fordyce WE, Roberts AH, Sternbach RA (1985) The behavioral management of chronic pain: a response to critics. Pain 22: 113–125

Gallar J, Pozo MA, Rebollo I, Belmonte C (1990) Effects of capsaicin on corneal wound healing. Invest Ophthalmol Vis Sci 31: 1968–1974

Gracely RH, Lynch SA, Bennett GJ (1992) Painful neuropathy: altered central processing, maintained dynamically by peripheral input. Pain 51: 175–194

Ji RR, Woolf CJ (2001) Neuronal plasticity and signal transduction in nociceptive neurons: Implications for the initiation and maintenance of pathological pain. Neurobiol Disease 8: 1–10

Kim HS, Neubert JK, Miguel AS, Xu K, Krishnaraju RK, Iadarola MJ, Goldman D, Dionne RA (2004) Genetic influence on variability in human acute experimental pain sensitivity associated with gender, ethnicity and psychological temperament. Pain 109: 488–496

Knecht S, Henningsen H, Elbert T, Flor H, Höhling C, Pantev C, Taub E (1996) Reorganizational and perceptional changes after amputation. Brain 119: 1213–1219

Koltzenburg M, Torebjörk HE, Wahren LK (1994) Nociceptor modulated central sensitization causes mechanical hyperalgesia in acute chemogenic and chronic neuropathic pain. Brain 117: 579–591

LaMotte RH, Shain CN, Simone DA, Tsai E-FP (1991) Neurogenic hyperalgesia: psychophysical studies of underlying mechanisms. J Neurophysiol 66: 190–211

Lenz FA, Garonzik IM, Zirh TA, Dougherty PM (1998) Neuronal activity in the region of the thalamic principal sensory nucleus (ventralis caudalis) in patients with pain following amputations. Neuroscience 86: 1065–1081

Merskey H, Bogduk N. 1994. Classification of chronic pain, 2nd edn. Seattle: IASP Press, Seattle, 1 p

Nagasako EM, Oaklander AL, Dworkin RH (2003) Congenital insensitivity to pain: an update. Pain 101: 213–219

Ørstavik K, Weidner C, Schmidt R, Schmelz M, Hilliges M, Jørum E, Handwerker H, Torebjörk E (2003) Pathological C-fibres in patients with a chronic painful condition. Brain 126: 567–578

Pfingsten M, Hildebrandt J, Leibing E, Franz C, Saur P (1997) Effectiveness of a multimodal treatment program for chronic low-back pain. Pain 73: 77–85

Raspe H, Hüppe A, Matthis C (2003) Theorien und Modelle der Chronifizierung: auf dem Weg zu einer erweiterten Definition chronischer Rückenschmerzen. Schmerz 17: 359–366.

Snider WD, McMahon SB (1998) Tackling pain at the source: New ideas about nociceptors. Neuron 20: 629–632

Sukhotinsky I, Ben Dor E, Raber P, Devor M (2004) Key role of the dorsal root ganglion in neuropathic tactile hypersensibility. Eur J Pain 8: 135–143

Treede RD (1998) Pathophysiologie und Diagnostik von sensiblen Störungen bei Patienten mit sympathikusabhängigen Schmerzen. Schmerz 12: 250–260

Treede RD, Handwerker HO, Baumgärtner U, Meyer RA, Magerl W. (2004) Hyperalgesia and allodynia: taxonomy, assessment, and mechanisms. In: Brune K, Handwerker HO (eds) Hyperalgesia: molecular mechanisms and clinical implications, vol 30. IASP Press, Seattle, pp 1–15

Turner JA, Calsyn DA, Fordyce WE, Ready LB (1982) Drug utilization patterns in chronic pain patients. Pain 12: 357–363

Von Korff M, Miglioretti DL (2005) A prognostic approach to defining chronic pain. Pain 117: 304–313

Waberski TD, Gobbelé R, Kawohl W, Cordes C, Buchner H (2003) Immediate cortical reorganization after local anesthetic block of the thumb: source localization of somatosensory evoked potentials in human subjects. Neurosci Lett 347: 151–154

Waxman SG, Dib-Hajj S, Cummins TR, Black JA (1999) Sodium channels and pain. Proc Natl Acad Sci USA 96: 7635–7639

Weng HH, Fitzgerald J (2006) Current issues in joint replacement surgery. Curr Opin Rheumatol 18:163–169

Weiss T, Miltner WHR, Huonker R, Friedel R, Schmidt I, Taub E (2000) Rapid functional plasticity of the somatosensory cortex after finger amputation. Exp Brain Res 134: 199–203

Wittenburg N, Baumeister R (1999) Thermal avoidance in Caenorhabditis elegans: An approach to the study of nociception. Proc Natl Acad Sci USA 96: 10477–10482

Woolf CJ, Salter MW (2000) Neuronal plasticity: increasing the gain in pain. Science 288: 1765–1769

Woolf CJ, Walters ET (1991) Common patterns of plasticity contributing to nociceptive sensitization in mammals and aplysia. TINS 14: 74–78

Wurmthaler C, Gerbershagen HU, Dietz G, Korb J, Nilges P, Schillig S (1996) Chronifizierung und psychologische Merkmale – Die Beziehung zwischen Chronifizierungsstadien bei Schmerz und psychophysichem Befinden, Behinderung und familiären Merkmalen. Z Gesundheitspsychol 4: 113–136.

Zars T (2003) Hot and cold in Drosophila larvae. TINS 26: 575–577

Zhuang ZY, Gerner P, Woolf CJ, Ji RR (2005) ERK is sequentially activated in neurons, microglia, and astrocytes by spinal nerve ligation and contributes to mechanical allodynia in this neuropathic pain model. Pain 114: 149–159

Literatur zu Kap. 1.2

Abraham WC (2003) How long will long-term potentiation last? Philos Trans R Soc London Ser B 358: 735–744.

Adriaensen H, Gybels J, Handwerker HO, van Hees J (1984) Suppression of C-fibre discharges upon repeated heat stimulation may explain characteristics of concomitant pain sensations. Brain Res 302: 203–211

Calford MB, Tweedale R (1991) C-fibres provide a source of masking inhibition to primary somatosensory cortex. Proc R Soc London Ser B 243: 269–275

Cervero F, Laird JMA (1991) One pain or many pains? A new look at pain mechanisms. News Physiol Sci 6: 268–273

Erskine A, Morley S, Pearce S (1990) Memory for pain: a review. Pain 41: 255–265

Feine JS, Lavigne GJ, Thuan Dao TT, Morin C, Lund JP (1998) Memories of chronic pain and perceptions of relief. Pain 77: 137–141

Flor H (2000) The functional organization of the brain in chronic pain. In: Sandkühler J, Bromm B, Gebhart GF (eds) Nervous system plasticity and chronic pain, progress in brain research. Elsevier, Amsterdam, pp 313–322

Gillette R, Huang RC, Hatcher N, Moroz LL (2000) Cost-benefit analysis potential in feeding behavior of a predatory snail by integration of hunger, taste, and pain. Proc Natl Acad Sci USA 97: 3585–3590

Jensen MP, Romano JM, Turner JA, Good AB, Wald LH (1999) Patient beliefs predict patient functioning: further support for a cognitive-behavioural model of chronic pain. Pain 81: 95–104

Kandel ER, Schwartz JH, Jessell TM (2000) Principles of neural science, 4th ed, chap 62 Learning and memory. McGraw-Hill, New York, pp 1225–1246

Klein T, Magerl W, Hopf HC, Sandkühler J, Treede RD (2004) Perceptual correlates of nociceptive long-term potentiation and long-term depression in humans. J Neurosci 24: 964–971

Knecht S, Henningsen H, Elbert T, Flor H, Höhling C, Pantev C, Taub E (1996) Reorganizational and perceptional changes after amputation. Brain 119: 1213–1219

LaMotte RH, Shain CN, Simone DA, Tsai E-FP (1991) Neurogenic hyperalgesia: psychophysical studies of underlying mechanisms. J Neurophysiol 66: 190–211

Magerl W, Fuchs PN, Meyer RA, Treede RD (2001) Roles of capsaicin-insensitive nociceptors in pain and secondary hyperalgesia. Brain 124: 1754–1764

Marsicano G, Wotjak CT, Azad SC, Bisogno T, Rammes G, Cascio MG, Hermann H, Tang J, Hofmann C, Zieglgänsberger W, Di M, V, Lutz B (2002) The endogenous cannabinoid system controls extinction of aversive memories. Nature 418: 530–534

Pfingsten M (2004) Angstvermeidungs-Überzeugungen bei Rückenschmerzen. Schmerz 18: 17–27.

Plappert CF, Pilz PKD, Becker K, Becker CM, Schnitzler HU (2001) Increased sensitization of acoustic startle response in spasmodic mice with a mutation of the glycine receptor alpha1-subunit gene. Behav Brain Res 121: 57–67

Prescott SA (1998) Interactions between depression and facilitation within neural networks: updating the dual-process theory of plasticity. Learning Memory 5: 446–466.

Quiroga RQ, Luijtelaar ELJM (2002) Habituation and sensitization in rat auditory evoked potentials: a single-trial analysis with wavelet denoising. Int J Psychophysiol 43: 141–153

Roayaie K, Crump JG, Sagasti A, Bargmann CI (1998) The G alpha protein ODR-3 mediates olfactory and nociceptive function and controls cilium morphogenesis in C. elegans olfactory neurons. Neuron 20: 55–67

Sandkühler J (2000) Learning and memory in pain pathways. Pain 88: 113–118

Schafe GE, Nader K, Blair HT, LeDoux JE (2001) Memory consolidation of Pavlovian fear conditioning: a cellular and molecular perspective. TINS 24: 540–546

Schaible HG, Del Rosso A, Matucci-Cerinic M (2005) Neurogenic aspects of inflammation. Rheum Dis Clin North Am 31:77–101.

Schneider C, Palomba D, Flor H (2004) Pavlovian conditioning of muscular responses in chronic pain patients: central and peripheral correlates. Pain 112: 239–247

Simone DA, Baumann TK, LaMotte RH (1989) Dose-dependent pain and mechanical hyperalgesia in humans after intradermal injection of capsaicin. Pain 38: 99–107

Thomas E, Sandor PS, Ambrosini A, Schoenen J (2002) A neural network model of sensitization of evoked cortical responses in migraine. Cephalalgia 22: 48–53.

Treede RD, Meyer RA, Raja SN, Campbell JN (1992) Peripheral and central mechanisms of cutaneous hyperalgesia. Prog Neurobiol 38: 397–421

Treede RD, Klein T, Magerl W (2006) Pain memory and central sensitization in humans. In: Flor H, Kalso E, Dostrovsky JO (eds) Proceedings of the 11th World Congress on Pain, IASP Press , Seattle, pp 251–267

Turk DC, Flor H (1984) Etiological theories and treatments for chronic back pain. II. Psychological models and interventions. Pain 19: 209–233

Vlaeyen JWS, Linton SJ (2000) Fear-avoidance and its consequences in chronic musculoskeletal pain: a state of the art. Pain 85: 317–332

Williams DA, Thorn BE (1989) An empirical assessment of pain beliefs. Pain 36: 351–358

Wittenburg N, Baumeister R (1999) Thermal avoidance in Caenorhabditis elegans: An approach to the study of nociception. Proc Natl Acad Sci USA 96: 10477–10482

Woolf CJ, Salter MW (2000) Neuronal plasticity: increasing the gain in pain. Science 288: 1765–1769

Woolf CJ, Walters ET (1991) Common patterns of plasticity contributing to nociceptive sensitization in mammals and aplysia. TINS 14: 74–78

Psychologische Grundlagen von Schmerz

P. Nilges

2.1 **Einleitung – 14**

2.2 **Entwicklung und Probleme psychologischer Konzepte – 14**
2.2.1 Schmerz und psychische Störungen – 15
2.2.2 Erste Integrationsversuche: Gate-Control-Theorie – 15

2.3 **Verhalten, Kognitionen und psychische Störungen – 15**
2.3.1 Verhalten – 15
2.3.2 Kognitionen – 16
2.3.3 Depression, Angst und Furcht – 17

2.4 **Psychologische Faktoren in der Behandlung – 17**

Literatur – 18

2

Psychologische Faktoren sind – unabhängig von der primären Ätiologie der Beschwerden – selbstverständlicher Bestandteil der menschlichen Schmerzerfahrung. Vor Descartes wurden mangels Kenntnis biologischer Mechanismen »nichtsomatische« Erklärungen überbetont. Mit der erheblichen Zunahme unseres Wissens über somatische Faktoren kam es zu einer vorübergehenden Entwertung psychologischer Einflüsse, sie dienten als »Lückenbüßer« zur Erklärung noch nicht somatisch verstehbarer Schmerzen. Inzwischen stehen multifaktorielle Schmerzmodelle sowie differenzierte diagnostische und therapeutische Verfahren zur Verfügung, mit denen psychologische Faktoren bei Schmerz verstanden und behandelt werden können. In diesem Beitrag werden die Entwicklung und der aktuelle Diskussionsstand zur Rolle psychologischer Faktoren für Schmerzen skizziert.

2.1 Einleitung

Psychologische Faktoren bei Schmerz bedeuten

- für viele Patienten Zweifel an der Glaubwürdigkeit der Beschwerden (»bei mir ist das aber nicht psychisch«),
- für nicht wenige Behandler eine kurzfristig entlastende Restkategorie (»der ist doch psychisch überlagert«),
- für Kliniker und Wissenschaftler eine inzwischen kaum noch überschaubare Fülle von Einflüssen, die von psychopathologischen Zuständen bis hin zu Normvarianten reichen.

Erfahrungen mit Akutschmerzen bei alltäglichen Verletzungen, nach Unfällen oder Operationen, prägen unsere Vorstellungen und Erwartungen hinsichtlich Ursachen und Behandlungsmöglichkeiten. Bei unkomplizierten und akuten Schmerzen erwarten und erhalten wir meist sofortige und anhaltende Hilfe ohne große Umwege. Bei dieser klassischen Sichtweise wird Schmerz als eine physiologische Reaktion verstanden, die durch die Erregung von Nozizeptoren erfolgt und deren Intensität – ähnlich wie bei Hitze oder Kälte – proportional zur Reizstärke ist. Dieser »echte« Schmerz – so eine einfache und weit verbreitete Vorstellung – kann aber durch psychische Faktoren »verfälscht« bzw. überlagert werden.

Die mit diesem Modell verbundenen diagnostischen und therapeutischen Erwartungen sind vermutlich einer der Gründe für Irritationen, Enttäuschungen, Ärger und Verbitterung bei Patienten und Behandlern – wenn es um chronische Schmerzen geht. Bei Ableitungen an einzelnen Nerven im Labor sind klare Zuordnungen von Ursache und Wirkung, von Reiz- und Reaktionsstärke möglich. Im klinischen Alltag werden diese Erwartungen regelmäßig enttäuscht und enden häufig in den Sackgassen medizinischer und paramedizinischer Spezialisierungen.

Der Physiologe und Schmerzforscher Wall schildert seine eigenen Erfahrungen als angehender Arzt: Ausgestattet mit umfassendem und frischem Wissen aus Neurologie, Physiologie und Orthopädie habe die erste Begegnung mit Schmerzpatienten zu erheblicher Verwirrung geführt: Irgendwie seien die Reaktionen dieser Patienten anders als nach dem Lehrbuch zu erwarten (Wall 1999).

Die langwierige Suche nach der Schmerzursache, widersprüchliche Aussagen, schließlich die Suche nach wirksamen Medikamenten, die Umstellung, das Absetzen und Erproben neuer Substanzen wird von Patienten und Behandlern als beunruhigend erlebt. Verärgerte Reaktionen auf Seiten der Patienten (»ich bin doch kein Versuchskaninchen«) und Ärzte (»der ist ja nicht normal«) sind die Regel.

Anhaltende Schmerzen sind ein direkter Beleg für therapeutische Hilflosigkeit. Hilflosigkeit mündet oft in Misstrauen und erheblichen Spannungen (Chertok et al. 1974). Vorschnell wird dann »die Psyche« der Patienten angeschuldigt. Dies ist einer der Gründe, die die Rolle der Psychologie in der Schmerzbehandlung für Patienten irritierend machen, besonders dann, wenn die ersten Kontakte mit diesem Fachgebiet am Ende einer erfolglosen diagnostischen und therapeutischen Kaskade stehen. Bei Schmerz eskalieren diese Missverständnisse zudem besonders schnell, weil es keine objektive Messung gibt. Ausschließlich die subjektiven Angaben der Patienten stehen als Information zur Verfügung, d. h. Vertrauen zwischen Patienten und Behandlern ist in besonderer Weise erforderlich.

2.2 Entwicklung und Probleme psychologischer Konzepte

Psychologische Faktoren werden als Alternativerklärungen herangezogen, wenn die Ursachen von Schmerzen nicht ausreichend somatisch erklärbar sind. Damit verbunden ist eine Dichotomisierung in organisch vs. nicht organisch, die sich selbst in der aktuellen Fachliteratur noch immer findet (Ciaramella et al. 2004).

Damit verknüpft sind auch implizite Annahmen, die selten klar ausgesprochen werden:

- Schmerz hat immer eine somatische Ursache, man muss nur lang genug danach suchen.
- Schmerzen ohne Befund sind »psychisch bedingt«.
- Psychisch bedingt heißt psychopathologisch.

In seinem Beitrag mit dem Titel »Verwirrung, Furcht und Selbstüberschätzung« stellt Bilkey (1995, S. 272) fest:

> »Trotz großartiger Erfolge der Medizin bei der Heilung spezifischer Erkrankungen gibt es bei chronischem Schmerz eine merkwürdige Panne: Die beeindruckende medizinische Technologie scheint ungeeignet für die Diagnostik und Behandlung von chronischen Schmerzen.«

Chronische Schmerzen sind nicht einfach länger anhaltende akute Schmerzen, sie sind mit den für diese entwickelten – durchaus erfolgreichen – Konzepten nicht mehr ausreichend erklärbar und therapierbar. Das führt zwangsläufig zu Irritationen und zu Erklärungsversuchen, die außerhalb somatischer Kausalmodelle liegen.

2.2.1 Schmerz und psychische Störungen

Studien zum Zusammenhang zwischen Schmerz und psychischen Faktoren beschränkten sich anfangs auf eine Suche nach psychischen Störungen, durch die chronische Schmerzen erklärt werden könnten. Der Begriff »Schmerzpersönlichkeit« (»pain prone personality«) geht auf diesen Ansatz und die einflussreichen Arbeiten Engels zurück (Engel 1951, 1959):

- Gesucht wurde nach Kausalfaktoren, die für die Schmerzen verantwortlich sind.
- Untersucht wurden typischerweise hochausgewählte Gruppen von Patienten, die sämtliche medizinischen Behandlungsverfahren erfolglos durchlaufen hatten und schließlich, am vorläufigen Ende der somatischen Diagnostik-Therapie-Kette, bei psychologisch/psychiatrischer Diagnostik und Therapie angelangt waren.
- Gefunden wurden Patienten mit schweren psychischen Störungen und erheblichen Traumatisierungen in der Kindheit.

Der Eindruck entstand, bei Patienten mit chronischen Schmerzen handele es sich um eine relativ homogene Gruppe. Wie sicher die Diagnosen waren und wie häufig sich diese Störungen im Verlauf der diagnostischen und therapeutischen Enttäuschungen der Patienten entwickelt hatten, ist nicht rekonstruierbar.

Bei diesem Ansatz verstärken sich zwei methodische Probleme in fataler Weise:

- Die retrospektive Erfassung wichtiger biographischer Informationen ist äußerst fehleranfällig, die Validität ist bedenklich (Esser et al. 2002).
- Die mit Schmerz meist verbundene aktuelle affektive Belastung hat erheblichen Einfluss auf Inhalt und Tönung der erinnerten Informationen (Eich et al. 1990).

Je repräsentativer die untersuchten Patientengruppen und je zuverlässiger die verwendeten Verfahren waren, desto niedriger war der Anteil von Patienten mit schweren psychischen Störungen (Rugh u. Solberg 1985). Das Konzept der Schmerzpersönlichkeit hat sich empirisch nicht bestätigen lassen und seine Bedeutung weitgehend verloren (Kröner-Herwig 2003; Linton 2000).

2.2.2 Erste Integrationsversuche: Gate-Control-Theorie

Startpunkt für die Entwicklung differenzierter psychologischer Schmerzmodelle war die Gate-Control-Theorie (GCT) von Melzack u. Wall 1965. Zwei Besonderheiten sind für dieses Konzept kennzeichnend:

- Die Integration von physiologischen und psychologischen Komponenten als prinzipiell gleichzeitige und gleichwertige Faktoren.
- Dadurch ist es möglich, somatische und/oder psychologische Erklärungsmodelle als komplementäre statt alternative Konzepte zu verstehen.
- Die eher allgemeine Beschreibung relevanter psychologischer Prozesse.
- Dadurch wurde ein breiter Rahmen für die Erforschung sehr heterogener psychophysiologischer Schmerzkonzepte geschaffen.

Vor allem von der Vorstellung, dass zentrale Kontrollprozesse die Entwicklung, Weiterleitung und Konsequenz nozizeptiver Informationen modifizieren, gingen Impulse für die Forschung aus. Kognitionen – Bewertungen, Erwartungen, Überzeugungen, Vorstellungen von Schmerz – sowie Gefühle interagieren danach mit den sensorischen Informationen. Menschen bewerten und vergleichen Schmerzinformationen auf ihrem bisherigen Erfahrungshintergrund. Gleichzeitig werden wiederum die mit Schmerz verbundenen Gefühle und das Verhalten beeinflusst.

Obwohl zentrale physiologische Annahmen der GCT inzwischen widerlegt sind, konnten die skizzierten psychophysiologischen Wechselwirkungen und direkten Einflüsse kognitiver Faktoren durch aktuelle Forschungsergebnisse untermauert werden (u. a. Hirsch u. Liebert 1998; Petrovic u. Ingvar 2002). 30 Jahre nach der Veröffentlichung der GCT stellt Wall fest:

> »Für die Zeit damals war es keine schlechte Idee…«
> (Wall 1996, S. 12)

Die Gate-Control-Theorie integriert physiologische, biochemische, psychophysiologische und psychologische Prozesse. Schmerz entwickelt sich als eine aktive Leistung des Zentralnervensystems und ist nicht das Ergebnis passiver Reizleitung. Psychische Prozesse sind feste Bestandteile der Entwicklung und Auswertung sensorischer Signale: Kognitive und affektive Aspekte sind ebenso von Bedeutung wie sensorische.

Die Vorstellung von getrennten »Einheiten« für Signalleitung und -auswertung ist abwegig: Tatsächlich werden nozizeptive Signale bereits durch absteigende psychophysiologische Einflüsse direkt verändert, sensorisches und kognitives System funktionieren als Einheit (Chapman u. Okifuji 2004; Wall 1996).

2.3 Verhalten, Kognitionen und psychische Störungen

Psychologische Faktoren in der Schmerzdiagnostik und -therapie im Rahmen interdisziplinärer Behandlungskonzepte umfassen psychische Störungen bzw. Belastungen, Kognitionen und Verhalten. In Theorie, Diagnostik und Therapie bestehen zwischen diesen nur scheinbar getrennten Phänomenen viele Überschneidungen und Wechselwirkungen.

2.3.1 Verhalten

Wesentliche Impulse zur Integration psychologischer Konzepte kamen aus den lerntheoretischen Erkenntnissen, die von Fordy-

ce in die Schmerztherapie eingeführt wurden (Fordyce 1974). Diese konzentrieren sich direkt auf die Analyse des Verhaltens und seine Veränderung:
- Schmerzverhalten kann trotz erfolgreicher Behandlung der somatischen Schädigung fortbestehen.
- Schmerzverhalten kann ohne kausale Therapie einer vorhandenen körperlichen Erkrankung verändert werden.
- Schmerzverhalten kann ohne feststellbare somatische Pathologie auftreten und fortbestehen.
- Schmerzverhalten verschiedener Patienten unterscheidet sich bei vergleichbarer somatischer Pathologie erheblich.

Schmerzverhalten wird nicht vorwiegend als Symptom einer zugrundeliegenden Erkrankung betrachtet, sondern als eigenständiges Problemverhalten, dessen Auftreten und Ausprägung entscheidend durch Lernfaktoren bestimmt wird: Interaktionsmuster wie Mitleid, Schonung und Aufmerksamkeit – bei akuten Erkrankungen sinnvoll – können als wirksame Verstärker zur Chronifizierung von Schmerzverhalten beitragen: Positive Konsequenzen erhöhen die Auftretenswahrscheinlichkeit eines Verhaltens, während unangenehme Konsequenzen zu einer vorübergehenden oder dauerhaft reduzierten Auftretenswahrscheinlichkeit führen.

Schmerzverhalten kann auf unterschiedliche Art durch Lernen beeinflusst werden.
- Zuwendung und Aufmerksamkeit durch Angehörige, Ärzte, Pflegepersonal,
- medikamenteninduzierte Euphorie,
- Vermeidung unangenehmer Tätigkeiten,
- Rückzugsmöglichkeit aus belastenden Lebensumständen,
- Entlastung von Verantwortung,
- Vermeidung der Konfrontation mit Defiziten,
- Nichtbeachtung von gesundem Verhalten,
- mangelnde Alternativen zum Schmerzverhalten.

Unmittelbar auf lerntheoretische Prinzipien zurückzuführen ist die Medikation nach Zeitschema statt nach Bedarf.

Auch die inzwischen akzeptierten Prinzipien bei der Aktivitätssteigerung und beim Abbau von Vermeidungsverhalten sind lerntheoretisch abgeleitet. Diese Grundsätze können in der täglichen Praxis als direkt umsetzbare Empfehlung ungünstiges Verhalten von Patienten ändern helfen.
- Grenze für Belastung wie gehen, sitzen, Treppen steigen vom Patient herausfinden lassen (schmerzfrei oder keine wesentliche Schmerzzunahme).
- Allmähliche, systematische und regelmäßige Steigerung (gemeinsam) planen und dabei realistische Zwischenziele festlegen anstelle von Versuchen, »mit Gewalt« derzeit nicht erreichbare Grenzen zu überschreiten (»lieber langsam in die richtige Richtung als schnell in die falsche«).

Damit Patienten solche Interventionen akzeptieren und tatsächlich umsetzen, ist eine sorgfältige und auf ihre Vorstellung abgestimmte Vermittlung von Informationen Voraussetzung.

Leitlinien sowie Konzepte zur Prävention von Chronifizierung bauen inzwischen ebenfalls weitgehend auf lerntheoretischen Prinzipien auf (Fordyce 1996; Task force on Pain in the Workplace 1995).

2.3.2 Kognitionen

Kognitive Prozesse – Aufmerksamkeit, Vorstellungen über Ursachen und Prognose, Erwartungen und Bewertungen von Schmerz – führen bei vergleichbaren körperlichen Schädigungen zu unterschiedlichen Resultaten hinsichtlich Schmerzstärke und Beeinträchtigung von Stimmung und Aktivität. Experimentelle Studien belegen, dass diese Faktoren auch bei identischen physikalischen Schmerzreizen für die Unterschiede in den Reaktionen der Personen entscheidend sind (Hirsch et al. 1998). Verhalten und Gefühle werden dabei durch Kognitionen direkt beeinflusst.

Bildgebende Verfahren belegen, dass bei diesen Vorgängen komplexe Wechselwirkungen unterschiedlicher Regionen des Gehirns stattfinden (Petrovic et al. 2002).

Patienten mit Schmerzen entwickeln regelmäßig einen spezifischen und ungünstigen Stil der Bewertung: Katastrophisieren. Diese Kognition ist charakterisiert als
- anhaltendes Grübeln über Schmerz,
- Überschätzung der bedrohlichen Aspekte,
- Unterschätzung der eigenen Fähigkeiten zur erfolgreichen Bewältigung der Beschwerden.

Katastrophisieren ist in einer Fülle von Studien ein bedeutsamer Prädiktor für die Schmerzerfahrung und deren ungünstige Auswirkungen (Severeijns et al. 2001, 2002). Für das Ausmaß schmerzbedingter Behinderung hat Katastrophisieren langfristig eine wichtigere Bedeutung als Schmerz selbst oder die somatischen Befunde:

> **!** Wie stark Patienten mit Rückenschmerzen langfristig behindert sein werden, kann mit der Ausprägung von Katastrophisieren zuverlässiger vorhergesagt werden als durch die somatischen Untersuchungsbefunde (Burton et al. 1996).

Schmerz erzwingt Aufmerksamkeit: Sich auf Schmerz zu konzentrieren, sich ihm zuzuwenden ist ein normaler und biologisch sinnvoller Vorgang. Die mit Schmerz verbundenen Gedanken wiederum – Erwartungen, Bewertungen und Vorstellungen zur Ursache – stehen in Wechselwirkung mit Verhalten und Gefühlen, mit Depressionen und Ängsten. Wall brachte dieses scheinbare (methodische) Dilemma auf den Punkt, indem er feststellt: »Unser Gehirn sitzt nicht passiv herum und ›liest‹ die Informationen, die vom Gewebe und dem Rückenmark ausgehen. Es schickt Impulse aus, die bereits die eingehenden Informationen verändern« (Wall 1999).

Die Wirksamkeit von Behandlungsprogrammen nach kognitiv-behavioralen Prinzipien ist gut belegt (Morley et al. 1999).

2.3.3 Depression, Angst und Furcht

»Von Patienten mit chronischen Schmerzen weiß man generell, dass sie depressiv sind, ihr Schmerz hat keinen organischen Ursprung, sondern ist primär Ausdruck eines stummen depressiven Zustandes.« (Blumer u. Heilbronn 1982, S. 390)

Auch wenn diese Sichtweise zunächst plausibel klingt, steht sie im Widerspruch zu den Ergebnissen einer Vielzahl von Studien: Schmerzen führen ungleich häufiger zu Depression als umgekehrt (Dohrenwend et al. 1999; Fishbain et al. 1997; Williams 1998).

Dennoch: Depressive Störungen finden sich bei Schmerzpatienten im Vergleich mit der Bevölkerung häufiger (Banks u. Kerns 1996; Romano u. Turner 1985). Bei 15-54% liegt der Anteil von Schmerzpatienten mit klinisch relevanten Depressionen, wenn zuverlässige diagnostische Verfahren verwendet werden. Dabei steigt der Anteil mit dem (von der Zeitdauer unabhängigen) Ausmaß der Chronifizierung (Wurmthaler et al. 1996).

Depression und Schmerz ähneln sich: Vor allem somatische Symptome, die im Rahmen depressiver Verstimmungen vorkommen, finden sich auch bei Schmerzpatienten häufig (Williams u. Richardson 1993).

Schmerz hat Auswirkungen auf unterschiedliche Lebensbereiche, auf das Selbstverständnis der betroffenen Personen und auf ihre Rollen in Beruf, Familie und Freizeit. Sozialer Rückzug, Verlust von Anerkennung und zunehmende Misserfolge sind Komponenten bei der Entwicklung depressiver Symptome (Harris et al. 2003). Die Schmerzstärke selbst zeigt dagegen meist keinen direkten Zusammenhang mit dem Ausmaß bedrückter Stimmung.

Kognitiv-behaviorale Modelle beschreiben gemeinsame Prozesse, die sich bei Depression und bei Schmerz finden lassen: Kognitionen, die automatisch ablaufen und mit einer negativen Sicht der eigenen Person, der Umwelt und der Zukunft verbunden sind. Insbesondere Katastrophisieren ist auch hier eine zentrale und gut untersuchte Variable, die in schmerztherapeutischen Behandlungsprogrammen als Zielvariable eine zunehmende Rolle spielt.

Die Identifizierung von Patienten mit dem Risiko depressiver Störungen ist in Kliniken oder Praxen wichtig, die auf Schmerz spezialisiert sind, denn depressive Symptome sind bei Schmerzpatienten mit ungünstigen Prognosen verbunden: Für die Entwicklung anhaltender Rücken- und Nackenschmerzen und damit verbundene Behinderung spielen depressive Verstimmungen eine Rolle; Operationsergebnisse sind umso schlechter, je bedrückter die Patienten vorher sind, präoperative Screenings sollten diesen Aspekt berücksichtigen (Epker u. Block 2001; Hasenbring et al. 1994; Linton 2000).

Ängste verstärken die Schmerzwahrnehmung und deren Folgen: Schmerzen zu erleben ist regelmäßig mit der Annahme verbunden, dass eine körperliche Schädigung die »eigentliche« Schmerzursache sei. Dass Aktivität schadet, dass Bewegung und Belastung zur Verschlimmerung dieser Schädigung führen und dass der »Körper für die Heilung Ruhe braucht«, sind übliche Vermutungen. Die Konsequenz dieses weit verbreiteten Konzeptes ist Vermeidungsverhalten, das Patienten oft dann noch fortführen, wenn Schmerzen bereits jahrelang bestehen und pathologische Ursachen ausgeschlossen sind. Das entsprechende Verhalten – z. B. Hinken, Schonung, häufiges Reiben oder Berührung der schmerzenden Stelle – kann bei längst ausgeheilter Verletzung fortbestehen, verbunden mit der Furcht vor bestimmten Bewegungen, mit messbaren Änderungen der Aktivität in den betroffenen Muskelgruppen und mit Einschränkungen der Mobilität.

Die daraus resultierende Behinderung ist somit keine »subjektive« Einschätzung der Patienten, sondern eine körperlich begründbare Funktionsstörung, deren Entwicklung sich im Rahmen des »Angstvermeidungskonzeptes« erklären lässt (Geisser et al. 2004; Vlaeyen et al. 1999). Das Ausmaß der erlebten Behinderung hängt dabei enger mit der Stärke der Furcht als mit der Schmerzintensität zusammen (Crombez et al. 1999).

Die Behandlung zielt auf die Konfrontation mit den bisher vermiedenen Bewegungen bzw. Situationen und auf den Abbau von Problemverhalten (z. B. Schonung, Überforderung), das mit nachteiligen physiologischen sowie kognitiv-emotionalen Konsequenzen verbunden ist.

Für den klinischen Alltag ist es wichtig, ungünstige Kognitionen und für die Patienten nachteiliges Verhalten zu identifizieren und nicht zusätzlich durch falsche Anweisungen (Schonung, Rückzug) oder bedrohliche Informationen zu fördern (»seien Sie vorsichtig, sonst sitzen Sie im Rollstuhl«; Locher u. Nilges 2001).

2.4 Psychologische Faktoren in der Behandlung

Interdisziplinäre Therapieprogramme betonen die aktive Rolle der Patienten. Ein zentrales Behandlungsziel ist es, Möglichkeiten zu finden, von Schmerz nicht vereinnahmt zu werden, sondern trotzdem ein zufriedenstellendes Leben zu führen. Unterschieden werden bei der Auseinandersetzung mit Schmerz dysfunktionale und funktionale Bewältigungsstrategien.

Die langfristigen Ergebnisse dieser Anstrengungen sind aber nicht immer eindeutig vorhersagbar. So kann z. B. Ablenkung kurzfristig hilfreich und sinnvoll, langfristig jedoch nachteilig sein und als Durchhaltestrategie zur Chronifizierung beitragen (Cioffi u. Holloway 1993).

Wenn wesentliche persönliche Ziele in Frage gestellt sind – und das ist bei Schmerz der Fall –, werden Bewältigungsprozesse in Gang gesetzt, die eine befürchtete Bedrohung abwenden oder Verluste vermeiden sollen (Brandtstädter 1992). Dabei kann aktives Handeln sinnvoll sein, das auf eine Veränderung der Situation zielt: Den Arzt aufsuchen, an einem Schmerzbewältigungstraining teilnehmen oder ein Stehpult anschaffen, wenn Sitzen zu schmerzhaft ist, sind Beispiele für diese Form der Bewältigung. Wenn ausreichender Handlungsspielraum vorhanden ist, ist aktives Handeln sinnvoll.

Es gibt aber Situationen, in denen aktives Handeln sogar absurd sein kann. Wenn Handeln, das auf die Lösung eines Problems zielt, nicht erfolgreich ist, wenn Kontroll- und Veränderungsmöglichkeiten fehlen – und dies scheint bei Schmerz sehr häufig der Fall –, stehen Anpassungsprozesse im Vordergrund. Damit ist eine Veränderung der eigenen Standards, eine Neubewertung der Situation oder von Zielen gemeint: Aufgabe des Ziels »Schmerzfreiheit«, Vergleiche mit anderen Patienten, die schlechter dran sind und eine Aufwertung erreichbarer Ziele – z. B. ein glückliches Familienleben zu führen, gehören dazu.

Flexibilität bei der Anpassung persönlicher Ziele erwies sich als »Schutzfaktor« gegen Depression (Schmitz et al. 1996). Ähnliche Ergebnisse berichten McCracken u. Eccleston (2003). Sie verglichen die Auswirkungen einer akzeptierenden Haltung gegenüber Schmerz mit den Konsequenzen von aktivem Coping. Akzeptieren heißt nicht resignieren, sondern

- Verzicht auf Kampf gegen Schmerz,
- realistische Auseinandersetzung mit Schmerz,
- Interesse an positiven Alltagsaktivitäten.

Diese Form des Akzeptierens war mit geringerer Depressivität, stärkerer Aktivität und weiteren günstigen Folgen in vielen Bereichen verbunden.

Psychologische Faktoren spielen bei allen Schmerzformen eine Rolle und sollten bei der Behandlung berücksichtigt werden (Turk 2002). Im klinischen Alltag sollten sie auch bei primär somatischer Diagnostik und Therapie integriert werden. Dies bedeutet, dass Patienten in angemessener Weise über ihre Beschwerden informiert werden, dass sie nach ihren Vorstellungen, Befürchtungen und Erwartungen gefragt werden, dass realistische Erwartungen geweckt und unrealistische berichtigt werden. Es bedeutet auch, bei Patienten mit chronischen Schmerzen eine Balance zwischen Überforderung (»damit müssen Sie leben!«) und Überversorgung (»da ist jetzt gerade eine ganz neue Methode in Amerika herausgekommen, das wäre vielleicht noch eine Idee«) anzustreben.

Mit einem einfachen Schmerzverständnis ist die Gefahr verbunden, dass Patienten mit psychischen Störungen (z. B. Depression, Angststörung) somatisch unterversorgt werden: Psychische Störungen immunisieren nicht gegen körperliche Erkrankungen. Umgekehrt werden Patienten mit klaren somatischen Befunden hinsichtlich psychologischer Faktoren unterversorgt: Schmerzbezogene Ängste und depressive Verstimmungen, ungünstiges Krankheitsverhalten, aber auch psychopathologische Komorbiditäten werden vernachlässigt.

Interdisziplinäre Teams mit biopsychosozialem Behandlungskonzept sind nicht gezwungen, somatische und psychische Faktoren zu trennen, sie behandeln gleichzeitig innerhalb der einzelnen Fachrichtungen beide Aspekte:

- Medizinische Diagnostik und Therapie hilft Patienten auch, angemessene Schmerzkonzepte zu entwickeln.
- Physiotherapie kann durch den Abbau von Vermeidungsverhalten und Aufbau körperlicher Belastbarkeit günstige Überzeugungen und Optimismus fördern.
- Psychotherapie kann auf die Revision unrealistischer Ziele abzielen und damit anhaltende Überforderung mit ungünstigen körperlichen Konsequenzen reduzieren helfen (Turk 2001; Sullivan 2001).

Bisher wurden in nur wenigen Studien Kombinationen von somatischen und psychologischen Behandlungskomponenten bei Schmerzpatienten direkt mit den jeweiligen Monotherapien verglichen. Konsistentes Ergebnis dieser Studien ist, dass kombinierte Behandlungen gegenüber entweder somatischen oder psychosozialen Programmen allein deutlich wirksamer sind (Turk 2001).

Literatur

Banks SM, Kerns RD (1996) Explaining high rates of depression in chonic pain: a diathesis-stress framework. Psychol Bull 119: 95–110

Bilkey W (1995) Confusion, fear, and chauvinism: Perspectives on the medical sociology of chronic pain. Persp Biol Med 39: 270–280

Blumer D, Heilbronn M (1982) Chronic pain as a variant of depressive disease. The pain-prone disorder. J Nerv Mental Disease 170: 381–406

Brandtstädter J (1992) Personal control over developement: Some developemental implications of self-efficacy. In: Schwarzer R (ed) Self-efficacy: Thought control of action. Cambridge University Press, New York, pp 127–145

Burton AK, Tillotson KM, Symonds TL, Burke C, Mathewson T (1996) Occupational risk factors for the first-onset and subsequent course of low back trouble. A study of serving police officers. Spine 21: 2612–2620

Chapman CR, Okifuji A (2004) Pain: Basic mechanisms and conscious experience. In: Dworkinm RH, Breitbart WS (eds) Psychsocial aspects of pain: a handbook for health care providers. IASP, Seattle, pp 3–27

Chertok L, Bourguignon O, Velluet L (1974) The general praticioner and the patient with backache. International J Psych Med 5: 243–252

Ciaramella A, Grosso S, Poli P, Gioia A, Inghirami S, Massimetti G, Conti L (2004) When pain is not fully explained by oganic lesion: a psychiatric perspective on chronic pain patients. Eur J Pain 8: 13–22

Cioffi D, Holloway J (1993) Delayed costs of suppressed pain. J Personality Social Psychol 64: 274–282

Crombez G, Vlaeyen JW, Heuts PH, Lysens R (1999) Pain-related fear is more disabling than pain itself: evidence on the role of pain-related fear in chronic back pain disability. Pain 80: 329–339

Dohrenwend BP, Raphael KG, Marbach JJ, Gallagher RM (1999) Why is depression comorbid with chronic myofascial face pain? A family study test of alternativ hypotheses. Pain 83: 183–192

Eich E, Rachman S, Lopatka C (1990) Affect, pain, and autobiographical memory. J Abnormal Psychol 99: 174–178

Engel GL (1951) Primary atypical facial neuralgia. Psychosomat Med 13: 375–396

Engel GL (1959) »Psychogenic« pain and the pain-prone patient. Am J Med 26: 899–918

Epker J, Block AR (2001) Presurgical psychological screening in back pain patients: a review. Clin J Pain 17: 200–205

Esser G, Steigleider P, Lange S, Ihle W, Blanz B, Schmidt MH (2002) Die Validität des autobiographischen Gedächtnisses – Ergebnisse einer prospektiven Längsschnittstudie von der Kindheit bis zum Erwachsenenalter. Kindheit Entwicklung 11: 228–237

Fishbain DA, Cutler RB, Rosomoff H, Steele-Rosomoff R (1997) Chronic pain-associated depression: antecedent or consequence of chronic pain? Clin J Pain 13: 116–137

Fordyce WE (1974) Pain viewed as learned behavior. Advin Neurol 4: 415–422

Fordyce WE (1996) Chronic pain: the behavioral perspective. In: Cohen MJM, Campbell JN (eds) Pain treatment centers at a crossroads. IASP, Seattle, pp 39–46

Geisser ME, Haig AJ, Wallbom AS, Wiggert EA (2004) Pain-related fear, lumbar flexion, and dynamic EMG among persons with chronic musculoskeletal low back pain. Clin J Pain 20: 61–69

Harris S, Morley S, Barton SB (2003) Role loss and emotional adjustment in chronic pain. Pain 105: 363–370

Hasenbring M, Marienfeld G, Kuhlendahl D, Soyka D (1994) Risk factors of chronicity in lumbar disc patients. A prospective investigation of biologic, psychologic, and social predictors of therapy outcome. Spine 19: 2759–2765

Hirsch MS, Liebert RM (1998) The physical and psychological experience of pain: the effects of labeling and cold pressor temperature on three pain measures in college women. Pain 77: 41–48

Kröner-Herwig B (2003) Die Schmerzpersönlichkeit – Eine Fiktion? In: Basler HD, Franz C, Kröner-Herwig B, Rehfisch HP (eds) Psychologische Schmerztherapie, 5. Aufl. Springer, Berlin Heidelberg New York, pp 137–146

Linton SJ (2000) A review of psychological risk factors in back and neck pain. Spine 25: 1148–1156

Locher H, Nilges P (2001) Wie chronifiziere ich meine Schmerzpatienten. Orthopädische Praxis 37: 672–677

McCracken LM, Eccleston C (2003) Coping or acceptance: what to do about chronic pain? Pain 105: 197–204

Melzack R, Wall PD (1965) Pain mechanisms: A new theory. Science 150: 971–979

Morley S, Eccleston C, Williams AC (1999) Systematic review and meta-analysis of randomized controlled trials of cognitive behaviour therapy and behaviour therapy in chronic pain in adults, excluding headache. Pain 80: 1–13

Petrovic P, Ingvar M (2002) Imaging cognitive modulation of pain processing. Pain 95: 1–5

Romano JM, Turner JA (1985) Chronic pain and depression: does the evidence support a relationship? Psychol Bull 97: 18–34

Rugh JD, Solberg WK (1985) Psychologische Aspekte bei Schmerzen und Dysfunktion des Kiefergelenks. In: Zarb GA, Carlsson GE (eds) Physiologie und Pathologie des Kiefergelenks. Quintessenz, Berlin, S 267–300

Schmitz U, Saile H, Nilges P (1996) Coping with chronic pain: flexible goal adjustment as an interactive buffer against pain-related distress. Pain 67: 41–51

Severeijns R, Vlaeyen JW, van den Hout MA, Weber WE (2001) Pain catastrophizing predicts pain intensity, disability, and psychological distress independent of the level of physical impairment. Clin J Pain 17: 165–172

Severeijns R, van den Hout MA, Vlaeyen JW, Picavet HS (2002) Pain catastrophizing and general health status in a large Dutch community sample. Pain 99: 367–376

Sullivan MD (2001) Finding pain between minds and bodies. Clin J Pain 17: 146–156

Task force on Pain in the Workplace (1995) Back pain in the workplace. IASP, Seattle

Turk DC (2001) Combining somatic and psychosocial treatment for chronic pain patients: perhaps 1+1 does = 3. Clin J Pain 17: 281–283

Turk DC (2002) Remember the distinction between malignant and benign pain? Well, forget it. Clin J Pain 18: 75–76

Vlaeyen JW, Seelen HA, Peters M, de Jong P, Aretz E, Beisiegel E, Weber WE (1999) Fear of movement/(re)injury and muscular reactivity in chronic low back pain patients: an experimental investigation. Pain 82: 297–304

Wall PD (1996) Comments after 30 years of the gate control theory. Pain Forum 5: 12–22

Wall PD (1999) Pain. The science of suffering. Weidenfels u. Nicolson, London

Williams AC (1998) Depression in chronic pain: mistaken models, missed opportunities. Scand J Behav Ther 27: 61–80

Williams AC, Richardson PH (1993) What does the BDI measure in chronic pain? Pain 55: 259–266

Wurmthaler C, Gerbershagen HU, Dietz G, Korb J, Nilges P, Schillig S (1996) Chronifizierung und psychologische Merkmale – Die Beziehung zwischen Chronifizierungsstadien bei Schmerz und psychophysischem Befinden, Behinderung und familiären Merkmalen. Z Gesundheitspsychol 4: 113–136

Teil II Zugang zum Schmerzpatienten – Symptomerkennung

Kapitel 3 Schmerzbeschreibung: Charakteristika des Schmerzes, Veränderungen des Schmerzes –23

Kapitel 4 Somatische Diagnostik –29

Kapitel 5 Psychologische Diagnostik –49

Kapitel 6 Vom Symptom zur Therapie –55

Kapitel 7 Klinische Schmerzmessung –67

Kapitel 8 Quantitative sensorische Testung (QST) –75

Kapitel 9 Elektrophysiologische Messverfahren –83

Kapitel 10 Funktionelle Bildgebung bei Schmerz –91

Kapitel 11 Schmerz und Psyche –101

Kapitel 12 Forensische Aspekte –111

Schmerzbeschreibung: Charakteristika des Schmerzes, Veränderungen des Schmerzes

S. Grond und B. Tamke

3.1 Einleitung – 24

3.2 Schmerzintensität – 24

3.3 Schmerzlokalisation – 25

3.4 Schmerzcharakteristika – 26

3.5 Veränderungen des Schmerzes – 27

Literatur – 28

Schmerzen sind ein Symptom und keine Diagnose. Der Weg vom Schmerzsymptom zur Schmerzdiagnose führt über die Schmerzbeschreibung. Die präzise Erfassung der Schmerzcharakteristika durch Anamnese und körperliche Untersuchung bildet die Grundlage für die Stellung der Schmerzdiagnose und ist somit der erste und unverzichtbare Schritt jeder Schmerztherapie. Kausale Therapieverfahren sind nur möglich, wenn die Schmerzdiagnose bekannt ist, also die zugrundeliegende Ätiologie und Pathogenese aufgeklärt sind. Aber auch die symptomatische Schmerztherapie wird von der Schmerzbeschreibung geprägt: die Schmerzintensität beeinflusst die erforderlichen Analgetikadosierungen, die Schmerzlokalisation bestimmt die Eignung regionaler Therapieverfahren, und Schmerzcharakteristika werden bei der Auswahl von Analgetika, Koanalgetika und anderen Therapieoptionen berücksichtigt.

3.1 Einleitung

Schmerzen sind der häufigste Grund für eine Arztkonsultation. Die Bedeutung der Schmerzbeschreibung für Diagnose und Therapie ist deshalb jedem Arzt bekannt. Beim akuten Abdomen beispielsweise ist der Übergang von viszeralen zu parietalen Schmerzen ein Zeichen dafür, dass der pathologische Prozess die Organgrenzen überschritten hat und eine chirurgische Intervention erforderlich sein kann.

Der detaillierten Schmerzbeschreibung und deren präziser Dokumentation kommt im Rahmen des schmerztherapeutischen Erstgespräches eine wesentliche Bedeutung zu. Es hat sich bewährt, dass die Patienten vorab einen Schmerzfragebogen ausfüllen, z. B. den Deutschen Schmerzfragebogen, der im Jahr 2005 von einer gemeinsamen Kommission der Deutschen Gesellschaft zum Studium des Schmerzes (DGSS) und der Deutschen Gesellschaft für Schmerztherapie (DGS) entwickelt wurde. Hier wird u. a. nach Schmerzintensität, -lokalisation, -charakteristik, auslösenden und verstärkenden Faktoren sowie zeitlichen Veränderungen gefragt. Im anschließenden ausführlichen Gespräch sollte der Patient frei über seine Schmerzen berichten, damit er alle für ihn wichtigen Charakteristika ansprechen, seine subjektive Bewertung abgeben und ein Vertrauensverhältnis entwickeln kann. Danach werden die Schmerzbeschreibung durch gezielte Fragen vervollständigt und Unklarheiten erörtert. Auch bei jeder Wiedervorstellung des Patienten sollte nicht nur die Schmerzintensität gemessen, sondern auch Veränderungen der Lokalisation und Charakteristik durch gezielte Fragen erkannt und dokumentiert werden.

Die wesentliche Bedeutung der Schmerzbeschreibung für die Schmerzdiagnose und -therapie ist heute unstrittig und stellt die vorherrschende Expertenmeinung dar. Der Evidenzlevel hierfür beträgt jedoch nur 5 (Expertenmeinung), da bisher nicht nachgewiesen wurde, dass eine gute Schmerzbeschreibung die Wahrscheinlichkeit einer korrekten Schmerzdiagnose erhöht und die Effektivität der Schmerztherapie steigert. Dieser Nachweis ist jedoch schwer zu führen, da insbesondere bei chronischen Schmerzen die Schmerzbeschreibung den wichtigsten oder sogar einzigen Zugang zur Schmerzdiagnose darstellt. Es gibt kein objektives Verfahren, die »wahre« Schmerzdiagnose ohne Berücksichtigung der Schmerzbeschreibung zu stellen. Es ist sicherlich sinnvoll, wenn die Effektivität spezifischer Therapieverfahren in zukünftigen Studien nicht nur für bestimmte Schmerzdiagnosen, sondern auch in Abhängigkeit von den Schmerzcharakteristika untersucht wird.

3.2 Schmerzintensität

Die Schmerzintensität ist das wichtigste Element der Schmerzbeschreibung, weil die Patienten v. a. unter der Stärke ihrer Schmerzen leiden. Die Schmerzintensität wird subjektiv vom Patienten erlebt und ist nicht objektivierbar. Sie kann deshalb nur durch Selbsteinschätzung des Patienten gemessen werden. Hierzu eignen sich verschiedene deskriptive und numerische Skalen (▶ Kap. 7). Eine Fremdeinschätzung der Schmerzintensität durch Angehörige, Pflegepersonal oder Ärzte weicht teilweise erheblich von der Selbsteinschätzung ab und ist v. a. dann hilfreich, wenn eine Selbsteinschätzung schwierig ist (bei Kleinkindern, Verwirrtheit, Bewusstseinstrübung).

Im Rahmen der Krankenversorgung und in klinischen Studien wird v. a. die sensorische Schmerzintensität gemessen, also die Stärke des Schmerzreizes. In vielen Skalen und Fragebögen werden die Patienten beispielsweise gefragt: »Wie stark sind Ihre Schmerzen? (0 = keine Schmerzen; 10 = stärkste vorstellbare Schmerzen)«. Die genaue Formulierung dieser Frage beeinflusst erheblich die vom Patienten berichtete Schmerzintensität, weil sich das Schmerzerlebnis aus mehreren Dimensionen (u. a. sensorisch, affektiv) zusammensetzt. Zur Messung der sensorischen Schmerzintensität müssen deshalb Begriffe mit affektivem Charakter wie ungemütlich, ermüdend, zermürbend oder unerträglich vermieden werden.

Die Schmerzintensität ist in der Regel nicht konstant. Deshalb gehört zu jeder Beschreibung der Schmerzintensität auch der Zeitpunkt bzw. Zeitraum, auf den sich diese Angabe bezieht. Da Schmerzen schlecht erinnert werden, wird meistens nach der momentanen Schmerzintensität gefragt, z. B. durch die Frage »Wie stark sind Ihre Schmerzen jetzt?«. Diese Frage kann mehrfach täglich, beispielsweise in Form eines Tagebuches, gestellt werden. Andere Messungen beziehen sich auf die geringste, durchschnittliche oder stärkste Schmerzintensität in einem bestimmten Zeitraum, z. B. während der letzten Stunde, während des letzten Tages oder während der letzten Woche.

Eine Hilfe bei der Abschätzung der Therapiezufriedenheit ist die Frage »Welche Schmerzintensität ist für Sie erträglich?« Zur Beurteilung des Therapierfolges können die zu verschiedenen Zeitpunkten gemessenen Schmerzintensitätswerte verglichen werden oder der Patient nach dem Ausmaß der Schmerzlinderung befragt werden. In die Antwort auf letztere Frage fließt jedoch mit ein, wie gut sich der Patient an seinen Schmerz in der Vergangenheit erinnert und wie zufrieden er mit der Therapie ist.

Schwankungen der Schmerzintensität können als schnell oder langsam, pulsativ (z. B. Zahnschmerzen), wellenförmig (z. B. kolikartig), mit längeren Plateauphasen (z. B. Angina pectoris), einem anderen Muster folgend oder unregelmäßig erlebt werden. Bei Patienten mit schmerzfreien Phasen sollten die Häufigkeit und Dauer der Schmerzphasen sowie die Veränderungen der Intensität im Verlauf des Schmerzschubes erfasst werden. Schmerzphasen von sehr kurzer Dauer (Sekunden bis Minuten), die isoliert oder auch in Kombination mit Dauerschmerzen auftreten können, werden oft als Schmerzattacken bezeichnet. Änderungen der Schmerzintensität können in Abhängigkeit von Tageszeit, Wochentag, Jahreszeit, Wetter, Kälte, Wärme, Körperhaltung, Bewegung, Druck, körperlicher Belastung, Stress, Nahrung, Medikamenten, Drogen oder anderen Einflüssen auftreten. Deshalb sollten potenzielle schmerzauslösende, -verstärkende oder -lindernde Faktoren analysiert werden.

Die regelmäßige Messung der Schmerzintensität sollte heute selbstverständlich sein. Während kein Patient ohne regelmäßige Blutdruckkontrolle Antihypertonika erhält, wird die Verordnung von Analgetika vielfach nicht von einer Messung der Schmerzintensität begleitet. Die Messung und Dokumentation der Schmerzintensität (täglich in der Visitenkurve oder bei jedem Sprechstundenbesuch) macht die Schmerzen sichtbar und fordert damit diagnostische und therapeutische Maßnahmen.

In der experimentellen Forschung bei gesunden Probanden gibt es verschiedene Ansätze, die Schmerzintensität zu objektivieren. Einerseits wird untersucht, bei welcher Stärke exakt definierter chemischer, mechanischer, elektrischer oder thermischer Reize der Proband Schmerzen empfindet (Schmerzschwellenmessung), andererseits werden die Neurographie, Reflexmessungen, evozierte Potenziale, EEG- und PET-Untersuchungen als objektive algesimetrische Verfahren eingesetzt.

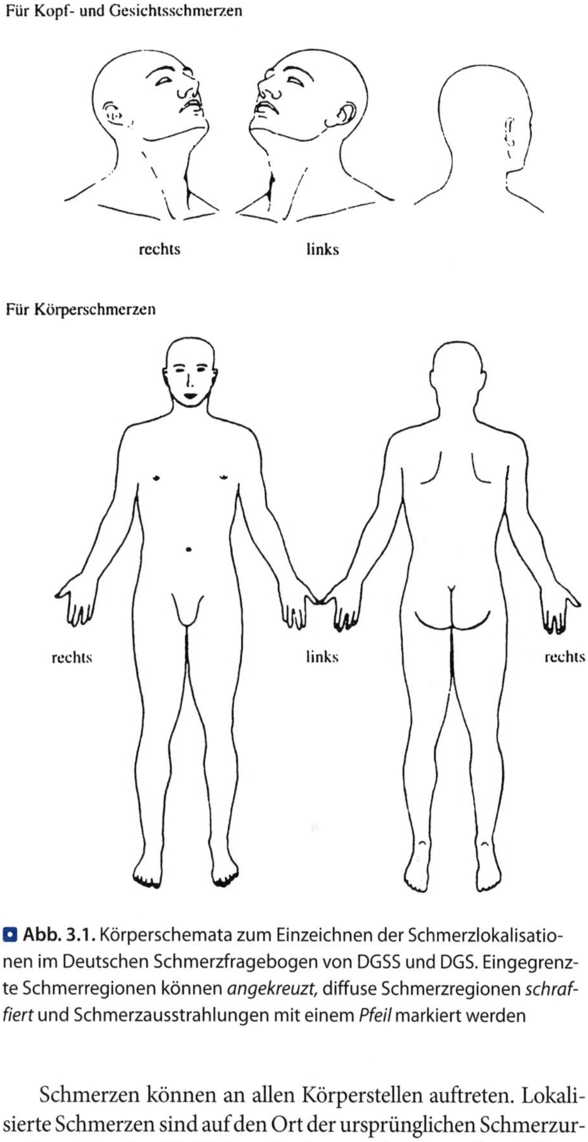

Abb. 3.1. Körperschemata zum Einzeichnen der Schmerzlokalisationen im Deutschen Schmerzfragebogen von DGSS und DGS. Eingegrenzte Schmerregionen können *angekreuzt*, diffuse Schmerzregionen *schraffiert* und Schmerzausstrahlungen mit einem *Pfeil* markiert werden

3.3 Schmerzlokalisation

Die Schmerzlokalisation, also »wo es weh tut«, gehört zu den ersten Informationen, die ein Patient seinem Arzt mitteilen möchte und nach denen der Arzt im Erstgespräch fragt. Sie ist oft wegweisend für Diagnose und Therapie und steht somit zu Recht am Anfang vieler schmerztherapeutischer Gespräche. Der Patient wird gebeten, seine Schmerzlokalisationen in einer Liste anzukreuzen. Bei mehreren Lokalisationen sollte er die Hauptschmerzen, also die zur Arztkonsultation führenden Schmerzen, als solche kennzeichnen.

Zur präzisen Erfassung der Schmerztopographie hat es sich bewährt, diese vom Patienten in ein Körperschema einzeichnen zu lassen (Abb. 3.1). Lokalisierte Schmerzorte können angekreuzt, diffuse Schmerzregionen schraffiert und Schmerzausstrahlungen mit einem Pfeil markiert werden. Diese Visualisierung hilft dem Arzt, die Schmerzen den anatomischen und funktionellen Strukturen zuzuordnen. Außerdem erleichtert die graphische Dokumentation, Veränderungen der Schmerzausbreitung zu erkennen.

Schmerzen können an allen Körperstellen auftreten. Lokalisierte Schmerzen sind auf den Ort der ursprünglichen Schmerzursache, oft in oberflächlichen Strukturen wie Kutis oder Mukosa, begrenzt. Projizierte Schmerzen werden im Versorgungsgebiet eines peripheren Nervs, Plexus oder Segmentes empfunden und zeigen den zugehörigen Schädigungsort an. Als oberflächlich »strumpfförmig« beschriebene Schmerzen weisen auf eine Polyneuropathie, akral betonte an der gesamten distalen Extremität vorhandene Schmerzen, welche das Innervationsgebiet einzelner Nerven überschreiten, auf ein komplexes regionales Schmerzsyndrom (CRPS) und Quadrantenschmerzen oder Halbseitenschmerzen auf Beteiligung des zentralen Nervensystems hin. Übertragene Schmerzen entstehen in tiefen somatischen oder viszeralen Strukturen und werden im zugehörigen Dermatom (Head-Zone) wahrgenommen; sie lassen sich oft nur unscharf lokalisieren.

Bei vielen Patienten sind die Schmerzen nicht auf eine umschriebene Lokalisation beschränkt, sondern betreffen größere

Gebiete, mehrere Lokalisationen oder sogar den gesamten Körper. Oft kann der Patient mehrere Schmerzsyndrome trennen, die sich nicht nur in ihrer Lokalisation, sondern auch in ihrer Intensität, Anamnese, Rhythmik und anderen Charakteristika unterscheiden. Hierbei kann es sich um verschiedene Ätiologien und Pathogenesen handeln, die unterschiedliche kausale und symptomatische Therapieverfahren erfordern, oder um ein typisches Zeichen einer fortgeschrittenen chronifizierten Schmerzerkrankung.

Die Erfassung der Schmerzlokalisation ist nicht nur der erste Schritt zur Schmerzdiagnose, sondern auch wesentliche Voraussetzung zur Therapieplanung. Physiotherapie, transkutane elektrische Nervenstimulation, Regionalanästhesie, Neurolysen, rückenmarknahe Stimulationsverfahren, neuroaxiale Medikamentenapplikation und andere lokale Therapieverfahren sind nur bei passender Schmerzlokalisation sinnvoll.

3.4 Schmerzcharakteristika

Schmerzen lassen sich nicht nur hinsichtlich Intensität und Lokalisation, sondern auch hinsichtlich weiterer Charakteristika beschreiben. Diese Charakteristika können vom Patienten während der Anamnese spontan geäußert werden, sollten aber auch gezielt erfragt werden. Die meisten Schmerzfragebögen, wie der Deutsche Schmerzfragebogen (◘ Abb. 3.2), enthalten Listen von schmerzbeschreibenden Charakteristika. Die vom Patienten als zutreffend angekreuzten Adjektive beleuchten die verschiedenen Dimensionen des Schmerzerlebens und tragen wesentlich zur Beurteilung der Pathophysiologie bei.

Insbesondere bei chronischen Schmerzen ist die alleinige Beurteilung der sensorischen Komponente des Schmerzerlebnisses nicht ausreichend, weshalb verschiedene mehrdimensionale Messinstrumente entwickelt wurden. Am bekanntesten ist der

Mit der folgenden Liste von Eigenschaftsworten können Sie genauer beschreiben, **wie Sie Ihre Schmerzen empfinden**.

Bitte lassen Sie keine der Beschreibungen aus und machen Sie **für jedes Wort ein Kreuz**, inwieweit die Aussage für Sie zutrifft.

Sie haben bei jeder Aussage 4 Antwortmöglichkeiten:

4 = trifft genau zu 3 = trifft weitgehend zu 2 = trifft ein wenig zu 1 = trifft nicht zu

Ich empfinde meine Schmerzen als ....

	trifft genau zu	trifft weitgehend zu	trifft ein wenig zu	trifft nicht zu		trifft genau zu	trifft weitgehend zu	trifft ein wenig zu	trifft nicht zu
	4	3	2	1		4	3	2	1
....quälend	O	O	O	O	....unerträglich	O	O	O	O
....grausam	O	O	O	O	....lähmend	O	O	O	O
....erschöpfend	O	O	O	O	....schneidend	O	O	O	O
....heftig	O	O	O	O	....klopfend	O	O	O	O
....mörderisch	O	O	O	O	....brennend	O	O	O	O
....elend	O	O	O	O	....reißend	O	O	O	O
....schauderhaft	O	O	O	O	....pochend	O	O	O	O
....scheußlich	O	O	O	O	....glühend	O	O	O	O
....schwer	O	O	O	O	....stechend	O	O	O	O
....entnervend	O	O	O	O	....hämmernd	O	O	O	O
....marternd	O	O	O	O	....heiß	O	O	O	O
....furchtbar	O	O	O	O	....durchstoßend	O	O	O	O
....dumpf	O	O	O	O	....ziehend	O	O	O	O
....drückend	O	O	O	O	....pulsierend	O	O	O	O

◘ **Abb. 3.2.** Liste schmerzbeschreibender Adjektive (Schmerzempfindungsskala von Geissner) aus dem Deutschen Schmerzfragebogen von DGSS und DGS. Die SES kann über die Testzentrale Göttingen (Robert-Bosch-Breite 25, 37079 Göttingen, Tel. 0551 50688-14-15, Fax 0551 50688-24, E-Mail: Testzentrale@Hogrefe.de) bezogen werden.

McGill-Pain-Questionnaire, der sensorische (z. B. stechend, scharf, brennend, dumpf), affektive (z. B. furchterregend, grausam) evaluierende (z. B. zermürbend, unerträglich) und gemischte (z. B. durchdringend, kalt, folternd) Schmerzqualitäten unterscheidet. Der Nachweis einer eigenständigen evaluierenden Dimension ist jedoch nicht erbracht, weshalb diese vielfach der affektiven zugeordnet wird.

Die im Deutschen Schmerzfragebogen eingearbeitete Schmerzempfindungskala von Geissner erfasst 2 affektive (allgemein, Hartnäckigkeit) und 3 sensorische Dimensionen (Rhythmik, lokales Eindringen, Temperatur). Der ebenfalls im Deutschen Schmerzfragebogen eingearbeitete Brief-Pain-Inventory oder verschiedene Fragebögen zur Lebensqualität erfassen das Ausmaß der schmerzbedingten Behinderung, indem sie beispielsweise fragen »Wie sehr werden Ihre Alltagsaktivitäten durch den Schmerz beeinträchtigt?«.

Die Differenzierung somatischer, viszeraler und neuropathischer Schmerzen basiert im Wesentlichen auf der Analyse der Schmerzcharakteristika. Somatische Schmerzen sind relativ gut lokalisiert, von unterschiedlicher Qualität, oft druck- oder bewegungsabhängig und von Zeichen des verantwortlichen Krankheitsprozesses (z. B. Entzündung, Effloreszenzen, Wunde) begleitet. Viszerale Schmerzen sind typischerweise schlecht lokalisierbar, dumpf, bohrend, kolik- oder krampfartig und können von vegetativen Symptomen wie Nausea oder Hypotonie begleitet sein.

Wegweisend für die Diagnose neuropathischer Schmerzen sind eine Lokalisation entsprechend dem Versorgungsgebiet der geschädigten Nervenstruktur, typische Charakteristika wie brennend, elektrisierend, einschießend oder paroxysmal; dabei begleitende sensorische (z. B. Hypästhesie, Parästhesie), motorische (z. B. Parese) und vegetative Phänomene (z. B. Hyperhidrosis, Hypothermie). Die beschriebenen Merkmale können aber auch so diskret sein, dass die Diagnose »neuropathischer Schmerz« übersehen wird.

3.5 Veränderungen des Schmerzes

Schmerzen können im Lauf der Zeit ihre Intensität, Lokalisation und Charakteristik verändern. Diese Veränderungen können Zeichen einer fortschreitenden Krankheit, einer zunehmenden Chronifizierung, einer Genesung, einer erfolgreichen Therapie oder anderer Ursachen sein. Veränderungen des Schmerzes sind somit wichtig für die Bewertung des Therapieerfolges, die Planung der weiteren Therapie und die Prognose.

Zur Charakterisierung der Schmerzveränderungen hat es sich bewährt, den Schmerz für 3 Zeiträume zu beschreiben:

- während der Erstmanifestation,
- im Intervall,
- in der Gegenwart.

Die Patienten sollten den Zeitpunkt und die Umstände der ersten Schmerzmanifestation detailliert beschreiben. Hierzu gehören auch Lokalisation, mögliche Ausstrahlung, Intensität, Qualität und Dauer der ersten Schmerzmanifestation sowie begleitende Phänomene und die vermutete Ursache. Für das Intervall zwischen der Erstmanifestation und dem gegenwärtigen Zeitpunkt ist es wichtig, ob sich der Schmerz in Intensität, Lokalisation, Ausstrahlung, zeitlichen Charakteristika, Qualität oder Begleitphänomenen verändert hat. Abschließend sollte der gegenwärtige Schmerz umfassend charakterisiert werden.

Akute Schmerzen lassen mit der Genesung oder der Wundheilung in der Regel schnell nach. Schmerzen, die länger anhalten als nach Art der auslösenden Ursache typisch ist oder die nach einem Intervall erneut auftreten, sind typische Zeichen einer fortbestehenden oder -schreitenden Krankheit, einer Komplikation oder einer beginnenden Chronifizierung.

Tumorschmerzen sind meistens Dauerschmerzen, die sich im Krankheitsverlauf vielfältig ändern. Zunehmende Schmerzen sind typische Zeichen einer Tumorprogression, können aber auch Nebenwirkung der Tumortherapie (Operation, Bestrahlung, Chemotherapie) oder Folge der allgemeinen Tumorerkrankung (Mukositis, Dekubitus, Zosterinfektion) sein. Neue Schmerzlokalisationen können auf Metastasen hinweisen. Veränderungen der Schmerzcharakteristik werden oft dadurch verursacht, dass der Tumor über die Organgrenzen hinauswächst und andere Strukturen infiltriert, z. B. parietale Schmerzen bei Pankreaskarzinom, Plexusinfiltration bei Lungenkarzinom. Die therapeutische und prognostische Relevanz derartiger Veränderungen ist offenkundig. Nachlassende Schmerzen sind die Folge einer Tumorremission nach Operation, Bestrahlung, Chemotherapie oder anderen tumorreduzierenden Verfahren oder zeigen den Erfolg einer symptomatischen Schmerztherapie an.

Chronische Schmerzen (nichtmaligner Genese), die mehrere Monate anhalten, sind meist Zeichen einer weiterbestehenden oder progredienten Erkrankung (Arthrose, Osteoporose) oder haben sich im Sinne einer Chronifizierung von der auslösenden Ursache getrennt und unterhalten sich als eigenständige Schmerzkrankheit selbst. Wesentliches Merkmal der Chronifizierung ist keineswegs nur die Schmerzdauer, sondern dass die Schmerzen länger anhalten als die Ursache.

Das von Gerbershagen entwickelte Mainzer Stadienkonzept chronischer Schmerzen berücksichtigt zeitliche Aspekte (Auftretenshäufigkeit, Dauer und Intensitätswechsel der Schmerzen), räumliche Aspekte (Anzahl der Schmerzlokalisationen), Medikamenteneinnahme und Entzugsbehandlungen) sowie die Patientenkarriere (Wechsel des persönlichen Arztes, schmerzbedingte Krankenhausaufenthalte, Operationen und Rehabilitationsmaßnahmen).

Fazit

Je ausgeprägter die Chronifizierung, desto schwieriger werden die Möglichkeiten der Intervention. Die Bedeutung der Schmerzbeschreibung für Schmerzdiagnose und –therapie wird eindrucksvoll dadurch unterstrichen, dass sich aus ihr wesentliche Aspekte des Chronifizierungsgrades ergeben.

3

Literatur

Geissner E, Dalbert C, Schulte A (1991) Möglichkeiten der Bestimmung affektiver und sensorischer Anteile der Schmerzempfindung. Z Differentialdiagn Psychol 12: 145–162

Grond S, Zech D, Diefenbach C, Radbruch L, Lehmann KA (1996) Assessment of cancer pain: a prospective evaluation in 2266 cancer patients referred to a pain service. Pain 64: 107–114

Kiss I, Müller H, Abel M (1987) The McGill Pain questionnaire – german version. A study on cancer pain. Pain 29: 195–207

Klinger R, Denecke H, Glier B, Kröner-Herwig B, Nilges P, Redegeld M, Weiß L (1997) Qualitätssicherung in der Therapie chronischen Schmerzes. XI. Diagnostik und multiaxiale Schmerzklassifikation. Schmerz 11: 378–385

Loeser JD (2001) Medical evaluation of the patient with pain. In: Loeser JD (ed) Bonica´s Management of pain. Lippincott Williams & Wiliams, Philadelphia, pp 267–278

Merskey H, Bogduk N (1994) Classification of chronic pain. 2nd edition. IASP, Seattle

Radbruch L, Leick G, Kienke P, Lindena G, Sabatowski R, Grond S, Lehmann KA, Cleeland CS (1999) Validation of the german verasion of the Brief Pain Inventory. J Pain Symptom Manag 18: 180–187

Wurmthaler C, Gerbershagen HU, Dietz G, Korb J, Nilges P, Schillig S (1996) Chronifizierung und psychosoziale Merkmale. Z Gesundheitspsychol 4: 113–136

Somatische Diagnostik

4.1 Körperliche Untersuchung – 30
K. Böhme
4.1.1 Einleitung – 30
4.1.2 Inspektion – 30
4.1.3 Palpation – 30
4.1.4 Neurologische Untersuchung – 32

4.2 Orthopädische Untersuchung – 34
H.-W. Ulrich
4.2.1 Anamnese – 34
4.2.2 Untersuchung – 35

4.3 Grundlagen der neurologischen Untersuchung bei Schmerzerkrankungen – 41
V. Lindner
4.3.1 Allgemeine Grundsätze – 41
4.3.2 Untersuchungsablauf – 41
4.3.3 Untersuchungsgegenstand – 42

Literatur –47

Die Erfassung der Schmerzerkrankung eines Patienten soll das biopsychosoziale Krankheitsverständnis berücksichtigen. Voraussetzung ist deshalb eine ausführliche somatische und psychosoziale Anamnese. Die somatische Anamnese umfasst die spezielle Schmerzanamnese, internistische, medikamenten-, chirurgische und Familienanamnese.

Bei der psychosozialen Anamnese werden die biographische Anamnese und die Wechselwirkung zwischen psychischem Befinden und den körperlichen Störungen erfasst.

Danach erfolgt die erste körperliche Untersuchung. Sie umfasst Inspektion, Palpation und die Untersuchung, die orthopädische und neurologische Aspekte integriert.

4.1 Körperliche Untersuchung

K. Böhme

4.1.1 Einleitung

Die Untersuchung des Patienten soll in entkleidetem Zustand unter Berücksichtigung der Intimsphäre und vollständig erfolgen. Es wird neben der Beurteilung des Gesamtbildes besonderes Augenmerk auf Körperregionen gelegt, die sich durch die vorausgegangene Schmerzanamnese als besondere Schwerpunkte herausgestellt haben.

Ein Ziel ist es, unspezifische von spezifischen Schmerzen zu unterscheiden.

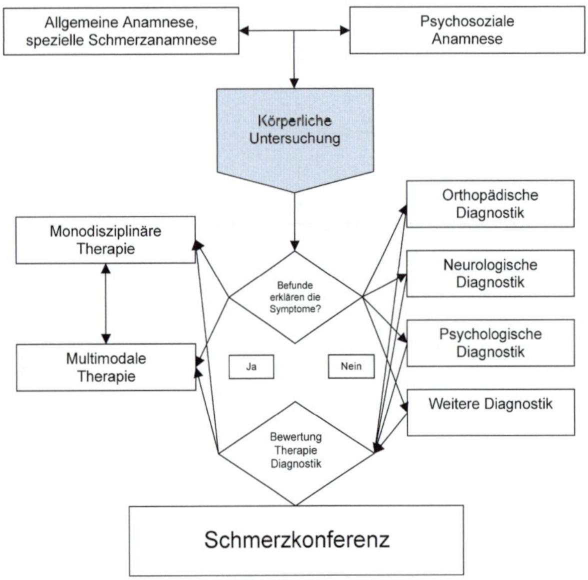

Abb. 4.1. Einbettung der Untersuchung in die Erfassung und Therapie des Schmerzpatienten

Die körperliche Untersuchung ist entsprechend Abb. 4.1 eingebettet in die Anamnese, die ggf. erforderliche interdisziplinäre Beurteilung und die monodisziplinäre oder multimodale Behandlung.

4.1.2 Inspektion

Der Patient wird von vorn, von hinten und in beiden seitlichen Ebenen inspiziert und besonders die rechte mit der linken Seite verglichen. Wir achten auf Bewegungsabläufe, Körperhaltung, Konturen, Haut, Benutzen von Hilfsmitteln, Schmerzverhalten und Stimmung. Beispielsweise zeigt ein Patient mit einem CRPS, der Inspektion zugänglich, schon die typischen somatischen Zeichen der Erkrankung (Abb. 4.2).

4.1.3 Palpation

Grundlagen der Palpation

Exakte anatomische Kenntnisse der Skelettpunkte, Sehnenansätze und Verlauf der Muskulatur sind unabdingbare Grundlage der Palpation.

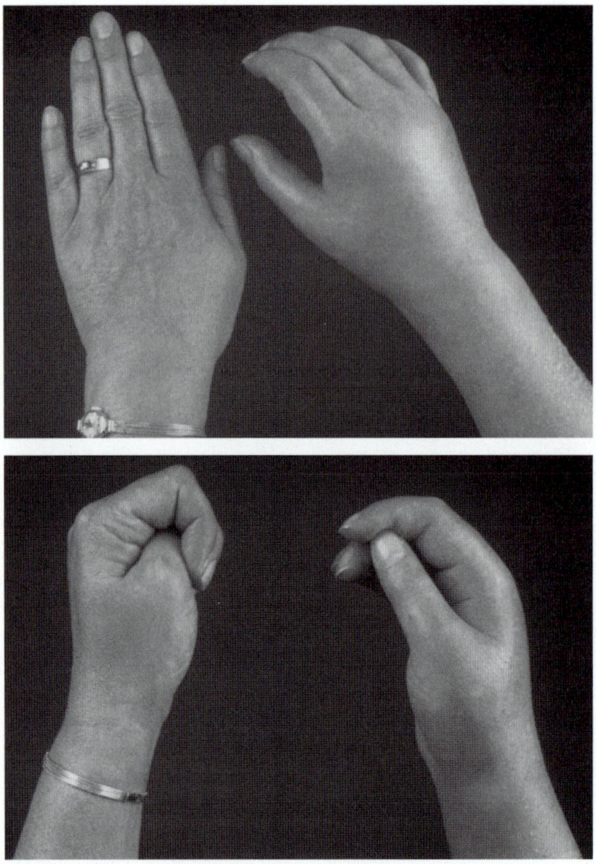

Abb. 4.2. Patientin nach Radiusfraktur mit dem Bild eines CRPS I

Arten der Palpation: Tastpalpation in entspannter Lage, Bewegungspalpation, Druck- und Stoßpalpation, Kibler-Hautfalte.

Die Beurteilung der Palpation kann subjektiv, aus der Sicht des Patienten, oder objektiv, aus der Sicht des Untersuchers erfolgen [3].

Palpiert werden die Haut, Muskeln und Sehnen, Schleimbeutel, Knochen, Gelenke, Nerven und Gefäße. Der Druck, der durch den Daumen ausgeübt wird, soll immer gleich stark sein. Ein vergleichbares Maß kann sein, dass der Druck des Daumens so stark ist, dass die Kapillaren im vorderen Drittel des Nagelbettes nicht mehr durchblutet werden.

Haut und Unterhaut

Beurteilt werden, unter Berücksichtigung des Seitenvergleichs, die Beschaffenheit der Haut, die Temperatur, Schweißabsonderung, Konsistenz und Beschaffenheit der Subkutis. Wird Schmerz auf geringen Druck angegeben?

Die vegetative Reaktion des Patienten kann über die pilomotorische Reaktion oder den Dermographismus beobachtet werden.

Muskeln und Sehnen

Die Palpation muss präzise an den angegeben Stellen des Skeletts erfolgen. Der Druck der Palpation muss so groß sein, dass an diesen Stellen die harte Resistenz des Knochens wahrgenommen wird. Die Sehnenansätze müssen lotrecht zum Knochen getroffen werden. Die Myotendinosen werden in der Mitte des Muskels quer zum Faserverlauf, gleichsam pflügend durch die Gewebeschichten, ertastet und dann in beide Richtungen bis zum Sehnenansatz verfolgt [3]. Anzumerken ist, dass eine Myotendinose auch ohne Schmerzsymptomatik vorkommen kann, sie deutet aber schon auf eine Fehlfunktion hin.

Nicht nur bei entsprechender Schmerzangabe wird nach aktiven Triggerpunkten, sondern auch nach latenten Veränderungen gesucht. In das verspannte Muskelfaserbündel eingelagert können sich Triggerpunkte (TRP) finden. Wir finden sie zum einen in den Sehnenansätzen (ATrP) oder im Bereich der muskulären Endplatte in der Mitte des zu palpierenden Faserbündels im Bereich der motorischen Endplatte (CTrp). Um diese zu palpieren, werden die Muskeln quer zur verspannten Muskelfaser. die sich »wie ein Seil durch den Muskel erstreckt«, untersucht. Dieses verspannte Muskelfaserbündel unterscheidet sich deutlich von der Druckschmerzhaftigkeit der Fibromyalgie [6]. Bei Druck auf den TRP kommt es zum Schmerz im zugehörigen entfernt vom Punkt liegenden Schmerzareal. Zwar wird in der Mehrzahl der Fälle ein proximaler TRP seine Übertragungszone distal besitzen, aber es ist durchaus möglich, dass ein Triggerpunkt distal im M. soleus liegt und der Schmerz nach proximal, in diesem Fall in das Iliosakralgelenk (ISG), projiziert wird (»referred pain«) [5–8].

Tenderpoints

Der Begriff Tenderpoint ist mit der Fibromyalgiediagnostik verbunden. Definitionsgemäß müssen die in den Kriterien des American College of Rheumatology (ACR) genannten 18 Punkte überprüft werden. Die Tenderpoints sind von den Triggerpunkten abzugrenzen. Während bei Triggerpunkten objektiv durch den Untersucher Verhärtungen im Muskel und das angespannte Muskelfaserbündel palpiert werden können, wird ein Tenderpoint dann als positiv gewertet, wenn der Patient den definierten Druck von etwa 4 kp/cm^2 über 1 s gehalten als schmerzhaft empfindet. Es handelt sich um eine subjektive Bewertung durch den Patienten [1]. Eine sich durch den Muskel ziehende muskuläre Verhärtung findet sich nicht.

Palpation der Sehnen und Gleitlager sowie der Schleimbeutel

Insbesondere bei Entzündungen kommt es zu starken Schmerzen.

Knochen

Druck-, aber v. a. Klopfschmerz wird bei Frakturen, z. B. Osteoporose, Entzündungen, Bandscheibenvorfällen und malignen Prozessen auszulösen sein.

Gelenke

Zu achten ist auf Konsistenz der Gelenkkapsel, Schwellungen, Druckschmerz und Breite der Gelenkspalte, Reiben und Knacken bei aktiver oder passiver Bewegung des Gelenkes.

Gefäße

Erfassung der peripheren Pulse an den Extremitäten, auch im Seitenvergleich. Erkennen einer pAVK.

Nerven

Bei Engpasssyndromen finden sich isolierte Klopf- und Druckschmerzen, z. B. positives Hoffmann-Tinel-Zeichen.

Palpationspunkte

Palpation der Wirbelsäule

Dornfortsätze, Querfortsätze, paravertebrale Muskulatur, Stauchung durch axiale Belastung.

Palpationspunkte am Schultergürtel

Sternoklavikulargelenk, Klavikula, Akromion, Processus coracoideus, Spina scapula, Sulcus intertubercularis, Tuberculum minus und majus, Fornix humeri, 1. Rippe.

Palpation am Ellbogengelenk

Radiusköpfchen, Gelenkkapsel beiderseits des Olekranons und des Sulcus N. ulnaris.

Hand

Processus styloideus ulnae und radii, Tabatière, Karpalkanal, Handwurzelknochen und Fingergelenke.

Beckengürtel

Spina iliaca anterior superior und posterior superior, Crista iliaca, Crista sacralis media und Tuber ossis ischii.

Hüftgelenk
Trochanter major. Palpation des Gelenkes von vorn, seitlich und kaudal.

Kniegelenk
Condylus medialis et lateralis femoris, oberer und unterer Pol der Patella, lateraler und medialer Kniegelenkspalt, Tuberositas tibiae, Caput fibulae, Pes anserinus.

Fuß
Malleolus medialis und lateralis, Kalkaneus, Fußwurzelknochen und Zehengrundgelenke.

Funktionelle Untersuchung der Gelenke
Die Beweglichkeit der Gelenke wird nach der Neutral-0-Methode untersucht (◘ Abb. 4.6). Schmerzhafte Bewegungen, aktiv oder passiv, und Art des Anschlags werden erfasst.

4.1.4 Neurologische Untersuchung

Muskulatur und Motorik
Geprüft wird der Tonus, der Turgor und die Kraft der Muskulatur. Dabei wird die Kraft in die Grade 0–5 entsprechend der Einteilung nach Daniels et al. getroffen [2]. Der orthopädisch-neurologische Untersuchungsgang ist sehr gut bei Hoppenfeld dargestellt [4].

Sensibilität
Geprüft wird seitenvergleichend und von kranial nach kaudal:
- Berührung: mit Wattebausch, Von-Frey-Haar, Pinsel, ausgezogener Tupfer,
- Schmerzreiz: Nadelspitze (mehrfach aufgesetzt), Nadelrad,
- Lagesinn: Bewegungsempfindung an den Gelenken,
- Temperatur: Metallzylinder oder Reagenzglas mit kaltem oder warmem Wasser temperiert,
- Vibration: Stimmgabel.

Nervendehnungsschmerz
Im Bereich des Plexus brachialis führt eine Rotation des Kopfes zur gesunden Seite zur Schmerzprovokation (◘ Abb. 4.3). Die Flexion des gestreckten Beines in der Hüfte führt im positiven Fall zur Schmerzaustrahlung in den N. ischiadicus, Lasègue-Zeichen; Verstärkung durch Ventralflexion des Fußes, Bragard-Zeichen.

Reflexprüfung
Geprüft werden muss das Vorhandensein, das Fehlen oder die Seitendifferenz eines Reflexes. Ferner wird eine abnorme Stärke – gesteigerte Reflexe mit Verbreiterung der Reflexzone – oder ein Klonus untersucht.
- Muskeleigenreflexe an der oberen Extremität:
  - Bizepssehnenreflex,
  - Brachioradialreflex,
  - Trizepssehnenreflex.

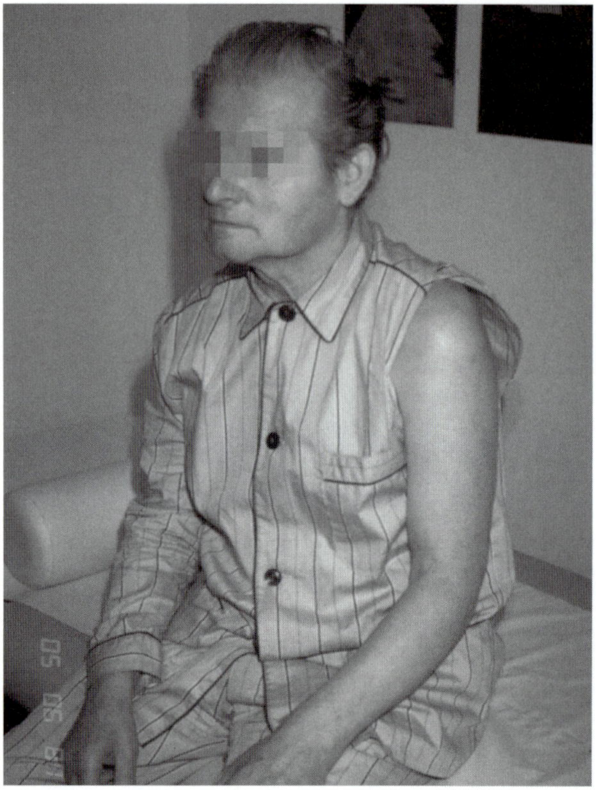

◘ **Abb. 4.3.** Patient mit Hyperästhesie und Allodynie bei einem oberen Sulkustumor mit Schädigung des Armplexus durch den Tumor. Der Ärmel der Jacke wurde herausgetrennt, da die leichte Berührung des Stoffes extrem schmerzhaft war

- Muskeleigenreflexe an der unteren Extremität:
  - Quadrizepssehnenreflex,
  - Achillessehnenreflex.
- Fremdreflexe, Haut-Muskel-Reflexe:
  - Bauchdeckenreflex, oben,
  - Bauchdeckenreflex, unten,
  - Babinski-Reflex.

Koordination
Allgemeines
- Finger-Nase-Versuch,
- Knie-Hacke-Versuch,
- Abweichung nach einer Seite beim Gehen,
- Hypermetrie,
- Adiadochokinese,
- Romberg-Versuch.

Der Gesamtablauf der Untersuchung ist in ◘ Abb. 4.4 dargestellt. Ergeben sich bei der Untersuchung auffällige Befunde, sollte der Patient einer fachspezifischen Untersuchung und ggf. einer technischen Diagnostik zugeführt werden (◘ Abb. 4.5).

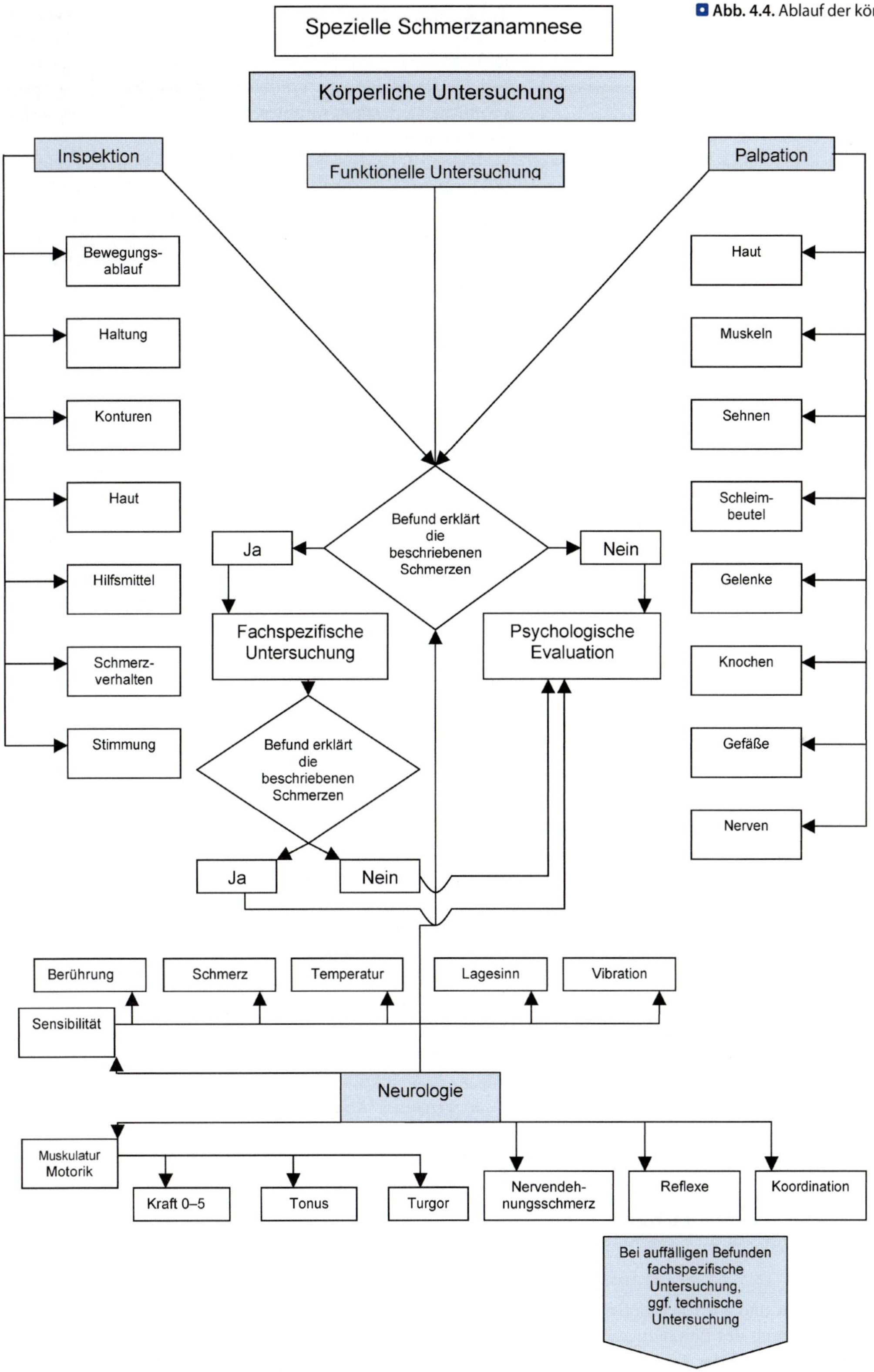

Abb. 4.4. Ablauf der körperlichen Untersuchung

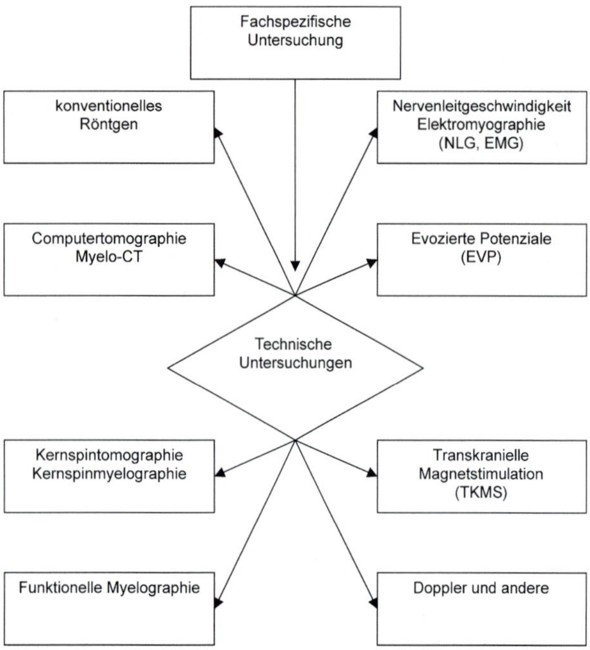

Abb. 4.5. Weiterführende, fachspezifisch-technische Untersuchung

4.2 Orthopädische Untersuchung

H.-W. Ulrich

4.2.1 Anamnese

Die Untersuchung des Bewegungsapparates bei Patienten mit chronischen Schmerzen beginnt mit einer sorgfältigen Erhebung der Vorgeschichte, wobei ein Großteil der beklagten Beschwerden durch Exploration der Patienten bezüglich Schmerzen und der damit verbundenen funktionellen Beeinträchtigungen oft bereits hinreichend einem Krankheitsbild zugeordnet werden kann.

Dabei soll die Anamnese angeborene und konstitutionelle Leiden in der Verwandtschaft erfassen sowie speziell auch die eigenen Vorerkrankungen und ggf. erlittenen Verletzungen, wobei die Zeitdauer, die Lokalisation und der genaue Verlauf und Charakter der beklagten Schmerzen erfragt werden muss.

Für eine systematische und auch rationelle Untersuchung des Patienten ist es hilfreich, den Untersuchungsablauf nach einem vorgegebenen Raster zu gestalten.

! Die gleichzeitige Verwendung der Sinneswahrnehmungen Hören, Sehen und Fühlen erleichtert und beschleunigt den Ablauf und führt zu weitergehenden Maßnahmen, die die Diagnostik komplettieren.

Schmerzen sind das Leitsymptom und auch Leitmotiv für fast alle Patienten, die mit einer Störung des Bewegungsapparates den Orthopäden aufsuchen. Im Rahmen der Anamnese ist speziell danach zu fragen, wie die beklagten Schmerzen begonnen haben, wie sie sich äußern, ob sie allmählich an Intensität zugenommen haben oder aber plötzlich und sehr heftig aufgetreten sind. Ob sie infolge eines erlittenen Unfalls oder einer außergewöhnlichen Belastung auftraten und welchen Charakter sie haben: brennend, stechend, dumpf oder bohrend?

Weiterhin ist danach zu fragen, wann Schmerzen empfunden werden, ob sie bewegungsabhängig oder eher unabhängig davon sind, ob sie nachts, morgens oder abends besonders stark sind (z. B. Gelenkempyem, Spondylitis), ob äußere Einwirkungen wie Wärme, Kälte, Ruhe oder Medikamente die Schmerzen beeinflussen oder nicht.

Letztendlich ist nach der Lokalisation zu fragen, wobei eng umschriebene (Gelenkschmerz) von diffusen Beschwerden (Fibromyalgie) zu trennen sind und ausstrahlende (radikulär, pseudoradikulär) von ortständigen Schmerzen. Im Weiteren ist in der Befragung darauf Wert zu legen, ob die Beschwerden auf eines oder mehrere Gelenke bezogen werden können oder aber mehr auf die Umgebung der Gelenke und/oder die Muskulatur.

Dauerschmerzen

Anhaltende Schmerzen jeweils unabhängig von Ruhe oder Bewegung sprechen eher für ein anhaltendes Krankheitsgeschehen, speziell für Entzündungen oder Tumoren, wohingegen mechanisch begründete Schmerzen sich hauptsächlich bei Bewegung bemerkbar machen.

Mechanisch begründete Schmerzen

Der Beginn von mechanisch begründeten Gelenkschmerzen ist z. B. charakterisiert durch Schmerzen bei Belastung bei gleichzeitiger Bewegung.

Schmerzen, die durch aktive Bewegung ausgelöst werden, sprechen für eine Generierung in der Muskulatur, in diesen Fällen ist die passive Bewegung weitgehend schmerzfrei. Bei Gelenkschmerzen wird bewusst oder auch unbewusst eine Schonhaltung eingenommen und das erkrankte Gelenk steif gehalten. Durch passive Bewegung können dann häufig Schmerzen provoziert werden. Dabei sind die Richtung der Bewegung und/oder das Tempo diagnostisch wegweisend. So haben Gelenkschmerzen charakteristische Muster, die regelmäßig bei Erkrankungen befolgt werden: am Hüftgelenk ist z. B. bei einer verschleißbedingten Erkrankung zunächst die Innenrotation eingeschränkt, danach die Abduktion und zuletzt die Beugung.

So genannte Anlaufschmerzen beim Wechsel von Ruhe zur Bewegung, die sich unter Belastung noch verstärken, sind typisch für verschleißbedingte Erkrankungen an den Gelenken, wohingegen Spontanschmerzen mit abendlicher Steigerung eher für entzündliche Gelenkerkrankungen sprechen.

Projizierte Schmerzen

Der Ort, wo Schmerzen empfunden werden, muss nicht notwendigerweise mit dem Ort der Entstehung identisch sein. Die Schmerzausstrahlung wird sowohl über Muskelverspannungen als auch durch direkte Nervenreizung projiziert. Dies trifft speziell für die Wirbelsäule zu mit ausstrahlenden Schmerzen im Rahmen von Nervenwurzelreizungen. Aber auch Gelenkschmerzen können fern vom Ort ihrer Entstehung projiziert werden. Als typisches Beispiel sind Knieschmerzen, besonders bei Jugendlichen, zu nennen, als deren Ursache eine Hüftgelenkerkrankung verantwortlich gemacht werden kann (z. B. Hüftkopfepiphysenlösung mit wochenlanger Vorgeschichte in Form von Knieschmerzen).

4.2.2 Untersuchung

Die von dem Patienten beklagten Beschwerden werden in mehreren Einzeluntersuchungsgängen stufenweise analysiert, die sich aus den folgenden Komponenten ergeben:
- Schmerz,
- Funktionsstörung,
- Formstörung des Bewegungsapparates.

Der Untersuchungsgang beginnt mit komplexen Bewegungsmustern wie z. B. der Überprüfung der Gesamtbeweglichkeit der Wirbelsäule und wird anschließend verfeinert durch anatomisch definierte Gelenkbewegungen bis zu translatorischen Gelenkbewegungen und Muskelanspannungsprüfungen ohne Gelenkbewegung. Dabei werden zunächst sichtbare, anschließend sichtbare und fühlbare und schließlich nur tastbare Befunde erfasst.

Wichtige Informationen werden über den Tastsinn aufgenommen, weil bei jeder Berührung des Patienten oberflächliche Strukturveränderungen wahrgenommen werden und durch gezielte Palpation Strukturen in der Tiefe wie z. B. Muskeln, Sehnen und Gelenke bei pathologischen Veränderungen beurteilt werden können.

Inspektion

Bei der Inspektion werden Alltagsbewegungen wie z. B. Gehen, Hinsetzen und Aufstehen, An- und Auskleiden registriert, die Körperhaltung wird beurteilt und die Körperform insgesamt aufgenommen mit evtl. angeborenen oder erworbenen Veränderungen wie z. B. Muskelatrophie, Deformierung, Achsverbiegung von Wirbelsäule und/oder Extremitäten (◘ Abb. 4.14). Die Verwendung von orthopädischen Hilfsmitteln wie Korsett, Handstock oder Prothese ist ebenso zu beachten, ggf. ergeben sich schon aus der Inspektion Hinweise für Unzulänglichkeiten der Hilfsmittelversorgung oder nicht korrekten Gebrauch.

! Bereits beim ersten Kontakt mit dem Patienten wird darauf geachtet, welche Körperhaltung eingenommen wird, wobei die Körperhaltung nicht nur Ausdruck der körperlichen, sondern auch der aktuellen seelischen Verfassung ist. Hängende Schultern und insgesamt schlaffer Muskeltonus sind z. B. nicht nur Ausdruck einer muskulären Insuffizienz, sie sind auch bei Patienten mit gedrückter Stimmung vermehrt anzutreffen.

Die Betrachtung des Rumpfes ergibt Aufschluss über die Stellung der Wirbelsäule in der Frontalebene und der Sagittalebene. Abweichungen von der Norm in Form eines Flachrückens oder hohlrunden Rückens werden ebenso registriert wie seitliche Abweichungen der Wirbelsäulenachse im Rahmen einer Skoliose. Die Ausrichtung des Schultergürtels wird überprüft: Wie ist der Stand der Schulterhöhen, wie ist die Stellung der Schulterblätter? Gibt es Hinweise auf Störungen der Symmetrie am Becken?

Die Achsverhältnisse an den unteren und oberen Extremitäten werden erfasst, und Abweichungen von der Norm in Form von vermehrter Valgus- oder Varuseinstellung werden festgehalten.

Fehlstellungen in den Gelenken mit Beuge- oder Streckkontrakturen beeinflussen das Gangbild und auch das Standbild und werden ebenso notiert wie auffällige Schwellungen oder Atrophien der Muskulatur. Das Gangbild gibt Hinweise auf Störungen im Bewegungsablauf wie z. B. das Hinken. Die Gründe für das Hinken können vielfältig sein. Als Beispiele sind Beinlängendifferenzen zu nennen (anatomisch und funktionell), Bewegungs- und Belastungsschmerzen in Hüfte, Knie und/oder Sprunggelenk bzw. Fuß oder aber neurologische Erkrankungen mit Nerven- und/oder Muskelfunktionsstörungen.

Anatomische Längendifferenzen sind real am Skelett messbar, funktionelle Längendifferenzen entstehen durch Fehlstellungen von Gelenken bei Kontrakturen bei anatomisch gleicher Länge. Beispielsweise führt eine Beugefehlstellung im Hüftgelenk bei schwerer Arthrose zu einer funktionellen Beinverkürzung, und eine Abspreizfehlstellung im Hüftgelenk führt zu einer funktionellen Beinverlängerung.

Im Fall von Muskelerkrankungen oder ausgeprägten Lähmungen ist ein so genannter Watschelgang zu beobachten als Ausdruck einer muskulären Insuffizienz. Davon muss das Duchenne-Hinken getrennt werden, bei dem die Patienten bei Hüfterkrankungen das Körpergewicht auf die erkrankte Seite verlagern, um damit die mechanischen Hebelverhältnisse am Hüftgelenk günstiger zu gestalten und so einen Beitrag zur Reduktion von Schmerzen zu leisten. Insbesondere gilt es auch, hier Störungen der Symmetrie zur erfassen.

Der Bewegungsablauf beim Gehen umfasst eine Standphase und eine Schwungphase. Beim Abrollvorgang der Füße wird zunächst die Ferse, anschließend die Fußsohle und zuletzt die Zehen vom Boden abgehoben, beim Übergang von der Schwungphase zur Standphase wird zunächst die Ferse aufgesetzt, anschließend die Fußsohle und zuletzt die Zehen.

Abweichungen von der Norm des Gangbildes bzw. das individuelle Gangbild sind gekennzeichnet durch das Ausmaß der Neigung des Rumpfes zur Seite des Standbeines, die Schrittlänge, das Zeitverhältnis von Stand- und Schwungphase (normal 60 : 40), das Ausmaß von Hüft- und Kniebeugung sowie Besonderheiten der Fußhaltung und die Mitbewegung anderer Körperelemente, z. B. der Arme.

4.2.3 Manuelle Untersuchung

Im Anschluss an die Betrachtung erfolgt die körperliche Untersuchung einschließlich einer manuellen Untersuchung von Gelenken, Muskeln, Sehnen, Nerven und Gefäßen.

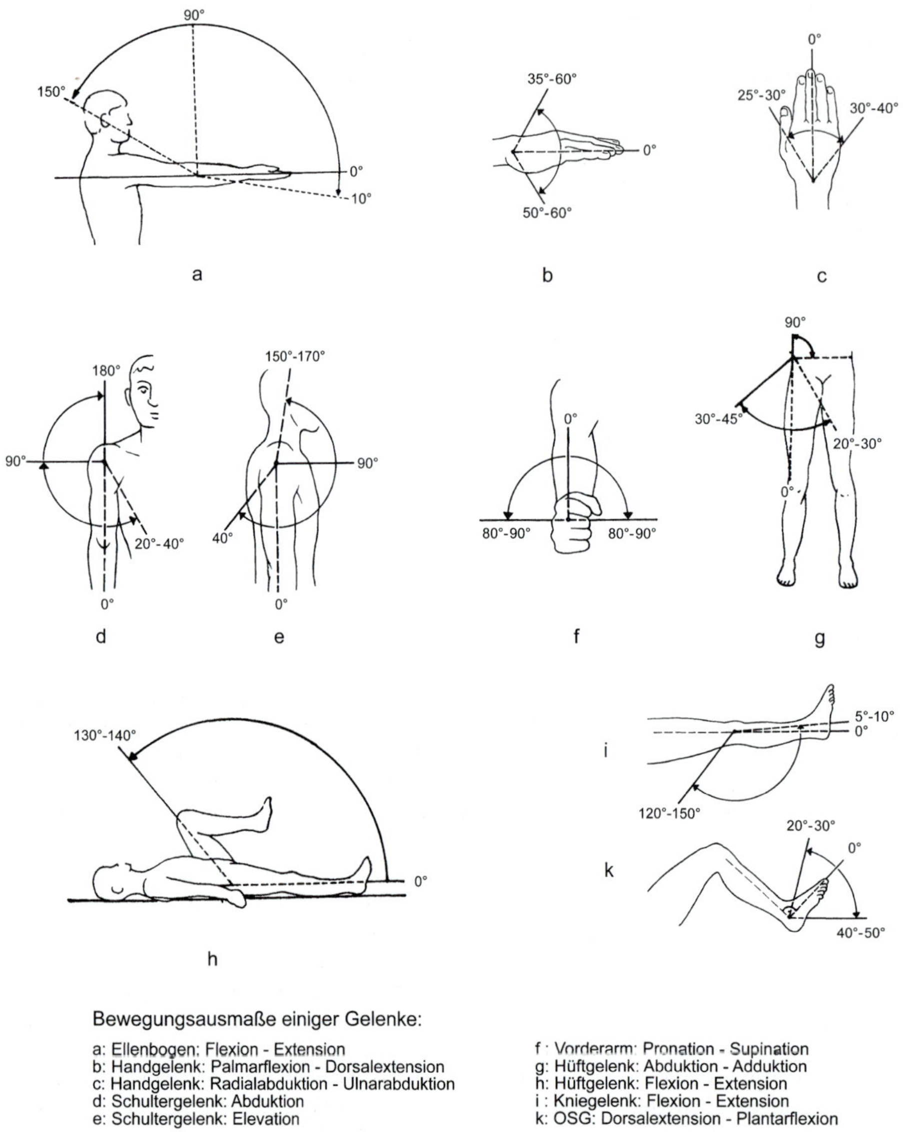

Abb. 4.6. Dokumentation von Bewegungsbefunden nach der Neutral-0-Methode: Ausgehend von einer definierten »Normalhaltung« (0-Stellung) wird der Bewegungsumfang in einer Bewegungsebene, z. B. Beugung/Streckung, gemessen und das Ergebnis mit 3 Zahlen dokumentiert, von denen die 0 dann vertreten ist, wenn das Gelenk die 0-Stellung auch erreicht. Beispiel: Kniegelenkbeugung 130°, Überstreckfähigkeit von 10°: Dokumentation »Beugen/Strecken 130/0/10°«

Palpation

Durch Palpation im Rahmen der manuellen Untersuchung lassen sich so genannte Dysfunktionen von Gelenken oder Wirbelsegmenten identifizieren. Damit lässt sich durch Palpation ausschließlich eine Funktionsstörung beschreiben, die Dysfunktion ist aber keine spezifische Diagnose, sondern gibt Anlass für weitere und verfeinerte Diagnostik. Insofern ist die manuelle Untersuchung ein ausgesprochen wertvolles Instrument, welches in der Lage ist, Funktionsstörungen präzise zu beschreiben. Die manuelle Untersuchung ist jedoch nur **ein** Baustein in der Diagnostik und ersetzt die anderen hier beschriebenen Komponenten nicht, sondern ergänzt sie.

Der Tastbefund gibt Aufschluss über umschriebene krankhafte Befunde gegenüber dem gesunden Nachbargewebe, über Druckempfindlichkeit und die Konsistenz des Gewebes. Daraus lassen sich Rückschlüsse auf das betroffene Gewebe und die Art der Verdickung ziehen: Weiche Beschaffenheit spricht z. B. für Wassereinlagerungen, Blutergüsse oder die Vermehrung von Weichteilstrukturen, ein prallelastischer Widerstand ist z. B. ein Hinweis für Gelenkergüsse, ausgeprägte Blutergüsse oder zystische Tumoren. Harte Schwellungen sprechen für knorplige oder knöcherne Strukturen, wobei die Verschieblichkeit des Gewebes oder auch der Haut über dem Tastbefund von besonderer Bedeutung ist.

Funktionsprüfung

Die Überprüfung der Funktion der Gelenke beginnt mit der aktiven Bewegungsprüfung. An den Extremitäten werden die paa-

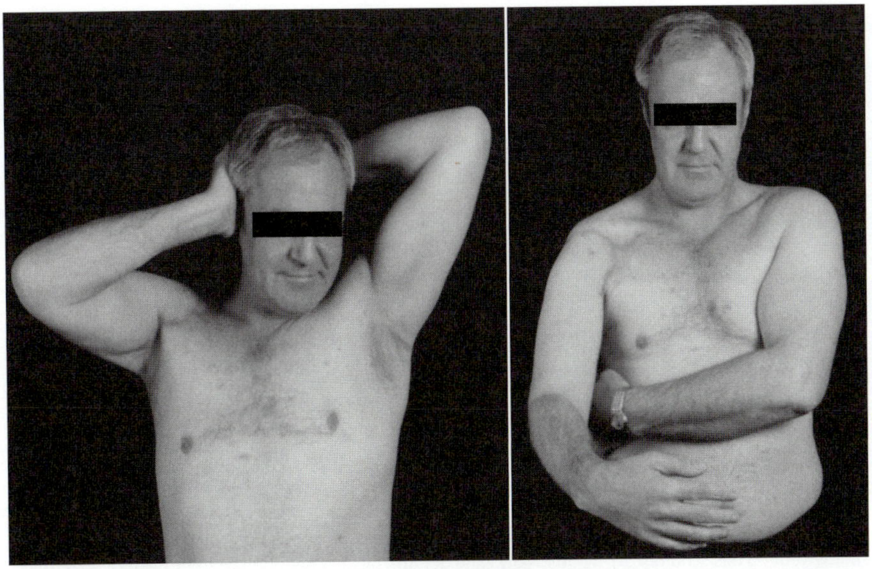

Abb. 4.7. Patient mit versteiftem Schultergelenk. Die demonstrierte Bewegung erfolgt ausschließlich aus dem Gelenk zwischen Schulterblatt und Thoraxwand

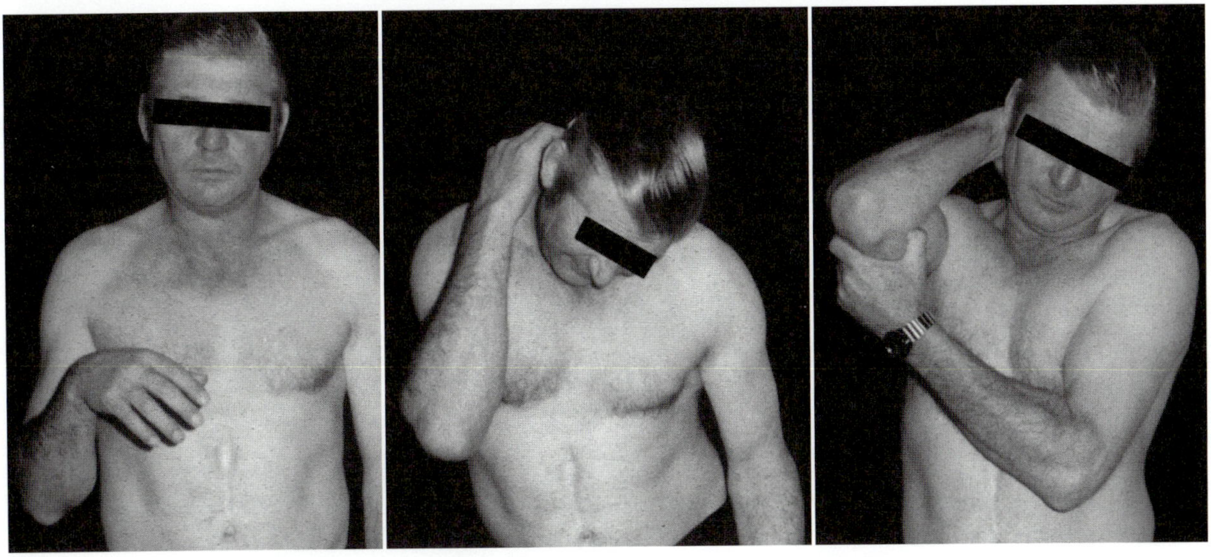

Abb. 4.8. Patient mit ausgedehnter Rotatorenmanschettenruptur. Zu beachten ist die Unfähigkeit, aktiv den rechten Arm zu heben. Die linke Hand wird unterstützend zu Hilfe genommen

rigen Gelenke symmetrisch überprüft, weil damit sehr schnell Differenzen aufgedeckt werden können (Abb. 4.7, 4.11).

! Speziell am Schultergelenk ist diese Untersuchungstechnik bei aktiver Bewegungsprüfung zu empfehlen, weil ansonsten durch Ausweichbewegungen des Patienten Bewegungsausmaße vorgetäuscht werden, die real nicht vorhanden sind.

Das Ausmaß der Gelenkbeweglichkeit wird nach der Neutral-0-Methode dokumentiert (Abb. 4.6). Gelenke mit mehreren Freiheitsgraden wie z. B. das Hüftgelenk oder das Schultergelenk werden in den jeweiligen Bewegungsebenen: Beugen/Strecken, Abspreizen/Anspreizen, Innen-/Außendrehen dokumentiert.

Im Anschluss an die aktive Bewegungsprüfung wird die Gelenkbeweglichkeit passiv überprüft (Abb. 4.8, 4.9, 4.11). Bei dieser Untersuchung lassen sich bei bestehenden Einschränkungen der Gelenkbeweglichkeit die Endanschläge beurteilen: Feste, harte Anschläge sprechen für knöcherne Einschränkungen der Gelenkbeweglichkeit, federnde, eher zähe Widerstände sprechen für fibröse Einschränkungen der Beweglichkeit. Gleichzeitig kön-

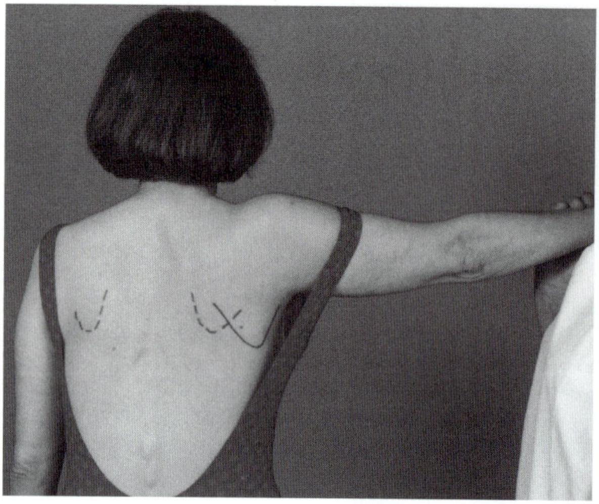

Abb. 4.9. Patientin mit Schulterteilsteife rechts. Markiert ist der Schulterblattrand. Zu beachten ist die frühzeitige Mitbewegung des Schulterblattes bei der Seithebung

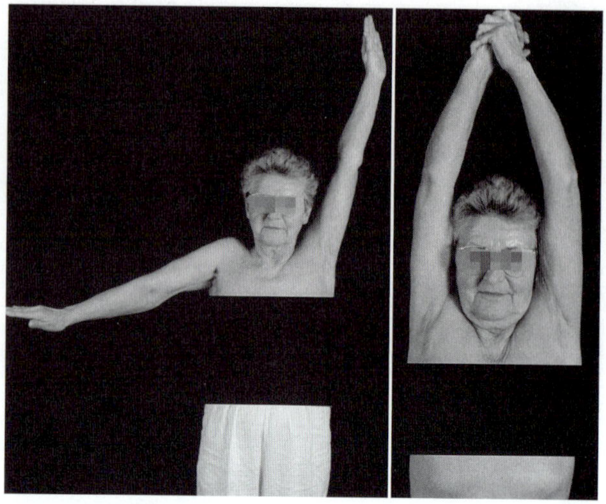

Abb. 4.11. Patientin mit ausgedehnter Rotatorenmanschettenruptur rechts. Aktiv kann der Arm nicht angehoben werden, passiv ist das Gelenk deutlich besser beweglich

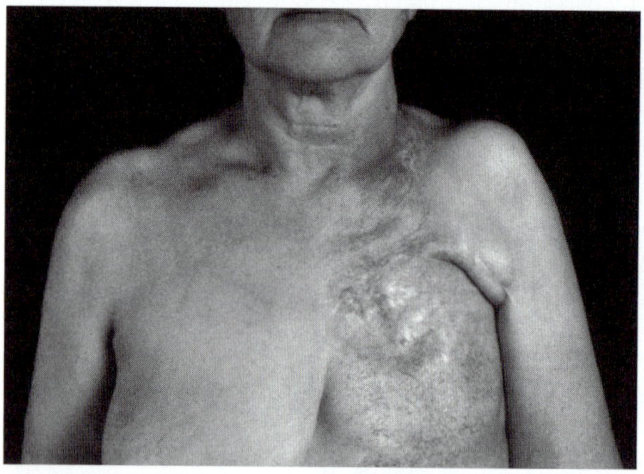

Abb. 4.10. Patientin mit narbenbedingter Einsteifung der Schulter

nen bei der passiven Bewegung auftretende Schmerzen und Reibephänomene in den Gelenken aufgedeckt werden.

Die Inspektion von Gelenken erlaubt es, Schwellungen festzustellen, durch den Tastbefund können Schwellungen der Gelenkschleimhaut von Flüssigkeitsansammlungen z. B. im Kniegelenk selbst (Gelenkerguss) gut unterschieden werden:

Gelenkergüsse

Durch den Gelenkerguss im Kniegelenk wird die Kniescheibe im Gleitlager angehoben. Streicht der Untersucher mit beiden Händen den Recessus suprapatellaris aus und konzentriert so die Flüssigkeit unter der Kniescheibe, so kann durch Druck mit dem Zeigefinger auf die Kniescheibe ein so genanntes Tanzen der Kniescheibe ausgelöst werden (Abb. 4.13).

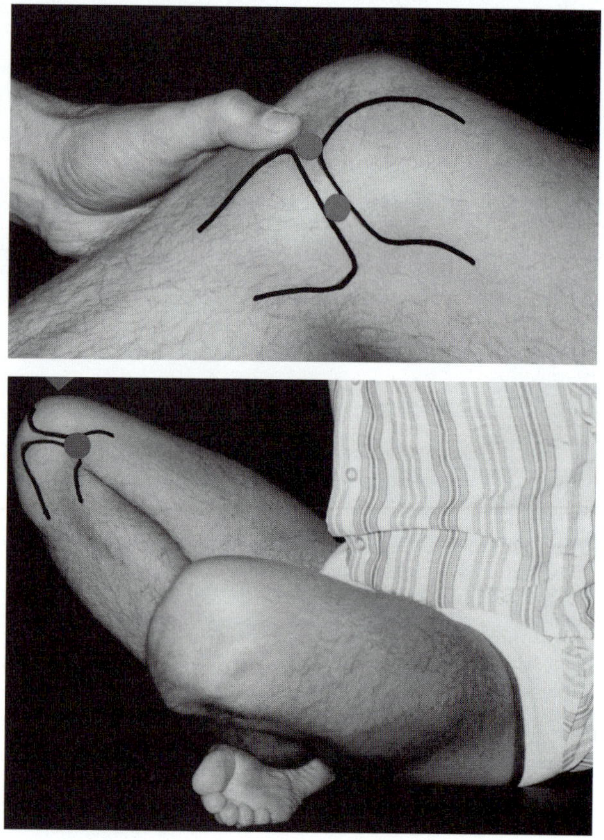

Abb. 4.12. Untersuchung des Kniegelenks. Die Punkte markieren den Gelenkspalt: Durch Druck auf diese Stellen lassen sich umschriebene Schmerzen bei Meniskuserkrankungen oder Verletzungen diagnostizieren

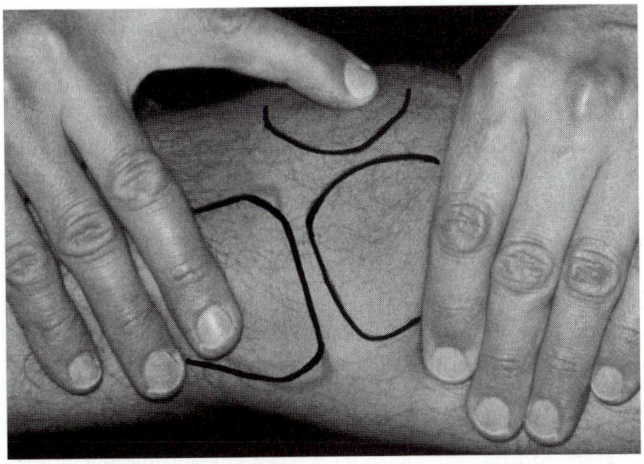

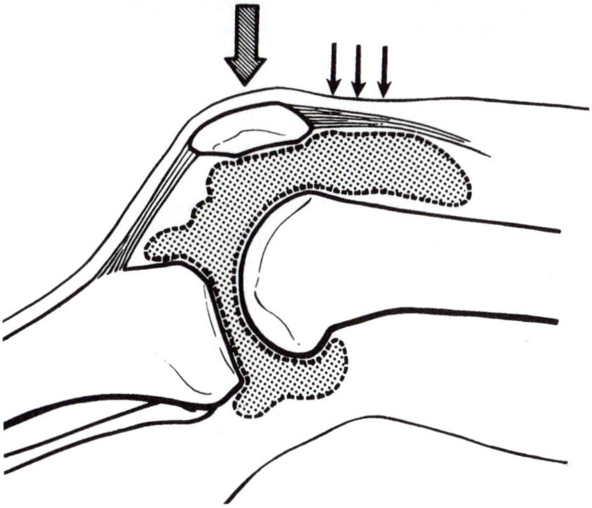

Abb. 4.13. Untersuchung bei Kniegelenkerguss. Durch Ausstreichen des oberen Rezessus wird die Flüssigkeit unter der Kniescheibe konzentriert. Durch Druck auf die Kniescheibe kann das Phänomen der »tanzenden Patella« ausgelöst werden, d. h. die Patella »schwimmt« wie auf einem Wasserkissen

Tab. 4.1. Kontraktionskraft der Muskulatur

Stufe	Aktive Muskelkraft
0	Keine Muskelaktivität
1	Sichtbare Kontraktion ohne Bewegungseffekt
2	Bewegungsmöglichkeit unter Ausschaltung der Schwerkraft
3	Bewegungsmöglichkeit gegen die Schwerkraft
4	Bewegungsmöglichkeit gegen mäßigen Widerstand
5	Normale Kraft

Schmerzprovokation durch Palpation

Die Provokation von Schmerzen durch Druck auf definierte Strukturen wie z. B. den Ansatz des Bandapparates an Gelenken, die knorpeligen Zwischenscheiben speziell im Kniegelenk (Meniskus; Abb. 4.12) oder aber den Ansatz von Sehnen in der Nähe von Gelenken ist ein weiterer Baustein in der Diagnostik von Störungen am Bewegungsapparat.

Muskelfunktionsprüfung

Schließlich gehört zur Untersuchung die Überprüfung der Muskelfunktion. Durch den Tastbefund lassen sich Verhärtungen der Muskulatur von auffälligen Muskelminderungen eindeutig trennen. Umschriebene Muskelhärten können im Rahmen von muskulären Verkürzungen auftreten. In solchen Fällen ist zu prüfen, ob Muskeln aktiv entspannt werden können und normale Kontraktionskraft besitzen. Es dafür wird die aktive Muskelkraft in 6 Abstufungen beurteilt (Tab. 4.1).

Die körperliche Untersuchung wird abgeschlossen durch eine orientierende neurologische Untersuchung, welche die Überprüfung von Sensibilität, Motorik und Muskeleigenreflexen umfasst (▶ Kap. 4.3).

4.2.4 Funktionelle Untersuchung

Mit den so gesammelten Informationen lässt sich der funktionelle Status des Patienten beschreiben. Die gegenseitige Beeinflussung von Einschränkungen der Beweglichkeit in den großen Körpergelenken und/oder der Wirbelsäule muss beachtet werden und ggf. im Rahmen einer weitergehenden funktionellen Prüfung beurteilt werden.

! Beugefehlstellungen in den Hüftgelenken beeinflussen die Lendenwirbelsäule ungünstig, weil sie die Lendenwirbelsäule in vermehrtes Hohlkreuz zwingen, denn ansonsten könnten die Patienten nicht aufrecht stehen und gehen.

Deshalb muss in vielen Fällen bei gleichzeitiger Erkrankung von Hüften und Wirbelsäule zunächst geklärt werden, von wo aus ein therapeutischer Ansatz gewählt werden soll. Bestehen funktionell ungünstige Einstellungen eines oder beider Hüftgelenke, z. B. Beugekontrakturen, so sollten diese zunächst behandelt werden, weil durch Besserung der Fehlstellung darüber gelegene Wirbelsäulenbeschwerden abgemildert werden.

Beispiel

Ein gutes Beispiel dafür sind alte Patienten mit beiderseitiger Coxarthrose und degenerativer Spinalkanalstenose: Die Verbesserung der Hüftbeweglichkeit durch Operation drängt die Symptome der Spinalkanalstenose in vielen Fällen zurück, sodass eine Dekompressionsoperation an der Wirbelsäule verzichtbar wird.

Weiterhin erzwingen Beugefehlstellungen in den Hüftgelenken gleichzeitige Beugefehlstellungen in den Kniegelenken aus den gleichen Gründen, weil ansonsten das Körperlot aus der Schwerlinie nach vorn abweichen würde. Diese funktionellen Zusammenhänge müssen bei der Beurteilung der Einzelbefunde berücksichtigt werden, weil sie oftmals entscheidende Hinweise darauf geben, wie die beklagten Beschwerden in ihrer Entstehung und somit auch in den Möglichkeiten ihrer Behandlung zu beurteilen sind.

Gute Kenntnisse in der **funktionellen Anatomie** sind deshalb sowohl bei der klinischen und erst recht bei der speziellen funktionellen Untersuchung erforderlich.

Manuelle Therapie

Die manuelle Medizin zeichnet sich in hohem Maße durch funktionelle Untersuchung und funktionelles Denken aus. Alle Elemente des Bewegungsapparates werden in die Untersuchung einbezogen, d. h. Knochen, Muskeln, Bänder, Gelenke, Faszien, Nerven und Gefäße.

Die funktionelle Verkettung der einzelnen Elemente – häufig unter Einschluss von Extremitäten und Wirbelsäule – wird als Erklärung dafür angegeben, warum oft fern vom eigentlichen Ort der Störung hartnäckige Beschwerden verbleiben oder aber immer wieder auftreten. Die segmentale Untersuchung der Wirbelsäule erlaubt es, fein abgestufte Befunde in Bezug auf Beweglichkeit, Muskeltonus und ggf. vorliegende Bewegungsstörungen und Endanschläge von Gelenken zu erheben. Die Untersuchungstechnik liefert in der Hand erfahrener Untersucher recht gut reproduzierbare Befunde bezogen auf Funktionsstörungen. Kritisch muss allerdings angemerkt werden, dass nicht alle im Rahmen einer solchen Untersuchung erhobenen Befunde tatsächlichen Krankheitswert besitzen. Es kommt also sehr darauf an, die Befunde in einer diagnostischen Gesamtschau richtig einzuordnen und daraus auch Rückschlüsse auf die Ursache der Beschwerden zu ziehen.

Unter diesen Bedingungen ist der Wert der manuellen Medizin in der funktionellen Diagnostik hoch einzuschätzen.

4.2.5 Technische Untersuchungen

Im Anschluss an die orthopädische Untersuchung sind oft zur weiteren Abklärung technische Untersuchungen durch Bildgebung erforderlich.

An erster Stelle steht dabei nach wie vor das konventionelle **Röntgen**, mit dem die Formgebung von Gelenken, die Form und Achseneinstellung der Wirbelsäule und orientierend der Mineralgehalt der abgebildeten Skelettabschnitte beurteilt werden können. In vielen Fällen sind konventionelle Röntgenaufnahmen ausreichend als Grundlage für eine Diagnose, z. B. eine Arthrose, und gleichzeitig auch Entscheidungsgrundlage für eine entsprechende Behandlung (z. B. Implantation einer Endoprothese). Dabei können so genannte Standardaufnahmen durch spezielle Einstellungen ergänzt werden, die besondere Einblicke z. B. in das Schultergelenk bei Engpasssyndromen unter dem Schulterdach geben, oder gehaltene Aufnahmen beim Verdacht auf das Vorliegen einer Gelenkinstabilität.

Die **Computertomographie** ist besonders an der Wirbelsäule geeignet, knöcherne Strukturen scharf abzubilden. An den Extremitäten kommt sie dann zum Einsatz, wenn alleinige konventionelle Röntgenaufnahmen nicht ausreichen, um z. B. bei Tumoren das Ausmaß der knöchernen Zerstörung im Querschnitt beurteilen zu können. Die Strahlenbelastung bei der Computertomographie z. B. des Beckens ist allerdings um ein Mehrfaches höher als die einer konventionellen Röntgenaufnahme, sodass der Einsatz der Computertomographie kritisch gesehen und die Indikation entsprechend klar gestellt werden soll.

Die **Kernspintomographie** als Verfahren ohne Strahlenbelastung hat entsprechende Vorteile gegenüber der Computertomographie, zumal mit dieser Technik beliebige Schnittebenen gewählt werden können und nebeneinander Weichteile und Knochen abgebildet werden. Die Vorteile der Kernspintomographie sind eindeutig bei der Diagnostik von Tumoren. Ebenso ist das Verfahren an der Wirbelsäule der Computertomographie vorzuziehen (Bandscheibenschäden, Instabilitätsdiagnostik), es sei denn, dass gewichtige Gründe gegen das Verfahren vorliegen wie z. B. Herzschrittmacher. Die Weiterentwicklung der Kernspintomographie erlaubt inzwischen auch die nicht invasive Kernspinmyelographie und in absehbarer Zeit auch funktionelle Untersuchungen, die bislang ausschließlich durch konventionelle Röntgendiagnostik und Durchleuchtung möglich waren.

Die **lumbale Myelographie** ist derzeit wegen der besonderen Möglichkeit der funktionellen Untersuchung der Wirbelsäule mit der Frage nach Instabilitätskriterien und funktioneller Einengung des Wirbelkanals eine wichtige Hilfe, die allerdings wahrscheinlich zukünftig durch die Kernspintomographie verdrängt werden wird. Die Qualität der Bilder und insbesondere der dazugehörigen Befunde hängt verständlicherweise maßgeblich von einer gezielten Fragestellung ab, denn nur dann, wenn bestimmte Strukturen fokussiert werden, können auch gezielte Aussagen erwartet werden.

Fazit

Erkrankungen des Bewegungsapparates geben sich klinisch durch typische pathologische Bewegungsmuster und damit verbundene Schmerzen zu erkennen:

- Anhaltende Schmerzen unabhängig von Ruhe oder Bewegung sind typisch für Entzündungen oder Tumoren.
- Der Beginn von mechanisch begründeten Gelenkschmerzen ist charakterisiert durch Schmerzen bei Belastung und gleichzeitiger Bewegung.
- Verschleißbedingte Hüfterkrankungen fallen zunächst durch eine Einschränkung der Innenrotation auf.
- Schultererkrankungen machen sich demgegenüber durch eine frühzeitige Einschränkung der Außenrotation und Abduktion bemerkbar.
- An Kniegelenkerkrankungen ist zu denken bei Schmerzen, die durch Bewegung und Belastung des Gelenkes provozierbar sind und die je nach vorwiegend betroffenem Abschnitt entweder als tief im Gelenk empfundener Schmerz oder aber, bei Betroffenheit der Kniescheibe, als vorderer Knieschmerz empfunden werden.
- Bei Wirbelsäulenerkrankungen sind lokal empfundene Organschmerzen, die direkt auf den Ort der Erkrankung hinweisen (z. B. Spondylitis), von radikulären, pseudoradikulären und funktionellen Beschwerden zu trennen.

4.3 Grundlagen der neurologischen Untersuchung bei Schmerzerkrankungen

V. Lindner

4.3.1 Allgemeine Grundsätze

Vor der Durchführung einer neurologischen Untersuchung am schmerzkranken Patienten sollte man sich kurz folgende allgemein gültigen Grundsätze in Erinnerung rufen.

Der körperliche Untersuchungsgang vermag keinen Befund zu offenbaren, der als direktes Maß für die Intensität bzw. die Beschwerdecharakteristik eines Schmerzsyndroms heranzuziehen ist. Die festgestellten Auffälligkeiten sind ausschließlich dazu geeignet, die der Schmerzausprägung ganz oder teilweise zugrunde liegenden Nerven- und Muskelschäden in ihrem Ausmaß zu beschreiben. Hierbei zeigt die praktische Erfahrung einer neurologischen Schmerzpraxis immer wieder, dass die Intensität des bestehenden Schmerzsyndroms keine positive Korrelation zeigt zu Schwere und Ausmaß des vorliegenden neurologischen Schädigungsmusters. Es entsteht sogar oft der Eindruck, dass eine langfristige Aktivierung der schmerzwahrnehmenden Verarbeitungssysteme das Vorhandensein relativ intakter neuronaler Leitungs- und Funktionsstrukturen voraussetzt.

! Entsprechend ist eine sehr sorgfältige Durchführung der neurologischen Untersuchung auch zum Aufspüren diskreter sensomotorischer Defizite notwendig (u. a. auch zur angemessenen Beurteilung gutachterlicher Fragestellungen).

Nahezu sämtliche Abläufe des neurologischen Untersuchungsgangs erfordern ein relativ hohes Maß an Auffassungs- und Einschätzungsvermögen sowie an Fähigkeit zur realitätsgerechten Handlungskonturierung bei den betroffenen Patienten. Als Beispiele sind hier die Aufforderungen zur Beurteilung des Wahrnehmungsgehaltes unterschiedlicher taktiler Stimuli oder zur differenzierten motorischen Bewegungsaktivierung im Rahmen von Kraft- und Koordinationsprüfungen zu nennen. Dieser Sachverhalt stellt für die Neurologie im Vergleich zu anderen Fachgebieten eine relative Besonderheit dar. Er lässt entsprechend auch ihre traditionelle Nähe zur Psychiatrie/Psychologie u. a. im Hinblick auf die Beurteilung dissoziativer Zustandsbilder oder somatoformer Störungen des Wahrnehmungs- und Erlebnisspektrums verständlich werden.

Die Beteilung neurologischer Befundauffälligkeiten beinhaltet die Notwendigkeit, speziell in morphologisch-topischer Hinsicht sehr großräumige Zuordnungen zu berücksichtigen. So kann z. B. der positive Ausfall des am Fuß auszulösenden Babinski-Zeichens Ausdruck einer Läsion der Pyramidenbahn im Bereich der kontralateralen Gehirnhälfte etwa als Folge eines Hirntumors sein. Auch ein neuropathisches Schmerzsyndrom der Handregion könnte verursacht werden durch einen (evtl. auch sehr kleinen) Hirninfarkt.

Die einzeln erhobenen Untersuchungsbefunde gewinnen ihre Aussagekraft in der Regel erst in einer konklusiven Zusammenschau sämtlicher Befunde. So ist z. B. ein sehr niedriges Reflexniveau bei einem psychovegetativ recht angespannt wirkenden Patienten ohne weitere Untersuchungsauffälligkeiten pathognomonisch als nicht relevant einzuschätzen, stellt aber evtl. eine wichtige Auffälligkeit im Gefolge einer Polyneuropathie dar.

4.3.2 Untersuchungsablauf

Es gibt keine durch Übereinkunft oder durch Sachzwänge entstandene Verbindlichkeit zum Ablauf des Untersuchungsvorgangs. Es hat sich aber in den unterschiedlichen Darstellungen zur Erhebung des neurologischen Status die hier eingehaltene Reihenfolge eingebürgert.

Überprüfung der Hirnnerven

Hierbei ist aus praktischen Gründen ein funktionsorientiertes Vorgehen notwendig. So sollte z. B. die Testung der Sehleistung, Pupillomotorik und Okulomotorik für die Hirnnerven I, III, IV und VI zusammengefasst erfolgen und gleichzeitig auf die Möglichkeit supranukleärer Störungen (etwa im Sinne einer vertikalen Blickparese) geachtet werden. Auch die Funktionstestung der Gesichtsmuskultur sollte simultan die motorischen Funktionen der Hirnnerven V und VII erfassen. Die Prüfung meningealer Reizerscheinungen (so genannter Meningismus) als Indiz für eine Hirnhautentzündung oder eine Subarachnoidalblutung und die palpatorische Exploration der A. temporalis als möglicher Hinweis auf eine Arteriitis temporalis im Rahmen akut oder subakut aufgetretener Zephalgien sollte aufgrund praktischer Erwägungen im Verlauf dieses Untersuchungsgangs erfolgen.

Erhebung des Reflexstatus

Hierfür ist eine bequeme Lagerung des Patienten (auf dem Rücken) von besonderer Bedeutung, da für diesen Untersuchungsschritt eine möglichst weitgehende Muskelentspannung anzustreben ist. Entsprechend sollte auf eine genügende Auflagefläche für die Arme neben dem Körper in einer leicht angewinkelten Position geachtet werden. Eine Überstreckung der Halswirbelsäule aufgrund des Fehlens einer Kissenunterlage bzw. einer Verstellmöglichkeit des Kopfteils ist ebenfalls kontraproduktiv.

Prüfung des Muskeltonus, der Muskeltrophik und der Kraftentwicklung

Bei einer Inspektion des Muskelreliefs sollte u. a. berücksichtigt werden, dass die Verschmächtigung von Muskelgruppen aufgrund einer Adipositas in ihrem Ausmaß leicht unterschätzt wird und dass eine umschriebene Atrophie auch im Bereich der Rumpfmuskulatur entstehen kann.

Die Prüfung des Muskeltonus hat die Möglichkeit einer schmerzbedingten Tonuserhöhung z. B. im Sinne einer instinktiven Schutzreaktion zu berücksichtigen. Ebenso kann es zu einer reflektorischen Innervationshemmung als Folge starker Schmerzzustände kommen, deren Vorhandensein nicht als Parese fehlgedeutet werden darf.

4

Verdeutlichungstendenzen erlebter Defizite werden erkennbar durch eine Diskrepanz zwischen der motorischen Funktionsstörung bei zielgerichteter Überprüfung einerseits und einer relativen Intaktheit der entsprechenden Innervationsmuster im Rahmen zweckorientierter Handlungsabläufe andererseits, z. B. Demonstration einer Fußheberplegie in der unmittelbaren Testsituation bei erhaltener Fähigkeit zum Abrollen des Fußes beim Gehen. Sie erschweren die Beurteilung der (evtl.) zugrunde liegenden, durch direkte neuronale Schäden entstandenen Innervationsstörung erheblich, dürfen aber auf keinen Fall zu dem Umkehrschluss führen, dass eine funktionelle Innervationsstörung ein primäres organisches Schädigungskorrelat bereits »automatisch« ausschließt.

Die üblicherweise in Rückenlage erfolgende Untersuchung des Patienten birgt die Gefahr, dorsal gelegene Auffälligkeiten zu übersehen (z. B. Manifestation einer Scapula alata, Atrophie der Glutealmuskulatur).

Bei muskuloskelettären Schmerzbildern wird immer wieder ein beginnender M. Parkinson übersehen, der z. B. mit dem fokalen Beginn seiner akinetisch-rigiden Symptomatik im Bereich eines Armes mit der Präsentierbeschwerde eines Schulter-Arm-Syndroms verknüpft sein kann.

Überprüfung der Sensibilitätsfunktion

Dieser Untersuchungsschritt offenbart bei vielen Patienten eine nur gering ausgeprägte Fähigkeit zur differenzierten und nuancierten Selbstwahrnehmung. So besteht häufig die Tendenz, das durch chronische Schmerzen betroffene Körperareal auch mit Sensibilitätsstörungen zu assoziieren, obwohl tatsächliche Defizite sensibler Wahrnehmungsfunktionen nicht vorhanden sind. In jedem Fall sollten die verschiedenen sensorischen Qualitäten gezielt getestet werden, da so genannte dissoziierte Empfindungsstörungen (▶ s. unten) durchaus wegweisend für bestimmte Krankheitsprozesse sein können. Hier sei beispielhaft die häufig mit schweren neuropathischen Schmerzzuständen vergesellschaftete Syringomyelie genannt. Die Testung der Nervendehnungszeichen bzw. der Ausschluss einer erhöhten mechanischen Vulnerabilität der Nervenhauptstämme bietet sich in diesem Untersuchungsabschnitt an.

Evaluation der Koordination

Die koordinativen Funktionsabläufe stellen den Übergang dar, ausgehend von den einzelnen Möglichkeiten der motorischen Impulsgebung hin zu ihrer sinn- und zweckhaften Einbindung in komplexe aufgabenbezogene und zielgerichtete Handlungsmuster. Somit stellen sie relativ hohe Anforderungen sowohl an die planerischen Möglichkeiten als auch die Antriebssteuerung der Patienten, und das Ergebnis wird stark beeinflusst durch ihre kognitive Selbsteinschätzung, motivationale Ausgangssituation und neuropsychologische Funktionsintaktheit. Hierbei darf auch eine »unkritische« Unterbewertung von Defiziten, z. B. im Rahmen einer Neglect-Problematik nach Schlaganfällen oder eines Stirnhirnsyndroms nach Schädel-Hirn-Trauma, nicht übersehen werden. Umgekehrt können primär außergewöhnlich befähigte oder hoch trainierte Menschen (z. B. Jongleure, Drahtseilartisten etc.) bereits initiale Störungen ihrer Koordination zu einem Zeitpunkt wahrnehmen, an dem sie sich noch unseren »durchschnittlichen« Testmethoden entziehen.

In jedem Fall sind die Koordinationsabläufe aufgrund ihrer Komplexität als besonders »störanfälliger« Bereich anzusehen für den Einfluss somatoformer Reaktionsbildungen im Rahmen einer psychischen Grund- oder Begleitproblematik chronischer Schmerzerkrankungen. Für die Erkennung stellt die Stereotypie der Fehlfunktion unter Vernachlässigung auch von Übungseffekten im Rahmen einer repetitiven Funktionsprüfung (z. B.: konstant gleichförmiges Vorbeizeigen beim Finger-Nasen-Versuch) ein wichtiges Charakteristikum dar, ebenso wie die bereits für die Kraftprüfung beschriebene Variabilität der Funktionsabläufe in Relation zu den situativen Umständen.

Bewertung der neuropsychologischen Ausgangssituation

Dieser Beurteilungsvorgang durchzieht nahezu automatisch den gesamten Untersuchungsablauf, da speziell bei der neurologischen Statuserhebung der weitaus größte Anteil die tätige Mithilfe des Patienten verlangt. Entsprechend reduzieren sich die neurologischen Untersuchungsmöglichkeiten bei bewusstlosen Personen drastisch. Die Fähigkeit des Patienten, dem Untersuchungsablauf in seinen passiven und aktiven Anteilen zu folgen, lässt wichtige Schlüsse auf die Intaktheit seiner umgebungsbezogenen Wahrnehmungsqualitäten, seines kognitiven Strukturierungsvermögens und der exekutiven Funktionssteuerung zu. Auch die emotionale Reaktionsbildung auf Anforderungen ist bedeutsam, da sie Rückschlüsse auf die intentionale und motivationale Grundeinstellung des Patienten zulässt und erste Hinweise geben kann auf psychische Beeinträchtigungsbilder.

4.3.3 Untersuchungsgegenstand

In diesem Kapitel werden die zu prüfenden Funktionsbereiche einzeln dargestellt unter Bezugnahme auf den eben beschriebenen Ablauf.

Hirnnerven

N. olfactorius (I)

Prüfung der Wahrnehmung aromatischer Riechstoffe (z. B. Pfefferminze, Vanille) getrennt für jedes Nasenloch in Abgrenzung gegenüber der Wahrnehmung so genannter Trigeminusreizstoffe (mit einem schleimhautschädigenden Potenzial wie z. B. Salmiak).

Störungen sind z. B. nach Hirnkontusionen mit Beteiligung der basalen Anteile des Frontalhirns oder Schädelfrakturen unter Einbeziehung der Frontobasis denkbar.

N. opticus (II)

Prüfung der Sehkraft (orientierende Wahrnehmungseinschätzung) und der Gesichtsfeldentfaltung (fingerperimetrisch).

Monokuläre Störung: gleichseitige prächiasmatische Läsion (z. B. Retrobulbärneuritis).

Bitemporale Störung: chiasmatischer Prozess (z. B. Hypophysentumor).

Homonyme Hemianopsie: retrochiasmatischer Prozess kontralateral (z. B. Posteriorinfarkt).

Spiegelung des Augenhintergrundes zur Beurteilung der Papille, z. B. Papillenstauung bei Pseudotumor cerebri mit chronischem Kopfschmerzsyndrom.

N. oculomotorius (III), N. trochlearis (IV), N. abducens (VI)

Prüfung der Pupillo- und Okulomotorik.

Die Abduktion des Auges (M. rectus latissimus) erfolgt durch den N. abducens und die Wendung nach innen-unten (M. obliquus superior) durch den N. trochlearis. Sämtliche anderen Funktionen (einschließlich der Pupillenreaktionen auf Licht, konsensuell und bei Konvergenz) sind durch den N. oculomotorius vermittelt. Eine Anisokorie mit Ptosis und Enophtalmus kann auf ein Horner-Syndrom bei einer Störung der sympathischen Innervation (z. B. bei einem Clusterkopfschmerz oder einer ebenfalls häufig mit halbseitigen Kopfschmerzen einhergehenden Dissektion der A. carotis) hinweisen. Hierbei stellt die gleichseitige Verengung der Pupille den pathologischen Befund dar, auch wenn der Untersuchungsaspekt manchmal eher eine Erweiterung auf der Gegenseite auffällig erscheinen lässt. Konjugierte Blickparesen oder ein Nystagmus sind ganz überwiegend als supranukleäre ZNS-Affektionen (z. B. bei einer multiplen Sklerose) einzuordnen.

N. trigeminus (V)

Prüfung der Sensibilität des Gesichtes sowie der Augen-, Mund- und Nasenschleimhaut und der motorischen Funktion der Kaumuskulatur (Mundschließung und -öffnung):

Aufteilung in 3 Hauptäste (1. Stirn/Nase, 2. Wange, 3. Temporal- und Unterkieferregion). Zuordnung des Cornealreflexes folglich zum 1. Trigeminusast. Trigeminusneuralgien betreffen häufig den 2. und 3. Ast.

N. facialis (VII)

Prüfung der Gesichtsmuskulatur (außer den Kaumuskeln (N. trigeminus) und der Lidöffnung (N. oculomotorius)) und des Geschmackssinnes der vorderen 2/3 der Zunge. Beobachtung einer Störung der Tränen- und Speichelsekretion.

N. statoacusticus (VIII)

Prüfung des Hörvermögens (orientierend durch Fingerreiben) und Beobachtung der Gleichgewichtsfunktion:

Beeinträchtigungsmuster einerseits als Hyper- oder Hypakusis und andererseits in Form eines von den Patienten erlebten Drehschwindels (häufig mit ausgeprägter Übelkeit) spontan oder auf Provokation durch Lagerung mit Auslösung eines begleitenden Nystagmus der Augen.

N. glossopharyngeus (IX)

Prüfung der Sensibilität des Rachens und des weichen Gaumens sowie der Geschmackswahrnehmung im Bereich des hinteren Zungendrittels und Beobachtung des Schluckaktes (oberer Ösophagus, Larynx- und Pharynxmuskulatur quergestreift):

Auffälligkeiten in Form eines Abweichens des Zäpfchens zur gesunden Seite (Kulissenphänomen) mit Herabhängen des Gaumensegels auf der betroffenen Seite. Abschwächung des Würgreflexes und Dyssynergie des Schluckvorgangs. Entstehung einer Glossopharyngikusneuralgie.

N. vagus (X)

Beobachtung der Stimmbandinnervation (durch den N. laryngeus recurrens Nervi vagi, Störung z. B. nach Strumektomie) und der Schlundinnervation (starke »Überlappung« mit dem N. glossopharyngicus). Parasympathische Versorgung des gesamten Brust- und Bauchraumes.

N. accessorius (XI)

Überprüfung der motorischen Funktionstüchtigkeit des M. sternocleidomastoideus (Kopfwendung zur Gegenseite) und des M. trapezius (gleichseitige Schulterhebung).

N. hypoglossus (XII)

Prüfung der Zungenmotilität: Bei Lähmungen Abweichen zur betroffenen Seite beim Herausstrecken der Zunge.

Meningeale Reizerscheinungen im Rahmen z. B. einer Subarachnoidalblutung oder einer Meningitis lassen sich provozieren durch ein Vorbeugen des Kopfes mit dem Nachweis einer Steifigkeit der Nackenmuskulatur (Meningismus) oder einer reflektorischen Beugung der Beine in den Knien (positives Brudzinski-Zeichen). Ein positives Lhermitte-Zeichen mit Auslösung von Kribbelmissempfindungen am Rumpf und an den Gliedmaßen ist eher wegweisend für eine Reizung des Myelons selbst in seinem zervikalen Abschnitt, da hierbei insbesondere die Hinterstränge gereizt werden.

Reflexstatus

Muskeleigenreflexe (MER)

Prüfung durch Aktivierung der Dehnungsrezeptoren in den Muskelspindeln mittels eines kurzen Schlages auf die jeweilige Ansatzsehne:

Pathologische Ausprägungsformen als Abschwächung des MER bei Unterbrechung der peripheren Leitungsbahnen und Steigerung des MER evtl. auch mit kloniformer Ausprägung im Sinne einer Enthemmung bei Störungen der modulierend-zügelnden Pyramidenbahn des Zentralnervensystems.

Praktisch wichtige Muskeleigenreflexe zeigt ◘ Tab. 4.2.

Fremdreflexe

Prüfung der sensomotorischen Funktionsintaktheit durch taktile Provokation einer Bewegungsreaktion: Pathologische Ausprägung als Abschwächung (z. B. im Seitenvergleich).

Praktisch wichtige Fremdreflexe

- Bauchhautreflexe: Provokation einer Kontraktion der Bauchwandmuskulatur durch intensiven fokalen Sensibilitätsreiz

Tab. 4.2. Muskeleigenreflexe

Eigenreflex	Muskel		Segment
Radius-periostreflex	M. brachioradialis	Nervenwurzel	C5, C6
Bizeps-sehnenreflex	M. bizeps brachii	Nervenwurzel	C5, C6
Trizeps-sehnenreflex	M. trizeps brachii	Nervenwurzel	C6, C7
Patellarsehnen-reflex	M. quadriceps femoris	Nervenwurzel	L3, L4
Achilles-sehnenreflex	M. triceps surae	Nervenwurzel	S1, S2

(wagerechtes Bestreichen der Bauchwand) mit spinalem Niveau Th7–12.
- Kremasterreflex: Provokation einer Kontraktion des M. cremaster durch Oberflächenreiz mittels Bestreichen auf der Oberschenkelinnenseite mit spinalem Niveau L1, L2.
- Analreflex: Kontraktion des Analsphinkters bei Bestreichen der Analregion mit spinaler Segmenthöhe S3–S5.
- Plantarreflex: Zehenflexion auf Bestreichen der Fußsohlenaußenkante mit Segmenthöhe S1, S2.

Pathologische Reflexe
Nachweis von Enthemmungsvorgängen bei Läsionen der Pyramidenbahn in Form einer langsamen Dorsalextension der Großzehe und evtl. einer fächerförmigen Spreizung der der Zehen II–V auf folgende taktilen Standardreize:
- Babinski-Phänomen: Bestreichen des lateralen Fußaußenrandes.
- Oppenheim-Phänomen: Festes Bestreichen des Schienenbeines.
- Gordon-Phänomen: Kompression des Unterschenkels.

Muskeltonus, -trophik und Kraftentfaltung
Inspektion des Muskelreliefs im Bereich der Extremitäten und unbedingt auch des Rumpfes von ventral und dorsal (für den Schultergürtel, die Rückenstreckermuskulatur und die Glutealregion).

Tonusüberprüfung mit Feststellung eines schlaffen Muskeltonus unter passiven Ruhebedingungen:
Pathologische Zustände: Spastik (federnde Tonuserhöhung) bei Pyramidenbahnläsionen (kann auch einschießend auftreten), Rigor (Zahnradphänomen) bei Parkinson-Syndromen unter fakultativem Einschluss auch der Rumpfmuskulatur, insbesondere dann in Form eines (oft als schmerzhaftes Zervikalsyndrom imponierenden) Nackenrigors, Dystonie bei sonstigen extrapyramidal-motorischen Läsionen insbesondere der Stammganglien (z. B. nach hypoxischen Hirnschäden).

Kraftprüfungen erfolgen isometrisch gegen Widerstand (keine Testung der »Gelenkigkeit«).

Graduierung der Kraftentfaltung

0: Paralyse
1: Sichtbare Kontraktion ohne Effekt
2: Bewegungsimpuls unter Ausschluss der Schwerkraft möglich
3: Bewegung gegen Schwerkraft möglich
4: Bewegung gegen Widerstand kraftgemindert
5: Normale Kraftentfaltung (im Seitenvergleich)

Wechselnde Paresegrade finden sich bei der Myasthenia gravis, dem Lambert-Eaton-Syndrom und den Paresen bei Elektrolytentgleisungen (insbesondere der hypokaliämischen Lähmung).

Peripherer Läsionsort (Nerv, Plexus, Nervenwurzel, Vorderhornzelle): Parese mit schlaffem Tonus, Abschwächung der Muskeleigenreflexe und Atrophieentwicklung.

Zentraler Läsionsort (Myelon, Zerebrum): Parese mit Tonuserhöhung, Steigerung der Muskeleigenreflexe und, bei chronischem, hochgradigem Schädigungsmuster, fakultativer Atrophie.

Sensibilität
Ausbreitung und Verteilung
Alle Sensibilitätsstörungen und Schmerzen können bestimmten Verteilungsmustern am Körper folgen, die Rückschlüsse auf die Lokalisation der Schmerzursache zulassen (Abb. 4.15).

Erfassung von Reizzuständen
Parästhesie (z. B. Kribbelsensationen) und als neuropathische Spontanschmerzen die Neuralgie (z. B. messerstichartig anfallsweise einschießende Schmerzattacken) oder Kausalgie (anhalten der Brennschmerz).

Prüfung folgender Wahrnehmungsqualitäten
- Oberflächliches Berührungsempfinden einschließlich Zweipunktdiskrimation:
  Störungsmuster: Hyper-, Hyp- und Anästhesie.
- Temperaturempfindung für Kälte- und Wärmereize:
  Störungsmuster: Thermhypästhesie, Thermanästhesie.
- Bewegungs- und Lageempfindung durch adäquate Wahrnehmung auch von diskreten Stellungsveränderungen an den Gelenken (vorzugsweise Endphalangen der Hände und Füße):
  Störungsmuster: Abschwächung
- Vibrationsempfinden (Stimmgabeltest mit knöcherner Schwingungsübertragung):
  Störungsmuster: Pallhypästhesie, Pallanästhesie.
- Schmerzempfinden seitens oberflächlich (aus der Haut) und auch tief (aus den Gelenkkapseln und Muskelfaszien) entspringender Afferenzen, die durch sämtliche sensiblen Reiz-

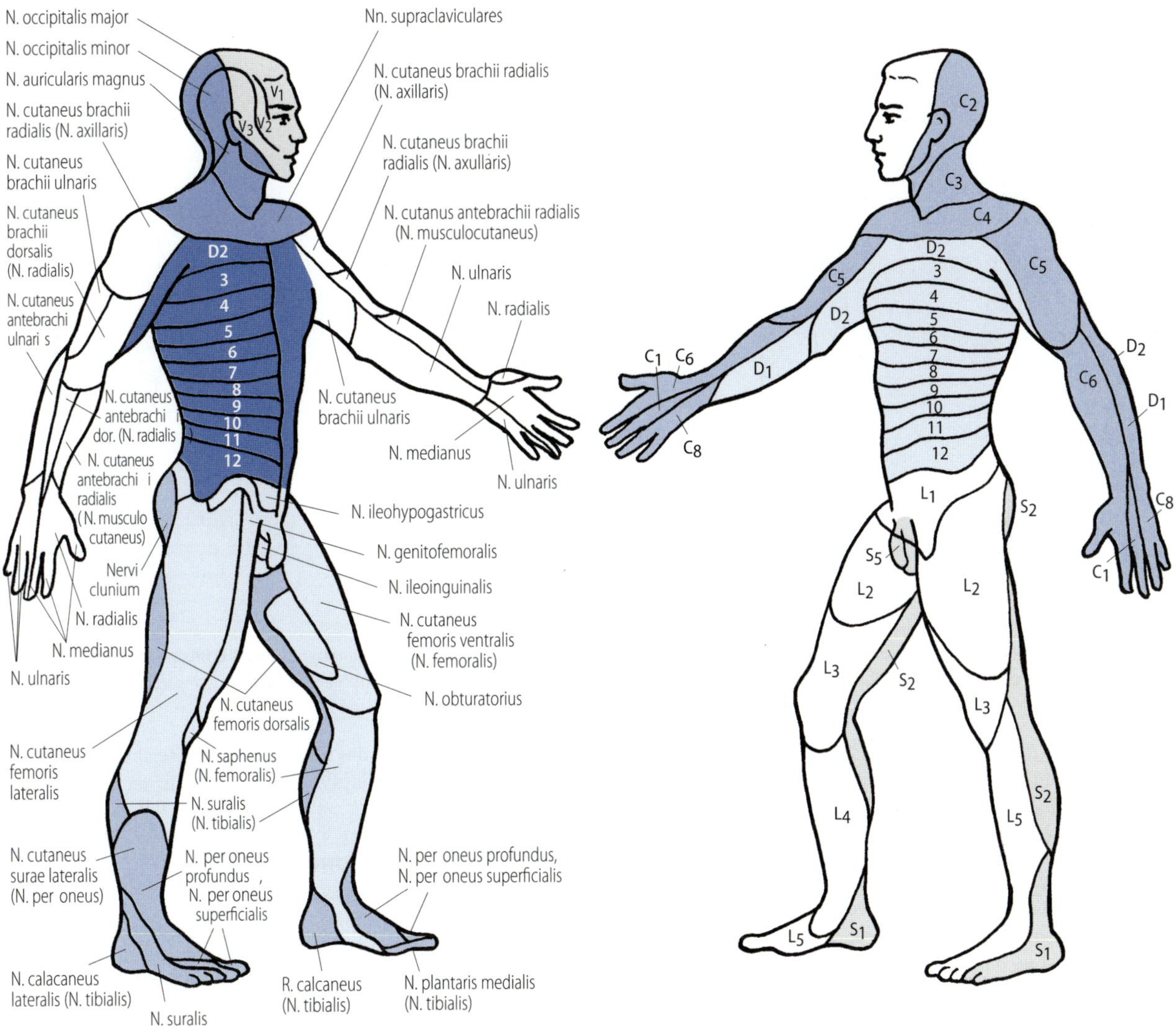

a Periphere Innervation

- V. Hirnnerv N. trigeminus
- Plexus cervicalis
- Plexus brachialis
- thorakale Rumpfnerven
- Plexus lumbalis
- Plexus sacralis

b Segmentale Innervation

- Zervikalnerven
- Thorakalnerven
- Lumbalnerven
- Sakralnerven

Abb. 4.15. Innervation. **a** Peripher. **b** Segmental (nach Poeck, Hacke (1998) Neurologie, Springer, Heidelberg)

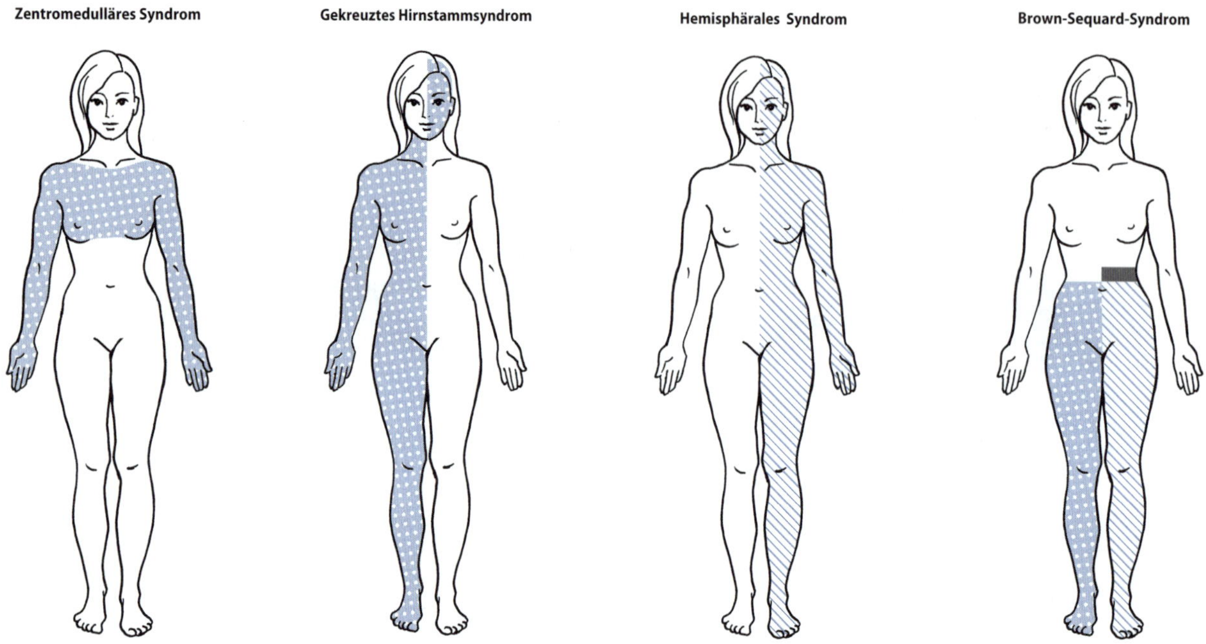

■ **Abb. 4.16.** Sensibilitätsstörungen. **a** Zentromedulläres Syndrom. **b** Gekreuztes Hirnstammsyndrom. **c** Hemihypästhesie. **d** Brown-Sequard-Syndrom (*gepunktet* Störung der Schmerz- und Temperaturwahrnehmung, *schraffiert* Beeinträchtigung der epikritischen Sensibilität, *schwarz* Läsionshöhe)

qualitäten (insbesondere Berührung, Hitze, Kälte) evozierbar sind, sobald die Reizintensität eine entsprechende Schwellenstärke überschreitet:
Störungsmuster: Hyper-, Hyp- und Analgesie.

Definition
Eine Dysästhesie ist die qualitative Veränderung des eigentlich durch einen bestimmten Reiz evozierten Wahrnehmungscharakters, insbesondere in Form einer Allodynie als evozierbarer neuropathischer Schmerz auf eine primär als nicht schmerzhaft einzustufende Reizform.

Insbesondere Schäden des Myelons können zu dissoziierten Empfindungsstörungen führen mit isolierter Beeinträchtigung des Schmerz- und Temperaturempfindens bei umschriebenen Läsionen des kontralateralen Vorder-/Seitenstranges z. B. im Rahmen eines Brown-Sequard-Syndroms (■ Abb. 4.16d). Auch ein isolierter Befall markloser Nervenfasern im Rahmen einer Polyneuropathie kann zu einer akzentuierten Störung der genannten sensiblen Qualitäten führen (■ Abb. 4.16).

Das Nervendehnungszeichen nach Lasègue (■ Abb. 4.17a) mit einer Schmerzprovokation im Verlauf des N. ischiadicus durch ein Anheben des gestreckten Beines stellt in der Regel einen Hinweis für ein radikuläres Reizsyndrom der den N. ischiadicus versorgenden Nervenwurzeln dar. Gleiches gilt für den N. femoralis durch die Prüfung des umgekehrten Lasègue-Zeichens (■ Abb. 4.17c) mit Überstreckung des Beines in der Hüfte.

Für die Prüfung peripherer Nervenreizzustände (z. B. im Rahmen eines Karpaltunnelsyndroms oder eines Sulcus-ulnaris-Syndroms) eignet sich das Hofmann-Tinel-Zeichen mit einem Beklopfen der Nervenhauptstämme in den entsprechenden Engpassbereichen.

Koordinationsfunktionen

Zeigeversuche und Zielbewegungen

Finger-Finger-Versuch (Zusammenführung der Finger), Finger-Nase-Versuch (Berührung der Nasenspitze mit dem Zeigefinger nach weit ausholender Zielbewegung) und Knie-Hacken-Versuch (Berührung einer Kniescheibe mit der kontralateralen Ferse und anschließendes Hinabfahren an der Schienenbeinkante) jeweils mit geschlossenen Augen zur Testung einer komplexen Integrationsleistung der körperbezogenen Wahrnehmungsfunktion einerseits und der zielgerichteten Bewegungssteuerung andererseits:

Pathognomonische Auffälligkeiten in Form eines Intentionstremors und überschießender Bewegungsabläufe als zerebelläres Symptom bzw. einer dysmetrisch/hypometrisch-hypermetrischer Durchführung als Hinweis auf Afferenzstörungen, Hyperkinesen, aber auch Paresen (insbesondere bei Hypometrie).

Bewegungskoordination

Prüfung der Diadochokinese (rasch aufeinanderfolgende Pro- und Supinationsbewegung der Unterarme) und des Reboundphänomens (Reaktionfähigkeit auf den raschen und überraschenden Wegfall eines mit deutlicher isometrischer Kraftentfaltung kontrollierten Widerstandes) zur Testung zerebellärer Steuerungseigenschaften:

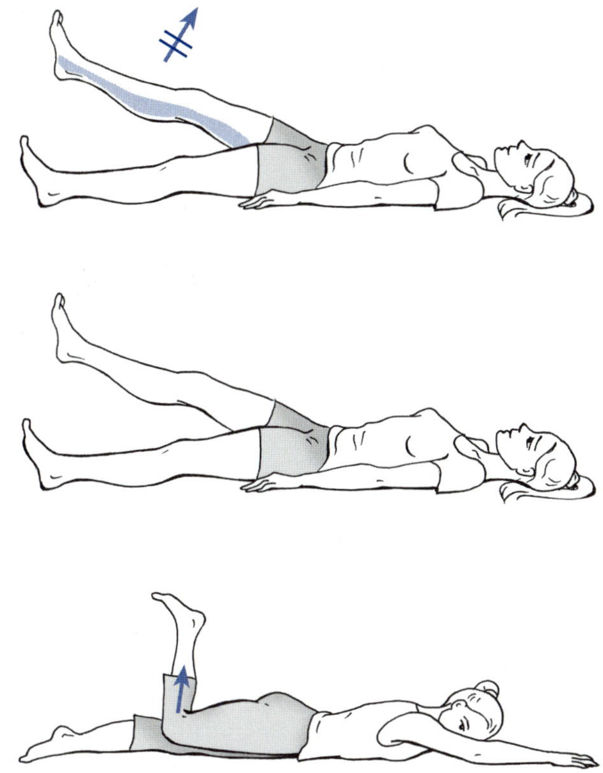

Abb. 4.17. Lasègue-Manöver. **a** Positives Lasègue-Zeichen (Ischiasdehnungsschmerz): Nervendehnungszeichen zur Bestimmung des Schweregrades einer Lumboischialgie. Meist positiv bei radikulären L4/L5- und L5/S1-Syndromen. Die Auswertbarkeit ist stark von der Kooperation des Patienten abhängig. **b** Pseudo-Lasègue: Beim Druchführen des Lasègue-Manövers entwickelt sich langsam ein diffuser, dumpfer Schmerz in LWS, Gesäß oder Oberschenkelrückseite ohne radikuläre Ausstrahlung über das Knie hinaus. **c** Umgekehrter Lasègue-Test (Femoralisdehnungsschmerz): In Bauchlage erfolgt eine passive Überstreckung des Hüftgelenks bei gebeugtem Kniegelenk. Ein Femoralisdehnungsschmerz weist auf eine höher gelegene Wurzelreizung im Bereich von L3/L4 hin (mod nach pain academy)

Pathognomonische Auffälligkeiten im Sinne einer A-, Dys- oder Bradydiadochokinese bzw. eines überschießenden Reboundphänomens.

Koordination des Körpers im Raum

Prüfung des Stehvermögens (Stand mit geschlossenen Augen, nach vorn ausgestreckten Armen und geschlossenen Füßen), Unterberger-Tretversuch (Treten auf der Stelle mit geschlossenen Augen), Blindgang, Seiltänzergang (Gehen auf einem imaginären Strich) zur Testung afferenter Wahrnehmungsfunktionen (peripher, medullär) und zerebellovestibulärer Abläufe:

Pathognomonische Auffälligkeiten in Form einer ungerichteten Fallneigung bei Tiefensensibilitätsstörungen und einer einseitigen Fallneigung bzw. Drehtendenz in die entsprechende Richtung bei gleichseitigen vestibulären oder zerebellären Beeinträchtigungen.

Abasie als Gangunfähigkeit.

Eine Dysmetrie der Sprache zeigt sich in Form einer Dysarthrie (z. B. skandierende Sprachproduktion, verwaschene Artikulation), die nicht mit einer Aphasie (► s. unten) zu verwechseln ist.

Neuropsychologie

Psychoorganische Grundfunktionen

Bewusstseinssteuerung, umgebungsbezogene Aufmerksamkeitsfokussierung, Stabilität des Konzentrationsniveaus, gedankliches Reflexionsvermögen formal und inhaltlich, situationsbezogenes Handeln und sinnbezogene Strukturierung von Entscheidungsvorgängen, Affektkonturierung, angemessene Antriebsaktivierung für exekutive Funktionsabläufe.

Hirnlokale kortikale Leistungseigenschaften

- Merkfähigkeit und Gedächtnisfunktion (Temporalhirn).
- Sprachverständnis, -gedächtnis und Sprachproduktion mit einem Störungsmuster z. B. als Broca-Aphasie (Beeinträchtigung der Sprachflüssigkeit bei relativ gut erhaltenem Verständnis) oder als Wernicke-Aphasie (schwerpunktmäßige Sprachverständnisproblematik).
- Praktisches Strukturierungsvermögen von zweckbezogenen Handlungsabläufen mit einem Beeinträchtigungsprofil im Sinne einer ideomotorischen Apraxie (Störung der Bewegungsarchitektur), ideatorischen Apraxie (Zusammensetzung der einzelnen Bewegungsmuster zu einem Handlungsablauf) und konstruktiven Apraxie (Integration der Handlungsabläufe in eine Planungsstruktur).
- Erkenntnisfunktion für den eigenen Organismus in Verknüpfung mit den Umgebungsbezügen mit einer Defektbildung im Sinne Agnosie (z. B. als Hemineglect nach Schlaganfall mit Beeinträchtigung des parietalen Assoziationskortex oder als Autotopagnosie mit Orientierungsverlust für die eigenen Körperkonstellationen).

Weitere Einzelheiten zum psychischen Befund finden sich in ► Kap. 34.

Literatur

Literatur zu Kap. 4.1

1. Conrad I (2003) Diagnose und Klinik der Fibromyalgie. Schmerz 17: 464–474
2. Daniels L, Williams M, Worthingham C (1974) Muskelfunktionsprüfung. Fischer, Stuttgart
3. Dvorak J, Dvorak V (1983) Manuelle Medizin Diagnostik. Thieme, Stuttgart New York
4. Hoppenfeld S (1980) Orthopädische Neurologie. Enke, Stuttgart
5. Mense S (2003) Was ist das besondere am Muskelschmerz? Schmerz 17: 459–463
6. Simons DG, Mense S (2003) Diagnose und Therapie myofaszieller Triggerpunkte. Schmerz 17: 419–424

7. Travell J (1976) Myofasciall trigger points: clinical view. In: Bonica JJ, Albe-Fessard DG (eds) Advances in pain research and therapie, vol 1. Raven, New York, pp 919–926
8. Travel J, Rinzler SH (1952) The myofascial genesis of pain. Postgrad Med 9: 425–434

Literatur zu Kap. 4.3

Delank H, Gehlen W (2004) Neurologie. Thieme, Stuttgart, S 4–56

Hummelsheim H (1998) Neurologische Rehabilitation. Springer, Berlin Heidelberg New York, S 170–173

Mumenthaler M, Mattle H (2002) Neurologie. Thieme, Stuttgart New York, S 12–62

Schenck H (1985) Neurologische Untersuchungsmethoden. Thieme, Stuttgart New York, S 23–175

Schnider A (1997) Verhaltensneurologie. Thieme, Stuttgart New York, S 33–119

Psychologische Diagnostik

I. Gralow

5.1 Psychologische Anamneseerhebung – 50

5.2 Psychometrische Verfahren – 52

5.3 Differenzialdiagnostik psychischer Erkrankungen und Entscheidung über psychotherapeutische Verfahren – 53

Literatur – 53

5

Bei vielen Schmerzphänomenen ist eine ausschließlich auf eine organpathologische Verursachung reduzierte Betrachtungsweise nicht imstande, die auffällige Diskrepanz zwischen den als dauerhaft und unerträglich beschriebenen Schmerzen und den nicht oder oft nur gering objektivierbaren körperlichen Veränderungen zu erklären. Bei diesen Patienten ist zwar eine organspezifische Abklärung und Behandlung eine Conditio sine qua non, bei fehlenden organischen Befunden ist aber eine zusätzliche iatrogene Fixierung zu vermeiden. Differenzialdiagnostisch sollten daher frühzeitig oft bereits prämorbid auffindbare psychosoziale Belastungen, neurotische Konfliktverarbeitung oder psychische Komorbiditäten Berücksichtigung finden.
Psychische Dimensionen gestalten einerseits die Krankheits- und insbesondere die Schmerzverarbeitung entscheidend mit oder stellen andererseits selbst den originären Behandlungsgrund dar, der sich als Somatisierung an nicht hinreichenden somatischen Befunden manifestieren kann. Aufgabe einer psychologischen Diagnostik ist die Klärung dieser bedeutsamen psychosozialen Faktoren bei Patienten mit chronischen Schmerzphänomenen. Ganz wesentlich beruht sie auf einem Therapeuten-Patienten-Gespräch und kann durch psychologische Testverfahren ergänzt, aber nie ersetzt werden.
Eine Integration mit den medizinischen Befunden im Rahmen der interdisziplinären Zusammenarbeit und die gemeinsame Therapieplanung aller an der Diagnostik beteiligten Therapeuten erleichtert die Akzeptanz bei dem zumeist primär auf eine somatische »Lösung« fixierten Patienten.
Im Folgenden werden die notwendigen Schritte einer psychologischen Diagnostik diskutiert.

5.1 Psychologische Anamneseerhebung

Die Anamnese sollte standardisiert erhoben (z. B. strukturierte biographische Anamnese für Schmerzpatienten SBAS [11]) und auch entsprechend dokumentiert werden. In der Regel liegen dazu je nach Ausbildungsrichtung entweder verhaltensmedizinische [33] oder psychodynamisch ausgerichtete Richtlinien vor [9].

Wesentliche schulenübergreifende Inhalte einer Anamnese

- Aktuelle und frühere Beschwerden und Erkrankungen
- Aktuelle psychosoziale Belastungen
- Aktuelle Lebens- und Arbeitssituation
- Krankheitsmodell und kausale Attributionen
- Bewältigungsstrategien
- Familienanamnese
- Biographische Belastungsfaktoren
- Psychische Komorbiditäten

Der Patient erwartet selbstverständlich zunächst ein Eingehen auf seine **aktuelle Schmerzsymptomatik** als Vorstellungsgrund. Das Erfragen erfolgt vergleichbar der somatischen Schmerzanamnese und umfasst Angaben zur Lokalisation, Qualität und Intensität, zum zeitlichen Verlauf, insbesondere auch zur Erstmanifestation, zu beeinflussenden Faktoren sowie zum Medikamentenverbrauch. Bereits hierbei entstehen Hypothesen und vorsichtige Verknüpfungen mit auffälligen biographischen Ereignissen bei Beschwerdebeginn oder der Zunahme der Behandlungsbedürftigkeit.

Die Art der Beschreibung, z. B. hoch affektiv besetzte Attribute wie »quälend, zermürbend oder gar mörderisch« (im Gegensatz zu eher rein sensorischen Qualitäten wie »stechend, reißend oder brennend«) sowie die Modulationsunfähigkeit, z. B. »Tag und Nacht gleich bleibende Rückenschmerzen, die durch nichts zu beeinflussen sind« können differenzialdiagnostisch erste Hinweise auf psychosomatische Mitbedingtheit sein. Überwiegen vage Beschreibungen oder wird dramatisierend eine hoch affektbetonte Leidensgeschichte ausgebreitet, können ungeachtet der organischen Verursachung die am Krankheitsprozess beteiligten psychischen Dimensionen bedeutsam sein.

Wichtig sind des Weiteren Angaben zum **Medikamenteneinnahmeverhalten:** So finden sich beim Patienten mit einem Verdacht auf einen medikamentenverursachten Kopfschmerz häufig eher dissimulierende Angaben. Große Angst vor Abhängigkeit und Ablehnung medizinisch notwendiger Schmerzmittel können einen Hinweis auf Erfahrungen mit Abhängigkeitserkrankungen in der Herkunftsfamilie oder auch auf eigene vorbestehende (Alkohol-)abhängigkeit geben.

Allgemein wechseln sich in der Anamneseerhebung strukturierte Fragen mit offenen Fragen ab, damit der Patient neben der reinen Informationserhebung auch Raum hat, spontan die für ihn wichtigsten Probleme zu präsentieren sowie die Zusammenhänge zu schildern, die für seine **subjektive Kausalattribution** von Bedeutung sind. Bei der Frage z. B. »Was könnte Ihrer Meinung nach die Schmerzen verursacht haben?« werden die Rückenschmerzen auf ein Bagatelltrauma am Arbeitsplatz zurückführt, oder der Kopfschmerzpatient äußert seine Befürchtung, an einem Hirntumor zu leiden, wenn vielleicht jemand aus der Familie zuvor daran gestorben ist.

Das Berücksichtigen **vorbestehender Beschwerden** ist ebenfalls wichtig. Häufig präsentiert der Patient ein vermeintlich lokales Schmerzproblem, dabei ist er zuvor wegen vielfältiger anderer unspezifischer Beschwerden bei vielen Behandlern gewesen, als Hinweis auf ein Somatisierungsgeschehen. Oder es sind eine Fülle von organischen Erkrankungen tapfer ertragen worden, und die depressive Erschöpfung wird nun auf eine nur gering organisch erklärbare Schmerzsymptomatik zurückgeführt.

Mit der aktuellen Beschwerdesymptomatik sind gleichermaßen die Fragen zur **aktuellen Lebens- und Arbeitssituation** sowie damit einhergehenden Belastungen zu verknüpfen. So gaben in den letzten 12 Monaten vor Erstvorstellung in der hiesigen Schmerzambulanz mehr als 1/3 der Kopfschmerzpatienten berufliche Belastungen, Ehe- und Partnerschaftsprobleme bzw.

Beziehungskonflikte in der Familie an [21]. Umfangreiche Studien (zur Metaanalyse vgl. [36]) und eigene empirische Daten [22] weisen nach, dass **psychosoziale Belastungen** bedeutsame Zeitpunkte der Krankheitsentwicklung wie Beginn, Wechsel von episodischem zu chronischem Verlauf und deutliche Zunahme der Schmerzstärke bzw. der Behandlungsbedürftigkeit beeinflussen.

Berufliche Belastungsfaktoren wie z. B. die Unzufriedenheit am Arbeitsplatz, Dauer der Arbeitsunfähigkeit und nicht abgeschlossenes Rentenverfahren erwiesen sich als wichtige Prädiktoren für den Behandlungsverlauf bzw. die Chronifizierung [2, 19, 23, 26, 27, 39, 40]. Der so genannte sekundäre Krankheitsgewinn, z. B. Regressansprüche an einen Unfallgegner oder soziale Gratifikationen wie Rentenzahlungen, können eine bisherige Therapieresistenz erklären. Oft sind es nur die subjektiv beschreibbaren und nur unzureichend objektivierbaren Schmerzen, die als Hauptargument solcher Forderungen präsentiert werden. Eine deutliche Beschwerdebesserung würde den Anspruch als unberechtigt erscheinen lassen. Diese Zusammenhänge sind dem Patienten zumeist nicht bewusst und dürfen, da ja solche Forderungen durchaus medizinisch berechtigt sein können, nicht mit bewusster Simulation verwechselt werden. Stehen diese Ansprüche aktuell während einer Behandlung im Vordergrund, sind oft alle therapeutischen Bemühungen erfolglos.

Aber auch nach erfolgreicher Berentung kommt es nicht zwangsläufig zu einem Nachlassen des Leidensdruckes und der Inanspruchnahme medizinischer Leistungen. Bei einem primären psychischen Leiden können sie als »externalisierte soziogene Konfliktlösung« eine konstruktive Bearbeitung des Konflikts nicht ersetzen.

Hilfreich zur Klärung eines potenziell konflikthaften Bereiches ist die so genannte Vermeidensfrage »Was würde sich bei Schmerzfreiheit ändern?« Typische Antworten sind z. B. »Ohne Schmerzen wäre ich beruflich erfolgreich« bei einem Patienten mit deutlichem Leistungsknick in dem beruflichen Werdegang, der bisher rein »schmerzreaktiv« zugelassen wird, sich aber in der Diagnostik als klassische »narzistische Krise« erweisen kann. Ungeachtet einer organischen Genese lassen sich hiermit die funktionellen, sekundär verstärkenden Anteile einer Schmerzsymptomatik, die z. B. eine psychisch belastende berufliche oder private Überforderungssituation vermeiden helfen, auffinden [24].

Liegen hinreichende – bei bestimmten Krankheitsbildern wie der Fibromyalgie oder dem chronisch-degenerativen Kreuzschmerz wird kontrovers diskutiert, ob die auffindbaren organischen Veränderungen als schmerzverursachend »hinreichend« gesichert sind – nozizeptive oder neuropathische Pathomechanismen vor, können bei adäquater Verarbeitung, aber unzureichender Schmerztherapie sekundär psychische Phänomene wie Gereiztheit, Angst vor erneuten Schmerzattacken, dysphorische oder depressive Verstimmung auftreten. Dies gilt es von einer **maladaptiven Krankheitsverarbeitung** abzugrenzen.

Die Relevanz unterschiedlicher Krankheits- und Schmerzverarbeitungsmuster, so genannter Coping-Strategien, ist für den Chronifizierungsprozess, insbesondere bei Rückenschmerzpatienten, untersucht worden. Als entscheidende pathogene kognitive Prozesse erwiesen sich external-fatalistische Kontrollüberzeugungen, Katastrophisieren und niedrige eigene Kompetenzeinschätzung [26]. Diese maladaptiven Coping-Strategien gehen mit einem Vermeiden von körperlichen und sozialen Aktivitäten ungeachtet ihrer medizinischen Begründbarkeit einher, was wiederum chronifizierende Funktion hat.

Als ebenso ungünstig erweist sich der Gegenpol einer so genannten Durchhaltestrategie, die ohne adäquate Berücksichtigung ausreichender Ruhe- oder Entspannungsphasen zur biomechanischen Überlastung der betroffenen somatischen Strukturen, aber auch zu einer psychischen Erschöpfung führt. Prospektive Studien, z. B. zum chronischen Rückenschmerz, wiesen nach, dass kognitiven Konzepten der Krankheitsverarbeitung ein höherer prädiktiver Aussagewert zur chronifizierten Entwicklung als dem Ausmaß objektivierbarer somatischer Pathomechanismen zukommt [27, 36].

Zur Erhebung kognitiver Attributionen sowie Selbstinstruktionen in der Krankheitsverarbeitung gibt es zahlreiche gut validierte standardisierte Fragebögen (Übersicht bei [33, 42]).

Es ist zu erwarten, dass jede nicht indizierte medizinische Maßnahme die maladaptiven externalen Coping-Strategien fördert und einer weiteren Somatisierung Vorschub leistet [32].

Schmerzen können des Weiteren als Kommunikationsform ungeachtet ihrer Ätiologie bedeutsam werden, wenn sich bei äußeren Belastungen oder inneren Konfliktsituationen nur unzureichende psychische Bewältigungsstrategien entwickeln konnten. In der biopsychischen Entwicklung chronischer Schmerzpatienten sind **biographische Risikofaktoren** als bedeutsam für die Entstehung somatoformer Erkrankungen (▶ Kap. 34) oder anderer psychischer Komorbiditäten aufzufinden. Biographische Risikofaktoren umfassen im Wesentlichen Belastungen wie physischer oder psychischer Missbrauch, Suchtprobleme in der Herkunftsfamilie, emotional karge Erziehung und Überforderung durch frühe Übernahme einer Erwachsenenrolle, Verlust von nahen Bezugspersonen, Sündenbockfunktion für Konflikte in der Herkunftsfamilie. Diese Bedingungen haben Auswirkungen auf die emotionale Entwicklung und die individuelle Schmerzverarbeitung bis in die Gegenwart [10, 20, 21].

Schmerzen können, so paradox dies dem ärztlichen Behandler scheinen mag, psychodynamisch eine entlastende Funktion im Sinne psychischer Stabilisierung erhalten. Überfordert ein psychischer Konflikt die emotionale Bewältigungsfähigkeit des Patienten, so kann der Schmerz als »Affektäquivalent« körperlicher Ausdruck des psychischen Leidens werden. Dieser Pathomechanismus findet sich nicht nur bei den somatoformen Schmerzstörungen, sondern kann in der Verarbeitung und Ausgestaltung organisch begründbarer Schmerzphänomene ebenfalls entscheidend beteiligt sein und die somatische Behandlung komplizieren.

Bei der Erhebung der **Familienanamnese** können sich neben den biographischen Belastungsfaktoren auch die potenziellen Schutzfaktoren für eine gesunde psychische Entwicklung trotz ungünstiger Entwicklungsbedingungen ergeben, z. B. kompensatorische Beziehungen, sicheres Bindungsverhalten, soziale Förderung (Forschungsübersicht bei [9]).

In der Herkunftsfamilie sind oft schon bei den Eltern chronische Schmerzsyndrome aufzufinden. Sie lassen nicht nur an eine genetische Disposition, sondern differenzialdiagnostisch an ein frühes Modelllernen bei einer entsprechenden Familiendynamik denken [18, 29]. Auch andere Erkrankungen in der Familie können für die aktuelle Situation des Patienten bedeutsam sein. So findet sich nicht selten der erste thorakale »Schmerzanfall« im Zusammenhang mit einer Herzerkrankung naher Bezugspersonen und lässt differenzialdiagnostisch an eine Angsterkrankung bis hin zu einer dissoziativen Symptomatik denken. Belastungen durch psychiatrische oder Abhängigkeitserkrankungen beeinflussen den Umgang mit eigenen psychischen Problemen oder die Medikamenteneinnahme.

Häufig finden sich die gleichen Beziehungsmuster in der eigenen Kernfamilie wieder: So erscheint oft der alkoholkranke gewalttätige Ehemann als Fortsetzung des väterlichen Dramas. Erziehungsmuster beeinflussen die oben erwähnten Coping-Strategien, und die erfahrene Beziehungsstruktur wird im Umgang mit den Behandlern reinszeniert.

Allgemein sind bei Patienten mit chronischen Schmerzen **psychische Komorbiditäten** signifikant höher als in der Normalbevölkerung nachweisbar, insbesondere Somatisierungs-, depressive und Angststörungen [12, 41]. Der hohe Leidensdruck und die Therapieresistenz trotz bisheriger adäquater Behandlung sind in vielen Fällen durch diese begleitenden, wenn nicht sogar im Vordergrund stehenden psychischen Erkrankungen begründbar. Insbesondere bei großen Diskrepanzen zwischen nur gering objektivierbaren organischen Befunden und ausgeprägter Befindlichkeitsstörung mit lebenseinschränkenden Konsequenzen ist dies zu beachten und klärt sich nicht hinreichend als »schmerzreaktiv« auf [22]. Die mit Schmerz wie auch immer verknüpfte Angst ist für den Grad der subjektiv erlebten funktionellen Behinderung entscheidender als der organisch begründbare Schmerz [6]. Die Häufigkeit psychischer Komorbiditäten steigt ebenfalls in Abhängigkeit des Chronifizierungsstadiums [40, 43].

Eine weitere Komorbidität, die **posttraumatische Belastungsstörung** (PTBS), ist insbesondere bei unfallkorrelierten Schmerzphänomenen zu berücksichtigen [5, 16]. Die psychischen Beschwerden der PTBS reichen von psychovegetativen Reaktionen bis hin zu depressiven Störungen, Angstsymptomen und Suchtphänomenen. Die Schmerzen müssen ätiologisch zwischen kausaler, funktioneller oder rein psychogener Bedingtheit differenziert werden. Die Ätiologie der Traumata reicht von fortgesetztem Missbrauch in entwicklungsgeschichtlich bedeutsamen frühen Lebensjahren bis hin zu Kriegserlebnissen und lebensbedrohlichen Unfällen. Die heterogenen traumatischen Bedingungen sowie der Zeitpunkt der Exposition haben unterschiedliche psychodynamische Auswirkungen. Therapeutische Konzepte müssen des Weiteren die prätraumatische Persönlichkeitsentwicklung und die psychischen Ressourcen berücksichtigen [15, 34].

Neben den Fragen zur Informationserhebung ist die Anamnese immer auch Interaktion. Die Interaktionsanalyse reicht vom Schmerzverhalten des Patienten mit seiner qualitativen Schmerzbeschreibung bis hin zu Übertragungs- und Gegenübertragungsphänomenen, die in die diagnostischen Überlegungen einfließen [9, 24]. Wie reagiert der Therapeut auf den Patienten? Erlebt er sich z. B. entwertet vom Patienten, der so gerne als »Koryphäenkiller« bezeichnet wird und damit seine aggressive Gegenübertragung erhält. Dies könnte auf eine narzistische Problematik hinweisen. Oder er fühlt sich bei der sachlich-kargen emotionslosen Schilderung des Patienten nur als distanzierter Beobachter, als Hinweis auf eine Abspaltung von Gefühlen bei früh entstandener psychosomatischer Problematik.

Dieses professionelle Erfassen wichtiger diagnostischer Hinweise kann durch psychologische Testverfahren nicht ersetzt werden. Diese können aber zur Differenzierung oder Objektivierung bestimmter Fragestellungen ergänzend eingesetzt werden.

5.2 Psychometrische Verfahren

Verwendung finden Verfahren zur Erfassung der Schmerzintensität, des Schmerzerlebens und -verhaltens, der kognitiven Schmerzbewältigung, der schmerzassoziierten Behinderung und Beeinträchtigung. Die zu erhebenden Daten sollen anhand von Skalen oder Fragebögen mittels Selbsteinschätzung objektiv, zuverlässig und gültig hinsichtlich intra- und interindividueller Vergleichbarkeit quantifiziert werden. Sie können den Schweregrad einer zugrunde liegenden Störung erfassen oder sind Screening-Verfahren affektiver Störungen, die primär einer psychotherapeutischen oder psychiatrischen Behandlung bedürfen.

Die **eindimensionalen Schmerzskalen** (visuelle Analogskala, verbale oder numerische Skala; ▶ Kap. 7) sind relativ vergleichbar in ihrer Validität und den Aussagemöglichkeiten; die Aussagefähigkeit der quantitativen Angaben zur Veränderungsmessung werden kontrovers diskutiert [13, 14, 30].

Unter den **Adjektivskalen** ist der McGill Pain Questionnaire (MPQ), bestehend aus 20 Item-Klassen mit jeweils 2–6 schmerzbeschreibenden Adjektiven, der am häufigsten verwendete Fragebogen. Es sollen damit affektive, sensorische und kognitiv-bewertende Dimensionen erfasst werden [37]. Die Validierung insbesondere für die deutsche Übersetzung ist unzureichend. Besser validiert ist die Schmerzempfindungsskala (SES) von Geissner [17] mit 2 affektiven und 3 sensorischen Dimensionen und jeweils 4 Antwortmöglichkeiten. Damit lässt sich die subjektive Schmerzempfindung standardisiert erfassen und interindividuell vergleichen.

Die **mehrdimensionalen Fragebögen** messen zusätzlich noch Parameter der Lebensqualität hinsichtlich körperlicher, psychischer, sozialer und funktionaler Gesundheit, wie der Short Form-36 Health Survey (SF-36) [3, 4]. Andere erfassen schmerzkorrelierte Einschränkungen der Alltagsaktivitäten, wie der Pain Disability Index (PDI): Für 7 verschiedene (familiäre, berufliche usw.) Lebensbereiche wird die subjektive Beeinträchtigung durch Schmerzen von 0–10 eingestuft [8]. Zur allgemeinen Befindlichkeit findet die Befindlichkeits-Skala (Bf-S) Verwendung [44].

Auch zur Einschätzung der Komorbiditäten liegen standardisierte Fragebögen vor, z. B. die Allgemeine Depressionsskala (ADS) [28] oder das State-Trait-Anxiety-Inventory (STAI) [35]. Eine Übersicht der von der Deutschen Gesellschaft zum Studium des Schmerzes (DGSS) empfohlenen Verfahren, zusammengefasst im »Deutschen Schmerzfragebogen der DGSS«, findet sich bei Nagel et al. [38] und kritische Wertung weiterer möglicher Testverfahren bei Hardt [25].

Leider lassen die einzelnen Testverfahren keine ätiologische Rückführung zu. So ist bei den sehr häufig an der Chronifizierung beteiligten psychischen Komorbiditäten mit diesen Verfahren nicht zu differenzieren, ob sich der Leidensdruck und die lebenseinschränkenden Auswirkungen reaktiv auf die Schmerzen, auf die z. B. begleitende Depression oder auf eine komplexe Wechselwirkung aller beteiligten Faktoren zurückführen lassen.

! Die diffenzialdiagnostische Klärung kann nur im fachkompetenten Gespräch erfolgen, eine vorschnelle Etikettierung aufgrund von Testwerten ist zu vermeiden.

5.3 Differenzialdiagnostik psychischer Erkrankungen und Entscheidung über psychotherapeutische Verfahren

Die Zusammenfassung der gesamten Informationen aus der biographischen und aktuellen Anamnese, ggf. ergänzt durch Testverfahren, unter ätiologischen Gesichtspunkten ermöglicht eine Klassifizierung der am Krankheitsgeschehen beteiligten psychischen Faktoren (z. B. Multiaxiale Schmerzklassifikation für psychosoziale Dimensionen; MASK-P [31] (▶ Kap. 34) oder die Diagnosestellung primär behandlungsbedürftiger psychischer Erkrankungen mit dem Leitsymptom Schmerz. Die Diagnostik erfolgt nach den Richtlinien der Deutschen Gesellschaft für Psychologische Schmerztherapie und Forschung (DGPSF), der Deutschen Gesellschaft zum Studium des Schmerzes (DGSS), dem ICD-10, Kapitel V (F) [7] oder der operationalisierten psychodynamischen Diagnostik (OPD) [1].

Des Weiteren ist die Entscheidung zu treffen, welche psychotherapeutischen Verfahren indiziert sind (▶ Kap. 17). Im Wesentlichen sind folgende Kriterien zur Therapieentscheidung hilfreich: Stehen verlaufsbeeinflussende schmerzverstärkende psychosoziale Faktoren oder maladaptive Bewältigungsstrategien bei ansonsten organisch erklärbaren Schmerzzuständen im Vordergrund, sind kognitiv-behaviorale Schmerzbewältigungsstrategien begleitend zu den medizinischen Maßnahmen zu empfehlen. Mit Überwiegen psychosomatischer Bedingtheit der Schmerzzustände, bei begleitenden psychischen Erkrankungen oder primärer somatoformer Schmerzstörung sollte eine Psychotherapie Vorrang haben. Im Rahmen einer multimodalen Schmerzbehandlung sind diese Therapieverfahren neben der erforderlichen somatischen Schmerztherapie häufig auch mit weiteren Maßnahmen wie z. B. mit Entspannungstechniken oder kreativ-therapeutischen Verfahren zu kombinieren.

Fazit

Die komplexe somatopsychische oder auch psychosomatische Ätiologie chronischer Schmerzphänomene bedarf einer fachkompetenten Psychodiagnostik. Das Spektrum der Zusammenhänge reicht von verlaufsbeeinflussenden psychosozialen Faktoren über inadäquate Krankheits- und Schmerzverarbeitung bei somatisch bedingten Schmerzen bis hin zu funktionellen Störungen, psychischen Komorbiditäten oder primär psychischen Erkrankungen. Die frühzeitige Integration der psychologischen Diagnostik in ein interdisziplinäres Konzept der Diagnostik und Therapie ist zu fordern.

Die individuelle Schmerzempfindung eines Patienten ist als seine subjektive Realität zu respektieren. Diese subjektive Leidensebene und ihre psychischen Ursachen müssen vor dem Einsatz symptomatischer, insbesondere invasiver oder pharmakologischer Maßnahmen stärker berücksichtigt werden. Nur so kann zumindest der iatrogene Anteil einer Chronifizierung verhindert werden.

Literatur

1. Arbeitskreis OPD (Hrsg) (1996) OPD Operationalisierte Psychodynamische Diagnostik. Grundlagen und Manual. 1. Aufl. Huber, Bern
2. Becker N, Hojsted J, Sjogren P, Eriksen J (1998) Sociodemographic predictors of treatment outcome in chronic non-malignant pain patients. Do patients receiving or applying for Disability Pension benefit from multidisciplinary pain treatment? Pain 77: 279–287
3. Bullinger M (1997) Gesundheitsbezogene Lebensqualität und subjektive Gesundheit. Überblick über den Stand der Forschung zu einem neuen Evaluationskriterium in der Medizin. Psychother Psychosom Med Psychol 47: 76–91
4. Bullinger M, Kirchberger I (1998) SF-36 Fragebogen zum Gesundheitszustand. Hogrefe, Göttingen
5. Chibnall JT, Duckroe PN, (1994) Post-traumatic stress disorder in chronic post-traumatic headache patients. Headache 34: 357–361
6. Crombez G, Vlaeyen JWS, Heuts PHTG, Lysens R (1999) Pain-related fear is more disabling than pain itself: evidence on the role of pain-related fear in chronic back pain disability. Pain 80: 329–339
7. Dilling H, Mombour W, Schmidt MH (Hrsg) (1991) Klassifikation psychischer Krankheiten. Klinisch-diagnostische Leitlinien nach Kapitel V (F) der ICD-10. Huber, Bern
8. Dillmann U, Nilges P, Saile H, Gerbershagen HU (1994) Behinderungseinschätzung bei chronischen Schmerzen. Schmerz 8: 100–110
9. Egle UT (2002) Biographische Anamnese. In: Egle UT, Hoffmann SO, Lehmann KA, Nix WA (Hrsg) Handbuch Chronischer Schmerz. Schattauer, Stuttgart New York, S 194–197
10. Egle UT, Nickel R (1998) Kindheitsbelastungsfaktoren bei Patienten mit somatoformen Störungen. Psychosom Med Psychoanal 44: 21–36
11. Egle UT, Derra C, Nix WA, Schwab R (1999) Spezielle Schmerztherapie. Schattauer, Stuttgart New York, S 21–35

12. Egle UT, Hoffmann SO, Lehmann KA, Nix WA (Hrsg) (2002) Handbuch Chronischer Schmerz. Schattauer, Stuttgart New York
13. Farrar JT, Portenoy RK, Berlin JA, Kinman JL, Strom BL (2000) Defining the clinically important difference in pain outcome measures. Pain 88: 287–294
14. Farrar JT, Young JP, LaMoreaux L, Werth JL, Poole RM (2001) Clinical importance of changes in chronic pain intensity measured on an 11-point numerical pain rating scale. Pain 94: 149–158
15. Flatten G, Hofmann A, Liebermann P, Wöller W, Siol T, Petzold E (2001) Posttraumatische Belastungsstörung. In: Rudolf G, Eich W (Hrsg) Leitlinien Psychosomatische Medizin und Psychotherapie. Schattauer, Stuttgart New York
16. Geisser ME, Roth RS, Bachmann JE, Eckert TA (1996) The relationship between symptoms of post-traumatic stress disorder and pain, affective disturbance and disability among patients with accident and non-accident related pain. Pain 66: 207–214
17. Geissner E (1996) Die Schmerzempfindungsskala (SES). Hogrefe, Göttingen
18. Gralow I (1996) Familienklima chronischer Schmerzpatienten. Psychother Psychosom Med Psychol 46: 169–177
19. Gralow I (2000) Psychosoziale Risikofaktoren in der Chronifizierung von Rückenschmerzen. Schmerz 14: 104–110
20. Gralow I (2002) Kopfschmerzen aus psychosomatischer Sicht. In: Gralow I, Husstedt IW, Bothe H-W et al. (Hrsg) Schmerztherapie interdisziplinär. Schattauer, Stuttgart New York, S 141–143
21. Gralow I, Schwerdt C, Hannich H-J, Meyer B, Hürter A, Witte C (1995) Das klinische Bild des chronifizierten Schmerzpatienten – Analyse einer Schmerzambulanz am Beispiel des Kopfschmerzes. Schmerz 9: 198–205
22. Gralow I, Hürter A, Schwerdt C, Hannich H-J, Meyer B, Voss S (1996) Konzept einer Schmerztagesklinik. Psychotherapeut 41: 242–249
23. Guzman J, Esmail R, Karjalainen K, Malmivaara A, Irvin E, Bombardier C (2001) Multidisciplinary rehabilitation for chronic low back pain: systematic review. BMJ 322: 1511–1516
24. Hannich H-J (2002) Psychologische Schmerzdiagnostik. In: Gralow I, Husstedt IW, Bothe H-W et al. (Hrsg) Schmerztherapie interdisziplinär. Schattauer, Stuttgart New York, S 80–87
25. Hardt J (2002) Psychometrische Verfahren und standardisierte Interviews als Ergänzung zur schmerztherapeutischen Diagnostik. In: Egle UT, Hoffmann SO, Lehmann KA, Nix WA (Hrsg) Handbuch Chronischer Schmerz. Schattauer, Stuttgart New York, S 198–213
26. Hasenbring M (2001) Biopsychosoziale Grundlagen der Chronifizierung am Beispiel von Rückenschmerzen. In: Zenz M, Jurna I (Hrsg) Lehrbuch der Schmerztherapie. Wissenschaftliche Verlagsgesellschaft, Stuttgart, S 185–196
27. Hasenbring M, Hallner D, Klasen B (2001) Psychologische Mechanismen im Prozess der Schmerzchronifizierung. Unter- oder überbewertet? Schmerz 15: 442–447
28. Hautzinger M, Bailer M (1993) Allgemeine Depressionsskala, 1. Aufl. Beltz, Weinheim
29. Joraschky P, Petrowski K (2002) Familiendynamische und systemische Ansätze zum Schmerzverständnis. In: Egle UT, Hoffmann SO, Lehmann KA, Nix WA (Hrsg) Handbuch Chronischer Schmerz. Schattauer, Stuttgart New York, S 96–104
30. Jensen MP, Turner JA, Romano JM, Fisher LD (1999) Comparative reliability and validity of chronic pain intensity measures. Pain 83: 157–162
31. Klinger R, Hasenbring M, Pfingsten M, Hürter A, Maier C, Hildebrandt J (2000) Die multi-axiale Schmerzklassifikation MASK, Bd. 1: Psychosoziale Dimension (MASK-P). Deutscher Schmerzverlag, DGSS Hamburg
32. Kouyanou K, Pither CE, Wessely S (1997) Iatrogenic factors and chronic pain. Psychosom Med 59: 597–604
33. Kröner-Herwig B (1996) Psychosoziale Diagnostik in der Schmerztherapie. In: Basler H-D, Franz C, Kröner-Herwig B et al. (Hrsg) Psychologische Schmerztherapie, 3. Aufl. Springer, Berlin Heidelberg New York, S 215–229
34. Langkafel M (2000) Die Posttraumatische Belastungsstörung. PID 1: 3–12
35. Laux L, Glanzmann P, Schaffner P, Spielberger CD (1991) STAI: Das State-Trait-Angst-Inventar. Theoretische Grundlagen und Handanweisung. Beltz, Weinheim
36. Linton SJ (2000) A review of psychological risk factors in back and neck pain. Spine 25 (9): 1148–1156
37. Melzack R (1975) The McGill Pain Questionnaire: major properties and scoring methods. Pain 1: 277–299
38. Nagel B, Gerbershagen HU, Lindena G, Pfingsten M (2002) Entwicklung und empirische Überprüfung des Deutschen Schmerzfragebogens der DGSS. Schmerz 16: 263–270
39. Pfingsten M (2001) Multimodale Verfahren – auf die Mischung kommt es an! Schmerz 15: 492–489
40. Pfingsten M, Schöps P, Wille T, Terp L, Hildebrandt J (2000) Chronifizierungsausmaß von Schmerzerkrankungen. Quantifizierung und Graduierung anhand des Mainzer Stadienmodells. Schmerz 14: 10–17
41. Verri AP, Cecchini AP, Galli F, Sandrini G, Nappi G (1998) Psychiatric comorbidity in chronic daily headache. Cephalagia 21: 45–49
42. Willweber-Strumpf A (2002) Schmerzmessung und ihre klinische Wertigkeit. In: Gralow I, Husstedt I, Bothe H-W et al. (Hrsg) Schmerztherapie interdisziplinär. Schattauer, Stuttgart New York, S 65–71
43. Wurmthaler C, Gerbershagen HU, Dietz G, Korb J, Nilges P, Schillig S (1996) Chronifizierung und psychologische Merkmale – Die Beziehung zwischen Chronifizierungsstadien bei Schmerz und psychophysischem Befinden, Behinderung und familiären Merkmalen. Z Ges Psych 2: 113–136
44. Zerssen von D (1976) Befindlichkeits-Skala. Beltz, Weinheim

Weitere aktuelle Literatur bei der Autorin erhältlich

Vom Symptom zur Therapie

J. Ludwig, J. Schattschneider, G. Wasner und R. Baron

6.1 Sensorische Symptome neuropathischer Schmerzen – 57

6.2 Diagnostik – 57

6.3 Welche pathophysiologischen Mechanismen sind an der Entstehung sensorischer Symptome beteiligt? – 57

6.3.1 Einschießende Spontanschmerzen als Hinweis auf ektope Impulsbildung nozizeptiver C-Fasern – 58

6.3.2 Nichtschmerzhafte positive sensorische Phänomene als Hinweis auf ektope Impulsbildung in A-Fasern – 58

6.3.3 Hitzehyperalgesie/-allodynie und statisch-mechanische Allodynie als Hinweis auf eine periphere Sensibilisierung – 58

6.3.4 Kältehyperalgesie/-allodynie als Hinweis auf eine periphere Sensibilisierung und zentrale Disinhibition – 58

6.3.5 Sympathisch unterhaltener Schmerz als Hinweis auf eine periphere Sensibilisierung – 59

6.3.6 Allodynie und Hyperalgesie als klinische Zeichen einer zentralen Sensibilisierung – 60

6.3.7 Andauernde Spontanschmerzen als Hinweis auf eine periphere und zentrale Sensibilisierung – 62

6.3.8 Negative sensorische Phänomene als Hinweis auf eine Deafferenzierung zentraler Neurone – 62

6.4 Das somatosensorische Profil als Therapieansatz – 62

Literatur –64

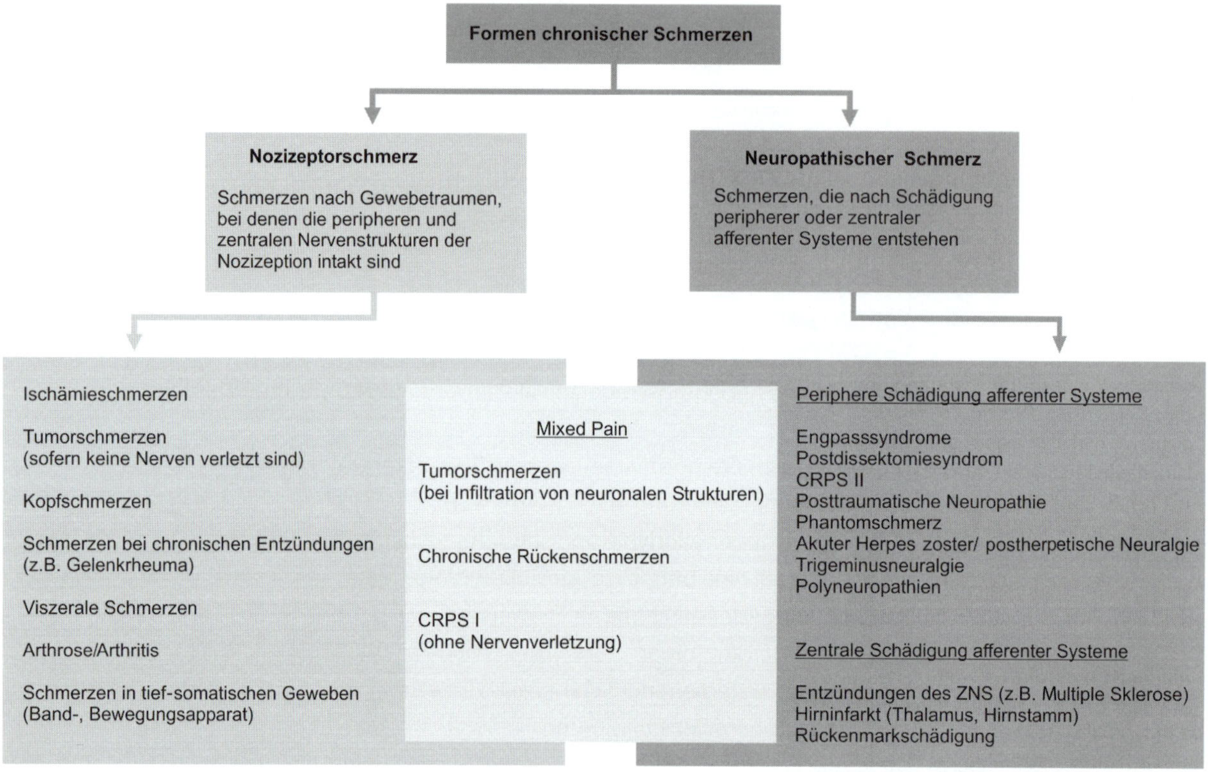

Abb. 6.1. Formen chronischer Schmerzen. Es können 2 Arten chronischer Schmerzen unterschieden werden: Die so genannten Nozizeptorschmerzen, bei denen die peripheren und zentralen Nervenstrukturen der Nozizeption intakt sind, und die neuropathischen Schmerzen, die nach Schädigung peripherer oder zentraler afferenter Systeme auftreten. Die Abbildung stellt verschiedene Ätiologien nozizeptiver und neuropathischer Schmerzen dar. Zwischen beiden Gruppen gibt es Überlappungen (»mixed pain«), etwa wenn Tumorschmerzen, die eigentlich in die Gruppe nozizeptiver Schmerzen gehören, durch Infiltration neuronaler Strukturen Schmerzen hervorrufen. Chronische Rückenschmerzen haben ebenfalls zum einen nozizeptiven (Freisetzung entzündlicher Mediatoren im Bereich des Diskus), zum anderen neuropathischen Charakter (Diskusprolaps etc.). Das komplexe regionale Schmerzsyndrom Typ I (CRPS I) zeigt zwar klassische Symptome neuropathischer Schmerzen, geht definitionsgemäß jedoch nicht mit einer (offensichtlichen) Nervenläsion einher

Schmerzen sind im Akutstadium eine protektive Reaktion des Körpers, um sich vor potenziellen Gewebeschädigungen zu schützen. An dieser protektiven Reaktion sind sowohl sensorische Afferenzen als auch somatische und vegetative motorische Efferenzen beteiligt. Daneben spielen assoziierte kognitive, affektive und endokrine Komponenten eine Rolle. Akutschmerzen sind häufig vorübergehender Natur und lassen sich einer Ursache zuordnen, die kausal oder symptomatisch behandelt werden kann. Chronische Schmerzen dagegen unterliegen nicht mehr physiologischen protektiven Reaktionen des Körpers. Sie stellen eine eigenständige Schmerzkrankheit dar.

Chronische Schmerzen können im Wesentlichen in 2 Formen gegliedert werden: die so genannten Nozizeptorschmerzen und die neuropathischen Schmerzen (Abb. 6.1). Nozizeptorschmerzen sind chronische Schmerzen, bei denen die peripheren und zentralen nozizeptiven Strukturen intakt sind. Nach dem derzeitigen Wissensstand sind diese Schmerzen bei kausaler Behandlung reversibel. Neuropathische Schmerzen dagegen treten nach Schädigung peripherer oder zentraler afferenter Systeme auf, die durch ischämische, entzündliche, vaskuläre, neoplastische, metabolische und traumatische Ursachen bedingt sein können. Als Folge kommt es zu biochemischen, physiologischen und morphologischen Veränderungen peripherer und zentraler nozizeptiver Strukturen, die mit der Zeit irreversibel werden können. Unter »mixed pain« werden chronische Schmerzen verstanden, die sowohl eine neuropathische als auch eine nozizeptive Komponente besitzen.

Neuropathische Schmerzen sind durch charakteristische sensorische Symptome gekennzeichnet, die eine Differenzierung gegenüber Nozizeptorschmerzen ermöglichen. Die Erfassung dieser sensorischen Symptome dient dabei nicht nur der Diagnostik neuropathischer Schmerzen, sondern kann darüber hinaus wichtige Hinweise auf mögliche zugrunde liegende Pathomechanismen geben.

6.1 Sensorische Symptome neuropathischer Schmerzen

Neuropathische Schmerzen sind durch eine Vielzahl positiver und negativer sensorischer Symptome gekennzeichnet, die einzeln, aber auch in Kombination auftreten können. Daneben können auch autonome und motorische Auffälligkeiten im betroffenen Schmerzareal vorliegen. Positive sensorische Phänomene sind durch ein verstärktes sensorisches Empfinden gekennzeichnet, d. h. Vorliegen von Parästhesien, Dysästhesien und/ oder Schmerzen im betroffenen Areal. Ein vermindertes sensorisches Empfinden im Sinne einer Funktionsminderung (z. B. Hypästhesie, Hypalgesie) oder eines Funktionsverlustes kennzeichnet negative sensorische Phänomene.

Bei neuropathischen Schmerzen wird häufig eine Trias aus brennenden Spontanschmerzen, einschießenden Schmerzattacken und evozierten Schmerzen beobachtet. Unter evozierten Schmerzen werden die verschiedenen Formen der mechanischen und thermischen Hyperalgesien (ein vermehrtes Schmerzempfinden auf einen auch bei Gesunden schmerzhaften Reiz) und Allodynien (Schmerzempfinden durch einen normalerweise nicht schmerzhaften Reiz) verstanden. Die temporale Summation (so genanntes »wind-up«) bezeichnet eine Schmerzverstärkung durch Applikation repetitiver mechanischer oder thermischer schmerzhafter Reize.

Einige neuropathische Schmerzsyndrome sind durch das Symptom des sympathisch unterhaltenen Schmerzes gekennzeichnet (»sympathetically maintained pain«; SMP; Fields et al. 1998; Baron 1999, 2002). Die Schmerzen werden in diesem Fall durch sympathische Aktivität verstärkt und können durch Unterbrechung der efferenten sympathischen Fasern, z. B. mittels zervikothorakaler (zur Behandlung der oberen Extremität) oder lumbaler (zur Behandlung der unteren Extremität) Sympathikusblockaden gemildert werden. Profitiert ein Patient nicht oder nur gering von einer Sympathikusblockade, liegt ein sympathisch unabhängiges Schmerzsyndrom (»sympathetically independent pain«; SIP) vor. Bei neuropathischen Schmerzen kann sowohl ein SMP als auch ein SIP vorliegen. Sowohl SMP als auch SIP sind damit mögliche Symptome neuropathischer Schmerzen, deren Häufigkeit bei den verschiedenen neuropathischen Krankheitsbildern variiert. Sie sind weder eine eigene klinische Entität noch essenziell für die Diagnose neuropathischer Schmerzen.

6.2 Diagnostik

Eine Untersuchung sensorischer Symptome wird meist in dem am stärksten betroffenen Schmerzareal durchgeführt. Wichtig ist hierbei eine Markierung des Schmerzareals anhand seiner Begrenzungen nach proximal, distal, lateral und medial, um eine Aussage über das Verteilungsmuster treffen zu können (im Ausbreitungsgebiet eines Nervs/einer Wurzel, halbseitig als Hinweis auf eine kranielle Ursache). Auf diese Weise kann eine entsprechende weiterführende Diagnostik eingeleitet werden.

Häufig werden die Untersuchungsgebiete mit den Ergebnissen der Gegenseite verglichen. Hiervon ausgenommen ist die Polyneuropathie, die sich meist distal symmetrisch äußert. Neuere tierexperimentelle Studien und Untersuchungen an Patienten mit postherpetischer Neuralgie und komplexem regionalen Schmerzsyndrom (CRPS) haben allerdings Hinweise darauf ergeben, dass es eine kontralaterale Ausbreitung sensorischer Störungen gibt (Oaklander et al. 1998; Oaklander u. Brown 2004). Damit repräsentiert die kontralaterale nicht betroffene Seite womöglich kein Kontrollareal, sondern unterliegt selber pathophysiologischen Mechanismen, die zu Veränderungen der Sensorik führen. Zukünftige Untersuchungen an größeren Patientenkollektiven müssen diese Beobachtungen jedoch noch bestätigen.

6.3 Welche pathophysiologischen Mechanismen sind an der Entstehung sensorischer Symptome beteiligt?

Sensorische Symptome sind Ausdruck pathophysiologischer Mechanismen, die sich nach Irritation oder Schädigung neuronaler Strukturen abspielen. Hierbei sind insbesondere 2 Phänomene, die so genannte »periphere« und die »zentrale« Sensibilisierung zu unterscheiden, deren Erklärungsansätze v. a. auf tierexperimentellen Untersuchungen beruhen, von Bedeutung.

Im Bereich des peripheren Nervensystems löst eine Aktivierung unmyelinisierter C- und dünn myelinisierter Aδ-Fasern eine Schmerzempfindung aus. C-Fasern sind beim Gesunden an der Vermittlung von Warmreizen sowie schmerzhaften thermischen (Kälte- und Hitzeschmerz) und schmerzhaften mechanischen Reizen (Druckschmerz) beteiligt. Aδ-Fasern vermitteln Kaltreize und schmerzhafte mechanische Reize (Pinprick- und Druckschmerz).

Unter einer peripheren Sensibilisierung wird eine gesteigerte Erregbarkeit primärer Afferenzen (C-, Aβ- und Aδ-Fasern) auf verschiedene Stimuli verstanden. Klinisch äußert sie sich in einer pathologischen Spontanaktivität, ektopen Entladungen, erniedrigten Erregungsschwellen für mechanische und/oder thermische Stimuli (Allodynie) und einer gesteigerten Entladung auf überschwellige Reize (Hyperalgesie). Die Überaktivität peripherer Afferenzen führt zu einer verstärkten Erregbarkeit multirezeptiver Neurone im Hinterhorn des Rückenmarks (so genannte Wide-dynamic-range-Neurone, WDR-Neurone) und trägt damit zur »zentralen« Sensibilisierung bei. Klinisch lässt sich die zentrale Sensibilisierung durch eine Hyperalgesie sowie eine Vergrößerung der neuronalen rezeptiven Felder (Ausdehnung der Symptomatik in primär nicht betroffene Areale) feststellen.

Sowohl die periphere als auch die zentrale Sensibilisierung sind durch eine Vielzahl pathophysiologischer Veränderungen charakterisiert. So kommt es im peripheren Nervensystem zu verschiedenen morphologischen, biochemischen und physiologischen Veränderungen im Bereich der betroffenen, aber auch umgebender gesunder Nervenfasern. Ähnliche Vorgänge spielen sich auch im zentralen Nervensystem ab. Es handelt sich hierbei um unterschiedliche Mechanismen, die parallel und in unterschiedlichem Ausmaß bei Patienten mit neuropathischen Schmerzen vorliegen können. Die unterschiedlichen klinischen Symptomkonstellationen, an denen die jeweiligen Patienten leiden, können damit Ausdruck unterschiedlicher zugrunde liegender pathophysiologischer Mechanismen sein. Diese verschiedenen pathophysiologischen Mechanismen sollen im Folgenden symptomorientiert dargestellt werden.

6.3.1 Einschießende Spontanschmerzen als Hinweis auf ektope Impulsbildung nozizeptiver C-Fasern

Patienten mit neuropathischen Schmerzen berichten häufig über Sekunden andauernde, einschießende Schmerzexazerbationen. Hierbei ist vermutlich eine Übererregbarkeit nozizeptiver C-Fasern ursächlich. In mikroneurographischen Einzelfaserableitungen aus Amputationsneuromen konnte die Entwicklung ektoper Aktivität und spontaner Entladungen mit hoher Frequenz nachgewiesen werden, die mit dem Auftreten eines brennenden Spontanschmerzes und einschießenden Schmerzattacken verbunden waren (Nystrom u. Hagbarth 1981).

Bei der Ausbildung von Spontanaktivität bzw. ektoper Impulsbildung peripherer Nozizeptoren spielen vermutlich verschiedene Subtypen spannungsabhängiger Na-Kanäle eine Rolle, die nach einer Nervenverletzung exprimiert werden und die Erregungsschwelle senken (■ Abb. 6.2; Omana-Zapata et al. 1997). Neben einer verstärkten Expression von Na(v)1.8 und Na(v)1.9, die physiologisch auf nozizeptiven Afferenzen exprimiert werden, werden auch embryonale Na-Kanäle, so genannte Na(v)1.3, neu exprimiert (Lai et al. 2003; Wood et al. 2004) und tragen zur ektopen Impulsbildung bei.

Interessant in diesem Zusammenhang ist, dass bei Patienten mit familiärer Erythromelalgie eine Mutation des SCN9A-Gens beobachtet wurde, das den Na(v)1.7 kodiert (Dib-Hajj et al. 2005). Dies kann zumindest teilweise die anfallsartigen Schmerzen und Begleitsymptomatik bei Patienten mit Erythromelalgie erklären.

6.3.2 Nichtschmerzhafte positive sensorische Phänomene als Hinweis auf ektope Impulsbildung in A-Fasern

Analog zu den mikroneurographischen Einzelfaserableitungen zum Nachweis einer ektopen Impulsbildung in schmerzleitenden C-Fasern konnte ektope Aktivität auch in myelinisierten mechanosensitiven A-Fasern nach Nervenläsionen, bei Engpasssyndromen oder Radikulopathien nachgewiesen werden, die mit dem Auftreten von Parästhesien korrelierte (Ochoa et al. 1982). Eine ektope Aktivität myelinisierter Fasern könnte damit das pathopysiologische Korrelat nicht schmerzhafter positiver sensorischer Phänomene darstellen.

6.3.3 Hitzehyperalgesie/-allodynie und statisch-mechanische Allodynie als Hinweis auf eine periphere Sensibilisierung

Eine Hitzeschmerzempfindung wird physiologisch ab etwa 43°C über Vanilloid-(TRPV1)-Rezeptoren auf nozizeptiven Afferenzen vermittelt (Caterina et al. 2000). Diese Rezeptoren lassen sich auch durch Protonen und den Inhaltsstoff der scharfen Chilischote (Capsaicin) erregen. Nach einer peripheren Nervenverletzung führen aus verletzten Nervenfasern freigesetzte Proteine sowohl zu einer veränderten Kanal- und Rezeptorexpression an der betroffenen als auch an umgebenden, primär nicht geschädigten Nervenfasern (■ Abb. 6.2; Wang et al. 1994; Hudson et al. 2001).

Die Expression hitzesensitiver Vanilloid-(TRPV1)-Rezeptoren wird auf verletzten Nervenfasern herunterreguliert, nimmt jedoch auf nicht verletzten C- und A-Faserafferenzen zu (Hudson et al. 2001; Hong u. Wiley 2005). Diese Veränderung ist nur ein Mechanismus bei der Entstehung einer Hitzehyperalgesie/-allodynie, weitere Mechanismen spielen vermutlich ebenfalls eine Rolle. Analog könnte eine veränderte ASIC3 (»acid-sensing ion channels«)-Rezeptorenexpression zum Auftreten einer statisch-mechanischen Allodynie führen (Price et al. 2001).

6.3.4 Kältehyperalgesie/-allodynie als Hinweis auf eine periphere Sensibilisierung und zentrale Disinhibition

Für die Kaltempfindung scheinen 2 Rezeptor-Kanal-Komplexe von besonderer Bedeutung: Der kalt- und mentholsensitive TRPM8-Kanal sowie der kaltsensitive TRPA1-Kanal (McKemy et al. 2002; McKemy 2005). Analog zur Entstehung der Hitzehyperalgesie/-allodynie konnte nach peripheren Nervenläsionen im Tiermodell eine verstärkte Expression von TRPA1 in den entsprechenden Spinalganglienzellen nachgewiesen werden (■ Abb. 6,2; Obata et al. 2005). Ob ähnliche Mechanismen auch bei Patienten mit neuropathischen Schmerzen zum Auftreten einer Kälteallodynie beitragen, ist bislang unklar.

Neben der peripheren Sensibilisierung gibt es auch Hinweise auf eine zentrale Disinhibition als zugrunde liegender Mechanismus der Kälteallodynie (Craig et al. 1996). Bei noxischen Kaltreizen, d. h. solchen, die zu einer Kälteschmerzempfindung bei Gesunden führen, kommt es neben einer Aktivierung kälteleitender Aδ-Afferenzen auch zu einer Aktivierung schmerzleitender C-Fasern (■ Abb. 6.3). Afferenzen aus schmerzleitenden C-Fasern projizieren über den medialen Thalamus zum Cingulum. Kaltreize aus Aδ-Afferenzen werden normalerweise über den lateralen Thalamus an den somatosensorischen Kortex weitergeleitet. Dabei wird auch die Insel aktiviert, die ihrerseits hemmende Impulse zum medialen Thalamus schickt und dort eine Fortleitung der afferenten Impulse aus den C-Fasern zum Cingulum hemmt (zentrales inhibitorisches System). Auf diese Weise wird bei Gesunden erst ab etwa 15°C eine Kälteschmerzempfindung ausgelöst.

Kommt es jedoch zu einer Schädigung des zentralen inhibitorischen Systems, z. B. durch Funktionsminderung von Aδ-Fa-

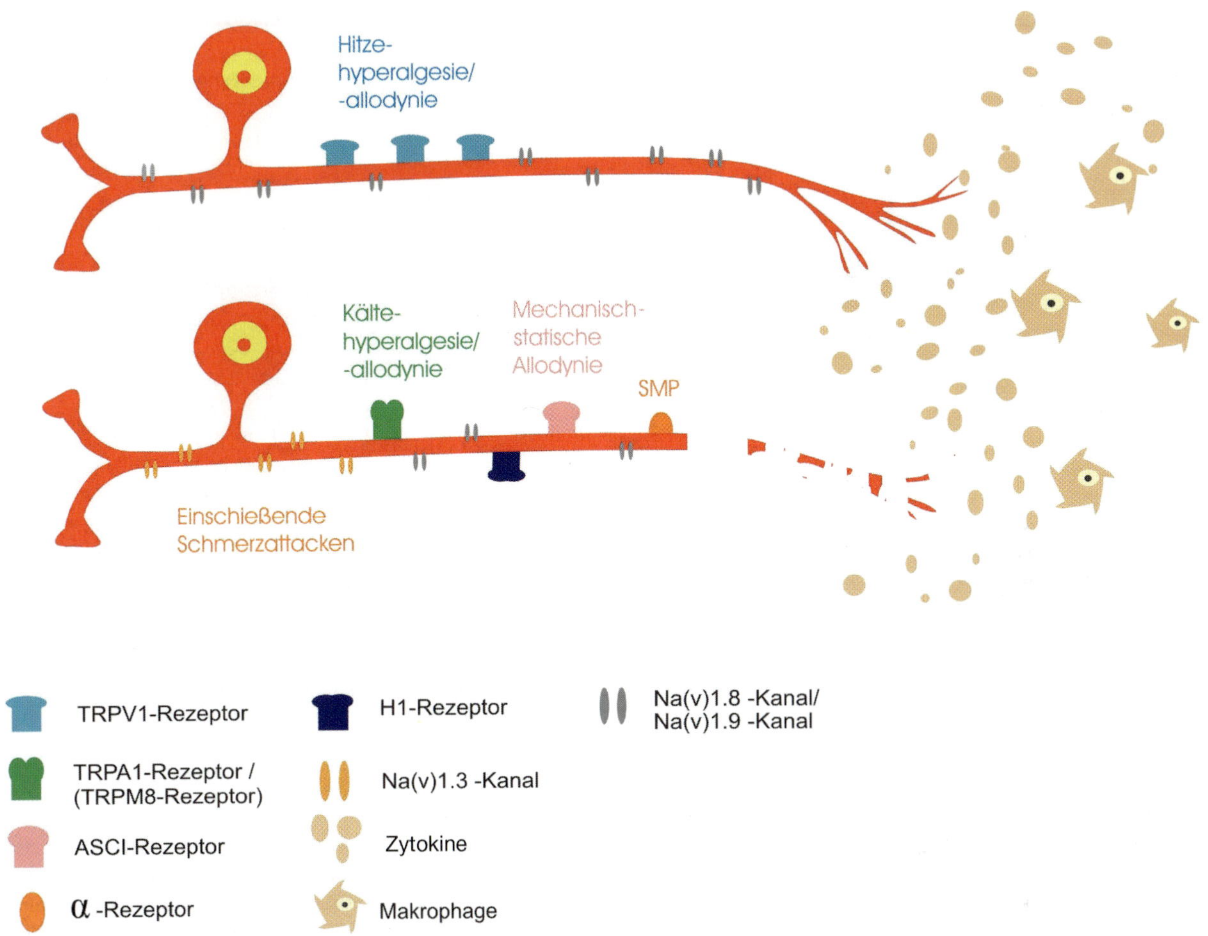

Abb. 6.2. Periphere Sensibilisierung bei neuropathischen Schmerzen. Schematische Darstellung zweier peripherer schmerzleitender C-Fasern. Nach einer Nervenläsion kommt es zu phänotypischen Veränderungen der betroffenen und umgebenden nicht betroffenen Nervenfasern: Auf den betroffenen Nervenfasern werden verstärkt embryonale Na-Kanäle [Na(v)1.3] und TRPA1- bzw. TRPM8-Rezeptoren exprimiert, die an der Entwicklung einer ektopen Impulsgeneration und Entstehung einschießender Schmerzattacken sowie einer verminderten Erregungsschwelle gegenüber Kältereizen (Kältehyperalgesie/-allodynie) beteiligt sind. Eine Expression von α-Rezeptoren ist vermutlich u. a. verantwortlich für den sympathisch unterhaltenen Schmerz. Verschiedene andere Rezeptoren werden auf verletzten Nervenfasern möglicherweise ebenfalls verstärkt exprimiert (ASCI3, H1) und können zum Entstehen evozierter Schmerzen beitragen. Auch an primär nicht geschädigten Nervenfasern in der Umgebung einer Nervenverletzung finden Veränderungen statt: Es kommt zu einer verstärkten Expression von TRPV1-Rezeptoren, die zur Entstehung einer Hitzehyperalgesie/-allodynie beitragen. Freigesetzte Zytokine aus der Umgebung der Nervenfaser bzw. aus dem Nerv selbst unterstützen eine periphere Sensibilisierung

serafferenzen bei einer Small-fiber-Neuropathie oder durch eine Schädigung im Bereich des lateralen Thalamus bei Schlaganfall oder Multipler Sklerose, kann sich klinisch eine Kältehyperalgesie/-allodynie manifestieren.

6.3.5 Sympathisch unterhaltener Schmerz als Hinweis auf eine periphere Sensibilisierung

Nach peripheren Nervenverletzungen kann es zu einer Kopplung zwischen sympathischen Efferenzen und C-Faserafferenzen kommen, die zum Phänomen des sympathisch unterhaltenen Schmerzes (SMP) führen. An der Entstehung dieser Schmerzen sind α_1- und α_2-Adrenorezeptoren beteiligt (Angus et al. 1986; Habler et al. 1987). Wie diese sympathisch-afferente Kopplung aussieht, ist noch unklar. Im Wesentlichen werden 2 Theorien diskutiert (Jänig et al. 1996):

- Analog zu Veränderungen thermosensitiver Rezeptoren nach peripherer Nervenläsion könnte es zu einer Expression von Adrenorezeptoren auf nozizeptiven Afferenzen kommen (Abb. 6.2).
- Es könnte eine indirekte Kopplung über eine sympathisch vermittelte Entzündungsreaktion mit nachfolgender Sensibilisierung nozizeptiver Afferenzen dem SMP zugrunde liegen.

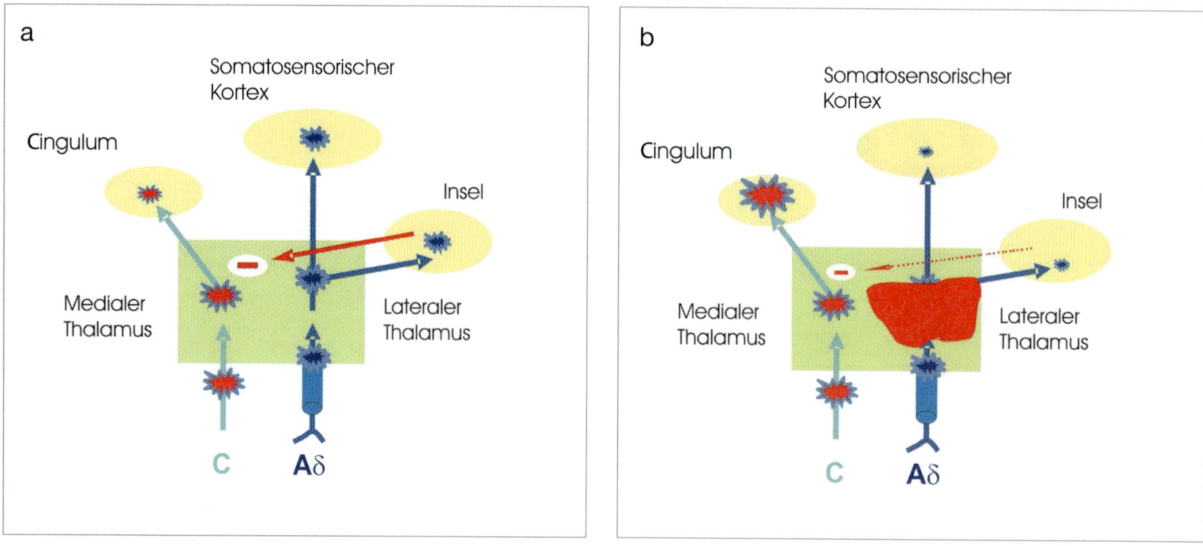

Abb. 6.3a, b. Zentrales inhibitorisches System (**a**) und zentrale Disinhibition (**b**). **a** Physiologische Darstellung der an der Kälteschmerzempfindung beteiligten neuronalen Strukturen. Die Kältempfindung wird über $A\delta$-Fasern vermittelt, die über den lateralen Thalamus zum somatosensorischen Kortex ziehen. Die Insel ist in diesen Aktivierungsweg eingebunden und sendet hemmende Impulse zum medialen Thalamus, wo die C-Faserafferenzen für die Kälteschmerzempfindung eintreffen. Auf diese Weise wird bei nur schwachen noxischen Kaltreizen eine Weiterleitung der Impulse an das Cingulum verhindert (zentrale Inhibition). Sind die Kaltreize jedoch sehr stark, so reicht die Hemmung über das laterale Thalamussystem nicht mehr aus, und es kommt zur Kälteschmerzempfindung. **b** Schwächere Kaltreize können bei Funktionsminderung des hemmenden lateralen Thalamussystems durch z. B. Schädigung von $A\delta$-Fasern oder eine Läsion im Bereich des lateralen Thalamus ebenfalls zur Kälteschmerzempfindung führen (zentrale Disinhibition). Klinisch liegt dann eine Kältehyperalgesie/-allodynie vor. (in Anlehnung an Craig et al. 1996)

Beide Theorien sehen jedoch die periphere Sensibilisierung als ursächlich für den SMP an.

6.3.6 Allodynie und Hyperalgesie als klinische Zeichen einer zentralen Sensibilisierung

Eine Überaktivität peripherer Afferenzen führt zur zentralen Sensibilisierung von WDR-Neuronen. Dabei treten sowohl afferente nozizeptive Reize aus C- und $A\delta$-Fasern als auch afferente, primär nichtnozizeptive Reize aus $A\beta$-Fasern an den WDR-Neuronen ein.

Doch was genau initiiert die zentrale Sensibilisierung im Hinterhorn des Rückenmarks und welche Mechanismen spielen eine Rolle? Die Spontanaktivität sensibilisierter peripherer C-Fasern führt zu einer Freisetzung von Glutamat und Substanz P aus der präsynaptischen Terminale im Hinterhorn des Rückenmarks (Abb. 6.4).

Die Freisetzung dieser Neurotransmitter wird u. a. über präsynaptische Ca-Kanäle gesteuert, die nach einer peripheren Nervenläsion verstärkt exprimiert werden (Luo et al. 2001). Durch die ständige Freisetzung dieser Neurotransmitter, die u. a. über postsynaptische NMDA-Rezeptoren wirken, kommt es über verschiedene intrazelluläre Signalkaskaden wie das Mitogen-aktivierte-Protein-Kinase-System (MAPK; Ji u. Woolf 2001) zu einer Veränderung (Sensibilisierung) des postsynaptischen WDR-Neurons, in dessen Folge embryonale Na(v)1.3-Kanäle exprimiert werden (Hains et al. 2004). Ist diese zentrale Sensibilisierung im Sinne einer Steigerung der Erregbarkeit der WDR-Neurone erst einmal erfolgt, können auch primär nicht schmerzhafte Reize aus $A\beta$- (Berührung) und $A\delta$- (Pinprick-Reize) Afferenzen Schmerzen hervorrufen (Tal u. Bennett 1994). Dies äußert sich klinisch im Vorliegen einer mechanisch-dynamischen oder Pinprick-Allodynie.

Welche weiteren molekularbiologischen Mechanismen hinter dem Phänomen der zentralen Sensibilisierung stehen, ist Gegenstand aktueller Studien. Viele Studienergebnisse lassen jedoch vermuten, dass pathophysiologisch Entzündungsmechanismen u. a. mittels Freisetzung von Zytokinen wie Interleukin-1 (IL-1), IL-6 und TNF α aus Makrophagen in der Umgebung von u. a. Hinterwurzelganglien evozierte Schmerzen hervorrufen und zu einer Schmerzchronifizierung beitragen können (DeLeo u. Yezierski 2001; Milligan et al. 2001; Sommer 2001). Dabei scheinen auch spinale Gliazellen an der Sensibilisierung beteiligt zu sein (Coull et al. 2005; Marchand et al. 2005). Tierexperimentelle Untersuchungen haben gezeigt, dass Astrozyten und Gliazellen durch Substanz P und Glutamat aktiviert werden können und ihrerseits Mediatoren wie proinflammatorische Zytokine freisetzen können, die wiederum zentrale nozizeptive Neurone aktivieren (Watkins et al. 2001, 2001; Wieseler-Frank

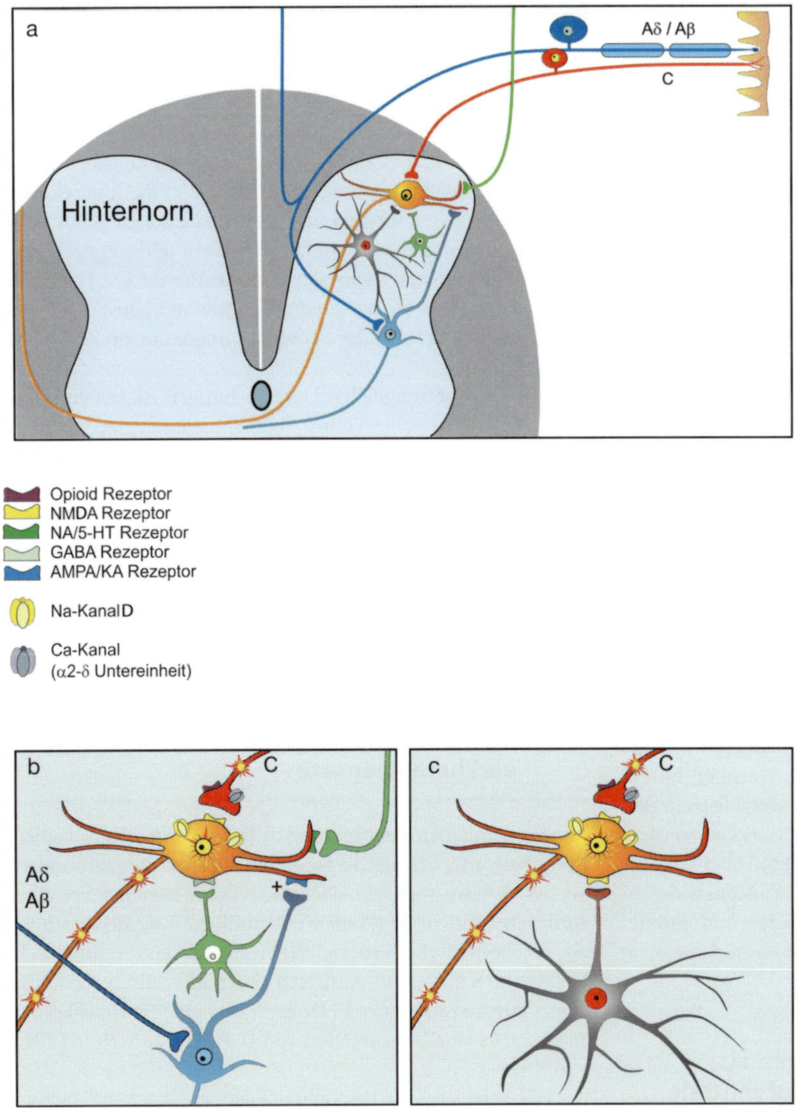

Abb. 6.4a–c. Zentrale Sensibilisierung bei neuropathischen Schmerzen. **a** Dargestellt ist schematisch das Hinterhorn des Rückenmarks. Nozizeptive C-Fasern *(rot)* projizieren auf so genannte Wide-dynamic-range-Neurone (WDR-Neurone, *orangefarben)* im Hinterhorn des Rückenmarks, an denen auch nichtnozizeptive Afferenzen aus Aβ- und Aδ-Fasern *(blau)* eintreten. Spinale Gliazellen *(grau)* und deszendierende modulierende Schmerzbahnen (*dunkelgrün*) stehen ebenfalls in Kontakt mit den WDR-Neuronen. Darüber hinaus stehen WDR-Neurone physiologischerweise unter hemmenden Einflüssen aus GABAergen Interneuronen (*hellgrün*). **b** Die Spontanaktivität sensibilisierter peripherer C-Fasern *(rot)* führt zu einer Freisetzung von Glutamat und Substanz P aus der präsynaptischen Terminale im Hinterhorn des Rückenmarks. Die Freisetzung dieser Neurotransmitter wird u. a. über präsynaptische Ca-Kanäle gesteuert, die nach einer peripheren Nervenläsion verstärkt exprimiert werden. Durch die ständige Freisetzung dieser Neurotransmitter, die u. a. über postsynaptische NMDA-Rezeptoren wirken, kommt es über verschiedene intrazelluläre Signalkaskaden wie das Mitogen-aktivierte-Protein-Kinase-System (MAPK) zu einer Steigerung der Erregbarkeit postsynaptischer WDR-Neurone *(orangefarben)*, was als »zentrale Sensibilisierung« bezeichnet wird. In der Folge können auch primär nicht schmerzhafte Reize aus Aβ-(*blau*, Berührung) und Aδ-(*blau*, Pinprick)-Afferenzen Schmerzen hervorrufen, was sich klinisch im Vorliegen einer mechanisch-dynamischen oder Pinprick-Allodynie manifestiert. Viele weitere Rezeptoren und Kanäle spielen bei der zentralen Sensibilisierung eine Rolle, u. a. präsynaptische Opioidrezeptoren sowie postsynaptische Noradrenalin-, Serotonin-, GABA-Rezeptoren und Na-Kanäle. Zusätzlich wird eine Schmerzchronifizierung durch einen Funktionsverlust GABAerger Interneurone *(hellgrün)* und absteigender hemmender Schmerzbahnen *(dunkelgrün)* begünstigt. **c** Die Spontanaktivität sensibilisierter peripherer C-Fasern *(rot)* aktiviert auch spinale Gliazellen *(grau)*, die durch Freisetzung von u. a. Zytokinen zusätzlich die Erregbarkeit der WDR-Neurone erhöhen
[*5-HT* 5-Hydroxytryptamin (Serotonin), *GABA* γ-Aminobuttersäure, *NA* Noradrenalin, *AMPA* α-Amino-3-hydroxy-5-methyl-4-isoxazol-Propionsäure, *KA* Kainat]. (Modifiziert nach Baron 2006)

et al. 2004). Auch die oben beschriebenen kontralateralen somatosensorischen Veränderungen werden aktivierten Astrozyten zugeschrieben, die möglicherweise eine Ausbreitung der Schmerzen über »gap junctions« ermöglichen (Wieseler-Frank et al. 2004).

Neben diesen Veränderungen spielen 2 weitere Mechanismen bei der zentralen Sensibilisierung eine Rolle: Veränderungen der inhibitorischen intraspinalen und der deszendierenden Bahnen. Physiologisch stehen Hinterhornneurone unter inhibitorischer Kontrolle durch GABAerge Interneurone. Bei chronischen Schmerzen kommt es zu einem Funktionsverlust dieser Interneurone, in dessen Folge eine Schmerzfortleitung und zentrale Sensibilisierung erleichtert wird (◘ Abb. 6.4). Bislang wurde der Funktionsverlust über eine Apoptose dieser Neurone nach peripherer Nervenläsion erklärt. Neuere tierexperimentelle Untersuchungen zeigen jedoch, dass die Anzahl GABAerger-Interneurone im Hinterhorn nicht abnimmt (Polgar et al. 2004), sondern molekularbiologische Veränderungen den Funktionsverlust bedingen (Coull et al. 2003).

Neben der intraspinalen Hemmung stehen Hinterhornneurone unter dem Einfluss noradrenerger und serotoninerger absteigender Bahnen aus supraspinalen Zentren (Ren u. Dubner 2002). Frühere Theorien sprachen den absteigenden Bahnen v. a. hemmenden Charakter zu (»Gate-control-Theorie«), und eine zentrale Sensibilisierung und Schmerzchronifizierung wurde durch einen Funktionsverlust dieser absteigenden Bahnen bei chronischen Schmerzpatienten erklärt. Darüber hinaus konnte auf diese Weise die Wirksamkeit von trizyklischen Antidepressiva bei neuropathischen Schmerzen erklärt werden. Heute ist bekannt, dass die absteigenden Bahnen auch aktivierenden Charakter haben (Ossipov et al. 2000; Vanegas u. Schaible 2004). Wann und wodurch die hemmenden und aktivierenden Eigenschaften jedoch zum Tragen kommen, ist noch unklar.

6.3.7 Andauernde Spontanschmerzen als Hinweis auf eine periphere und zentrale Sensibilisierung

Andauernde Spontanschmerzen sind einerseits die Folge der oben beschriebenen Mechanismen der zentralen Sensibilisierung, andererseits können sie auch durch Vorgänge im peripheren Nervensystem generiert werden. Dabei unterhält eine Zytokinfreisetzung aus Schwann-Zellen verletzter Nerven und eingewanderten Makrophagen den Sensibilisierungsprozess (Sommer 2001; Shamash et al. 2002; ◘ Abb. 6.2). Den Zytokinen, insbesondere dem TNF α und IL-1, wird eine bedeutende Rolle bei der Entstehung ektoper Aktivität (Spontanschmerzen), aber auch evozierter Schmerzen (Hyperalgesie) zugeschrieben (Luo et al. 2001; Schafers et al. 2001; Sommer 2001; McMahon et al. 2005). Neben den Zytokinen können eine Reihe anderer Faktoren wie ein anhaltend saures Milieu ebenfalls Nozizeptoren reizen und eine Schmerzchronifizierung begünstigen.

6.3.8 Negative sensorische Phänomene als Hinweis auf eine Deafferenzierung zentraler Neurone

Werden Spontanschmerzen und das Vorliegen einer Allodynie ausschließlich einer peripheren und zentralen Sensibilisierung nozizeptiver Strukturen zugeschrieben, so ist die klinische Beobachtung, dass Patienten mit neuropathischen Schmerzen häufig gleichzeitig unter Spontanschmerzen und negativ sensorischen Phänomenen leiden (Hypäshesie, thermische Hypästhesie), nicht zu erklären. Bei diesen Patienten mit Hinweis auf eine Deafferenzierung kann der Spontanschmerz nur im ZNS selbst entstehen.

Aus tierexperimentellen Untersuchungen ist bekannt, dass der komplette afferente Verlust eines spinalen Segmentes zu einer Spontanaktivität von Hinterhornneuronen führt (Lombard u. Larabi 1983; Fields et al. 1998). Eine Spontanaktivität spinaler Neurone konnte auch bei einem Patienten mit Verletzung der Cauda equina nachgewiesen werden, der über Schmerzen im Bereich des anästhetischen Areals klagte (Loeser 1986). Somit scheint eine Deafferenzierung ebenfalls Spontanaktivität nozizeptiver Strukturen bedingen und chronische Schmerzen generieren zu können.

6.4 Das somatosensorische Profil als Therapieansatz

Aus der klinischen Beobachtung ist bekannt, dass verschiedene Krankheitsursachen gleiche Symptome hervorrufen und andersherum mehrere unterschiedliche Symptome bei einer Krankheit vorliegen können. So können entzündliche Erkrankungen wie die postherpetische Neuralgie (PHN) oder eine traumatische Nervenverletzung zum Auftreten einer Kälteallodynie führen oder Patienten mit einer PHN einerseits eine Sensibilisierung, andererseits eine Degeneration von C-Fasern aufweisen (Fields et al. 1998).

Wie bereits bei der Pathophysiologie sensorischer Symptome beschrieben, ist meist nicht nur ein Mechanismus für die Entstehung chronischer Schmerzen verantwortlich, sondern es tragen verschiedene pathophysiologische Veränderungen peripherer und zentraler neuronaler Strukturen dazu bei. Daraus hat sich die Überlegung ergeben, dass nicht ein Symptom allein, sondern eine Symptomkonstellation am ehesten auf die beim Patienten vorliegenden Pathomechanismen hinweisen kann. Diese Symptomkonstellation lässt sich durch Anamnese und Untersuchung verschiedener sensorischer Qualitäten (Nervenfasertypen) hinsichtlich Sensibilisierung oder Funktionsverlust erfassen und ermöglicht die Erstellung eines »somatosensorischen Profils« vgl. ▶ Kap. 8.6. Dieses ermöglicht zum einen Rückschlüsse auf die individuell beim jeweiligen Patienten vorliegenden Pathomechanismen, zum anderen eine gezielte mechanismenbasierte Therapie (◘ Tab. 6.1).

Möglicherweise erklären unterschiedliche Pathomechanismen bei Patienten auch das unterschiedliche Ansprechen auf die

Tab. 6.1. Pathophysiologisch beteiligte Strukturen und mögliche Therapieoptionen bei neuropathischen Schmerzen

		Symptom	Mechanismen/beteiligte Strukturen	Therapieoptionen
Negativsymptome		Hypästhesie	Funktionsminderung/-verlust von Aβ-Fasern	–
		Pallhypästhesie	Funktionsminderung/-verlust von Aβ-Fasern	–
		Hypalgesie	Funktionsminderung/-verlust von C-Fasern	–
		Thermhypästhesie	Funktionsminderung/-verlust von C-Fasern	–
Positivsymptome	Spontane Empfindung/Spontanschmerz	Parästhesie	Periphere Sensibilisierung von Aβ-Fasern	– Na-Kanalblocker
		Einschießende Schmerzattacke	Periphere Sensibilisierung durch Expression ektoper Natriumkanäle auf C-Fasern	– Na-Kanalblocker (Lidocain, Carbamazepin, Oxcarbazepin, Lamotrigin, trizyklische Antidepressiva)
		Oberflächlicher Schmerz	Periphere Sensibilisierung durch Zytokinfreisetzung	– TNF-α-Antagonisten, NSAID?
			Zentrale Sensibilisierung im Hinterhorn durch ständigen nozizeptiven Input	– μ-Rezeptoragonisten (Opioide) – Ca-Kanalmodulierer (Gabapentin, Pregabalin) – NMDA-Rezeptorantagonisten (Ketamin, Dextrometorphan)
			Funktionsminderung/-verlust inhibitorischer Interneurone	– GABA-B-Agonisten (Baclofen) – μ-Rezeptoragonisten (Opioide)
			Funktionsminderung/-verlust der absteigenden Schmerzhemmung	– α2-Rezeptoragonisten (Clonidin) – NA/5-HT-Wiederaufnahmehemmer (trizyklische Antidepressiva, Venlafaxin, Duloxetin)
	Evozierter Schmerz	Mechanisch dynamische Allodynie Mechanische Pinprick-Allodynie	Zentrale Sensibilisierung im Hinterhorn durch ständigen nozizeptiven Input	– μ-Rezeptoragonisten (Opioide) – Ca-Kanalmodulierer (Gabapentin, Pregabalin) – NMDA-Rezeptorantagonisten (Ketamin, Dextrometorphan)
			Funktionsminderung/-verlust inhibitorischer Interneurone	– GABA-B-Agonisten (Baclofen) – μ-Rezeptoragonisten (Opioide)
			Funktionsminderung/-verlust der absteigenden Schmerzhemmung	– α2-Rezeptoragonisten (Clonidin) – NA/5-HT-Wiederaufnahmehemmer (trizyklische Antidepressiva, Venlafaxin, Duloxetin)
		Mechanisch-statische Allodynie	Periphere Sensibilisierung unter Beteiligung des ASCI-Rezeptors?	?
		Kälteallodynie/-hyperalgesie	Periphere Sensibilisierung durch verändertes Verhalten von TRPA1/TRPM8-Rezeptoren	– Menthol?
			Zentrale Disinhibition	?
		Hitzeallodynie/-hyperalgesie	Periphere Sensibilisierung unter Beteiligung des TRPV1-Rezeptors	– Capsaicin-Salbe

Tab. 6.1. (Fortsetzung)

	Symptom	Mechanismen/beteiligte Strukturen	Therapieoptionen
Einfluss sympathischer Aktivität	Sympathisch unterhaltener Schmerz (SMP)	Periphere Sensibilisierung unter Beteiligung des α-Rezeptors	– α-Rezeptorblocker (Prazosin, trizyklische Antidepressiva) – Sympathikusblockaden
	Sympathisch unabhängiger Schmerz (SIP)	–	–

in der Therapie verwendeten Medikamentengruppen. Das Ergebnis einer ausführlichen somatosensorischen Diagnostik bei neuropathischen Schmerzpatienten kann daher indirekt Einfluss auf die Wirksamkeit einer Therapie haben.

Fazit

Die Zukunft der Schmerztherapie könnte in einer mechanismenbasierten Therapie liegen, die genau auf die pathophysiologischen Mechanismen gerichtet ist, die bei dem jeweiligen Patienten vorliegen. Der Entdeckung und Untersuchung neuer pathophysiologischer Zielstrukturen und der Entwicklung von Medikamenten, die an diesen Zielstrukturen wirken, kommt daher besondere Bedeutung zu.

Literatur

Angus JA, Cocks TM et al. (1986) Alpha 2-adrenoceptors and endothelium-dependent relaxation in canine large arteries. Br J Pharmacol 88 (4): 767–777

Baron R (2006) Mechanisms of disease; neuropathic pain – a clinical perspective. Nat Clin Pract Neurol

Baron R, Levine JD et al. (1999) Causalgia and reflex sympathetic dystrophy: does the sympathetic nervous system contribute to the generation of pain? Muscle Nerve 22 (6): 678–695

Baron R, Schattschneider J et al. (2002) Relation between sympathetic vasoconstrictor activity and pain and hyperalgesia in complex regional pain syndromes: a case-control study. Lancet 359 (9318): 1655–1660

Caterina MJ, Leffler A et al. (2000) Impaired nociception and pain sensation in mice lacking the capsaicin receptor. Science 288 (5464): 306–313

Coull JA, Beggs S et al. (2005) BDNF from microglia causes the shift in neuronal anion gradient underlying neuropathic pain. Nature 438 (7070): 1017–1021

Coull JA, Boudreau D et al. (2003) Trans-synaptic shift in anion gradient in spinal lamina I neurons as a mechanism of neuropathic pain. Nature 424 (6951): 938–942

Craig AD, Reiman EM et al. (1996) Functional imaging of an illusion of pain. Nature 384 (6606): 258–260

DeLeo JA, Yezierski RP (2001) The role of neuroinflammation and neuroimmune activation in persistent pain. Pain 90 (1–2): 1–6

Dib-Hajj SD, Rush AM et al. (2005) Gain-of-function mutation in Nav1.7 in familial erythromelalgia induces bursting of sensory neurons. Brain 128 (Pt 8): 1847–1854

Fields HL, Rowbotham M et al. (1998) Postherpetic neuralgia: irritable nociceptors and deafferentation. Neurobiol Dis 5 (4): 209–227

Habler HJ, Janig W et al. (1987) Activation of unmyelinated afferents in chronically lesioned nerves by adrenaline and excitation of sympathetic efferents in the cat. Neurosci Lett 82 (1): 35–40

Hains BC, Saab CY et al. (2004) Altered sodium channel expression in second-order spinal sensory neurons contributes to pain after peripheral nerve injury. J Neurosci 24 (20): 4832–4839

Hong S, Wiley JW (2005) Early painful diabetic neuropathy is associated with differential changes in the expression and function of vanilloid receptor 1. J Biol Chem 280 (1): 618–627

Hudson LJ, Bevan S et al. (2001) VR1 protein expression increases in undamaged DRG neurons after partial nerve injury. Eur J Neurosci 13 (11): 2105–2114

Janig W, Levine JD et al. (1996) Interactions of sympathetic and primary afferent neurons following nerve injury and tissue trauma. Prog Brain Res 113: 161–184

Ji RR, Woolf CJ (2001) Neuronal plasticity and signal transduction in nociceptive neurons: implications for the initiation and maintenance of pathological pain. Neurobiol Dis 8 (1): 1–10

Lai JJ, Hunter C et al. (2003) The role of voltage-gated sodium channels in neuropathic pain. Curr Opin Neurobiol 13 (3): 291–297

Loeser JD (1986) Herpes zoster and postherpetic neuralgia. Pain 25 (2): 149–164

Lombard MC, Larabi Y (1983) Electrophysiological study of cervical dorsal horn cells in partially deafferented rats. In: Bonica JJ (ed) Advances in pain research and therapy. Raven, New York, pp 147–154

Luo ZD, Chaplan SR et al. (2001) Upregulation of dorsal root ganglion (alpha)2 (delta) calcium channel subunit and its correlation with allodynia in spinal nerve-injured rats. J Neurosci 21 (6): 1868–1875

Marchand F, Perretti M et al. (2005) Role of the immune system in chronic pain. Nat Rev Neurosci 6 (7): 521–532

McKemy DD (2005) How cold is it? TRPM8 and TRPA1 in the molecular logic of cold sensation. Mol Pain 1 (1): 16

McKemy DD, Neuhausser WM et al. (2002) Identification of a cold receptor reveals a general role for TRP channels in thermosensation. Nature 416 (6876): 52–58

McMahon SB, Cafferty WB et al. (2005) Immune and glial cell factors as pain mediators and modulators. Exp Neurol 192 (2): 444–462

Milligan ED, O´Connor KA et al. (2001) Intrathecal HIV-1 envelope glycoprotein gp120 induces enhanced pain states mediated by spinal cord proinflammatory cytokines. J Neurosci 21 (8): 2808–2819

Nystrom B, Hagbarth KE (1981) Microelectrode recordings from transected nerves in amputees with phantom limb pain. Neurosci Lett 27 (2): 211–216

Oaklander AL, Brown JM (2004) Unilateral nerve injury produces bilateral loss of distal innervation. Ann Neurol 55 (5): 639–644
Oaklander AL, Romans K et al. (1998) Unilateral postherpetic neuralgia is associated with bilateral sensory neuron damage. Ann Neurol 44 (5): 789–795
Obata K, Katsura et al. H (2005) TRPA1 induced in sensory neurons contributes to cold hyperalgesia after inflammation and nerve injury. J Clin Invest 115 (9): 2393–2401
Ochoa J, Torebjörk HE et al. (1982) Abnormal spontaneous activity in single sensory nerve fibers in humans. Muscle Nerve 5 (9S): S74–S77
Omana-Zapata I, Khabbaz MA et al. (1997) Tetrodotoxin inhibits neuropathic ectopic activity in neuromas, dorsal root ganglia and dorsal horn neurons. Pain 72 (1–2): 41–49
Ossipov MH, Lai J et al. (2000) Spinal and supraspinal mechanisms of neuropathic pain. Ann N Y Acad Sci 909: 12–24
Polgar E, Gray S et al. (2004) Lack of evidence for significant neuronal loss in laminae I–III of the spinal dorsal horn of the rat in the chronic constriction injury model. Pain 111 (1–2): 144–150
Price MP, McIlwrath SL et al. (2001) The DRASIC cation channel contributes to the detection of cutaneous touch and acid stimuli in mice. Neuron 32 (6): 1071–83
Ren K, Dubner R (2002) Descending modulation in persistent pain: an update. Pain 100 (1–2): 1–6
Schafers M, Brinkhoff J et al. (2001) Combined epineurial therapy with neutralizing antibodies to tumor necrosis factor-alpha and interleukin-1 receptor has an additive effect in reducing neuropathic pain in mice. Neurosci Lett 310 (2–3): 113–116
Shamash S, Reichert Ft al. (2002) The cytokine network of Wallerian degeneration: tumor necrosis factor-alpha, interleukin-1alpha, and interleukin-1beta. J Neurosci 22 (8): 3052–3060
Sommer C (2001) Cytokines in neuropathic pain. Anaesthesist 50 (6): 416–426
Tal M, Bennett GJ (1994) Extra-territorial pain in rats with a peripheral mononeuropathy: mechano-hyperalgesia and mechano-allodynia in the territory of an uninjured nerve. Pain 57 (3): 375–382
Vanegas H, Schaible HG (2004) Descending control of persistent pain: inhibitory or facilitatory? Brain Res Brain Res Rev 46 (3): 295–309
Wang SJ, Liao KK et al. (1994) Sympathetic skin response and R-R interval variation in chronic uremic patients. Muscle Nerve 17 (4): 411–418
Watkins LR, Milligan ED et al. (2001) Glial activation: a driving force for pathological pain. Trends Neurosci 24 (8): 450–455
Watkins LR, Milligan ED et al. (2001) Spinal cord glia: new players in pain. Pain 93 (3): 201–205
Wieseler-Frank J, Maier SF et al. (2004) Glial activation and pathological pain. Neurochem Int 45 (2–3): 389–395
Wood JN, Boorman JP et al. (2004) Voltage-gated sodium channels and pain pathways. J Neurobiol 61 (1): 55–71

Klinische Schmerzmessung

P. Nilges

7.1 Einleitung – 68

7.2 Inhalte und Methoden: ein Überblick – 68
7.2.1 Erfassung der Schmerzintensität – 69
7.2.2 Schmerzaffekt und -qualität – 70

7.3 Praktische Hinweise – 72
7.3.1 Patientenperspektive – 72
7.3.2 Behandlerperspektive – 72

Literatur – 72

7.1 Einleitung

Schmerzmessung ist die Voraussetzung für Diagnostik, Behandlung und wissenschaftliche Erforschung von Schmerz. Stärken und Schwächen der verschiedenen Methoden werden dargestellt und verglichen. Daraus lassen sich Empfehlungen ableiten, die zweckmäßig und aussagekräftig sind, die den klinischen Alltag erleichtern und zur Verbesserung der Qualität in der Patientenversorgung beitragen. Dargestellt werden Gründe für Irritationen und Missverständnisse bei der Bearbeitung von Schmerzmessverfahren durch Patienten, aber auch typische Beurteilerfehler bei der Interpretation der Ergebnisse.

> »Es scheint paradox, über die Messung von etwas zu sprechen, das nicht zufriedenstellend definiert werden kann.« (Beecher 1957)

Schmerz – in der Zeit Beechers noch eher als Sinneswahrnehmung wie Hören oder Sehen verstanden – ist inzwischen durch die IASP (International Association for the Study of Pain) als unangenehme Sinnes- und Gefühlserfahrung definiert (»unpleasant sensory and emotional experience«; IASP 1986). Aber damit scheinen neue Probleme verbunden zu sein:

> »Die Messung von Schmerz ist vermutlich eine der anspruchsvollsten und schwierigsten Aufgaben der Gesundheitswissenschaften.« (Elliot et al. 2003)

Solange Schmerz lediglich Symptom für eine zu beseitigende (und definitiv heilbare) Pathologie ist bzw. als solches betrachtet wurde, war Schmerzfreiheit ein eindeutiges Erfolgskriterium für eine Behandlung. Bei chronischen Schmerzen ist dieses Resultat eher eine Ausnahme. Die zunehmende Beschäftigung mit chronischen Schmerzen hat zu differenzierten Schmerzkonzepten und Therapiezielen geführt. Diese Entwicklungen führten auch zu klinisch praktikablen Messmethoden für Schmerz in seinen Abstufungen und unterschiedlichen Facetten (Melzack et al. 1976).

In Schmerzkliniken, -ambulanzen und schmerztherapeutischen Praxen ist Schmerzmessung inzwischen Routine. Außerhalb dieser Versorgungsstrukturen sind jedoch auch bei der Behandlung »typischer« Schmerzpatienten selbst einfache Messverfahren noch wenig verbreitet (Wirz et al. 2003).

Die Schmerzerfahrung von Menschen ist durch die Situation, durch Emotionen, Kognitionen und Verhalten beeinflusst (Beecher 1956). Wenn wir Schmerzen messen, müssen wir diese Kontexteinflüsse bei so unterschiedlichen Zuständen wie unklaren Rückenschmerzen oder scheinbar einfachen und klaren Beschwerden wie Schmerz bei Krebs in Betracht ziehen (Turk u. Fernandez 1990).

Die Messung von somatischen Parametern wie Herzfrequenz, Blutdruck oder Blutzuckerwerten ist vergleichsweise einfach: Es handelt sich um (vorwiegend) objektive Daten, d. h. diese Werte können z. B. auch beim bewusstlosen Patienten erhoben werden.

Für die klinische Schmerzmessung gelten diese Prinzipien nicht: Wir messen Schmerz, indem wir Patienten veranlassen, die Stärke einer individuellen Empfindung einem Beobachter (Arzt, Psychologe, Krankenschwester, Forscher) in verstehbarer Form zu vermitteln, sei es quantitativ in Form von Intensitätsangaben oder qualitativ durch Begriffe und Beschreibungen.

! Objektive Messungen von Schmerz gibt es nicht, auch besteht keine lineare Beziehung zwischen dem Ausmaß einer vorhandenen Gewebsschädigung und der Schmerzintensität (Turk 1993; Wright et al. 1993).

7.2 Inhalte und Methoden: ein Überblick

> »Die Verwendung zuverlässiger, valider und sinnvoller Verfahren ist keineswegs schwieriger als die Anwendung uninterpretierbarer oder ungeeigneter Methoden.« (Williams 1995, S. 55)

Die Wahl der Messung hängt davon ab, welche Aspekte von Schmerz im Vordergrund stehen. Meist liegt der Fokus auf der Schmerzintensität. Weitere Facetten des Schmerzes betreffen die mit ihm verbundenen Gefühle, die sensorische Qualität sowie die Lokalisation (Duncan et al. 1989; Jensen u. Karoly 2001; Jensen et al. 1986, 1999).

Schmerz als alleiniger Messparameter in Diagnostik und Therapie ist in der Regel nicht ausreichend. Wichtige Aspekte der Messung betreffen schmerzassoziierte Bereiche, erfordern eine Ausweitung der verwendeten Messmethoden auf physiologische Parameter, Verhalten (z. B. Alltagsaktivität, Nutzung des Gesundheitswesens, Arbeitsfähigkeit), Kognitionen und Emotionen. Diese Variablen werden in ▶ Kap. 5 dargestellt.

Inhaltliche Schwerpunkte und klinisch erprobte Methoden der Schmerzmessung

Inhalte:
- **Intensität:** Momentane, übliche, maximale, geringste Schmerzstärke
- **Schmerzaffekt:** Ausmaß der Belästigung/Unannehmlichkeit, affektive Beschreibung
- **Qualität:** sensorische Beschreibung

Methoden:
- Begriffe (verbale Schätzskalen, Adjektivlisten)
- Skalen ohne Unterteilung (visuelle Analogskala), mit Unterteilung (numerische Skala)
- Zahlen von 0–10, 0–20 oder 0–100 (numerische Schätzung)
- Symbole (z. B. Gesichtsschemata – »smiley« – für Kinder)

Die Übersetzung von Schmerz in für Außenstehende nachvollziehbare Angaben ist ein unerlässlicher Schritt zur Kommunikation, Diagnostik und Therapieevaluation. Dabei ist nicht nur die Kommunikation zwischen Patient und Arzt gemeint. In einem Schmerzbehandlungsteam verschiedener Professionen ist auch der Austausch zwischen den unterschiedlichen Berufsgruppen über die Art und Intensität von Beschwerden der Patienten in verschiedenen Situationen nur mit einer gemeinsamen Sprache möglich.

7.2.1 Erfassung der Schmerzintensität

Verbale Schätzungen

Verbale Intensitätsschätzungen (z. B. kein Schmerz, schwache Schmerzen, starke Schmerzen, unerträgliche Schmerzen) sind unmittelbar verständlich und entsprechen unserer Alltagskommunikation. Die Akzeptanz dieser Methode ist deshalb hoch. Für die klinische Anwendung oder gar wissenschaftliche Untersuchungen ist dieses Verfahren aber nicht ausreichend differenziert. Auch ist die für Patienten mit den Begriffen jeweils verbundene Bedeutung unklar. Probleme ergeben sich zudem bei der Auswertung, wenn die Ergebnisse zur weiteren statistischen Berechnung verwendet und in Zahlen übersetzt werden sollen.

! Verbale Schätzungen sollten nur bei Patienten eingesetzt werden, die mit anderen Formen der Schmerzmessung nicht zurechtkommen (Verständnisprobleme, Überforderung durch visuelle Analogskalen oder numerische Skalen).

Visuelle Analogskala

Das traditionelle Verfahren zur Bestimmung der Intensität ist die visuelle Analogskala (VAS). Es handelt sich um eine 10 cm lange Linie mit Endpunkten, die mit Begriffen bezeichnet sind (z. B. kein Schmerz – stärkster vorstellbarer Schmerz). Ihre Akzeptanz in Forschung und Therapie hängt mit der theoretisch unbegrenzten Zahl von Antwortmöglichkeiten zusammen.

Die Annahme, dass eine stärkere Differenziertheit und damit Genauigkeit der Schätzung aufgrund der theoretisch unbegrenzten Anzahl von wählbaren Punkten erreicht wird, scheint falsch zu sein:

- Patienten verwenden für ihre eigene »innere« Skalierung – unabhängig von den Vorgaben – lediglich 10 bis maximal 21 Abstufungen (Jensen et al. 1994).
- Selbst wenn eine VAS benutzt wird, bearbeiten Patienten diese »intern« wie eine numerische Skala (Williams et al. 2000).
- Vor allem bei älteren Patienten ist die VAS anfällig für Verzerrungen und Verständnisfehler.
- Die Fehleranfälligkeit ist durch einen notwendigen Zwischenschritt (Messung der Strecke vom Nullpunkt links bis zur Markierung des Patienten) erhöht.

! Gegenüber einfachen Schätzungen mit Hilfe von Zahlen hat die visuelle Analogskala keine ausreichenden Vorteile, um ihre Anwendung als bevorzugte Methode zu empfehlen (Jensen et al. 2001).

Numerische Schätzungen

Unsere Patienten (und auch viele Behandler) sind, im Unterschied zu Menschen im angloamerikanischen Sprachraum, den Umgang mit Schätzmethoden wie der numerischen Schätzskala (NSS) oder der visuellen Analogskala (VAS) nicht gewohnt. Eine kurze und eindeutige Instruktion ist die Voraussetzung für einen sinnvollen Einsatz dieser Methode:

Muster für die Instruktion zum Gebrauch numerischer Schätzskalen

»Schmerz ist immer eine persönliche/subjektive Erfahrung! Es gibt keine richtige oder falsche Schmerzschätzung. Die einzige ›richtige‹ Schmerzstärke ist die, die Sie empfinden. Es geht uns darum, zunächst einmal Ihre Einschätzung der Beschwerden zu erfahren. Auch geht es darum, Veränderungen im Verlauf der Behandlung mit Ihnen zusammen herauszufinden. Das ist wichtig, damit wir gemeinsam Ansatzpunkte für die weitere Behandlung finden und herausfinden, was Ihnen am besten hilft.«

Im klinischen Alltag mit seinem Zeitdruck und den eingeschränkten Möglichkeiten schriftlicher Dokumentation ist das Ziel meist die schnelle Information über die momentane Schmerzintensität. Die numerische Schätzskala (NSS) ist für diesen Zweck gut geeignet. Aufgabe der Patienten ist es, nach kurzer Instruktion eine der aktuellen Schmerzstärke entsprechende Zahl zwischen 0 und 10 zu nennen. Dabei ist prinzipiell keine schriftliche Angabe erforderlich, die Instruktion und Information kann mündlich gegeben und durch den Arzt oder das Pflegepersonal dokumentiert werden.

Eine Instruktion für den Patienten kann lauten

»Bitte schätzen Sie ihre Schmerzstärke mit Hilfe der Zahlen von 0–10 ein. 0 heißt dabei kein Schmerz, 10 bedeutet stärkster vorstellbarer Schmerz. Welche Zahl würden Sie ihrem momentanen Schmerz zuordnen?«

Diese Form kann auch bei den täglichen Visiten oder Praxiskontakten problemlos und zügig eingesetzt werden. Die Dokumentation ist einfach, die Zahl muss lediglich notiert werden.

Patienten mit chronischen Schmerzen haben regelmäßig mehr als ein Schmerzproblem (Williams et al. 2000). Meist ist es daher sinnvoll, die unterschiedlichen Lokalisationen zu erfassen: Gleichzeitig bestehende Schmerzen unterschiedlicher Lokalisation können getrennt erfragt und mit unterschiedlichen Symbolen auf der numerischen Skala dokumentiert werden (z. B. »o« für Kopf- und »x« für Kreuzschmerzen). Bei einigen Patienten ist eine Differenzierung in die »Intensität der Grundschmerzen« und »zusätzliche Attacken« notwendig, um Informationen über die Wirksamkeit von Behandlungen zu erhalten.

Patienten bevorzugen die numerische Schätzung von 0-10 gegenüber Einteilungen von 0-100 oder visuellen Analogskalen.

Fazit

Diese Form der Schmerzschätzung ist nicht nur für die klinische Anwendung ideal, auch für wissenschaftliche Studien ist sie völlig ausreichend (Jensen et al. 2001); diese Autoren haben in einer Übersichtsarbeit die unterschiedlichen Verfahren verglichen und geben Empfehlung für deren Anwendung.

Globalmaße

Die Angaben der Patienten können zu verschiedenen Schmerzaspekten erhoben werden (Abb. 7.1):

- aktuelle Schmerzen,
- durchschnittliche Schmerzen,
- maximale Schmerzen,
- geringste Schmerzen,
- akzeptable Schmerzstärke,
- Zeitdauer mit Schmerzen.

Bitte geben Sie mit Hilfe dieser Skala an, wie stark Ihre Schmerzen **im Moment** sind.

0 1 2 3 4 5 6 7 8 9 10
kein Schmerz — stärkster vorstellbarer Schmerz

Bitte geben Sie mit Hilfe dieser Skala an, wie stark Ihre Schmerzen **üblicherweise** sind.

0 1 2 3 4 5 6 7 8 9 10
kein Schmerz — stärkster vorstellbarer Schmerz

Bitte geben Sie mit Hilfe dieser Skala an, wie stark Ihre Schmerzen **maximal** sein können.

0 1 2 3 4 5 6 7 8 9 10
kein Schmerz — stärkster vorstellbarer Schmerz

Bitte geben Sie mit Hilfe dieser Skala die **geringste** Stärke an, die Ihre Schmerzen haben können.

0 1 2 3 4 5 6 7 8 9 10
kein Schmerz — stärkster vorstellbarer Schmerz

Geben Sie jetzt bitte an, welche **Schmerzstärke** für Sie bei erfolgreicher Behandlung **erträglich** wäre?

0 1 2 3 4 5 6 7 8 9 10
kein Schmerz — stärkster vorstellbarer Schmerz

Bitte geben Sie die Zeit an, die Sie in der vergangenen Woche an Schmerzen litten.

0 1 2 3 4 5 6 7 8 9 10
überhaupt nicht — ununterbrochen

Abb. 7.1. Numerische Schmerzskala

Diese unterschiedlichen Maße zu erfassen ist sinnvoll, um realistische Ziele zu vereinbaren bzw. unrealistische Erwartungen zu korrigieren und um mögliche Missverständnisse bei der Verwendung der Skala frühzeitig zu erkennen und auszuräumen.

Tagebücher

Diskrepanzen bestehen zwischen retrospektiver Schätzung (»Wie stark waren Ihre Schmerzen in der vergangenen Woche«) und den realen Werten in diesem Zeitraum. Patienten neigen im Rückblick zu einer **Überschätzung** ihrer Beschwerden (Stone et al. 2004). Ein Teil dieser Verzerrung ist darauf zurückzuführen, dass v. a. schmerzfreie oder deutlich schmerzreduzierte Zeiten retrospektiv ignoriert bzw. unterbewertet werden. Schmerzattacken und kurzfristige Schmerzverstärkungen haben einen stärkeren Einfluss auf die Beurteilung zurückliegender Zeitabschnitte als Phasen mit geringen oder keinen Schmerzen.

Um zuverlässige Angaben der Schmerzstärke über einen bestimmten Zeitraum (z. B. 1 Woche) zu erhalten, sind daher aktuelle Angaben mit mehreren Messzeitpunkten notwendig, die dann zu Tages- oder Wochenwerten zusammengefasst werden können. Schmerztagebücher mit bis zu 4 Zeitpunkten pro Tag sind dafür geeignet (Abb. 7.2). Bei – oder besser vor – Beginn einer Behandlung ist eine Baseline von mindestens 1 Woche Dauer sinnvoll. Zur Erfolgskontrolle sind Schmerztagbücher während und gegen Ende bzw. nach Abschluss einer Behandlung sinnvoll. Bei stationären oder teilstationären Schmerzbehandlungen sind sie zwingend erforderlich.

Falls nur retrospektive Daten erhoben werden können (z. B. bei epidemiologischen Studien), sollten unterschiedliche Intensitätsmaße zusammengefasst werden: Werte, die sich aus durchschnittlicher und geringster Schmerzintensität oder durchschnittlicher, momentaner, stärkster und geringster Schmerzintensität zusammensetzen, sind am besten geeignet (Jensen et al. 1999).

Zahlreiche Verfahren liegen inzwischen vor, die syndromspezifische Aspekte berücksichtigen, z. B. Kopfschmerztagebücher, die Begleitsymptomatik, Medikamenteneinnahme und Anfallsdauer mit erfassen. Die Entscheidung für eine Methode sollte von den Behandlungszielen und der jeweiligen Schmerzcharakteristik bestimmt sein.

Auch wenn in Studien die befürchtete Fokussierung von Patienten auf Schmerz durch häufige Schätzungen nicht belegt werden konnte, ist eine täglich mehrfache Messung über Monate wenig sinnvoll (Frede 2003).

Veränderung der Schmerzintensität: relevant oder nur signifikant?

Ziel der Schmerzmessung ist v. a. die Dokumentation der Behandlungsergebnisse und – durch Prä-post-Vergleiche – die Einschätzung des Therapieerfolges. Eine Veränderung der Schmerzschätzung von 9 auf 8 nach Gabe starker Analgetika wird vermutlich nur bei wenigen Patienten als Erfolg verbucht. Als minimale Verbesserung wird eine Reduktion um 20% gewertet. Etwa 30% Schmerzreduktion sind notwendig, um von einer klinisch relevanten Veränderung bei Patienten mit chronischen Schmerzen zu sprechen (Cepeda et al. 2003; Farrar et al. 2001; Farrar 2000).

7.2.2 Schmerzaffekt und -qualität

Affektive und sensorische Aspekte bei Schmerz sind immer gleichzeitig beteiligt. Mit Hilfe numerischer Skalen oder visuel-

Name ______________________________ Woche vom _____________ bis _____________

Abb. 7.2. Schmerztagebuch

	Schmerzstärke ↓ kein Schmerz										stärkster vorstellbarer Schmerz ↓	Bemerkungen
Montag												
Vormittag*	[0]	[1]	[2]	[3]	[4]	[5]	[6]	[7]	[8]	[9]	[10]	
Nachmittag	[0]	[1]	[2]	[3]	[4]	[5]	[6]	[7]	[8]	[9]	[10]	
Abend	[0]	[1]	[2]	[3]	[4]	[5]	[6]	[7]	[8]	[9]	[10]	
Nacht	[0]	[1]	[2]	[3]	[4]	[5]	[6]	[7]	[8]	[9]	[10]	
Dienstag												
Vormittag	[0]	[1]	[2]	[3]	[4]	[5]	[6]	[7]	[8]	[9]	[10]	
Nachmittag	[0]	[1]	[2]	[3]	[4]	[5]	[6]	[7]	[8]	[9]	[10]	
Abend	[0]	[1]	[2]	[3]	[4]	[5]	[6]	[7]	[8]	[9]	[10]	
Nacht	[0]	[1]	[2]	[3]	[4]	[5]	[6]	[7]	[8]	[9]	[10]	
Mittwoch												
Vormittag	[0]	[1]	[2]	[3]	[4]	[5]	[6]	[7]	[8]	[9]	[10]	
Nachmittag	[0]	[1]	[2]	[3]	[4]	[5]	[6]	[7]	[8]	[9]	[10]	
Abend	[0]	[1]	[2]	[3]	[4]	[5]	[6]	[7]	[8]	[9]	[10]	
Nacht	[0]	[1]	[2]	[3]	[4]	[5]	[6]	[7]	[8]	[9]	[10]	
Donnerstag												
Vormittag	[0]	[1]	[2]	[3]	[4]	[5]	[6]	[7]	[8]	[9]	[10]	
Nachmittag	[0]	[1]	[2]	[3]	[4]	[5]	[6]	[7]	[8]	[9]	[10]	
Abend	[0]	[1]	[2]	[3]	[4]	[5]	[6]	[7]	[8]	[9]	[10]	
Nacht	[0]	[1]	[2]	[3]	[4]	[5]	[6]	[7]	[8]	[9]	[10]	
Freitag												
Vormittag	[0]	[1]	[2]	[3]	[4]	[5]	[6]	[7]	[8]	[9]	[10]	
Nachmittag	[0]	[1]	[2]	[3]	[4]	[5]	[6]	[7]	[8]	[9]	[10]	
Abend	[0]	[1]	[2]	[3]	[4]	[5]	[6]	[7]	[8]	[9]	[10]	
Nacht	[0]	[1]	[2]	[3]	[4]	[5]	[6]	[7]	[8]	[9]	[10]	
Samstag												
Vormittag	[0]	[1]	[2]	[3]	[4]	[5]	[6]	[7]	[8]	[9]	[10]	
Nachmittag	[0]	[1]	[2]	[3]	[4]	[5]	[6]	[7]	[8]	[9]	[10]	
Abend	[0]	[1]	[2]	[3]	[4]	[5]	[6]	[7]	[8]	[9]	[10]	
Nacht	[0]	[1]	[2]	[3]	[4]	[5]	[6]	[7]	[8]	[9]	[10]	
Sonntag												
Vormittag	[0]	[1]	[2]	[3]	[4]	[5]	[6]	[7]	[8]	[9]	[10]	
Nachmittag	[0]	[1]	[2]	[3]	[4]	[5]	[6]	[7]	[8]	[9]	[10]	
Abend	[0]	[1]	[2]	[3]	[4]	[5]	[6]	[7]	[8]	[9]	[10]	
Nacht	[0]	[1]	[2]	[3]	[4]	[5]	[6]	[7]	[8]	[9]	[10]	

Schmerztagebücher dienen der Verlaufsuntersuchung der Schmerzstärke. Mit der Schmerzskala (0 bis 10) soll die Schmerzstärke geschätzt werden. 0 bedeutet kein Schmerz; 10 bedeutet stärkster vorstellbarer Schmerz. Bitte lassen Sie keinen Wert aus.
* Vormittag: 7–12 Uhr; Nachmittag: 12–18 Uhr; Abend 18–22 Uhr; Nacht: 22–7 Uhr. Bitte markieren Sie Kreuzschmerzen und Rückenschmerzen mit einem X, Beinschmerzen mit einem +, Kopfschmerzen mit einem O und andere Schmerzarten nach Vereinbarung. Dies erleichtert Ihnen und uns das Lesen des Tagebuches.

ler Analogskalen kann eingeschätzt werden, wie unangenehm, lästig, ärgerlich etc. die Schmerzen empfunden werden. Die sensorische Qualität (z. B. brennend, stechend, glühend) kann ebenfalls auf diese Weise beurteilt werden.

Diese beiden Dimensionen von Schmerz – affektiv und sensorisch – können allerdings zuverlässig mit einer Adjektivliste gemessen werden. Die Schmerzempfindungs-Skala (SES; Geissner 1996) ist Bestandteil des Schmerzfragebogens der deutschen Gesellschaft zum Studium des Schmerzes (DGSS). Die affektive Dimension beschreibt dabei den eigentlichen »Leidensaspekt«. Es bestehen enge Beziehungen zwischen ihr und Symptomen von Angst und Depression sowie zu Hilflosigkeit und Behinderung. Eine hohe Ausprägung auf der affektiven Schmerzdimension weist auf die Bedeutung psychischer Einflussfaktoren hin, besagt aber nichts über die Genese: Auch Schmerz bei einer Krebserkrankung kann stark affektiv gefärbt sein. Die Erfassung der Schmerzempfindung ergänzt die Intensitätsschätzungen und sollte vor und nach schmerztherapeutischen Behandlungen Standard sein.

7.3 Praktische Hinweise

Schmerzmessungen sind fehleranfällig, führen zu ungenauen und manchmal »merkwürdigen« Ergebnissen. Auch die Interpretation der Schmerzschätzung ist anfällig für Fehler und Missverständnisse, die Konsequenzen für die Einschätzung von Patienten haben (»der kann keine Schmerzen haben, der lächelt doch«). Bei Schmerzäußerungen bestehen vergleichbare Probleme wie beim Ausdruck von Gefühlen: Subjektives Erleben und sichtbares Verhalten sind nicht notwendig kongruent.

7.3.1 Patientenperspektive

»Diskrepanzen« sind regelmäßig und irritierend: Die Patientin, die ihre Schmerzintensität mit »10, aber eigentlich genügt das nicht, ich müsste 15 sagen« angibt, der schmerzgeplagt und gequält wirkende Tumorpatient, der feststellt »heute ist es ganz gut, ich würde 4 sagen« oder Patienten mit einer über längere Zeit konstanten Stärke – »das ist bei mir immer 10« - führen zu Verwirrung, Ärger und zu Zweifeln an der Zuverlässigkeit der Patientenangaben.

Einflüsse, die in die Schmerzangaben der Patienten einfließen und zu Irritationen führen können, haben Williams et al. (2000) untersucht:

- Patienten beziehen in ihre Schmerzschätzungen Vermutungen darüber mit ein, was Andere über ihre Angaben denken könnten.
- Sie gehen davon aus, erst ab einer bestimmten Schmerzstärke das Recht auf Behandlung zu haben.
- Sie werden durch ihre Stimmung in der Schätzung beeinflusst.
- Sie integrieren die empfundenen Einschränkungen im Alltag in die Intensitätsangabe.
- Einige gehen von »eigenen« Skalierungen aus: Stärken von 5 und weniger gelten als »nicht weiter erwähnenswert«, für andere beginnen Schmerzen erst bei 8.
- Skalen von 0-20 oder 0-100 werden zwar noch immer verwendet. Je höher jedoch der Endpunkt der Skala festgesetzt ist, desto stärker ist die Hemmung der Patienten, die gesamte Spannweite der Skala zu nutzen.

Gelegentlich finden sich unlogische Angaben: z. B. wird der durchschnittliche Schmerz höher angegeben als der maximale Schmerz, oder der momentane Schmerz liegt unter der niedrigsten Schmerzstärke (Nilges u. Gerbershaben 1999). Diese Widersprüche sind Hinweise auf mögliche Verständnisprobleme, mangelnde Sorgfalt oder besonders nachdrückliche Schmerzschilderung, die auf jeden Fall geklärt werden sollten. Ohne Nachfrage ist die Gültigkeit der Schätzung in diesen Fällen eingeschränkt; auch Angaben, die in weiteren Verfahren (z. B. Fragebogen zur Depression) erhobenen werden, können zweifelhaft sein.

7.3.2 Behandlerperspektive

Auf Behandlerseite finden sich wiederholt typische Interpretationsfehler (Marquie et al. 2003; Chibnall et al. 1997; Tait u. Chibnall 1997):

- »Übertriebene« Schätzungen werden »nach unten korrigiert« oder durch veränderte Instruktionen zu beeinflussen versucht, indem z. B. »Selbstmordschmerz« als Ankerpunkt eingeführt wird: »Also 10 heißt, dass Sie eigentlich sofort Selbstmord begehen müssten. Wie stark sind die Schmerzen denn nun tatsächlich?«
- »Zu niedrige« Schmerzstärken werden aufwärts korrigiert.
- Vor allem bei vorhandenen körperlichen Befunden wird die Schmerzstärke mit einem »Bonus« versehen und stärker als die Patientenangabe »verrechnet«.

Solche Fehler auf Beurteilerseite sind häufig und bei erfahrenen Behandlern sogar wahrscheinlicher als bei Anfängern (Marquie3 et al. 2003).

Schmerz als subjektives Phänomen einzuschätzen und mitzuteilen setzt voraus, dass zwischen Patient und Behandler als Interaktionspartnern eine vertrauensvolle Beziehung besteht. Die persönlichen Angaben der Patienten wie »objektive Messungen« zu behandeln und evtl. zu korrigieren (»Sie können doch nicht ständig 10 angeben, da müssten Sie ja eigentlich aus dem Fenster springen«), führt immer wieder zu fruchtlosen Diskussionen und zu Misstrauen und versperrt schließlich den Zugang zum Patienten.

! Die Kriterien »Zumutbarkeit« und »sinnvolle Informationsgewinnung« sind für die Schmerzmessung entscheidend.

Motivation und Kooperation kann dann erwartet werden, wenn die Angaben der Patienten ausreichend beachtet, d. h. ausgewertet und v. a. mit den Patienten besprochen werden.

Irritationen sollten Anlass für Nachfragen sein. Bewertungen und Diskussionen über »falsche« oder »richtige« Angaben sind mit einem differenzierten Schmerzverständnis nicht vereinbar.

Literatur

Beecher HK (1956) Relationship of significance of wound to pain experienced. J Am Med Assoc 161: 1609–1613

Beecher HK (1957) The measurement of pain. Pharmacol Rev 9: 59–209

Cepeda MS, Africano JM, Polo R, Alcala R, Carr DB (2003) What decline in pain intensity is meaningful to patients with acute pain? Pain 105: 151–157

Chibnall JT, Tait RC, Ross LR (1997) The effect of medical evidence and pain intensity on medical students judgement of chronic pain patients. J Behav Med 20: 257–271

Duncan GH, Bushnell MC, Lavigne GJ (1989) Comparison of verbal and visual analogue scales for measuring the intensity and unpleasantness of experimental pain. Pain 37: 295–303

Elliott AM, Smith BH, Smith WC, Chambers WA (2003) Measuring the severity of chronic pain: a research perspektive. Expert Rev Neurother 3: 581–590

Farrar JT (2000) What is clinically meaningful: outcome measures in pain clinical trials [in process citation]. Clin J Pain 16: S106–S112

Farrar JT, Young JP Jr, LaMoreaux L, Werth JL, Poole RM (2001) Clinical importance of changes in chronic pain, intensity measured on an 11-point numerical pain rating scale. Pain 94: 149–158

Frede U (2003) Praxis psychologischer Schmerztherapie – kritische Reflexion aus der Patientenperspektive. In: Basler HD, Franz C, Kröner-Herwig B, Rehfisch HP (Hrsg) Psychologische Schmerztherapie. Springer, Berlin Heidelberg New York, S 623–639

Geissner E (1996) Die Schmerzempfindungsskala (SES). Hogrefe, Göttingen

IASP (1986) Classification of chronic pain. Pain Suppl 3

Jensen MP, Karoly P (2001) Self-report scales and procedures for assessing pain in adults. In: Turk DC, Melzack R (eds) Handbook of pain assessment, 2nd edn. Guilford, New York, pp 15–52

Jensen MP, Karoly P, Braver S (1986) The measurement of clinical pain intensity: A comparison of six methods. Pain 27: 117–126

Jensen MP, Turner JA, Romano JM (1994) What is the maximum number of levels needed in pain intensity measurement? Pain 58: 387–392

Jensen MP, Turner JA, Romano JM, Fisher LD (1999) Comparative reliability and validity of chronic pain intensity measures. Pain 83: 157–162

Marquie L, Raufaste E, Lauque D et al. (2003) Pain rating by patients and physicians: evidence of systematic pain miscalibration. Pain 102: 289–296

Melzack R (1975) The McGill pain questionnaire: Major properties and scoring methods Pain 1 277–299

Nilges P, Gerbershagen HU (1999) Der Anteil von Patienten mit inkonsistenten Schmerzratings ist klein. Schmerz 13: SS96

Scott J, Huskisson EC (1976) Graphic representation of pain. Pain 2: 175–184

Stone AA, Broderick JE, Shiffman SS, Schwartz JE (2004) Understanding recall of weekly pain from a momentary assessment perspective: absolute agreement between- and within-person consistency and judged change in weekly pain. Pain 107: 61–69

Tait RC, Chibnall JT (1997) Physicans judgement of chronic pain patients. Social Sci Med 45: 1199–1205

Turk DC (1993) Assess the person not just the pain. Pain Clinical Updates 1 (September 1–4)

Turk DC, Fernandez E (1990) On the putative uniqueness of cancer pain: do psychological principles apply? Behav Res Ther 28: 1–13

Williams AC (1995) Pain measurement in chronic pain management. Pain Rev 2: 39–63

Williams AC, Davies HTO, Chaduri Y (2000) Simple pain rating scales hide complex idiosyncratic meanings. Pain 85: 457–462

Wirz S, Wartenberg HC, Wittmann M et al. (2003) Versorgung von Patienten mit chronischen orofazialen Schmerzen. Schmerz 17: 325–331

Wright A, Davies I, Riddell JG (1993) Intra-articular ultrasonic stimulation and intracutaneous electrical stimulation: evoked potential and visual analogue scale data. Pain 52: 149–155

Quantitative sensorische Testung (QST)

R.-D. Treede

8.1 Bedeutung der quantitativen sensorischen Testung für die praktische Schmerztherapie – 76

8.2 Klinische Sensibilitätsprüfung – 76

8.3 Quantitative sensorische Testung mit thermischen Reizen – 77

8.4 Quantitative sensorische Testung mit mechanischen Reizen – 79

8.5 Ein Untersuchungsprotokoll für die Praxis – 79

8.6 Indikationsstellung für QST und Interpretation der Befunde – 80

Literatur –81

Die quantitative sensorische Testung (QST) unterscheidet sich von der klinisch neurologischen Sensibilitätsprüfung durch eine stärkere Formalisierung des Untersuchungsablaufs, die Verwendung von kalibrierten Reizstärken und die Standardisierung der Instruktionen für den Patienten. Auch wenn die Reize teilweise durch einen Computer gesteuert werden, bleibt die Methode abhängig von den subjektiven Angaben der Patienten. Die Standardisierung der QST-Methodik führt jedoch zu reproduzierbaren und vom Untersucher unabhängigen Befunden. Ähnlich wie die klinische Sensibilitätsprüfung soll QST alle Submodalitäten der Somatosensorik erfassen (Tastsinn, Propriozeption, Temperatursinn, Nozizeption). Das Muster von Funktionsverlust und Funktionssteigerung der Somatosensorik erlaubt Rückschlüsse auf die zugrunde liegenden pathophysiologischen Mechanismen: Läsion dicker Afferenzen oder des Hinterstrangsystems, Läsion dünner Afferenzen oder des Vorderseitenstrangsystems, periphere Sensibilisierung, zentrale Sensibilisierung, Defizit der endogenen Schmerzhemmung.

8

8.1 Bedeutung der quantitativen sensorischen Testung für die praktische Schmerztherapie

Die Diagnostik vor Einleitung der Schmerztherapie bei einem Patienten umfasst neben der Anamnese die sorgfältige klinische Untersuchung, insbesondere des Bewegungsapparats und der Somatosensorik. Fragebögen stellen eine formalisierte Erweiterung der Anamneseerhebung dar.

! Die quantitative sensorische Testung (QST) ist die formalisierte Erweiterung der neurologischen Sensibilitätsprüfung.

Ziel der QST ist die quantitative Dokumentation von Sensibilitätsveränderungen (Funktionsverlust, Funktionssteigerung). Im angelsächsischen Sprachgebrauch unterscheidet man »symptoms and signs«. **Symptome** in diesem Sinn sind die subjektiven Angaben des Patienten, die sich aus der Anamnese oder aus Fragebögen ergeben. Schmerz, Jucken und Parästhesien sind Positivsymptome der Somatosensorik. **Klinische Zeichen** in diesem Sinn ergeben sich aus der klinischen Untersuchung. Hyperalgesie und Allodynie sind Positivzeichen der Somatosensorik, Sensibilitätsdefizite sind Negativzeichen.

Klinische Zeichen haben eine höhere diagnostische Wertigkeit als subjektive Symptome. Sensibilitätsausfälle in einem schmerzhaften Hautareal sprechen für eine Läsion der somatosensorischen Bahnen, Allodynie und Hyperalgesie in einem schmerzhaften Hautareal für eine Sensibilisierung der nozizeptiven Bahnen (peripher oder zentral) oder für eine Beeinträchtigung der Schmerzhemmung. Ohne zusätzlichen objektiven Befund sollten die mittels QST erhobenen klinischen Zeichen noch nicht als beweisend gewertet werden (Cruccu et al. 2004).

8.2 Klinische Sensibilitätsprüfung

Die Prüfung der Somatosensorik ist Teil jeder neurologischen Untersuchung. Hierbei werden Positivzeichen (»Plussymptome«: gesteigerte Empfindlichkeit) und Negativzeichen (»Minussymptome«: Sensibilitätsausfall), betroffene Submodalitäten der Somatosensorik (Propriozeption, Tastsinn, Temperatursinn, Nozizeption) sowie Lage und Ausdehnung des betroffenen Areals erhoben. Aus diesen Angaben kann auf den Ort der zugrunde liegenden Läsion des somatosensorischen Systems geschlossen werden (**Topodiagnostik**).

Tab. 8.1 stellt die QST den entsprechenden Methoden der klinischen **Sensibilitätsprüfung** gegenüber, deren formalisierte Erweiterung sie darstellen. Sensibilitätsausfälle werden klinisch mittels leichter Berührungsreize (Wattestäbchen) und mittels einer Stimmgabel erfasst. Diese Prüfungen des Tastsinns bilden die Funktionen der dicken myelinisierten Aβ-Fasern und des Hinterstrangsystems ab. Zur Erfassung von Funktionsstörungen dünner Nervenfasern und des spinothalamischen Trakts im Vorderseitenstrang müssen Schmerz- und Temperatursinn ebenfalls geprüft werden.

Der **Temperatursinn** kann mit wassergefüllten Reagenzgläsern geprüft werden. Dabei ist zu beachten, dass die Hauttemperatur aufgrund der schlechten Temperaturleitung in der Wand des Reagenzglases nicht die Temperatur im Inneren des Glases erreicht (Wassertemperaturen von 52°C und 8°C führen bei 30° Hauttemperatur jeweils nur zu 7°C Erwärmung oder Abkühlung, also auf 37°C bzw. 23°C). Die effektive Reizstärke kann über die Kontaktzeit abgestuft werden. Da temperierte Wasserbäder meist auf der Station oder in der Ambulanz nicht vorhanden sind, kann man sich mit dem Kühlschrank und einer Kaffeemaschine behelfen. Metallische Gegenstände wie der Griff des Reflexhammers können zur kursorischen Prüfung der Kaltsensibilität eingesetzt werden. Die Prüfung des Temperatursinns ist für praktische klinische Zwecke noch nicht befriedigend gelöst.

Der **Schmerzsinn** wurde früher durch Diskrimination des spitzen und des stumpfen Endes einer Sicherheitsnadel geprüft. Diese Sinnesleistung wird im Wesentlichen durch Aδ-Fasernozizeptoren vermittelt (Ziegler et al. 1999). Aus hygienischen Gründen wird inzwischen die Benutzung auch der sterilisierten Sicherheitsnadeln verlassen. Als Alternative eignen sich hölzerne Zahnstocher oder durchgebrochene Watteträger. Der Tiefenschmerz wird durch stumpfen Druck auf die Achillessehne, auf Muskeln oder auf das Nagelbett geprüft. Für die Prüfung des Hitzeschmerzes und des Kälteschmerzes gibt es kein einfaches klinisches Verfahren.

! Somit bleibt die klinische Sensibilitätsprüfung unvollständig, da sie die Funktionsfähigkeit der C-Fasernozizeptoren nicht erfasst.

Positivzeichen der Somatosensorik gibt es im Grunde nur für die Nozizeption (Hyperalgesie und Allodynie). Das früher als Hyperästhesie bezeichnete klinische Zeichen heißt seit 1979 Allodynie (Merskey et al. 1979), da es sich dabei nicht um eine gesteigerte taktile Empfindung, sondern um eine Schmerzempfindung auf

Tab. 8.1. Klinische Sensibilitätsprüfung und quantitative sensorische Testung (QST)

Klinisches Zeichen	Klinische Prüfung	QST
Negativzeichen:		
Taktile Hypästhesie	– Wattestäbchen – Stimmgabel	– Kalibrierte v.-Frey-Filamente – Kalibrierte Stimmgabel, Vibrameter
Thermhypästhesie	– Kalte/warme Reagenzgläser – Griff des Reflexhammers	– Thermotester
Mechanische Hypalgesie	– Sterile Sicherheitsnadel, Zahnstocher – Stumpfer Druck (Finger)	– Kalibrierte Nadelreize – Druckalgometer
Kältehypalgesie	–[a]	– Thermotester[b]
Hitzehypalgesie	–[a]	– Thermotester[b]
Positivzeichen:		
Mechanische Hyperalgesie	– Sterile Sicherheitsnadel, Zahnstocher – Stumpfer Druck (Finger)	– Kalibrierte Nadelreize – Druckalgometer
Taktile Allodynie	– Wattestäbchen – weicher Pinsel	– Wattestäbchen – weicher Pinsel
Kältehyperalgesie	– Isopropanoltropfen	– Thermotester
Hitzehypalgesie	–[a]	– Thermotester

[a] Kein klinischer Test verfügbar.
[b] Die Obergrenzen der Normbereiche für Hitzeschmerz und Kälteschmerz liegen teilweise außerhalb der Wertebereiche der Geräte; diese Einschränkung dient dem Schutz des Patienten vor Verletzungen.

leichte Berührung handelt (Treede et al. 2004). Dynamische mechanische Allodynie wird durch Bestreichen der Haut mittels Wattestäbchen oder mit einem weichen Pinsel geprüft. Gesteigerte Schmerzhaftigkeit auf Nadelstiche wird als mechanische Hyperalgesie bezeichnet. Zur klinischen Prüfung eignen sich sterile Sicherheitsnadeln oder aus hygienischen Gründen besser Zahnstocher. Bei muskuloskelettalen Schmerzsyndromen wird oft ein gesteigerter Tiefenschmerz bei Druck auf den Muskel beobachtet (Giesecke et al. 2003). Auch dieses klinische Zeichen heißt mechanische Hyperalgesie, weist aber andere Mechanismen auf als die mechanische Hyperalgesie gegenüber Nadelreizen (Treede et al. 2002).

Kältehyperalgesie kann, wenn sie ausgeprägt ist, klinisch sehr einfach geprüft werden, indem etwas Isopropanol auf die Haut getropft oder gesprüht wird. Die mechanische Komponente dieses Reizes ist gering (Kontrollversuch: lauwarmes Wasser aufbringen), aber die Verdunstungskälte reicht bei vielen Patienten mit neuropathischen Schmerzen aus, um einen Kälteschmerz auszulösen (Frost et al. 1988). Hitzehyperalgesie ist ein Kardinalzeichen der peripheren Sensibilisierung, z. B. bei Entzündungsprozessen. Zu ihrer Erfassung gibt es noch keinen einfachen klinischen Test.

In den folgenden Abschnitten werden einige Verfeinerungen der Sensibilitätsprüfung durch quantitative Schwellenbestimmung mittels QST beschrieben.

! Die Bestimmung von Lage und Ausdehnung der von der Sensibilitätsveränderung betroffenen Hautareale bleibt jedoch eine Aufgabe der klinischen Sensibilitätsprüfung, die vor jeder QST erfüllt sein muss.

8.3 Quantitative sensorische Testung mit thermischen Reizen

Die Bestimmung der Detektionsschwellen für Kälte und Wärme wird in der Diagnostik der diabetischen Neuropathie zur Detektion der Beteiligung dünner Nervenfasern empfohlen, wobei die Kaltschwelle etwas sensitiver ist (Ziegler et al. 1988; Yarnitsky 1997). Dieser Einsatzbereich hat sich als wichtig herausgestellt, weil die üblichen klinisch-neurophysiologischen Testverfahren (NLG, SEP) nur die Funktion der dicken myelinisierten Nervenfasern prüfen (Baron u. Wasner 1998; Cruccu et al. 2004). Manche Autoren verwenden daher den Begriff QST als synonym mit thermischer Testung; diese Einschränkung ist jedoch nicht gerechtfertigt (► s. unten).

Thermische Detektionsschwellen (Abb. 8.1) sind ein robustes Maß, für das Referenzwerte und Altersabhängigkeit gut dokumentiert sind (Yarnitsky u. Sprecher 1994). Die Kältedetektionsschwelle ist eine Funktion von Aδ-Fasern, die Wärmedetektion wird über C-Fasern vermittelt. Wegen der Möglichkeit systematischer Fehler durch bewusst oder unbewusst veränderte Angaben seitens des Patienten wird von der gutachterlichen Verwendung dieser QST-Befunde jedoch abgeraten (Shy et al. 2003). Die thermischen Detektionsschwellen können mit computergesteuerten Peltier-Thermoden mittels verschiedener Algorithmen bestimmt werden (Fruhstorfer et al. 1976; Yarnitsky u. Sprecher 1994). In der Praxis hat sich v. a. die Grenzwertmethode bewährt, bei der die Temperatur von einem Ausgangswert (32°C) langsam erhöht oder abgesenkt wird, bis der Patient die

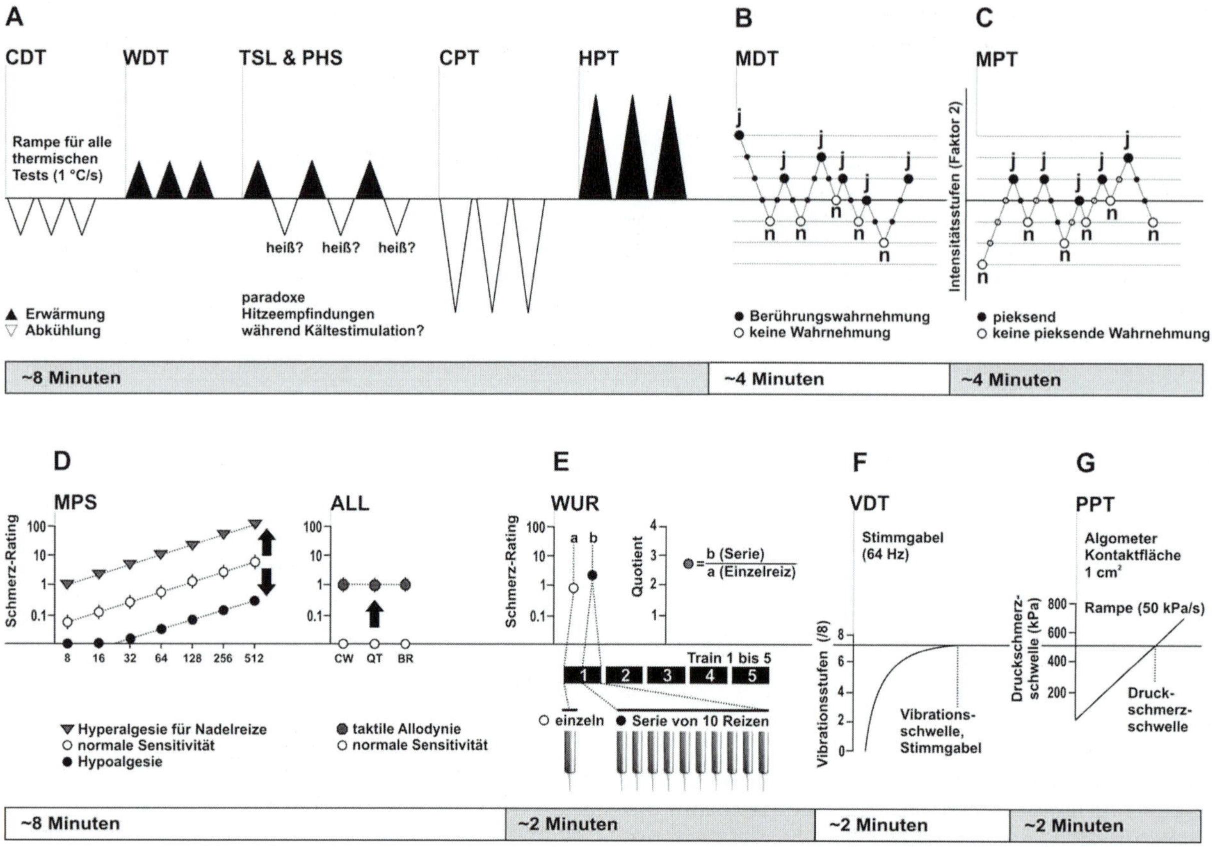

Abb. 8.1. QST-Testbatterie des DFNS. Das Untersuchungsprotokoll des Deutschen Forschungsverbunds Neuropathischer Schmerz (DFNS) erfasst 13 Parameter in 9 Untersuchungen (A–G). *A* Thermische Sensibilitätsprüfung erfasst Detektionsschwellen für Kälte und Wärme *(CDT, WDT)*, die Häufigkeit paradoxer Hitzeempfindungen *(PHS)* während alternierender Warm- und Kaltreize (*TSL* »thermal sensory limen«) und Schmerzschwellen für Kälte und Hitze *(CPT, HPT)*. *B* Bestimmung der mechanischen Detektionsschwelle *(MDT)* mittels v.-Frey-Filamenten. *C* Bestimmung der mechanischen Schmerzschwelle *(MPT)* mittels kalibrierter Nadelreize. *D* Reiz-Antwort-Funktionen für mechanische Schmerzstärke auf Nadelreize *(MPS)* und dynamische mechanische Allodynie *(ALL)*. *E* Verhältnis der Schmerzstärke auf eine 1-Hz-Reizserie und einen Einzelreiz als Maß für Wind-up *(WUR)*. *F* Vibrationsschwelle *(VDT)*. *G* Druckschmerzschwelle *(PPT)*. (Mod. nach Rolke et al. 2006a)

Temperaturänderung bemerkt. Normwerte sind abhängig vom verwendeten Gerät und können daher hier nicht allgemeingültig genannt werden.

Die thermische QST wurde auch auf die thermischen Schmerzschwellen erweitert (Yarnitsky et al. 1995). Auch hierfür benutzt man rampenförmige Temperaturänderungen (Abb. 8.1). Bei der Bestimmung der Schmerzschwellen wird der Patient aufgefordert, erst die qualitative Änderung der Temperaturempfindung in eine Schmerzempfindung anzuzeigen. Hitzehyperalgesie lässt sich nur mit diesem Verfahren nachweisen, da hierfür kein einfacher klinischer Test existiert. Die Hitzeschmerzschwelle ist eine Funktion nozizeptiver C-Fasern, da deren Schwelle niedriger ist als die der kleinen Subgruppe hitzesensitiver Aδ-Nozizeptoren (Treede et al. 1995). Das Ausmaß einer Kältehyperalgesie wird mittels QST als Schwellenverschiebung in Richtung auf die normale Hauttemperatur quantifiziert. Im Vergleich zu den thermischen Detektionsschwellen sind die thermischen Schmerzschwellen deutlich variabler; das gilt insbesondere für die Kälteschmerzschwelle.

Der Zeitaufwand der thermischen QST ist dem einer klinisch-neurophysiologischen Untersuchung vergleichbar. Daher müssen die Fragestellung und das zu untersuchende Hautareal (meist zwei bilateral symmetrische Areale) nach klinischen Kriterien vorher spezifiziert werden. Auch wenn die diagnostische Aussagekraft der thermischen Schmerzschwellen geringer ist als die der thermischen Detektionsschwellen, sollten alle 4 Schwellen bestimmt werden, weil der Mehraufwand für die Schmerzschwellen gering ist.

8.4 Quantitative sensorische Testung mit mechanischen Reizen

Für die Früherkennung der diabetischen Polyneuropathie wird neben der Bestimmung der sensiblen Nervenleitungsgeschwindigkeit als sensitiver Parameter für **Störungen des Tastsinns** die Vibrametrie empfohlen (Perkins u. Bril 2003). Im Vergleich zur Bestimmung der Kalt- und Warm-Detektionsschwellen zeigt die Vibrationsschwelle eine bessere Reliabilität. Vibrationstests mit einer kalibrierten Stimmgabel sind ähnlich sensitiv wie komplexere Geräte (Pestronk et al. 2004). Die Reizung mit einem v.-Frey-Filament von 10 g (98 mN) kann als einfacher klinischer Screening-Test für Funktionsausfälle des Tastsinns benutzt werden (Perkins u. Bril 2003). Diese Filamente gibt es in verschiedenen Bauarten, wobei die Filamente aus Glas gegenüber denen aus Kunststoff den Vorteil haben, dass ihre mechanischen Eigenschaften unabhängig sind von Raumtemperatur und Luftfeuchtigkeit (Fruhstorfer et al. 2001).

Von der früher empfohlenen Nutzung der v.-Frey-Filamente zur Bestimmung der mechanischen Schmerzschwelle ist abzuraten, da bei diesen Filamenten höhere Kräfte durch größeren Durchmesser des Filaments erreicht werden. Nozizeptive Afferenzen reagieren aufgrund ihrer oberflächlichen Endigung in der Epidermis jedoch eher auf Krafteinwirkung mit kleiner Kontaktfläche (Greenspan u. McGillis 1991). Daher wurden Stimulatoren entwickelt, bei denen abgestufte Kräfte auf eine konstante kleine Fläche (stumpfe Nadeln) appliziert werden (Chan et al. 1992; Ziegler et al. 1999). Mit diesen Stimulatoren werden vorwiegend die Aδ-Nozizeptoren aktiviert. Man kann mit dieser Methode sowohl eine mechanische Hypalgesie als auch eine mechanische Hyperalgesie detektieren (Baumgärtner et al. 2002).

Von der Verwendung der v.-Frey-Filamente zur Detektion einer mechanischen Allodynie ist ebenfalls abzuraten. Allodynie im ursprünglichen Wortsinn (Merskey et al. 1979) bedeutet, dass leichte Berührungsreize als schmerzhaft wahrgenommen werden, obwohl sie nur taktile Aβ-Fasern aktivieren. Als adäquate Reize zur Prüfung auf diese so genannte dynamische mechanische Allodynie dienen über die Haut bewegte Berührungsreize mittels Wattebausch oder weichem Pinsel (Koltzenburg et al. 1992; Ochoa u. Yarnitsky 1993). Hierbei unterscheidet sich QST von der klinischen Sensibilitätsprüfung nicht durch präzisere Reize, sondern durch die quantitative Erhebung der ausgelösten Schmerzintensität mittels visueller Analogskalen.

Dynamische mechanische Allodynie (zentrale Sensibilisierung für taktile Aβ-Fasern) und mechanische Hyperalgesie gegen Nadelreize (zentrale Sensibilisierung für Aδ-Nozizeptoren) gibt es in vielen klinisch relevanten Situationen: in der Wundumgebung beim postoperativen Schmerz (sekundäre Hyperalgesie), in den Head-Zonen beim viszeralen Schmerz (übertragene Hyperalgesie), bei Tumorschmerz, muskuloskelettalem Schmerz und beim neuropathischen Schmerz.

Bei muskuloskelettalem Schmerz tritt außerdem eine Überempfindlichkeit gegen stumpfen Druck auf. Dies betrifft sowohl Triggerpunkte beim myofaszialen Schmerz als auch Tenderpoints bei der Fibromyalgie. Bei der Fibromyalgie ist die mechanische Hyperalgesie gegen stumpfen Druck nicht auf die Tenderpoints beschränkt (Gracely et al. 2003).

8.5 Ein Untersuchungsprotokoll für die Praxis

Der Deutsche Forschungsverbund Neuropathischer Schmerz (DFNS) wurde 2002 gegründet und hat sich zur Aufgabe gemacht, die mechanismenbasierte Schmerztherapie für den neuropathischen Schmerz zu etablieren (http://www.neuropathischer-schmerz.de). Als ein Schritt auf diesem Weg wurde ein QST-Untersuchungsprotokoll zusammengestellt, das einerseits möglichst alle Aspekte der somatosensorischen Funktionen erfassen, andererseits innerhalb eines klinisch praktikablen Zeitrahmens durchführbar sein sollte (Rolke et al. 2006a). ◻ Abb. 8.1 zeigt, welche Tests in diesem Protokoll durchgeführt werden, ◻ Abb. 8.2 zeigt den Befundbogen.

Für ein Testareal beträgt die Untersuchungszeit insgesamt ca. 30 min. Durch Bezug auf Mittelwert und Standardabweichung einer Referenzpopulation (Rolke et al. 2006b) können

QST-Befundbogen

	Name:
Initialen / ID:	Diagnose:
Geschlecht:	Betroffene Region:
Untersuchungsdatum:	Schmerzstärke /100:
Geburtsdatum:	Kontroll-Areal:
Alter (Jahre):	Test-Areal:

Test	Nr.	Modalität	Kontroll-Areal:	z	Test-Areal:	z
A.		Thermische Testung		z		z
	1.	CDT: Kaltschwelle (Differenz von Basistemperatur 32 °C)	°C		°C	
	2.	WDT: Warmschwelle (Differenz von Basistemperatur 32 °C)	°C		°C	
	3.	TSL: Thermische Unterschiedsschwelle	°C		°C	
	4.	PHS: Paradoxe Hitzeempfindungen	/3		/3	
	5.	CPT: Kälteschmerzschwelle	°C		°C	
	6.	HPT: Hitzeschmerzschwelle	°C		°C	
B.	7.	MDT: Mechanische Detektionsschwelle	mN		mN	
C.	8.	MPT: Mechanische Schmerzschwelle	mN		mN	
D.		Reiz-/Antwort-Funktionen				
	9.	MPS: Schmerzsensitivität für Nadelreize (mittlere Empfindungsstärke)				
	10.	ALL: Dynamisch mechanische Allodynie (mittlere Empfindungsstärke)				
E.	11.	WUR: Windup Quotient (Empfindungstärke der Reizserie 1 Hz/Einzelreiz)				
F.	12.	VDT: Vibrationsschwelle	/8		/8	
G.	13.	PPT: Druckschmerzschwelle über Muskel	kPa		kPa	

◻ **Abb. 8.2.** QST-Befundbogen des DFNS. Im Befundbogen des DFNS werden die erhobenen QST-Parameter von 2 Hautarealen gegenübergestellt. Die Parameter werden sowohl als Originaldaten als auch z-transformiert protokolliert. z-transformierte Daten sind auf Mittelwert und Standardabweichung der altersbezogenen Referenzpopulation normiert; für diese transformierten Werte beträgt das 95-%-Konfidenzintervall einheitlich 1,96, d. h. Werte außerhalb von ±1,96 sind pathologisch

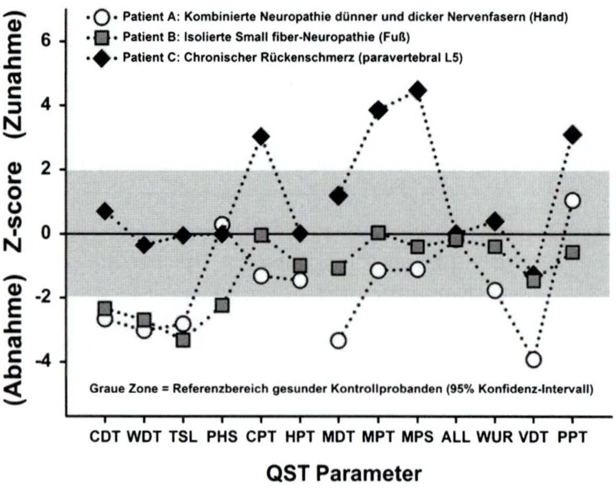

Abb. 8.3. Beispiele für QST-Profile. Patient A: 64-jähriger Mann mit vibrationsinduziertem vasospastischen Syndrom und nicht schmerzhafter Dysästhesie der rechten Hand. Das QST-Profil zeigt einen kombinierten Funktionsverlust dünner Afferenzen (CDT, WDT, TSL) und dicker Afferenzen (MDT, VDT). Patientin B: 60-jährige Frau mit distal symmetrischer Neuropathie und Brennschmerz in beiden Füßen. Das QST-Profil zeigt einen selektiven Funktionsverlust dünner Afferenzen (CDT, WDT, TSL, PHS) bei erhaltener Funktion der dicken Afferenzen. Patientin C: 45-jährige Frau mit chronischem Rückenschmerz und Hinweisen auf Arthropathie der kleinen Wirbelgelenke. Das QST-Profil zeigt eine mechanische Hyperalgesie gegen spitze (MPT, MPS) und stumpfe Reize (MPT) sowie eine Kältehyperalgesie (CPT). Erklärung der Abkürzungen in **Abb. 8.1.** (Mod. nach Rolke et al. 2006a)

alle QST-Parameter in standardnormalverteilte Werte überführt werden (z-Transformation). Die so erzeugten z-Profile erlauben einen unmittelbaren Vergleich mit den Sensibilitätsänderungen, die durch bekannte Mechanismen wie zentrale Sensibilisierung erzeugt werden (Abb. 8.3). Auf diese Weise kann für den Einzelfall der wahrscheinlichste zugrunde liegende Mechanismus ermittelt werden (Hansson 2002; Jensen u. Baron 2003).

8.6 Indikationsstellung für QST und Interpretation der Befunde

QST ist indiziert für die vollständige Charakterisierung von Sensibilitätsausfällen (Negativzeichen der Somatosensorik) und Sensibilitätssteigerungen (Positivzeichen der Somatosensorik). Tab. 8.2 zeigt eine Gegenüberstellung von klinischer Sensibilitätsprüfung, QST und objektiven Labortests für die Funktionsprüfung verschiedener afferenter Nervenfasergruppen. Mit Berührung und Vibration prüft man auch die Funktion des Hinterstrangsystems, mit thermischen Reizen und schmerzhaften Reizen die Funktion des spinothalamischen Trakts.

> Im Gegensatz zur klinisch üblichen elektrophysiologischen Diagnostik, die nur die dicken myelinisierten Afferenzen und das Hinterstrangsystem erfasst, kann mit der QST das gesamte somatosensorische System geprüft werden.

Eine Indikationsstellung für QST ist daher insbesondere dann gegeben, wenn der Verdacht auf eine Läsion dünner Afferenzen oder des spinothalamischen Trakts besteht. QST hat jedoch den Nachteil, dass sie auf den subjektiven Angaben des Patienten beruht. Die Funktion nozizeptiver Aδ-Fasern kann objektiv mittels laserevozierter Potenziale (LEP) geprüft werden (Cruccu et al. 2004, ► Kap. 9). Objektive Verfahren zur Prüfung des Temperatursinns (z. B. kälteevozierte Potenziale) befinden sich noch in der Entwicklung (Beise et al. 1998).

Bei Verdacht auf periphere Sensibilisierung nozizeptiver Afferenzen sollte die Hitzeschmerzschwelle gemessen werden (Treede et al. 2004). Da es hierfür keinen einfachen klinischen Test gibt, ist QST das Mittel der Wahl. Das Vorliegen einer signifikanten Hitzehyperalgesie macht die periphere Sensibilisierung wahrscheinlich.

Bei Verdacht auf zentrale Sensibilisierung sollte nach dynamischer mechanischer Allodynie und nach mechanischer Hyperalgesie gegen Nadelreize gesucht werden (Treede et al. 2004). Im Rahmen der klinisch-neurologischen Untersuchung können die

Tab. 8.2. Funktionsprüfungen nach Nervenfaserklassen sortiert

Faserklasse	Empfindung	Klinischer Test (qualitativ)	Klinischer Test (quantitativ)	Labortest (objektiv)
Aβ	Berührung Vibration	Wattestäbchen Stimmgabel	v.-Frey-Filamente Vibrameter	SEP, NLG SEP, NLG
Aδ	Kalt Spitz, stechend	Reagenzgläser Zahnstocher	Thermotest Kalibrierte Nadeln	– LEP
C	Warm Brennend	Reagenzgläser –	Thermotest Thermotest	LEP LEP

LEP laserevoziertes Potenzial, *NLG* Nervenleitungsgeschwindigkeit, *QST* quantitative sensorische Testung, *SEP* somatosensorisch evoziertes Potenzial – durch elektrische Reize.

Grenzen der überempfindlichen Areale markiert werden (Testreize: Pinselstrich für Allodynie, stumpfe Nadel für Hyperalgesie). Mittels QST wird das Ausmaß der Empfindlichkeitssteigerung für einen Testort durch quantitative Schmerzstärkeangaben bei wiederholter Reizung dokumentiert. Das Vorliegen eines dieser Positivzeichen macht die zentrale Sensibilisierung wahrscheinlich.

Bei Verdacht auf Funktionsstörung der endogenen Schmerzhemmung wird nach generalisierter Hyperalgesie gesucht. Welche Testreize hierfür am besten geeignet sind, wurde noch nicht evidenzbasiert entschieden. Einige Studien zeigten, dass stumpfe Druckreize, Hitzereize oder Kältereize hierfür geeignet sind (Gracely et al. 2003). Eine generalisierte Hyperalgesie spricht für einen Ausfall der Schmerzhemmung, während eine lokalisierte Hyperalgesie eher für eine zentrale Sensibilisierung spricht.

Fazit

Im Zusammenhang mit dem klinischen Gesamtbild des Patienten hilft die QST bei der Ermittlung der wahrscheinlichen Schmerzmechanismen im Einzelfall und ist somit ein wichtiger Schritt auf dem Weg zu einer mechanismenbasierten Schmerztherapie. Durch die Verwendung ähnlicher Testreize liefert QST das Bindeglied zwischen tierexperimentell identifizierten Schmerzmechanismen und dem klinischen Alltag.

Literatur

Baron R, Wasner G (1998) Quantitative Thermotestung. Untersuchung der thermosensiblen und nozizeptiven Afferenzen bei Neuropathien. Schmerz 12: 209–211

Baumgärtner U, Magerl W, Klein T, Hopf HC, Treede RD (2002) Neurogenic hyperalgesia versus painful hypoalgesia: two distinct mechanisms of neuropathic pain. Pain 96: 141–151

Beise RD, Carstens E, Kohllöffel LUE (1998) Psychophysical study of stinging pain evoked by brief freezing of superficial skin and ensuing short-lasting changes in sensations of cool and cold pain. Pain 74: 275–286

Chan AW, MacFarlane IA, Bowsher D, Campbell JA (1992) Weighted needle pinprick sensory thresholds: a simple test of sensory function in diabetic peripheral neuropathy. J Neurol Neurosurg Psychiat55: 56–59

Cruccu G, Anand P, Attal N, Garcia-Larrea L, Haanpää M, Jørum E, Serra J, Jensen TS (2004) EFNS guidelines on neuropathic pain assessment. Eur J Neurol 11: 153–162

Frost SA, Raja SN, Campbell JN, Meyer RA, Khan AA (1988) Does hyperalgesia to cooling stimuli characterize patients with sympathetically maintained pain (reflex sympathetic dystrophy)? In: Dubner R, Gebhart GF, Bond MR (Eds.) Proceedings of the Vth World Congress on Pain. Elsevier, Amsterdam, pp 151–156

Fruhstorfer H, Lindblom U, Schmidt WG (1976) Method for quantitative estimation of thermal thresholds in patients. J Neurol Neurosurg Psychiat 39: 1071–1075

Fruhstorfer H, Gross W, Selbmann O (2001) von Frey hairs: new materials for a new design. Eur J Pain 5: 341–342

Giesecke T, Williams DA, Harris RE, Cupps TR, Tian X, Tian TX, Gracely RH, Clauw DJ (2003) Subgrouping of fibromyalgia patients on the basis of pressure-pain thresholds and psychological factors. Arthritis Rheum 48: 2916–2922

Gracely RH, Grant MAB, Giesecke T (2003) Evoked pain measures in fibromyalgia. Best Practice & Res Clinl Rheumatol 17: 593–609

Greenspan JD, Mcgillis SLB (1991) Stimulus features relevant to the perception of sharpness and mechanically evoked cutaneous pain. Somatosens Motor Res 8: 137–147

Hansson P (2002) Neuropathic pain: clinical characteristics and diagnostic workup. Eur J Pain 6 Suppl A: 47–50

Jensen TS, Baron R (2003) Translation of symptoms and signs into mechanisms in neuropathic pain. Pain 102: 1–8

Koltzenburg M, Lundberg LER, Torebjörk HE (1992) Dynamic and static components of mechanical hyperalgesia in human hairy skin. Pain 51: 207–219

Merskey H, Albe-Fessard D, Bonica JJ, Carmon A, Dubner R, Kerr FWL, Lindblom U, Mumford JM, Nathan PW, Noordenbos W, Pagni CA, Renaer MJ, Sternbach RA, Sunderland S (1979) Pain terms: a list with definitions and notes on usage. Recommended by the IASP subcommittee on taxonomy. Pain 6: 249–252

Ochoa JL, Yarnitsky D (1993) Mechanical hyperalgesias in neuropathic pain patients: dynamic and static subtypes. Ann Neurol 33: 465–472

Perkins BA, Bril V (2003) Diabetic neuropathy: a review emphasizing diagnostic methods. Clin Neurophysiol 114: 1167–1175

Pestronk A, Florence J, Levine T, Al-Lozi MT, Lopate G, Miller T, Ramneantu I, Waheed W, Stambuk M (2004) Sensory exam with a quantitative tuning fork. Rapid, sensitive and predictive of SNAP amplitude. Neurology 62: 461–464

Rolke R, Magerl W, Andrews-Campbell K, Schalber C, Caspari S, Birklein F, Treede RD (2006a) Quantitative sensory testing: a comprehensive protocol for clinical trials. Eur J Pain 10: 77–88

Rolke R, Baron R, Maier C, Tölle TR, Treede RD, Beyer A, Binder A, Birbaumer N, Birklein F, Bötefür IC, Braune S, Flor H, Huge V, Klug R, Landwehrmeyer GB, Magerl W, Maihöfner C, Rolko C, Schaub C, Scherens A, Sprenger T, Valet M, Wasserka B (2006b) Quantitative sensory testing in the German Research Network on Neuropathic Pain (DFNS): Standardized protocol and reference values. Pain 123:231–243

Shy ME, Frohman EM, So YT, Arezzo JC, Cornblath DR, Giuliani MJ, Kincaid JC, Ochoa JL, Parry GJ, Weimer LH (2003) Quantitative sensory testing: report of the Therapeutics and Technology Assessment Subcommittee of the American Academy of Neurology. Neurology 60: 898–904

Treede RD, Meyer RA, Raja SN, Campbell JN (1995) Evidence for two different heat transduction mechanisms in nociceptive primary afferents innervating monkey skin. J Physiol 483: 747–758

Treede RD, Rolke R, Andrews K, Magerl W (2002) Pain elicited by blunt pressure: neurobiological basis and clinical relevance. Pain 98: 235–240

Treede RD, Handwerker HO, Baumgärtner U, Meyer RA, Magerl W (2004) Hyperalgesia and allodynia: taxonomy, assessment, and mechanisms. In: Brune K, Handwerker HO (eds) Hyperalgesia: molecular mechanisms and clinical implications. IASP Press, Seattle, pp 1–15

Yarnitsky D (1997) Quantitative sensory testing. Muscle Nerve 20: 198–204

Yarnitsky D, Sprecher E (1994) Thermal testing: normative data and repeatability for various test algorithms. J Neurol Sci 125: 39–45

Yarnitsky D, Sprecher E, Zaslansky R, Hemli JA (1995) Heat pain thresholds: Normative data and repeatability. Pain 60: 329–332

Ziegler D, Mayer P, Gries FA (1988) Evaluation of thermal, pain, and vibration sensation thresholds in newly diagnosed type 1 diabetic patients. J Neurol Neurosurg Psychiat51: 1420–1424

Ziegler EA, Magerl W, Meyer RA, Treede RD (1999) Secondary hyperalgesia to punctate mechanical stimuli: Central sensitization to A – fibre nociceptor input. Brain 122: 2245–2257

Elektrophysiologische Messverfahren

R.-D. Treede

9.1 Bedeutung der elektrophysiologischen Messverfahren für die praktische Schmerztherapie – 84

9.2 Erregungsleitungsgeschwindigkeit und somatosensorisch evozierte Potenziale – 85

9.3 Laserevozierte Potenziale – 86

9.4 EEG – 87

9.5 Mikroneurographie – 87

9.6 Elektromyographie und Reflexe – 87

9.7 Vergleich mit anderen Messverfahren für nozizeptive Funktionen – 87

Literatur –89

Elektrophysiologische Messverfahren liefern objektive Befunde zur Funktion des somatosensorischen Systems. Mittels Elektroneurogramms (ENG) und somatosensorisch evozierter Potenziale (SEP) können die somatosensorischen Bahnen in ihrer gesamten Länge vom peripheren Nerv bis zum somatosensorischen Kortex auf Funktionsfähigkeit geprüft werden. Der Nachweis von solchen Funktionsdefiziten ist insbesondere in der Diagnostik neuropathischer Schmerzen relevant. ENG und SEP erfassen nur die dicken myelinisierten Afferenzen und die Hinterstrangbahnen. Somit fehlt diesen Verfahren die Sensitivität für Veränderungen der Funktion der dünnen nozizeptiven Afferenzen und des spinothalamischen Trakts (bei dissoziierter Sensibilitätsstörung). Diese Lücke wird durch laserevozierte Potenziale (LEP) geschlossen. LEP sind für die Funktionsprüfung peripherer und zentraler nozizeptiver Bahnen sensitiv und für zahlreiche neurologische Krankheitsbilder validiert; aufgrund hoher Gerätekosten steht das Verfahren noch nicht überall zur Verfügung.
Mittels Elektromyographie (EMG) kann das räumliche Muster einer peripheren Denervation detaillierter erfasst werden als mit ENG oder SEP. Daher dient die Motorik bei peripheren Läsionen oft als Surrogatparameter für die Somatosensorik. Unter den nozizeptiven Reflexen ist insbesondere der Blinkreflex klinisch relevant, da dessen Komponente R2 die Prüfung der zentralen Trigeminusbahn erlaubt. Bei den invasiven diagnostischen Verfahren ersetzt die Hautbiopsie die traditionelle Nervenbiopsie, weil dabei die Innervationsdichte nozizeptiver Afferenzen in der Epidermis beurteilt wird. Die nozizeptive Innervationsdichte kann auch über die Größe der neurogenen Vasodilatation nach intradermaler Applikation von Histamin abgeschätzt werden. Die funktionelle Bildgebung spielt aufgrund ihrer mangelnden Sensitivität für den Einzelfall in der praktischen Schmerztherapie noch keine Rolle.

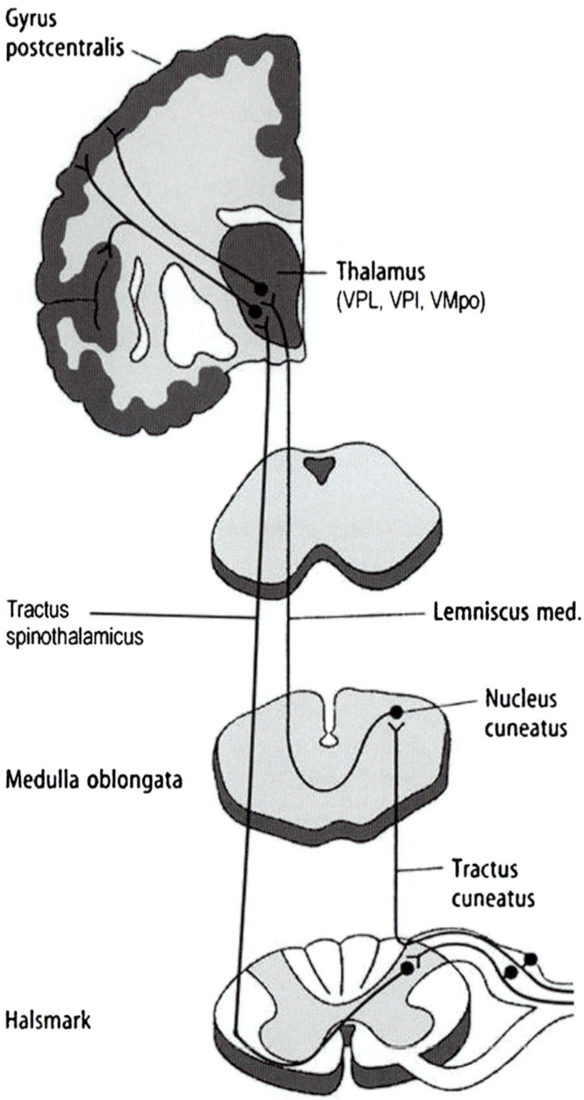

Abb. 9.1. Zwei parallele aszendierende somatosensorische Bahnsysteme. Das taktile System und das propriozeptive System projizieren über dicke myelinisierte Afferenzen, die Hinterstränge und den Lemniscus medialis zum Thalamus. Das nozizeptive System und das thermorezeptive System projizieren über dünne myelinisierte und unmyelinisierte Afferenzen und den Tractus spinothalamicus ebenfalls zum Thalamus. Im Thalamus konvergieren beide Bahnsysteme in den ventrobasalen Kernen VPL und VPI, die zum primären bzw. sekundären somatosensorischen Kortex projizieren. Nozizeptive Bahnen verlaufen außerdem über den Thalamuskern VMpo zur dorsalen Inselrinde. Eine dissoziierte Sensibilitätsstörung kann durch selektive Läsion der nozizeptiven Bahnen an folgenden Orten entlang der Neuraxis entstehen: 1. peripheres Neuron, 2. vordere Kommissur, 3. Tractus spinothalamicus im Rückenmark, 4. Tractus spinothalamicus im dorsolateralen Hirnstamm, 5. thalamokortikale Läsionen (*VPL* Nucleus ventralis posterior lateralis, *VPI* Nucleus ventralis posterior inferior, *VMpo* Nucleus ventralis medialis, pars posterior). (Mod. nach Treede 2005)

9.1 Bedeutung der elektrophysiologischen Messverfahren für die praktische Schmerztherapie

Die Prüfung der Somatosensorik ist Teil jeder neurologischen Untersuchung. Hierbei werden sowohl Negativzeichen (»Minussymptome«: Sensibilitätsausfall) als auch Positivzeichen (»Plussymptome«: Hyperalgesie und Allodynie) erhoben sowie Lage und Ausdehnung des betroffenen Areals bestimmt (▶ Kap. 8). Das somatosensorische System besteht aus 2 funktionell und anatomisch separaten Bahnsystemen (Abb. 9.1).

! Wegen der Zweiteilung der somatosensorischen Bahnen sollten immer mindestens eine der lemniskalen Funktionen (Propriozeption, Tastsinn) und eine der spinothalamischen Funktionen (Temperatursinn, Nozizeption) erfasst werden.

Klinische Sensibilitätsprüfung und quantitative sensorische Testung (QST) erfordern die aktive Mitarbeit des Patienten und beruhen auf dessen subjektiven Angaben. Elektrophysiologische

Messverfahren liefern im Gegensatz hierzu objektive Befunde und dienen daher der Objektivierung und Quantifizierung des klinischen Befunds.

! Vielfach haben elektrophysiologische Verfahren eine höhere Sensitivität als die klinische Untersuchung und können pathologische Werte für klinisch unauffällige Hautareale liefern (subklinische Befunde).

Die klinisch übliche elektrophysiologische Diagnostik mit Nervenleitungsgeschwindigkeit (NLG) und somatosensorisch evozierten Potenzialen (SEP) benutzt elektrische Reize, mit denen aufgrund der Abhängigkeit der Erregbarkeit von der Faserdicke im Wesentlichen nur Aβ-Fasern aktiviert werden können. Diese Verfahren sind daher auf die Funktionsprüfung des Tastsinns und der Propriozeption eingeschränkt.

! Um dissoziierte Störungen des Schmerz- oder Temperatursinns zu entdecken, müssen entsprechende adäquate Testreize eingesetzt werden (z. B. Laserhitzereize). Dieser Aspekt wird in der Praxis gelegentlich übersehen.

Die im klinischen Alltag üblicherweise erhältlichen Standardbefunde aus der klinischen Neurophysiologie können das Vorhandensein einer peripheren Neuropathie oder Läsion der somatosensorischen Bahnen im ZNS belegen. Dies ist insbesondere in der Diagnostik neuropathischer Schmerzen hilfreich (Cruccu et al. 2004). Umgekehrt können Normalbefunde aus diesen Standardverfahren niemals eine Neuropathie oder ZNS-Läsion ganz ausschließen, da mehr als die Hälfte des somatosensorischen Systems dadurch nicht erfasst wird (dünne Afferenzen, Tractus spinothalamicus). Um diesen für die Entstehung chronischer Schmerzen wichtigeren Teil des somatosensorischen Systems elektrophysiologisch zu prüfen, sind Spezialuntersuchungen erforderlich (▶ s. unten). Wo diese nicht verfügbar sind, kann eine quantitative sensorische Testung (QST) mit thermischen Reizen weiterhelfen, auch wenn diese keine objektiven Befunde liefert (▶ Kap. 8).

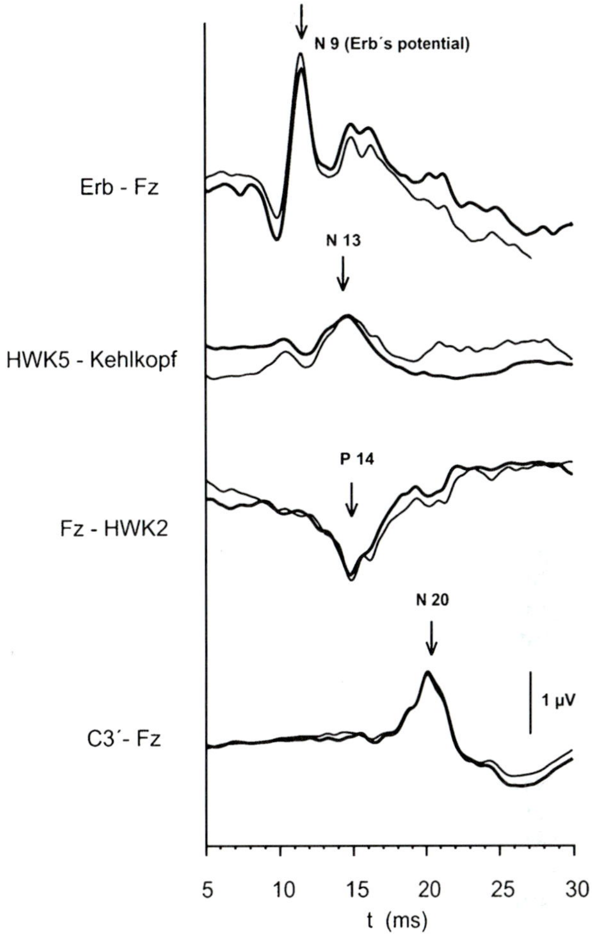

Abb. 9.2. Somatosensorisch evozierte Potenziale (SEP). Typisches somatosensorisch evoziertes Potenzial einer gesunden Versuchsperson nach elektrischer Reizung des rechten N. medianus. Ableitung der sukortikalen SEP-Komponenten N9 (Plexus brachialis), N13 (Hinterhorn) und P14 (Hirnstamm) sowie der primären kortikalen SEP-Komponente N20 (SI-Cortex); Darstellung zweier aufeinander folgender Messungen; Mittelwert über jeweils 1000 Reize. (Daten von U. Baumgärtner, Mainz)

9.2 Erregungsleitungsgeschwindigkeit und somatosensorisch evozierte Potenziale

Die Bestimmung der motorischen und sensiblen Nervenleitungsgeschwindigkeit (NLG) zeigt unter den Maßen für die Funktion peripherer Nerven die höchste Reliabilität, Genauigkeit und Sensitivität und gilt daher als Goldstandard (Perkins u. Bril 2003). Diese klinisch-neurophysiologischen Verfahren sind indiziert zum Ausschluss anderer Diagnosen, zur Bestimmung des Schweregrads und für Verlaufskontrollen.

Die diagnostische Aussagekraft der NLG ist dadurch eingeschränkt, dass die Funktionen dünner Nervenfasern nicht erfasst werden. Hierzu gehören nozizeptive und thermorezeptive Aδ- und C-Fasern sowie C-Fasern des autonomen Nervensystems. Diese Lücke kann durch andere objektive Funktionstests geschlossen werden (Baron u. Saguer 1993; Schüller et al. 2000; Spiegel et al. 2000), die jedoch noch nicht allgemein verfügbar sind: laserevozierte Potenziale (nozizeptive Aδ-Fasern), Axonreflexerythem nach Histamin (nozizeptive C-Fasern), Hautvasokonstriktion nach tiefer Inspiration (Sympathikus) und Herzfrequenzvariabilität (kardialer Parasympathikus).

Somatosensorisch evozierte Potenziale (SEP) erweitern die klinisch-neurophysiologische Diagnostik in Richtung auf zentrale Bahnen (Nuwer et al. 1994). In einer Standardmontage mit 4 Kanälen werden subkortikale SEP-Komponenten und frühe kortikale SEP-Komponenten erfasst (Abb. 9.2). Subkortikale SEP beinhalten Signale aus dem Plexus brachialis (N9, Erb´scher Punkt), aus dem Hinterhorn (N13, Dornfortsatz HWK5 vs. Kehlkopf) und aus den Hinterstrangkernen (P14, Fz vs. Dornfortsatz

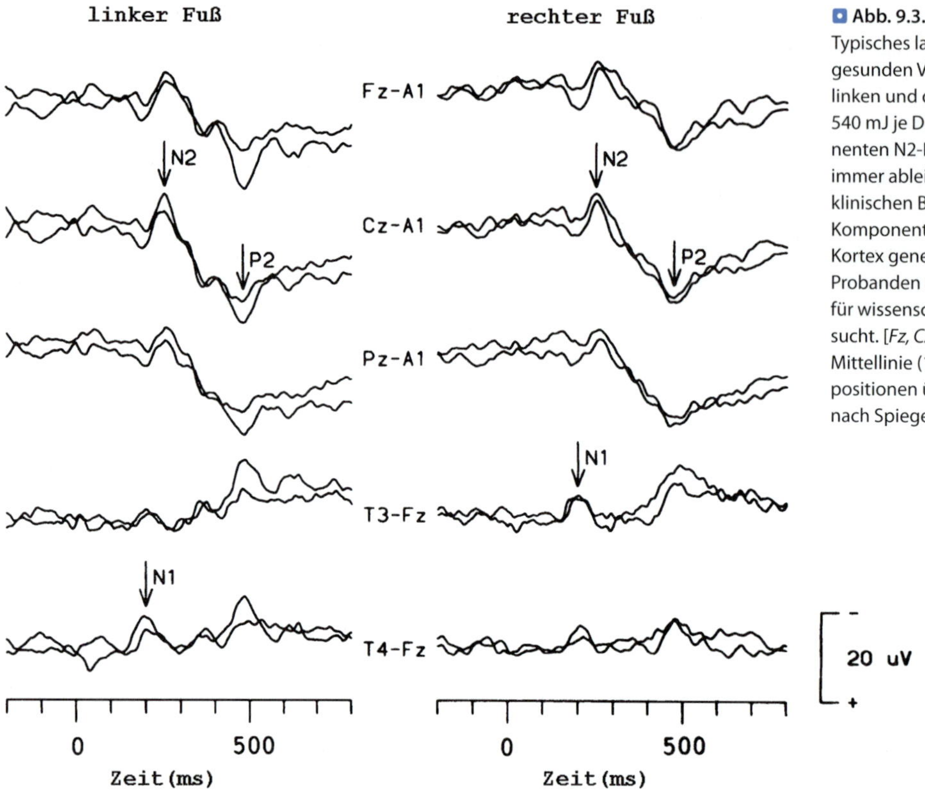

Abb. 9.3. Laserevozierte Potenziale (LEP). Typisches laserevoziertes Potenzial einer gesunden Versuchsperson nach Reizung des linken und des rechten Fußrückens (20 Reize à 540 mJ je Durchgang). Die späten LEP-Komponenten N2-P2 sind bei gesunden Probanden immer ableitbar und bilden die Basis der klinischen Beurteilung der LEP. Die frühe LEP-Komponente N1 wird im operkuloinsulären Kortex generiert. Da sie bei auch bei gesunden Probanden manchmal fehlt, wird sie bisher nur für wissenschaftliche Fragestellungen untersucht. [*Fz, Cz, Pz* Elektrodenpositionen in der Mittellinie (10-20-System), *T3, T4* Elektrodenpositionen über dem Temporallappen]. (Mod. nach Spiegel et al. 2000)

HWK2). Die frühe kortikale SEP-Komponente N20 entsteht im primären somatosensorischen Kortex im Brodmann-Areal 3b. Wegen der selektiven Aktivierung der Aβ-Fasern durch die elektrischen Reize sind auch die SEP auf die Funktionsprüfung des lemniskalen Systems beschänkt (Cruccu et al. 2004).

Da NLG und SEP nur einen Teil des somatosensorischen Systems prüfen, belegen pathologische Befunde zwar das Vorhandensein einer Läsion der somatosensorischen Bahnen, Normalbefunde schließen eine solche Läsion jedoch nicht aus. Die spinale Komponente N13 ist möglicherweise eine Ausnahme von dieser Regel, da sie außerhalb der lemniskalen Bahnen im Hinterhorn generiert wird, vermutlich in den konvergenten Neuronen der Lamina V. Bei Hinterhornläsionen durch Syringomyelie ist nur diese SEP-Komponente selektiv ausgefallen; P14 und N20 sind normal (Urasaki et al. 1990). Im deutschen Sprachraum hat diese SEP-Komponente bisher wenig Beachtung gefunden, da die Nackenableitung von HWK5 meist gegen eine Referenzelektrode am Kopf erfolgt, wodurch die spinale Komponente durch Hirnstammsignale überlagert sein kann.

9.3 Laserevozierte Potenziale

Mit Infrarot-Laserreizen werden die nozizeptiven Afferenzen in der Haut selektiv aktiviert (Bromm et al. 1984). Diese ultraschnellen Hitzereize lösen laserevozierte Potenziale (LEP) aus, die um den Vertex herum und an temporalen Elektrodenpositionen abgeleitet werden (Abb. 9.3). Die frühe Komponente (N1) entsteht im operkuloinsulären Kortex in der Nähe des sekundären somatosensorischen Kortex (Peyron et al. 2002). Aufgrund ihrer geringen Amplitude ist sie zur Objektivierung von Sensibilitätsstörungen nicht geeignet.

Die späte LEP-Komponente N2-P2 geht auf simultane Aktivität multipler Hirnareale zurück, darunter auch der mittlere Gyrus cinguli (Tarkka u. Treede 1993). Diese LEP-Komponente ist sensitiv für die Verminderungen der Schmerzsensibilität bei peripheren Neuropathien, spinalen Läsionen, Infarkten im unteren Hirnstamm und im Kortex (Dotson 1997; Bromm u. Lorenz 1998; Treede et al. 2003). Bei multipler Sklerose sind LEP sensitiver zur Aufdeckung eines nozizeptiven Defizits als die klinische Sensibilitätsprüfung. Bei Patienten mit neuropathischen Schmerzen können die LEP reduziert sein und reflektieren somit das sensible Defizit, nicht den Spontanschmerz (Garcia-Larrea et al. 2002). Verminderte Schmerzsensibilität bei psychiatrischen Erkrankungen (Konversionsneurose, Borderline-Persönlichkeitsstörung) ist nicht mit veränderten LEP verbunden (Treede et al. 2003).

Eine große Zahl von Studien hat gezeigt, dass LEP ein nozizeptives Defizit verlässlich objektivieren können (Cruccu et al. 2004). Gesteigerte Schmerzempfindlichkeit zeigt sich weniger gut im LEP. Bei Patienten mit Migräne ist im anfallfreien Intervall die Habituation bei wiederholter Reizung vermindert (Valeriani et al. 2003). Bei Fibromyalgie fanden mehrere Studien eine Steigerung der LEP-Amplitude (Gibson et al. 1994; Lorenz et al. 1996). Diese Veränderungen sind jedoch diskret und nur im Gruppenvergleich nachweisbar. In der praktischen Schmerztherapie liegt der Einsatzbereich des LEP daher beim Nachweis von Minuszeichen der Nozizeption (Hypalgesie), während die Positivzeichen eher durch QST erfasst werden. Dem breiten klinischen Einsatz des LEP steht derzeit noch der hohe Preis der Laserreizgeräte im Weg.

9.4 EEG

Tonische Schmerzreize führen zur Blockade des α-Rhythmus im EEG und zu einer Aktivierung im β1-Frequenzband (Backonja et al. 1991; Babiloni et al. 2003). Derartige Veränderungen waren bisher nur im Gruppenvergleich nachweisbar. Der objektive Nachweis von spontanen Schmerzen mittels EEG-Messungen ist im Einzelfall daher nicht möglich.

9.5 Mikroneurographie

Die Spontanaktivität und die Reizantworten nozizeptiver C-Fasern können mittels feiner Nadelelektroden in peripheren Nerven abgeleitet werden (Torebjörk 1993). Diese Daten liefern wertvolle Informationen über die Mechanismen des Spontanschmerzes und der Hyperalgesie beim neuropathischen Schmerz (Dotson 1997). Die Mikroneurographie erfordert einen erfahrenen Untersucher und ist sehr zeitaufwändig für den Patienten. Da sie außerdem je Einzelfall nur wenige Daten liefert, ist sie für die klinische Praxis nicht geeignet.

9.6 Elektromyographie und Reflexe

Die Elektromyographie (EMG) ist hervorragend geeignet, die Ausfallmuster im Bereich von peripheren Nerven, Plexus und Wurzeln anhand des Surrogatparameters der motorischen Denervierung zu charakterisieren. Positive Befunde liefern präzise Daten für die neurologische Topodiagnostik. Negative Befunde reichen nicht für die Ausschlussdiagnostik, da die sensiblen Funktionen und insbesondere die Funktion der nozizeptiven Afferenzen durch das EMG nicht erfasst werden.

In experimentellen Studien dienen Fluchtreflexe der Objektivierung der spinalen Signalverarbeitung bei verminderter oder gesteigerter Schmerzempfindlichkeit (Willer 1985; Grönroos u. Pertovaara 1993). Der Fluchtreflex ist jedoch kein reiner nozizeptiver Reflex, denn er kann sowohl durch taktile Afferenzen (RII) als auch durch nozizeptive Afferenzen (RIII) ausgelöst werden, die beide zu den so genannten Flexorreflexafferenzen gehören (Schomburg 1997). Die Reflexmuster des Fluchtreflexes spielen auch bei der Erzeugung des motorischen Kommandosignals für das Laufen eine Rolle und werden dementsprechend im Verlauf des Schrittzyklus moduliert (Duysens et al. 1990). Erfahrungen mit dem Einsatz des RIII-Reflexes bei Patienten fehlen fast völlig (Cruccu et al. 2004), was möglicherweise auch durch die hohe Variabilität der Reflexantworten bedingt ist.

Unter den Hirnstammreflexen spielt der Blinkreflex eine gewisse Rolle für die Prüfung der zentralen trigeminalen Bahnen bei Patienten mit neuropathischem Schmerz (Cruccu et al. 2004). Der Blinkreflex ist ein trigeminofazialer Reflex, der durch elektrische Reizung des N. supraorbitalis ausgelöst wird. Die Ableitung erfolgt mit Oberflächenelektroden über dem M. orbicularis oculi (Hopf et al. 1991). Die Reizantwort besteht aus einer ipsilateralen frühen Antwort (R1, durch Interneurone im Nucleus principalis verschaltet) und einer bilateralen späten Antwort (R2 und R2c, durch Interneurone im kaudalen Anteil des spinalen Trigeminuskerns verschaltet).

Ausfall der R2 und R2c bei erhaltener R1 spricht für eine Läsion des deszendierenden trigeminalen Trakts oder des spinalen Kerns auf der gereizten Seite. Dieses Befundmuster findet man bei Patienten mit neuropathischem Schmerz nach einem Infarkt in der dorsolateralen Medulla oblongata (Wallenberg-Syndrom), während Patienten ohne Schmerzen nach dieser Läsion eine normale R2/R2c zeigen (Fitzek et al. 2001). Ausfall der R1, R2 und R2c spricht für eine periphere Trigeminusläsion, z. B. bei symptomatischer Trigeminusneuralgie. Bei idiopathischer Trigeminusneuralgie ist der Blinkreflex normal.

Autonome Reflexe halten zunehmend Einzug in die klinisch-neurophysiologischen Labors. Da alle postganglionären autonomen Nervenfasern unmyelinisiert sind, kann die Funktionsprüfung dieser efferenten C-Fasern als Surrogatparameter für die afferenten C-Fasern dienen. Oft sind jedoch die 3 Fasersysteme (afferent, sympathisch, parasympathisch) unabhängig voneinander betroffen (Schüller et al. 2000). Die Herzfrequenzvariabilität in Ruhe ist ein einfacher Funktionstest für den Parasympathikus. Die Bestimmung der Vasokonstriktion nach tiefer Inspiration mittels Laser-Doppler ist ein einfacher Funktionstest für den Sympathikus. Statische Temperaturdifferenzen haben sich nicht als sensitiver Sympathikustest erwiesen; hierfür sind Provokationstests wie z. B. Ganzkörperkühlung erforderlich (Birklein et al. 1998; Wasner et al. 2002). Dem breiten klinischen Einsatz steht derzeit noch die mangelnde Standardisierung der autonomen Reflextests im Weg (Perkins u. Bril 2003).

9.7 Vergleich mit anderen Messverfahren für nozizeptive Funktionen

Der praktisch-klinische Wert der elektrophysiologischen Messverfahren ist zu den zur Verfügung stehenden alternativen Verfahren in Beziehung zu setzen. Quantitative sensorische Testung erfasst sämtliche Submodalitäten der Somatosensorik, ist aber

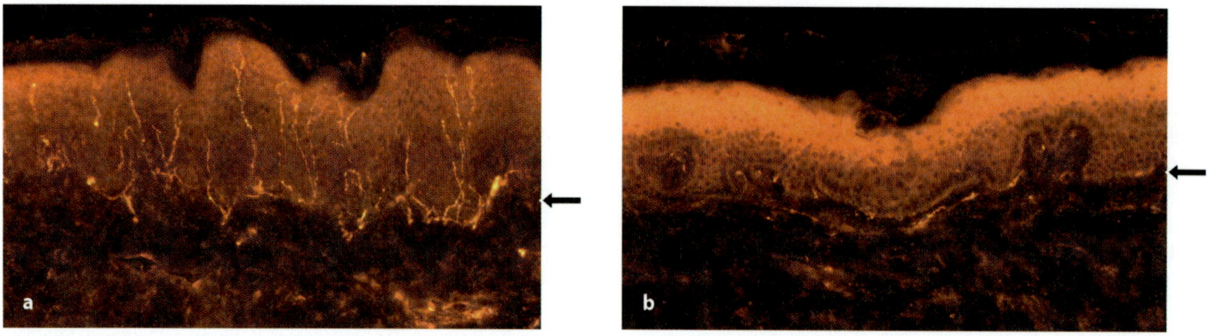

Abb. 9.4a, b. Hautbiopsie. **a** In normal innervierter Haut ziehen zahlreiche dünne Nervenfasern von der Grenze zwischen Dermis und Epidermis *(Pfeil)* in die Epidermis hinein und bilden dort freie Nervenendigungen. **b** Bei peripheren Neuropathien, die dünne Hautafferenzen betreffen (Small-fiber-Neuropathie), ist keine intraepidermale Innervation nachweisbar. Immunhistochemie mittels anti-PGP9.5 in Hautbiopsien (3-mm-Stanze). (Daten von S. Haußleiter und C. Maier, Bochum)

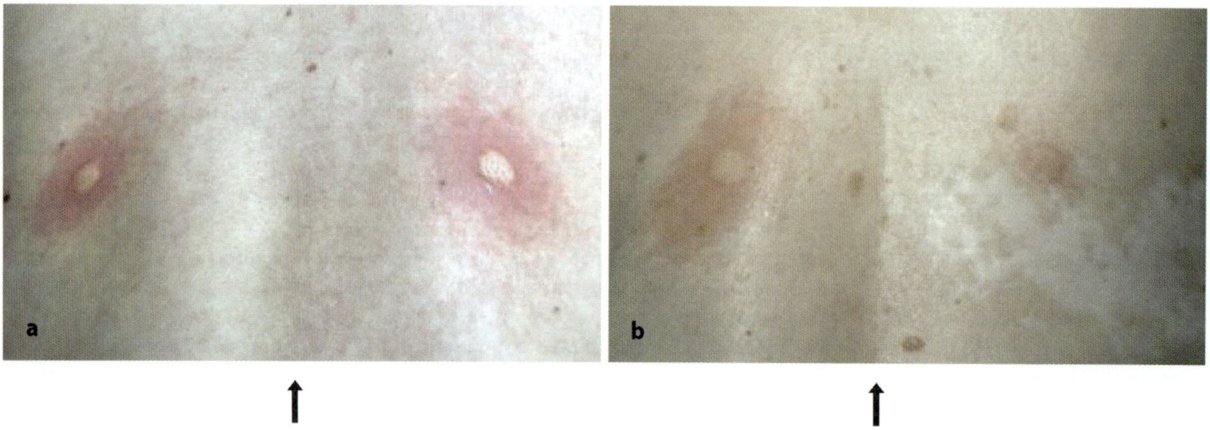

Abb. 9.5a, b. Neurogene Vasodilatation nach intradermaler Histaminapplikation. **a** Bei gesunden Versuchspersonen führt Histaminapplikation am Rücken beidseits der Mittellinie *(Pfeil)* um die auf lokalen Gefäßreaktionen beruhende Quaddel herum zu gleich großen Erythemen (neurogene Vasodilatation). **b** Bei Verlust der Innervation mit peptidergen C-Fasernozizeptoren, hier im Bereich einer Narbe nach Zoster, fällt das Erythem auf der erkrankten Seite kleiner aus oder fehlt ganz. (Daten von R. Baron, Kiel)

wegen der Abhängigkeit von der Mitarbeit des Patienten kein objektives Verfahren. Funktionelle Bildgebung kann eine veränderte nozizeptive Signalverarbeitung im Gehirn objektivieren. Die Ergebnisse der Gruppenvergleiche in den publizierten Studien lassen sich aber nicht auf den Einzelfall in der klinischen Praxis übertragen, da die Aktivierungsparadigmen nicht bei allen gesunden Probanden zu einem messbaren Signal führen. Nervenbiopsien dienen der ätiologischen Abklärung peripherer Neuropathien. Ohne elektronenmikroskopische Auswertung, die nicht zum Standard gehört, liefern sie keine Aussage über eventuelle Verluste unmyelinisierter Nervenfasern.

Für die Diagnostik bei Patienten mit neuropathischem Schmerz werden statt der Nervenbiopsien inzwischen Hautbiopsien empfohlen (◘ Abb. 9.4), da sie weniger invasiv und für dünne Nervenfasern sensitiver sind als die Nervenbiopsien (Cruccu et al. 2004). Anfärbung mit einem für Neurone spezifischen Marker erlaubt die Bestimmung der intraepidermalen Nervenfaserdichte, die eng mit der Schmerzsensibilität korreliert ist (McArthur et al. 1998). Dieser Labortest gewinnt in der Diagnostik peripherer Nervenläsionen zunehmend an Bedeutung.

Die Bestimmung der Größe der neurogenen Vasodilatation nach Iontophorese oder intradermaler Injektion von Histamin ist ein weiterer Test für die periphere Nozizeptorfunktion (◘ Abb. 9.5).

Tab. 9.1. Indikationen für Labortests zu Funktionen der Somatosensorik

Läsionsort	Lemniskale Funktionen	Spinothalamische Funktionen
Peripherer Nerv	SEP, ENG, [EMG][a]	LEP, Hautbiopsie, Histaminerythem
Spinale Wurzel	SEP, [EMG][a]	LEP
Rückenmark	SEP	LEP
Hirnstamm	SEP	LEP, Blinkreflex (R2)
Kortex	SEP	LEP

SEP somatosensorisch evoziertes Potenzial, *ENG* Elektroneurogramm, *LEP* laserevoziertes Potenzial.
[a] Elektromyographie (EMG) prüft efferente Fasern anstelle von afferenten Fasern; aufgrund der exzellenten räumlichen Auflösung des EMG ist dies oft ein nützlicher Surrogatparameter für die Differenzialdiagnose des Läsionsorts

Fazit

Zusammenfassend ergibt sich für die Objektivierung der möglichen Befunde aus der klinischen Sensibilitätsprüfung folgendes Bild (Tab. 9.1):

- Eine taktile Hypästhesie kann nichtinvasiv durch NLG und SEP, invasiv durch Nervenbiopsie objektiviert werden.
- Für die Thermhypästhesie ist kein Verfahren zur Objektivierung etabliert.
- Eine Hypalgesie kann reliabel und sensitiv durch LEP objektiviert werden, im Gesicht auch durch den Blinkreflex (nichtinvasive Verfahren). Bei peripheren Läsionen kann eine minimalinvasive Objektivierung durch histamininduziertes Erythem (»flare«) und durch Hautbiopsie erfolgen.
- Hyperalgesie und Allodynie können in einigen Fällen durch LEP oder Hautbiopsie objektiviert werden. Eine objektive Ausschlussdiagnostik ist mit verfügbaren Verfahren nicht möglich.
- EMG (Aβ-Fasern) und autonome Reflexe (C-Fasern) erfassen die Funktionen efferenter Nervenfasern. Sie können indirekt als Surrogatparameter für die afferenten Fasern interpretiert werden, wenn man annimmt, dass die Grundkrankheit die jeweiligen Fasergruppen (myelinisiert bzw. unmyelinisiert) pauschal betrifft.

Literatur

Babiloni C, Brancucci A, Babiloni F, Capotosto P, Carducci F, Cincotti F, Arendt-Nielsen L, Chen ACN, Rossini PM (2003) Anticipatory cortical responses during the expectancy of a predictable painful stimulation. A high-resolution electroencephalography study. Eur J Neurosci 18: 1692–1700

Backonja M, Howland EW, Wang J, Smith J, Salinsky M, Cleeland CS (1991) Tonic changes in alpha power during immersion of the hand in cold water. Electroenceph Clin Neurophysiol 79: 192–203

Baron R, Saguer M (1993) Postherpetic neuralgia. Are C-nociceptors involved in signalling and maintenance of tactile allodynia? Brain 116: 1477–1496

Birklein F, Riedl B, Neundörfer B, Handwerker HO (1998) Sympathetic vasoconstrictor reflex pattern in patients with complex regional pain syndrome. Pain 75: 93–100

Bromm B, Lorenz J (1998) Neurophysiological evaluation of pain. Electroenceph Clin Neurophysiol 107: 227–253

Bromm B, Jahnke MT, Treede RD (1984) Responses of human cutaneous afferents to CO2 laser stimuli causing pain. Exp Brain Res 55: 158–166

Cruccu G, Ferracuti S, Leardi MG, Fabbri A, Manfredi M (1991) Nociceptive quality of the orbicularis oculi reflexes as evaluated by distinct opiate- and benzodiazepine-induced changes in man. Brain Res 556: 209–217

Cruccu G, Anand P, Attal N, Garcia-Larrea L, Haanpää M, Jørum E, Serra J, Jensen TS (2004) EFNS guidelines on neuropathic pain assessment. Eur J Neurol 11: 153–162

Dotson RM (1997) Clinical neurophysiology laboratory tests to assess the nociceptive system in humans. J Clin Neurophysiol 14: 32–45

Duysens J, Trippel M, Horstmann GA, Dietz V (1990) Gating and reversal of reflexes in ankle muscles during human walking. Exp Brain Res 82: 351–358

Fitzek S, Baumgärtner U, Fitzek C, Magerl W, Urban P, Thömke F, Marx J, Treede RD, Stoeter P, Hopf HC (2001) Mechanisms and predictors of chronic facial pain in lateral medullary infarction. Ann Neurol 49: 493–500

García-Larrea L, Convers P, Magnin M, André-Obadia N, Peyron R, Laurent B, Mauguière F (2002) Laser-evoked potential abnormalities in central pain patients: the influence of spontaneous and provoked pain. Brain 125: 2766–2781

Gibson SJ, Littlejohn GO, Gorman MM, Helme RD, Granges G (1994) Altered heat pain thresholds and cerebral event-related potentials following painful CO2 laser stimulation in subjects with fibromyalgia syndrome. Pain 58: 185–193

Grönroos M, Pertovaara A (1993) Capsaicin-induced central facilitation of a nociceptive flexion reflex in humans. Neurosci Lett 159: 215–218

Hopf HC, Thömke F, Gutmann L (1991) Midbrain vs. pontine medial longitudinal fasciculus lesions: the utilization of masseter and blink reflexes. Muscle Nerve 14: 326–330

Lorenz J, Grasedyck K, Bromm B (1996) Middle and long latency somatosensory evoked potentials after painful laser stimulation in patients with fibromyalgia syndrome. Electroenceph Clin Neurophysiol 100: 165–168

McArthur JC, Stocks EA, Hauer P, Cornblath DR, Griffin JW (1998) Epidermal nerve fiber density: normative reference range and diagnostic efficiency. Arch Neurol 55: 1513–1520

Nuwer MR, Aminoff M, Desmedt J, Eisen AA, Goodin D, Matsuoka S, Mauguière F, Shibasaki H, Sutherling W, Vibert JF (1994) IFCN recommended standards for short latency somatosensory evoked potentials. Report of an IFCN committee. Electroenceph Clin Neurophysiol 91: 6–11

Perkins BA, Bril V (2003) Diabetic neuropathy: a review emphasizing diagnostic methods. Clin Neurophysiol 114: 1167–1175

Peyron R, Frot M, Schneider F, Garcia-Larrea L, Mertens P, Barral FG, Sindou M, Laurent B, Mauguière F (2002) Role of operculoinsular cortices in human pain processing: converging evidence from PET, fMRI, dipole modeling, and intracerebral recordings of evoked potentials. Neuroimage 17: 1336–1346

Schomburg ED (1997) Restrictions on the interpretation of spinal reflex modulation in pain and analgesia research. Pain Forum 6: 101–109

Schüller TB, Hermann K, Baron R (2000) Quantitative assessment and correlation of sympathetic, parasympathetic, and afferent small fiber function in peripheral neuropathy. J Neurol 247: 267–272

Spiegel J, Hansen C, Treede RD (2000) Clinical evaluation criteria for the assessment of impaired pain sensitivity by thulium-laser evoked potentials. Clin Neurophysiol 111: 725–735

Tarkka IM, Treede RD (1993) Equivalent electrical source analysis of pain-related somatosensory evoked potentials elicited by a CO2 laser. J Clin Neurophysiol 10: 513–519

Torebjörk E (1993) Human microneurography and intraneural microstimulation in the study of neuropathic pain. Muscle Nerve 16: 1063–1065

Treede RD (2005) Funktionsprüfung der nozizeptiven Bahnen durch SEP nach schmerzhaften Laser-Hitzereizen. In: Stöhr M, Dichgans J, Buettner UW, Hess CW (Hrsg) Evozierte Potenziale. 4. Aufl. Springer, Berlin Heiselberg New York, pp 600–621

Treede RD, Lorenz J, Baumgärtner U (2003) Clinical usefulness of laser-evoked potentials. Neurophysiol Clin 33: 303–314

Urasaki E, Wada SI, Kadoya C, Tokimura T, Yokota A, Matsuoka S, Fukumura A, Hamada S (1990) Skin and epidural recording of spinal somatosensory evoked potentials following median nerve stimulation: correlation between the absence of spinal N13 and impaired pain sense. J Neurol 237: 410–415

Valeriani M, de Tommaso M, Restuccia D, Le Pera D, Guido M, Iannetti GD, Libro G, Truini A, DiTrapani G, Puca F, Tonali P, Cruccu G (2003) Reduced habituation to experimental pain in migraine patients: a CO_2 laser evoked potential study. Pain 105: 57–64

Wasner G, Schattschneider J, Baron R (2002) Skin temperature side differences – a diagnostic tool for CRPS? Pain 98: 19–26

Willer JC (1985) Studies on pain. Effects of morphine on a spinal nociceptive flexion reflex and related pain sensation in man. Brain Res 331: 105–114

Funktionelle Bildgebung bei Schmerz

T. Sprenger, M. Valet und T.R. Tölle

10.1 Methoden der funktionellen Bildgebung – 92

10.2 Das Schmerznetzwerk – 93

10.3 Regionenspezifische Kodierung einzelner Schmerzkomponenten – 94

10.4 Lateralisierung der Schmerzverarbeitung – 95

10.5 Schmerzmodulation – 96

10.6 Ligandenstudien – 96

10.7 Ausblick/Perspektive – 98

Literatur – 98

In den letzten Jahren ist die Anzahl funktionell-bildgebender Studien im Allgemeinen sowie bei klinischen und experimentellen Schmerzzuständen im Besonderen deutlich angewachsen. Während vor nur einem Jahrzehnt das Wissen über die Schmerzverarbeitung bzw. die funktionelle Anatomie v. a. aus molekularbiologischen und elektrophysiologischen Studien (Penfield et al. 1937; Stowell et al. 1984), Tierversuchen und Läsionsstudien stammte (Head et al. 1911; Folz et al. 1962; Berthier et al. 1988), sind heute mit den modernen bildgebenden Verfahren Instrumente hinzugekommen, die nichtinvasive Untersuchungen in vivo und bei vollem Bewusstsein erlauben. Es werden nun völlig neue Einblicke in die Schmerzverarbeitung, zeitliche Dynamik sowie Modulation möglich.

Vor allem zur Aufklärung der Verarbeitungsmechanismen von akuten Schmerzen konnte so bereits ein wichtiger Beitrag geleistet werden.

Eine große Aufgabe an zukünftige Forschungsprojekte stellen allerdings nach wie vor chronische Schmerzzustände bzw. die Abläufe, die zu deren Entwicklung führen, dar.

10.1 Methoden der funktionellen Bildgebung

Es stehen mittlerweile eine ganze Reihe von z. T. komplementären Methoden zur bildlichen Charakterisierung von Funktionsabläufen im ZNS zur Verfügung. Hierbei sind v. a. die Positronenemissionstomographie (PET), die funktionelle Kernspintomographie (fMRT) sowie im weiteren Sinne elektroenzephalographische Mappingverfahren (EEG) und die Magnetenzephalographie (MEG) zu nennen (▫ Tab. 10.1).

Durch die so genannte neurovaskuläre Kopplung kann die neuronale Aktivität indirekt durch Messung der regionalen zerebralen Durchblutung festgestellt werden. Während nuklearmedizinische **$H_2{}^{15}O$-PET-Untersuchungen** auf globaler und regionaler Ebene zunächst den Hauptanteil an Bildgebungsstudien bei Schmerzen ausmachten und wichtige Befunde lieferten, tritt diese Methode aufgrund konkurrierender fMRT-Untersuchungen nun mehr und mehr in den Hintergrund. $H_2{}^{15}O$-PET–Studien zeichnen sich zwar durch eine große Robustheit aus und sind somit gut reproduzierbar, jedoch verfügen sie im Vergleich zur fMRT nur über eine geringe zeitliche und räumliche Auflösung. Weitere Beschränkungen ergeben sich aus der – wenn auch geringen – Strahlenbelastung und den damit verbundenen gesetzlichen Auflagen.

Einen festen Platz werden $H_2{}^{15}O$-PET-Studien jedoch auch in Zukunft bei speziellen Fragestellungen haben, wie z. B. zur Untersuchung der steigenden Zahl von Patienten, die zur Schmerztherapie mit oberflächlichen (Motor-Kortex-Stimulation) oder tiefen Hirnstimulatoren (z. B. Thalamusstimulation) versorgt wurden und aufgrund der metallischen Eigenschaften der Elektroden nicht mit fMRT untersucht werden können.

Durch geeignete Tracer sind mittels PET nicht nur Durchblutungsveränderungen ($H_2{}^{15}O$-PET) detektierbar, sondern auch Veränderungen des **zerebralen Glukosestoffwechsels (^{18}F-FDG-PET)** und von **Rezeptorverteilungen (Liganden-PET)** können dargestellt werden. Vor allem die letzteren Messungen haben durch die große Zahl von verschiedenen heute zur Verfügung stehenden Liganden-Tracern ein riesiges Potenzial. Fast jedes Neurotransmittersystem kann damit untersucht werden. In der Schmerzforschung haben PET-Untersuchungen des opioidergen Systems mit den Tracern [^{11}C]-Diprenorphin (unselektiver Opioidantagonist) oder [^{11}C]-Carfentanil (selektiver μ-Rezeptoragonist) zu wichtigen Einblicken in die zerebrale Schmerzverarbeitung geführt.

▫ **Tab. 10.1.** Methoden der funktionellen Bildgebung

Technik	Räumliche Auflösung	Vorteile	Nachteile
PET	ca. 5–10 mm	– Sensitiv und robust – Akzeptable Auflösung – Metabolische Studien und Rezeptorstudien möglich	– Invasiv – Personal- und kostenintensiv
EEG	gering	– Preiswert – Gute (u. a. Schlaf-)Monitoringmöglichkeiten	– Geringe räumliche Auflösung
MEG	5 mm	– Hohe zeitliche Auflösung	– Teuer – Eingeschränkte Auflösung für tiefe Hirnstrukturen
fMRI	ca. 3 mm	– Sehr gute räumliche Auflösung – Nicht invasiv (keine Strahlenbelastung) – Breit verfügbar	– Noch relativ teuer – Noch begrenzt auf Aktivierungsstudien – Ungeeignet bei Klaustrophobie

Die **fMRT** kann mit Hilfe des so genannten BOLD-Effektes (»blood-oxygen-level-dependent effect«) Veränderungen des Gehalts an Desoxyhämoglobin aufzeigen (Chen u. Ogawa 2000). Es konnte gezeigt werden, dass diese Zu- oder Abnahmen in hohem Maße mit der neuronalen Aktivität der entsprechenden Hirnbereiche gekoppelt sind (Logothetis et al. 2001) und die mit fMRT gewonnenen Ergebnisse sehr stark mit den aus PET-Aktivierungsstudien bei identischen Paradigmen erhobenen Daten korrelieren (Coull et al. 1998; Rees et al. 1997; Sadato et al. 1998).

Es ist jedoch nicht möglich, zwischen Veränderungen durch exzitatorische bzw. inhibitorische neuronale Vorgänge zu unterscheiden. Da fMRT-Untersuchungen praktisch an jedem modernen 1.5-Tesla-Scanner durchführbar sind und die Methode über eine relativ gute zeitliche Auflösung sowie eine sehr gute räumliche Auflösung verfügt, erfreut sie sich auch in der Schmerzforschung zunehmender Beliebtheit.

Auch die **voxelbasierte Morphometrie** basiert auf kernspintomographischen Messungen. Es handelt sich hierbei zwar nicht um eine Methode der funktionellen Bildgebung im engeren Sinne, da lediglich strukturelle T1-Sequenzen (hochauflösende 3D-MPR-Sequenzen) akquiriert werden. Jedoch werden statistische Methoden aus der funktionellen Bildgebung benutzt, um auf diese Weise Grauwertunterschiede in einzelnen Hirnstrukturen zwischen Patientenkollektiven und Normalprobanden herauszufinden. Morphologische Unterschiede, z. B. durch Neuronenuntergang, können auf diese Art untersucherunabhängig auf Pixelbasis herausgearbeitet werden (Ashburner u. Friston 2000).

Bei den **elektroenzephalographischen Mappingverfahren** handelt es sich um Methoden zur Identifizierung und Lokalisation von intrazerebralen Dipolen, welche Generatoren ereigniskorrelierter Hirnpotenziale darstellen. Bei sehr guter zeitlicher Auflösung ist eine anatomische Zuordnung jedoch schlechter möglich als bei der PET oder bei fMRT-Untersuchungen.

Auch die **Magnetenzephalographie** beruht auf der Lokalisation ereigniskorrelierter Potenziale bzw. der damit verbundenen biomagnetischen Felder. Da der Generator des biomagnetischen Feldes weitgehend verzerrungsfrei und in einem kleinen Volumen registriert werden kann, ist mit der MEG eine etwas genauere Lokalisation als mit Hilfe des EEG möglich.

10.2 Das Schmerznetzwerk

Eine Fülle von Bildgebungsstudien konnte an der Schmerzverarbeitung beteiligte Hirnareale aufzeigen (◘ Abb. 10.1). Dabei wurden einige Bereiche konsistent in nahezu allen Studien als aktiviert nachgewiesen. Hierzu gehören der **Thalamus**, der primäre

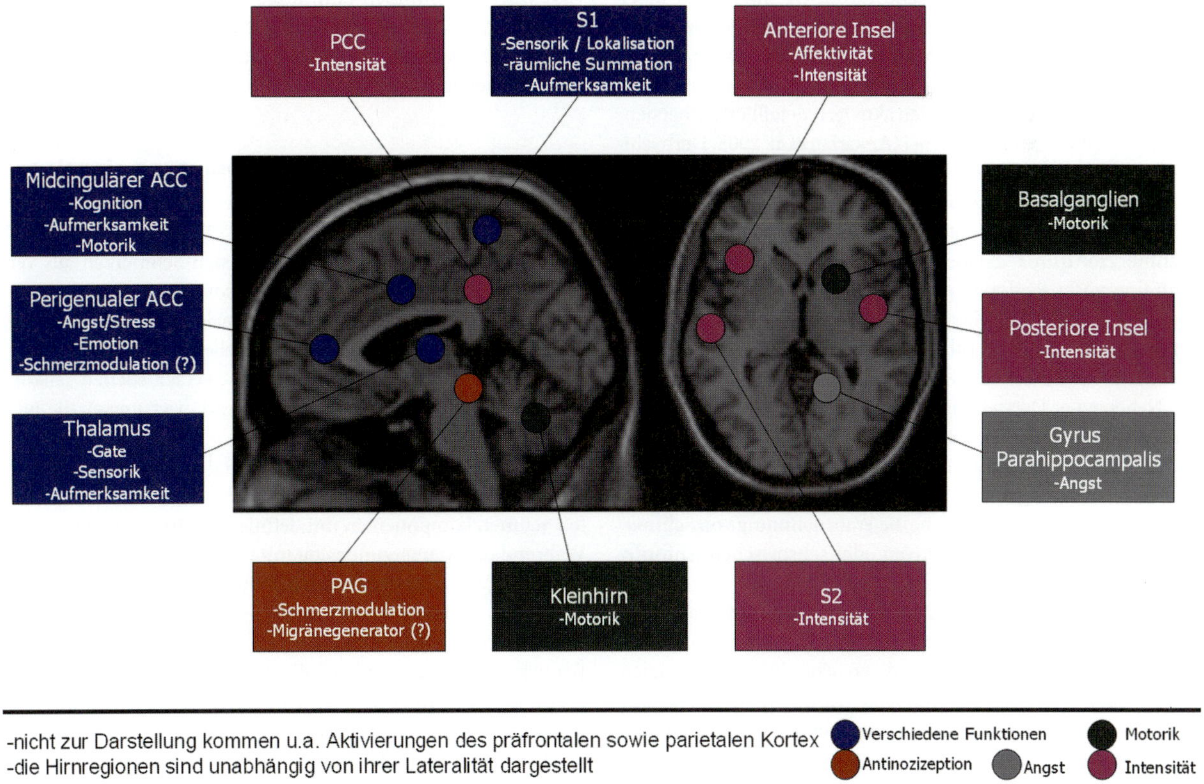

◘ **Abb. 10.1.** Das Schmerznetzwerk – an der Schmerzprozessierung beteiligte Hirnregionen und deren Funktion

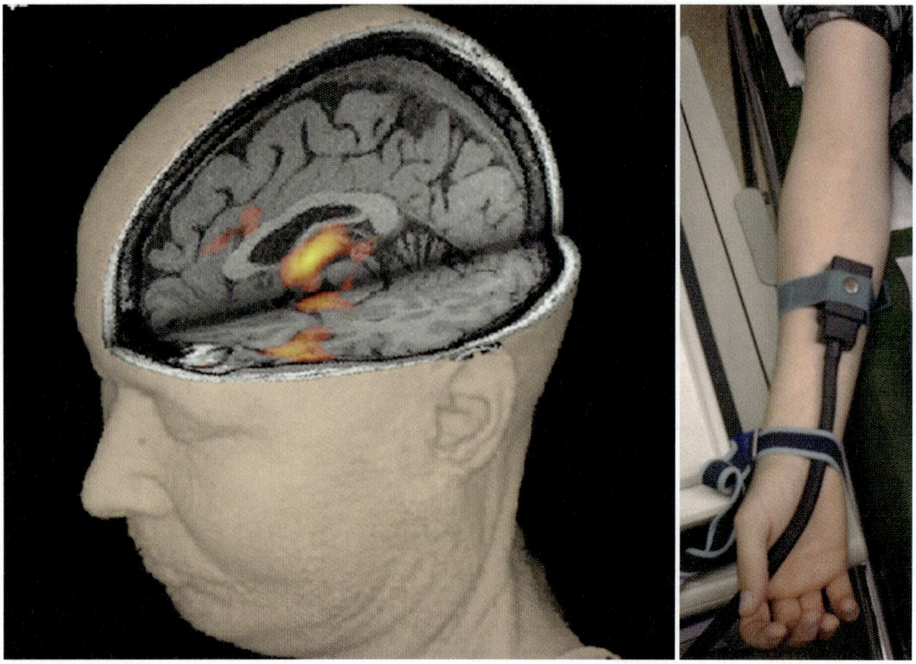

Abb. 10.2. Zerebrales Aktivierungsmuster (BOLD-fMRT) bei tonischer Hitzeschmerzreizung eines gesunden Probanden überlagert auf eine hochauflösende T1-MRT-Darstellung des Probandenkopfes

und sekundäre **somatosensorische Kortex** (S1 und S2), die **Inselrinde**, der **cinguläre Kortex**, der dorsolaterale **präfrontale Kortex** (DLPFC) und das **Kleinhirn**. Andere zerebrale Regionen, wie die motorischen Hirngebiete oder die Amygdala waren demgegenüber nur in einem Teil der Studien aktiviert (detaillierte Übersichten dieser Arbeiten findet sich bei (Apkarian et al. 2005; Derbyshire et al 1999; Peyron et al. 2000; Wiech et al. 2001).

Durch die Multiplizität der aktivierten Hirnareale konnte gezeigt werden, dass **kein einheitliches, klar abgegrenztes »Schmerzzentrum«** existiert, sondern ein ganzes Netzwerk zentralnervöser Regionen an der Transmission und Prozessierung nozizeptiver Reize beteiligt ist (Abb. 10.2). Erst die Interaktion dieser Regionen führt zum komplexen Sinneseindruck »Schmerz« und leitet eine Reaktion des Körpers auf diese ein.

Neben einer Darstellung der am Netzwerk beteiligten Strukturen wurde eine Reduktion des globalen zerebralen Blutflusses (gCBF) durch Schmerzreize (Coghill et al. 1998) festgestellt. Eine mögliche Erklärung hierfür könnte eine funktionell, global inhibitorische Kontrolle sein, welche die Wahrnehmung von Schmerzen gegenüber anderen kognitiven oder sensorischen Anforderungen gewährleistet.

Während die ersten Arbeiten sich rein auf Durchblutungsänderungen während verschiedenster experimenteller Schmerzreize bezogen, wurde nachfolgend versucht, durch differenzierte Studiendesigns auch Einzelaspekte der Schmerzverarbeitung (z. B. sensorische bzw. affektive Komponente) näher zu charakterisieren.

Auch die subkortikalen Strukturen, die aufgrund ihrer geringen Größe bei frühen Bildgebungsstudien nur inkonsistent aktiviert wurden, gewinnen nun immer mehr an Aufmerksamkeit (Bingel et al. 2002) und werden durch die Benutzung von Hochfeldkernspintomographen (3 Tesla) zukünftigen Forschungsprojekten besser zugänglich sein.

10.3 Regionenspezifische Kodierung einzelner Schmerzkomponenten

Als multidimensionale Entität setzen sich Schmerzen aus verschiedenen Aspekten zusammen (sensorische, affektive, motorische, vegetative Komponenten; Melzack 1968) und führen zu einer Serie von parallelen und sequenziellen Verarbeitungsschritten im Gehirn. Gemeinsam führen diese verschiedenen Teilkonstituenten zu einer individuellen Schmerzbewertung, in die auch das »Schmerzgedächtnis« mit einfließt.

Tölle et al. (1999) konnten in einer $H_2{}^{15}O$-PET-Studie mit experimentellen Hitzeschmerzreizen Korrelationen der geschilderten Schmerzkomponenten mit definierten Hirnregionen zeigen. Während die Schmerzintensität mit dem posterioren cingulären Kortex (PCC), periventrikulären Mittelhirnstrukturen und dem inferioren Frontalhirn in Verbindung gebracht werden konnte, fanden sich positive Korrelationen der Schmerzschwelle mit Bereichen des anterioren cingulären Kortex (ACC) und des inferioren frontalen Kortex sowie der Schmerzunangenehmheit mit posterioren Anteilen des ACC.

In zwei anderen PET-Studien wurde selektiv die Schmerzintensität bzw. die Schmerzunangenehmheit mittels hypnotischer Suggestion verstärkt bzw. vermindert. Während die hypnotische

Modulation der Schmerzaffektivität dabei zu signifikanten Änderungen der schmerzinduzierten Aktivität im ACC führten (Rainville et al. 1997), beeinflusste die Intensitätsmodulation spezifisch die Aktivität in S1, nicht jedoch im ACC (Hofbauer et al. 2001). Für die S1-Region ließ sich außerdem eine somatotope Organisation der durch Schmerz ausgelösten Aktivierungen nachweisen (Andersson et al. 1997).

In einer [^{11}C]-Carfentanil-Liganden-PET-Studie bei experimentellen Masseterschmerzen wurden ähnliche Korrelationen durchgeführt. Es wurden Kovariationen zwischen der Opioidfreisetzung bei Schmerzen im Nucleus accumbens, Thalamus, der Amygdala ipsilateral, und des periaquäduktalen Graus (PAG) mit der sensorischen Schmerzbewertung (Intensität) sowie des bilateralen dorsalen ACC, des bilateralen Thalamus und des ipsilateralen Nucleus accumbens mit affektiven Schmerzeinschätzungen (McGill-Pain-Questionnaire) festgestellt (Zubieta et al. 2001).

Neuere fMRI-Arbeiten bei Laserschmerzreizen nutzen charakteristische Reizantwortfunktionen, um Komponenten der Schmerzprozessierung einzelnen Hirnregionen zuordnen zu können (Büchel et al. 2002; Bornhövd et al. 2002). Dabei konnte der ACC im Gegensatz zu früheren Bildgebungsstudien (Tölle et al. 1999; Craig et al. 1996) auch mit der Intensitätskodierung in Zusammenhang gebracht werden (Büchel et al. 2002). Im posterioren ACC wurden sowohl Areale gefunden, welche die Autoren aufgrund der Reizantwortfunktion mit der allgemeinen sensorischen Stimulusintensitätskodierung in Zusammenhang bringen konnten als auch andere posteriore ACC-Bereiche, deren BOLD-Antwortverhalten eher auf eine spezifische Schmerzintensitätskodierung hinweist.

Erwartungsgemäß entsprachen in einer anderen Studie derselben Arbeitsgruppe das Reizantwortverhalten von S1/S2 und der Insel einer sensorischen Stimulusintensitätskodierung. Der DLPFC und parietale Kortex zeigten in Übereinstimmung mit einer vorherigen Arbeit von Coghill et al. (2001) ein Verhalten im Sinne einer Stimulusperzeption ohne weitere Unterscheidung der Reiz- bzw. Schmerzintensität (Bornhövd et al. 2002). Die Autoren nahmen daher an, dass diese Regionen für das Schmerzarbeitsgedächtnis und die Aufmerksamkeit auf Schmerzreize verantwortlich sind.

Ein besonders interessantes und identisches Reizantwortverhalten zeigten jedoch die Amygdala und der perigenuale ACC, eine Region, die mit der Kodierung der emotionalen Schmerzkomponente (Vogt et al. 1996) bzw. mit Stress und Angst bei Schmerzen (Peyron et al. 2000) verbunden zu sein scheint. Während es bei geringen bis mittleren Schmerzreizen zunächst zu einem Abfall des BOLD-Signals im Vergleich zu einem unterschwelligen Reiz in diesen Regionen kam, führten stärkste Schmerzreize demgegenüber zu einem Anstieg (Bornhövd et al. 2002). Bornhövd et al. interpretierten dies als Folge einer Erwartungshaltung gegenüber einem Schmerzreiz vorher nicht bekannter Stärke. Diese Erwartung soll bei folgenden geringen Schmerzstärken zu einer subjektiven Entlastung führen (Bornhövd et al. 2002).

Fazit

Funktionelle Bildgebungsstudien unterstützen die Unterteilung der zentralen Schmerzverarbeitung in ein laterales und mediales Schmerzsystem (Melzack 1968) entsprechend den an der Verarbeitung beteiligten medialen und lateralen Anteile des Thalamus. Das laterale System ist demnach vorwiegend durch die Verarbeitung sensorischer Schmerzbestandteile (Intensität, Ort, Modalität) gekennzeichnet und umfasst neben den lateralen Thalamuskernen S1, S2 und Gebiete des pACC und des PCC. Dem PCC wird dabei eine sensorisch-evaluative Funktion im Sinne einer Reizbewertung zugeschrieben (Vogt et al. 1992), und er könnte wesentlich zum »Intensitätsmonitoring« des aktuellen Schmerzreizes beitragen.

Demgegenüber spielen bei der affektiven Schmerzbewältigung (Angst, Unangenehmheit), im Sinne des medialen Schmerzsystems, v. a. limbische Strukturen eine wichtige Rolle. Hierbei sind der ACC, die Insel (bilateral), die Amygdala (ipsilateral) und der Nucleus accumbens (ipsilateral) zu nennen. Dem Nucleus accumbens wird schon lange eine wichtige Bedeutung im Rahmen des körpereigenen Belohnungssystems bzw. bei der Entwicklung von Suchtverhalten zugemessen (Winder et al. 2002). Dieses Kerngebiet gewinnt nun zunehmend auch in der Schmerzforschung an Bedeutung. Sowohl das mediale als auch das laterale System sind dabei neben der Verarbeitung von akuten, auch an der Prozessierung chronischer Schmerzen parallel und komplementär beteiligt.

Die dem medialen Schmerzsystem zugehörigen Hirnregionen sind auch unabhängig von der Schmerzverarbeitung an der Prozessierung emotionaler Inhalte beteiligt. Dieses Wissen über das mediale Schmerzsystem kann hilfreich sein für Arzt und Patient, um die Bedeutung sowohl psychischer Einflussfaktoren auf die Schmerzwahrnehmung als auch die Wirksamkeit und Wirkmechanismen kognitiver Behandlungsstrategien zu verstehen.

10.4 Lateralisierung der Schmerzverarbeitung

Obwohl nebenbefundlich von verschiedenen Autoren über Lateralisierungsphänomene bei Schmerzaktivierungen berichtet wurde, sind hemisphärische Seitendominanzen nur von wenigen Autoren systematisch untersucht. Coghill et al. (2001) fanden mit $H_2{}^{15}O$-PET bei thermaler Kontaktstimulation der Arme, dass mit der Schmerzintensität korrelierende Aktivierungen beidseits und überwiegend kontralateral zum Schmerzreiz vorhanden waren (ACC, Thalamus, Insula, S1 + S2, Zerebellum), während somatosensorische Aktivierungen, die keinen Zusammenhang mit der Intensität der Reize hatten, vorwiegend rechts lateralisiert waren (DLPFC, Thalamus, inferiorer parietaler Kortex, dorsaler frontaler Kortex; Coghill et al. 2001).

Die höhere räumliche Auflösung der fMRT konnte kürzlich genutzt werden, um Hemisphärendominanzen v. a. in subkortikalen Strukturen zu untersuchen. In dieser Arbeit konnte im Gegensatz zu der oben genannten PET-Untersuchung keine prinzipielle Dominanz der rechten Hemisphäre erfasst werden. Jedoch stellten die Autoren fest, dass die affektive Verarbeitung des Laserreizes bilaterale Areale (Amygdala und hippokampaler Komplex) involvierte, während Aktivierungen in Strukturen, die vermutlich an der motorischen Antwort auf Schmerzreize beteiligt sind (Putamen, Nucleus ruber, Kleinhirn), asymmetrisch verteilt waren mit Überwiegen der kontralateralen Hemisphäre (Bingel et al. 2002).

Untersuchungen bei Schmerzpatienten untermauern jedoch die Bedeutung der nicht dominanten (rechten) Hemisphäre in der Schmerzverarbeitung. Bei Patienten mit schmerzhaften Mononeuropathien der Beine traten Aktivierungen der kaudalen Region BA24 des ACC ausschließlich in der rechten Hemisphäre auf, unabhängig von der betroffenen Körperseite (Hsieh et al. 1995). Bei Patienten, die aufgrund einer Trigeminopathie mit Motor-Kortex-Stimulatoren versorgt wurden, zeigte sich im Schmerzzustand gegenüber der Schmerzfreiheit bei eingeschaltetem Stimulator ebenfalls eine Aktivierung ausschließlich der rechten BA24 des ACC. In dieser Studie waren zusätzlich auch der mediale präfrontale Kortex und der anteriore Thalamus zwar beidseits, jedoch überwiegend rechts aktiviert (Hsieh et al. 1999).

10.5 Schmerzmodulation

Schmerzmodulationsexperimente nehmen momentan einen entscheidenden Platz in der bildgebenden Schmerzforschung ein. Es besteht die Hoffnung, hierdurch Hirnareale identifizieren zu können, durch deren Beeinflussung möglichst selektiv eine verminderte Schmerzwahrnehmung erreicht werden kann. Damit könnte eine Brücke zwischen Grundlagenforschung und der häufig sehr schwierigen Therapie klinischer Schmerzsyndrome geschlagen werden.

Als Modulationsparadigmen werden neben der Administration von schmerzlindernden Medikamenten (z. B. Opioiden, NMDA-Antagonisten, Placebo) in Ruhe bzw. bei gleichzeitiger Schmerzreizung auch kognitive Strategien wie z. B. Ablenkungsparadigmen benutzt.

Wagner et al. (2001) fanden bei Infusion des μ-Opioidagonisten Remifentanil, der schnell metabolisiert wird und daher besonders gut zur Untersuchung dosisabhängiger Effekte geeignet ist, starke mit der Dosis korrelierende Aktivierungen im perigenualen ACC/cingulofrontalen Kortex, Kuneus/PCC, der Lingula, supplementär motorischen Arealen und im medialen Temporallappen (Wagner et al. 2001).

In einer Anschlussstudie werteten die gleichen Autoren den dosisabhängigen Einfluss von Remifentanil auf die schmerzbezogene rCBF-Aktivierung aus. Hierbei fand sich eine hohe Korrelation im cingulofrontalen Kortex (Willoch et al. 2002). Interessanterweise kovariieren die cingulofrontalen Aktivierungen bei Remifentanilgabe und Schmerzreizung mit dem Aktivierungsverhalten im PAG und tieferen Ponsregionen, während die Zusammenarbeit dieser Regionen bei alleiniger Schmerzreizung geringer zu sein scheint (Petrovic et al. 2002).

Diese Kovariationen bestehen jedoch nicht nur unter Opioidanalgesie, sondern in sehr ähnlicher Weise auch bei Ablenkung (Valet et al. 2004). Neben diesen Untersuchungsergebnissen bei Ablenkung weisen auch Experimente bei Placeboanalgesie darauf hin, dass dieses Aktivierungsmuster, bestehend aus cingulofrontalem Kortex, PAG und tiefer gelegenen Hirnabschnitten nicht spezifisch für extern applizierte Opioide ist, sondern vielmehr ein allgemeines schmerzmodulierendes Netzwerk darstellt (Petrovic et al. 2002), an dem opioiderge Transmissionsmechanismen maßgeblich beteiligt zu sein scheinen.

Insgesamt ergeben die bisherigen Schmerzmodulationsstudien somit zwar noch kein ganz klares abschließendes Bild, jedoch kann die Existenz von Top-down-Modulationsmechanismen als gesichert gelten. Eine Beteiligung cingulofrontaler Neuronenverbände bei diesen Modulationsvorgängen ist anzunehmen.

10.6 Ligandenstudien

Wie bereits erwähnt, stehen heute eine ganze Reihe von Liganden-Tracern zur Verfügung, mit denen die verschiedensten Neurotransmittersysteme mittels PET untersucht werden können. So sind im Rahmen der Schmerzforschung neben den **opioidergen Tracern** [^{11}C]-Carfentanil, [^{11}C] bzw. [^{18}F]-Diprenorphine und [^{18}F]-Cyclofoxy (Frost 1993) auch die **NMDA-antagonistischen** Liganden-Tracer [^{11}C]-Ketamine (Shiue 1997) und [^{18}F]-Memantine (Ametamey et al. 1999, 2002) interessant. Aber auch Untersuchungen des **dopaminergen, serotonergen, muskarinergen** und **histaminergen Systems** sowie **PET-Untersuchungen** von **Benzodiazepinrezeptoren** und der **MAO-B** sind möglich (Frost 1993; Duncan 1999).

Durch die komplexe chemische Synthese, die z. T. geringe Halbwertszeit der radioaktiven Liganden und den damit verbundenen Zeitdruck, die hohen Hardware-Anforderungen und die häufige Notwendigkeit zur arteriellen Punktion handelt es sich um sehr aufwändige Untersuchungen, bei denen i. Allg. nur geringe Zahlen von Patienten/Probanden untersucht werden können.

Die ersten opioidergen PET-Studien beschränkten sich auf die anatomische Darstellung der humanen Rezeptorverteilung (Jones et al. 1988, 1991). Dabei wurden Unterschiede in der Rezeptordichte zwischen den kortikalen Projektionen des medialen bzw. lateralen Schmerzsystems, mit wesentlich höheren Rezeptorbindungspotenzialen in den Hirnstrukturen des medialen Systems, festgestellt.

In den nachfolgenden Jahren wurde die Rezeptorverteilung auch bei chronischen Schmerzpatienten untersucht. Sowohl Patienten, die an **rheumatoider Arthritis** litten (Jones et al. 1994), als auch Patienten mit **Trigeminusneuralgie** (Jones et al. 1999) zeigten dabei im schmerzfreien Intervall im Vergleich zur Untersuchung während der Schmerzen eine signifikant erhöhte Bindung eines opioidergen Liganden (Diprenorphin) in schmerzverarbeitenden Arealen (bei den Arthritispatienten: frontal, cingulär,

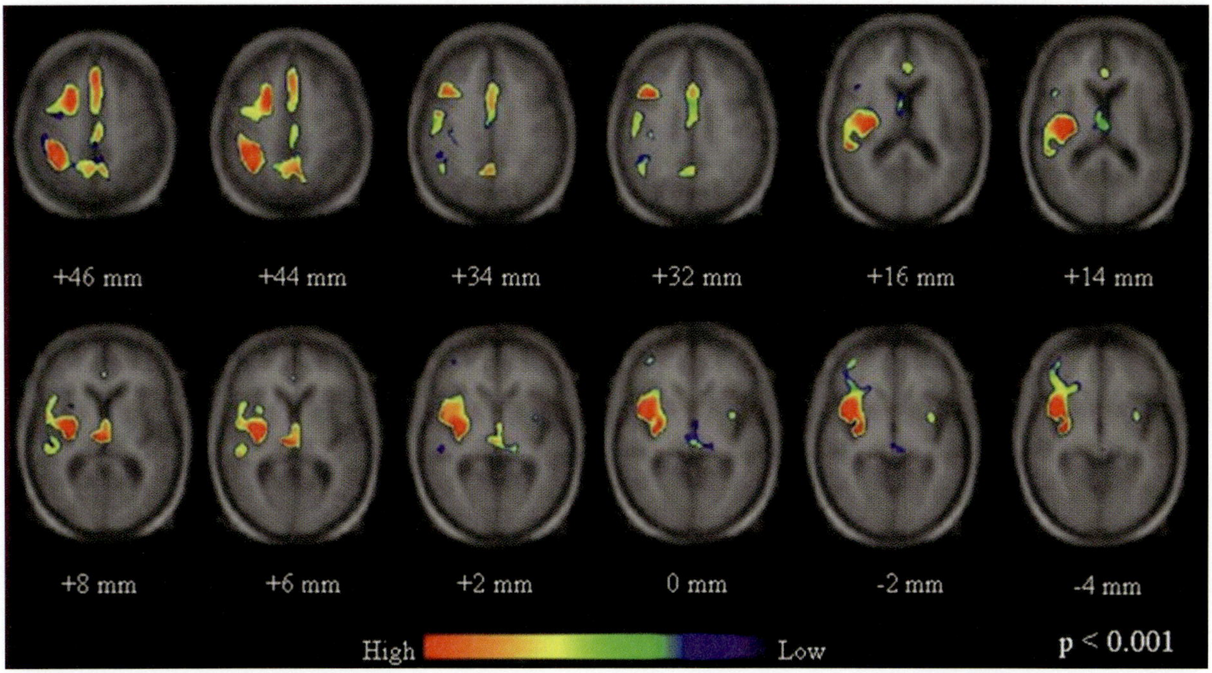

Abb. 10.3. Opiatrezeptorbindungsmuster bei Patienten mit zentralen Schmerzen. Farbig dargestellt sind signifikante Unterschiede in der Bindung des Opiatliganden Diprenorphin im Vergleich mit einem gesunden Probandenkollektiv. Die Regionen mit verminderter Ligandenbindung (=weniger freie Rezeptoren) bei den Patienten sind dabei auf ein repräsentatives »Normalgehirn« überlagert. (Nach Willoch et al. 2004)

temporal und in den Amygdalae; bei den Trigeminusneuralgiepatienten v. a. im präfrontalen, insulären und cingulären Kortex, den Basalganglien und dem Thalamus). Dies bedeutet, dass während der Schmerzattacken weniger freie Opioidrezeptoren zur Bindung des Tracers Diprenorphin zur Verfügung standen. Eine mögliche Erklärung hierfür könnte die **Ausschüttung endogener Opioide** während der Schmerzzustände sein. Aber auch die Herabregulierung (»Down-Regulation«) der Opioidrezeptoren im Schmerz wäre denkbar.

Kürzlich konnten ähnliche Veränderungen auch bei Patienten mit **zentralen Schmerzen** (»central-post-stroke-pain«) im Vergleich zu einem gesunden Normalkollektiv nachgewiesen werden (Abb. 10.3; Willoch et al. 2004).

Nachdem Jones et al. bereits 1988 gezeigt hatten, dass es möglich ist, opioiderge Liganden pharmakologisch durch Naloxon zu verdrängen, schafften es Zubieta et al. (2001), die Bindung von $[^{11}C]$-Carfentanil durch **experimentelle Masseterschmerzen** zu alterieren. Hierbei wurden 20 gesunde Probanden einmal während anhaltender Schmerzen und ein weiteres Mal während Placeboschmerzen im PET untersucht.

Analog zu den Ergebnissen bei chronischen Schmerzpatienten kam es auch bei diesen Experimenten zu einer Verminderung der Ligandenbindung während der Schmerzperioden. Hiervon waren der präfrontale Kortex, der anteriore Thalamus, die Insula, der Hypothalamus und die Amygdala betroffen. Darüber hinaus wurden negative Korrelationen zwischen den schmerzspezifischen sensorischen Scores (McGill-Pain-Questionnaire) und der »Aktivierung« des Opiatsystems in den Amygdalae, dem Thalamus und dem Nucleus accumbens beobachtet. In ähnlicher Weise korrelierten der Thalamus, der ACC und der Nucleus accumbens negativ mit den affektiven Schmerz-Scores. In Bezug auf den Thalamus konnten diese Resultate bereits reproduziert werden (Bencherif et al. 2002).

Erweitert werden konnten diese Ergebnisse durch die Feststellung von **geschlechtsspezifischen Unterschieden** in der opioidergen Schmerzneurotransmission. Es war bekannt, dass Frauen im Gegensatz zu Männern bei gleicher Stimulusintensität stärkeren Schmerz empfinden (Riley et al. 1998) und die zerebralen Aktivierungsmuster sich zwischen den Geschlechtern unterscheiden (Paulson et al. 1998). Auch geschlechts- und altersspezifische Unterschiede in der zerebralen Opioidrezeptorverteilung waren beobachtet worden (Zubieta et al. 1999). Nun wurde darüber hinaus festgestellt, dass auch die Freisetzungsmuster und Amplituden endogener Opioide zwischen den Geschlechtern variieren (Zubieta et al. 2002). Bei Männern kam es bei gleicher Schmerzintensität zu einer verstärkten Opioidausschüttung im Nucleus accumbens, der Amygdala, dem Thalamus und im ventralen Pallidum/Substantia innominata.

Neben den erwähnten Arbeiten zum opioidergen System bei Schmerzen konnten kürzlich bei Patienten mit **»burning mouth syndrome«** erstmals auch Veränderungen des dopaminergen Neurotransmittersystems bei klinischen Schmerzen nachgewiesen werden. Die Patientengruppe hatte dabei im Vergleich zu einem gesunden Normalkollektiv eine signifikant verminderte dopaminerge (FDOPA) Aufnahme im Putamen als Marker für eine präsynaptische dopaminerge Funktionsstörung (Jaaskelainen et al. 2001).

10.7 Ausblick/Perspektive

Betrachtet man die funktionelle Bildgebung von ihrem Potenzial her, steht sie auch heute noch am Anfang ihrer Entwicklung. Untersuchungen, welche die simultane Anwendung verschiedener Methoden (z. B. MEG, PET, fMRI, rTMS, EEG) nützen, werden Informationen über den Zusammenhang zwischen elektrophysiologischen und neurochemischen Vorgängen liefern.

Neue statistische Auswertemodelle wie die Konzepte der **funktionellen** und **effektiven Konnektivität** lassen außerdem hoffen, dass in Zukunft auch die Zusammenarbeit verschiedener Hirnbereiche und deren Hierarchie besser verstanden werden können.

Aber auch heute schon hat die funktionelle Bildgebung teilweise revolutionäre Ergebnisse erbracht. So konnten bei dem bis vor kurzem noch als »idiopathisch« betrachteten **Clusterkopfschmerz** mittels PET und voxelbasierter Morphometrie hypothalamische Veränderungen als mögliche (Mit-)Ursache identifiziert werden (May et al. 1998, 1999, 2000; Sprenger et al. 2004). Entsprechend wird für die **Migräne** eine Beteiligung des PAG an der Pathogenese angenommen (Afridi et al. 2005; Bahra et al. 2001; Weiller et al. 1995). Die primären Kopfschmerzsyndrome scheinen daher im Vergleich zur Prozessierung sonstiger klinischer Schmerzsyndrome, welche unter Einbeziehung der oben geschilderten Regionen (laterales und mediales Schmerzsystem) geschieht, eine Ausnahme darzustellen, da bei den primären Kopfschmerzen insbesondere subkortikale Strukturen bedeutsam zu sein scheinen.

Bei Clusterkopfschmerzen gelang es auch erstmals, die funktionell bildgebenden Ergebnisse bei ausgewählten Patienten direkt therapeutisch umzusetzen. Mehreren solchen Patienten mit schwersten chronischen Kopfschmerzzuständen wurden im posterioren Hypothalamus ipsilateral zum Schmerz Stimulationselektroden implantiert. Nach erfolgreicher Implantation und einer Dauerstimulationsperiode von einigen Tagen kam es bei allen Patienten zu einer deutlichen Verbesserung der klinischen Symptomatik oder sogar zu einem völligen Sistieren der Clusterkopfschmerzen (Leone et al. 2001, 2002, 2005).

Auch wenn eine solche invasive Therapie mittels tiefer Hirnstimulation bei den meisten anderen Schmerzsyndromen sicher auch in Zukunft und selbst bei verbessertem Verständnis der zerebralen Prozessierung und Schmerzplastizität nur in seltenen Fällen zur Anwendung kommen wird, bleibt doch die begründete Hoffnung, auch bei anderen Schmerzerkrankungen aus der bildgebenden Forschung therapeutische Konsequenzen ableiten oder zumindest den Therapieerfolg im Sinne eines objektiven Therapiemonitorings beurteilen zu können.

Literatur

Afridi SK Giffin NJ Kaube H Friston KJ Ward NS Frackowiak RS Goadsby PJ (2005) A positron emission tomographic study in spontaneous migraine. Arch Neurol 62: 1270–1275

Ametamey SM, Samnick S, Leenders KL et al. (1998) Fluorine-18 radiolabelling biodistribution studies and preliminary PET evaluation of a new memantine derivative for imaging the NMDA receptor. J Recept Signal Transduct Res 19: 129–141

Ametamey SM, Bruehlmeier M, Kneifel S et al. (2002) PET studies of ^{18}F-memantine in healthy volunteers. Nucl Med Biol 29: 227–231

Andersson JL, Lilja A, Hartvig P et al. (1997) Somatotopic organization along the central sulcus for pain localization in humans as revealed by positron emission tomography. Exp Brain Res 117: 192–198

Apkarian AV, Bushnell MC, Treede R-D, Zubieta J-K (2005) Human brain mechanisms of pain perception and regulation in health and disease. Eur J Pain 9: 463–484

Ashburner J, Friston K (2000) Voxel-based morphometry – the methods. Neuroimage 11: 805–821

Bahra A, Matharu MS, Buchel C, Frackowiak RS, Goadsby PJ (2001) Brainstem activation specific to migraine headache. Lancet 357: 1016–1017

Bencherif B, Fuchs PN, Sheth R et al. (2002) Pain activation of human supraspinal opioid pathways as demonstrated by [11C]-carfentanil and positron emission tomography (PET). Pain 99: 589–598

Berthier M, Starkstein S, Leiguarda R (1988) Asymbolia for pain: a sensory-limbic disconnection syndrome. Ann Neurol 24: 41–48

Bingel U, Quante M, Knab R, Bromm B, Weiller C, Buchel C (2002) Subcortical structures involved in pain processing: evidence from single-trial fMRI. Pain 99: 313–321

Bornhovd K, Quante M, Glauche V et al. (2002) Pain ful stimuli evoke different stimulus-response functions in the amygdala prefrontal insula and somatosensory cortex: a single-trial fMRI study. Brain 125: 1326–1336

Buchel C, Bornhovd K, Quante M et al. (2002) Dissociable neural responses related to pain intensity stimulus intensity and stimulus awareness within the anterior cingulate cortex: a parametric single-trial laser functional magnetic resonance imaging study. J Neurosci 22: 970–976

Coghill RC, Sang CN, Berman KF, Bennett GJ, Iadarola MJ (1998) Global cerebral blood flow decreases during pain. J Cereb Blood Flow Metab 18: 141–147

Coghill RCGilron I, Iadarola MJ (2001) Hemispheric lateralization of somatosensory processing. J Neurophysiol 85: 2602–2612

Coull J, Nobre A (1998) Where and when to pay attention: the neural systems for directing attention to spatial locations and to time intervals as revealed by both PET and fMRI. J Neurosci 18: 7426–7435

Craig A, Reiman E, Evans A, Bushnell M (1996) Functional imaging of an illusion of pain. Nature 384: 258–260

Derbyshire SW (1998) Meta-analysis of thirty-four independent samples studied using pet reveals a significantly attenuated central response to noxious stimulation in clinical pain patients. Curr Rev Pain 3: 265–280

Duncan JS (1998) Positron emission tomography receptor studies. Adv Neurol 79: 893–898

Folz E, White L (1962) Pain ´relief´ by frontal cingulumotomy. J Neurosurg 19: 89–100

Frost JJ (1993) Receptor imaging by PET and SPECT: focus on the opiate receptor. J Recept Res 13: 39–53

Head H, Holmes G (1911) Sensory disturbances from cerebral lesions. Brain 34: 102–254

Hofbauer RK, Rainville P, Duncan GH, Bushnell MC (2001) Cortical representation of the sensory dimension of pain. J Neurophysiol 86: 402–411

Hsieh JC, Belfrage M, Stone-Elander S, Hansson P, Ingvar M (1995) Central representation of chronic ongoing neuropathic pain studied by positron emission tomography. Pain 63: 225–236

Hsieh JC, Meyerson BA, Ingvar M (1998) PET study on central processing of pain in trigeminal neuropathy. Eur J Pain 3: 51–65

Jaaskelainen SK, Rinne JO, Forssell H et al. (2001) Role of the dopaminergic system in chronic pain – a fluorodopa-PET study. Pain 90: 257–260

Jones AK, Luthra SK, Maziere B et al. (1988) Regional cerebral opioid receptor studies with [11C]diprenorphine in normal volunteers. J Neurosci Meth 23: 121–128

Jones AK, Qi LY, Fujirawa T et al. (1991) In vivo distribution of opioid receptors in man in relation to the cortical projections of the medial and lateral pain systems measured with positron emission tomography. Neurosci Lett 126: 25–28

Jones AK, Cunningham VJ, HaKawa S et al. (1994) Changes in central opioid receptor binding in relation to inflammation and pain in patients with rheumatoid arthritis. Br J Rheumatol 33: 909–916

Jones AK, Kitchen ND, Watabe H et al. (1998) Measurement of changes in opioid receptor binding in vivo during trigeminal neuralgic pain using [11C] diprenorphine and positron emission tomography. J Cereb Blood Flow Metab 19: 803–808

Leone M, Franzini A, Bussone G (2001) Stereotactic stimulation of posterior hypothalamic gray matter in a patient with intractable cluster headache. N Engl J Med 345: 1428–1428

Leone M, Franzini A, Felisati G et al. (2005) Deep brain stimulation and cluster headache. Neurol Sci 26 Suppl 2: s138–139

Logothetis NK, Pauls J, Augath M, Trinath T, Oeltermann A (2001) Neurophysiological investigation of the basis of the fMRI signal. Nature 412: 150–157

May A, Ashburner J, Buchel C, McGonigle DJ et al. (1998a) Correlation between structural and functional changes in brain in an idiopathic headache syndrome. Nat Med 5: 836–838

May A, Bahra A, Buchel C, Frackowiak RS, Goadsby PJ (1998b) Hypothalamic activation in cluster headache attacks. Lancet 352: 275–278

May A, Bahra A, Buchel C, Frackowiak RS, Goadsby PJ (2000) PET and MRA findings in cluster headache and MRA in experimental pain. Neurology 55: 1328–1335

Melzack R, Casey K (1968) Sensory motivational and central control determinants of pain. Thomas Springfield IL

Moonen CTW, Bandettini PA (2000) Functional MRI. Springer, Berlin Heidelberg New York

Paulson PE, Minoshima S, Morrow TJ, Casey KL (1998) Gender differences in pain perception and patterns of cerebral activation during noxious heat stimulation in humans. Pain 76: 223–228

Penfield W, Boldrey E (1937) Somatic motor and sensory representation in the cerebral cortex of man as studied by electrical stimulation. Brain 60: 389–443

Petrovic P, Kalso E, Petersson KM, Ingvar M (2002) Placebo and opioid analgesia-imaging a shared neuronal network. Science 295: 1737–1740

Peyron R, Laurent B, Garcia-Larrea L (2000) Functional imaging of brain responses to painA review and meta-analysis (2000). Neurophysiol Clin 30: 263–288

Rainville P, Duncan GH, Price DD, Carrier B, Bushnell MC (1997) Pain affect encoded in human anterior cingulate but not somatosensory cortex. Science 277: 968–971

Rees G, Howseman A, Josephs O, Frith C, Friston K, Frackowiak R (1997) Characterizing the relationship between BOLD contrast and regional cerebral blood flow measurements by varying the stimulus presentation rate. Neuroimage 6: 270–278

Riley JL 3rd, Robinson ME, Wise EA, Myers CD, Fillingim R B (1998) Sex differences in the perception of noxious experimental stimuli: a meta-analysis. Pain 74: 181–187

Sadato N, Yonekura Y, Yamada H, Nakamura S, Waki A, Ishii Y (1998) Activation patterns of covert word generation detected by fMRI: comparison with 3D PET. J Comput Assist Tomogr 22: 945–952

Shiue CY, Vallabhahosula S, Wolf AP et al. (1997) Carbon-11 labelled ketamine-synthesis distribution in mice and PET studies in baboons. Nucl Med Biol 24: 145–150

Sprenger T, Boecker H, Tolle T et al. (2004) Specific hypothalamic activation during a spontaneous cluster headache attack. Neurology 62: 516–517

Stowell H (1984) Event related brain potentials and human pain: a first objective overview. Int J Psychophysiol 1: 137–151

Tölle T, Kaufmann T, Siessmeier T et al. (1999) Region-specific encoding of sensory and affective components of pain in the human brain: a positron emission tomography correlation analysis. Ann Neurol 45: 40–47

Valet M, Sprenger T, Boecker H et al. (2004) Distraction modulates connectivity of the cingulo-frontal cortex and the midbrain during pain – an fMRI analysis. Pain 109: 399–408

Vogt BA, Finch DM, Olson CR (1992) Functional heterogeneity in cingulate cortex: the anterior executive and posterior evaluative regions. Cereb Cortex 2: 435–443

Vogt B, Derbyshire S, Jones A (1996) Pain processing in four regions of human cingulate cortex localized with co-registered PET and MR imaging. Eur J Neurosci 8: 1461–1473

Wagner K, Willoch F, Kochs E et al. (2001) Dose-dependent regional cerebral blood flow changes during remifentanil infusion in humans: a positron emission tomography study. Anesthesiology 94: 732–738

Weiller C, May A, Limmroth V, Juptner M et al. (1995) Brain stem activation in spontaneous human migraine attacks. Nat Med 1: 658–660

Wiech K, Preissl H, Birbaumer N (2001) [Neural networks and pain processing. New insights from imaging techniques]. Anaesthesist 50: 2–12

Willoch F, Wagner K, Schwaiger M, Tölle TR (2002) Funktionelle Bildgebung bei Schmerz: experimentelle und klinische Untersuchungen. In: Krause BJ, Müller-Gärtner HW (Hrsg) Bildgebung des Gehirns und Kognition. Ecomed, Landsberg, 240–252

Willoch F, Schindler F, Wester H et al. (2004) Central poststroke pain and reduced opioid receptor binding within pain processing circuitries: a 11C-diprenorphine PET study. Pain 108 (3): 213–220

Winder DG, Egli RE, Schramm NL, Matthews RT (2002) Synaptic plasticity in drug reward circuitry. Curr Mol Med 2: 667–676

Zubieta JK, Dannals RF, Frost JJ (1998) Gender and age influences on human brain μ -opioid receptor binding measured by PET. Am J Psychiat 156: 842–848

Zubieta J, Smith Y, Bueller J et al. (2001) Regional mu opioid receptor regulation of sensory and affective dimensions of pain. Science 13: 311–315

Zubieta J, Smith Y, Bueller J et al. (2002) μ-opioid receptor-mediated antinociceptive responses differ in men and women. J Neurosci 22: 5100–5107

Psyche und Schmerz

H.C. Traue, A.B. Horn, H. Kessler, L. Jerg-Bretzke

11.1 Psychische versus somatische Perspektive – 102

11.2 Körperschmerz – Seelenschmerz – 103

11.3 Psychologische und psychobiologische Schmerztheorien – 104
11.3.1 Psychodynamische Perspektive – 104
11.3.2 Verhaltensmedizinische Perspektive – 105
11.3.3 Neurokognitive Perspektive – 107

Literatur –109

»Im Kopf ist das Gefängnis der Gefühle.
Die Gefühle sind aus dem Körper gewandert,
gefangen im Kopf stauen sie sich dort und schmerzen.«
(Therapiebild von Herrn P. aus Bangladesh)

Der Volksmund beschreibt den engen Zusammenhang zwischen Körperschmerz und seelischem Leid in eindrucksvollen Bildern: Ein Mensch nimmt Lasten auf seinen Buckel, lässt sich nicht verbiegen oder legt sich krumm für jemanden. Ein breites Kreuz kann einiges vertragen, aber jemandem wurde das Rückgrat herausgenommen oder gar gebrochen. Wer allzu großen Respekt vor der Obrigkeit zeigt, der buckelt sich nach oben, und der aufrechte Gang gilt als Zeichen guten Charakters. Hinter dem volkstümlichen Begriff des Hexenschussses findet man eine mittelalterliche psychosomatische Annahme: Dem stolzen Mann wird durch verzaubernde Kräfte aus Hexenhand ein Schuss versetzt, der ihn schmerzvoll verkrümmt niedersinken lässt. Ungelöste Probleme und Konflikte machen einem Menschen Kopfzerbrechen. Es kann so schlimm kommen, dass der Kopf seinen angestammten Platz verlässt und ein solchermaßen Betroffener nicht mehr weiß, wo ihm der Kopf steht. Und schließlich: Wenn man von jemandem sagt: »Dem dem tut nichts mehr weh!«, dann ist er tot.

Alle Menschen kennen mehr oder minder starke Schmerzen. Ausnahmen sind sehr seltene klinische Störungen wie die kongenitale Schmerzunempfindlichkeit (Rozentsveig et al. 2004) oder die Syringomyelie, bei der sowohl starke Schmerzempfindlichkeit als auch Hitzeschmerzunempfindlichkeit auftreten kann, ein Leiden, das man auch dem Römer Mucius Scaevola zuschreibt, der damit zu einiger medizinhistorischer Berühmtheit gelangte (Müller 2003). Schmerzen werden als aversiv erlebt. Ausnahmen sind die Assoziation zu sexuell deviantem Verhalten, wenn nämlich Schmerz mit Gefühlen der Lust (Sadismus oder Masochismus) assoziiert sind.

Durch das Unangenehme des subjektiven Erlebens von Schmerzen lernen Menschen, gefährliche Situationen zu meiden und Verhaltensweisen zu entwickeln, die die Wahrscheinlichkeit von Schmerzen verringern. Es ist offenkundig, dass die Informationsverarbeitung von Schmerzen für die Steuerung von Verhalten ein wesentliches System ist, dessen hauptsächliche Funktion der Schutz vor Schädigung darstellt.

Es ist auch eine den meisten Menschen vertraute Annahme, dass Schmerzen nicht nur Vermeidung steuern, sondern auch die Inanspruchnahme von Hilfe regulieren. Kinder suchen bei Schmerzen Schutz, Zuwendung und Trost bei den Eltern, Erwachsene gehen zum Doktor. Schmerzen sind das häufigste Symptom, das Menschen zum Arztbesuch veranlasst.

Eine rein neurophysiologische Betrachtungsweise, in der allein die Verarbeitung von nozizeptiver Stimulation im Zentrum des Interesses steht, kann dem Phänomen Schmerz nicht gerecht werden und hatte in der Vergangenheit sowohl eine rein somatische Betrachtung und geradezu feindselige Haltung der Medizin gegenüber Schmerzen zur Folge. Vor Descartes wurden »mentale«, zumeist religiöse Erklärungen zu Schmerzen überbetont. Die zunehmenden biologischen Erkenntnisse und die Wirksamkeit von Medikamenten und medizinischen Eingriffen gegen akute Schmerzen haben das Wissen um psychologische Einflüsse zunächst in den Hintergrund gedrängt.

11.1 Psychische versus somatische Perspektive

Noch bis vor wenigen Jahrzehnten war die wissenschaftliche Untersuchung von Schmerzen in zwei Welten eingeteilt, in die Welt der pharmakologischen Medizin und die Welt der Psychoanalyse, wobei letztere bis dahin den psychologischen Kosmos der Medizin beherrschte. Der von Engel (1956) psychodynamisch und aus klinischer Beobachtung hergeleitete Typus des »pain-prone patient« hat die Aufmerksamkeit auf psychologische Aspekte der Schmerzchronifizierung gelenkt und die Bedeutung kindlicher traumatischer Erfahrungen hervorgehoben, ein Befund, der neue Aktualität erfährt (Egle et al. 2004), aber auch einen Graben zwischen biologische und psychologische Schmerzkonzepten zog, dessen Überbrückung viele Jahre in Anspruch nehmen sollte. Erst als sich der Physiologe Patrik Wall und der Psychologe Ronald Melzack aus ihren jeweils verschiedenen Perspektiven, aber dennoch gemeinsam dem »Puzzle of Pain« näherten, setzte sich eine integrierte Schmerztheorie durch, die biologische, psychologische und soziale Faktoren in einem komplexen Informationsverarbeitungssystem begreift (Melzack u. Wall 1965).

Die vorsichtige Definition von Schmerzen der **International Association for the Study of Pain** als ein unangenehmes Sinnes- und Gefühlserlebnis, das nur lose mit Gewebeschädigung verbunden ist, respektiert diese Komplexität der Schmerzverarbeitung: »Pain is an unpleasant sensory and emotional experience with actual or potential tissue damage or described in terms of such damage«. Diese Definition ist zwar inhaltlich recht knapp, erlaubt aber keine vereinfachenden Vorstellungen von Schmerzen als rein sensorische Ereignisse mehr. Da nach dieser Definition Schmerz vom Betroffenen als ein körperliches Phänomen erlebt wird, wurden »rein psychische« Schmerzen wie Trennungsschmerzen bis vor kurzem aus dem Gegenstandsbereich der Schmerzforschung ausgenommen. Neuere Untersuchungen zeigen jedoch, wie ähnlich die Verarbeitung von körperlichen und psychischen Schmerzen ist (▶ Kap. 11.2).

Schmerzinformationen werden in mehreren miteinander vernetzten peripheren und zentralen neuronalen Systemen verarbeitet, die als physiologische, biochemische, behaviorale und emotional-kognitive Vorgänge teils objektiv und teils nur über das subjektive Erleben erfassbar sind. Eine Trennung in objektiven (sprich somatischen) Schmerz und subjektiven (sprich psychischen) Schmerz ist nur in Teilaspekten möglich (Mee et al. 2006). Komplizierter wird es für die Annahmen von Ursache und Wirkung im Kontext der Schmerzentstehung und Aufrechterhaltung. Wer von psychischen oder organischen Verursachungen redet, hat ein linear-kausales Modell im Sinn und übersieht

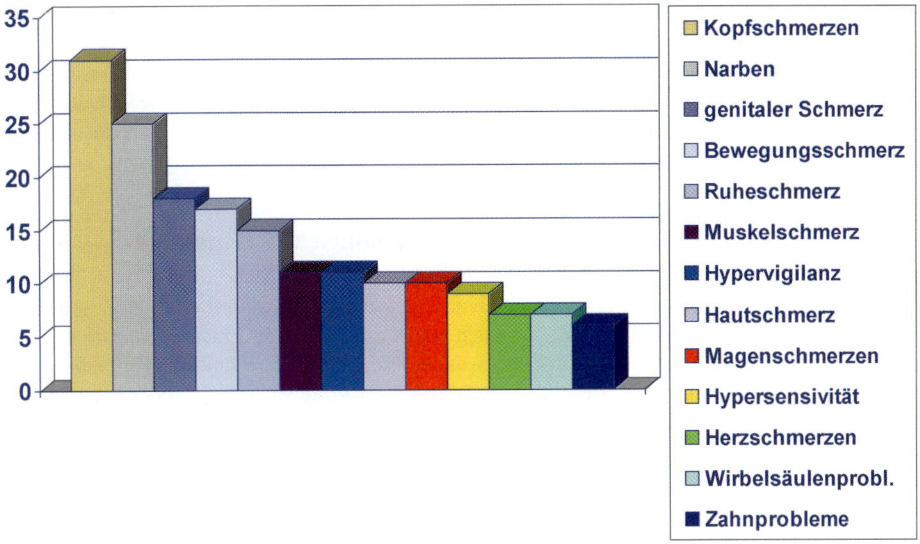

Abb. 11.1. Körperliche Symptome (in %) bei 214 Patienten mit Foltertrauma. (Adaptiert aus Traue et al. 2002)

die Vernetzung der neuronalen Verarbeitung der Schmerzinformationen mit ihren komplexen Wechselwirkungen. Außerdem vermischt er die Analyseebene der Schmerzmechanismen mit der Analyseebene von Faktoren, die Schmerzmechanismen in Gang setzen oder aufrechterhalten.

11.2 Körperschmerz – Seelenschmerz

In Science wurde von der Arbeitsgruppe um Naomi Eisenberger argumentiert, dass negative Gefühle von Zurückweisung und Verlust, die ja im allgemeinen Sprachgebrauch als schmerzhafte oder schmerzliche Erfahrungen gelten, ähnlich verarbeitet werden wie akute, noxisch ausgelöste Schmerzen (Eisenberger et al. 2003). Sie nahmen an, dass eine Störung der sozialen Bindungen evolutionär eine ähnliche Bedeutung haben könnte wie eine körperliche Verletzung. Im Hinblick auf die Lokalisierung wurde eine Aktivierung des anterioren cingulären Kortex (ACC) in beiden Situation vermutet, weil diese Hirnregion als Alarmsystem und Konfliktmonitor Erregung zeigt, wenn automatisiertes Verhalten in Konflikt mit Stimulusanforderungen steht. Schmerz aktiviert den ACC, und insbesondere der dorsale Teil korreliert mehr mit affektiver als mit sensorischer Schmerzverarbeitung, denn Tierversuche zeigen, dass in Säugern eine Abtragung des ACC zu einem Verlust maternalen Verhaltens und der Äußerung von Signalen der Trennung (»separation cry«) führt. Ebenso wird eine Aktivierungsminderung des rechten ventralen präfrontalen Kortex (RVPFC) angenommen, weil diese Region offenbar an der Regulation des ACC beteiligt ist.

In einer fMRI-Studie wurde eine solche soziale Ausgrenzung durch eine Computerspielanordnung (Cyberball) simuliert, indem die Probanden sich einmal direkt (»explicit exclusion«) und einmal indirekt ausgeschlossen fühlen mussten, weil die virtuellen anderen beiden Beteiligten die Pbu nicht mehr mitspielen ließen. Die neuronalen Erregungsmuster entsprachen im Wesentlichen dem von noxischer Schmerzstimulation: Die Aktivität des dorsalen ACC korrelierte r=0,88 mit der subjektiven Bewertung des Ausgrenzungserlebens, und der RVPFC korrelierte negativ mit dieser subjektiven Einschätzung. Die Studie unterstützt die Annahme, dass die schmerzliche Erfahrung der sozialen Ausgrenzung ähnlich verarbeitet wird wie eine schmerzhafte akute Stimulation (Eisenberger et al. 2003).

Mehr noch als soziale Ausgrenzung schmerzt der persönliche Verlust eines Menschen. Er wird meistens als eine außerordentliche Stresssituation erlebt, als kritisches Lebensereignis, in dessen Folge die Wahrscheinlichkeit von Krankheiten erheblich ansteigt. Die experimentelle Anordnung der sozialen Ausgrenzung in der Studie von Eisenberger ist sicher nur eine blasser Abglanz der emotionalen Beeinträchtigung, die bei tatsächlichem Verlust eines geliebten Menschen und bei existenzieller Ausgrenzung der eigenen Person aus dem sozialen Umfeld entsteht (Panksepp 2003).

Die klinische Relevanz dieses Befundes der Grundlagenforschung wird vor Augen geführt durch diagnostische Daten von Menschen, die eine extreme Form der sozialen Ausgrenzung unter Traumatisierungen durch Menschenhand erlebt haben, durch Vergewaltigung, organisierte Gewalt, zwangsweise Migration und Folter. Ein besonderes Merkmal der Folter ist dabei die doppelte Bedrohung aus körperlichem Schmerz und psychischer Isolation. Die Folter erzeugt durch zweifellos körperlich und psychisch erzeugte Schmerzen später ein komplexes Symptommuster, in dem die psychischen und somatischen Veränderungen der Betroffenen eng verknüpft sind. Die Folter trifft einen Menschen in der Regel jenseits seiner Erfahrungen und überfordert völlig oder teilweise seine im Laufe des Lebens entwickelten Bewältigungsfähigkeiten. Eine im engeren Sinne traumatische

Belastung durch Folter kann kognitiv und behavioral nicht verarbeitet werden, ist in diesem Moment unausweichlich, und sie unterbricht alle sozialen Bindungen. Das Opfer wird körperlich und psychisch abrupt aus seinen sozialen Bindungen herausgerissen. Das emotionale Erleben während eines solchen extremen Traumas ist stark von Angst, Panik und Verlassensein geprägt (Traue et al. 2002).

Die posttraumatische Belastungsstörung (PTSB) als Folge des Foltertraumas ist bei vielen Betroffenen so dramatisch, dass die zerstörerische Kraft der Kombination aus körperlicher Verletzung und psychischem Terror offenkundig wird (Traue et al. 1997; Schwarz-Langer et al. 2006). Die schweren psychobiologischen Veränderungen entstehen demnach als Folge des psychischen und körperlichen Schmerzerlebens unter der Traumaeinwirkung. Da das Trauma akut nicht bewältigbar ist, wirkt die emotionale Erregung ins Innere der Betroffenen und kann nicht in bewältigendes Handeln umgesetzt werden. Der Organismus wird zwar extrem aktiviert, bleibt aber im Wesentlichen ohne Effekt auf die traumatische Situation. Die emotionale Erregung explodiert im Inneren, sie wird zu einer **emotionalen Implosion** (Traue 1998, 2001).

Zusätzlich zu den Symptomen der PTSB leiden die Patienten häufig unter erheblichen Schmerzzuständen. Bedenkt man die neurobiologische Ähnlichkeit der Verarbeitung körperlicher und psychischer Schmerzstimulation, ist es nicht verwunderlich, dass es infolge der extremen Kombination physikalisch wie psychisch schädigender Erfahrungen zu diesen ausgeprägten chronischen Schmerzsymptomen kommt (◘ Abb. 11.1).

11

11.3 Psychologische und psychobiologische Schmerztheorien

Viele Schmerzphänomene wie die Modulation des Schmerzerlebens durch Hypnose, Suggestion, Placebo, Phantomschmerz sowie die Chronizität von Schmerzen lassen sich ohne die Annahme psychologischer Faktoren nicht erklären. Erstmals entwickelten Melzack u. Wall (1965) mit der Gate-control-Theorie (GCT) ein komplexes psychobiologisches Schmerzmodell. Das wesentliche Merkmal dieses Modells war die gleichwertige Integration von physiologischen und psychologischen Komponenten als prinzipiell gleichzeitige und gleichwertige Faktoren. Das Modell wurde von der Vorstellung inspiriert, dass kognitive Vorgänge die nozizeptiven sensorischen Informationen quantitativ und qualitativ erheblich modulieren. Bewertungen, Erwartungen, Überzeugungen, Vorstellungen von Schmerzen sowie Emotionen beeinflussen die afferenten Informationen. Menschen bewerten und vergleichen Schmerzinformationen basierend auf früheren Erfahrungen mit Schmerz und dessen Bewältigung. Wie Patrick Wall 1996 feststellte, war dies »für die Zeit damals … keine schlechte Idee« (S. 12).

Was allerdings im Laufe der vergangenen etwa 4 Jahrzehnte als relevante psychologische Faktoren erkannt wurde, spiegelt nicht nur die tatsächlichen psychologischen Wirkmechanismen wider, sondern auch den jeweiligen empirischen Kenntnisstand, Moden in den Theorien und den jeweiligen »mainstream« der wissenschaftlichen Aufmerksamkeit. Vereinfacht kann man als historische Abfolge die tiefenpsychologische, die verhaltensmedizinische und schließlich die neurokognitive Perspektive unterscheiden.

11.3.1 Psychodynamische Perspektive

Die psychodynamische Perspektive postuliert einen Zusammenhang zwischen Schmerz und Persönlichkeit, der seine Ursache in der unbewussten intrapsychischen Konfliktverarbeitung hat. Emotionaler Schmerz aus Kindheitstraumata oder neu aktualisiert findet einen metaphorischen Ausdruck im Körperschmerz. Gleichzeitig formt diese intrapsychische Konfliktverarbeitung auch eine besondere Persönlichkeit. Als dafür typisch werden unterdrückte Feindschaft und Aggression, rigides Über-Ich, Schuld und maskierte Depressionen angenommen. Diese Postulate folgen klinischen Beobachtungen und Fallinterpretationen auf psychoanalytischem Hintergrund. Als typisches Beispiel kann man Szasz (1957) anführen, der die Annahme vertritt, der Schmerz erlaube, Angst, die mit einem realen Verlust assoziiert ist, zu leugnen oder zu minimieren.

Allgemein bekannt ist die Entwicklungstheorie von Engel (1959) für psychogenen Schmerz, derzufolge ein Individuum den realen Schmerzerfahrungen aus einem konflikthaften traumatischen Kontext psychische Bedeutungen zumisst, die später Schmerzen ohne die ursprüngliche noxische Stimulation auslösen können. Als Konfliktstoff werden bewusste und unbewusste Schuld, masochistische Charakterstruktur, unerfüllte aggressive Triebe sowie Verluste und Verlustängste angenommen. Der typische Schmerzpatient ist danach depressiv, pessimistisch, schwermütig und zeigt insgesamt eine eingeschränkte Lebensfreude. Eine weitere, weit verbreitete Beschreibung einer Migränepersönlichkeit geht auf Wolff (1937) zurück: Er beschrieb Migränepatienten als ehrgeizig, leistungsorientiert, perfektionistisch, zwanghaft ordentlich, rigide und unterdrückt feindselig.

Neuere Studien, die zwar ihren Ursprung in den angesprochenen tiefenpsychologischen Konzepten haben, aber mit aktuell standardisierten Persönlichkeitstests arbeiten, bestätigen zwar regelmäßig erhöhte Neurotizismus-, Depressivitäts- und Ängstlichkeitswerte, aber keine schmerzspezifischen Persönlichkeitsprofile. Kröner-Herwig (2004) schließt ihre entsprechenden Untersuchungen so: »Es gibt keine spezifische Schmerzpersönlichkeit oder syndromspezifische Schmerzpersönlichkeiten, die in sich homogen sind und sich gegen Persönlichkeitsmuster anderer Störungsgruppen abgrenzen lassen« (▶ S. 143).

Aus zwei Gründen konnte erwartet werden, dass die tiefenpsychologischen Schmerztheorien sich durchaus in Persönlichkeitsprofilen des MMPI (Minnesota Multiphasic Personality Inventory) wiederfanden (Freeman et al. 1976). Einmal weil die so genannte neurotische Trias sich bei Störungen jeder Art findet, und zweitens blieb unberücksichtigt, dass ein Schmerzleiden eine erhebliche Belastung darstellt, die sich bei Chronizität nahezu zwangsläufig in verstärkter Ängstlichkeit, Depressivität und einer erhöhten körperlichen Irritierbarkeit wiederfindet, ohne dass dem jedoch eine ätiologische Bedeutung zukommt. Ängstlichkeit und Depressivität können aber an der Aufrechterhaltung von Schmerzen durchaus beteiligt sein.

Die tiefenpsychologische Perspektive legt weiterhin nahe, dass es unzureichend ist, das Schmerzgeschehen ausschließlich individuenzentriert zu betrachten, da es ein Zusammenwirken individueller, interaktioneller und sozialer Faktoren gibt, die das Schmerzgeschehen aufrechterhalten. Hierbei kommt der biographischen Dimension, dem Umgang mit dem Schmerz im sozialen Feld und der Beziehung des Patienten zu Institutionen (z. B. Rentenverfahren) eine wichtige Rolle zu. Das Auftreten von Kopfschmerzen im Kontext eines kritischen Lebensereignisses wie beim Verlust eines Partners oder beim Übergang von der Schule in den Beruf ist beispielsweise anders zu bewerten als Kopfschmerzen, die im Zusammenhang mit Alltagsstressoren stehen. Das heißt, die psychische Besetzung des Körpers durch Verluste, Kränkungserfahrungen und psychische Traumata mit Schmerzen (oder die Konvertierung psychischer Schmerzen in körperliche Schmerzen) kann nur individuell im biographischen Bezug interpretiert werden.

Ähnliches gilt für die Bedeutung des Schmerzes im zwischenmenschlichen System, in das der leidende Patient eingebettet ist. Veränderungsprozesse – und das heißt hier immer die Aufgabe von ungünstigem Schmerzverhalten – können nur gelingen, wenn Rollenverteilungen, die Kommunikation und die Unabhängigkeit und Selbstachtung der Familienmitglieder einer Änderung unterworfen werden. Körperliche Schmerzen können bei einem Scheitern der Veränderungsbemühungen eine die Stabilität wiederherstellende Ersatzfunktion erhalten, indem sie Veränderungen initiieren oder die eingetretenen Veränderungen legitimieren und absichern. Die beziehungsstabilisierende Funktion des Schmerzes kann in der Vermeidung von Distanzierung und Ablösung bestehen, ebenso in der Gewährung von Nähe und Versorgung. Schmerzen können in Auseinandersetzungen um Macht und Einfluss und zum Erhalt eines familiären Status oder einer familiären Identität gebraucht werden. Insofern hierbei operante Konditionierungen, im tiefenpsychologischen Jargon als sekundärer Krankheitsgewinn bezeichnet, wirksam sind, leitet dies über zu den lerntheoretischen Annahmen.

11.3.2 Verhaltensmedizinische Perspektive

Das verhaltensmedizinische Schmerzmodell integriert biologische, psychologische und soziale Faktoren in einem komplexen System der Schmerzentstehung und Aufrechterhaltung. Diese Perspektive auf Schmerz hat ihre Wurzeln in der empirisch-experimentellen Psychophysiologie der Stressreaktion. Es bestehen keine Zweifel, dass Stress zum Schmerzgeschehen beitragen kann und dass Stress ein robuster Prädiktor für chronische Schmerzen ist. Am besten untersucht ist der Einfluss von Stress auf Rückenschmerzen. Aufgrund der Daten einer Quer- und Längsschnittstudie mit 372 schmerzfreien und 209 Probanden mit Schmerzen kam Linton (2005) zu dem Ergebnis, dass psychosozialer Stress das Schmerzrisiko um das 13-fache erhöht. Bei den schmerzfreien Probanden war das Risiko, 1 Jahr später an Schmerzen zu leiden, durch Stress verdoppelt und bei ungünstigen Bewältigungsmechanismen verdreifacht.

Eine wesentliche Grundannahme sind Muster der Aktivität des autonomen Nervensystems (ANS), die als Folge emotionaler und stresshafter Stimulation konzeptionalisiert werden. Die empirischen Ergebnisse wurden als Reaktionsstereotypien interpretiert, mit denen die verschiedenen Quellen somatischer Reaktionen geklärt werden können:

- Individual-Response-Spezifität,
- Stimulus-Response-Spezifität,
- Motivational-Response-Spezifität.

Individual-Response-Spezifität beschreibt die typischen physiologischen Muster, mit denen ein Individuum auf unterschiedliche Reize überwiegend reagiert. So zeigt beispielsweise eine Person vorwiegend in ihrem Herz-Kreislauf-System Reaktionen, eine andere Person eher Reaktionen der Haut, und eine weitere Person wird überwiegend mit muskulärer Aktivität auf Außenreize reagieren. Das Konzept der Individual-Response-Spezifität wurde zur **Symptomspezifität** erweitert. Danach reagieren bestimmte Patienten – das können beispielsweise Kopfschmerz-, Rückenschmerz-, Asthma- oder Blutdruckpatienten sein – bevorzugt mit dem physiologischen System auf soziale Stressoren, in dem sich auch ihre Erkrankung manifestiert (Traue u. Alison 1993).

Die peripherphysiologischen ANS-Aktivierungen stehen einerseits unter neuronaler Kontrolle, interagieren aber auch mit dem endokrinen System, insbesondere dem Endorphinsystem der zentralen Schmerzkontrolle. Zusätzlich greifen andere Transmittersysteme in das Schmerzgeschehen ein. Beispielsweise kann die stressinduzierte Ausschüttung des Stresshormons Noradrenalin eine Hyperalgesie durch Sebsibilitätssteigerung von Nozizeptoren bewirken (Chen u. Levine 2005). In einer neueren Studie haben Ehlert et al. (2005) die Cortisolspiegel bei Patienten mit funktionellen Gastrointestinalbeschwerden untersucht. Niedrige Spiegel von Cortisol gehen dabei mit großer Schmerzempfindlichkeit, hohe Cortisolspiegel mit Depressivität einher. Die tierexperimentelle Forschung bestätigt die Schmerzsensitivierung durch dysregulierte Cortsiolspiegel (Bogdanov u. Yarushkina 2004). Psychoendokrinologische Faktoren sind auch die Ursache für Geschlechtsunterschiede, denn Frauen haben niedrigere Schmerzschwellen, leiden unter den meisten Schmerzsyndromen häufiger und haben mehr chronische Schmerzen (Kajantie u. Phillips 2006)

Die individualspezifische Reaktionsbereitschaft, d. h. mit übermäßiger physiologischer Aktivierung auf Stressoren zu reagieren, kann zu klassisch oder operant konditionierten Prozessen führen, in deren Folge sich Schmerzen einstellen oder in ihrer Häufigkeit und Frequenz zunehmen. Gelernte Hilflosigkeit – z. B. als Folge von chronischen Kontrollverlusten oder Misserfolgen – beeinflusst den Serotonin- und Endorphinhaushalt und kann einen Patienten erheblich schmerzempfindlicher machen, so dass er gewöhnliche sensorische Stimulation als Schmerz erlebt. Dabei kann ein zunächst unkonditionierter, also nicht erlernter, sondern automatisch zu Schmerz führender Stimulus (Anheben eines schweren Gegenstandes am Arbeitsplatz) zu einer unkonditionierten, automatischen Reaktion mit den Komponenten sympathische Aktivierung und Muskelspannung führen (Verspannung und Rückenschmerz). Wenn nun ein neutraler Reiz mit dem Schmerzreiz wiederholt zeit- und ortsnah auftritt (wie in unserem Beispiel die Arbeitserfordernis, schwer zu heben), kann dieser neutrale Reiz assoziieren und zu einem konditionierten, also erlernten Stimulus werden, der als konditionierte Reaktion Angst, sympathische Aktivierung und Muskelspannung auslöst. Bei genügender Frequenz, Dauer und Intensität des Auftretens der konditionierten Reaktion kann diese ihrerseits Schmerzen auslösen (Bischoff et al. 1982).

Dies kann auch infolge von erlebten Schmerzen auftreten und zur Chronizität von Schmerzen beitragen. Werden einem Patienten Fähigkeiten vermittelt, mit dem Schmerz besser umgehen zu können, beispielsweise durch Ablenkung, durch Autosuggestion oder durch Beeinflussung seiner Wahrnehmung, dann kann das Gefühl der Hilflosigkeit gegenüber den Schmerzen verändert werden und die Aufrechterhaltung der Schmerzen u. a. über den Weg einer depressiven Entwicklung gestoppt oder vermindert werden.

Mit einer solchen verhaltenstherapeutischen Intervention wird die Wechselwirkung zwischen Schmerzmechanismus und psychosozialer Beeinflussung abgeschwächt. Eine andere therapeutische Konsequenz wäre zu ziehen, wenn die Diagnostik zeigen würde, dass ein Patient vorwiegend in sozialen Situationen mit Selbstunsicherheit und Verspannungen reagiert, in deren Folge Kopfschmerzen vom Spannungstyp auftreten und die Verhaltenskette »sozialer Stress – Verspannung – Kopfschmerz« ihre Ursache in klassischen Konditionierungen hat, die ihren Anfang nahmen, als der Patient noch als Kind vom Vater häufig Schläge auf den Hinterkopf erhielt.

Die Generalisierung von Verspannungen auf beliebige soziale Situationen sollte rückgängig gemacht werden, indem gedankliche (kognitive) Aspekte der Angst modifiziert werden, der Patient selbstsicheres Verhalten trainiert und durch ein geeignetes Entspannungsverfahren lernt, sich in sozial bedrohlichen Situationen zu entspannen, um in solchen Situationen neue Erfahrungen zu machen. Durch sorgfältige Beobachtung und ein verhaltensanalytisches Vorgehen sollte in einem solchen Fall geklärt werden, ob nicht eine gehemmte Emotionalität am myogenen Schmerzgeschehen beteiligt ist. Denkbar ist nämlich, dass ein Patient seine emotionale Expressivität unterdrückt, um eventuellen sozialen Konflikten aus dem Weg zu gehen oder weil er sich mit seinen Emotionen als verletzlich erlebt. Der psychophysiologische Aufwand der Hemmung kann sich dann als zusätzliche Belastung erweisen, oder die Unterdrückung der Gefühle wird durch muskuläre Anspannung erzielt, die in periphere Verspannungsschmerzen mündet (Traue u. Alison 1993; Traue 2001).

Operante Lernvorgänge, d. h. Lernprozesse, die durch angenehme oder unangenehme Konsequenzen gesteuert werden, können insbesondere auf das sichtbare Schmerzverhalten einen bedeutsamen Einfluss ausüben. Schmerzbezogene Verhaltensweisen können durch selektive Zuwendung von Angehörigen positiv verstärkt und dadurch häufiger werden. Entsprechend der operanten Lerntheorie wird das Auftreten von Verhaltensweisen wahrscheinlicher, wenn sie kurzfristig eine positive Konsequenz (hier die Zuwendung von Angehörigen) nach sich ziehen oder einen negativen Zustand verbessern. Eine solche negative Zustände verbessernde Konsequenz schmerzbezogenen Verhaltens kann beispielsweise die Entlastung von unangenehmen Pflichten darstellen, wodurch dann eine Zunahme schmerzbezogenen Verhaltens wahrscheinlich wird (negative Verstärkung). Werden ungünstige Verhaltensweisen belohnt, wird die Bewältigung von Schmerzen nicht gefördert bzw. durch Zuwendung auf Schmerzverhalten dieses nicht gelöscht sondern verstärkt.

In operanter Sichtweise wird demnach das beobachtbare **Schmerzverhalten** (z. B. Grimassieren, Stöhnen, Schonhaltungen) von der Nozizeption und der subjektiven Schmerzerfahrung unterschieden (Fordyce 1976), weil das Schmerzverhalten unter die Kontrolle von verstärkenden Umweltereignissen kommen kann. So werden chronische Schmerzen ohne vorfindbaren organischen Befund als ein Phänomen verstanden, bei dem das Schmerzverhalten durch kontingente Verstärkung aufrechterhalten wird. Da die verstärkenden Konsequenzen im sozialen Kontext zu suchen sind, spielt dieser in der Verhaltensanalyse eine zentrale Rolle (Bischoff u. Traue 2004).

In der Verhaltensanalyse, einer verhaltenstherapeutischen Diagnosetechnik, die situative und operante Muster anhand einer Beispielsituation intensiv beleuchtet, ist es wichtig, diesen Mechanismus der Aufrechterhaltung von Schmerzverhalten durch private Angehörige zu erkennen und die soziale Zuwendung von Schmerzäußerungen zu entkoppeln. Eine wichtige Konsequenz ist dabei nicht etwa, die Zuwendung insgesamt zu reduzieren, sondern sie nicht kontingent (also zeitlich und räumlich nah) zum Schmerz zu äußern und besser auf das gesamte Spektrum der Lebensäußerungen zu verteilen, insbesondere auf schmerzbewältigende Äußerungen oder Verhaltensweisen.

Operantes Schmerzverhalten kann auch durch kognitive Prozesse konditioniert werden, mit denen der Patient sein Schmerzerleben in biographische Erfahrungen einbindet und damit für ihn gültige Sinngebungen und Erklärungen vornimmt (z. B. »Leben ist Leiden«, »Schmerz ist gerechte Strafe«), die den Schmerz notwendig machen und so einer Bewältigung der Schmerzen entgegenstehen. Im Verlauf einer solchen Entwicklung kann der Schmerz zum Kommunikationmodus werden, der andere Kommunikationsformen verdrängt und gleichzeitig die sensorische Einengung auf den Schmerz und die soziale Isolierung bewirkt. Sensorische Diversifikation, die Förderung von Gesundheitsverhalten und der Aufbau sozialer Aktivitäten sind therapeutische

Strategien, mit denen dem Patienten Fähigkeiten vermittelt werden können, um diese Einbahnstraße zu verlassen.

Eine wichtige Konsequenz der operanten Konditionierung findet sich in der Formulierung der »Angst vor dem Schmerz«. Patienten mit chronischen Schmerzen entwickeln demzufolge Vermeidungsverhalten, das sie dazu bringt, viele Aktivitäten zu unterlassen, um antizipiertem Schmerz zu entgehen. Sie verharren in ihrer Krankenrolle. Folge davon sind Immobilität und Rückzugsverhalten. Sekundäre Konsequenzen dieser Verhaltensdefizite sind Muskelatrophie, Invalidität und Depressivität, die ihrerseits schmerzverstärkend wirken. Damit einher geht die Entwicklung einer Erwartungshaltung beim Patienten, die Kontrolle über die Schmerzen zu verlieren (Pfingsten et al. 1997).

Waddel, Newton, Henderson, Sommerville und Main (1993) legten mit dem FABQ (Fear-Avoidance Beliefs Questionaire) ein Instrument vor, mit dem Überzeugungen, die Furcht und Schmerzen betreffende Vermeidung zu erheben sind. Die Autoren fanden bei der Entwicklung dieses Instruments, dass die Furcht vor Schmerzen und das daran gebundene Vermeidungsverhalten entscheidender für die Chronifizierung von Schmerzen sind als die subjektiv berichtete Schmerzstärke und biomedizinische Schmerzindikatoren.

Schmerzverhalten kann auch durch die Beobachtung anderer Personen, die Schmerzen akut verarbeiten oder chronische Schmerzen zu bewältigen versuchen, erworben oder verändert werden. Da Modelllernen eine höchst effektive Lernform beim Menschen ist, kann auch Schmerzverhalten wie Schmerzausdruck und Schmerztoleranz leicht durch Modelllernen beeinflusst werden (Craig 1987). Block (1981) zeigte, dass Lebenspartner von Patienten mit chronischen Schmerzen eine stärkere physiologische Erregung aufweisen, wenn sie beobachten, wie ihre Partner unter Schmerzen leiden. Die psychophysiologische Vulnerabilität im Sinne der oben erwähnten Response-Spezifität für Schmerzen kann demnach durch Modelllernen auch erworben werden. Diese Annahme wird auch durch die Beobachtung untermauert, nach der Partner von Schmerzpatienten, die eine positive Beziehung haben, empathische ZNS-Aktivierungen bei der Beaobachtung von Schmerzäußerungen zeigen (Singer et al. 2004).

Die Kommunikation schmerzbezogener Informationen und von Modelllernen ist vermutlich für die Modulation und Aufrechterhaltung von Schmerzen beim Menschen von großer Bedeutung, weil weitreichende zwischenmenschliche Interaktionen darüber gesteuert werden. Schmerzbeaobachtung und Empathie ist beispielsweise für altruistisches Verhalten und soziale Bindung essenziell. Auch Vermeidungsverhalten wird über beobachtbare Konsequenzen von Verhalten bei anderen Personen angeregt (Hadjistavropoulos et al. 2004).

Aus einer kognitionspsychologischen Sichtweise sind die analysierbaren Vorgänge der Informationsverarbeitung zwischen Stimuli und Response von Bedeutung, während die klassische Lerntheorie diese Prozesse nicht selber untersuchte, sondern aus den allgemeinen Gesetzmäßigkeiten des im Tierexperiment erforschten Zusammenhangs zwischen Stimuli und Response erschloss. Die verstärkte Berücksichtigung von Informationsverarbeitung wird gemeinhin als kognitive Wende in der psychologischen Forschung bezeichnet.

Die Gate-control-Theorie von Melzack u. Wall (1965) lenkte die Aufmerksamkeit auf kognitiv-evaluative Prozesse der Schmerzmodulation für Modelle der Entstehung und Aufrechterhaltung chronischer Schmerzen. In einflussreichen Übersichtsarbeiten wurden kognitive intervenierende Variablen herausgestellt (Turk et al. 1983; Flor u. Herrmann 1999; Ruoss 1998):

- Attributionen,
- Erwartungen,
- Glaubenssätze,
- Selbstwirksamkeit,
- persönliche Kontrolle,
- Aufmerksamkeit,
- Problemlösestrategien,
- Coping-Strategien,
- Selbstbeurteilungen,
- Imaginationen.

Die empirischen Untersuchungen der kognitiven Variablen ebneten den Weg für zahlreiche Interventionsformen, in denen Modifkationsmöglichkeiten der Bewertung und Bedeutung von Schmerz und Ablenkungstechniken vermittelt wurden. Im praktischen Behandlungsalltag werden diese Techniken aber meist mit operanten Behandlungen kombiniert. Auch Turk et al. (1983) betonten, dass rein kognitive Konzepte nicht die Lösung für chronische Schmerzen bieten. Sie liefern vielmehr wertvolle Ergänzungen für ein multidimensionales Verständnis chronischer Schmerzen (Bischoff u. Traue 2004).

Selbstwirksamkeit (»self efficacy«) ist die Erwartung einer Person hinsichtlich ihrer eigenen Fähigkeit, erfolgreich mit Problemen umzugehen und sie zu bewältigen. Patienten mit chronischen Schmerzen sehen sich oft außerstande, gegen ihre Schmerzprobleme etwas zu tun, woraus sich bestimmte Erwartungshaltungen wie Passivität, Hoffnungslosigkeit und Depressivität ergeben, die das Schmerzleiden verstärken oder aufrechterhalten. Ein wesentliches Ziel von psychologischen Schmerztherapien ist daher die Steigerung von Selbstwirksamkeit. Mit Imaginationstechniken lassen sich schmerzbezogene Vorstellungen verändern. Sie wirken über kurzfristige Ablenkung sehr schnell und verändern mittelfristig die subjektiv wahrgenommene Kontrolle über Schmerzen. Langfristig im Gedächtnis gespeicherten Deutungen und Empfindungen zum Schmerz können mit Hilfe dieser psychotherapeutischen Techniken umstrukturiert werden und eine positive Entwicklung des Schmerzgeschehens direkt beeinflussen.

11.3.3 Neurokognitive Perspektive

Große Erwartungen haben die neuen neurobiologischen Möglichkeiten der Bildgebung auch für die psychologische Schmerzforschung geweckt. Chen (2001) fasst in einem viel beachteten Aufsatz die Ergebnisse dieser Forschung zusammen: Die am Schmerz

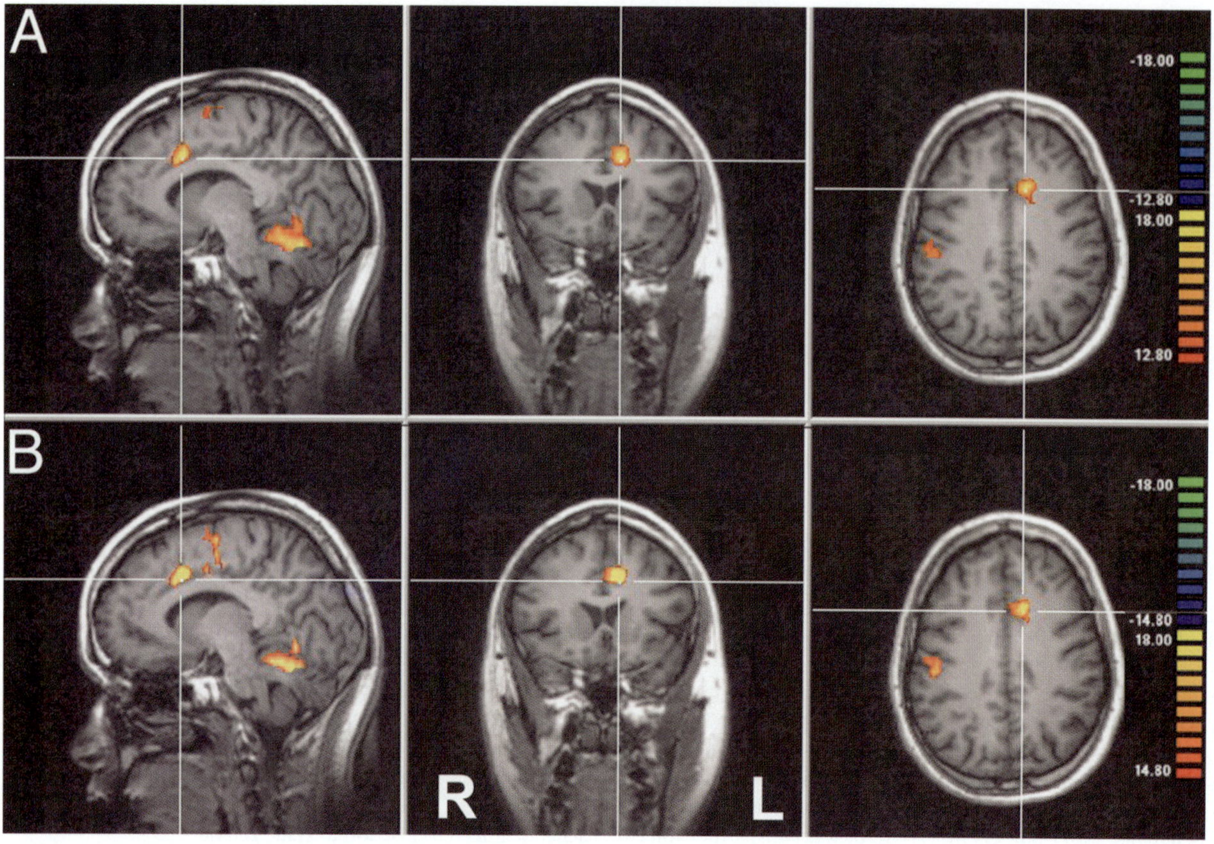

Abb. 11.2. Zunahme der rostralen ACC-Aktivität von erster zu letzter Trainingseinheit *(A)* und zwischen Pre-Training und Post-Training *(B)* durch Neurofeedback (Adaptiert aus deCharms et al. 2005)

beteiligten Hirnstrukturen sind ermittelt. Es handelt sich dabei nicht um ein Schmerzzentrum, sondern eine neuronale Matrix, die alle Bereiche umfasst, die von sensorischen, affektiven und kognitiven Informationsverarbeitungen aktiviert werden, insbesondere der primär sensorische Kortex, die Insel, der Gyrus Cinguli, das periaquäduktale Grau und die frontalkortikalen Area.

Mit diesen ersten Schritten wird auch die Untersuchung der neurobiologischen Wechselwirkungen zwischen den verschiedenen Systemebenen der Schmerzverarbeitung möglich:

> »The neurophysiological and neurohemodynamic brain measures of experimental pain can now largely satisfy the psychophysiologist´s dream, unimaginable only a few years ago, of modelling the body-brain, brain-mind, mind-matter duality in an interlinking 3-P triad: physics (stimulus energy); physiology (brain activities); and the psyche (perception)… We may envision that the modular identification and delineation of the araousal-attention, emotion-motivation and perception-cognition neuronal network of pain processing in the brain will also lead to deeper understanding of human mind.« (Chen 2001, S. 147)«

Insgesamt erstreckt sich die Neuromatrix der Schmerzverarbeitung über beide Hirnhemisphären. Symonds et al. (2006) fanden in einer neueren fMRI-Studie 4 kortikale Regionen mit kontralateraler(somatosensorischer Kortex) und bilateraler (posteriore, anteriore Insel und das posteriore Cingulusareal), aber 5 Areale mit signifikant stärkerer Aktivierung der rechten Hemisphäre (darunter Frontalkortex, vorderer Cingulus und Parietallappen). Dies entspricht der Vorstellung einer rechts lateralisierten Lokalisierung der Aufmerksamkeitssteuerung durch Schmerzstimuli.

Anfänglich war es insbesondere das Phänomen des Phantomschmerzes, das zu Überlegungen über das Schmerzgedächtnis herausforderte, da Phantomschmerz oft von peripheren Erregungen unabhängig auftritt und nur durch zentralnervöse Schmerzengramme und neuronale Plastizität bzw. als kortikale Reorganisation (Schmerzgedächtnis) erklärt werden kann. Es dauert oft nur wenige Minuten, dass intensive Schmerzreize zu dauerhaften neurophysiologischen Veränderungen führen können (Tölle u. Berthele 2004).

Es ist bemerkenswert, auf welche Weise neurokognitive Schmerzexperimente die hirnphysiologische Basis bekannter psychologischer Konzepte schmerzbezogener Phänomene untermauern. Einige Beispiele sollen das erläutern: Wie schon weiter oben erwähnt, ist die Beobachtung von Schmerzen bei nahen Personen ein Faktor, der über Modelllernen, Schmerzerwartung und operante Konditionierung die Chronifizierung beeinflussen kann. Ein vor kurzem publiziertes Experiment mit fMRI belegt nun, dass Personen, die in einer positiven engen Beziehung zueinander stehen, sowohl während der Schmerzstimulation an sich selbst und beim Partner ein ähnliches neuronales Erregungsmuster zeigen (Singer et al. 2004). Es handelt sich bei der Beobachtung der Schmerzstimulation des Partners offenbar um eine empathische Reaktion, ein Mitgefühl, das mit einer bilateralen Erregungssteigerung der anterioren Insel, des rostalen anterioren Gyrus Cinguli (ACC), des Hirnstamms und des Zerebellum einhergeht.

Was die Hypothese einer emotional empathischen Reaktion besonders untermauert, ist der Befund, dass die sensorischen Areale in der Bedingung der Beobachtung nicht erregt sind. Die empathische Reaktion aktiviert also nicht die gesamte neuronale Matrix, die bei sensorischer Schmerzstimulation aktiviert wird, sondern überwiegend die emotionalen Anteile (Rainville et al. 1997). Psychologische Theorien spielen bei der Interpretation der Befunde insofern eine Rolle, als beispielsweise die Konzepte zur »theory of mind« diesen Ergebnissen entsprechende Vorhersagen machen.

Ein erstes klinisches Anwendungsbeispiel für die neurobiologischen Untersuchungen ist das Neurofeedback der ACC-Aktivierung in einer experimentellen Anordnung mit artifiziellen Schmerzen bei einigen wenigen chronischen Schmerzpatienten von deCharms et al. (2005). In 3 Sitzungen von etwa 45 min erhielten die Probanden und Patienten eine Rückmeldung ihrer ACC-Aktivität auf dem Bildschirm (wie das auch beim vegetativen Biofeedback üblich ist) mit der Aufforderung, durch verschiedene mentale Strategien die Aktivität zu steigern und zu dämpfen. Die Experimentalgruppe konnte nach den 3 Lerndurchgängen den ACC herunterregeln und das Schmerzerleben zwischen 23% und 38% dämpfen. Ganz ähnlich erfolgreich waren auch die chronischen Schmerzpatienten: Ihnen gelang eine Schmerzreduktion zwischen 44% und 64% und ebenfalls eine Veränderung der ACC-Aktivität. ◘ Abb. 11.2. zeigt *(A)* die Zunahme der rostralen ACC-Aktivität von erster zu letzter Trainingseinheit und *(B)* zwischen Pre-Training und Post-Training in der Experimentalgruppe mit artifiziellen Schmerzreizen.

Eine weitere psychologische Annahme findet im fMRI-Experiment eine Bestätigung: Schmerzerwartung kann Schmerzen hervorrufen. Bischoff et al. (1982) haben etwa zeigen können, dass die Schmerzerwartung kurz vor einer tatsächlichen akuten nozizeptiven Stimulation ähnliche physiologische Reaktionen hervorruft wie die tatsächliche Schmerzreizung. Dass Schmerzerwartung ein ebensolches neuronales Erregungsmuster bei der schmerzlosen Stimulation bewirkt wie die Schmerreizung selber, belegen die Befunde von Sawamoto et al. (2000).

Dass auch Placebowirkung auf einem neuronalen Aktivationsmuster beruht und nicht etwa ein eingebildetes Phänomen darstellt, konnten kürzlich Wagner et al. (2004) in einer funktionellen Kernspinstudie belegen. Sie fanden unter Placebo eine reduzierte Aktivität des Thalamus, der Insel und des ACC, alles Bereiche also, die bei experimentell erzeugter Schmerzerwartung höher aktiviert waren als in einer Kontrollbedingung.

Fazit

In der historischen Betrachtung der wissenschaftlichen Thesen zu psychologischen Faktoren am Schmerzgeschehen herrschte in der modernen Medizin zunächst die Vorstellung, dass Schmerz ausschließlich auf noxische somatische Stimulation zurückgeführt werden kann. Mit wachsender Beachtung psychologischer Annahmen (in erster Linie psychoanalytische) wurde dualistisch zwischen psychogenen und somatischen Schmerzen unterschieden. Wechselwirkungen wurden kaum in Betracht gezogen. Als Schmerzursachen wurden emotionale Konflikte, Persönlichkeitsstörungen oder Lernprozesse gesehen.

Mit Formulierung der Gate-control-Theorie wurde Schmerz zunehmend als komplexes Phänomen verstanden, das nur **multitheoretisch** erklärt werden kann, und psychologische Annahmen bekamen einen ähnlichen Stellenwert wie somatische Konzepte, insbesondere bei der Erklärung der Chronizität von Schmerzen. Das Forschungsinteresse richtete sich seitdem auf den modulierenden Einfluss psychologischer Faktoren bei der Pathophysiologie des chronischen Schmerzes. In diesem Sinne formulieren Melzack u. Katz (2004) eine Neuromatrix des »body-self« der Schmerzverarbeitung mit Kognitionen (Gedächtnis, Aufmerksamkeit, Bedeutung), Sensorik (kutan, viszeral, und propriozeptiv), Emotionen (limbisches System und Homöostase), Handlungen (willkürlich und unwillkürlich) und Stressregulation (endokrin und immunologisch).

Die neurokognitive Schmerzforschung bestätigt derzeit in rasantem Tempo die bedeutende Rolle psychologischer Faktoren am Schmerzgeschehen. Es ist zu erwarten, das neue Erkenntnisse die derzeitigen psychologischen Schmerzannahmen ergänzen und dass diese Erkenntnisse bei der Entwicklung von neuen psychologischen Interventionen hilfreich sein werden.

Eine weitere wesentliche Änderung ist bereits eingetreten. Die Möglichkeiten der Lokalisierung psychischer Phänomene durch bildgebende Verfahren im Gehirn haben zu einer erheblich gesteigerten Akzeptanz psychologischer Schmerzkonzepte in der Medizin geführt. Sie segeln jetzt zwar häufig unter Bezeichnungen, die mit der Vorsilbe »neuro« oder mit dem Zusatz »kognitiv« oder »neurokognitiv« versehen sind, beziehen sich aber oft auf dieselben Phänomene.

Literatur

Bischoff C, Traue HC (2004) Kopfschmerz. Hogrefe, Göttingen Bern Toronto Seattle

Bischoff C, Traue HC, Zenz H (1982) Muskelspannung und Schmerzerleben von Personen mit und ohne Spannungskopfschmerz bei experimentell gesetzter und aversiver Reizung. Z Exp Angew Psychol 2: 357–385

Bogdanov AI, Yarushkina NI (2004) The role of adrenocorticotropic hormone in the inhibition of pain reactions in conscious rats. Neurosci Behav Physiol 34 (6): 575–578

Chen ACN (2001) New perspectives in EEG/MEG brain mapping and PET/fMRI neuroimaging of human pain. Int J Psychophysiol 42: 147–159

Craig KD (1987) Consequences of caring: Pain in the human context. Can Psychol 28: 311–321

deCharms RC, Maeda F, Glover GH, Ludlow D, Pauly JM, Soneji D, Gabrieli JD, Mackey SC (2005) Control over brain activation and pain learned by using real-time functional MRI. Proc Natl Acad Sci USA 20; 102 (51): 18.626-631

Egle UT, Ecker-Egle ML, Nickel R, van Houdenhove (2004) Fibromyalgie aus psychosomatischer Sicht. Nervenheilkunde 10: 556–562

Ehlert U, Nater UM, Bohmelt A (2005) High and low unstimulated salivary cortisol levels correspond to different symptoms of functional gastrointestinal disorders. J Psychosom Res 59 (1): 7–10

Engel GL (1959) »Psychogenic« pain and the pain-prone patient. Am J Med 26: 899–918

Eisenberger NI, Lieberman MD, Williams KD (2003) Does Rejection Hurt? An fMRI Study of Social Exclusion. Science Vol 302 Issue 5643 290–292

Flor H, Hermann C (1999) Schmerz Enzyklopädie der Psychologie, Serie II Bd III. Hogrefe, Göttingen Bern Toronto Seattle, S 249–305

Freemann CW, Calsyn DA, Louks J (1976) The use of MMPI with low back pain patients. J Clin Psychol 32 294–298

Fordyce W (1976) Behavioral methods for chronic pain and illness. Mosby, St Louis

Hadjistavropoulos T, Craig KD, Fuchs-Lacell S (2004) Social influences and the communication of pain. In: Hadjistavropoulos T, Craig KD (eds) Pain: psychological perspectives. Lawrence Erlba, London

Kajantie E, Phillips DI (2006) The effects of sex and hormonal status on the physiological response to acute psychosocial stress. Psychoneuroendocrinology. 31 (2): 151-78

Kröner-Herwig B (2004) Die Schmerzpersönlichkeit – eine Fiktion. In: Basler HD, Franz C, Kröner-Herwig B et al. (Hrsg) Psychologische Schmerztherapie. Springer, Berlin Heidelberg New York

Linton SJ (2005) Do psychological factors increase the risk for back pain in the general population in both a cross-sectional and prospective analysis? Eur J Pain 9 (4): 355–361

Mee S, Bunney BG, Reist C, Potkin SG, Bunney WE (2006) Psychological pain: A review of evidence. J Psychiatr Res May 23 (Epub ahead of print)

Melzack R, Katz J (2004) The gate control theory: Reaching for the brain. In: Hadjistavropoulos T, Craig KD (eds) Pain: psychological perspectives. Lawrence Erlbaum, London

Melzack RA, Wall PD (1965) Pain mechanisms: A new theory. Science 150: 3699–3709

Müller C (2003) Elegante Selbstbeherrschung. Schweiz Ärztez 84/47: 2015–2016

Panksepp J (2003) Feeling the pain of social loss. Science 302/5643: 237–239

Pfingsten M, Hildebrandt J, Leibing E, Franz C, Saur P (1997) Effectiveness of a multimodal treatment program for chronic low-back pain. Pain 73:77–85

Rainville P, Duncan GH, Price DD, Carrier B, Bushnell MC (1997) Pain affect encoded in human anterior cingulate but not in somatosensory cortex. Science 277: 968–971

Rozentsveig V, Katz A, Weksler N et al.. (2004) Anaesthetic management of patients with congenital insensitivity to pain with anhidrosis. Pediat Anesth 14/4: 344–350

Ruoß M (1998) Psychologie des Schmerzes: chronische Schmerzen in kognitionspsychologischer Perspektive. Hogrefe, Göttingen Bern Toronto Seattle

Sawamoto S, Honda M, Okada T et al. (2000) Expectation of pain enhances responses to nonpainful somatosensory stimulation in the anterior cingulate cortex and parietal operculum/posterior insula: an event-related functional magnetic resonance imaging study. J Neurosci 20 (19): 7438–7445

Schwarz-Langer G, Deighton RM, Jerg-Bretzke L, Weisker I Traue HC (2006) Psychiatric treatment for extremely traumatized civil war refugees from former Yugoslavia: Possibilities and limitations of integrating psychotherapy and medication. Torture, 16, 2, 69–80.

Singer T, Seymour B, O'Doherty J et al. (2004) empathy for pain involves the affective but not sensory components of pain. Science 303/5661: 1157–1162

Symonds LL, Gordon NS, Bixby JC, Mande MM (2006) Right-lateralized pain processing in the human cortex: an FMRI study. J Neurophysiol 95 (6): 3823–3830

Szasz TS (1957) Pain and pleasure. Basic Books, New York

Tölle TR, Berthele A (2004) Biologische Mechanismen der Chronifizierung – Konsequenzen für die Prävention. In: Basler HD, Franz C, Kröner-Herwig B et al. (Hrsg) Psychologische Schmerztherapie. Springer, Berlin Heidelberg New York

Traue HC (2001) Emotional Inhibition and health. In: Smelser NJ, Baltes PB (eds) The international encyclopedia of the social and behavioral sciences, vol 7. Elsevier, Oxford, pp 4449–4454

Traue HC, Alison M (1993) Emotional inhibition and headache. In: Traue HC, Pennebaker JW (eds) Emotion, inhibition, and health. Hogrefe & Huber, Toronto

Traue HC, Dominguez B, Cardenas L (2002) Síntomas Biológicos Psicológicos y Sociales en Víctimas de Tortura. In: Comisión National de los Derechos Humanos México (ed) Memoria del Foro Sobre la Tortura en Mexico. Mexico City, pp 163–179

Traue HC, Horn BA, Deighton RM, Kessler, H (2005) Psychobiologische Einflüsse auf das Schmerzerleben. Hypnose 1+2: 51–68

Traue HC, Schwarz-Langer G, Gurris N (1997) Extremtraumatisierung durch Folter. Verhaltensther Verhaltensmed 18 1 41–62

Turk DC, Meichenbaum D, Genest M (1983) Pain and behavioral medicine: A cognitive-behavioral perspective. Guilford, New York

Waddell G, Newton M, Henderson I, Sommerville D, Main C (1993) A fear-avoidance beliefs questionaire (FABQ) and and the role of fear avoidance beliefs in chronic low back pain and disability. Pain 52: 157–168

Wager TD, Rilling JK, Smith EE (2004) Placebo-induced changes in fMRI in the anticipation and experience of pain. Science 303/5661: 1162–1167

Wall PD (1996) Comments after 30 years of the gate control theory. Pain Forum 5: 12–22

Wolff HG (1937) Personality features and reactions of subjects with migraine. Arch Neurol Psychiat 37: 895–921

11

Forensische Aspekte

O. E. Krasney

12.1 Pflichten des Arztes aus der Übernahme der Behandlung – 112

12.2 Aufklärung – 112

12.3 Dokumentationspflicht – 114

12.4 Einwilligung – 114

12.5 Haftung – 115
12.5.1 Haftung aus Vertrag und Delikt – 115
12.5.2 Schadenersatz – 115
12.5.3 Verjährung von Schadenersatzansprüchen – 116

12.6 Fahruntüchtigkeit – 116

12.7 Nicht zugelassene Arzneimittel – 116

Literatur –117

Abkürzungen

- **AHRS**
  Arzthaftungs-Rechtsprechung
- **BGB**
  Bürgerliches Gesetzbuch
- **BGBl**
  Bundesgesetzblatt
- **BGH**
  Bundesgerichtshof
- **BSG**
  Bundessozialgericht
- **BSGE**
  Entscheidungen des BSG Bd und S
- **NJW**
  Neue Juristische Wochenschrift
- **OLG**
  Oberlandesgericht
- **Rd. Nr.**
  Randnummer
- **SGB V**
  Sozialgesetzbuch Fünftes Buch Gesetzliche Krankenversicherung
- **SozR**
  Sozialrecht Loseblattsammlung der Entscheidungen des BSG, Kennnummer des jewiligen Gesetzes, Paragraph, Nummer der Entscheidung

12.1 Pflichten des Arztes aus der Übernahme der Behandlung

Der Arzt ist aufgrund des Behandlungsvertrages primär verpflichtet, den Patienten eingehend zu untersuchen, die Diagnose zu stellen und ihn mit dem Ziel der Heilung oder wenigsten der Linderung auf die angemessen einfachste, schnellste und schonendste Weise zu therapieren (Quaas 2005, § 13 Rn. 28). Für die in der gesetzlichen Krankenversicherung versicherten Patienten besteht nach § 27 Abs. 1 Satz 1 SGB V gegenüber der Krankenkasse Anspruch auf Krankenbehandlung, wenn sie u. a. notwendig ist, um Krankheitsbeschwerden zu lindern. Der Patient hat somit sowohl nach dem Behandlungsvertrag als auch nach der Regelung in § 27 SGB V Anspruch auf die erforderliche Schmerztherapie (BSGE 68, 190, 193).

Im Rahmen der vertragsärztlichen Behandlung in der gesetzlichen Krankenversicherung versicherter Patienten haben die Kassenärztliche Bundesvereinigung und die Verbände der Ersatzkassen am 9.9.1994 die »Vereinbarung über die ambulante Behandlung chronisch schmerzkranker Patienten« geschlossen (neu gefasst mit Wirkung vom 1.7.1997 – Dtsch. Ärztebl 1997, C-1186). Sie enthält u. a. eine Umschreibung chronisch schmerzkranker Patienten (bei denen der Schmerz seine Leit- und Warnfunktion verloren und selbstständigen Krankheitswert erlangt hat), eine Aufzählung wesentlicher Vorgaben für die Versorgung Schmerzkranker, spezifische persönliche und fachliche Voraussetzungen für die (zu beantragende) Teilnahme an der ambulanten Behandlung Schmerzkranker und die Verpflichtungen des teilnehmenden Arztes.

Bis auf die Behandlung chronischer Kopf-, LWS- und ostoarthritischer Schmerzen gehört die Akupunktur zzt. zu den für die gesetzliche Krankenversicherung vom Gemeinsamen Bundesausschuss nicht anerkannten Behandlungsmethoden (Bundesanzeiger Nr. 12 v. 18.1.2001; Böhm 2004).

Auch im Rahmen der praktischen Schmerztherapie ist der Arzt verpflichtet, die ärztliche Behandlung – in der Regel als Dienstleistung – persönlich zu erbringen. Dazu gehören insbesondere die Erhebung der Anamnese, die Untersuchung, die Diagnose und Indikation, die Aufklärung und Dokumentation sowie die Behandlung einschließlich der Nachsorge und Kontrolle sowie ggf. der Abbruch der Behandlung (Uhlenbruck 2002, §§ 47–52).

12.2 Aufklärung

Der Arzt hat seinen Patienten über die beabsichtigten Befunderhebungen und im Anschluss an sie über die sich daraus ergebende Diagnose sowie über die vorgesehene Behandlung und insbesondere die damit verbundenen medizinisch gebotenen Eingriffe und die erforderliche Medikation aufzuklären – **therapeutische Aufklärung** (Deutsch u. Spickhoff 2003, Rd. Nr. 203; Laufs2002, §§ 61, 62; Geiß u. Greiner 2001, S 170). Das von der Rechtsprechung von dem überwiegend juristischen Schrifttum entwickelte Aufklärungsgebot aus dem Arztvertrag (BGH AHRS 5300/14) ist v. a. im ärztlichen Bereich nicht unumstritten (Laufs 2002, § 61), wird aber aufrecht erhalten und ist schon im Hinblick auf die Folgen einer Nichtbeachtung dieses Gebotes vom Arzt zu befolgen. Es beruht letztlich auf dem in Art 1 Abs 1 und Art 2 Satz 1 GG auch insoweit verankerten Persönlichkeitsrecht eines Menschen, selbst über die ihn so unmittelbar betreffenden Maßnahmen ärztlicher Eingriffe mit zu entscheiden – so genannte **Selbstbestimmungsaufklärung** (Deutsch u.Spickhoff 2003, Rd. Nr. 203; Laufs 2002, § 63; Ehlers u. Broglie 2005, Rd. Nr. 769 ff.).

Es ist jedoch nicht nur über die beabsichtigten Maßnahmen als solche, sondern auch über die Notwendigkeit ihrer Durchführung und über mögliche Alternativen (BGH (2004) NJW 57: 3702–3705) sowie über die Folgen eines Unterlassens und ebenso über die Risiken der Durchführung dieser Maßnahmen aufzuklären – **Risikoaufklärung** (Laufs 2002, § 64; Ehlers u. Broglie 2005 Rd. Nr. 775 ff.; Geiß u. Greiner 2001, S. 181).

Für die **Aufklärung** soll es grundsätzlich genügen, wenn dem Patienten ein allgemeines Bild von der Schwere und der Richtung des maßgeblichen Risikos gegeben wird (Aufklärung »im Großen und Ganzen«, BGH AHRS 4280/112; Laufs 2002, § 66; Steffen u. Dressler 1999, Rd. Nr. 329). Zum Teil wird schon der Nachweis einer generellen sachgerechten Aufklärungspraxis als genügend erachtet (Laufs 2002, § 66; Steffen u. Dressler 1999, Rd. Nr. 330). Letztlich entscheiden aber die besonderen Umstände des Einzelfalles, die insbesondere auch die Person des Aufzuklärenden erfassen (Bollweg u. Brahms 2003, 1509; Deutsch u. Spickhoff 2003, Rd. Nr. 213; Spickhoff 2002/2003, 1707–1708). Die vielen Beispiele, in denen die Rechtsprechung eine unzureichende Aufklärung angenommen hat, zeigen, dass doch von einer eingehenderen Aufklärung ausgegangen wird und deshalb im Interesse des Arztes dieser im Zweifelsfalle eher mehr als zuwenig aufklären sollte. Das gilt insbesondere bei nicht vitalen Eingriffen und Therapien.

Das jeweilige Risiko, um das es geht, ist das, was nach dem medizinischen Erfahrungsstand im Zeitpunkt der Behandlung bekannt ist. Jedoch setzt die ärztliche Aufklärungspflicht in Fällen zur Verfügung stehender Behandlungsalternativen nicht voraus, dass die wissenschaftliche Diskussion über bestimmte Risiken einer Behandlung bereits abgeschlossen ist und zu allgemein akzeptierten Ergebnissen geführt hat. Es genügt vielmehr, dass ernsthafte Stimmen der medizinischen Wissenschaft auf bestimmte mit einer Behandlung verbundene Gefahren hinweisen (BGH AHRS 5000/140).

Über nicht sicher vermeidbare Folgen ist somit aufzuklären. Über schwere mögliche Folgeschäden ist auch dann aufzuklären, wenn sie selten eintreten (BGH NJW 2000, 53: 1784–1788). Ebenso ist darüber aufzuklären, wenn ein Misserfolg der Maßnahme zu einer Verschlimmerung des davor bestehenden Krankheitszustandes führen kann. Abzuwägen mit den Patienten sind auch geringere Risiken bei ggf. nicht so wirksamen Behandlungsalternativen (Deutsch u. Spickhoff 2003, Rd. Nr. 205; Laufs 2002, § 64). Der Patient ist z. B. über verschiedene Methoden der intraoperativen Schmerzausschaltung mit unterschiedlichen Risiken aufzuklären (OLG Düsseldorf AHRS 5000/125; Schelling u. Erlinger 2003), es sei denn, die vom Arzt angewandte Methode ist eindeutig diejenige der Wahl (OLG Düsseldorf AHRS 5000/134). So muss z. B. vor einer Schmerzmittelbehandlung mittels paravertebraler Infiltration über deren Risiken und über alternative Behandlungsmethoden aufgeklärt werden (OLG Hamm AHRS 5100/100).

Bei beabsichtigter Therapie mit wissenschaftlich umstrittenen Arzneimitteln muss dem Patienten nicht nur das typische Risiko derartiger Mittel mitgeteilt werden, sondern auch der Umstand, dass deren Wirksamkeit nicht voll anerkannt ist (OLG München AHRS 5100/103). Eine erhöhte Aufklärung wird bei neuen Behandlungsmethoden gefordert. Je weniger dringlich ein medizinischer Eingriff ist, desto weiter reicht die Pflicht zur Aufklärung (Laufs 2002, § 64; Geiß u. Greiner 2003, S 167). Der BGH sieht eine Pflicht zur Aufklärung nur dann für nicht gegeben an, wenn und soweit sie Leben und Gesundheit des Patienten ernstlich gefährden würde (BGH VersR 1984, 35: 465–468; Deutsch u. Spickhoff 2003, RdNrn. 248–252; Ehlers u. Broglie 2005, Rd. Nr. 743).

Aufzuklären sind nicht nur geschäftsfähige, sondern alle Personen, die bereits oder noch über eine natürliche Einsichtsfähigkeit verfügen und die nach der Aufklärung ihre Einwilligung zu der jeweiligen Maßnahme zu geben haben (▶ Kap. 12.4). Der Arzt soll seinen Patienten auch über besonders hohe Behandlungskosten und ggf. bestehende kostengünstigere Alternativen sowie darüber aufklären, dass die gesetzlichen oder privaten Krankenkassen die Kosten bestimmter Behandlungen nicht übernehmen (Laufs 2002, § 65; s auch BSGE 79, 190).

Aufzuklären hat grundsätzlich der Arzt, welcher die Maßnahmen durchführt (BGH AHR 5300/101, 102; Laufs 2002, § 66; Ehlers u. Broglie 2005, Rd. Nr. 745 ff.), soweit nicht feststeht, dass ein anderer Arzt sie in dem erforderlichen Umfang vorgenommen hat. Die Aufklärung kann auch auf einen anderen auf dem maßgebenden Fachgebiet qualifizierten Arzt delegiert werden. Durch die Klinikorganisation muss sichergestellt werden, dass die ordnungsgemäße Aufklärung durch einen Arzt erfolgt, der seinerseits genaue Kenntnis über die in seinem Fachgebiet durchzuführenden Eingriffe oder die beabsichtigte Therapie hat (OLG Bamberg AHRS 5300/108; OLG Hamm AHRS 5300/105). Die Aufklärung eines Patienten über Nebenwirkungen eines Medikamentes obliegt in der Regel dem rezeptierenden Arzt (OLG Köln AHRS 5300/7).

Die Aufklärung hat grundsätzlich zu einem **Zeitpunkt** zu erfolgen, in dem der Patient noch ausreichend Zeit für eine Überlegungsfrist hat und v. a. nicht unter dem Druck schon eingeleiteter Vorbereitungen steht (BGH NJW 2003, 56: 2012–2014).

Aufzuklären ist im Wesentlichen im Rahmen eines **Arzt-Patienten-Gespräches**. Aufklärungsformulare werden immer kritisch bewertet und nicht als Ersatz für das Aufklärungsgespräch angesehen (OLG Düsseldorf AHRS 4100/112; Ehlers u. Broglie 2005, Rd. Nr. 767; Laufs 2002, § 66). Sie sollten nur zur Ergänzung oder in ganz leicht verständlicher Ausführung benutzt werden (BGH NJW 1985, 1999). Ein unterzeichnetes Aufklärungsformular wird jedoch als ein Indiz für ein tatsächlich stattgefundenes Aufklärungsgespräch angesehen (OLG München AHRS 6805/111; OLG Düsseldorf AHRS 6815/100; Laufs 2002, § 66: Beweisvorsorge; Steffen u. Dressler 1999, Rd. Nr. 435), jedoch muss das Risiko im Einwilligungsformular aufgeführt sein (BGH AHRS 6805/3; OLG Hamm AHRS 4265/119; OLG Schleswig AHRS 6805/1007). An den dem Arzt obliegenden Beweis der ordnungsgemäßen Aufklärung (Steffen u. Dressler 1999, Rd. Nr. 562) dürfen keine unbilligen oder übertriebenen Anforderungen gestellt werden (BGH AHRS 6805/3; Steffen u. Dressler 1999, Rd. Nr. 565).

Der **Patient kann auf die Aufklärung verzichten** (Laufs 2002, § 68); aber dies ist nur nach sorgfältiger Prüfung anzunehmen und setzt voraus, dass er die Art der Behandlung kannte und weiß, dass sie nicht ganz ohne Risiken ist.

Fehlt es an einer ordnungsgemäßen Aufklärung, so trifft den Arzt die Behauptungs- und Beweislast dafür, dass der Patient auch ohne ordnungsgemäße Aufklärung sich zu der vorgenommenen Behandlungsmaßnahme entschlossen hätte (BGH AHRS 6805/105; Laufs 2002, § 67). Der Arzt haftet wegen Aufklärungsversäumnisses nur für Schäden, die gerade auf den ärztlichen Eingriff zurückzuführen sind, über dessen Risiko nicht hinreichend aufgeklärt ist (OLG Düsseldorf AHRS 4100/117).

12.3 Dokumentationspflicht

Sie dient (Uhlenbruck 2002; Schlund 2002, § 59) sowohl der ordnungsgemäßen Erfüllung der unter 8.1 aufgeführten Pflichten (Therapiesicherung: OLG Düsseldorf AHRS 2270/101) als auch ggf. im Streitfall dem Nachweis der Pflichterfüllung (Beweissicherung: OLG Oldenburg AHRS 6180/135; umstritten: Uhlenbruck 2002; Schlund 2002, § 59). Die Verpflichtung zur Dokumentation ist eine Nebenpflicht aus dem Behandlungsvertrag (Rechenschaftspflicht; Deutsch u. Spickhoff 2003, Rd. Nr. 452). Der Patient muss in der Lage sein, den Verlauf und das Ergebnis der Behandlung durch einen anderen Arzt nachprüfen zu lassen. Die Dokumentation bezieht sich vornehmlich auf die in ▶ Kap. 12.1 aufgeführten Bereiche ärztlichen Handelns, v. a. auch auf die Aufklärung (Bollweg u. Brahms 2003, 1509). Sie umfasst u. a. den Verlauf der Behandlung (insbesondere Medikation), Verlaufsdaten einschließlich unerwarteter Zwischenfälle, Intensivpflege, Abbruch der Behandlung (v. a. wenn gegen ärztliche Beurteilung), Allergien. Der Dokumentationsstandard richtet sich danach, was in dem jeweiligen Fachgebiet erforderlich und darüber hinaus üblich ist. Es sind alle wesentlichen diagnostischen und therapeutischen Bewandtnisse, Gegebenheiten und Maßnahmen zu dokumentieren.

Die Dokumentation kann in Stichworten, handschriftlich, Speicherung im Computer sowie in jeder anderen, den Sinn und Zweck der Dokumentationspflicht entsprechenden Form erfolgen (Deutsch u. Spickhoff 2003, Rd. Nr. 453; Uhlenbruck 2002; Schlund 2002, § 59). Sie muss für den Fachmann, insbesondere für den nachbehandelnden Arzt, nicht aber für den Patienten selbst klar verständlich sein. So wurde für eine Dokumentation als ausreichend angesehen der Vermerk: »A über alles« (OLG Oldenburg AHRS 5110/101 – der BGH hat die Revision des Klägers nicht angenommen) sowie bei Pudendusanästhesie »PA« (OLG Saarbrücken AHRS 6450/107).

Dokumentationsversäumnisse sind in aller Regel kein eigenständiger Anknüpfungspunkt für eine vertragliche oder deliktische Haftung (OLG Hamm AHRS 2090/123; Steffen u. Dressler 1999, Rd. Nr. 438, 439). Dokumentationsmängel haben allerdings beweisrechtliche Folgen dahingehend, dass die Nichtdokumentation oder unzureichende Dokumentation einer aufzeichnungspflichtigen Maßnahme ihr Unterbleiben indiziert und außerdem zu Beweiserleichterungen zugunsten des Patienten führen kann, wenn sich aus dem Dokumentationsmangel eine unzumutbare Verschlechterung der Beweissituation für den Patienten ergibt (BGH AHRS 6590/7 und 11; OLG Oldenburg AHRS 6450/109; OLG Düsseldorf AHRS 6450/125; Geiß u. Greiner 2003, S 121; Uhlenbruck 2002; Schlund 2002, § 60; Laufs 2002, § 111).

Der Patient hat nach der Rechtsprechung des BGH (BGH NJW 1989, 42: 764–766; Uhlenbruck 2002; Schlund 2002, § 60) außerhalb eines Rechtsstreites mit dem Arzt ein **Recht auf Einsichtnahme in die Dokumentation** des Arztes, wenn es durch sachliche Interessen des Patienten gerechtfertigt ist und nur soweit es sich um naturwissenschaftliche konkretisierbare Befunde und Aufzeichnungen über Behandlungsmaßnahmen handelt, worunter auch die Angaben zur Medikation fallen. In die vom Arzt niedergelegten subjektiven Wertungen (z. B. Wiedergabe persönlicher Eindrücke über den Patienten und seine Angaben, vorläufige Verdachtsdiagnosen, Beurteilung über querulatorisches Verhalten) besteht grundsätzlich kein Anspruch auf Einsichtnahme. Dies führt nach Uhlenbruck (2002) und Schlund (2002, § 60) zu einer »dualen Gestaltung der Unterlagen«, zu einer »doppelten Buchführung« des Arztes (Deutsch u. Spickhoff 2003, Rd. Nr. 454: Alternativaufzeichnungen). Ein Recht auf Herausgabe der Originale besteht nicht; Fotokopien sind ausreichend (OLG Köln AHRS 8070/1).

Zur Vorbereitung oder bei Durchführung eines Rechtsstreites z. B. bei geltend gemachten Behandlungsfehlern ist dem Patienten die Einsicht in die Krankenunterlagen zu gewähren (Uhlenbruck 2002; Schlund 2002, § 60). Im Prozess sind die Unterlagen vorzulegen; der Patient hat dann gegenüber dem Gericht ein prozessuales Recht auf Einsicht in die Gutachten und die Anlagen hierzu. Beim Tod des Patienten geht der Anspruch auf Einsichtnahme auf die Erben und wohl auch auf die nächsten Angehörigen über, soweit für den Arzt nicht ein insoweit entgegenstehender Wille des Verstorbenen erkennbar und vom Arzt »in Grundzügen darzulegen« ist (BGH NJW 1983, 36: 2627–2630; Steffen u. Dressler 1999, Rd. Nr. 479).

12.4 Einwilligung

Der Patient muss in die Untersuchungen und in die Behandlung mit den damit verbundenen therapeutischen Maßnahmen einwilligen. Die Rechtsprechung sieht trotz der insbesondere im medizinischen (Laufs 2002, § 6; Ulsenheimer § 139; aber auch Deutsch u. Spickhoff 2003, Rd. Nr. 188) Bereich erheblichen Gegenstimmen einen ohne Einwilligung vorgenommenen körperlichen oder psychischen Eingriff als eine Körperverletzung im Sinne des Strafrechts an.

Die Einwilligung setzt keine Geschäftsfähigkeit, sondern – nur – Einsichts- und Entscheidungsfähigkeit (Einwilligungsfähigkeit) voraus. Ist sie – z. B. bei Jugendlichen schon – gegeben, so bedarf es nicht noch der zusätzlichen Einwilligung der Eltern oder anderer gesetzlicher Vertreter. Die Wirksamkeit der Einwilligung erfordert aber eine ausreichende Aufklärung (▶ Kap. 12.2); der Patient muss wissen, wozu und weshalb er einwilligt (BGH AHRS 5300/6).Die Bedeutung einer ausreichenden Dokumentation (▶ Kap. 12.3) für den Arzt wird dadurch erneut sichtbar.

Die Einwilligung kann ausdrücklich erfolgen. Sie kann aber auch konkludent durch schlüssiges Handeln geschehen, wenn z. B. ein Patient nach durchgeführter Aufklärung und ausreichender Überlegungszeit beim Arzt erscheint, um den besprochenen Eingriff vornehmen zu lassen. Auch eine mutmaßliche Einwilligung kann ausreichen, wenn z. B. ein bewusstloser Patient behandelt werden muss und auch ein gesetzlicher Vertreter oder Betreuer nicht rechtzeitig erreichbar (OLG Karlsruhe AHRS 4100/13) sowie das Warten auf das – ohne Eingriff überhaupt eintretbare – Ende der Bewusstlosigkeit mit zusätzlichen erheblichen Gefahren verbunden ist. Maßgebend ist »in erster Linie« der »aus dem persönlichen Umständen des Betroffenen, aus seinen individuellen Wünschen, Bedürfnissen und Wertvorstellungen zu ermittelnde« hypothetische Patientenwille und nicht von vornherein die Sicht des Arztes, was er in gleicher Lage getan hätte (BGH MedR 1988, 6: 248–249; Deutsch u. Spickhoff 2003, Rd. Nr. 200; Ulsenheimer § 139; Geiß u. Greiner 2003, S 207).

Sind derartige persönliche Umstände des Patienten nicht ersichtlich und auch nicht über die Angehörigen rechtzeitig zu erlangen, dann darf sich der Arzt an dem Bild eines »verständigen Patienten orientieren« (Steffen u. Dressler 1999, Rd. Nr. 418). In diese Abwägung dürfte allerdings dann auch die Sicht des Arztes einfließen, was er als Patient in gleicher Lage getan hätte.

Die Anforderungen an den Arzt dürfen nicht überspannt werden (Ulsenheimer § 139). Die mutmaßliche Einwilligung wird regelmäßig nur bei vitaler dringender medizinischer Indikation in Betracht kommen und sonst nur gerechtfertigt sein, »wenn das Schadenrisiko« des Eingriffs oder der Eingriffserweiterung geringfügig ist und hinter dem Risiko der Eingriffsbegrenzung zurückbleibt (Geiß u. Greiner 2003, S 208). »Je gravierender der Eingriff die Lebensführung des Patienten belasten kann, umso dringlicher muss er medizinisch geboten sein« (Steffen u. Dressler 1999, Rd. Nr. 418), um von einer mutmaßlichen Einwilligung ausgehen zu dürfen. Ergeben nachträgliche Befunde eine Indikation für einen medizinischen Eingriff, der ohne wirksame Einwilligung vorgenommen wurde und deshalb rechtswidrig ist, rechtfertigt dieser Umstand den Eingriff nicht; die persönliche Entscheidungsfreiheit des Patienten darf nicht begrenzt werden durch das, was aus ärztlicher Sicht oder objektiv erforderlich und sinnvoll ist (BGH NJW 2003, 56: 1862–1863).

12.5 Haftung

12.5.1 Haftung aus Vertrag und Delikt

Eine Haftung des Arztes kann aus der schuldhaften **Verletzung seiner Pflichten aus dem Arzt-(Dienst-)vertrag** entstehen (Laufs 2002, §§ 97, 98; Broglie Rd. Nr. 612–632). Sie tritt ein, wenn der Patient einen Schaden erleidet, weil der Arzt eine ärztliche Maßnahme bei der Diagnose und der Behandlung einschließlich Rezeptierung, Medikation und Methodenwahl (▶ Kap. 12.2 und 12.5.3 zur Aufklärung) nicht mit der dem Stand der ärztlichen Wissenschaft und Erfahrung entsprechenden beruflich gebotenen Sorgfalt oder nicht mit dem erforderlichen Können (Übernahmeverschulden) durchgeführt hat (Behandlungsfehler – Laufs 2002, § 99).

Der behandelnde Arzt hat im Hinblick auf den auch im Arzthaftungsrecht maßgeblichen objektivierten zivilrechtlichen Fahrlässigkeitsbegriff grundsätzlich für sein dem medizinischen Standard zuwiderlaufendes Vorgehen auch dann haftungsrechtlich einzustehen, wenn dieses aus einer persönlichen Lage heraus subjektiv als entschuldbar erscheinen vermag (BGH NJW 2001, 54: 1786–1787). Der Arzt haftet bereits bei leichter Fahrlässigkeit (Laufs 2002, § 100; Broglie Rd. Nr. 633–640). Dabei ist maßgebend der im jeweiligen Berufskreis (Allgemein- oder Facharzt) vorausgesetzte Standard oder das dort zugrunde gelegte Können und die dort erwartete Sorgfaltspflicht (Laufs 2002, § 99; Geiß u. Greiner 2003, S 43).

Die **Beweislast** für eine schuldhafte Verletzung der Pflichten des Arztes trifft grundsätzlich den Patienten (Laufs 2002, § 107; Geiß u. Greiner 2003, S 120; ▶ Kap. 12.5.2 zum groben Behandlungsfehler).

Die Haftung des Arztes kann bei einem Behandlungsfehler auch **aufgrund unerlaubter Handlung** (Delikt) beruhen. Da nunmehr nicht nur bei deliktischer, sondern auch bei vertraglicher Haftung ein Anspruch auf Schmerzensgeld gegeben sein kann und außerdem die Verjährung für beide Anspruchsgrundlagen gleich geregelt ist, hat die Unterscheidung im Ergebnis keine so große Bedeutung mehr.

Ob ein Behandlungsfehler vorliegt, entscheidet sich nach den oben angeführten Kriterien. Nur beispielhaft können hier erwähnt werden:

- Risiko des Einsatzes aggressiver Medikamente nicht beachtet (BGH AHRS 2715/2),
- Morphine intravenös zur Schmerzlinderung,
- Untersuchungen auf Erkrankungen, bei denen gegen die Anwendung der Narkotika oder wenigstens gegen ihre intravenöse Verwendung Bedenken bestehen (BGH AHRS 2745/2).
- Ein Arzt, der einem Patienten eine spezifische Migräneschmerzbehandlung anbietet, schuldet den Standard der Behandlung durch einen in der Schmerztherapie erfahrenen Facharzt (OLG Oldenburg AHRS 2745/100).
- Ein grober Behandlungsfehler (▶ Kap. 12.5.2) wurde u. a. angenommen bei der Verordnung eines Schmerzmittels ohne eigene klinische Untersuchung oder Hinweise auf den ärztlichen Notdienst (OLG Hamm AHRS 2715/110).

12.5.2 Schadenersatz

Behandlungs- und Aufklärungsfehler werden nur relevant, wenn durch sie ein Schaden entstanden ist. Es werden die durch den Behandlungsfehler verursachten Gesundheitsschäden und deren wirtschaftliche Folgen entschädigt. Es muss zunächst ein **Kausalzusammenhang** im naturwissenschaftlich-philosophischen Sinne bestehen, d. h. der Behandlungsfehler darf nicht hinweggedacht werden können, ohne dass der Erfolg (Gesundheitsschaden) entfiele. Es kommen aber von diesen Bedingungen nach der im Zivilrecht zugrunde zu legenden so genannten **Adäquanztheorie nur solche Bedingungen** in Betracht, die die Möglichkeit eines Erfolges der eingetretenen Art generell nicht unerheblich erhöht haben; das Ereignis muss im Allgemeinen und nicht nur unter besonders eigenartigen, ungewöhnlichen und nach dem gewöhnlichen Verlauf der Dinge außer Betracht zu lassenden Umständen geeignet sein, einen Erfolg der eingetretenen Art herbeizuführen (BGH NJW 1998, 51: 138–142).

Die **Beweislast** für den Ursachenzusammenhang zwischen dem Behandlungsfehler und dem Schaden trifft grundsätzlich den Patienten.

Bei einem **Aufklärungsfehler** kann der Arzt geltend machen, der Patient hätte auch bei ordnungsgemäßer Aufklärung eingewilligt. Hierfür trägt jedoch der Arzt die Beweislast; hätte allerdings ein vernünftiger Patient sich für die ärztliche Maßnahme entschieden, so muss der Patient plausibel darlegen, warum er trotz Aufklärung und Notwendigkeit der Maßnahme diese dennoch abgelehnt hätte (BGH MedR 1991, 9: 137–139; Ehlers u. Broglie 2005, S 217; ▶ Kap. 12.3 zu **Dokumentationsfehlern**).

Bei dem **groben Behandlungsfehler** trifft die Beweislast den Arzt, dass die danach aufgetretene Gesundheitsstörung nicht im Kausalzusammenhang mit dem Behandlungsfehler steht. Einen groben Behandlungsfehler nimmt der BGH an bei einem Fehlverhalten, das aus ärztlicher Sicht nicht mehr verständlich erscheint, weil ein solcher Fehler dem behandelnden Arzt schlechterdings nicht unterlaufen darf oder es sich um einen fundamentalen Fehler bei der Interpretation von Krankheitssymptomen handelt (BGH AHRS 6560/4, 20, 111, 119; BGH NJW 2001, 54: 2795–2796; Deutsch u. Spickhoff 2003, Rd. Nr. 165; Laufs 2002, § 110). Der Tatrichter darf einen groben Behandlungsfehler nicht ohne ausreichende Grundlage in den medizinischen Darlegungen des Sachverständigen und erst recht nicht entgegen dessen fachlichen Ausführungen aus eigener Wertung bejahen (BGH NJW 2001, 54: 2792–2793; 2002, 55: 2944–2945).

Aus den fachlichen Ausführungen des Sachverständigen muss sich ergeben, dass nicht nur ein eindeutiger Verstoß gegen den ärztlichen Standard, sondern ein schlechterdings unverständliches Fehlverhalten vorliegt (BGH NJW 2001, 54: 2794–2795). An die Einstufung als grober Behandlungsfehler sind somit hohe Anforderungen zu stellen (BGH AHRS 6560/4, 111, 119; OLG Oldenburg AHRS 6560/109).

Eine Haftung kann den Arzt auch für die Heranziehung von Hilfskräften treffen. Er und insbesondere auch Krankenhäuser haben für Behandlungsfehler einzustehen, die auf einem Organisationsverschulden beruhen.

12.5.3 Verjährung von Schadenersatzansprüchen

Schadenersatzansprüche aus Vertrag und/oder Delikt, die auf Verletzung des Lebens, des Körpers oder der Gesundheit beruhen, **verjähren** grundsätzlich in 3 Jahren (§ 195 BGB). Die Verjährungsfrist beginnt mit dem Schluss des Jahres, in dem der Anspruch entstanden ist und der Gläubiger (Patient) von den anspruchbegründenden Umständen und der Person des Schuldners (Arzt) Kenntnis erlangt oder ohne grobe Fahrlässigkeit erkennen musste (§ 199 Abs 1 BGB). Schadenersatzansprüche, die auf Verletzung des Lebens, des Körpers oder der Gesundheit beruhen, würden, wenn der Gläubiger die vorstehend angeführte Kenntnis nicht erlangt und auch keine grobe Unkenntnis vorliegt, somit an sich nicht verjähren. Um dies zu vermeiden, verjähren Schadenersatzansprüche, die auf der Verletzung des Lebens, des Körpers oder der Gesundheit beruhen, ohne Rücksicht auf ihre Entstehung und die Kenntnis oder grob fahrlässige Unkenntnis in 30 Jahren von Begehung der Handlung, der Pflichtverletzung oder dem sonstigen, den Schaden auslösenden Ereignis an (§ 199 Abs 2 BGB; auch Deutsch u. Spickhoff 2003, RdNrn. 350–353).

12.6 Fahruntüchtigkeit

Die Fahrtüchtigkeit kann durch die Auswirkungen einer oder mehrerer Krankheiten wesentlich beeinträchtigt oder ausgeschlossen sein. Fahruntüchtigkeit kann aber auch aufgrund der Medikation selbst (BGH MedR 2203, 21: 629) oder dadurch bestehen, dass das Arzneimittel die Wirkung auch von geringfügigen Alkoholmengen wesentlich verstärkt. In diesen Fällen hat der Arzt den Patienten auch als Verpflichtung aus dem Arztvertrag im Rahmen einer »intensiven Aufklärung« (Ulsenheimer 2002, § 150) von sich aus auf die dauerhafte oder auf eine bestimmte Zeit beschränkte Fahruntüchtigkeit oder wesentlich eingeschränkte Fahrtüchtigkeit hinzuweisen. Es kommt auf die Beurteilung bei dem einzelnen Patienten an, wobei auch das Alter und der gesamte Gesundheitszustand bedeutsam sind. Die umfassende Beratung hat der Arzt von sich aus und nicht erst auf Fragen oder Hinweise des Patienten (z. B. er sei mit dem Auto gekommen) vorzunehmen, da der Patient den Einfluss der Erkrankung oder der Medikation auf die Fahrtüchtigkeit oft gar nicht erkennt oder aber nicht zu beurteilen vermag, wie lange diese Auswirkungen auf die Fahrtüchtigkeit andauern.

Ist der Patient trotz eingehender und ggf. wiederholter Beratung nicht einsichtig, so ist der Arzt nach Auffassung im Schrifttum zwar nicht zur Unterrichtung der Verkehrsbehörde verpflichtet, darf aber insoweit als Ultima ratio seine Schweigepflicht durchbrechen, um eine akute Gefährdung der Allgemeinheit und des Patienten zu vermeiden (Ulsenheimer 2002, § 150). Eine Offenbarungspflicht gegenüber der Polizei oder der Straßenverkehrsbehörde wird aber angenommen, wenn der Arzt »unter dem Gesichtspunkt der Ingerenz zur Gefahrabwehr verpflichtet ist«, z. B. wenn der Patient »durch bestimmte therapeutische oder diagnostische Maßnahmen« für eine gewisse Zeit fahruntüchtig geworden ist (Ulsenheimer 2002, § 150).

12.7 Nicht zugelassene Arzneimittel

Arzneimittel sind Stoffe und Zubereitungen aus Stoffen, die vornehmlich dazu bestimmt sind, durch Anwendung am oder im menschlichen Körper Krankheiten, Leiden, Körperschäden oder krankhafte Beschwerden zu heilen, zu lindern, zu verhüten oder zu erkennen (§ 2 Abs 1 Nr. 1 Arzneimittelgesetz in der Neufassung vom 11. Dezember 1998 – BGBl I S. 3587 – mit zahlreichen Änderungen; s. aber auch die weiteren Bestimmungen in Abs 2 und 3 dieser Vorschrift sowie die Ausnahmen in Abs 3; s. auch § 4).

Fertigarzneimittel sind Arzneimittel, die im Voraus hergestellt und in einer zur Abgabe an den Verbraucher bestimmten Packung in den Verkehr gebracht werden (§ 4 Arzneimittelgesetz). Fertigarzneimittel, die Arzneimittel im Sinne des § 2 Abs 1 oder Abs 2 Nr. 1 Arzneimittelgesetz sind, dürfen in der Bundesrepublik Deutschland nur in den Verkehr gebracht werden, wenn sie durch die zuständige Bundesoberbehörde zugelassen sind oder wenn für sie die Kommission der Europäischen Gemeinschaften oder der Rat der Europäischen Union eine Genehmigung für das Inverkehrbringen erteilt hat (§ 21 Arzneimittelgesetz; BSGE 82: 233–238). Eine Ausnahme gilt allerdings im Rahmen der klinischen Prüfung eines Arzneimittels nach §§ 40 ff. Arzneimittelgesetz.

Demgemäß darf auch der **Vertragsarzt** im Rahmen der ambulanten Behandlung in der **gesetzlichen Krankenversicherung** Versicherten kein Medikament verordnen, das nicht nach dem Arzneimittelgesetz zugelassen ist; dies gilt selbst dann, wenn die Entscheidung über die Nichtzulassung des Arzneimittels noch nicht bestandskräftig geworden ist (BSGE 82: 233–238). Darüber hinaus sind im Rahmen der vertragsärztlichen Versorgung bestimmte Arzneimittel kraft Gesetzes ausgeschlossen. Noch weitergehend kann der Bundesminister für Gesundheit und Soziale Sicherung im Einvernehmen mit dem Bundesminister für Wirtschaft durch Rechtsverordnung mit Zustimmung des Bundesrates und der Gemeinsame Bundesausschuss von der Versorgung nach § 31 SGB V weitere Arzneimittel ausschließen, die ihrer Zweckbestimmung nach üblicherweise bei geringfügigen Gesundheitsstörungen verordnet werden oder als unwirtschaftlich anzusehen sind oder die von geringem oder umstrittenem therapeutischem Nutzen oder geringem Abgabepreis sind (§§ 31, 33a, 34–35, 91, 92 SGB V).

Der Gemeinsame Bundesausschuss soll in regelmäßigen Zeitabständen die nach § 34 SGB V ganz oder für bestimmte Indikationsgebiete von der Versorgung nach § 31 SGB V ausgeschlossene Arzneimittel in einer Übersicht zusammenstellen; die Übersicht ist im Bundesanzeiger bekannt zu machen (§ 93 Abs 1 SGB V).

Neue Behandlungs- und Untersuchungsmethoden dürfen zu Lasten der gesetzlichen Krankenversicherung nur erbracht werden, wenn der Gemeinsame Bundesausschuss eine entsprechende Empfehlung abgegeben hat (§ 135 SGB V). Diese Regelung gilt auch für neuartige Arzneitherapien (BSGE 82, 233–238). Ein Kostenerstattungsanspruch des Patienten wird vom BSG nur ausnahmsweise dann angenommen, »wenn die fehlende Anerkennung der neuen Methode darauf zurückzuführen ist, dass das Verfahren vor dem Gemeinsamen Bundesausschuss trotz Erfüllung der für eine Überprüfung notwendigen formalen und inhaltlichen Voraussetzungen willkürlich oder aus sachfremden Erwägungen nicht oder nicht zeitgerecht durchgeführt wird« (BSGE 88, 51–62, hier S 61). Es ist mit den Grundrechten aus Art 2 Abs 1 Grundgesetz (GG) iVm dem Sozialstaatsprinzip und aus Art 2 Abs 2 S1 GG nicht vereinbar, einen gesetzlich Krankenversicherten, für dessen lebensbedrohliche oder regelmäßig tödliche Erkrankung eine allgemein anerkannte, medizinischem Standard entsprechende Behandlung nicht zur Verfügung steht, von der Leistung einer von ihm gewählten, ärztlich angewandten Behandlungsmethode auszuschließen, wenn eine nicht ganz entfernt liegende Aussicht auf Heilung oder auf eine spürbare positive Einwirkung auf den Krankheitsverlauf besteht (Bundesverfassungsgericht SozR 4 – 2500 § 27 Nr. 5).

Ein zugelassenes Arzneimittel kann grundsätzlich nicht zu Lasten der gesetzlichen Krankenversicherung in einem Anwendungsgebiet verordnet werden, auf das sich die Zulassung nicht erstreckt; davon kann ausnahmsweise abgewichen werden, wenn es bei einer schweren Krankheit keine Behandlungsalternative gibt und nach dem Stand der wissenschaftlichen Erkenntnis die begründete Aussicht besteht, dass mit dem Medikament ein Behandlungserfolg erzielt werden kann (BSGE 89, 184–192).

Literatur

Arbeitsgemeinschaft Rechtsanwälte im Medizinrecht e. V. (Hrsg) (2003) Leitlinien, Richtlinien und Gesetz – Wie viel Reglementierung verträgt das Arzt-Patienten-Verhältnis? Springer, Berlin Heidelberg New York

Böhm H (2004) Stichhaltige Gründe – Gehört die Akupunktur in den Regelleistungskatalog? Kassenarzt 22: 31

Bollweg H-G, Brahms K (2003) Patientenrecht in Deutschland–Neue Patientencharta. NJW 56: 1505–1510

Deutsch E, Spickhoff A (2003) Medizinrecht, 5. Aufl. Springer, Berlin Heidelberg New York

Ehlers A, Broglie M (Hrsg) (2005) Arzthaftungsrecht, 3. Aufl. C.H. Beck, München

Geiß K, Greiner H-P (2001) Arzthaftungsrecht, 5. Aufl. C.H. Beck, München

Kuhlmann, HJ, Bischoff R, Dressler W-D (Hrsg) (1987 ff) Arzthaftpflicht-Rechtsprechung (AHRS Loseblattwerk, zitiert nach Ordnungsnummer/Nummer der abgedruckten Entscheidung). Erich Schmidt, Berlin

Laufs 2002, A (Hrsg) (2002) §§ 47–52, 61, 63–66, 68, 99, 100, 110, 111. In: Handbuch des Arztrechts, 3. Aufl. C.H. Beck, München

Quaas M (2005) § 13 Rn. 28. In: Quaas M, Zuck R (Hrsg) Medizinrecht. C.H. Beck, München

Rixen S, Höfling W, Kuhlmann W, Westhofen M (2003) Zum Schutz der Patientenautonomie in der ressourcenintensiven Hochleistungsmedizin: Vorschläge zur Neustrukturierung des Aufklärungsgesprächs. MedR 21: 191–194

Schelling P, Erlinger R (2003) Die Aufklärung über Behandlungsalternativen. MedR 21: 331–334

Schlund G (2002) §§ 59, 60, 69. In: Laufs 2002, A (Hrsg) Handbuch des Arztrechts, 3. Aufl. C.H. Beck, München

Spickhoff A (2003) Die Entwicklung des Arztrechts 2002/2003. NJW 56: 1701–1710

Steffen E, Dressler W-D (1999) Arzthaftungsrecht: neue Entwicklungslinien der BGH-Rechtsprechung, 8. Aufl. RWS-Verlag Kommunikationsforum

Uhlenbruck W (2002) §§ 59, 60. In: Laufs 2002, A (Hrsg) Handbuch des Arztrechts, 3. Aufl. C.H. Beck, München

Ulsenheimer K (2002) §§ 47–52, 139, 150. In: Laufs 2002, A (Hrsg) Handbuch des Arztrechts, 3. Aufl. C.H. Beck, München

Teil III Nichtmedikamentöse Verfahren in der Schmerztherapie

Kapitel 13 Interventionelle Verfahren – 121

Kapitel 14 Physiotherapeutische und physikalische Verfahren – 137

Kapitel 15 Komplementäre Verfahren in der Schmerztherapie – 145

Kapitel 16 Schmerztherapie von Skelettmetastasen mittels ionisierender Strahlung – 161

Kapitel 17 Psychotherapeutische und psychologische Verfahren – 175

Interventionelle Verfahren

13.1 **Neuromodulationsverfahren – 122**
M. Gehling, M. Tryba
13.1.1 Einleitung – 122
13.1.2 Rückenmarknahe Verfahren – intrathekale Medikamentenapplikation – 123
13.1.3 Transkutane elektrische Nervenstimulation (TENS) – 125
13.1.4 Rückenmarkelektrostimulation (SCS) – 126
13.1.5 Periphere Nervenstimulation – 128
13.1.6 Radiofrequenztherapie (RF) – 129

13.2 **Neurodestruktive Verfahren – 130**
U. Hankemeier, M. Klein
13.2.1 Einleitung – 130
13.2.2 Anatomie der Nervendestruktion – 131
13.2.3 Chemische Neurolytika und ihre Wirkungsweise – 131
13.2.4 Radiofrequenzläsion und Kryotherapie – 132
13.2.5 Neurodestruktive Therapie bei Tumorschmerzen – 133
13.2.6 Thermokoagulation bei Trigeminusneuralgie – 135
13.2.7 Neurodestruktive Verfahren bei Wirbelsäulenschmerzen – 135

Literatur –135

13.1 Neuromodulationsverfahren

M. Gehling und M. Tryba

Mit dem Begriff Neuromodulation werden die Medikamentenapplikationen und Elektrostimulationsverfahren am Rückenmark bezeichnet. Wie bei anderen invasiven Prozeduren in der Medizin ist auch bei diesen Verfahren die Durchführung von guten kontrollierten Studien wegen der fehlenden Verblindung schwierig. Daher ist die Wirksamkeit interventioneller Verfahren bei spezifischen Indikationen durch klinische Studien oft nicht mit der gewünschten Sicherheit belegt.

Darin unterscheiden sich die interventionellen Verfahren der Schmerztherapie nicht von den meisten chirurgischen Eingriffen. Während die Effektivität der chirurgischen Intervention aber häufig zeitnah durch eine Genesung oder erhebliche Verbesserung des Gesundheitszustandes nachvollziehbar ist, kann das Ergebnis der Intervention zur Schmerztherapie oft erst im Langzeitverlauf beurteilt werden. Zudem entzieht sich die Schmerztherapie der objektiven Erfolgskontrolle, weil Schmerzen das Ergebnis komplexer Wahrnehmungsvorgänge mit emotionalen Bewertungen sind.

Der Patient bewertet subjektiv den Erfolg. Daraus resultieren nicht selten erhebliche Bedenken hinsichtlich der objektiven Bewertung der Wirksamkeit einer Intervention.

13.1.1 Einleitung

Die Beurteilung der Wirkungen von Neuromodulationsverfahren erfolgt durch prospektive Verlaufsuntersuchungen. In offenen Untersuchungen zum Wirkungsnachweis werden Therapieversager in aller Regel nicht systematisch hervorgehoben. Die Darstellung von Therapieversagern vermittelt aber eher einen Eindruck über den Stellenwert der Behandlungsmethode als die Berücksichtigung der erfolgreichen Behandlung.

Zahlreiche Fallserien und auch einige kontrollierte Studien dokumentieren zwar, dass einzelne Neuromodulationsverfahren eine gute Schmerzkontrolle auch bei Fehlschlagen einer konservativen Therapie erzielen können. Die Rate von Therapieversagern der Neuromodulation schwankt aber erheblich zwischen 20 und 90% der eingeschlossenen Patienten. Diese Zahlen dokumentieren auch die Schwierigkeiten, exakte schmerztherapeutische Diagnosen für weitreichende therapeutische Konsequenzen zu stellen.

Ein möglicher Weg zur Verbesserung der Patientenselektion ist die probatorische Behandlung. Die Aussage dieser Tests ist jedoch begrenzt: Bei fehlender akuter Wirkung geht man davon aus, dass eine Langzeittherapie nicht angezeigt ist. Eine schmerzlindernde Wirkung in der akuten Anwendung garantiert jedoch keineswegs einen positiven Effekt im Langzeitverlauf.

Schema einer probatorischen Behandlung zur Testung der Wirksamkeit von Neuromodulationsverfahren

- **Indikation**
  - Konservative Therapie nicht wirksam oder mit Nebenwirkungen assoziiert, die zu einem Abbruch der Behandlung geführt haben
  - Ausschluss eines laufenden Rentenverfahrens oder anderer gerichtlicher oder außergerichtlicher Verfahren zur Klärung von Ansprüchen auf Kompensationszahlungen
  - Standardtherapie: Prospektive kontrollierte Studien haben eine Wirksamkeit des Verfahrens bei der zugrunde liegenden Erkrankung bewiesen
  - Therapieversuch: Große Fallserien haben eine schmerztherapeutisch nutzbare Wirkung des Verfahrens im untersuchten Indikationsbereich gezeigt
- **Aufklärung und Einwilligung**
  - Aufklärung über die Erfolgsaussichten, Risiken und Komplikationen
  - Einwilligung in die Testung mit allen Bestandteilen, also auch der psychologischen/psychotherapeutischen Exploration
  - Einwilligung in die Durchführung der geprüften Therapie bei positiver Testung
- **Psychologische/psychiatrische Exploration**
  - Ausschluss einer Kontraindikation, d. h. psychiatrische Erkrankungen, die eine Compliance unwahrscheinlich erscheinen lassen
  - Überprüfung relativer Kontraindikationen, z. B. somatoformer Schmerzstörungen, die durch eine Psychotherapie erfolgreich behandelt werden können
  - Interdisziplinäre Schmerzkonferenz mit Psychologen/Psychiatern
- **Probatorische Behandlung**
  - Dokumentation der Schmerzintensität auf einem Schmerzprotokoll
  - Dokumentation von sekundären Parametern (z. B. schmerzfreie Gehstrecke)
  - Dauer der probatorischen Behandlung 7–10 Tage
- **Beurteilung der Testung**
  - Schmerzreduktion >50%: Erfolgreiche Testphase, Durchführung des getesteten Verfahrens nach erneuter Einwilligung durch den Patienten
  - Schmerzreduktion <50%, aber ≥30% vom Ausgangswert: Partial-Response, Besprechung mit dem Patienten; Hinweis auf ein erhöhtes Risiko einer langfristig nicht zufriedenstellenden Wirkung.

Die Frage, bei welchen Patienten eine interventionelle Schmerztherapie erwogen werden sollte, wird kontrovers diskutiert. Es gibt Verfahren, die wohl nur noch in Ausnahmen zu rechtfertigen sind (z. B. die intrathekale Medikamentenapplikation bei

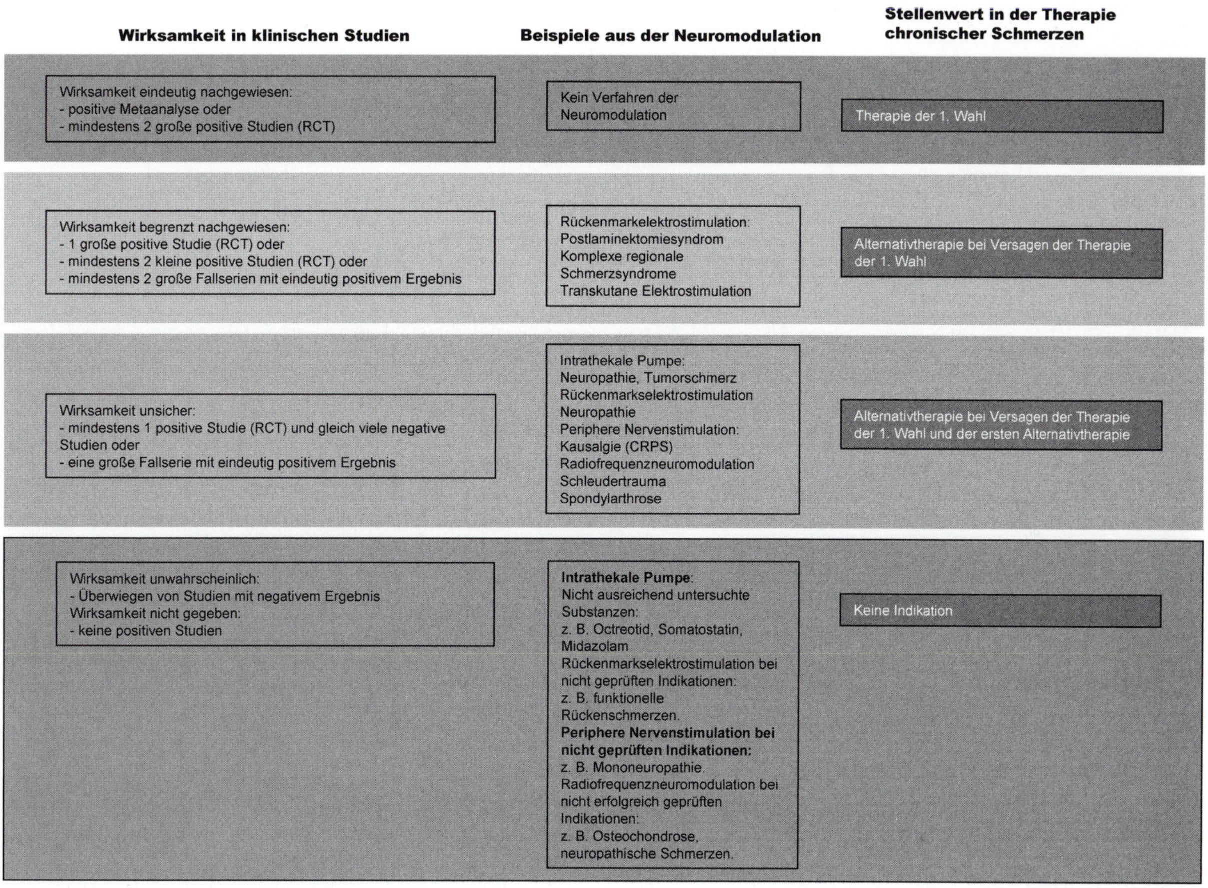

Abb. 13.1. Indikationen zur Neuromodulation

nicht tumorbedingten Schmerzen), aber auch solche, die in bestimmten Situationen obligatorischer Bestandteil eines umfassenden Schmerztherapiekonzeptes sein sollten (z. B. die Rückenmarkelektrostimulation bei chronischen Schmerzen infolge eines Postlaminektomiesyndroms oder bei CRPS; Abb. 13.1).

13.1.2 Rückenmarknahe Verfahren – intrathekale Medikamentenapplikation

Die rückenmarknahe Applikation von Morphin war noch vor 25 Jahren eine gute Möglichkeit, um bei Tumorschmerzpatienten eine lang anhaltende Schmerzlinderung zu erzielen. Diese Indikation ist von den nun verfügbaren retardierten oralen und transdermalen Opioiden verdrängt worden. Daher ist die »Morphinpumpe« zur Ausnahmeindikation geworden.

Der Wirkungsmechanismus spinal applizierter Medikamente hängt von der jeweiligen Substanz ab. Opioide führen über agonistische Wirkungen am μ-Rezeptor zu einer spinal vermittelten Analgesie. Lokalanästhetika hemmen Natriumkanäle und damit die synaptische Transmission aller Afferenzen und Efferenzen. α_2-Agonisten hemmen in Interneuronen des Rückenmarks die Schmerzweiterleitung. Die 4. in Therapieversuchen angewandte Substanzgruppe sind die Benzodiazepine, die als GABA-Agonisten eine spinal vermittelte Muskelrelaxation erzielen. Darüber hinaus sind andere Substanzen spinal appliziert worden, deren Anwendung aber derzeit als experimentell gewertet werden sollte.

Da eine Monotherapie mit intrathekalem Morphin regelmäßig nicht zu einer ausreichenden Schmerzkontrolle führt, wurden in den letzten Jahren häufiger Kombinationen verschiedener Substanzen eingesetzt. Die klinischen Wirkungen solcher Medikamentenkombinationen wurden in einer prospektiven Untersuchung bei chronischen Rückenschmerzen nach Bandscheibenoperationen oder Fusionsoperationen über durchschnittlich 3,5 Jahre untersucht (Rainov et al. 2001).

In dieser Untersuchung erhielten 4 Patienten eine Kombination aus Morphin und Clonidin, weitere 4 eine Kombination aus Morphin und Bupivacain. 8 Patienten waren nach 2 Jahren auf Morphin + Bupivacain + Clonidin eingestellt. Bei 2 Patienten war Morphin durch Midazolam ergänzt worden, und jeweils 4 Patienten erhielten Morphin + Bupivacain + Midazolam oder eine Kombination aus allen 4 Substanzen.

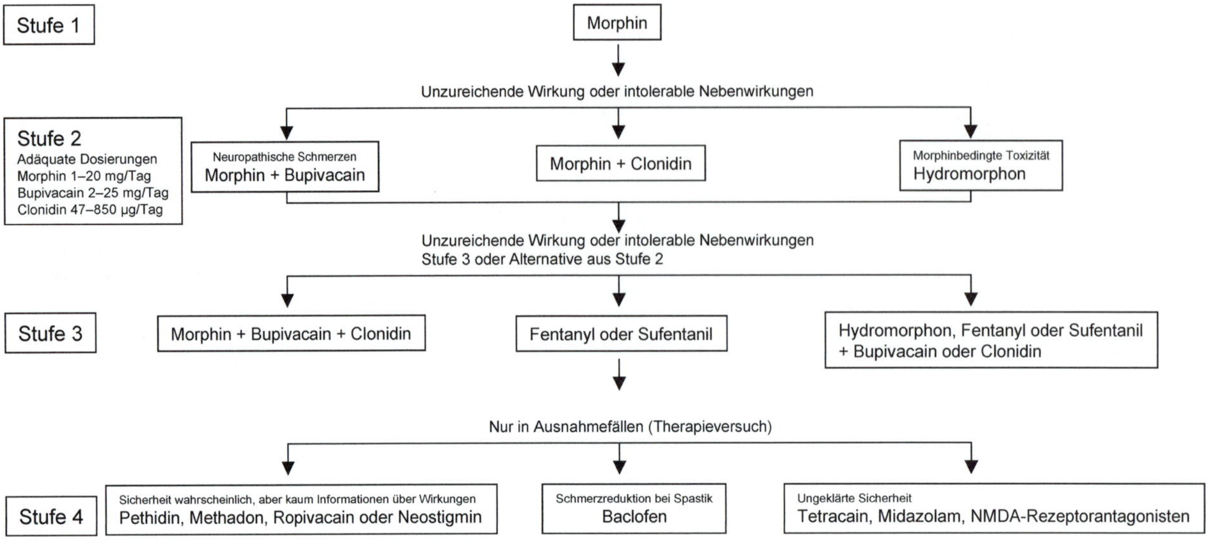

Abb. 13.2. Klinische Leitlinie für die Anwendung von intrathekalen Medikamenten bei chronischen Schmerzen. (Mod. nach Bennet et al. 2000a)

Die Gehstrecke war bei 6/26 Patienten unverändert. Die Einnahme systemischer Analgetika war bei 4/26 Patienten unverändert oder erhöht. Die durchschnittliche Schmerzintensität im Verlauf von 2 Jahren lag bei VAS (visuelle Analogskala) 3–4 auf einer Skala von 0–10. Die Morphindosis stieg von 1 mg/Tag auf 5 mg/Tag an. Katheterfunktionsstörungen wurden bei 2 Patienten beschrieben. Infektionen traten in dieser kleinen Patientengruppe nicht auf.

In dieser kleinen Verlaufsuntersuchung zeigte sich, dass auch unter Einsatz von Medikamentenkombinationen nicht alle Patienten eine zufriedenstellende Schmerzkontrolle hatten. Einige ansonsten nicht behandelbare Patienten profitierten aber offenbar von der Therapie.

Die Anlage eines Systems zur rückenmarknahen Medikamentenapplikation erfolgt durch einen Spinalkatheter, der entweder transkutan abgeleitet wird oder an einen subkutanen Port oder eine Pumpe angeschlossen wird.

Bei Verwendung eines transkutanen Kathetersystems oder eines Ports wird die Medikamentenapplikation stets über eine externe Pumpe erfolgen. Vorteil dieser Systeme ist der geringe Preis und die Möglichkeit, eine patientengesteuerte Bolusgabe zulassen zu können. Nachteil ist die technische Anfälligkeit des Systems, die zu gehäuften Krankenhauseinweisungen führen kann.

Voll implantierte Pumpen können entweder mechanisch oder elektronisch gesteuert werden. Bei mechanischen Pumpen erfolgt die Abgabe einer konstanten Flussrate, z. B. 1 ml/Tag. Die Dosierung der rückenmarknahen Medikamente erfolgt dann über die Änderung der Konzentration. Mit elektronischen Pumpen kann die Flussrate von extern gesteuert werden, sodass die Dosierung über die Steuerung der Flussrate erfolgen kann. Bei neueren Systemen ist zusätzlich die Möglichkeit einer Bolusapplikation durch den Patienten vorgesehen.

Im Rahmen der Testung der intrathekalen Medikamentenapplikation erfolgt in aller Regel auch die Ermittlung der initialen Dosierung. Insbesondere bei opioidnaiven Patienten ist in der Phase rascher Dosisänderungen eine angemessene Überwachung von Sedierung und Atemfunktion zu gewährleisten. Die Startdosierung von intrathekalem Morphin liegt zwischen 0,25 mg/Tag bei opioidnaiven Patienten und ca. 1 mg/Tag bei Patienten mit 300 mg/Tag Morphin per os.

Für die Langzeittherapie wird Morphin wird in Dosierungen von 5–20 mg/Tag intrathekal angewandt. Besteht darüber hinaus weiterer Analgetikabedarf, wird die Therapie nach einem Konsensusschema durch Bupivacain oder Clonidin ergänzt (Abb. 13.2; Bennet et al. 2000a).

Da die ursprüngliche Indikation der kontinuierlichen spinalen Opioidapplikation durch orale und transdermale Applikationsformen ersetzt wurde, haben sich heute nur noch wenige Indikationen für eine rückenmarknahe Opioidapplikation als Therapie der Wahl erhalten. Dazu zählen häufiger bei Tumorschmerzen:

- Versagen oraler und transdermaler Applikationssysteme,
- intolerable Nebenwirkungen der systemsichen Opioidtherapie oder
- Versagen konservativer Behandlungen zur Schmerzlinderung, d. h. die Kombination mit Nichtanalgetika (z. B. Antidepressiva oder Antikonvulsiva).

Eine generelle Empfehlung, bei welchen Patienten diese Therapie regelmäßig überprüft werden sollte, kann schon deshalb nicht gegeben werden, weil die akuten Ergebnisse leider häufig durch den Langzeitverlauf nicht bestätigt werden.

Kontraindikationen für die rückenmarknahe Gabe von Medikamenten zur Schmerztherapie können sich aus chirurgischen

Tab. 13.1. Häufigkeit von Nebenwirkungen bei verschiedenen Applikationswegen: orales vs. intrathekales Morphin (** p<0,005). (Mod. nach Böhme u. Tryba 1998)

	Systemische Gabe	Rückenmarknahe Gabe	p
Obstipation	43%	7%	**
Übelkeit	29%	8%	**
Müdigkeit	36%	10%	**
Urinretention	21%	13%	**
Hypotension	11%	7%	
Juckreiz	12%	8%	

und pharmakologischen Überlegungen ergeben. Chirurgische Kontraindikationen bestehen bei einer Antikoagulation oder Thrombozytenaggregationshemmung sowie bei lokalen Infektionen im Operationsgebiet und systemischen Infektionen. Aus pharmakologischer Sicht besteht dann eine Kontraindikation, wenn eine Allergie oder Neurotoxizität einer verwendeten Substanz bekannt ist. Hinsichtlich der Neurotoxizität muss aber auch dann von einer Kontraindikation ausgegangen werden, wenn diese nicht durch entsprechende Untersuchungen als weitgehend ausgeschlossen gelten kann. So wird Midazolam zwar intrathekal angewandt; aber es besteht eine Kontraindikation für die Anwendung, weil die Unbedenklichkeit nicht ausreichend belegt ist (Bennet et al. 2000a).

Komplikationen der rückenmarknahen Medikamentenapplikation können technisch oder pharmakologisch bedingt sein. In einer systematischen Analyse der publizierten Fälle nach 661 Pumpenimplantationen wurden Revisionen in 6% und eine Explantation des Systems in 7% beschrieben (Böhme et al. 1998). Nach Implantation eines intrathekalen Ports lag die Rate der entfernten Systeme mit 5% (n=130) in vergleichbarer Höhe. Revisionen nach Port oder transkutanen Kathetern zur rückenmarknahen Schmerztherapie wurden sogar mit 15% angegeben (Böhme et al. 1998).

Nebenwirkungen von intrathekalen Medikamenten sind regelmäßig vorhanden. Neben Übelkeit, Erbrechen, Harnretention und Atemdepressionen können auch Libidoverlust und Amenorrhö auftreten. Dennoch sind die pharmakologischen Nebenwirkungen der rückenmarknahen Applikation von Morphin geringer als bei der systemischen Gabe (Tab. 13.1). Gerade Obstipation, Harnretention und Müdigkeit können durch die rückenmarknahe Gabe von Morphin im Vergleich zur oralen reduziert werden.

Für die Bewältigung der möglichen Komplikationen der intrathekalen Medikamentenapplikation ist eine entsprechende Infrastruktur erforderlich, die eine zeitnahe Diagnostik und Therapie sicherstellt, damit unnötige Sekundärschädigungen vermieden werden.

In einer Metaanalyse, die die analgetische Wirkung von intrathekalem Morphin zur Behandlung chronischer Schmerzen bewertete, wurden die Therapieergebnisse in »sehr gut«, »gut«, »mäßig« und »schlecht« unterteilt (Bennet et al. 2000b). Die Rate der als mäßig oder schlecht klassifizierten Ergebnisse zeigt die hohe Zahl von Patienten mit nicht ausreichender Schmerzlinderung. Bei Tumorpatienten zeigte sich in Einzelfallberichten, dass bei 2/7 Patienten bei einer durchschnittlichen Beobachtungsdauer von 9 Monaten kein gutes Resultat erzielt wurde. In retrospektiven Untersuchungen fand sich eine Rate von nicht ausreichender Schmerzkontrolle bei 237/960 Tumorpatienten (25%). In den beschriebenen Studien lag die durchschnittliche Beobachtungsdauer bei nur 5 Monaten.

Bei nicht tumorbedingten Schmerzen wurde in retrospektiven, durchschnittlich 25 Monate zurückblickenden Studien eine Rate von 86/311 Patienten mit nicht ausreichendem Therapieergebnis (28%) gefunden. Bei nicht tumorbedingten Schmerzen fand sich eine Rate von 15/29 Patienten ohne günstigen Behandlungsverlauf über einen Zeitraum von 28 Monaten (52%). Diese Zahlen dokumentieren, dass intrathekales Morphin zur Behandlung chronischer Schmerzen bereits nach sehr kurzem Verlauf mit einer Therapieversagerrate von mindestens 25% einhergeht; man muss davon ausgehen, dass diese Rate im Langzeitlauf sogar auf mehr als 50% ansteigt.

Bei neuropathischen Schmerzen sind die Ergebnisse noch schlechter. Hassenbusch et al. (1995) zeigten, dass nach einer Latenzzeit von 6 Monaten die Anzahl der Responder abnimmt und dass nach 3 Jahren weniger als 50% der ursprünglich eingeschlossenen Patienten eine Schmerzreduktion von wenigstens 25% aufwiesen und damit eine klinisch bedeutsame Schmerzkontrolle hatten (Hassenbusch et al. 1995). Diese Entwicklung konnte auch durch eine subtile Testung der Wirksamkeit vor Implantation einer Pumpe nicht verhindert werden.

Die Daten zur rückenmarknahen Medikamentenapplikation sind nicht geeignet, alle Zweifel an dem Nutzen dieser Therapie auszuräumen, obwohl dieses Verfahren seit Jahrzehnten angewandt wird. Der Grund für die fehlenden kontrollierten Studien ist offenbar, dass auch in Zentren die Indikation zur rückenmarknahen Medikamentenapplikation nur in Ausnahmefällen gestellt wird. Die große Zahl möglicher Medikamentenkombinationen würde für kontrollierte Studien eine sehr große Anzahl von Patienten erforderlich machen. Letztendlich wird durch die vorliegenden Daten dokumentiert, dass die intrathekale Gabe von Medikamenten zur langfristigen Schmerztherapie eine Ausnahmeindikation darstellt.

13.1.3 Transkutane elektrische Nervenstimulation (TENS)

Die transkutane elektrische Nervenstimulation ist ein nicht invasives neuromodulatives Verfahren der Schmerztherapie. Das

Prinzip besteht in einer transkutanen elektrischen Reizung peripherer Nerven. In Abhängigkeit von der applizierten Reizintensität können Aβ-, Aδ- und C-Fasern depolarisiert werden. Dadurch wird im sensiblen Versorgungsgebiet eine Parästhesie ausgelöst. Während bei den ersten TENS-Geräten noch eine Erwärmung der Haut mit thermischen Läsionen möglich war, ist diese Nebenwirkung durch die aktuelle Technik weitgehend ausgeschlossen.

Die TENS-Elekrtoden werden auf gereinigter unverletzter Haut mit Gel oder selbstklebend fixiert. Der Abstand zwischen den Elektroden sollte 2 cm nicht unterschreiten. Die Positionierung erfolgt entlang subkutan liegender Nerven oder einem Dermatom folgend. Die 2-4 Elektroden werden kontinuierlich, gepulst (Burst) oder akupunkturähnlich verwendet:

- Kontinuierlich: Frequenz 40–150 Hz mit niedriger Intensität = 10–30 mA,
- Burst: Frequenz 100 Hz mit niedriger Intensität =10–30 mA in Intervallen entsprechend 1–2 Hz,
- Akupunktur: Frequenz 100 Hz mit höherer Intensität = 15–50 mA in Intervallen entsprechend 1–2 Hz.

Die Auswahl des geeigneten Stimulationsmusters sollte im Einzelfall ausprobiert werden.

Bei folgenden Diagnosen kann die Indikation zu einer Behandlung mit TENS erwogen werden:

- Neuropathien,
- Neuralgien,
- CRPS I oder II,
- Angina pectoris,
- muskuloskelettale Schmerzen,
- Phantomschmerz,
- Postzosterneuralgie,
- Plexusläsion.

Eine Kontraindikation ist bei Verletzungen der behandelten Hautareale und über Schrittmachern gegeben.

Nebenwirkungen von TENS sind selten und bestehen in einer lokalen Hautreaktion auf die Elektroden. Es sollte darauf geachtet werden, dass TENS nicht im Bereich verletzter oder denervierter Haut angewandt wird. Interferenzen mit Schrittmachern müssen vermieden werden.

Die klinische Wirksamkeit wird in kontrollierten Studien unterschiedlich bewertet. Eine Schmerzlinderung wird in einigen Studien gefunden, in anderen dagegen verworfen (White et al. 2001). Eine mögliche Erklärung für die widersprüchlichen Ergebnisse klinischer Studien liegt in unterschiedlichen Kriterien zur Patientenselektion. Bei ischämischen Schmerzen und bei diabetischer Polyneuropathie konnte eine signifikante Schmerzlinderung gezeigt werden (Walsh et al. 1995; Kumar et al. 1997). Bei Rückenschmerzen war die Schmerzreduktion dagegen kaum klinisch relevant (Deyo et al. 1990).

In einer neueren Untersuchung bei Arthrose zeigte sich, dass schmerzhafte Reize eine signifikant stärker ausgeprägte Analgesie bewirken als schmerzfreie Reize (Defrin et al. 2005).

Wegen der geringen Raten von Nebenwirkungen und Komplikationen kann man sich aber eher für einen Therapieversuch mit TENS entscheiden als bei invasiven Verfahren. Da die Datenlage für eine eher geringe Zahl von Patienten spricht, die langfristig von der Anwendung von TENS profitieren, sollte die Indikation nach einigen Wochen überprüft werden.

13.1.4 Rückenmarkelektrostimulation (SCS)

Die Rückenmarkelektrostimulation wurde bereits in den 1970-er Jahren beschrieben. Auf der Basis der »Gate-control-Theorie« wurde vermutet, dass die Reizung von Aβ-Fasern zu einer konkurrierenden Hemmung der Weiterleitung schmerzhafter Reize aus Aδ- und C-Fasern führen würde. Der Wirkungsmechanismus der Rückenmarkelektrostimulation (»spinal cord stimulation«; SCS) ist aber bis heute nicht ganz geklärt. In tierexperimentellen Untersuchungen konnte gezeigt werden, dass die elektrische Stimulation des Rückenmarkes eine durch Ischiadicusligatur verursachte Allodynie vermindert. Dieser Effekt war durch Aβ-Faserstimulation, aber nicht durch C-Faserreizung erzielt worden. Die schmerzlindernde Wirkung der SCS konnte durch Adenosin-A1-Rezeptorantagonisten aufgehoben werden. Aber auch eine erhöhte Konzentration des spinal hemmenden Transmitters GABA wurde durch die SCS erzielt.

Die experimentellen Daten weisen darauf hin, dass SCS bei neuropathischen Schmerzen und hier besonders bei Schmerzen, die mit einer Allodynie einhergehen, sinnvoll eingesetzt werden kann, während bei nozizeptiven Schmerzen aus theoretischer Sicht eine spezifische Wirkung nicht erklärt wurde.

Um die Rate erfolgreicher Behandlungen mit SCS zu optimieren, wird vor der endgültigen Implantation eine Testung durchgeführt. Nach psychologischer Exploration und Ausschluss einer Kontraindikation erfolgt die Aufklärung und Einwilligung. Dann wird die Testelektrode epidural auf der Höhe, die eine Parästhesie im betroffenen Dermatom bewirkt, gelegt. Alternativ zu einer kurzzeitig verwendbaren Testsonde kann eine zur Dauertherapie geeignete Elektrode mit einem temporär durch die Haut geleiteten Kabel eingesetzt werden. Die endgültige Elektrode muss im Falle einer erfolgreichen Testung nicht neu platziert werden, bei fehlender Wirksamkeit muss jedoch die teurere Elektrode verworfen werden.

Die Testphase kann bis zu 3 Wochen fortgeführt werden, wenn keine lokalen Infektzeichen erkennbar sind. In der Testphase muss der Patient auf einem Schmerzprotokoll seine Schmerzen in Abhängigkeit von der Nutzung des Gerätes dokumentieren. Bei einer stabilen Schmerzreduktion ≥50% oder besser einer Schmerzreduktion auf einen Wert von ≤3 (30) auf einer Schmerzskala von 0 bis 10 (100) kann die Testphase als positiv bewertet werden.

Es werden zwei verschiedene Verfahren zur Rückenmarkelektrostimulation unterschieden: Zum einen kann die Elektrodenanlage wie bei einem Epiduralkatheter durch ein »Kabel« anästhesiologisch erfolgen (■ Abb. 13.3a), andererseits kann auch eine Plattenelektrode neurochirurgisch eingeführt werden

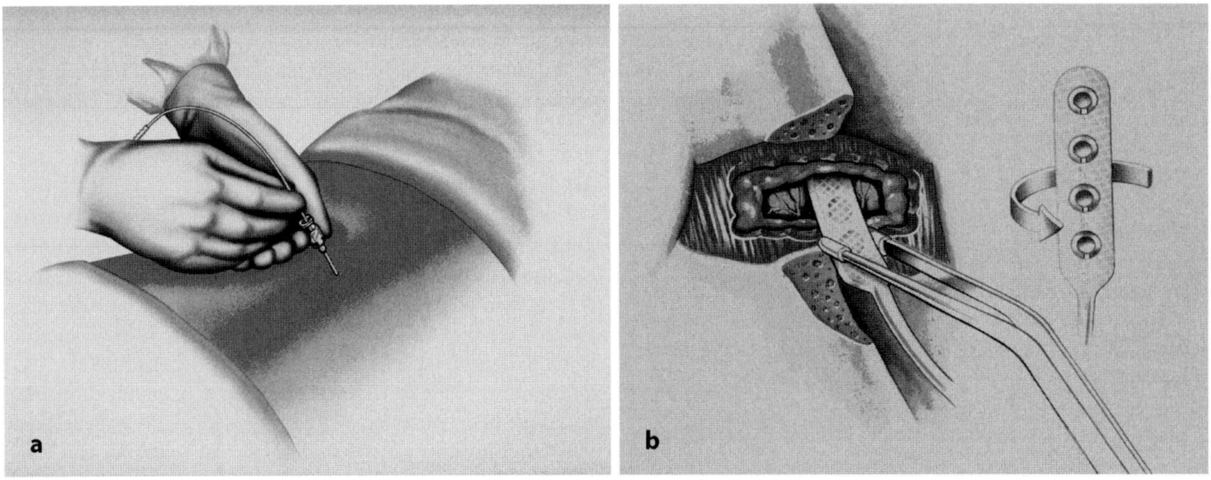

Abb. 13.3a, b. Rückenmarkelektrostimulation. a Kabelelektrode. b Plattenelektrode. (Mit freundlicher Genehmigung von MEDTRONIC)

(Abb. 13.3b). Der Vorteil der Katheterelektroden liegt in der Möglichkeit, diese am wachen Patienten zu legen und so die Lage zu optimieren. Der Vorteil der Plattenelektrode liegt in der besseren Fixierung, sodass weniger Dislokationen auftreten.

Bei korrekter Platzierung der Elektroden geben die Patienten unter elektrischer Stimulation eine leichte Parästhesie in der betroffenen Schmerzregion an. Patienten, die diese Kribbelparästhesie nicht in die schmerzhafte Körperregion projizieren, haben kaum eine schmerzlindernde Wirkung durch SCS. Es gibt keine Hinweise dafür, dass eine initial nicht wirksame SCS im Laufe der Zeit ihre Wirkung entfaltet.

Bei der Programmierung der SCS-Sonde können verschiedene Parameter ausgewählt werden. Generell wird das Ziel verfolgt, mit möglichst geringer Energie eine zufriedenstellende Parästhesie und damit die erwünschte Schmerzreduktion im Schmerzareal zu erzielen. Das kann zunächst durch die Wahl der angesteuerten Elektrode erfolgen (0= distal, 3= proximal). Mit der Impulsbreite (bis 450 µs) kann die stimulierte Rückenmarkfläche gesteigert werden. Die Frequenz beeinflusst die sensorische Wahrnehmung der Parästhesie: Eine Frequenz <10 Hz wird als klopfend empfunden, eine Frequenz >50 Hz wird als kontinuierliches Kribbeln angegeben. Die Frequenz wird in der Regel so gewählt, dass der Patient die ausgelöste Parästhesie nicht als unangenehm empfindet. Mit der Stromstärke bis maximal 10 V wird die Intensität der Reizung gesteuert.

Mit zunehmender Impulsbreite, Frequenz und Amplitude steigt auch der Strombedarf und reduziert sich die Batterielebensdauer. Eine Möglichkeit, Strom zu sparen, ergibt sich durch die zyklische Applikation, bei der das Gerät in vorher bestimmten Intervallen ein- bzw. ausgeschaltet wird. Diese Intervalle können zwischen Sekunden bis Stunden variieren.

Nach der Implantation eines Systems zur Dauertherapie können die Patienten Reizintensität, Amplitude und Frequenz der Stimulation über ein externes Steuergerät in vorgegebenen Grenzen selbst verändern.

Die Indikation zur Behandlung chronischer Schmerzen mittels Rückenmarkelektrostimulation basiert auf den Ergebnissen von Langzeituntersuchungen und prospektiv randomisierten Studien. In Abhängigkeit von der wissenschaftlichen Datenlage kann man zwischen Situationen unterscheiden, in denen SCS geprüft werden **sollte**, und solchen, in denen eine Einzelfallprüfung erfolgen **kann**.

- Bei nicht ausreichender Wirksamkeit konservativer Behandlungsverfahren oder Nebenwirkungen, die zum Abbruch der konservativen Schmerztherapie geführt haben, **sollte** die Rückenmarkelektrostimulation bei folgenden Diagnosen überprüft werden:
  - Postlaminektomiesyndrom mit radikulären Beschwerden,
  - komplexe regionale Schmerzsyndrome,
  - periphere arterielle Verschlusserkrankung,
  - Angina pectoris.
- Eine Überprüfung **kann** auch erfolgen bei:
  - neuropathischen Schmerzen aus anderen als den oben genannten Gründen,
  - Radikulopathie ohne vorangegangene Operation,
  - Postzosterneuralgie,
  - Phantomschmerz,
  - Mononeuropathie.

Eine Kontraindikation gegen SCS besteht, wenn eine zugrunde liegende Erkrankung nicht ausreichend behandelt wurde. Bei radikulären Schmerzen aufgrund eines Bandscheibenvorfalls sollte eine Operationsindikation ausgeschlossen sein. Bei komplexen regionalen Schmerzsyndromen kann aufgrund der günstigen Spontanverläufe in den ersten 6 Monaten keine Indikation zur Implantation einer SCS-Sonde erwogen werden.

Weitere Kontraindikationen sind bei Gerinnungsstörungen, Antikoagulation und einer Behandlung mit Thrombozytenaggregationshemmern, lokalen Infektionen im Operationsgebiet und systemsicher Infektionen gegeben.

Tab. 13.2. Risiken der Rückenmarkstimulation

Risiko	Anzahl (n)	Häufigkeit
Alle Patienten	185	100%
Elektrodendislokation	65	35%
Elektrodenbruch	8	4%
Infektion	11	6%
Generatorfehlfunktion	8	4%
Kurzschluss	3	2%
Hämatom	1	0,5%
Liquorfistel	2	1%

Zu den typischen Risken bei der Implantation von Katheterelektroden gehört die Elektrodendislokation, die eine Revision erforderlich macht (Kumar et al. 1998). Infektionen oder Funktionsstörungen des Systems sind dagegen seltener (Tab. 13.2).

In einer Langzeituntersuchung schwanken die Angaben einer mindestens 50%-igen Schmerzreduktion zwischen 20 und 80% der mit Rückenmarkelektrostimulation behandelten Patienten. Es zeigte sich, dass die Rate von erwerbstätigen Patienten nach durchschnittlich 7 Jahren SCS von 41 auf 54% angestiegen war (North et al. 1993). In der gleichen Studie dokumentierten die Autoren eine Verbesserung der Arbeitsfähig bei 30%, der Gehstrecke bei 60%, des Schlafes bei 70% und der Sexualität bei 40% der behandelten Patienten (North et al. 1993). Diese Daten belegen, dass SCS eine auf viele Lebensbereiche ausgedehnte Verbesserung der Lebensqualität bewirken kann. Ein Problem scheint aber in der zutreffenden Patientenselektion zu liegen.

Durch kontrollierte Studien wurde die schmerzlindernde Wirksamkeit von SCS bei Postlaminektomiesyndromen und komplexen regionalen Schmerzsyndromen (CRPS, früher M. Sudeck oder Kausalgie) belegt (North et al. 2005; Kemler et al. 2000). Da bei Patienten mit CRPS die Allodynie häufig im Vordergrund der Beschwerden steht, kann man vermuten, dass Patienten mit neuropathischen Schmerzen, die mit einer Allodynie oder Hyperalgesie einhergehen, von der SCS profitieren.

Auch zahlreiche Fallserien zeigen eine gute Erfolgsrate bei Postlaminektomiesyndromen und komplexen regionalen Schmerzsyndromen (Devulder et al. 1990; North et al. 1993; Broggi et al. 1994; Burchiel et al 1996; Kumar et al. 1998; Van Buyten et al. 2001; Kemler et al. 2004). Bei diesen beiden Diagnosen findet man die geringste Rate von Therapieversagern. Sie liegt bei 10–20%. In einer Fallserie mit 185 Patienten fanden sich weniger günstige Langzeitergebnisse bei Patienten mit peripheren Nervenläsionen, Enzephalomyelitis disseminata oder Postzosterneuralgien (Kumar et al. 1998).

In einer weiteren Untersuchung von 454 Patienten zeigte sich ein unterschiedliches Ergebnis in Abhängigkeit von der zugrunde liegenden Diagnose (Shimoji et al. 1993). Eine Schmerzreduktion von weniger als 50% fanden die Autoren bei Tumorschmerz in 14%, bei Postzosterneuralgie in 72%, bei Kausalgie in 26%, bei Rückenmarktrauma in 58% und bei Phantomschmerz in 50% der Fälle.

Bei Angina pectoris und pAVK werden durch die erfolgreiche Behandlung der Grunderkrankung in aller Regel auch die Schmerzen kontrolliert. Bei Patienten mit »therapieresistenten« Schmerzen auf dem Boden einer koronaren Herzerkrankung oder einer pAVK bietet die SCS jedoch eine Alternative zur Schmerzkontrolle mit nachgewiesener Wirkung (Mannheimer et al. 1998).

Bei einer Reihe von Indikationen, wie z. B. Mononeuropathien, ist die Effektivität von SCS nicht abschließend zu beurteilen, obwohl es positive Fallserien gibt. Hier ist weiterhin von einer Einzelfallindikation auszugehen.

Dagegen belegen Studien eine klinisch relevante Schmerzreduktion bei Postnukleotomiesyndromen und bei komplexen regionalen Schmerzsyndromen. Bei diesen Indikationen ist SCS nicht mehr als »Therapieversuch«, sondern als regelmäßiger Bestandteil des schmerztherapeutischen Managements zu betrachten. Bei konservativ nicht kontrollierbaren Schmerzen ist es aufgrund der vorliegenden Studien kaum zu vertreten, betroffenen Patienten eine diagnostische Rückenmarkelektrostimulation vorzuenthalten.

13.1.5 Periphere Nervenstimulation

Alternativ zur Rückenmarkelektrostimulation wird auch die direkte elektrische Stimulation von peripheren Nerven (PNS) beschrieben (Buschmann u. Oppel 1999). Bei diesem Verfahren wird durch einen offenen chirurgischen Zugang eine Elektrode an einem peripheren Nerv fixiert (Abb. 13.4).

In einer Dokumentation von 52 Patienten zeigten Buschmann u. Oppel, dass bei CRPS II (Kausalgie) nach strenger Auswahl eine Langzeitwirkung bei über 80% der behandelten Patienten erzielt werden konnte.

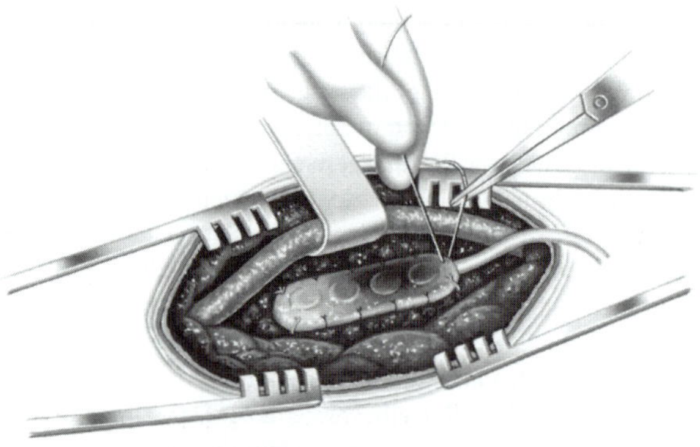

Abb. 13.4. Periphere Nervenstimulationselektrode. (Mit freundlicher Genehmigung von MEDTRONIC)

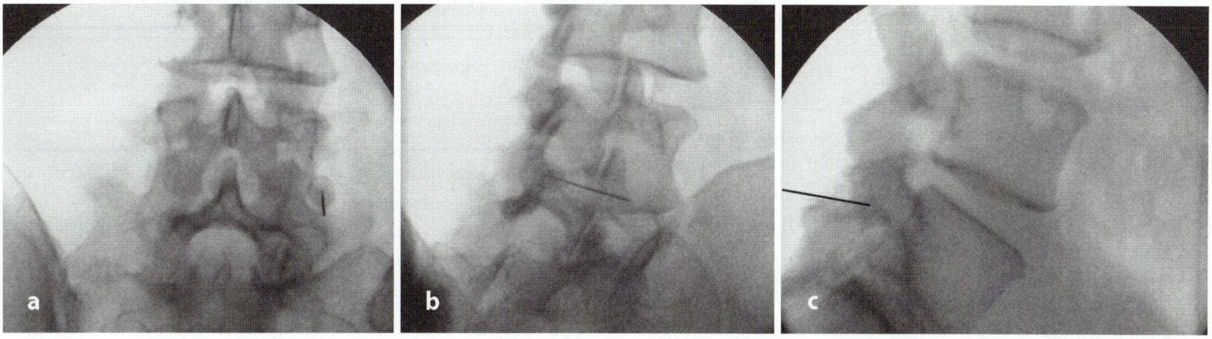

Abb. 13.5a–c. Blockade des Ramus medialis L4 rechts. Strahlengang: a.-p. (a), 30° (b), seitlich (c)

Eine Bewertung des Stellenwertes der PNS ist derzeit nicht möglich. Unklarheit besteht wegen der noch begrenzten Erfahrungen auch im Hinblick auf das Risiko von Nebenwirkungen und Komplikationen.

13.1.6 Radiofrequenztherapie (RF)

Der Wirkungsmechanismus der Radiofrequenzbehandlung besteht in der Erhitzung und Denaturisierung eines Seitenastes des R. dorsalis, dem R. medialis. 2-3 benachbarte Rr. mediales versorgen – überlappend – ein Wirbelbogengelenk sensibel. Die Radiofrequenztherapie soll eine anhaltende Anästhesie der behandelten Wirbelbogengelenke erzielen und so die Schmerzleitung unterbrechen. Neuere Untersuchungen haben zu der Vermutung veranlasst, dass der gleiche Effekt auch durch Veränderungen des elektrischen Feldes ohne Erhitzung des Gewebes erzielt werden könnte. Daraus hat sich in den letzten Jahren die gepulste Radiofrequenzbehandlung entwickelt, die aber noch weiter untersucht werden muss.

Bei der Radiofrequenzbehandlung (RF) wird über einen Stromkreis zwischen der Spitze einer Kanüle und einer Neutralelektrode ein elektrisches Feld generiert, das lokal zu einer Erhitzung des Gewebes führt. Die Gewebeerhitzung ist abhängig von der applizierten Energie und der Größe der verwendeten Kanüle. Sie betrifft vorwiegend einen Zylinder um die Elektrodenspitze.

Mit der Radiofrequenztherapie werden Schmerzen auf dem Boden einer Spondylarthrose behandelt. Die Überprüfung einer Indikation schließt folgende diagnostischen Schritte ein:

- klinisch Bewegungsschmerz im betroffenen Segment,
- radiologischer Nachweis einer Spondylarthrose,
- diagnostische Lokalanästhesie zur Lokalisation der zu behandelnden Segmente.

Dazu werden diagnostische Lokalanästhesien am R. medialis des dorsalen Spinalnervs durchgeführt. Bei einer Schmerzreduktion von mehr als 50% der typischen Rückenschmerzen durch ein kurzwirksames Lokalanästhetikum wird die Blockade auf der entsprechenden Höhe mit einem lang wirksamen Lokalanästhetikum wiederholt. Kann der Patient die Wirkungsdauer der Lokalanästhetika im Schmerzprotokoll mit einer entsprechenden zeitlichen Dauer der Schmerzreduktion assoziieren, geht man davon aus, dass die Höhenlokalisation zur Therapieplanung korrekt ist.

Die Durchführung der RF-Läsion erfolgt nach Aufklärung und schriftlich dokumentierter Einwilligung. Bei Behandlung der HWS in Rückenlage, an der LWS in Bauchlage wird das anatomische Zielgebiet radiologisch dargestellt. An der HWS stellt sich das Facettengelenk im seitlichen Strahlengang als rhomboide Struktur dar, in deren Mitte die Radiofrequenzbehandlung erfolgen soll. An der LWS liegt das Zielgebiet am Umschlag der Basis des Processus articularis superior und des Processus transversus. Hier soll die Kanüle tangenzial anliegen. Die radiologische Lagekontrolle erfolgt in 2 Ebenen. Eine Kippung des Bildwandlers um ca. 5° zur homolateralen Seite kann die Darstellung des Zielgebietes erleichtern (Abb. 13.5).

Unter sterilen Bedingungen wird nach einer Lokalanästhesie punktiert. Liegt die Kanüle radiologisch korrekt, wird in einem nächsten Schritt der R. medialis stimuliert. Die Lage ist dann richtig, wenn eine sensible Antwort im Rücken ohne Ausstrahlung in die Extremität bei einer Reizintensität ≤1 V angegeben wird. Bei 3 Hz wird in einem weiteren Schritt überprüft, ob eine motorische Antwort im Bereich des M. multifidus ausgelöst werden kann. Diese motorische Antwort darf auch bei einer Reizintensität ≥150% der Reizschwelle nicht in der korrespondierenden Extremität erfolgen. Anderenfalls bestünde das Risiko, dass die Nervenwurzel verletzt wird.

Nach Bestätigung der optimalen Kanülenposition kann eine Lokalanästhesie z. B. mit 1 ml Prilocain angelegt werden. Dann erfolgt eine thermische Behandlung mit 80°C für 60 s.

Zu den Erkrankungen, bei denen die Überprüfung der Indikation zu einer Radiofrequenztherapie begründet werden kann, zählen:

- chronische Schmerzen nach HWS-Schleudertrauma,
- Spondylarthrose der Halswirbelsäule mit chronischen Schmerzen,
- Spondylarthrose der Brustwirbelsäule mit chronischen Schmerzen,

- Spondylarthrose der Lendenwirbelsäule mit chronischen Schmerzen.

Weitere Indikationen können auf dem Boden von Fallberichten als Therapieversuch erwogen werden. Der Übergang zu einer eher experimentellen Therapie scheint hier mitunter fließend. Bei einer Ganglionektomie muss das Risiko einer irreversiblen Wurzelläsion gegen den nicht nachgewiesenen langfristigen Effekt abgewogen werden.

Durch eine Einbindung in ein multimodales Behandlungskonzept kann der unkontrollierte Einsatz der RF-Behandlung vermieden werden.

Zu den Kontraindikationen zählen gravierende Gerinnungsstörungen und lokale Infektionen. Die bedeutendste Kontraindikation ist aber die Auslösung von sensiblen oder motorischen Reizantworten in der korrespondierenden Extremität unter elektrischer Stimulation der Kanüle, weil sie ein erhöhtes Risiko der Nervenwurzelverletzung anzeigt.

Zu den Nebenwirkungen, die regelmäßig auftreten, zählt auch Schmerz, der für wenige Tage nach der Intervention anhalten kann. In seltenen Fällen kann es zu einem Brennschmerz kommen, der bis zu 3 Wochen andauern kann. Neben den für das Verfahren typischen Nebenwirkungen können im Rahmen der Punktion auch Blutungen und Infektionen auftreten.

Die Datenlage in Studien lässt eine abschließende Bewertung des Stellenwertes von RF noch nicht zu. Kleinere randomisierte doppelblinde placebokontrollierte Untersuchungen bei Spondylarthrosen der HWS und der LWS haben eine signifikant bessere Schmerzreduktion in den mit RF behandelten Patientengruppen gezeigt (Lord et al. 1996; Van Kleef et al. 1999). Weitere Fallserien zeigten einen günstigen Effekt auf Schmerzen bei Spondylarthrosen (McDonald et al. 1999; Dreyfuss et al. 2000; Tzaan u. Tasker 2000). In den offenen Studien konnte gezeigt werden, dass Patienten mit negativer Testblockade auch von einer RF nicht profitieren. Eine jüngere Untersuchung fand eine deutlich geringere Versagerquote (13% von 15 Patienten), wenn die RF-Läsion erst nach erfolgreicher Stimulation des M. multifidus erfolgte (Dreyfuss et al. 2000).

Bei geglückter Patientenselektion kann mit der Radiofrequenzneuromodulation eine mittellang wirksame Schmerzlinderung bei Spondylarthrose erzielt werden. Die Therapie kann nach entsprechender Diagnostik angeboten werden, sollte aber heute noch nicht zu den Standardprozeduren der Schmerztherapie gezählt werden.

Als Monotherapie ist die Radiofrequenzbehandlung nicht geeignet, langfristige Erfolge zu erzielen. Daher bietet sich die Behandlung v. a. dann an, wenn sie Teil eines multimodalen Behandlungskonzeptes ist.

13.2 Neurodestruktive Verfahren

U. Hankemeier und M. Klein

- Neurodestruktive Verfahren sind in den letzten Jahren immer seltener zum Einsatz gekommen.
- Die operative Durchtrennung somatischer Nerven ist wegen der Entwicklung von Neuritiden und Deafferenzierungsschmerzen obsolet (bei genauer Indikationsstellung wenige Ausnahmen).
- Chemische Neurolysen am sympathischen Nervensystem sind bei Ischämieschmerzen oder bei viszeralen Tumorschmerzen weiterhin wichtige Bestandteile des therapeutischen Vorgehens.
- Die Thermokoagulation und die Kryotherapie gehen mit einem erheblichen Aufwand einher, der durch den erzielten Nutzen selten gerechtfertigt ist.

13.2.1 Einleitung

Seit nunmehr ca. 70 Jahren werden neurodestruktive Verfahren in der Therapie von Schmerzen eingesetzt. Der Wunsch vieler Patienten, mit der Durchtrennung von Nerven Schmerzfreiheit zu erlangen, ist verständlich, aber unrealistisch. Schmerztherapeuten sollten diesem Wunsch nur bei richtiger, strenger Indikationsstellung nachgeben. Während in den 1970-er Jahren neurodestruktive Verfahren gerade bei sehr starken Tumorschmerzen noch recht häufig durchgeführt wurden, sind diese Maßnahmen, nicht zuletzt durch die Entwicklung retardierter Opioide, seltener geworden.

Die Injektion einer nervenzerstörenden Substanz (hochkonzentrierter Alkohol, Phenol) in die Nähe eines Nervs oder einer Nervenumschaltstelle zur Unterbrechung der Impulsweiterleitung wird chemische Neurolyse genannt. Bei einigen Schmerzzuständen, insbesondere solchen, die mit einer Opioidtherapie schwer behandelbar sind, bilden sie auch heute noch eine therapeutische Option.

Insbesondere an gemischten sensiblen Nerven sollten Neurolysen unterbleiben. Zu groß ist das Risiko der Entwicklung postneurolytischer so genannter Neuritiden oder von Deafferenzierungsschmerzen. Bei Schmerzen maligner Ursache ist diese Zurückhaltung nicht zwingend erforderlich (Beispiel: Rippenmetastase → Neurolyse eines Interkostalnervs). Bei absehbar begrenzter Lebenserwartung der Patienten sind neurodestruktive Verfahren oft eine Möglichkeit, Schmerzen in der letzten Lebensphase zu lindern oder sogar Schmerzfreiheit zu ermöglichen.

Bleibende Schäden sind, von technikbedingten Komplikationen abgesehen, bei chemischen Neurolysen am vegetativen Nervensystem bisher nicht beschrieben worden.

Bei Kryotherapien sind andere Einschränkungen zu beachten. Es muss überlegt werden, ob der Aufwand der Therapie in einem vernünftigen Verhältnis zur oft recht kurzen Wirkungsdauer steht.

Operative Verfahren wie die periphere Neurektomie werden auch in neurochirurgischen Abteilungen wegen der später recht häufigen Deafferenzierungsschmerzen immer seltener eingesetzt. Ab und zu sieht man als Schmerztherapeut noch heute Patienten, bei denen aus Schmerzindikation periphere sensible Nerven durchschnitten worden sind (Beispiel: N. ileoinguinalis bei postoperativen Leistenschmerzen). Diese Methoden sind als obsolet zu bezeichnen. Augmentative Verfahren (z. B. »spinal cord stimulation« oder seltener »deep brain stimulation«) haben inzwischen den destruierenden Operationen den Rang abgelaufen. Gleichzeitig hat auch die rückenmarknahe Opioidapplikation an Bedeutung gewonnen.

Heutzutage kommen neurodestruktive Verfahren v. a. bei folgenden Indikationen zur Anwendung:

- Tumorschmerzen (z. B. Plexus-coeliacus-Neurolyse),
- Gesichtsschmerzen (z. B. Thermokoagulation Ganglion Gasseri),
- Wirbelsäulenschmerzen (z. B. partielle Denervation der kleinen Wirbelgelenke),
- Ischämieschmerzen (z. B. lumbale Sympathikusneurolyse; ► Kap. 26).

13.2.2 Anatomie der Nervendestruktion

Mit der Durchtrennung peripherer Nerven (Neurektomie, Exhairese) oder spinaler Hinterwurzeln (dorsale Rhizotomie) wird akut eine Analgesie und Anästhesie erreicht. Ursache ist die Unterbrechung der Informationsweiterleitung von der Lokalisation des schmerzhaften Reizes zum zentralen Nervensystem. Diese Wirkung ist jedoch nicht anhaltend. Reorganisationsprozesse der Axone (ca. 1 mm/Tag) können Rezidive erzeugen. Durch Zerstörung der Zellkörper der afferenten Neurone kann die Regeneration verhindert werden, und die Anästhesie und Analgesie sollte persistieren. Allerdings wurde auch hier über Deafferenzierungsphänomene und das Wiederauftreten von Parästhesien und Hypästhesien berichtet, die allerdings seltener und später auftraten als nach peripherer Durchtrennung der Nerven oder Nervenwurzeln.

13.2.3 Chemische Neurolytika und ihre Wirkungsweise

Zur Neurolyse kommen am häufigsten Ethanol und Phenol zur Anwendung. Ethanol wird in Konzentrationen von 50–96 Vol.-% eingesetzt. Phenol wird entweder in Wasser gelöst (5–10 Vol.-%) oder in Glycerol 50% mit Wasser (7–10 Vol.-%) verwendet. Der Einsatz von Chlorocresol (lange Wirkdauer, hohe Komplikationsrate) und Ammoniumsulfat (kurze Wirkdauer von 2–4 Wochen, starker Injektionsschmerz) zur chemischen Neurolyse ist obsolet.

Tab. 13.3. Vergleich der chemischen Neurolythika Ethanol und Phenol. (Nach [10])

	Ethanol	Phenol
Herstellung	Problemlos	Aufwändig
Aufbewahrung	Problemlos	Lichtempfindlich, kann Gummi und Plastik zersetzen
Spezifisches Gewicht	0,789–0,807	1,027 (in Glycerol gelöst)
Barizität gegenüber Liquor	Hypobar	Hyperbar
Vorteile	Wirkdauer länger	Geringere Effekte auf benachbarte Gewebe
Allgemeine Komplikationen	So genannte Alkoholneuritis am gemischten Nerv	Selten Neuritis, allergische Reaktion möglich, bei großen Volumina toxische Reaktionen

Ethanol steht in einer Konzentration von 95% in Ampullenform zur Verfügung. Durch Mischen mit isotoner Kochsalzlösung können die gewünschten Konzentrationen hergestellt werden. Phenol kann über die internationale Apotheke bezogen werden. Für die intrathekale Applikation mischt man Phenol 5–10% mit Glycerol. So kann das spezifische Gewicht der Substanz beeinflusst werden. Phenol ist dann im Vergleich zu Liquor nicht mehr hypobar, sondern hyperbar (spezifisches Gewicht 1,027, Liquor 1,007). Phenol darf nur in einer Glasspritze eingesetzt werden (Tab. 13.3).

Die Medikamente wirken nicht spezifisch am Nervengewebe. Sie zerstören auch andere naheliegende Strukturen. Dies kann z. B. bei einer Injektion von Ethanol in die Nähe der Aorta eine Aortenwandruptur zur Folge haben. Daher ist es sehr wichtig, dass die Kanülenposition durch bildgebende Verfahren kontrolliert wird. Dies kann entweder mittels Bildwandler oder CT geschehen. Die Menge des Neurolytikums muss der jeweiligen anatomischen Situation angepaßt werden.

Für welches Medikament man sich entscheidet, ist teilweise von der persönlichen Erfahrung des Therapeuten abhängig. So sind intrathekale Neurolysen sowohl mit Ethanol (hypobar) als auch mit Phenol (gelöst in Glycerol, hyperbar) möglich. Bei der Plexus-coeliacus-Neurolyse sollte allerdings Ethanol verwendet werden. Für diese Maßnahme ist ein relativ hohes Volumen (40 ml) erforderlich. Würde man Phenol verwenden, so wäre mit toxischen Reaktionen zu rechnen.

Beide Substanzen haben einen lokalanästhetischen Effekt und wirken zunächst auf die unmyelinisierten C-Fasern. Es kommt anschließend zu einer Proteindenaturierung. Diese führt zu einer irreversiblen Unterbrechung der Impulsweiterleitung im betroffenen Nervengewebe. Es handelt sich um eine nichtselektive Wirkung (es ist nicht möglich, Nerven selektiv zu blockieren). Schädigungen an gemischten Nerven können sich z. B. als Anästhesia dolorosa äußern, als Komplikation einer chemischen Neurolyse im Bereich des N. trigeminus. Diese extrem schmerzhaften Schädigungen können über Jahre anhalten.

Am sympathischen Nervensystem finden sich derartige Schädigungen nicht. So fanden z. B. Bell et al. (1980) [2] nach chemischer Neurolyse des Plexus coeliacus an 16 Patienten 3,5 Jahre nach der Neurolyse keine neurologischen Veränderungen.

13.2.4 Radiofrequenzläsion und Kryotherapie

Seit Jahrzehnten werden in fast allen operativen Disziplinen hochfrequente Ströme (Frequenz 300 khz bis 2 Mhz) eingesetzt. Es stehen monopolare Instrumente zum Schneiden und bipolare Pinzetten zur Verfügung. Das Gewebe wird durch die molekulare Verschiebung in Elektrodennähe stark erhitzt. Dadurch gerinnt das Zelleiweiß. Durch noch stärkere Stromzufuhr beginnt die Zellflüssigkeit zu sieden. In der Zelle entsteht ein Dampfdruck. Dadurch werden die Zellwände gesprengt. Die Wirkung der Stromzufuhr ist abhängig von Stromstärke und Stromdichte. Für die monopolaren Instrumente, die zur Abtragung von Gewebe und zum Schneiden sowie zur Koagulation der Schnittfläche eingesetzt werden, sind Hochfrequenz- (HF-) Geräte mit einer Leistung zwischen 100 und 400 W üblich. Bipolare Pinzetten, die den thermischen Effekt des Stromes zum Verschluss von Gefäßwänden ausnutzen, kommen mit einer Leistung von 50 W aus.

Während bei operativen Eingriffen die Hochfrequenzapplikation unter Sicht eingesetzt wird und von der Kontrolle durch den Operateur abhängig ist, müssen bei perkutanen Anwendungen zur Schmerztherapie Koagulationsparameter gemessen und überwacht werden. Hierzu gehören HF-Spannung, HF-Strom, Gewebeimpedanz, Anstiegswinkel, Absoluttemperatur und Einwirkzeit. Dies ist erforderlich, um eine möglichst wirkungsvolle Koagulation in der gewünschten Ausdehnung ohne Verklebungen, Verkohlungen oder Verschorfungen zu erreichen.

Zur Schmerztherapie werden v. a. monopolare Elektroden-/Kanülensysteme eingesetzt. Inzwischen stehen sehr dünne Einmalkanülen und temperaturgesteuerte Elektroden mit einem Durchmesser von 0,6 mm für mikroinvasive Eingriffe zur Verfügung. Diese Kanülen haben einen Luer-Ansatz, sodass die Injektion von Lokalanästhetika oder Kontrastmittel möglich ist. Außerdem können HF-Thermosonden aufgenommen werden, die eine Zufuhr hochfrequenten Stroms bei gleichzeitiger Temperaturkontrolle möglich machen.

Über den Effekt der Radiofrequenzläsion gibt es verschiedene Angaben in der Literatur. Van Kleef et al. berichten von einer randomisierten Studie zur Facettendenervation mittels Radiofrequenzläsion bei Patienten mit chronischen lumbalen Rückenschmerzen. Hier konnte sowohl nach 3 und 6 als auch nach 12

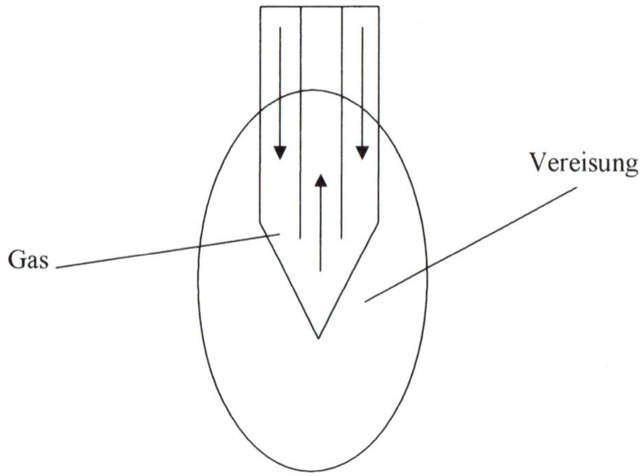

Abb. 13.6. Funktionsprinzip einer Kryosonde. (Nach [13])

Monaten eine signifikante Reduktion der Schmerzintensität und eine verbesserte Funktionalität beobachtet werden [21]. Bei radikulären lumbosakralen Schmerzen konnten in einer doppelblind randomisierten Studie zur Radiofrequenzläsion an der Hinterwurzel keine signifikanten Änderungen der Behandlungsgruppe gegenüber der Kontrollgruppe beobachtet werden [7].

Es liegen ebenfalls Berichte über Radiofrequenzläsionen am sympathischen Nervensystem vor. Als Vorteile gegenüber anderen neurodestruktiven Verfahren werden die Bildung einer kontrollierten Läsion, die niedrigen Komplikationsraten und der perioperative Komfort genannt [17]. In einer retrospektiven Analyse zur Radiofrequenzläsion am Ganglion stellatum zeigte sich allerdings kein wesentlicher Vorteil gegenüber z. B. Serien von Stellatumblockaden. Die Autoren fordern daher die Durchführung randomisierter kontrollierter Studien [6].

Eine lang andauernde, jedoch reversible Leitungsanästhesie kann auch durch die Applikation von Kälte an peripheren Nerven erreicht werden. Der Effekt einer solchen Maßnahme ist unabhängig von der Impedanz der umliegenden Gewebe. Die Technik ist einfacher und oft sogar wirksamer als die Thermokoagulation. Die Kälte wird durch Gase erzeugt, die einen winzigen Expansionsraum an der Sondenspitze unter hohem Druck durchströmen. Anschließend fließen sie durch ein inneres Rohr dem Gerät wieder zurück. So entstehen je nach Gas an der Sondenspitze Temperaturen von –70°C bei N_2O oder –50°C bei CO_2-Gas. Das Funktionsprinzip einer Kryosonde zeigt ◘ Abb. 13.6.

Als wichtigste Größe beeinflusst nur die gewebespezifische Wärmeleitfähigkeit die Ausdehnung der Läsion. Zur Kryotherapie benötigt man neben einem Basisgerät und einer CO_2-Gasflasche Sonden mit verschiedenen Abmessungen. Zur perkutanen Schmerztherapie stehen im Wesentlichen 3 Sonden zur Verfügung:

- 16 cm Länge, Durchmesser 1,3 mm, zur Sympathikusausschaltung,
- 12 cm Länge, Durchmesser 2 mm, für lumbale Facettenblockaden,

- 12 cm Länge, Durchmesser 1,3 mm, Verwendung mit Einführkanüle im zervikalen und thorakalen Bereich unter CT-Kontrolle.

Das Verfahren kommt bei der Trigeminusneuralgie (2. und 3. Ast) bei älteren Patienten und Versagen der medikamentösen Therapie zum Einsatz. Außerdem existieren Berichte zu den Indikationen chronischer Postthorakotomieschmerz (Interkostalnerven) [12,16] und chronische Schmerzen an peripheren Nerven (eingeschränkte Indikation) [15].

13.2.5 Neurodestruktive Therapie bei Tumorschmerzen

Chemische Neurolyse des Plexus coeliacus

Durch diese Neurolyse werden die viszeralen Afferenzen und sympathischen Efferenzen für den Oberbauch zerstört. Ihr Einsatz bei Patienten mit Tumorschmerzen geht auf eine Publikation von de Beule und Schotte aus dem Jahre 1934 zurück [3]. Als Indikation zur chemischen Neurolyse des Plexus coeliacus gelten Schmerzen bei Karzinomen von Pankreas, Leber, Gallenblase und Magen. Zum Teil ist diese Neurolyse auch bei Schmerzen, die vom Peritoneum, von den Nieren oder Darmanteilen ausgehen, wirksam. Bei gürtelförmig verlaufenden Oberbauchschmerzen - z. B. Pankreaskarzinom - sollte frühzeitig, im Rahmen eines erweiterten Stufenschemas [20] sogar vor dem Einsatz von Nichtopioidanalgetika an eine Plexus-coeliacus-Neurolyse gedacht werden.

Werden die Schmerzen allein über viszerale Afferenzen vermittelt, so ist nach der chemischen Neurolyse mit Schmerzfreiheit zu rechnen. Auch wenn es bereits zur Infiltration parietaler Teile des Bauchraums gekommen ist, berichten die Patienten nach Plexus-coeliacus-Neurolyse über eine Minderung der Schmerzintensität, die eine Reduktion einer vorherigen Opioiddosierung möglich macht. Die Dauer der Schmerzreduktion ist von verschiedenen Faktoren wie Art, Lokalisation und Wachstum des Tumors, Zeitpunkt der Neurolyse, Vorbehandlungen, Menge und Konzentration des Neurolytikums, Überlebenszeit und nicht zuletzt der Erfahrung des Arztes abhängig. Bei einem langsam wachsenden Tumor kann eine deutliche Schmerzreduktion bis zur Schmerzfreiheit für einen Zeitraum von Monaten erreicht werden.

Zur Plexus-coeliacus-Neurolyse werden verschiedene Techniken beschrieben. Neben der ultraschallgesteuerten ventralen Punktionstechnik wird in den angloamerikanischen Ländern eine

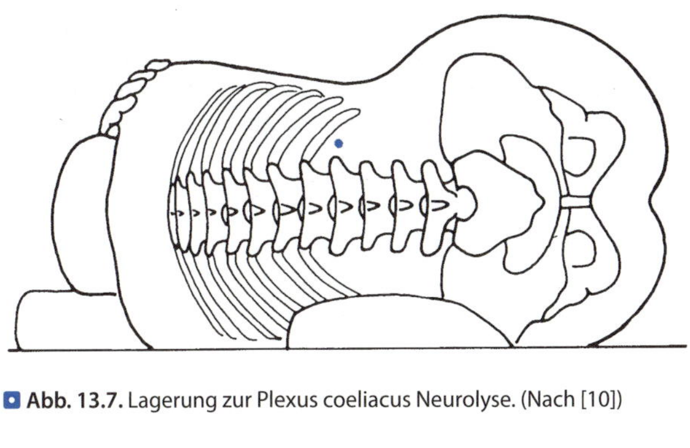

Abb. 13.7. Lagerung zur Plexus coeliacus Neurolyse. (Nach [10])

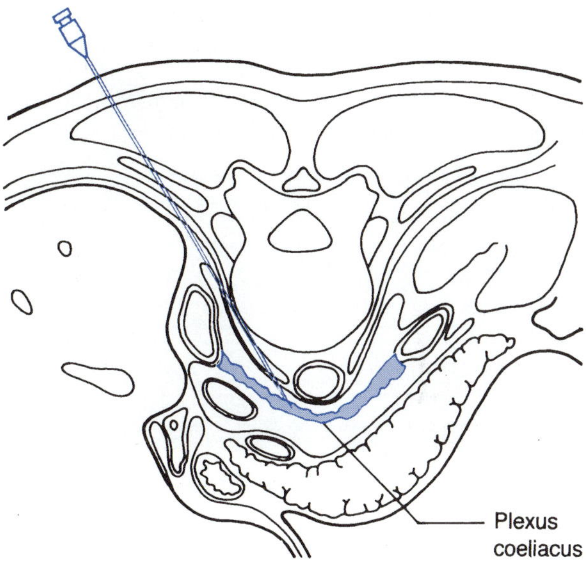

Abb. 13.8. Querschnittsschema zur Blockade der Ganglia coeliaca. (Nach [10])

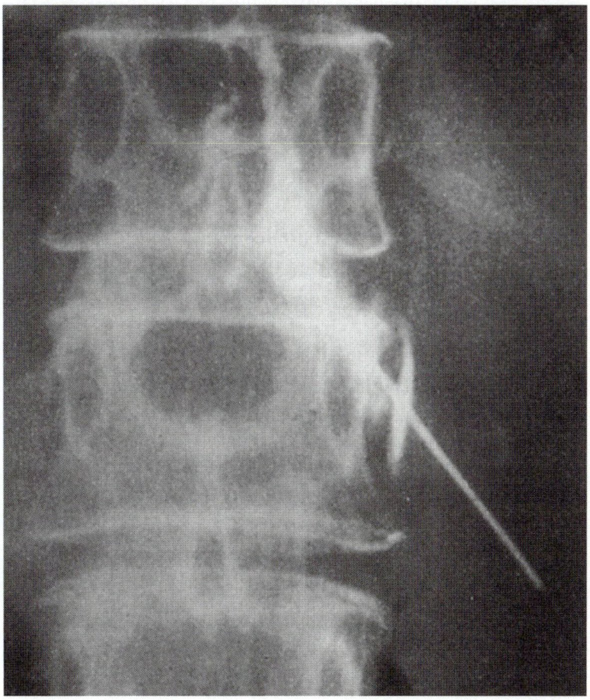

Abb. 13.9. Injektionskanüle, anterior-posteriorer Strahlengang. (Nach [9])

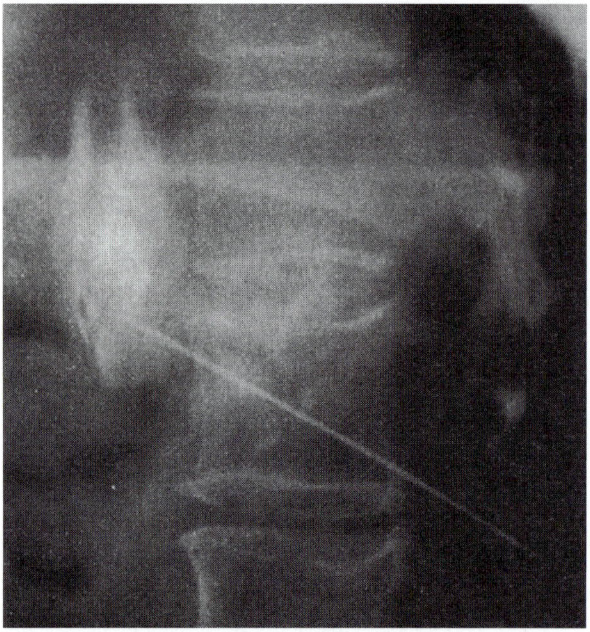

■ **Abb. 13.10.** Injektionskanüle im seitlichen Strahlengang . (Nach [9])

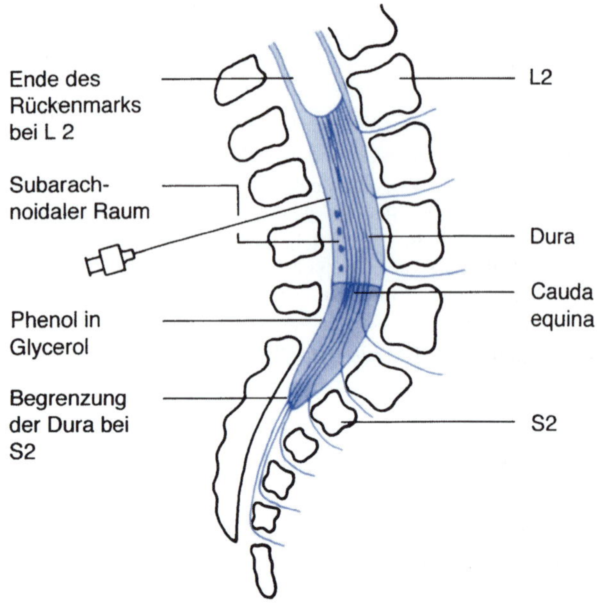

■ **Abb. 13.11.** Intrathekale Neurolyse. (Nach [10])

beidseitige dorsale Neurolyse mit jeweils 20 ml eines Alkohol-Lokalanästhetika-Gemischs bevorzugt. Dies wird in Bauchlage des Patienten appliziert. Die Autoren bevorzugen die Punktion des Plexus coeliacus von rechts (■ Abb. 13.7, 13.8). Verwendet werden hierbei 40 ml des Neurolytikagemischs (Alkohol 96% 20 ml + Prilocain 1% 20 ml) [9]. Die Kontrolle der Kanülenposition erfolgt entweder mit Bildwandler oder unter dem CT (■ Abb. 13.9, 13.10).

Nebenwirkungen der Plexus-coeliacus-Neurolyse sind Punktionen anderer Organe wie Gefäße, Nieren oder Pleura. Sehr selten (ca. 1 : 700) bei beidseitiger Kanülenposition sind auch Paraplegien beschrieben worden. Diese werden auf eine Ischämie des Rückenmarks zurückgeführt, die durch neurolysebedingte Durchblutungsstörungen der Adamkiewicz-Arterie auftreten sollen [9].

Intrathekale Neurolyse

Die intrathekale Neurolyse zur Behandlung chronischer Schmerzen wurde erstmals 1931 von Dogliotti beschrieben. Diese Neurolyse wird im Gegensatz zu früher heute nur noch sehr selten durchgeführt. Kontrollierte Studien fehlen. In der Literatur finden sich Fallberichte, Beobachtungen und Buchbeiträge, die die Meinung erfahrener Kliniker widerspiegeln Die Indikation beschränkt sich auf segmentale (!), insbesondere neuralgiforme Schmerzen, die nur unzureichend mit Opioiden behandelt werden können oder deren Therapie mit nicht tolerablen, therapieresistenten Nebenwirkungen einhergeht. Eine besondere Indikation stellen perianale Schmerzen beim Rektumkarzinom dar.

Als Neurolytikum kommen hyperbares Phenol oder Alkohol in Frage. Bei der Verwendung von Phenol muss die zu neurolysierende Stelle am tiefsten gelagert sein. Der Patient wird sitzend oder in Seitenlage gelagert. Um die dorsalen Anteile der Nervenwurzeln zu erfassen, ist eine Rücklage von ca. 45° erforderlich. Die Injektion muss »tropfenweise« erfolgen. Wird die Neurolyse mit hypobarem Alkohol durchgeführt, muss der Patient genau umgekehrt gelagert werden.

Intrathekale Neurolysen können zwischen Th3 und Th11 sowie lumbosakral durchgeführt werden. Im Thorakalbereich kommt es praktisch nur bei falscher Lagerungstechnik zu ernsten Komplikationen. Lumbosakral sind folgende Komplikationen möglich:
- Sphinkterparese der Blase (3–10%),
- muskuläre Parese/Paralyse der unteren Extremitäten (5–12%),
- Sphinkterparese des Darms (0,5–2%).

Ungefähr die Häfte dieser Komplikationen ist weniger als 1 Woche vorhanden. Wegen der oben genannten Nebenwirkungen sollten intrathekale Neurolysen im lumbosakralen Bereich nur bei Patienten mit Blasenkatheter und Anus praeter durchgeführt werden. Ansonsten gilt die intrathekale Neurolyse als Ultima ratio bei sonst unkontrollierbarer Schmerzsituation. Entscheidend ist eine gute Auswahl geeigneter Patienten und eine akkurate Technik (■ Abb. 13.11) [4].

13.2.6 Thermokoagulation bei Trigeminusneuralgie

Die Therapie der echten Trigemiusneuralgie (mit »tic doloreux«) besteht bei jüngeren Patienten in erster Linie aus der Operation nach Janetta. Bie älteren und multimorbiden Patienten kommt eine perkutane Thermokoagulation des Ganglion Gasseri in Frage. Hierzu wird eine Radiofrequenzsonde unter Bildwandlerkontrolle durch das Foramen ovale in das Ganglion Gasseri vorgeschoben. Dort kann eine gezielte Thermoläsion erreicht werden. Diese Maßnahme wird von den Patienten gut toleriert.

Schwerwiegende Komplikationen sind selten: intrakranielle Blutung, Läsion benachbarter Hirnnerven und des motorischen Astes mit Schwächung der Kaumuskulatur. Eine Unterbrechung des Kornealreflexes mit nachfolgender Keratitis neuroparalytica ist möglich. In 2–3 % kommt es zur Anaesthesia dolorosa. Bei 90% der Patienten tritt sofort Schmerzfreiheit ein. Die Rezidivrate beträgt nach 5 Jahren 40% [18].

13.2.7 Neurodestruktive Verfahren bei Wirbelsäulenschmerzen

Neurodestruktive Maßnahmen im Bereich der Wirbelsäule sollen eine Schmerzreduktion oder -beseitigung ohne sensomotorische Defizite nach der Intervention erzielen. Versuche durch Radiofrequenzverfahren oder mittels Kryotherapiedenervationen, z. B. der Facettengelenke, eine Schmerzreduktion zu erreichen, waren allerdings bislang wenig überzeugend. Studien zur perkutanen Facettendenervation im Lumbalbereich zeigen z. B. Erfolgsraten zwischen 21 und 79% bis zu 7 Jahre nach der Intervention [1]. Stolker berichtet von einer Erfolgsrate der RF-Facettendenervation von 22% (n=589) nach 1 Jahr [19].

Bei wirbelsäulenbedingten Schmerzen handelt es sich meist um multifaktorielle, komplex projizierte Schmerzen. Hier können durch Einzelmaßnahmen nach Ansicht der Autoren nur geringe Effekte beobachtet werden. Vielmehr müssen bei diesen Patienten kombinierte, multimodale und interdisziplinäre Verfahren zur Anwendung kommen, bei denen der Schwerpunkt auf Aktivierung und Schmerzbewältigung liegt.

Fazit

Zur Durchführung neurodestruktiver Verfahren benötigt der Behandler erhebliche Erfahrungen. Nur ganz wenige dieser Maßnahmen sind in Langzeituntersuchungen überprüft worden (wie z. B. bei Trigeminusneuralgie). In der Regel liegen nur retrospektive Arbeiten vor. Kontrollierte Studien fehlen fast vollständig.

Durch die Entwicklung gut verträglicher retardierter Opioide sind auch bei der Tumorschmerztherapie, früher eine Domäne neurodestruktiver Verfahren, die Indikationen deutlich zurückgegangen. Die Komplexität und Plastizität des peripheren und zentralen nozizeptiven Systems lassen viele Eingriffe fragwürdig erscheinen. Bei richtiger Indikationsstellung bleiben sie dennoch ein unverzichtbares Werkzeug in der Hand des erfahrenen Schmerztherapeuten.

Literatur

Literatur zu Kap. 13.1

Bennet G, Burchiel K, Buchser E et al. (2000a) Clinical guidelines for intraspinal infusion: report of an expert panel. J Pain Symptom Manage 20: S37–S43

Bennet G, Serafini M, Burchiel K et al. (2000b) Evidence-based review of the literature on intrathecal delivery of pain medication. J Pain Symptom Manage 20: S12–36

Böhme K, Tryba M (1998) Rückenmarksnahe Opioide und Pumpensysteme. ZaeFQ 92: 47–52.

Broggi G, Servello D, Dones I, Carbone G (1994) Italian multicenter study on pain treatment with epidural spinal cord stimulation. Stereotact Funct Neurosurg 62: 273–78.

Burchiel KJ, Anderson VC, Brown FD et al. (1996) Prospective, multicenter study of spinal cord stimulation for relief of chronic back and extremity pain. Spine 21: 2786–94.

Buschmann D, Oppel F (1999) Periphere Nervenstimulation. Schmerz 13: 113–120

Defrin R, Ariel E, Peretz C (2005) Segmental noxious versus innocuous electrical stimulation for chronic pain relief and the effect of fading sensation during treatment. Pain 115: 152–160

Devulder J, De Colvenaer L, Rolly G, Caemaert J, Calliauw L, Martens F (1990) Spinal cord stimulation in chronic pain therapy. Clin J Pain 6: 51–56

Deyo RA, Walsh NE, Martin DC (1990) A controlled trial of transcutaneous electrical nerve stimulation (TENS) and exercise for chronic low back pain. N Engl J Med 323: 1423–5

Dreyfuss P, Halbrook B, Pauza K, Joshi A, McLarty J, Bogduk N (2000) Efficacy and validity of radiofrequency neurotomy for chronic lumbar zygapophyseal joint pain. Spine 25: 1270–1277

Farrar JT, Young JP, LaMoreaux, Werth JL, Poole RM. (2001) Clinical importance of changes in chronic pain intensity measured on an 11-point numerical pain rating scale. Pain 94: 149–158

Hassenbusch SJ, Portenoy RK (2000) Current practice in intraspinal therapy – A survey of clinical trends and dicision making. J Pain Symptom Manag 20: S4-S11

Hassenbusch SJ, Stanton-Hicks MS (1995) Long-term intraspinal infusion of opioids in the treatment of neuropathic pain. J Pain Symptom Manage 10: 527–543

Kemler MA, Barendse GAM, Van Kleef M, De Vet MCW, Rijks CPM, Furnée CA, Van den Wildenberg FAJM (2000,) Spinal cord stimulation in Patients with chronic reflex sympathetic dystrophy. N Engl J Med 343: 618–24

Kemler MA, De Vet HCW, Barendse GAM, Van den Wildenberg AJM, Van Kleef M (2004) The effect of spinal cord stimulation in patients with chronic reflex sympathetic dystrophy: Two years follow-up of the randomized controlled trial. Ann Neurol 55: 13–18

Kumar D, Marshall H (1997) Diabetic peripheral neuropathy: amelioration of pain with transcutaneous electrostimulation. Diabetes Care 20: 1702–5

Kumar K, Toth C, Nath RK, Laing P (1998) Epidural spinal cord stimulation for treatment of chronic pain – some predictors of success. Surg Neurol 50: 110–21

Lord SM, Barnsley L, Wallis BJ, McDonald GJ, Bogduk N (1996) Percutaneous radio-frequency neurotomy for cervical zygapophyseal-joint pain. N Engl J Med 335 (23): 1721–6

Mannheimer C, Eliasson T, Augustinsson L-E, Blomstrand C, Emanuelsson H, Larson S, Norrsell H, Hjalmarsson A (1998) Electrical stimulation versus coronary artery bypass surgery in severe angina pectoris. Circulation 97: 1157–63

McDonald GJ, Lord SM, Bogduk N (1999) Long-term follow-up of patients treated with cervical radiofrequency neurotomy for chronic neck pain. Neurosurgery 45: 61–68

North RB, Kidd DH, Farrokhi F, Piantadosi SA (2005) Spinal cord stimulation versus repeated lumbosacral spine surgery for chronic pain: A randomized, controlled trial. Neurosurgery 56: 98–107

North RB, Kidd DH, Zahurak M, James CS, Long DM (1993) Spinal cord stimulation for chronic, intractable pain: Experience over two decades. Neurosurgery 32: 384–395

Tzaan W-C, Tasker RR (2000) Percutaneous radiofrequncy facet rhizotomy – Experience with 118 procedures and reappraisal of ist value. Can J Neurol Sci 27: 125–130

Van Buyten J-P, Van Zundert J, Vueghs P, Vanduffel L (2001) Efficacy of spinal cord stimulation: 10 years of experience in Belgium. Eur J Pain 5: 299–307

Van Kleef M, Barendse GAM, Kessels A, Voets HM, Weber WEJ, de Lange S (1999) Randomised trial of radiofrequency lumbar facet denervation for chronic low back pain. Spine 24: 1937–1942

Walsh DM, Liggett C, Baxter D, Allen JM (1995) A double-blind investigation of the hypoalgesic effects of transcutaneous electrical nerve stimulation upon experimentally induced ischaemic pain. Pain 61: 39–45

White PF, Li S, Chiu JW (2001) Electroanalgesia: Its role in acute and chronic pain management. Anesth Analg 92: 505–513

Literatur zu Kap. 13.2

1. Andersen KH, Mosdal C, Vårnet K (1987) Percutaneous facet denervation in low back and extremity pain. Acta neurochir 87: () 48–51
2. Bell, SN, Cole, R, Roberts-Thomson, IC (1980) Coeliac plexus block for control of pain in chronic Pancreatitis Br Med J 281, 1604
3. Beule F de, Schotte A (1934) Nouvelles étapes dans la lutte contre la douleur Alcoolisation paravertébrale et épidurale Alcoolisation du plexus solaire. Rev Belge Sci Med; 6 () 657–361
4. Candido K, Stevens RA (2003) Best pactice & research. Clin Anaesthesiol 17 (3): 407–428
5. Davies DD (1993) Incidence of major complications of neurolytic coeliac plexus block. J R Soc Med 42: 246–255
6. Forouzanfar T, van Kleef M, Weber WE (2000) Radiofrequency lesions of the stellate ganglion in chronic pain syndromes: retrospective analysis of clinical efficacy in 86 patients. Clin J Pain 16 (2): 164–168
7. Geurts JW, van Wijk RM, Wynne HJ, Hammink E, Buskens E, Lousberg R, Knape JT, Groen GJ (2003) Radiofrequency lesioning of dorsal root ganglia for chronic lumbosacral radicular pain: a randomised, double-blind, controlled trial. Lancet 361 (9351): 21–26
8. Hankemeier U, Wagner T (2003) Stellenwert der invasiven Maßnahmen in der Tumorschmerztherapie – aktuelle Bewertung. ZPalliativmed 4: 55–58
9. Hankemeier U (2004) Nervenblockaden, Kryoanalgesie und chemische Neurolysen. In: Hankemeier U, Schüle-Hein K, Krizanits F (Hrsg) Tumorschmerztherapie, 3. Aufl. Springer, Berlin Heidelberg, New York, S 130–145
10. Hankemeier U (2001) Chemische Neurolyse, Kryotherapie. In: Zenz, Jurna (Hrsg.) Lehrbuch der Schmerztherapie, 2. Aufl. Wissenschaftliche Verlagsgesellschaft, Stuttgart, S 429–439
11. Hildebrandt J, Hankemeier U (Hrsg) (2002) Brauchen wir in der Behandlung chronischer Schmerzen neurodestruktive Verfahren? In Neurodestruktive Verfahren in der Schmerztherapie, 2. Aufl. Springer, Berlin Heidelberg, New York, S 1–9
12. Jones MJT, Murrin, KR, (1987) Intercostal block with cryotherapy. Ann R Coll Surg Engl 69: 261–262
13. Mattmüller R (2002) Radiofrequenzläsion und Kryoläsion. In: Hildebrandt J, Hankemeier U (Hrsg) Neurodestruktive Verfahren in der Schmerztherapie, 2. Aufl. Springer, Berlin Heidelberg, New York, S 46–58
14. Patt RB, Cousins MJ (1998) Techniques for neurolytic neural blockade In: Cousins MJ, Bridenbaugh PO (eds) Neural blockade in clinical anesthesia and management of pain, 3rd edn. Lippencott-Raven, New York, pp 1007–1061
15. Ramamurthy S, Walsh NE, Schoenfeld LS, Hoffmann J (1989) Evaluationof neurolytic blocks using phenol and cryogenic block in the management of chronic pain. J Pain Symptom Manag 4 (2): 72
16. Roberts D, Pizzarelli G, Lepore V, Al-Khaja N, Belboul A, Dernevik L (1988) Reductionof postthoracotomie pain by cryotherapyof intercostal nerves. Scand J Thor Cardiovasc Surg 22: 127–130
17. Ruiz Lopez R (2004) Radiofrequency lesioning of the sympathetic chain at different levels. J Turk Soc Algol 16 (1): 43–8
18. Sprotte G, Türp JC (2001) Gesichtsschmerz. In: Zenz, Jurna (Hrsg) Lehrbuch der Schmerztherapie, 2 Aufl. Wissenschaftliche Verlagsgesellschaft, Stuttgart S 683–699
19. Stolker RJ, Groen GJ, Vervest ACM (2002) Radiofrequenzläsionen im Bereich der Brust- und Lendenwirbelsäule und des Iliosakralgelenks. In: Hildebrandt J, Hankemeier U (Hrsg) Neurodestruktive Verfahren in der Schmerztherapie, 2. Aufl. Springer, Berlin Heidelberg, New York, S 175–200
20. Strumpf M (2001) Stufenschema, Betäubungsmittelverschreibungsverordnung (BtMVV). In: Zenz, Jurna (Hrsg) Lehrbuch der Schmerztherapie, 2 Aufl. Wissenschaftliche Verlagsgesellschaft, Stuttgart S 485–498
21. Van Kleef M, Brendse GA, Kessels A, Voets HM, Weber WE, de Lange S (1999) Randomized trial of the radiofrequency lumbar facet denervation for chronic low back pain. Spine 24 (18): 1937–1942
22. Zimmermann, M (2002) Physiologie und Pathophysiologie der neurodestruktiven Schmerztherapie. In: Hildebrandt J, Hankemeier U (Hrsg) Neurodestruktive Verfahren in der Schmerztherapie, 2. Aufl. Springer, Berlin Heidelberg, New York, S 11–43

Physiotherapeutische und physikalische Verfahren

P. Schöps

14.1 Definition und Überblick – 138

14.2 Lagerung und Positionswechsel – 138

14.3 Physiotherapie und manuelle Therapie – 139
14.3.1 Anwendungsformen und Behandlungsaspekte – 139
14.3.2 Indikationen, Nebenwirkungen und Kontraindikationen der Physiotherapie und manuellen Therapie – 139

14.4 Multimodale Behandlungsprogramme – 140

14.5 Massage – 140
14.5.1 Anwendungsformen und Behandlungsaspekte – 140
14.5.2 Indikationen, Nebenwirkungen und Kontraindikationen der Massage – 140

14.6 Thermotherapie: Wärme- und Kältetherapie – 141
14.6.1 Anwendungsformen und Behandlungsaspekte – 141
14.6.2 Indikationen, Nebenwirkungen und Kontraindikationen der Thermotherapie – 141

14.7 Elektrotherapie – 142
14.7.1 Anwendungsformen und Behandlungsaspekte – 142
14.7.2 Indikationen, Nebenwirkungen und Kontraindikationen der Elektrotherapie – 142

14.8 Allgemeine Hinweise zur Behandlungsdauer und -häufigkeit – 143

Literatur –143

14.1 Definition und Überblick

In der Schmerztherapie nehmen neben den medikamentösen und psychologischen/psychotherapeutischen Behandlungsmethoden die Verfahren der Physiotherapie und physikalischen Therapie eine zentrale Rolle ein. Unter physikalischer Therapie versteht man dabei die befundorientierte Anwendung kinetischer und mechanischer sowie thermischer, elektrischer, aktinischer und physikochemischer Wirkqualitäten. Die Physiotherapie und physikalische Therapie umfasst dabei folgende Teilgebiete, Methoden und Techniken: Physiotherapie mit aktiver und passiver Bewegungstherapie (früher Krankengymnastik) und manuellen Techniken, Massage, Hydro-, Wärme- und Kältetherapie, Elektrotherapie, Ultraschall sowie Medikomechanik, Sport- und Ergotherapie. Die manuelle Medizin beinhaltet die manuelle Diagnostik (Chirodiagnostik) und die manuelle Therapie (Chirotherapie).

Die physikalische Therapie ist prinzipiell eine Reizreaktionstherapie, deren Ausmaß von der Intensität des Einzelreizes und der Dosierung abhängt. Für die Auswahl des adäquaten physikalischen Reizes sind die Schmerzart (z. B. nozizeptiv, neurogen/neuropathisch, sympathisch vermittelter Schmerz etc.), die Zeitstrukturen des Schmerzes (z. B. akut, chronisch, chronisch rezidivierend etc.) und die Körperregion (z. B. Körperoberfläche, Körpertiefe, Extremitäten etc.) zu berücksichtigen. Ebenfalls mitbestimmend ist die individuelle Reaktionsweise des Patienten.

Die Auswahl geeigneter Behandlungsverfahren bereitet jedoch häufig Schwierigkeiten, da zwischen den zumeist auf Einzelbeobachtungen basierenden und berichteten Therapieerfolgen einerseits und den Ergebnissen wissenschaftlicher Studien andererseits z. T. erhebliche Unterschiede bestehen. Dabei zeigte sich, dass die meisten der angewandten physikalischen und physiotherapeutischen Therapiemaßnahmen bei Patienten mit chronischen Schmerzen des Bewegungsapparates zu keiner anhaltenden Verbesserung führten bzw. Langzeiteffekte nur dann zu erzielen waren, solange die Patienten selbstständig weiter übten bzw. weiter behandelt wurden (Feine u. Lund 1997). Positive Therapieergebnisse und anhaltende Therapieerfolge erzielten diejenigen Patienten, die mit aufeinander abgestimmten Therapiemaßnahmen im Sinne eines multimodalen, d. h. unter Berücksichtigung des somatischen, psychischen und sozialen Anteils integrativen Therapiekonzeptes, häufig, zum Teil täglich behandelt wurden (Hildebrandt et al. 1996; Schöps et al. 2000).

Im Folgenden werden aus der Vielzahl physiotherapeutischer und physikalischer Behandlungsmethoden nur diejenigen Verfahren vorgestellt, von denen man weiß bzw. annehmen kann, dass sie einen direkten oder auch indirekten schmerzmodulierenden Effekt besitzen und sich in der Schmerztherapie bewährt haben (ohne dabei den Anspruch auf Vollständigkeit zu erheben). In ◘ Tab. 14.1 sind die in der Schmerztherapie relevanten physiotherapeutischen, physikalischen und manuellen Therapieverfahren und Methoden im Überblick zusammengefasst.

◘ Tab. 14.1. Schmerzrelevante physikalische, physiotherapeutische und manualtherapeutische Therapieverfahren

Therapieverfahren	Methoden
Lagerung und Positionswechsel	
Physiotherapie	– Passive Maßnahmen – Aktive Bewegungstherapie – Kraftausdauertraining – Koordinationstraining – Sensomotorische Muskelaktivierung
Manuelle Therapie	– Manuelle Mobilisation ohne Impuls (z. B. nach Kaltenborn-Evjenth, Maitland etc.) – Weichteiltechniken (passive Dehn- und so genannte Muskelenergietechniken) – Neurale Mobilisation nach Butler – McKenzie-Konzept – Manuelle Mobilisation mit Impuls (Manipulation)
Multimodale Behandlungsprogramme	
Massage	– Klassische Massage – Tiefe Quermassage – Manipulativmassage nach Terrier
Wärme- und Kältetherapie	– Wärmeträgertherapie – Hochfrequenztherapie – Infrarottherapie – Ultraschall – Kälteträgertherapie

14.2 Lagerung und Positionswechsel

Sowohl bei chronischen als auch bei akuten Schmerzen des Bewegungsapparates und Nervensystems beginnt die Therapie in der Regel mit der Anleitung des Patienten, einerseits eine für ihn individuell angepasste, schmerzlindernde und gleichzeitig funktionsgerechte Ruheposition zu finden, andererseits den Lagewechsel ohne schmerzverstärkende Bewegungen durchzuführen. Für die Lagerung schmerzhafter Gelenke und der Wirbelsäule lassen sich zwei Zielsetzungen voneinander unterscheiden:

- Lagerung in Ruhestellung: Sie dient v. a. der akuten Schmerzlinderung und erfolgt ohne Dehnung des Kapsel-Band-Apparates und der Muskulatur.
- Lagerung in Funktionsstellung: Sie wird v. a. zur Kontrakturprophylaxe angewandt. Durch geeignete Unterlagerung des proximalen und distalen gelenknahen Körper- bzw. Extremitätenabschnittes werden der Kapsel-Band-Apparat und die zur Verkürzung neigende Muskulatur in Funktionsstellung positioniert.

Die Entlastung der lumbalen Wirbelsäule kann sowohl in lordosierter als auch entlordosierter Einstellung erfolgen. Bei einer Würfel- bzw. Stufenlagerung wird durch die Entlordosierung der Wirbelsäule eine Erweiterung des dorsalen Intervertebralraumes und eine relative Dekompression der in ihm liegenden Weichteilstrukturen erzielt. In einer lordotischen Entlastungshaltung verlagert sich das während einer monotonen Haltungsbelastung unter Druck verfestigende gallertartige Bandscheibenmaterial nach ventral und vermindert dadurch den Druck auf das hintere Längsband.

Die Verhaltensinstruktionen zum Lagewechsel müssen vom Patienten als Bewegungsprogramm meist neu erlernt und damit automatisiert werden. Bei Wirbelsäulenbeschwerden ist dabei für das Aufstehen oder Hinlegen von entscheidender Bedeutung, Scherkräfte und Rotationsbelastungen des lumbalen Wirbelsäulenabschnittes weitgehend auszuschalten. Beim Aufstehen aus der Rückenlage werden Rücken- und Bauchmuskulatur angespannt, beide Beine angestellt, und nach einer Blockdrehung über die schmerzhafte Seite richtet sich der Patient unter Abstützung beider Arme und Hände in den Sitz auf (Waageprinzip). Grundsätzlich ist davon auszugehen, daß eine Lagerung kurz eingesetzt, z. B. bei akuten Rückenschmerzen maximal 1–2 Tage, immer mit einer aktiven Therapiemaßnahme kombiniert werden soll.

14.3 Physiotherapie und manuelle Therapie

14.3.1 Anwendungsformen und Behandlungsaspekte

Die Physiotherapie beinhaltet sowohl aktive als auch passive Verfahren der Bewegungstherapie sowie komplexe Konzepte zur Behandlung von Erkrankungen, Funktions- und Fähigkeitsstörungen. Von allen physikalischen Therapieverfahren spielt die Krankengymnastik eine herausragende Rolle. Sie hat dabei folgende Ziele: Besserung der Gelenkbeweglichkeit, Stärkung der Kraft-/Ausdauerbelastung, Verbesserung der Koordination, Steigerung der allgemeinen körperlichen Belastungsfähigkeit, Verbesserung der Körperwahrnehmung, Harmonisierung von Bewegungsabläufen, Funktionserhaltung, -verbesserung, -kompensation und -anpassung sowie die Erarbeitung von Fähigkeiten.

Im Gegensatz zur medikamentösen Schmerztherapie und zu den interventionellen Verfahren kann die Krankengymnastik dazu beliebig oft angewandt und wiederholt werden. Bei chronischen Schmerzen sollten die physiotherapeutischen Behandlungsmethoden in Kombination mit medikamentösen, psychosozialen und ggf. ergänzend interventionellen Maßnahmen in ein multimodales Programm eingebettet sein, das alle Schmerzkomponenten berücksichtigt.

Zu den in der Schmerztherapie relevanten Behandlungstechniken der manuellen Therapie werden folgende Methoden gezählt (Dvorak u. Dvorak 1991; Dvorak et al. 1990; Maitland 1988, 1990): Die manuelle Mobilisation mit Impuls (Manipulation), die manuelle Mobilisation ohne Impuls (z. B. manuelle Therapie nach Kaltenborn-Evjenth, Sell, Cyriax, Maitland etc.), die neurale Mobilisation nach Butler (Butler 1991), das McKenzie-Konzept, Weichteiltechniken sowie passive Dehn- und so genannte Muskelenergietechniken. Das gemeinsame Ziel der manuellen Therapiemethoden ist, mittels so genannter Handgrifftechniken auf Halte- und Bewegungsapparat einzuwirken und somit die arthromuskuläre Gelenkbeweglichkeit wieder herzustellen. Andererseits sollen immobilitätsbedingte Schrumpfungen des Kapsel-Band-Apparates verhindert und die Gefahr einer Verlagerung der Drehachse und der damit verbundenen einseitigen Knorpelbelastung vermieden werden.

14.3.2 Indikationen, Nebenwirkungen und Kontraindikationen der Physiotherapie und manuellen Therapie

Nicht nur Schmerzen, deren Ursprung im muskuloskelettalen System liegen, bilden eine Indikation zur Physiotherapie, sondern auch schmerzhafte Erkrankungen und Funktionsstörungen des Nerven-, des kardiopulmonalen und Gefäßsystems. Dabei sind krankengymnastische Verfahren selten allein indiziert, sondern sollten besonders bei chronischen Beschwerden in Kombination mit medikamentösen, psychologischen, ggf. auch mit interventionellen Verfahren zur Anwendung kommen im Sinne eines Gesamtkonzeptes. In der manuellen Therapie ist die einzige Indikation für die manuelle Mobilisation mit Impuls (Manipulation) die reversible, nicht degenerativ bedingte Funktionsstörung eines peripheren oder Wirbelbogengelenks.

Nebenwirkungen der Physiotherapie sind eher selten, v. a. wenn allzu schmerzhafte Bewegungen und Gelenkstellungen vermieden werden. Anderenfalls kann es, etwa bei dem komplexen regionalen Schmerzsyndrom oder bei anderen neurogenen Schmerzen, durch zu intensive Krankengymnastik zur Schmerzverstärkung kommen. Allgemein sollte es daher vermieden werden, Schmerzen zu bagatellisieren und die Übungen zu stark zu forcieren (nicht nach dem Motto »Viel hilft viel«). Bei allen Maßnahmen, bei denen jedoch aktiv und passiv größere Kräfte angewandt werden, und dies gilt v. a. für die manuelle Therapie, muss die Gefahr pathologischer Frakturen, z. B. durch Knochenmetastasen oder bei schwerer Osteoporose, ausgeschlossen werden. Liegen akut entzündliche Krankheiten, wie Arthritiden oder Spondylotiden, vor, so ist im akuten Stadium Zurückhaltung geboten. Besondere Vorsicht ist auch bei passiven Bewegungsübungen angebracht, die unter regionaler Anästhesie oder starker medikamentöser Analgesie durchgeführt werden.

Vor der Durchführung einer Manipulation sollten unbedingt folgende Kontraindikationen beachtet werden: akute Diskushernie im betroffenen Segment, starke Osteoporose oder andere Osteopenien, entzündlich rheumatische Erkrankungen, Hypermobilität des peripheren Gelenkes bzw. Wirbelbogengelenkes.

14.4 Multimodale Behandlungsprogramme

Diese Programme sind ursprünglich zur Therapie von Rückenschmerzen konzipiert worden und werden nun zunehmend auch für Patienten mit Halswirbelsäulen- bzw. Nackenschmerzen eingesetzt. Auch bei Fibromyalgie und Gelenkschmerzen sind multimodale Konzepte erfolgreicher als Einzelmaßnahmen. Der Grundgedanke der multimodalen Konzepte beruht auf der Hypothese, dass chronische Schmerzen des Bewegungsapparates durch die Beeinflussung und Wechselwirkung von biomechanischer Dysfunktion, physischem Konditionsabbau und psychosozialen Stressoren zur chronischen Beeinträchtigung bzw. Behinderung führen. Vordringliches Therapieziel ist daher neben der Wiederaufnahme körperlicher Aktivitäten und der Übernahme von Verantwortung durch die Betroffenen, Analgetika sowie die Inanspruchnahme medizinischer Leistungen zu reduzieren und letztendlich die berufliche Tätigkeit wieder aufzunehmen. Dementsprechend sollen durch solche Programme die Beweglichkeit, Kraft, Ausdauer und Koordination verbessert, Kenntnisse über ergonomisches Verhalten am Arbeitsplatz und im Alltag vermittelt, die psychische Beeinflussung und Belastung durch den Schmerz und seine Folgen verringert und die allgemeine Aktivität soweit gestärkt werden, dass eine Rückkehr an den Arbeitsplatz möglich wird.

Durch entsprechende Programme, wie das so genannte »Göttinger Rückenintensivprogramm« (GRIP) oder das »Münchner Rückenintensivprogramm« (MÜRIP) konnte die Effektivität eines solchen Vorgehens insbesondere in Bezug auf die Wiederherstellung der Arbeitsfähigkeit belegt werden: 63% der im Durchschnitt 9 Monate arbeitsunfähigen Patienten, zum großen Teil mit Chronifizierungsgrad II und III (nach Gerbershagen), konnten nach Beendigung des jeweiligen Behandlungsprogramms wieder an ihren Arbeitsplatz zurückkehren (Hildebrandt et al. 1996, Schöps et al. 2000). Die Behandlung findet als Gruppenprogramm statt, mit jeweils 6–8 Teilnehmern, die ganztägig (meist von 9.00–16.00 Uhr) über 4 Wochen oder länger entweder jeden Tag (außer Wochenende) oder jeden zweiten Tag im Rahmen einer Tagesklinik aufgenommen werden. Als sozial- bzw. gesundheitspolitisch relevantes Ergebnis fand sich auch, dass die Rückkehr an den Arbeitsplatz entscheidend von der Dauer der vorherigen Arbeitsunfähigkeit abhängig ist: Patienten, die länger als 6 Monate aus dem Arbeitsprozess ausgeschieden waren, hatten eine deutlich geringere Chance der Reintegration.

14.5 Massage

14.5.1 Anwendungsformen und Behandlungsaspekte

Die Massage ist definiert als topographisch exakte und differenzierte Verschiebung und Bearbeitung verschiedener, der Palpation zugänglicher Gewebearten und/oder Gewebeschichten mittels Handgrifftechniken. Neben der direkten mechanischen Einflussnahme auf Haut, Unterhaut und tiefer liegende Gewebe wird ihr, in Abhängigkeit von der gewählten Massageform, auch eine indirekte, nerval reflektorische Auswirkung auf innere Organe, auf den Stoffwechsel, den Kreislauf und den Lymphstrom zugeschrieben (Mense 1987). Die Veränderungen der Dehnbarkeit, der Konsistenz und Elastizität bzw. Verformbarkeit der zu behandelnden Gewebe bzw. Gewebeschichten und die therapeutische Zielsetzung bestimmen die Wahl der Massagemethode. Die therapeutischen Ziele der so genannten klassischen Massage (Streichungen, Knetungen, Friktionen, Klopfungen, Vibrationen) konzentrieren sich im Wesentlichen auf eine Verbesserung der Mikrozirkulation, der Beseitigung einer regionalen Gewebeischämie, der Ödemreduktion und der Detonisierung schmerzhafter Muskelverspannungen bzw. Muskelhärten.

- **Tiefe Quermassage (»deep friction«)**
  Bei der so genannten tiefen Quermassage werden Sehnen und Bänder mit Daumen und Finger quer zur Faserrichtung lokal umschrieben bearbeitet. Da diese Technik häufig schmerzhaft ist, wird sie mit Eis bzw. kryotherapeutischen Mitteln kombiniert. Eingesetzt wird die »deep friction« v. a. bei schmerzhaften Tendinosen und Ansatztendopathien.
- **Manipulativmassage nach Terrier**
  Die Manipulativmassage nach Terrier stellt eine Kombination einer kleinflächigen Massage periartikulärer Weichteilstrukturen mit passiven, rhythmischen und sicher ausgeführten Gelenkbewegungen dar. Die Einsatzgebiete für die Manipulativmassage sind Periarthropathien sowie posttraumatische und postoperative Überlastungsbeschwerden.

14.5.2 Indikationen, Nebenwirkungen und Kontraindikationen der Massage

Es gibt mittlerweile eine Reihe von Untersuchungen zu den Wirkungen der Muskelmassage auf den Organismus, die jedoch aufgrund unterschiedlicher Studienvariablen nicht miteinander vergleichbar sind (Ernst 1999; Furlan et al. 2002). In den meisten Untersuchungen konnte jedoch eine Zunahme der Durchblutung und die Erhöhung der Hauttemperatur nachgewiesen werden. Auch konnte eine z. T. deutliche Detonisierung von Muskelhärten bzw. Muskelverspannungen nach serieller Anwendung von Muskelmassagen festgestellt werden.

Anwendungsgebiete der Muskelmassage sind Muskelschmerzen, Muskelverhärtungen, Muskelverkürzungen, schmerzhafte Ödeme und gestaute Gewebeflüssigkeit, subkutane Verklebungen und Verhärtungen. Nicht angezeigt sind Massagen bei Gerinnungsstörungen oder Antikoagulanzientherapie, lokalen Entzündungen und v. a. bei fieberhaften Infektionen, Thrombosen und Thrombophlebitiden, unklaren intraabdominellen Erkrankungen sowie bei malignen Tumoren oder Metastasen im unmittelbaren Massagebereich. Während der Schwangerschaft sollte eine Muskelmassage im Bereich des Abdomens prinzipiell nicht durchgeführt werden. Eine Rückenmassage kann dagegen in sitzender Haltung oder Seitlage appliziert werden. Bei frischen Verletzungen, Frakturen, Bänderverletzungen oder nach Operationen muss die knöcherne Konsolidierung abgewartet werden, bis in dem entsprechenden Gebiet Massagetechniken eingesetzt werden können.

In Anbetracht der wenigen Nebenwirkungen und Kontraindikationen sollte die Muskelmassage in der Schmerztherapie nur als supportive Maßnahme eingesetzt werden. Dies v. a. auch vor dem Hintergrund, dass die Massage gegenüber der Krankengymnastik und selbstständig durchgeführter Entspannungsverfahren eine möglicherweise eher passiv konsumierende Haltung des Patienten fördert.

14.6 Thermotherapie: Wärme- und Kältetherapie

14.6.1 Anwendungsformen und Behandlungsaspekte

Die Therapie mit Wärme- und Kälteträgern beinhaltet die Anwendung plastischer, flüssiger oder gasförmiger Medien (z. B. Pelloide, Wärmepackungen, Wickel, heiße Rolle, Eis, Kältespray etc.) zur Übertragung der thermischen Energie. Wasser wird dabei häufig als thermisches Übertragungsmedium genutzt.

- **Wärmetherapie**
  Die Wärmetherapie ist definiert als gezielte, lokale Temperaturerhöhung oberflächlicher oder tiefer gelegener Gewebe und Organe. Zur Wärmeerzeugung in oberflächlichen Hautschichten wird aus dem Bereich der Phototherapie nur die Infrarotstrahlung eingesetzt, zur Erwärmung tiefer gelegener Gewebeschichten die Hochfrequenz- und Ultraschalltherapie. Der Infrarot- und Hochfrequenztherapie liegt die Einstrahlung elektromagnetischer Energie zugrunde, die erst im Gewebe direkt in Wärme umgesetzt wird. Bei der Ultraschalltherapie werden die hochfrequenten, mechanischen Schwingungen zur Wärmebildung genutzt. Der physiologische Mechanismus der schmerzlindernden Wirkung von Wärme ist bis heute nicht vollständig geklärt. Wesentlich am analgetischen Effekt beteiligt scheinen jedoch physiologische Mechanismen der Gefäßreaktionen und die Dehnbarkeit bindegewebiger Strukturen sowie eine muskeldetonisierende Wirkung der Wärme zu sein.
- **Kältetherapie (Kryotherapie)**
  Unter Kältetherapie (Kryotherapie) versteht man eine regionale, zeitlich begrenzte Senkung der Gewebetemperatur. Dabei wird i. Allg. eine Kurzzeit- von einer Langzeitkryotherapie unterschieden: Die Expositionszeit der Kurzzeitkälte beträgt maximal 3–5 min, die Langzeitkälte beginnt nach 3–5 min und kann als Intervallbehandlung bis zu 1 h betragen. Lokaler Wärmeentzug beeinflusst im Wesentlichen die Vasomotorik der Haut- und Muskelgefäße, die Entladungsfrequenz kältesensitiver Rezeptoren, die Leitungsgeschwindigkeit von Nervenfasern und den Muskeltonus. Dementsprechend werden als therapeutische Ziele eine Reduktion der Gewebetemperatur, die Dämpfung einer Gewebeentzündung, die Beeinflussung der Mikrozirkulation und eine Aktivierung der Kaltrezeptoren angestrebt.

Generell ist eine länger dauernde Erwärmung von Geweben aufwändiger zu erreichen als eine Abkühlung, da bei der Erwärmung z. B. in der Muskulatur, begünstigt durch einen erhöhten Blutfluss, die Wärme leichter abtransportiert und dadurch die ursprüngliche Gewebetemperatur sehr bald wieder hergestellt wird. Bei Kaltanwendungen hingegen bewirken die Vasokonstriktion und die Isolierwirkung des subkutanen Fettes einen länger anhaltenden Effekt.

14.6.2 Indikationen, Nebenwirkungen und Kontraindikationen der Thermotherapie

In der Schmerztherapie sollten wärmezuführende Maßnahmen ebenfalls nicht isoliert appliziert werden, sondern in ein Behandlungskonzept eingebunden sein. Hauptindikationsbereich der Wärmeanwendungen sind v. a. die chronischen Zustände degenerativer Gelenk- und Wirbelsäulenerkrankungen sowie Tendopathien, Tendoperiostosen, Myotendoperiostosen, Erkrankungen, die mit Muskelhartspann einhergehen, sowie Zustände nach Traumen und Operationen am Bewegungsapparat.

Die Bestimmung der Akuität des Beschwerdebildes stellt eine wesentliche Voraussetzung für die Wärmebehandlung dar, denn akute, besonders fieberhafte Zustände und floride infektiöse Prozesse, aber auch Thrombophlebitiden und Thrombosen stellen Kontraindikationen dar. Besondere Vorsicht ist geboten, wenn der Patient nicht genügend kooperationsfähig ist, um die Toleranzgrenze für die Wärmeanwendung angeben zu können. Deshalb sollen auch Körperregionen mit Sensibilitätsstörungen sicherheitshalber nicht erwärmt werden. Ebenso muss eine Erwärmung der Gonaden verhindert werden, bei Schwangeren eine Erwärmung des Fetus. Weitere Kontraindikationen sind: Blutungen in der Schwangerschaft, mangelnde Stoffwechselversorgung des Gewebes, z. B. bei fortgeschrittener peripherer arterieller Verschlusskrankheit, postoperative und posttraumatische Schwellungen sowie Lymphödem.

! Bei der Hochfrequenz wird nur ein Teil der von den Geräten abgegebenen Energie vom Patienten selbst absorbiert, sodass der Rest sich als so genannte Streustrahlung im Raum verteilt. Am gefährlichsten sind in dieser Hinsicht die Kurzwellengeräte. Die **Streustrahlung** kann hierbei auch noch in größerem Abstand Feldverdichtungen in der Nähe metallischer Gegenstände bewirken, was bei Berührung schwere lokale Verbrennungen zur Folge haben kann.
Deshalb sind **Metallteile** vom Behandlungsgebiet fernzuhalten. Zu diesen Gegenständen, die unbedingt zu entfernen sind, gehören z. B. Schmuck, Uhren, Reißverschlüsse, Schlüssel, BH-Clips etc. Wichtig ist, dass man dabei auch an Metallteile im Behandlungsraum denkt (z. B. Gestell der Liege, Infusionsständer etc.). Metallische Intrauterinpessare, Endoprothesen und

Osteosynthesematerial sollten ebenfalls nicht unmittelbar im Bestrahlungsgebiet liegen.
Patienten mit **Herzschrittmacher** dürfen auf keinen Fall mit Hochfrequenz behandelt werden; sie sollten nicht einmal in die Nähe eingeschalteter Geräte kommen, da die Streustrahlung auch moderne Schrittmacher mit fatalen Folgen stören kann.

Bei einer Ultraschalltherapie bestehen im Wesentlichen dieselben Kontraindikationen wie bei der regionalen Hochfrequenztherapie, wobei hier jedoch Patienten mit Metallimplantaten und Endoprothesen behandelt werden können. Bei Kindern, bei Patienten mit schweren Herz-Kreislauf-Erkrankungen und bei Schwangeren sollte prinzipiell die Indikation zur Hochfrequenz- und Ultraschalltherapie äußerst zurückhaltend gestellt werden.

Kälteanwendungen sind indiziert bei allen akuten Zuständen entzündlicher und degenerativer Gelenk- und Wirbelsäulenerkrankungen, bei periartikulären Erkrankungen, bei ausstrahlenden Schmerzen, Triggerpunktschmerzen, bei Kompressions- oder Engpasssyndromen sowie bei postoperativen und posttraumatischen Schmerzzuständen, nach stumpfen Verletzungen des Kapsel-Band-Apparates, nach Prellungen oder Distorsionen.

Bei Kaltanwendungen entstehen Nebenwirkungen v. a. dann, wenn Hypersensitivitätssyndrome vorliegen. Dabei kann es auf den Kaltreiz hin zu Histaminfreisetzungen mit Urtikaria und gastrointestinalen Syndromen kommen. Andere Formen von Kälteunverträglichkeit entstehen durch Kryoglobuline oder Kälteagglutinine, die zu Vaskulitiden, Raynaud-Phänomen und Hämolyse führen können. Diese eher seltenen Nebenwirkungen lassen sich vermeiden, wenn vorher an einer kleinen Hautfläche mit einem Eisstück eine Probeapplikation durchgeführt wird. Weitere Kontraindikationen der Kältetherapie sind die schwere arterielle Verschlusskrankheit (Stadium III, IV) sowie trophische Störungen.

14

14.7 Elektrotherapie

14.7.1 Anwendungsformen und Behandlungsaspekte

Von den zahlreichen elektrotherapeutischen Verfahren besitzen nur die Gleichstromtherapie (Galvanisation) und die Anwendung niederfrequenter Impulsströme nachgewiesenermaßen einen direkten analgetischen Effekt bzw. eine analgetische Nachwirkung (Seichert 1988). Gleichstrom bedeutet dabei konstante Stromrichtung und Stärke über eine längere Zeit (z. B. 10 bis maximal 20 min). Bei der Gleichstromtherapie soll die gesamte schmerzhafte Region, einschließlich des Ausstrahlungsgebietes, in den Therapiebereich mit einbezogen werden. Dementsprechend verwendet man großflächige metall- oder graphitierte und damit leitfähige Gummielektroden.

Die Dosierung der Stromstärke richtet sich dabei ausschließlich nach subjektiven Kriterien: Das typische Stromgefühl, dass an zahlreiche Nadelstiche erinnert, darf sich nicht zu einem unangenehmen Brennen oder gar zu Schmerzen steigern. Als objektives Dosierungsmaß zur Dokumentation wird jedoch nicht die Stromstärke, sondern die Stromdichte angegeben, d. h. die Stromstärke [mA] pro durchströmte Elektrodenfläche [cm^2]. Für die praktische Anwendung verwendet man Stromdichten von 0,1–0,2 mA pro cm^2, die Applikationsdauer sollte 10 bis maximal 20 min betragen.

Unter Niederfrequenzstromtherapie versteht man die Anwendung von Stromformen, die im Gegensatz zur Galvanisation geeignet sind, an Nerven und Muskelfasern Aktionspotenziale auszulösen (Jantsch 1995). Hierfür verwendet man gepulste Ströme mit rechteck- oder dreieckähnlichen Impulsen, die sich nach definierten periodischen Zeitabständen wiederholen. In der Praxis verwendet man hauptsächlich Frequenzen zwischen 2 und 150 Hz. Durch die Niederfrequenz können sowohl die afferenten als auch die efferenten Nervenfasern direkt gereizt werden. Für die transkutane elektrische Nervenstimulation (TENS) verwendet man kleine, batteriebetriebene, tragbare Stimulationsgeräte, die ein- oder zweikanalig über kleinflächige Klebeelektroden meist Rechteckimpulse von 0,1 ms Dauer kontinuierlich oder intermittierend in Gruppen abgeben (Pothmann 1991).

Die Stromstärke, die Impulsfolgefrequenz, die Impulsbreite und die Impulscharakteristik können individuell eingestellt werden. Je kleiner die Elektrodenfläche, desto größer ist die maximale Stromdichte. Angestrebt wird eine sensibel erträgliche Stromwahrnehmung (Kribbeln) ohne reizwirksame Muskelbeteiligung. Da es sich bei der TENS ausschließlich um bidirektionale nullliniensymmetrische niederfrequente Wechselströme handelt, werden, da kein effektiver Ionentransport stattfindet, elektrolytische Hautverletzungen vermieden.

Neben der analgetischen Wirksamkeit werden weitere der Gleich- und Niederfrequenzstromtherapie zugeschriebene Eigenschaften wie resorptionsfördernd, hyperämisierend, antiphlogistisch und antiödematös heute nicht mehr als unmittelbare Wirkungen des Stromflusses angesehen, sondern gelten als indirekte Folgen strominduzierter Muskelkontraktionen, Veränderungen der Hautsensorik oder der Elektrolyse. Die bei jeder Stromtherapie auftretende Erwärmung des durchströmten Widerstandes, d. h. des Gewebes, ist nur bei Hochfrequenz therapeutisch nutzbar.

14.7.2 Indikationen, Nebenwirkungen und Kontraindikationen der Elektrotherapie

Zur Behandlung großer Gelenke mittels Galvanisation legt man z. B. an Schulter- und Hüftgelenk die Elektroden ventral und dorsal an, am Kniegelenk medial und lateral. Extremitäten bzw. periphere Nerven werden meistens längs durchflutet. Bei der Behandlung beider Arme bzw. Hände können die Arme gewissermaßen in Serie geschaltet werden, sodass der Strom von einer Handelektrode zur anderen fließt. Hals- und Lendenwirbelsäule können quer, die gesamte Wirbelsäule sollte jedoch längs durchströmt werden. Bei einer Schmerzpunktbehandlung sollte die kleinere Elektrode (differente Elektrode) über dem Schmerzareal liegen, die größere (indifferente Elektrode) kann an einer beliebigen Körperstelle angelegt werden. Die hydrogalvanischen Anwendungen sind v. a. bei ausstrahlenden radikulären und nicht radikulären Schmerzen, Rückenschmerzen (mit Lumbalplatte), Nackenschmerzen (mit Nackenplatte), Schulter-Hand-Syndrom und bei Hand- und Fußschmerzen indiziert.

Die transkutane elektrische Nervenstimulation ist indiziert, auch wegen des günstigen Nutzen-Risiko-Verhältnisses, bei nahezu allen lokalen und v. a. umschriebenen akuten und chronischen Schmerzzuständen.

Zu beachten ist, dass bei Gleichstrom und den niederfrequenten unidirektionalen Impulsströmen ein gerichteter Ladungstransport im Gewebe stattfindet: Die Anionen (z. B. Cl^-) wandern in Richtung Anode (Pluspol), die Kathionen (z. B. Na^+) in Richtung Kathode (Minuspol). Beim Erreichen der metallischen Elektroden geben die Ionen ihre überschüssigen Elektronen ab bzw. nehmen fehlende Elektronen auf. Bei diesem als Elektrolyse bezeichneten Prozess entsteht im Bereich der Anode ein saueres und unter der Kathode ein alkalisches Milieu. Kommt dieses Milieu in Kontakt mit der Haut, entstehen nach einiger Zeit Nekrosen oder Verätzungen. Die Elektrolyse findet ausschließlich bei Kontakt der Haut mit einem metallischen Leiter statt. Um die Elektrolyseprodukte von der Haut fernzuhalten, unterlegt man die Elektroden mit einem ausreichend dicken, sauberen und feuchten Viskoseschwamm. Der Hauptzweck dieser Maßnahme ist die Vermeidung von Verätzungen; daneben wird auch eine bessere Anpassung der Elektrode an die Körperstruktur gewährleistet.

Neben den erwähnten Verätzungen besteht bei allen Stromformen mit Ausnahme der transkutanen elektrischen Nervenstimulation prinzipiell die Gefahr von thermischen Gewebeschädigungen (Verbrennungen). Vorsicht ist auch geboten bei Patienten mit eingeschränkter Sensibilität, bei Patienten mit Demenz und bei Kindern. Im Sinne von absoluten Kontraindikationen ist zu beachten, dass keine direkte Durchströmung eines Herzschrittmachers und keine Muskelreizung in der Nähe frischer Thrombosen stattfindet sowie dass keine Elektroden auf Wunden, Ulzera oder entzündete Hautareale platziert werden.

14.8 Allgemeine Hinweise zur Behandlungsdauer und -häufigkeit

Allgemein gilt die Regel, je akuter die Schmerzsymptomatik ist, desto häufiger sollte - jedoch mit kurzen Behandlungszeiten - therapiert werden. Ist die akute Symptomatik abgeklungen, können längere Behandlungszeiten mit einer geringeren Tages- bzw. Wochenfrequenz gewählt werden.

- In einem **akuten Schmerzstadium** beträgt die Behandlungszeit in der Krankengymnastik i. Allg. 10–20 min pro Behandlungseinheit mit einer beginnenden Häufigkeit von 2- bis 5-mal/Woche. Bei der Elektrotherapie sind es, abgesehen von der transkutanen elektrischen Nervenstimulation, ca. 10 min mit einer Frequenz von 2- bis 3-mal/Woche. Die transkutane elektrische Nervenstimulation kann demgegenüber mehrmals täglich auch über einen längeren Zeitraum (Stunden) appliziert werden. Bei der Wärmetherapie sind es im akuten Stadium maximal 10 min, 2- bis 3-mal/Woche, bei der Kryotherapie wenige Sekunden bis maximal 10 min mehrmals am Tag und bei der Massage 15–20 min mit einer Häufigkeit von durchschnittlich 2-mal/Woche.
- Bei einer **nicht mehr akuten Symptomatik** kann die krankengymnastische Therapie pro Behandlungszeit 20–30 min mit einer Häufigkeit von 1- bis 3-mal/Woche betragen. Bei der Elektrotherapie sind es dann maximal 20 min 2-mal/Woche, bei der Wärmetherapie zwischen 10 und 35 min 1-mal/Tag bzw. 2-mal/Woche, bei der Kryotherapie mit eher milder Kälte 10 min/Tag und bei der Massage zwischen 20 und 40 min 2-mal/Woche.

Diese Angaben sind lediglich Richtwerte, wobei im Einzelfall mit dem Patienten und unter Berücksichtigung der Schmerzsymptomatik die Behandlungsdauer und -häufigkeit pro Tag bzw. pro Woche abgestimmt werden sollte.

Literatur

Butler D (1991) Mobilisation of the nervous system. Churchill Livingstone, Edinburgh

Dvorak J, Dvorak V (1991) Manuelle Medizin. 4. Aufl. Springer, Berlin Heidelberg New York

Dvorak J, Graf-Baumann T, Psczolla M, Sitzer G (1990) Manuelle Medizin. Bertelsmann Stiftung, Gütersloh

Ernst E (1999) Massage therapy for low back pain: A systematic review J Pain Symptom Manag 17: 65–69

Feine JS, Lund JP(1997) An assessement of the efficacy of physical therapy and physical modalities for the control of chronic musculoskeletal pain. Pain 71: 5–23

Furlan AD, Brosseau L, Imamura M, Irvin E (2002) Massage for low back pain: A systematic review within the framework of the Cochrane Collaboration Back Review Group. Spine 27: 1896–1910

Hildebrandt J, Pfingsten M, Franz C, Saur P, Seeger D (1996b) Das Göttinger Rücken Intensiv Programm (GRIP) – ein multimodales Behandlungsprogramm für Patienten mit chronischen Rückenschmerzen, Teil 1. Schmerz 10: 190–203

Jantsch H (1995) Niederfrequente Ströme in Diagnostik und Therapie. In: Schmidt KL, Drexel H, Jochheim K-A (Hrsg) Lehrbuch der Physikalischen Medizin und Rehabilitation. Fischer, Stuttgart, S136–153

Maitland GF (1988) Manipulation der peripheren Gelenke. Springer, Berlin Heidelberg New York

Maitland GF (1990) Manipulation der Wirbelsäule. Springer, Berlin Heidelberg New York

Mense S (1987) Physiologische Aspekte der Massage. Phys Ther 8: 770–776

Pothmann R (1991) Transkutane elektrische Nervenstimulation. Hippokrates, Stuttgart

Schöps P, Azad SC, Beyer A, Friedle AM, Lade B, Pfingsten M (2000) Das Münchner Rücken Intensiv Programm (MÜRIP). Eine prospektive Studie zur Evaluation eines ambulanten, multimodalen Rehabilitationsprogramms für Patienten mit chronischen Rückenschmerzen. Phys Med Rehab Kuror 10: 120–126

Seichert, N (1988) Physikalische und physiologische Prinzipien der Elektrotherapie. In: Drexel H, Hildebrandt G, Schlegel KF, Weimann G (Hrsg) Physikalische Medizin, Bd.4. Elektro- und Lichttherapie. Hippokrates, Stuttgart , S 48–72

Komplementäre Verfahren in der Schmerztherapie

am Beispiel der Akupunktur und der Neuraltherapie

T. Weinschütz, T. Wieden

15.1 Wirkmechanismus und Voraussetzungen – 146

15.2 Indikationen und Kontraindikationen – 146

15.3 Akupunktur – 147
15.3.1 Akupunktur und traditionelle chinesische Medizin – 147
15.3.2 Locus-Dolendi-Akupunktur – 147
15.3.3 Klassische chinesische Körperakupunktur – 148
15.3.4 Akupunktur als Segmenttherapie – 148
15.3.5 Sonderformen der Akupunktur: Mikrosystemakupunktur – 149
15.3.6 Akupunktur in der Schmerztherapie – 149
15.3.7 Krankheitsbilder – 152
15.3.8 Evidenzbasierte Medizin/Leitlinien in der Akupunktur: HTA-basierte Überlegungen – 153

15.4 Neuraltherapie – 154
15.4.1 Einleitung – 154
15.4.2 Anfänge der Lokalanästhesie/Procaintherapie – 154
15.4.3 Pathophysiologische Vorstellungen zum Procain – 155
15.4.4 Medikamente in der Neuraltherapie – 155
15.4.5 Durchführung – 156
15.4.6 Therapieformen – 156

Literatur –158

Definition

Als komplementäre Verfahren in der Schmerzmedizin werden sehr unterschiedliche therapeutische Richtungen bezeichnet. Dabei handelt es sich sowohl um Therapien der klassischen Naturheilverfahren als auch um Therapien aus ursprünglich anderen Kulturen, die vor wenigen Jahren noch als **»alternative«** Therapien bezeichnet wurden. Heute wird der Ausdruck **»komplementär«** als für die Schmerzmedizin **ergänzend** bevorzugt.

Wichtige Verfahren für die Schmerzbehandlung

- Akupunktur
- Massage und Lymphdrainage
- Hydrotherapie: Waschungen, Güsse, Wickel, Kneipp-Anwendungen
- Thermotherapie, Behandlung durch Wärmezufuhr
- Kryotherapie (Behandlung durch Kältezufuhr)
- Elektrotherapie, z. B. Iontophorese und transkutane elektrische Nervenstimulation (TENS)
- Bewegungs- und Atemtherapie
- Balneo- und Klimatherapie
- Ernährungstherapie und Diätetik
- Phytotherapie
- Neuraltherapie

15.1 Wirkmechanismus und Voraussetzungen

Die Methoden der komplementären Verfahren machen einen Appell an Selbstordnungs- und Selbstheilungsleistungen des Organismus bzw. des Individuums als therapeutisches Prinzip geltend. Sie zielen insofern bei aller theoretischen, thematischen und methodischen Verschiedenheit weniger auf pharmakologische Direkteffekte als vielmehr auf Sekundärreaktionen, die den Eigengesetzlichkeiten des Organismus unterstehen. Ihr Augenmerk richtet sich somit auf die autonomen, regulativen Leistungen des vitalen Organismus und ist damit unabdingbar an die strukturelle Intaktheit des Nervensystems und seine Verbindung zum Immunssystem geknüpft.

Prinzipiell sollte jede Methode der komplementären Verfahren neben dem Nachweis ihrer effektiven, klinischen Wirkung auch die Frage nach ihrem Wirkmechanismus beantworten. Dabei bieten die Untersuchungen zu regulativen Verfahren eine Fülle methodischer Probleme und erfahren heute zunehmend wissenschaftliche Aufmerksamkeit und Forschungsresourcen.

Komplementäre Verfahren bewirken durch spezifische oder unspezifische Stimulation des Organismus einen Regulationsvorgang, indem sie körpereigene Selbstheilungskräfte mobilisieren, die das Ziel haben, eine Homöostase (Gleichgewicht) wieder herzustellen.

Grundprinzipien der meisten Verfahren

- Betrachtung des ganzen Organismus ohne Aufteilung in Körper und Seele oder Krankheit und Gesundheit
- Stärkung der körpereigenen Regulationsfähigkeit
- Förderung der Selbstheilungskräfte
- Einbeziehung von physischen und psychischen Entspannungsverfahren
- Beenden von äußeren Einflüssen, die den Körper in eine Regulationsstarre oder Regulationsschwäche versetzen, z. B. Behandlung mit hoch dosiertem Kortison oder Chemotherapie (soweit möglich und vertretbar)
- Gewährleistung einer energetischen Ausscheidungsfunktion als Basis jeder Ausleitungstherapie, z. B. Überprüfung und Sicherstellung der Nierenfunktion oder der Atmung (Lunge als »Austausch- und Grenzzone« zwischen Individuum und Umwelt)

15.2 Indikationen und Kontraindikationen

Grundsätzlich sind alle chronischen Erkrankungen auch komplementären Verfahren zugänglich. Akute Störungen sollten v. a. bei möglicher vitaler Bedrohung oder drohender Verschlechterung des Gesundheitszustandes auch schulmedizinisch therapiert werden.

Hauptindikationen in der Behandlung chronischer Schmerzen

- Funktionelle Erkrankungen des Bewegungsapparates.
- Chronisch degenerative Erkrankungen.
- Chronischer Kopfschmerz und Migräne.
- Fehlregulationen des sympathischen Nervensystems.
- Begleitende Depressionen und Störungen des Allgemeinbefindens.

! Um forensische Folgen zu vermeiden, Patientenwunsch nach komplementären Therapieverfahren schriftlich formulieren und unterschreiben lassen, falls schulmedizinische kurative Verfahren abgelehnt werden.

Allgemeine Kontraindikationen

- Akute Psychosen mit Störungen des Körperempfindens.
- Fehlende Fähigkeit zur Einwilligung, z. B. in der Intensivtherapie, sofern komplementäre Verfahren zu kurativen Zwecken eingesetzt werden sollen.
- Schwere systemische Infektionen (Sepsis).

Relative Kontraindikationen: Regulationsstarre

Definition: Regulationsstarre ist die fehlende Reaktionsfähigkeit des Körpers auf äußere Einflüsse.

Ursachen für Regulationsstarre/-schwäche

- Regulationsstarre:
  - Chemotherapie
  - Hoch dosierte Kortisonbehandlung
  - Akute Exposition mit toxischen Substanzen
- Regulationsschwäche:
  - Belastung mit Giften (z. B. Nikotin, Alkohol,
  - Schwermetalle), Chemotherapeutika
  - Übergewicht, Schlafmangel, Bewegungsarmut
  - Chronische Stressoren
  - Psychische Leiden
  - Gestörte Darmbiose
  - Belastung durch Elektrosmog

Nach komplementärmedizinischer Lehrmeinung stellt die Regulationsstarre des Organismus eine relative Kontraindikation dar. Ein Therapieversuch kann dann trotzdem sinnvoll sein, wenn keine andere Behandlung, v. a. keine schulmedizinische Therapie mehr zur Verfügung steht.

! Komplementäre Therapieverfahren dürfen keine schulmedizinische oder kausale Therapie einer Erkrankung verhindern oder verzögern.

15.3 Akupunktur

15.3.1 Akupunktur und traditionelle chinesische Medizin

Ihrer Herkunft nach ist die Akupunktur ein Teilgebiet der chinesischen Medizin (TCM). Diese reicht in ihren diagnostischen und therapeutischen Aspekten weit über die Akupunktur hinaus und stellt auf der Basis des chinesischen Verständnisses von Erkrankung und Gesundung des Menschen ein über viele Jahrhunderte hinweg gewachsenes Erfahrungswissen dar. Sie hat ihre Grundlagen in den philosophischen und politischen Anschauungen der chinesischen Kultur.

Der Wandel der Natur wurde von den Chinesen nicht als das Werk eines göttlichen Schöpfers betrachtet, sondern als Ausdruck der inneren Gesetzmäßigkeit der Natur, die »Tao« genannt wurde. Dieses Tao erzeugt ein Spannungsfeld zwischen den Kräften Yin und Yang. Dieses polare System ist in der chinesischen Medizin bei der Beschreibung der Lebensvorgänge im menschlichen Körper und deren Störungen von großer Bedeutung. Das Wechselspiel der komplementären Yin- und Yang-Kräfte bringt nach dieser Vorstellung die Lebensenergie »Qi« hervor. Nach alter chinesischer Vorstellung beruhen die meisten Erkrankungen auf Störungen im harmonischen Fluss der Lebensenergie »Qi«. Entweder liegt eine »Fülle« oder eine »Leere« der Lebensenergie vor. Entsprechend diesen Grundlagen ordnet die traditionelle chinesische Medizin die Krankheitszeichen des Patienten nach 8 diagnostischen Kriterien an, die aus 4 polaren Gegensatzpaaren bestehen:

- Yin und Yang,
- Innen und Außen,
- Leere und Fülle,
- Kälte und Hitze.

Die Symptomatik einer Erkrankung wird nach diesen diagnostischen Kategorien analysiert, wodurch eine Diagnose im chinesischen Sinne entsteht.

Auch in China selbst hat die traditionelle Medizin durch andere Auslegung von Aufzeichnungen und neue (alte) Grabfunde viele Veränderungen und Entwicklungen erfahren. Heute existieren in China nebeneinander sowohl die traditionelle Medizin als auch die westliche naturwissenschaftliche Medizin, und von Patienten wird sehr wohl ein Wechsel, »eine Abstimmung mit den Füßen« je nach subjektiver Einschätzung der Erkrankung vorgenommen. Eine Integration beider Richtungen ist auch in China bislang nicht entwickelt worden, auch wenn einzelne Verfahren kombiniert angewandt werden.

Die Akupunktur wird innerhalb der westlichen Medizin und damit auch in Deutschland nicht als einheitliches System angewandt, sondern stellt sich als ein ausgesprochen heterogenes Gebilde dar. Dies beruht zum einen auf den verschiedenen Quellen des jeweiligen Wissens, da auch die chinesische Medizin selbst kein homogenes Lehrgebäude ist, zum anderen auch auf dem Grad, zu dem sich der westliche Arzt auf eine chinesische Denkweise einlässt.

Bei der Begrenzung des zur Verfügung stehenden Raumes kann keine erschöpfende Darstellung der Akupunktur erfolgen, und es ist an weiterführende Literatur und spezifische Kurse zu verweisen.

Im Wesentlichen lassen sich für die Schmerztherapie didaktisch 4 verschiedene Herangehensweisen darstellen.

15.3.2 Locus-Dolendi-Akupunktur

Grundlagen

Die einfachste Form der Akupunktur ist die Reizung schmerzhafter Punkte oder Areale. Solche Lokalisationen zur Akupunktur sind in der Regel schmerzhafte Muskelverspannungszonen und Myogelosen, die als Triggerpunkte auch zur Infiltration in der Neuraltherapie genutzt werden, aber auch Tenderpoints, die aus der Diagnostik der Fibromyalgie bekannt sind. Diese Regionen entsprechen häufig auch spezifischen Akupunkturpunkten der traditionellen chinesischen Medizin.

Indikationen

Ausschließlich funktionelle Schmerzen des Bewegungsapparates mit druckdolenten Projektionszonen.

Durchführung

- Aufsuchen schmerzhafter lokaler Punkte oder Areale, auch über das betroffene Segment hinaus.

- Stechen von Nadeln in diese Regionen.
- Die Nadeln sollten Kutis und Subkutis erreichen, bei muskulären Verspannungen auch die entsprechenden Muskelfaszien und verhärteten Muskelzonen.

! Tiefes Stechen (z. B. durch einen Muskel hindurch) vermeiden!

- Die Nadeln 30–45 min in situ belassen, das Te-Chi-Gefühl beim Patienten ist eine erwünschte Reaktion; wenn möglich, durch geeignete Stichtechnik erreichen.

Komplikationen

Übermäßiger Nadelschmerz, Hämatom und Blutung, Infektion mit Hautkeimen, Verletzung von Nerven oder inneren Organen, Kreislaufstörungen.

15.3.3 Klassische chinesische Körperakupunktur

Die Symptomatik einer Schmerzerkrankung wird nach den 8 diagnostischen Kategorien analysiert, wodurch eine Syndromdiagnose im chinesischen Sinne entsteht. Diese führt zu differenzierter Therapie mit Auswahl bestimmter Akupunkturkombinationen, Stich- und Reiztechniken, Variation der Punkte während der Behandlung und begleitenden Maßnahmen, wie Massage und Diätetik.

Die Behandlung beruht auf der Auswahl von 5–25 Nadelstellen, die auf den Leitbahnen, den Meridianen angeordnet sind.

System der Meridiane

Meridian ist ein abgeleiteter Begriff für den chinesischen Terminus technicus **Jing Luo.** Ein anatomisches Substrat der Meridiane ist nicht gesichert, heute werden Meridiane als ein System von Orientierungslinien für Akupunkturpunkte mit ähnlicher Indikation aufgefasst. Nach der Vorstellung der TCM entsprechen die Meridiane Kanälen, in denen **Qi** (sprich: tschi; Energie, Funktion) und **Xue** (sprich: hsü; Blut) in einem 24-h-Rhythmus fließen. Eine Störung des »Energieflusses« innerhalb der Meridiane führt zu Krankheitserscheinungen.

15

Anordnung der Meridiane

Die 12 Hauptmeridiane sind spiegelbildlich als Längslinien auf dem Körper angeordnet und werden nach den zugehörigen Organen (TCM-Organe) bezeichnet. Die den parenchymatösen Organen zugeordneten Yin-Meridiane verlaufen innen (beugeseits) auf den Extremitäten. Yang-Meridiane haben Beziehungen zu den Hohlorganen und verlaufen außen an den Extremitäten. Die Nummerierung der auf den Meridianen liegenden 361 Akupunkturpunkte folgt dabei der Flussrichtung von Qi: Bei den Yang-Meridianen von distal bzw. kaudal nach proximal oder kranial, bei Yin-Meridianen entgegengesetzt.

Neben den 12 Hauptmeridianen werden 8 Extrameridiane sowie 12 tendinomuskuläre Meridiane genutzt. Weitere 2 Sondermeridiane liegen auf der Mittellinie des Körpers: Lenkergefäß (LG) ventral und Konzeptionsgefäß (KG) dorsal. Außerdem werden weitere empirisch wirksame Punkte außerhalb der Meridiane beschrieben.

Beziehungen zwischen den Meridianen

In der TCM sind jeweils 2 Organe mit ihren zugehörigen Meridianen einem Funktionskreis zugeordnet, von denen einer ein Parenchymorgan, der andere ein Hohlorgan repräsentiert. Diese Meridianpaare haben zudem gemeinsame Beziehungen zu inneren und äußeren Faktoren, wie z. B. bioklimatischen und psychischen Einflüssen.

Punktwahl in der Körperakupunktur

Vor der Behandlung Schmerzgeschehen einordnen:
- Lokalisation und Ausstrahlung in Bezug auf die Meridianverläufe dokumentieren.
- Zugehörige Punkte auf dem gekoppelten Meridian auswählen.
- Punkte im betroffenen Segment lokalisieren.

Punktwahl in der Körperakupunktur: Meridianerkrankungen
- Lokale Punkte des Meridians
- Regionale Punkte des Meridians
- Fernpunkte nach den Meridianachsen (gekoppelte Meridiane)
- Sonderpunkte (Extrapunkte)

Gekoppelte Meridiane

Partnerschaften aus Yin- und Yang-Meridianen, die an korrespondierenden Akupunkturpunkten (Quell- und Durchgangspunkte) genadelt und somit verbunden werden.

15.3.4 Akupunktur als Segmenttherapie

Grundlagen

Die Stimulation von Akupunkturpunkten mit Nadeln kann zu einem Reiz im betroffenen Körpersegment führen, der über kutiviszerale oder kutimuskuläre Reflexe zu einer Gegenregulation des Körpers führt. Die durch eine verbesserte regionale Durchblutung bedingte lokale Überwärmung durch Nadelstiche kann reaktive Verspannungen betroffener Muskelgruppen vermindern oder zu einer spinalen Hemmung von Reflexbögen aus schmerzleitenden afferenten und muskulären efferenten Signalen führen.

Indikationen
- Funktionelle Schmerzen des Bewegungsapparates.
- Interkostalneuralgien.
- Herpes zoster und Postzoster-Neuralgie (bei Hauteffloreszenzen Gegenseite akupunktieren).

■ Tab. 15.1. Verbundene Akupunkturpunkte nach der Vorn-/Hinten-Kopplung bei Schmerzen im betroffenen Segment

Betroffenes Segment	SHU-(Zustimmungs-)Punkt	MU-(Alarm-)Punkt	Region/gekoppelter Meridian
Th 3	Bl 13	Lu 1	Lunge
Th 4	Bl 14	KG 17	Kreislauf
Th 5	Bl 15	KG 14	Herz
Th 9	Bl 18	Le 14	Leber
Th 10	Bl 19	Gbl 24	Gallenblase
Th 11	Bl 20	Le 13	Milz-Pankreas
Th 12	Bl 21	KG 12	Magen
L 1	Bl 22	KG 5	3-Erwärmer
L 2	Bl 23	Gbl 25	Niere
L 4	Bl 25	M 25	Dickdarm
S 1	Bl 27	KG 4	Dünndarm
S 2	Bl 28	KG 3	Blase

- Bei Schmerzen in bestimmten Segmenten ventral den sensiblen Punkt und dorsal den Triggerpunkt nadeln.

Beispiele für SHU-(Zustimmungs-)Punkte und MU-(Alarm-)Punkte zeigt ■ Tab. 15.1.

Durchführung
- Aufsuchen schmerzhafter Punkte oder Areale im betroffenen Segment (segmentale Innervation).
- Stechen von Nadeln in diese Regionen.
- Die Nadeln sollen Kutis und Subkutis erreichen, bei muskulären Verspannungen auch die entsprechenden Muskelfaszien.

! Tiefes Stechen (z. B. durch einen Muskel hindurch) vermeiden!

- Die Nadeln 30–45 min in situ belassen, das Te-Chi-Gefühl (▶ Kap. 15.3.2) beim Patienten ist eine erwünschte Reaktion.

Komplikationen
Übermäßiger Nadelschmerz, Hämatom und Blutung, Infektion mit Hautkeimen, Verletzung von Nerven oder inneren Organen, Kreislaufstörungen.

15.3.5 Sonderformen der Akupunktur: Mikrosystemakupunktur

Behandlungsprinzip
Das Behandlungsprinzip aller weiteren Akupunkturformen geht von einer Repräsentation des Körpers auf ein definiertes Areal, z. B. das **Ohr**, aus. Die dortigen den Körperregionen zugeordneten Punkte werden häufig nach den gleichen Richtlinien genadelt wie in der traditionellen Akupunkturlehre. Allerdings sind gerade in der Ohrakupunktur in den letzten Jahrzehnten weitere Interpretationen von Punkten und deren Bedeutung hinzugekommen. Grundsätzlich können Akupunkturpunkte regionaler Systeme und Körperakupunkturpunkte gleichzeitig verwendet werden, sofern sie sich nicht gegenseitig ausschließen (z. B. gleichzeitige Nadelung von Sedierungs- und Tonisierungspunkten unterschiedlicher Systeme). Gebräuchlich ist jedoch nur die parallele Anwendung der Ohr- und der Körperakupunktur.

Eine Übersicht über die weiteren Akupunkturformen gibt ■ Tab. 15.2.

15.3.6 Akupunktur in der Schmerztherapie

Allgemeine Hinweise
Im Folgenden werden einige allgemeine Hinweise zum Einsatz der Akupunktur in der Schmerztherapie dargestellt. Diese wurden zum Großteil aus der Praxis für die Praxis entwickelt und erheben daher keinen Anspruch auf Vollständigkeit im wissenschaftlichen Sinne.

Indikationen
- Chronischer Kopfschmerz:
- Migräne, Spannungskopfschmerz, Clusterkopfschmerz, Medikamentenentzug.
- Chronischer Gesichtsschmerz:
- Myofasziales Syndrom, Trigeminusneuralgie.
- Neuropathische Schmerzsyndrome:
- Stumpf- und Phantomschmerz, Polyneuropathie, postherpetische Neuralgie, Interkostalneuralgie, Ischialgien.
- Schmerzsyndrome der Wirbelsäule:
- Zervikalsyndrom (HWS), Thorakalsydnrom (BWS), Lumbalsyndrom (LWS), Postnukleotomiesyndrom.
- Schmerzsyndrome bei Erkrankung von Gelenken:
- Schulter-, Ellbogen-, Hand-, Hüft-, Knie-, Sprunggelenk.

! Akupunktur darf keine schulmedizinische oder kausale Therapie einer Erkrankung verhindern oder verzögern.

Kontraindikationen/Einschränkungen
- Lebensbedrohliche Erkrankungen, z. B. in der Intensivmedizin.
- Lebenseinschränkende Erkrankungen, die ursächlich behandelt werden können, z. B. Tumorleiden, Aids oder degenerative neurologische Krankheitsbilder.
- Psychosen.

Tab. 15.2. Sonderformen der Akupunktur

Anwendung	Vorteile	Nachteile	Bemerkungen
Ohrakupunktur			
Gleiche Indikationen wie Körperakupunktur, verschiedene moderne und traditionelle Behandlungskonzepte verfügbar	– Regional übersichtliches Behandlungsareal – Patient muss nicht entkleidet werden – Punkte sind mit Akupunktursuchstiften (elektr. Widerstandsmesser) aufsuchbar – Häufig schnellerer Wirkungseintritt als bei der Körperakupunktur	– Punkte sind kleiner als in der Körperakupunktur, daher z. T. schwerer aufzufinden – Deutlich erhöhtes Infektionsrisiko mit Gefahr einer Chondritis bei Einstich in den Ohrknorpel	– Als energetische und Locus-ddolendi-Methode anwendbar – Mehrere verschiedene Lehren zur Ohrakupunktur, die sich z. T. in der Lage und Bedeutung der Punkte widersprechen
Chinesische Schädelakupunktur			
Darstellung von 14 Reflexzonen des Körpers auf das Schädeldach, z. B. Sensibilitätszone (Sensibilitätsstörungen, Schmerzen), Motorikzone, Antitremorzone, vasomotorische Zone, Schwindel- und Hörzone, Sprachzone, psychomotorische Zone	– Regional übersichtliches Behandlungsareal – Patient muss nicht entkleidet werden	– Unterschiedliche hygienische Verhältnisse, kein bekanntes und allgemeines Verfahren der Akupunktur (keine Kostenübernahme durch Krankenkassen usw.)	– Traditionell chinesisches Verfahren, in der Wiener Schule durch Zeitler modernisiert und erforscht
Neue Schädelakupunktur nach Yamamoto			
Nach Unterteilung des Schädels in ein Yin- und ein Yang-Areal können einzelne, z. T. größere (mehrere cm^2) Somatotopiezonen für Körperareale und Organe aufgesucht werden	– Regional übersichtliches Behandlungsareal – Patient muss nicht entkleidet werden – Leicht auffindbare Akupunkturbereiche (Zonen) – Therapeutische und diagnostische Basispunkte für den Bewegungsapparat vorhanden	– Modernes Verfahren mit geringerem empirischem Nachweis	– Modernes, noch vom Entdecker selbst sehr leicht erlernbares Verfahren
Mundakupunktur nach Gleditsch			
Somatotopiezonen im Bereich der Mundhöhle, die bei funktionellen Störungen des Körpers druckdolent werden	– Schneller Wirkungseintritt, als therapeutisches und diagnostisches Verfahren (Druckdolenz) gebräuchlich	– Aufwändiges Verfahren, das geeigneter Instrumente bedarf (»Zahnarztstuhl«, Tastinstrumente, Injektionsmaterialien)	– Als »Injektionsakupunktur« genutztes Verfahren, bei dem Lokalanästhetika oder physiologische Kochsalzlösung injiziert werden
Chinesische Handakupunktur			
Meist in Verbindung mit chinesischer Körperakupunktur angewendetes Verfahren mit überschaubaren Indikationen	– Regional übersichtliches Behandlungsareal – Patient muss nicht entkleidet werden – Leicht auffindbare Akupunkturbereiche (Zonen) – Therapeutische und diagnostische Basispunkte für den Bewegungsapparat vorhanden	– Geringe empirische Überprüfbarkeit der Punktlokalisationen, z. T. inhaltliche Kollision mit auf der Hand liegenden Körperakupunkturpunkten	– Selten angewendetes Verfahren

Tab. 15.2. (Fortsetzung)

Anwendung	Vorteile	Nachteile	Bemerkungen
Koreanische Handakupunktur			
Eigenständiges Verfahren mit speziellen, besonders feinen Nadeln, die meist mit einem Applikator nach vorheriger Prüfung auf Druckdolenz gesetzt werden	– Schneller Behandlungseffekt – Alle Regeln der klassischen Akupunktur sind übertragbar, da alle Körpermeridiane auf der Hand vorkommen	– Punktlokalisation in Verbindung mit Puls- und Bauchdeckendiagnostik durchführen bzw. nachprüfen (diagnostische Zeichen: Pulswellenänderung und Bauchdeckenresistenzen)	– In den 1970-er Jahren durch Dr. Yoo Tae Woo entwickeltes Verfahren mit mehr als 180.000 Anhängern allein in Korea
Moxa			
Behandlung von Akupunkturpunkten mit Wärme	–	–	Verwendung findet Moxa-Kraut (Beifuß), als getrocknete Substanz gepresst oder als Asche direkt auf die Haut oder an gestochene Akupunkturnadeln platziert

- Generalisierte Infektionen, Infektionen der Körperoberfläche im zu behandelnden Areal.
- Gerinnungsstörungen (Thrombozytopathien, Cumarintherapie oder Störungen der plasmatischen Gerinnung) bei Nadelakupunktur.
- Schwangerschaft, außer zur Geburtsbegleitung bei Schmerzen, Verspannung oder bei Übelkeit. Verbot der Behandlung an hormonaktiven Punkten während der übrigen Schwangerschaft!

Allgemeine Bedingungen
- Für Ruhe während der Behandlung sorgen, evtl. leise Hintergrundmusik.
- Abschnürende Hosenbeine oder Ärmel vermeiden, lieber entkleiden lassen.
- Für frische Luft sorgen (Kollaps unter der Therapie vermeiden!), aber Patienten nicht frieren lassen.
- Bequeme Lagerung: Halb liegend im Sessel oder auf der Behandlungsliege, Arme und Beine polstern.
- Falls möglich, Drucktaster für den Schwesternruf zur Verfügung stellen.
- Wichtig: Warme Füße!

Nadelstich
- Hautdesinfektion.
- Palpation, Aufsuchen der anatomischen Leitstrukturen.
- Haut spannen.
- Eventuell Nadelstich ankündigen, bei schmerzhaften Punkten: Zum Stich **ausatmen** lassen.
- Durchstich durch die Haut mit leichter Drehbewegung der Nadel.
- Dauer:
  - Tonisieren: Dauer der Behandlung 20–40 min, evtl. Moxa.
  - Sedieren: Kurze Behandlungszeiten (<15 min), kräftige Manipulation der Nadel durch Drehen und axiale Bewegung (»Stochern«).
  - Akute Erkrankung: Tägliche Behandlung möglich.
  - Chronische Erkrankung: Maximal wöchentlich behandeln.

Nach der Akupunktur
- Nachruhe für 5–10 min in der Praxis ermöglichen.
- Müdigkeit und leichte Erschöpfung nach der Akupunktur kommen vor: Möglichst Ruhephase von 1–2 h veranlassen.

Unerwünschte Wirkungen
- Müdigkeit während oder nach der Behandlung.
- Vorübergehende Parästhesien, die in Längsrichtung der Körperachse als Wärmegefühl und »Ausstrahlung« empfunden werden (Te-Chi-Gefühl).
- Schwere des Körpers, v. a. der Extremitäten.
- Kreislaufstörungen, Blutdruckabfall, aber auch vasovagale Reaktionen auf den Nadelstich.
- Blutungen.
- Dauerhafter Nadelschmerz während der Behandlung durch Einstich an kleine Hautnerven.
- Infektion der Einstichstelle, aber auch Verschleppung von Keimen aus der Körperoberfläche in tiefere Gewebe.
- Bei Kollaps oder Kreislaufschwäche: Kollabierten Patienten in Schocklagerung bringen, Vitalfunktionen sichern und Nadeln entfernen. Evtl. Kollapspunkte (z. B. LG 26, KS 9, H 9 und LG 23) nadeln.

> **!** Erstverschlimmerung nach der 1.–3. Behandlung ist ein Zeichen der Reaktionsfähigkeit des Körpers und in der Körperakupunktur als erwünschte Nebenwirkung anzusehen.

15.3.7 Krankheitsbilder

Kopfschmerz/Migräne

Die Punktewahl in der Kopfschmerztherapie richtet sich nach der Schmerzlokalisation auf dem Kopf, des Weiteren nach Faktoren, die den Schmerz beeinflussen, den so genannten Modalitäten.

Häufige Akupunkturpunkte in der Kopfschmerztherapie

- Verwendete Akupunkturpunkte beim Blasenmeridiankopfschmerz:
  - Lokale Punkte: B 2, 8, 10, weitere schmerzhafte Punkte auf dem Blasenmeridian.
  - Fernpunkte (Oben-unten-Kopplung): B 60, 67; N 7.
- Verwendete Akupunkturpunkte beim Gallenblasenmeridiankopfschmerz:
  - Lokale Punkte: Gbl 3, 7, 8, 20, weitere schmerzhafte Punkte auf dem Gallenblasenmeridian.
  - Fernpunkte (Oben-unten-Kopplung): Gbl 34, 43/44, Le 8.
- Verwendete Akupunkturpunkte beim 3-Erwärmermeridiankopfschmerz:
  - Lokale Punkte: 3E 21, 3E 5; Punkte auf dem Gallenblasenmeridian: Gbl 3, 7, 8, 20.
  - Fernpunkte (Oben-unten-Kopplung): Gbl 34, 43/44, Le 8/9.
- Verwendete Akupunkturpunkte beim Magenmeridiankopfschmerz:
  - Lokale Punkte: Ma 1, MP 6.
  - Fernpunkte (Oben-unten-Kopplung): Ma 36, 41, 45.

Zusätzliche Punkte bei Migräne (Modalitäten)

- Dihydroergotaminähnlicher Punkt: LG 15.
- Sympathikolyse im Kopfbereich: Gbl 20.
- Bei begleitender Hypertonie: KS 6.
- Endokrine Störungen der Frau: MP 6.
- Zur Steigerung der Diurese: N 12, 13, 14.
- Freizeitmigräne: Le 3,8; Ni 3, 7; Bl 18, 23; Lu 7; Di 4; Ma 36.
- Mensesgekoppelte Migräne:
  - Prämenstruell: Bl 58; Ni 3.
  - Inter-/postmenstruell: MP 6; Ma 36.
- Wetterfühligkeit: 3E 5, 15; LG 13,15,16; MP 6; Ma 36.

Blasenmeridiankopfschmerz

Das Schmerzmaximum liegt meist im Hinterkopf und Nacken, der Kopfschmerz zieht über den Scheitel nach vorn in die Stirn. Das Auge und die Schläfe sind nicht betroffen. Der Schmerz wird als »tief innen« oder als »Kopfschwartenschmerz« lokalisiert.

Gallenblasenmeridiankopfschmerz

Der Schmerz ist temporal vor und über der Ohrmuschel lokalisiert und zieht über das Mastoid in den Hinterkopf.

3-Erwärmerkopfschmerz

Schmerzen temporal, am lateralen Augenwinkel, gelegentlich hinter dem Auge mi Ausbreitung meist in Richtung Stirn.

Magenmeridiankopfschmerz

Parietaler Kopfschmerz, häufig mit Übelkeit und Erbrechen.

Gesichtsschmerz und Trigenminusneuralgie

Auch beim Gesichtsschmerz werden die Akupunkturpunkte anhand der Lokalisation auf den Meridianen ausgewählt. Dies gilt auch für die Trigeminusneuralgie, die aus didaktischen Gründen separat abgehandelt wird. In der TCM ist diese Unterscheidung so nicht geläufig.

Daneben gibt es wichtige empirische Punkte beim Gesichtsschmerz und bei der Trigeminusneuralgie (Tabelle 7).

Akupunkturpunkte bei Gesichtsschmerz

- Myofasziales Syndrom (Costen-Syndrom):
  - Dü 3; Di 4, Gbl 3, 8; 3E 5, 21; Ma 6, 7, 8
- Triggerpunkte bei schmerzhaften Muskeldruckpunkten:
  - M. temporalis: 3E 23
  - M. masseter: Ma 6, 7
  - M. pterygoideus medialis: Ma 2; Di 18
  - M. pterygoideus lateralis: Gbl 1, 2
- Atypischer Gesichtsschmerz:
  - Di 4, 11, 20, Ma 2, 8, 43, 44, 3E 4

Akupunkturpunkte bei Trigeminusneuralgie

- Vorn-hinten-Koppelung:
  - 1 Ast: Bl 2, Bl 10
  - 2 Ast: Ma 2, Gbl 20
  - 3 Ast: Ma 4, Gbl 20
- Oben-/Unten-Koppelung:
  - 1 Ast: Bl 2, Gbl 14, Ma 8, Dü 3, Ma 36, 44, Bl 60
  - 2 Ast: Ma 2, 3, Di 20, 3E 5, Ma 36, 44, Gbl 41
  - 3 Ast: Ma 4, 5, 6, 7, Di 4, Ma 36, 44, MP 4
- Nahpunkte auf dem Ma- und Gbl-Meridian
- Behandlung nach der Syndromdiagnostik:
  - Folge von Wind/Kälte (TCM-Diagnostik): Gbl 20, LG 16
- Tiefer Schmerz: Ni 3, MP 6

15

Tab. 15.3. Punktlokalisation bei funktionellen Schulterbeschwerden in Abhängigkeit vom Beschwerdemuster

Bewegungs-einschränkung	Schürzengriff	Anteversion (Vorwärtsheben)	Elevation (Seitwärtsheben)	Kreuzgriff (Griff auf die andere Schulter)
Schmerzlokalisation	Ventral kaudal	Ventral lateral	Lateral dorsal	Dorsal
Meridiankopplung	Lu-MP	Di-Ma	3E-Gbl	Dü-Bl
Fernpunkte	Ma 38, MP 9	Ma 38, Ma 36	Ma 38, Gbl 34	Ma 38, Bl 40
Nahpunkte	Lu 1, 2	Di 14, 15, 3E 14, 15	3E 14, 5, Di 14, 15	Dü 9, 10, 11

! Im akuten Schub nicht im Schmerzareal nadeln!

HWS-Syndrom

- Bevorzugte Akupunkturpunkte: Triggerpunkte des Schulter- und Nackenbereichs, zusätzliche Fernpunkte nach der Oben-unten-Kopplung.
- Bei Ausstrahlung in die Okzipitalregion: LG 13, 16, 3E 15, Gbl 20, 21, Dü 15, Bl 10, 12, zusätzlich Fernpunkte der korrespondierenden Meridiane.
- Yuan- und Luo-Punkte betroffener Meridiane.
- Shu-Punkte und der Meisterpunkt (spezielle Akupunkturpunkte).

Postzosterneuralgie

- Segmentnadelung auf dem betroffenen Meridian, bei starken Schmerzen auf der Gegenseite (Blasenmeridianpunkte).
- Zusätzlich: KS 7; Bl 40; Bl 60; MP 10; Di 4; Di 11; 3E 8; Lu 9; Bl 67.

Phantom- und Stumpfschmerz

- Therapie kontralateral an den Hauptschmerzpunkten des betroffenen Meridians.
- Zusätzlich allgemeine Schmerzpunkte: Di 4; Ma 36; Bl 60.

Rückensschmerz und Postnukleotomiesyndrom

- Druckschmerzhafte Punkte des betroffenen Meridians: LG, Blasenmeridian.
- Nahpunkte bei chronischen Schmerzen: LG 4, Bl 23.
- Fernpunkte bei akuten Schmerzen: Dü 3, Ni 3, Bl 60, 40, Gbl 34.
- Extrapunkt an der Hand: Punkte zwischen Metarkarpale II/III und IV/V.

! Bei der Behandlung mit dem Extrapunkt ist es wichtig, den Patienten bewegen zu lassen, um etwaige Blockaden zu lösen.

Funktionelle Schulterbeschwerden

Die Punktlokalisation bei funktionellen Schulterbeschwerden zeigt Tab. 15.3.

Bei dem Schmerzbild der **Achillodynie** werden neben den Punkten Bl 57, 58, 60, 61, 62, Ni 3, 5 zusätzlich Punkte an der Aponeurose des M. triceps surae genadelt.

Beim **Karpaltunnelsyndrom** werden neben lokalen Punkten wie Lu 9, KS 6, 7, Di 4, 3E 4, Lu 7, MP 6, 9 und zusätzlichen Triggerpunkten an Nacken, Schulter und Armen auch Fernpunkte wie MP 6 verwendet.

15.3.8 Evidenzbasierte Medizin/Leitlinien in der Akupunktur: HTA-basierte Überlegungen

Evidenzbasierte Medizin/Evidence based Medicine (EbM)

EbM integriert die bestmöglichen externen Nachweise aus systematischer Forschung, die klinische Expertise aus der individuellen ärztlichen Erfahrung und die Interessen und Bedürfnisse der Patienten. Bei der Angabe von »levels of evidence« in der EbM geht es darum, auf transparente und verlässliche Weise die Grundlage zu dokumentieren, auf der die Empfehlungen beruhen. Dies geschieht, wie bei vielen anderen internationalen Initiativen zur Leitlinienentwicklung, mit verschiedenen Bewertungsstufen, »levels of evidence«, und daraus resultierenden Graden der Stärke der Empfehlung einer Leitlinie. Diese Stufen müssen klar definiert sein, die Anwender müssen mit den zugrunde liegenden Begriffen vertraut sein, und das Vorgehen sollte für die Leser der Empfehlungen nachvollziehbar sein. Die Differenzierung nach Fragestellungen und konkreten Kriterien für prognostische und diagnostische Studien beruht zum großen Teil auf den Arbeiten der Gruppe um David Sackett (http://cebm.jr2.ox.ac.uk/).

Laufende Studien aus der Modellvereinbarung Akupunktur

Anhand der Studien aus den Modellvereinbarungen und den ersten präsentierten Ergebnissen wird die Akupunktur bald besser evaluiert sein als viele Standardtechniken und Praktiken der Schmerztherapie. Dazu kommt, dass diese Ergebnisse nicht durch ausgewählte Ärzte an einer Universitätsklinik, sondern unter realen Praxisbedingungen erreicht wurden (Witt et al. 2006).

Ziel der wissenschaftlichen Begleitung des Modellvorhabens Akupunktur war die Untersuchung der Wirksamkeit und Therapiesicherheit der Akupunktur bei chronischen Kopfschmerzen, Schmerzen der Lendenwirbelsäule und Arthroseschmerzen unter kontrollierten und unter Alltagsbedingungen. Dafür wurden 5 randomisierte Studien - eine große Beobachtungsstudie, eine Arztbefragung sowie 3 systematische Übersichtsarbeiten - durchgeführt. Die Ergebnisse zeigen, dass die Akupunktur in allen 3 Indikationsbereichen gegenüber einer Nichtbehandlung zu einer deutlichen und mindestens mehrere Monate anhaltenden Besserung führt. Jedoch ist eine punktspezifische Wirksamkeit der Akupunktur im Sinne eines eindeutigen Vorteils gegenüber Sham-Akupunktur (= Scheinakupunktur an unwirksamen Punkten) nur bei der Behandlung der mit Kniegelenkarthrose verbundenen Schmerzen belegt.

Die deutlichen Gesamteffekte der Akupunktur einerseits und die bis auf eine Indikation fehlende Überlegenheit im Vergleich zur Sham-Akupunktur andererseits lassen einen erheblichen Interpretationsspielraum zu. Dieses Ergebnis hat zur Folge, dass zum einen eine sehr engagierte wissenschaftliche Diskussion in den Fachgremien stattfindet. Und zum anderen werden damit hinsichtlich der endgültigen Aufnahme der Akupunktur in den Leistungskatalog der GKV nicht nur wissenschaftliche Ergebnisse, sondern auch finanzpolitische Überlegungen eine tragende Rolle spielen.

Fazit

Empfehlungen zur Anwendung der Akupunktur in der Schmerztherapie

Bis zu einer endgültigen Verabschiedung von Leitlinien zur Akupunktur in der Schmerztherapie sollen Empfehlungen für die praktische Anwendung am Patienten dienen:

- Vor jeder Akupunkturanwendung muss eine westliche Diagnose gestellt werden.
- Die chronischen Schmerzerkrankungen erhalten zusätzlich eine Einordnung in chinesische Diagnosekategorien. Ihre Relevanz für die Therapie wird derzeit immer noch kontrovers diskutiert.
- Bei einer Akupunktursitzung werden in der Regel 5–25 Nadeln gesetzt. Die Nadeln der Akupunktur haben je nach Hersteller einen Durchmesser von 0,16-0,35 mm. Sehr dünne Nadeln benötigen zur Applikation ein Führungsrohr.
- Die Stichtiefe richtet sich nach Lokalisation der Punkte und kann zwischen 3–5 mm und 2–3 cm variieren.
- Beim Setzen der Nadeln tritt eine akupunkturspezifische Empfindung auf, die durch Schwere bzw. Druckgefühl oder das Gefühl einer leichten Elektrisierung gekennzeichnet ist. Dieses von den Chinesen »De Qi« genannte Nadelgefühl wird von manchen Autoren als entscheidende Voraussetzung für die Akupunkturwirkung angesehen.
- Nach dem Setzen und während ihres Verweilens können die Nadeln durch Drehen oder Heben und Senken manuell stimuliert werden, was das De-Qi-Gefühl verstärkt.
- Das Setzen der Nadeln und deren erste manuelle Stimulation erfordern eine Zeitdauer von 5–15 min; die Nadeln verweilen dann für weitere 15–30 min. Der Patient sollte bequem in einem ruhigen Raum liegen.
- Die Akupunktur wird in der Regel 1- bis 2-mal wöchentlich angewendet. Bei Bedarf kann auch häufiger behandelt werden. Zum Abschluss einer Behandlungsserie kann das Behandlungsintervall verlängert werden, um die Behandlung langsam auszuschleichen.
- Die Anwendung der Akupunktur erfolgt in Serien von 10–15 Behandlungen im Zeitraum von etwa 5–15 Wochen. Die Länge der dann folgenden Behandlungspausen ist abhängig von der Schmerzsymptomatik in dieser Zeit.
- Bei chronischen Kopfschmerzen, die meist über Jahre bestanden haben, sollte die Akupunkturtherapie nicht vor der 10. Behandlungssitzung abgebrochen werden. Bei ca. 10% der chronisch Kranken tritt eine Besserung erst nach über 15 Behandlungssitzungen ein. In seltenen Fällen sind hier 30 und mehr Sitzungen erforderlich.

15.4 Neuraltherapie

Definition

Der Begriff »Neuraltherapie« (auch: »diagnostisch-therapeutische Lokalanästhesie« oder »Heilanästhesie«) beschreibt ein weitgespanntes Feld der Anwendung von Lokalanästhetika, bei der über die kurzfristigen lokalanästhetischen Wirkungen hinaus mittel- bis langfristige kurative Effekte angestrebt werden. Die Behandlung von unterschiedlichen, meist chronischen Schmerzzuständen steht dabei im Vordergrund, aber auch verschiedene innere Erkrankungen u. ä. werden behandelt (Dosch 1988; Gross 1972; Huneke 1989).

15.4.1 Einleitung

Die Therapie mit Lokalanästhetika wird sowohl im Rahmen der konventionellen Medizin betrieben als auch im Rahmen der Naturheilkunde. Bei ersterer firmiert sie vorzugsweise unter dem Terminus »therapeutische Lokalanästhesie« (Zimmermann 1984), bei letzterer unter dem Terminus »Neuraltherapie« oder »Neuraltherapie nach Huneke« (Dosch 1988; Fischer 1998). In der neueren Literatur gibt es auch vereinzelte Hinweise auf den Einsatz der Lokalanästhetika zur (hochdosierten) Infusionstherapie (Sehati-Chafai 1991; Böhm 1997; Reuter u. Oettmeier 1997).

15.4.2 Anfänge der Lokalanästhesie/Procaintherapie

Die Anfänge der Therapie mit Lokalanästhetika reichen bis ins Ende des 19. Jahrhunderts (Gross 1972). 1905 synthetisierte Ein-

15

horn das Procain (Novocain), das lange Zeit in der Neuraltherapie eine führende Rolle unter den Lokalanästhetika einnahm. Leriche sammelte in den 1920-er und 30-er Jahren wesentliche Erfahrungen im therapeutischen Umgang mit Lokalanästhetika (Procain). Ein wesentliches von ihm beobachtetes Phänomen war das Verschwinden von Schmerzzuständen »im Augenblick«. Etwa zur gleichen Zeit berichtete F. Huneke über bis dahin unbekannte Wirkungen einer i.v.-Applikation von Lokalanästhetika. 1941 beschrieb er das »Sekundenphänomen«, ohne Kenntnis von Leriches Arbeiten zu haben. In den 1940-er und 50-er Jahren wurden die Indikationen zur Anwendung der Neuraltherapie v. a. durch Dittmar, Kibler, Gross und die Gebrüder Huneke auch auf die Beeinflussung innerer Erkrankungen durch die Behandlung hyperalgetischer Zonen erweitert (Gross 1972; Huneke 1983).

15.4.3 Pathophysiologische Vorstellungen zum Procain

Die Neuraltherapie geht davon aus, dass sich bei meist chronischen Läsionen verschiedenster Art schmerzhafte Vorgänge selbsttätig in Gang halten können, die es mit Lokalanästhetika zu unterbrechen gilt. Bei solchen Läsionen kann es sich z. B. um alte Narben, entzündete Zahnwurzeln, verheilte Frakturen u. a. handeln. Solche Läsionen können auch als so genannte Herde oder Störfelder Schmerzen in topographisch entfernt liegenden Körperarealen auslösen (▶ s. unten).

Zur Diagnose und zur Therapie spritzt der Neuraltherapeut das Lokalanästhetikum in bzw. um das entsprechende Maximalfeld des Schmerzes bzw. das Störfeld. Die entstehende Schmerzfreiheit kann über mehrere Stunden, vielfach über die Zeitdauer der bloßen lokalanästhetischen Wirkung hinaus, anhalten, die schmerzreien Intervalle werden ggf. nach jeder neuen Injektion länger, u. U. bis zum völligen Sistieren der Beschwerden.

Anwendung von Procain

- Lokaltherapie (Infiltration eines umschriedenen Krankheitsherdes)
- Segmenttherapie (Infiltration in den Reflexzonen kranker Organe)
- Ganglien- und Nervenstammanästhesie (Linderung von Schmerzzuständen im Versorgungsbereich von Nerven)
- Behandlung so genannter Störfelder; wird als das eigentliche Kernstück der Neuraltherapie angesehen
- Intravasale Applikation

! Durch die Anwendung der Neuraltherapie darf eine schulmedizinische kausale Therapie nicht verzögert oder verhindert werden.

Kontraindikationen

Gegenanzeigen zur Neuraltherapie ergeben sich aus den Kontraindikationen für die Anwendung von Lokalanästhetika:

- Schwere Erregungsleitungsstörungen, AV-Block, Bradykardie.
- Herzinsuffizienz.
- Hypotonie.
- Allergie gegenüber Lokalanästhetika vom Estertyp.
- Allergie gegen Konservierungsmittel.
- Blutgerinnungsstörungen.
- Bakterielle Haut- und Schleimhautinfektionen im Bereich der Einstichstelle.
- Malignome.

15.4.4 Medikamente in der Neuraltherapie

Procain-Grundlagen

Procainhydrochlorid (Procain) als kurz wirksames Derivat der Paraaminobenzoesäure hat in der Schmerztherapie in den letzten Jahren an Bedeutung verloren. Angewendet wird es fast ausschließlich in der Neuraltherapie, da es aufgrund seines pKa-Wertes (Dissoziazionskonstante) auch in sauren Geweben eine Wirkung entfalten kann und zudem zu einer direkten Vasodilatation führt. Ob es aufgrund seiner Verwandtschaft zu Parabene zu einer höheren Gefahr von Allergisierungen führt, ist klinisch nicht sicher belegt.

Wirkungen von Procain

- Gefäßerweiterung, v. a. im kapillären Endstrombereich
- Gute Steuerbarkeit und geringe Toxizität durch kurze Halbwertszeit
- Sauerstoffsparender und kapillarabdichtender Effekt
- Entzündungshemmung
- Antioxidativ und lipidsenkend

Zubereitungen

Referenzsubstanz für die frühe Neuraltherapie war Impletol, bei dem ein Koffeinzusatz ein rasches Wegdiffundieren vom Wirkort durch Vasokonstriktion vermeiden sollte. Dieser Mechanismus kann durch Zusatz von Suprarenin (1 : 200.000) oder durch Koffein (▶ s. unten) ebenfalls erreicht werden. Aufgrund der erheblichen Gefahr von Durchblutungsstörungen in Endstromgebieten kleiner Blutgefäße sollte auf derartige Zusätze verzichtet werden.

Heute verfügbar sind:

- Procain 1% und 2% (z. B. Novocain in 2-/5-ml-Amp., Pasconeural Injectopas 2-/5-ml-Amp., 50-/100-ml-Durchstechflaschen).
- Procain mit verschiedenen therapeutischen Zusätzen, z. B. Thiamin, diversen Phytotherapeutika, Homöopathika oder Adenosinphosphat.

- Procain mit Koffein (z. B. Hewedolor Plus Coffein: 40 mg Procain, 28,4 mg Koffein in 2-ml-Amp.).

Lidocain-Grundlagen

Zur Vermeidung einer allergischen Reaktion auf Abbauprodukte wird heute vorwiegend konservierungsmittelfreies Lidocain aus Brechampullen verwendet. Ob Unterschiede zu Procain in der Wirksamkeit bestehen, ist nicht geklärt.

Zubereitungen

Lidocain 0,5% oder 1%.

15.4.5 Durchführung

Anamnese und Untersuchung

Anamnese

- Allgemeine Anamnese, wie in der Schmerztherapie üblich.
- Erweiterte Anamnese mit neuraltherapeutischen Fragestellungen:
  - Äußere Verletzungen, die mit Narbenbildungen einhergehen und die in zeitlichem Zusammenhang zum Beginn der Schmerzen stehen.
  - Bagatelltraumata, Zahnerkrankungen, Entzündungen oder Zahnextraktionen.
  - Aufleben von Symptomen an Organen, die mit dem eigentlichen Schmerz nichts zu tun haben.

! Grundsatz: Immer nach Störfeldern fragen, die bis zu 3–4 Monate vor dem Schmerzbeginn entstanden oder wieder akut geworden sind.

- Schlafstörungen, Nachtschweiß, Wetterfühligkeit.

Körperlicher Befund

- Funktionelle Untersuchung des Bewegungsapparates, Prüfung auf Triggerpunkte oder auf Tenderpoints.
- Inspektion aller Narben unabhängig von Größe und Lokalisation, v. a. an sekundär verheilten Wunden, Suche nach Fremdkörpern unter der Haut.
- Verschieblichkeit der Haut: Eine Fixierung der Haut über Knochenvorsprüngen oder Gelenken mit fehlender Mobilisationsfähigkeit weist auf darunter liegende Störfelder hin.
- Periostverquellungen, Hyperkeratosen oder Atrophien.

Techniken

Lokalbehandlung

- Beginn mit gezielter lokaler Infiltration auffälliger Narben bzw. imposanter Befunde (▶ s. oben) mit möglichst kleinen Injektionsvolumina.
- Beginn mit 0,5–1 ml pro Injektionsstelle direkt über dem vermuteten Störfeld, Gesamtvolumen je nach Störfeldgröße bis zu 10 ml Lokalanästhetikum.
- Für die Infiltration von Narben zuerst nur Depots von 0,5–1 ml in das feste Bindegewebe am Anfang und Ende der Narbe setzen. Wenn nach wenigen Minuten kein Effekt erreicht ist, evtl. Infiltration der gesamten Narbe.

Segmenttherapie

- Therapie im betroffenen Segment beginnen, wenn das Erfolgsorgan nicht zugänglich ist (z. B. chronische Appendizitis, Postcholezystektomiesyndrom).
- Infiltration von 1–5 ml Lokalanästhetikum intra- und subkutan, verteilt über mehrere paravertebrale Depots und Quaddeln.
- Bei starken lokalen Schmerzen im Segment, die eine Berührung erschweren (z. B. Postzosterneuralgie), Infiltration im entsprechenden kontralateralen Segment.

Wenn eine Beschwerdezunahme unter der Segmenttherapie einsetzt, Störfeldsuche beginnen.

Infusionstherapie

Bei Nichtansprechen lokaler oder segmentaler Behandlung oder bei systemischen Erkrankungen und generalisierten Reizzuständen Infusionstherapie beginnen.

Reiztherapie

Durch Einbringen oder Auftragen lokal reizender Substanzen wird bei Therapieresistenz häufig ein Wiederansprechen nach bisheriger erfolgloser Therapie verdächtiger Bezirke beobachtet.

15.4.6 Therapieformen

Quaddeltherapie

Durchführung

Oberflächliche intradermale Injektion von Lokalanästhetikum (je nach Region 0,1–0,3 ml). Ausbildung einer blassen Papel. Bei zu großem Quaddelvolumen: Verletzung der Haut mit Infektionsgefahr, Nekrosenbildung.

Bei der kombinierten Infiltration wichtig: Sowohl das Dermatom als auch das Myotom und das Sklerotom infiltrieren. Zunächst Setzen eines Injektionsdepots von 0,3–0,4 ml Lokalanästhetikum in der Tiefe der Muskulatur, dann Zurückziehen der Nadel und Injektion der gleichen Menge in das Sklerotom. Anschließend intrakutane Quaddel mit 0,2–0,3 ml Lokalanästhetikum.

Indikationen

- Primär in der Segmenttherapie und vorwiegend bei chronischen Erkrankungen.
- Kombination von Quaddel und Infiltration fast immer sinnvoll bei schmerzhaften muskulären Erkrankungen und bei Myogelosen (= Kombination aus lokaler und segmentaler Therapie).

Tab. 15.4. Komplikationen und ihre Behandlung in der Neuraltherapie

Komplikation	Symptomatik	Therapie
Medikamentenunabhängige Komplikationen		
Vasovagale Reaktionen	– Schwindel – Übelkeit – Kreislaufdepression (Besserung im Liegen) – Bradykardie	– Patienten hinlegen, Beinhochlagerung – Injektion eines Vasokonstriktors, z. B. Akrinor: 0,5–1 ml i.v. (bei Kreislaufdepression) oder Atropin 0,5 mg i.v. (bei Bradykardie)
Blutung	– Blutfluss aus dem Stichkanal – Zunehmende Schwellung im Injektionsgebiet	– Manuelle Kompression, Kompressionsverband – Ggf. Volumenersatz mit HÄS 6% 500 ml i.v.
Punktion eines Hohlorgans	– Aspiration von Körperflüssigkeiten	– Abbruch der Injektion – Entfernen der Injektionskanüle – Röntgeniagnostik, ggf. CT
Pneumothorax	– Zunehmende Luftnot und Unruhe – Einseitige Thoraxhebung bei Spannungspneumothorax – Periphere Zyanose	– Abbruch der Injektion – Entfernen der Injektionskanüle – Röntgeniagnostik, ggf. CT – Pleuradrainage bei Spannungspneumothorax – Notarzt verständigen, kein selbstständiger Krankenhaustransport!
Intraneurale Injektion	– Plötzlicher stärkster einschießender Schmerz im Ausbreitungsgebiet des Nervs (peripherer Nerv) oder regional übergreifend (Ganglion) – Injektion nur mit Kraftaufwand durchführbar – Leichtes elektrisierendes Gefühl, Injektion ohne Kraftaufwand durchführbar	– Abbruch der Punktion – Keine gewaltsame Injektion versuchen – Ggf. anschließende neurologische Diagnostik – Kanüle in unmittelbarer Nähe zum Nerv! – Therapie kann durchgeführt werden
Medikamentenbedingte Komplikationen		
Zerebraler Krampfanfall Ursachen: – Arterielle Injektion im Kopfbereich – Zu schnelle venöse Injektion – Spinale Punktion im Kopf-Hals-Bereich	– Patient nicht ansprechbar – Generalisierte Krämpfe – Speichelfluss	– Patientenlage sichern, aber nicht fixieren (**Cave:** Knochenbrüche) – Sicherung der Atemwege mit Guedel-Tubus oder Beißkeil (**Cave:** Aspiration!) – Sauerstoffgabe – Injektion von 5–10–20 mg Diazepam oder 1–2 mg Clonazepam (Rivotril) i.v. – Bei Persistenz: Thiopental (Trapanal) 2,5–5 mg/kg KG, Intubation und Beatmung
Intoxikation mit Lokalanästhetikum Ursachen: – Überschreiten der Höchstdosis – Versehentliche intravasale Injektion	– Ohrensausen, Schwindel – Kribbeln von Lippen und Zunge – Metallischer Geschmack – Verwirrtheit, Bewusstseinsverlust – Tonisch-klonische Krämpfe – Unregelmäßige Atmung – Kardiovaskuläre Depression	– Sicherung der Atemwege mit Guedel-Tubus oder Beißkeil (**Cave:** Aspiration!) – Sauerstoffgabe – Bei Krampfanfällen s. oben – Bei Kreislaufdepression: Injektion eines Vasokonstriktors, z. B. Akrinor: 0,5–1 ml i.v. oder Atropin 0,5 mg i.v. – Intubation und Beatmung je nach Schweregrad
Allergische Reaktion auf Lokalanästhetikum	– Hautrötung, Schwellung, Juckreiz – Generalisierte Urtikaria – Atemnot – Kreislaufdepression	Je nach Schweregrad: – H1-Blocker: Clemastin (Tavegil) 1 Amp. (2 mg) i.v. oder Dimetinden (Fenistil) 1 -2 Amp. (4–8 mg) i.v. – H_2-Blocker Cimetidin (Tagamet) 1–2 Amp. (400–800 mg) i.v. – Kortikosteroide – Adrenalin (Suprarenin) 1 Amp. auf 10 ml NaCl 0,9%: 0,5–10 ml i.v.

Material

- Desinfektionsspray zur Oberflächendesinfektion, sterile Tupfer.
- Spritze: 2 ml.
- Kanüle: 0,5x25 mm (25 G, Nr. 18) oder 0,45x13 mm.
- Lokalanästhetikum: Procain 1% oder Lidocain 0,5–1%.

Infiltration von Myogelosen

Durchführung

Nach Aufsuchen druckdolenter Punkte in der Muskulatur Prüfung der Hautverschieblichkeit: Über Myogelosen erscheint die Haut weniger mobilisierbar als in der unmittelbaren Umgebung.

Desinfektion und Fixierung der Myogelose zwischen Zeige- und Mittelfinger. Setzen einer Hautquaddel von 0,2 ml Lokalanästhetikum und Vorschieben der Injektionskanüle bis zum vermuteten Zentrum der Myogelose. Dann langsame Injektion von 0,5–1 ml Lokalanästhetikum.

Material

- Desinfektionsspray zur Oberflächendesinfektion, sterile Tupfer.
- Spritze: 5 ml.
- Kanüle: 0,7x32 mm (22 G, Nr. 12) oder 0,52x42 mm (25-G-Dentalkanüle).
- Lokalanästhetikum: Procain 1% oder Lidocain 0,5–1%.

Nebenwirkungen und Komplikationen

Die Injektion von Lokalanästhetika setzt eine gute anatomische Kenntnis und die sichere Beherrschung eines möglichen Notfalls voraus. An Nebenwirkungen sind zu nennen:

Dysregulationen des Blutdruckes mit moderater Hyper- oder Hypotension, Flush, Schwindel, Müdigkeit bis hin zur Schläfrigkeit, Dysästhesien im behandelten Gebiet. Die Komplikationen zeigt ◻ Tab. 15.4.

15

Fazit

- Neuraltherapie nie allein »nach Praxisschluss in der Sondersprechstunde« durchführen.
- Monitoring und Notfallmedikamente bereithalten.
- Patienten schriftlich – auch über Komplikationen und Nebenwirkungen – aufklären.
- Vorgehen und Dosierung in der Kartei dokumentieren – auch die Komplikationen!
- Bei Anwendung von ca. 30% der Höchstdosis eines Lokalanästhetikums und bei allen ganglionären Blockaden mit Lokalanästhetikum immer venösen Zugang legen.
- Durch die Anwendung der Neuraltherapie darf eine schulmedizinische kausale Therapie nicht verzögert oder verhindert werden.

Literatur

Literatur zu Kap. 15.3

Eisenberg DM, Davis RB, Ettner SL et al. (1998) Trends in alternative medicine use in the United States, 1990–1997: results of a follow-up national survey. JAMA 280: 1569–1575

Gemeinsamer Bundesausschuss (2001) HTA-Report Akupunktur. www.g-ba.de/cms/upload/pdf/abs5/berichte/ HTA-Akupunktur.pdf

Härtel U, Volger E (2004) Inanspruchnahme und Akzeptanz klassischer Naturheilverfahren und alternativer Heilmethoden in Deutschland – Ergebnisse einer repräsentativen Bevölkerungsstudie. Forsch Komplementarmed Klass Naturheilkd 11: 327–334

Kersken T (1993) Einschätzung der handwerklichen Qualität durchgeführter Akupunkturtherapie in 86 Studien. In: Pomeranz B, Stux G (1989) Scientific bases of acupuncture. Springer, Berlin Heidelberg New York

Linde K, Melchart D, Worku F, Stöhr W, Pothmann R, Wiesner-Zechmeister M,Weinschuetz T (1995) Assessing the Quality of Clinical Trials of Acupuncture. Forsch Komplemmentärmed 6: 353

Melchart D, Linde K, Fischer P et al. (2001) Acupuncture for idiopathic headache. Cochrane Database Syst Rev CD001218

Melchart D, Streng A, Reitmayr S, Hoppe A, Weidenhammer W, Linde K (2004) Programm zur Evaluation der Patientenversorgung mit Akupunktur (PEP-AC) – Die wissenschaftliche Begleitung des Modellvorhabens der Ersatzkassen. Z Ärztl Fortbild Qual Gesundhwes 98: 471–473

Melchart D, Streng A, Hoppe A et al. (2006) Akupunktur bei chronischen Schmerzen: Ergebnisse aus dem Modellvorhaben der Ersatzkassen. Dtsch Ärztebl 103, 4: A-187/B-160/C-159

Niederberger U, Weinschütz T, Geber WD (1997) Methoden der klinischen Kopfschmerzforschung zur Evaluation der Akupunktur: Migräne-Kopfschmerz-Tagebücher. AKU 25: 190–197

Resch KL,Ernst E (1995) Wirksamkeitsnachweise komplementärer Therapien- Literaturanalyse am Beispiel der Akupunktur. Fortschr Med 113: 49–53

Vincent CA, Richardson PH (1986) The evaluation of therapeutic acupuncture: Concepts and methods. Pain 24: 1

Weidenhammer W, Menz G, Streng A, Linde K, Melchart D (2006) Behandlungsergebnisse der Akupunktur bei chronischen Schmerzpatienten – welche Rolle spielt der Akupunkteur? Schmerz (im Druck)

Weinschütz T (1983) Zur Therapie orthopädischer Schmerzsyndrome durch Akupunktur. Med Diss Univ Heidelberg

Weinschütz T (1990) Akupunktur bei Kopfschmerzen – chinesische und westeuropäische Sicht. Akupunktur Theor Prax 18: 18–24

Weinschütz T (1994) Schmerztherapeutische Basis und Konzepte in der Akupunktur. In: Beck R, Heydenreich A, Pothmann R, Ots T, Weinschütz T (Hrsg) Akupunktur in der Neurologie. Hippokrates, Stuttgart, S 59

Weinschütz T (1996) Akupunktur bei Kopfschmerzen. Methodische Grundlagen und Ergebnisse klinischer Untersuchungen. Schmerz 10: 149–155

Weinschütz T (1998) Akupunktur in der (Kopf-)Schmerztherapie: Placebo oder mehr? Nervenheilkunde 17: 168–172

Weinschütz T (1999) Akupunktur zwischen Qualitätssicherung und Kommerz. Oder welche Ausbildung braucht der Akupunkturarzt der Zukunft? AKU 27: 5–8

Weinschütz T (2004) Qualitätssicherung, Evidence based Medicine und Leitlinien in der Akupunktur. AKU 32: 2004, 223–226

Witt C, Brinkhaus B, Jena S, Selim D, Löbel S, Willich SN (2004) Modellvorhaben Akupunktur der Techniker Krankenkasse und der dem

Modellvorhaben beigetretenen Krankenkassen. Z Ärztl Fortbild Qualitatssich 98: 473–5

Witt, Claudia M, Brinkhaus B, Jena S et al. (2006) Wirksamkeit, Sicherheit und Wirtschaftlichkeit der Akupunktur – Ein Modellvorhaben mit der Techniker Krankenkasse. Dtsch Ärztebl 103, 4

Wonderling D, Vickers AJ, Grieve R, McCarney R (2004) Cost effectiveness analysis of a randomised trial of acupuncture for chronic headache in primary care. BMJ 328: 747–749

Literatur zu Kap. 15.4

Böhm P (1997) Lidocain-Infusionen bei chronischen Schmerzzuständen. Allgemeinarzt 1:85–86

Dosch P (1988) Lehrbuch der Neuraltherapie nach Huneke. Haug, Heidelberg

Fischer L (1998) Neuraltherapie nach Huneke. Hippokrates, Stuttgart

Gross D (1972) Therapeutische Lokalanästhesie. Hippokrates, Stuttgart

Huneke F (1983) Das Sekundenphänomen der Neuraltherapie. Haug, Heidelberg

Pischinger A (1965) Die Objektivierung des Sekundenphänomens. Phys Diät Ther 6: 1–6

Reuter U, Oettmeier R (1997) Regulations- und Schmerzbehandlung mit Infusionsneuraltherapie. NaturaMed, 12: 20–25

Sehati-Chafai (1991) Eine experimentelle und klinische Studie zur Grundlagenforschung der Kopfschmerz- und Migränetherapie mit lokalanästhetikumhaltigen Infusionen ML-Verlag Uelzen 172–177

Seithel R (1983) Neuraltherapie. Grundlagen – Klinik – Praxis. Hippokrates, Stuttgart

Zimmermann M, Handwerker HO (1984) Schmerz. Konzepte und ärztliches Handeln. Springer, Berlin Heidelberg New York

Schmerztherapie von Skelettmetastasen mittels ionisierender Strahlung

16.1 Strahlentherapeutische Verfahren – 162
I.A. Adamietz, H. Schmidberger
16.1.1 Wirkungsmechanismus – 162
16.1.2 Bisphosphonate – 163
16.1.3 Lokale Radiotherapie – 163
16.1.4 Halbkörperbestrahlung (Half-Body Irradiation, HBI) – 165

16.2 Nuklearmedizinische Schmerztherapie – 167
W.U. Kampen, N. Czech, M. Fischer
16.2.1 Symptomatik und Therapie ossärer Metastasen – 167
16.2.2 Radionuklidtherapie – 168
16.2.3 Indikation, Kontraindikationen und Durchführung – 169
16.2.4 Klinische Ergebnisse – 170
16.2.5 Ausblick – 171

Literatur –172

16.1 Strahlentherapeutische Verfahren

I.A. Adamietz und H. Schmidberger

16.1.1 Wirkungsmechanismus

Die perkutane Strahlentherapie ist eine wirksame Maßnahme zur Tumorbekämpfung und verfügt über eine messbare Effektivität bei Schmerzen, die durch Knochenmetastasen hervorgerufen werden.

Knochenmetastasen entstehen durch hämatogene Tumorzelldissemination in das Knochenmark und sind eigentlich Metastasen des Knochenmarkes. Die dort wachsenden Tumorzellen können die Skelett- und Kalziumhomöostase stören und sekundäre Knochenveränderungen hervorrufen, die als Tumorosteopathien bezeichnet werden. Die Wirkung der Strahlentherapie beruht auf der reproduktiven Inaktivierung bzw. Abtötung der Tumorzellen und Wiederherstellung der normalen Regelkreise auf zellulärer Ebene. Folglich kommt es zum Wiederaufbau des Knochens. Die wiederhergestellte Knochenstabilität führt zum dauerhaften Rückgang der Schmerzen. Die Strahlentherapie ist deshalb keine symptomatische, sondern eine kausale Schmerztherapie.

Degeneration und Nekrose von Tumorzellen

⇩

Kollagenproliferation und
Bildung von gefäßreichem fibrösem Stroma

⇩

Aktivierung von Osteoblasten

⇩

Partieller Ersatz des Stromas durch Knochenlamellen

Abb. 16.1. Effektkaskade im metastasierten Knochen nach der Strahlentherapie

Der Effekt der Bestrahlung auf den Knochen wurde post mortem und anhand kinetischer Radioisotopenstudien untersucht. Die ersten mikroskopischen Veränderungen nach Bestrahlung von metastatisch befallenem Knochen sind Degeneration und Nekrose von Tumorzellen, gefolgt von Kollagenproliferation (Abb. 16.1). Es entsteht ein gut durchblutetes faseriges Gewebe, das nach einer Phase intensiver osteoblastischer Aktivität in einen Geflechtknochen übergeht. Dieser primitive Knochen wird stufenweise durch den Lamellenknochen ersetzt. Die Räume zwischen den Trabekeln werden zunächst durch Bindegewebe, anschließend durch Knochenmark besetzt.

Die Remineralisation des Knochens konnte radiographisch nachgewiesen werden. Rekalzifizierung der osteolytischen Läsionen kann bereits bei moderaten Strahlendosen (20–30 Gy) nach 2–3 Wochen mit einem Maximum nach 2 Monaten beobachtet werden (Abb. 16.2). Gelegentlich wird unmittelbar nach Bestrahlung ein Absinken der Knochendichte (bis zu 30%), gefolgt von einer raschen Anhebung der Knochendichte, festgestellt. Ein nicht tumorbefallener gesunder Knochen zeigt dagegen keinerlei Veränderungen des Mineralgehalts nach Bestrahlung.

Die Vielfalt der klinischen Symptomatik ist bei Knochenmetastasen sehr groß und impliziert den Einsatz mehrerer therapeutischer und supportiver Maßnahmen. Die Reihenfolge und der Umfang chirurgischer, radiotherapeutischer und systemischer

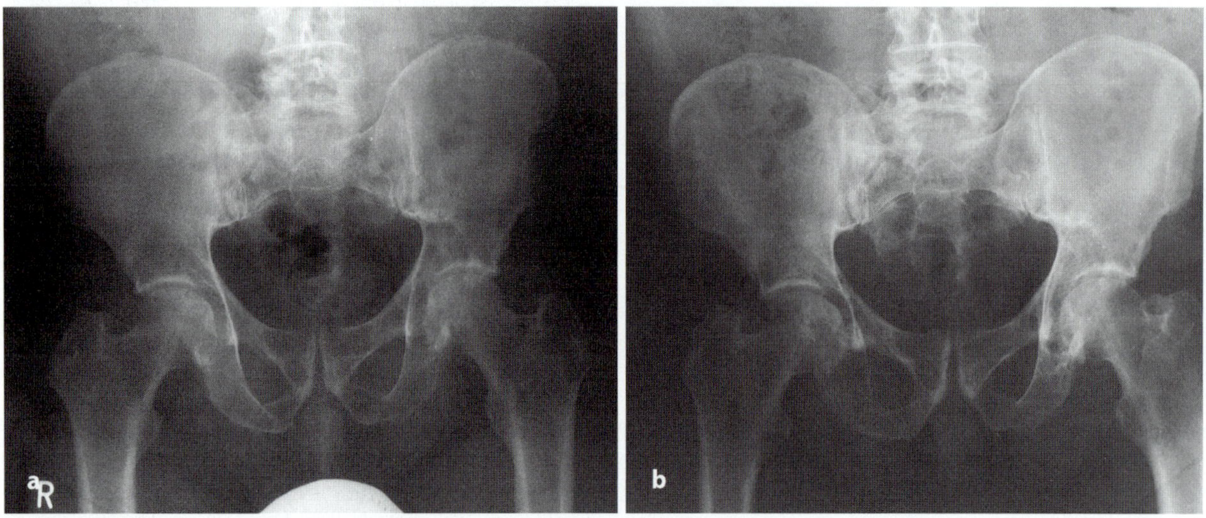

Abb. 16.2. Resklerosierung von Osteolysen nach Radiotherapie. Bei einer Patientin mit ossär metastasiertem Mammakarzinom wurden das Os sacrum, beide Liosakralfugen sowie die linke Hüfte palliativ mit 30 Gy bestrahlt. Im Vergleich zur Aufnahme vor der Radiotherapie (**a**) zeigt die Verlaufskontrolle 6 Monate nach der Radiotherapie (**b**) eine deutliche Sklerosierung der behandelten Knochenareale

Tab. 16.1. Häufigkeit der Komplikationen bei Knochenmetastasen

Komplikation	Relative Häufigkeit (%)
Knochenschmerzen	50–90
Pathologische Frakturen	10–40
Spinale Kompressionssyndrome	<10
Knochenmarkkarzinose	<10
Hyperkalzämie	10–20

Maßnahmen sollten interdisziplinär besprochen und entschieden werden.

Etwa 2/3 der Patienten mit röntgenologisch nachweisbaren Knochenmetastasen haben Schmerzen Tab. 16.1). Die Beseitigung der Schmerzsymptomatik und Wiederherstellung der Skelettfunktion stehen im Vordergrund. Ein kausales Vorgehen gegen die Metastasen darf neben den rein symptomatischen Maßnahmen wie Schmerztherapie nicht vergessen werden. Die Resultate der Behandlung können durch Kombination verschiedener Verfahren deutlich verbessert werden.

16.1.2 Bisphosphonate

Eine wichtige Aufgabe in der Behandlung von Komplikationen von Knochenmetastasen kommt den Bisphosphonaten zu. Sie stellen eine inzwischen etablierte Substanzgruppe zur Behandlung von tumorbedingter Hyperkalzämie und ossären Metastasen dar. Bisphosphonate führen durch eine Hemmung der Osteoklastenaktivität und durch eine Stabilisierung des Hydroxylapatits im Knochen zu einer Senkung des Serumkalziums und einer Rekalzifizierung von Tumorosteolysen. Sie führen zu einer raschen Reduktion der durch Knochenmarkkarzinose bedingten Schmerzen und wirken unabhängig von der zugrundeliegenden Tumorentität bei einem außerordentlich günstigen Nebenwirkungsspektrum. Diese Substanzgruppe, die durch eine P-C-P-Bindung charakterisiert ist, weist eine hohe Affinität zur Knochenmatrix auf.

Die Wirksamkeit von Bisphosphonaten wurde inzwischen durch viele klinische Studien bei einigen der häufigsten soliden Tumoren und beim multiplen Myelom belegt. Indikationen zur Applikation von Bisphosphonaten sind Hyperkalzämie sowie nachweisbare ossäre Metastasen. Im klinischen Einsatz befinden sich derzeit 4 Bisphosphonate: Clodronat (p.o. und i.v.), Pamidronat (i.v.), Ibandronat (i.v.) sowie Zoledronat (i.v.). Darüber hinaus demonstrieren Bisphosphonate eine Reihe interessanter Effekte wie Hemmung der Tumorangiogenese und des Tumorzellwachstums in vitro. In vivo wurde eine Reduktion der Inzidenz viszeraler Metastasen beschrieben. Diese Daten lassen die Vermutung zu, dass mit Hilfe dieser Substanzgruppe in Zukunft weitere klinische Einsatzgebiete erschlossen werden.

Es ist generell davon auszugehen, dass Bisphosphonate alle metastasenbedingten Skelettkomplikationen (Knochenschmerzen, ossäre Frakturen, Spinalkompressionen) und die damit verbundenen Interventionen (Radiotherapie, chirurgische Intervention) vermindern oder verzögern können. Eine Lebensverlängerung durch die Applikation von Bisphosphonaten wird vermutet, ist aber noch nicht gesichert. Bei soliden Tumoren stellen die bildgebend nachgewiesenen Knochenmetastasen, ihre Komplikationen und Hyperkalzämie die Indikationen zur Bisphosphonattherapie dar. Beim multiplen Myelom profitieren alle Patienten ab Diagnosestellung von einer konsequenten und progressionsadaptierten Behandlung mit dieser Substanzgruppe. Die Wahl der Präparate sollte sich nach den zugelassenen Indikationsgebieten richten. Ein möglichst früher Einsatz der Bisphosphonate sollte angestrebt werden. Die Therapie mit Bisphosphonaten sollte, solange der Allgemeinzustand es rechtfertigt, fortgeführt werden. Die Kombination von Radiotherapie und Bisphosphonaten bei Knochenmetastasen führt zu einer verbesserten Schmerzreduktion.

16.1.3 Lokale Radiotherapie

Indikationen

Die Indikationen zur perkutanen Bestrahlung sind Schmerzen, Frakturgefahr (Häufigkeit ca. 10%), eine manifeste Fraktur sowie Kompression durch die Tumormasse (z. B. Hirnnervenausfälle durch ossäre Veränderungen im Bereich der Austrittsstellen an der Schädelbasis; Abb. 16.3). Die Radiotherapie ist auch

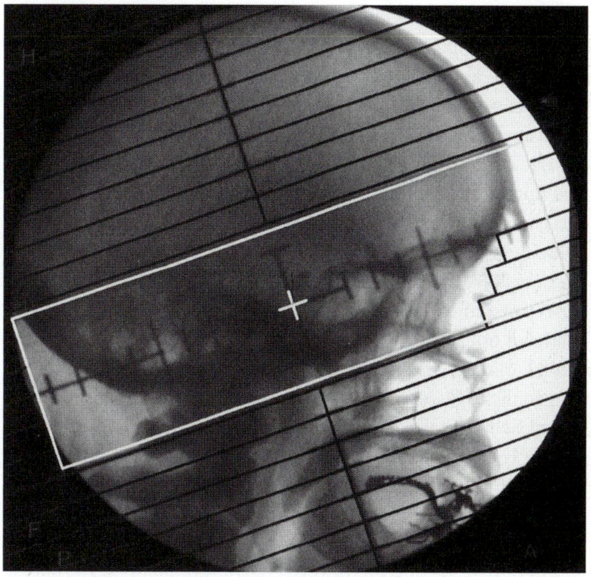

Abb. 16.3. Simulationsaufnahme für eine palliative Bestrahlung der Schädelbasis bei Hirnnervenausfällen infolge von Knochenmetastasen

indiziert nach operativen Interventionen zur Vermeidung des lokalen Rezidivs. Das Ziel einer postoperativen lokalen Strahlenbehandlung ist eine zusätzliche Schmerzbesserung sowie eine Beeinflussung der Remineralisation durch die lokale Tumorkontrolle. Dies führt zu einer Festigung des eingebrachten Stabilisierungsmaterials. Ferner wird eine intraoperative Tumorzellverschleppung, wie sie beispielsweise bei der Tumorendoprothese der Hüfte auftreten kann, behandelt.

Disseminierte Knochenmetastasen eignen sich nicht zu einer alleinigen lokal umschriebenen Strahlentherapie, da durch die Bestrahlung einzelner Herde die Schmerzempfindung an anderen Lokalisationen »demaskiert« werden kann. Eine sinnvolle Kombination stellt in dieser Situation die Verbindung der Radiotherapie mit einer Behandlung mit Bisphosphonaten dar. Bei Gefährdung der Statik ist eine lokale Strahlentherapie (tumorizider Effekt) unabdingbar.

Durchführung der Behandlung

Die Strahlenbehandlung wird prinzipiell an einem Linearbeschleuniger oder einem Telekobaltgerät durchgeführt. Die Dauer der Behandlung hängt von der Fraktionierung ab und schwankt zwischen wenigen Tagen und mehreren Wochen. Da die Dauer der Bestrahlungssitzung kurz ist und das Nebenwirkungsspektrum gering, ist eine ambulante Durchführung der Behandlung möglich.

Bei der Strahlenbehandlung ist die symptomatische Metastase mit einem Sicherheitsabstand zu behandeln. Eine Bestrahlung des gesamten befallenen Knochens ist nicht notwendig. Im Bereich der Wirbelsäule sollen 1-2 nichtbetroffene Wirbelkörper kranial und kaudal der Läsion in das Zielvolumen einbezogen werden. Es sollte immer darauf geachtet werden, dass die radiologisch als pathologisch identifizierte Stelle auch der Schmerzursache entspricht. In begründeten Fällen (klinische Symptomatik, Tumorentität) sollte eine Schnittbilddiagnostik zum Ausschluss einer Weichteilkomponente folgen. Eine kleinvolumigere Strahlentherapie kann bei eingeschränkter Knochenmarkreserve vor geplanter oder nach intensiver Chemotherapie erforderlich sein. Sie ist auch sinnvoll bei wirksamer antiosteoklastischer Therapie.

Die Bestrahlungstechnik wird so gewählt, dass die ossäre Läsion homogen bestrahlt wird und gleichzeitig ein rascher Beginn der Therapie möglich wird, d. h. schnell und einfach zu realisierende Bestrahlungstechniken haben in der Palliativsituation den Vorrang (◘ Abb. 16.4). Im Bereich der distalen Extremitäten und der Wirbelsäule werden so genannte Stehfelder, bei größeren Läsionstiefen oder in der Beckenregion Gegenfelder verwendet. Die HWS kann zur Schonung von Larynx, Trachea und Ösophagus über seitliche isozentrische opponierende Felder, Rippen, Skapula und Schädelkalotte können über Tangenzialfelder oder über direkte Felder mit Elektronen bestrahlt werden. Die Nebenwirkungen sind gering, auch nach höheren Einzeldosen. Spätfolgen werden (global alle Tumorentitäten erfassend) nicht beobachtet.

Trotz palliativer Situation und der Bevorzugung rasch zu realisierender Techniken muss die Bestrahlung von Skelettläsionen sorgfältig geplant und ausgeführt werden, um akute Nebenwirkungen zu vermeiden und klare Verhältnisse für eine evtl. nachfolgende Bestrahlung zu schaffen. Da es sich nicht selten um teilweise vorbestrahlte Regionen handelt, sollte auch an eine computergestützte Planung gedacht werden.

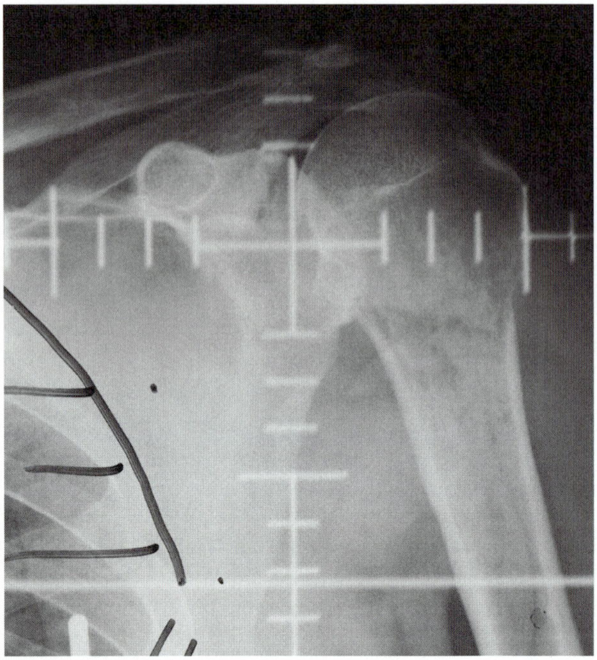

◘ **Abb. 16.4.** Simulationsaufnahme einer Gegenfeldbestrahlung des linken proximalen Humerus und der linken Scapula. Die einfache und gut reproduzierbare Bestrahlungstechnik erlaubt einen unverzüglichen Beginn der Behandlung

Angewandte Dosisfraktionierungsschemata variieren erheblich. Zur Anwendung kommen Einzeldosen zwischen 2 und 8 Gy, die Gesamtdosen schwanken zwischen 8 und 50 Gy. Mehrere in den letzten Jahren durchgeführte Umfragen zeigen, dass das gewählte Dosierungs- und Fraktionierungskonzept von verschiedenen, auch nicht medizinischen Faktoren abhängen kann. Die Gesamtdosis bei Bestrahlung der operierten Skelettanteile sollte bei konventioneller Fraktionierung wegen potenzieller Hemmung der Osteoblastentätigkeit nicht höher als 40–42 Gy gewählt werden.

Ergebnisse

Die Resultate der Bestrahlung ossärer Metastasen in Bezug auf Schmerzreduktion sind nahezu unabhängig vom gewählten Therapieschema vergleichbar. Rekalzifizierung und Dauer der lokalen Remission sind offensichtlich vom Fraktionierungskonzept abhängig.

Die Strahlentherapie ossärer Metastasen führt zu Verbesserung und Erhaltung der Lebensqualität durch Schmerzlinderung, Mobilitätsgewinn, Funktionsverbesserung, Steigerung des Wohlbefindens, Pflegeerleichterung und lokalem Tumorwachstumsstillstand.

16

Ansprechraten der Schmerzsymptomatik von 80–90% mit kompletter Remission bis zu 50% werden angegeben. Eine retrospektive Analyse mehrerer randomisierter Studien zur Bestrahlung von Knochenmetastasen ergab geringfügig niedrigere Werte (komplette Schmerzremission 37%, teilweise Schmerzremission 43%).

Die Schmerzbesserung tritt in der Regel 1–3 Wochen nach Beginn der Strahlentherapie ein. Die rasche Schmerzlinderung lässt sich nicht allein mit intraossärer Druckabnahme durch Tumorrückbildung erklären. Sie ist eher auf nicht geklärte intra- oder interzellulär ablaufende Mechanismen – möglicherweise durch Beeinflussung schmerzinduzierender Mediatorsubstanzen – zurückzuführen. Die Schmerzbeeinflussung ist unabhängig von der Histologie, wobei das Ansprechen beim Prostata- und beim Bronchialkarzinom im Vergleich zum Mammakarzinom etwas schlechter ist bzw. verzögert erfolgt. Der Einfluss unterschiedlicher Dosis- und Fraktionierungsschemata auf die Rate der Schmerzreduktion bei Patienten mit Knochenmetastasen wurde mehrfach untersucht. Es fand sich keine statistisch relevante Differenz in den Ansprechraten. Die unterschiedlichen Aussagen publizierter Studien in Hinblick auf verschiedene Parameter des Ansprechens wie Schmerzlinderung und Rekalzifizierung beruhen auf einer differenten Bewertung der Studienparameter sowie einer erheblichen Inhomogenität der Studienkollektive, die für Patienten mit fortgeschrittener Tumorerkrankung charakteristisch sind.

Die Applikation einer hohen Einzeldosis von 1-mal 8 Gy ist signifikant einer einmaligen Strahlendosis von 1-mal 4 Gy hinsichtlich der Schmerzpalliation überlegen, ohne Unterschied in der Rate kompletter Remissionen und der Dauer der Schmerzlinderung. Nach akzelerierter Strahlentherapie tritt die Schmerzlinderung erheblich früher ein als nach konventionell fraktionierter Therapie.

Die objektive Remission als röntgenologisch nachweisbare Rekalzifizierung 1–6 Monate nach Strahlentherapie, die durch methodische Probleme in der exakten Mess- und Vergleichbarkeit unterschiedlich geschätzt wird, liegt bei allen Tumorentitäten zwischen 5 und 70% mit höchster Ansprechrate beim Mammakarzinom (62%), gefolgt vom Prostatakarzinom (57%), Bronchialkarzinom (28%) und Nierenzellkarzinom (11%).

Osteolytische Destruktionen im Bereich des Stammskelettes remineralisieren besser (ca. 60%) als in Abschnitten der Extremitäten. Eine zunehmende Wirbelkörpersinterung lässt sich allerdings trotz Sklerosierung nicht immer vermeiden, was auf die relativ lange Wiederaufbauphase des Knochens zurückzuführen ist. Andere Autoren bestätigen diese Daten.

Objektive Remissionszeichen können im Knochenszintigramm durch Rückbildung der Nuklidmehrbelegung – in einem Teil der Fälle nach vorübergehender Zunahme der Aktivitätsanreicherung (Flarephänomen) – unmittelbar nach abgeschlossener Strahlentherapie nachgewiesen werden. Die Dauer der objektiven Remission beträgt beim Mammakarzinom durchschnittlich 16 Monate, beim Prostata-, Bronchial- und Nierenzellkarzinom 12 Monate. Die Remineralisierungsraten nach akzelerierter und konventioneller Strahlentherapie sind vergleichbar. Nach einer Einzeitbestrahlung wird eine deutlich geringere Remineralisation beobachtet.

16.1.4 Halbkörperbestrahlung (Half-Body Irradiation, HBI)

Indikationen

Indikationen zur Halbkörperbestrahlung sind in erster Linie disseminierte schmerzhafte Knochenmetastasen beim Mamma-, Bronchial-, Prostatakarzinom, bei Non-Hodgkin-Lymphomen oder beim multiplen Myelom. Der Einsatz der Halbkörperbestrahlung ist rückläufig, die Effizienz dieser palliativen Maßnahme ist jedoch unstrittig.

Durchführung der Behandlung

Die Bestrahlung wird mit Megavolttechniken über ventrodorsale Gegenfelder in vergrößertem Fokus-Haut-Abstand (180–200 cm in Abhängigkeit von den räumlichen und apparativen Gegebenheiten) durchgeführt, um ausreichend große Felder zu erzielen. Durch Bolusmaterial sollte eine Kompensation der unregelmäßigen Körperoberfläche erfolgen. Die Abschirmung von Augen, Mundhöhle, Parotis und Genitalregion wird empfohlen ebenso wie eine Korrektur der Lungendosis (evtl. Reduktion der Lungendosis gegenüber der Gesamtdosis durch eine permanente oder zeitweilige Reduktion der Dosisleistung).

Die Bestrahlung wird mit der schmerzführenden Körperhälfte begonnen. Die Feldgrenzen für die UHBI (obere Halbkörperbestrahlung) sind kranial die Schädelkalotte und kaudal die Beckenkammhöhe. Die Feldgrenzen für MBI (mittlere Körperbestrahlung) sind Zwerchfell/Rippenbogen und Unterrand der Foramina obturatoria. Die untere Feldgrenze der LHBI (untere Halbkörperbestrahlung) verläuft durch die Knöchelregion.

Die empfohlene Einzeitdosis für LHBI und MBI sind zunächst 8 (–10) Gy, für UHBI 6 (–8) Gy. Bei geplanter Bestrahlung beider Körperhälften ist ein zeitliches Intervall von 6–8 Wochen bis zur Erholung der Knochenmarkfunktion einzuhalten.

Ergebnisse

Die Erfolgsquote ist hoch mit einer Schmerzlinderung in nahezu 80% der Fälle (davon 20% Schmerzfreiheit) und einem Wirkungseintritt innerhalb von 12–48 h bei 50% und innerhalb einer Woche bei 80% der Patienten. Die Dauer der Schmerzlinderung wird im Mittel mit 3–4 Monaten angegeben. Bei etwa 2/3 der Patienten hält sie für die verbleibende Lebenszeit an. Mammakarzinome sprechen besser an als Prostata- und Bronchialkarzinome (95 vs. 80 vs. 60%).

Eine fraktionierte HBI (5-mal 3 Gy an 5 konsekutiven Tagen) ist genauso effektiv ist wie eine Einzeit-HBI. Der Vorteil der Fraktionierung liegt in der deutlich geringeren Häufigkeit und Intensität von Akutnebenwirkungen wie Übelkeit. Die Schmerzreduktion kann sehr rasch erreicht werden (<7 Tage) und dauert für etwa 70% der verbleibenden Lebensdauer der Patienten.

Tab. 16.2. Vorgehen bei verschiedenen Manifestationen ossärer Metastasen

Manifestation/ Komplikation	Vorgehen
Kompression durch Tumormasse	Lokale Strahlentherapie ist dringend indiziert. Vor dem Beginn der Behandlung sollte eine genaue Diagnostik der Läsion zur Bestimmung des zu bestrahlenden Volumens erfolgen.
Nach durchgeführter Operation am Skelett	Strahlentherapie ist indiziert, da die Tumorzellen sehr rasch entlang der implantierten Metallteile wachsen und zu frühen schmerzhaften Rezidiven führen.
Frakturgefährdung – Knochendestruktion	Bestimmung der Frakturgefahr (Anwendung von standardisierten Scoring-Systemen erforderlich). Bei Frakturgefährdung operative Versorgung und anschließende Strahlentherapie. Bei medizinischen Kontraindikationen gegen chirurgische Maßnahmen sofortige Strahlentherapie.
Metastatisch bedingte lokalisierte Tumorschmerzen	Korrelation der Beschwerden mit einem Osteolysenachweis erforderlich (**Cave:** An der Schädelbasis und im Kreuzbeinbereich ist der Nachweis ursächlicher, aber sehr kleiner Läsionen schwierig). Bei fehlender Frakturgefahr ist eine antiosteoklastische Therapie indiziert. Bei Persistenz der Schmerzen nach der ersten Gabe des Bisphosphonates sollte eine lokale Strahlentherapie eingeleitet werden.

Die akute Toxizität (während und unmittelbar nach HBI bis zu 2 Wochen) kann ausgeprägt sein: Nausea, Emesis, Diarrhö, bei UHBI zusätzlich Stomatitis und Dysphagie innerhalb von 12 h bzw. nach 3–4 Tagen bis 1–2 Wochen. Selten kommt es zu vorübergehender (12–24 h) Temperaturerhöhung, Tachykardie und Blutdruckabfall. Die Nebenwirkungen sind ausgeprägter bei der UHBI (ca. 80%) als bei der LHBI (bis ca. 30%).

Die subakute Toxizität (3 Wochen bis 3 Monate nach Radiatio) beinhaltet Myelosuppression mit konsekutiver Erholung in 6–8 Wochen (Wiederbesiedlung des Knochenmarks mit Stammzellen aus der nichtbestrahlten Region), temporäre Alopezie (2 Wochen nach UHBI), reversible Mundtrockenheit, vorübergehende Beeinträchtigung der Geschmackssensibilität. Das gravierendste Problem bei der UHBI ist dosisabhängig. Die Pneumonitis, die sich ca. 3–4 Monate nach HBI mit akut auftretender Symptomatik (Husten, Dyspnoe, röntgenologischer Nachweis diffuser oder nodulärer Infiltrate) entwickeln kann. Die Pneumonitishäufigkeit ohne Lungendosiskorrektur lag bei 20% bei 8 Gy und ca. bei 50% bei 10 Gy Einzeitdosis, mit foudroyantem tödlichem Verlauf bei ca. 80% der betroffenen Patienten.

Das Auftreten einer chronischen Toxizität (>4. Monat) ist abhängig von der Überlebenszeit des Patienten und kann nach UHBI Katarakt, Lungenfibrose und radiogene Myelitis bedeuten, nach LHBI hepatische, gastrointestinale und renale Funktionsstörungen und evtl. -verluste. Diese Risiken können bei palliativer Zielsetzung und begrenzter Lebenserwartung bewusst eingegangen werden. Eine stationäre Behandlung ist bei obligater Prämedikation (Antiemetika – bevorzugt antizipativ mit einem selektiven 5-HT3-Antagonisten – in Kombination mit Dexamethason, evtl. Nahrungskarenz 6 h vor HBI, Hydratation, klinisches Monitoring für einige Stunden nach HBI) nicht zwingend erforderlich. Die Durchführung der HBI unter stationären Bedingungen ist jedoch dann empfehlenswert, wenn begrenzte Erfahrungen vorliegen, sowie bei Patienten mit eingeschränkter Leber- und Nierenfunktion, vorangegangener Lungen- oder Mediastinalbestrahlung bzw. intensiver Doxorubicin- und Bleomycin-haltiger Chemotherapie (bei UHBI). Die Anwendung fraktionierter Schemata reduziert beträchtlich die Spättoxizität.

Praktisches Vorgehensschema

Lokale Strahlentherapie verlängert und erweitert die Möglichkeiten einer medikamentösen Behandlung. Als eine kausale Behandlungsmaßnahme sollte sie immer in das Behandlungskonzept bei ossären Metastasen einbezogen werden,

Das Vorgehen bei verschiedenen Manifestationen ossärer Metastasen ist in Tab. 16.2 zusammengefasst.

Fazit

Perkutane Bestrahlung ist eine wirksame Maßnahme zur Behandlung schmerzhafter metastatischer ossärer Läsionen (Ansprechen ca. 80–90%). Die Resultate der Bestrahlung ossärer Metastasen in Bezug auf Schmerzreduktion sind nahezu unabhängig vom gewählten Therapieschema vergleichbar.

Angewandte Dosierungsfraktionierungsschemata variieren erheblich. Zur Anwendung kommen Einzeldosen zwischen 2 und 8 Gy, die Gesamtdosen schwanken zwischen 8 Gy (Einzeitbestrahlung) und 40–50 Gy (fraktionierte Bestrahlung). Allerdings sollten bestimmte Mindestdosen nicht unterschritten werden (z. B. zeigt eine einmalige Dosis von 4 Gy eine geringe analgetische Wirkung). In der Regel werden bei Patienten mit einer schlechten Prognose hohe Einzeldosen und eine kurze Behandlungsdauer gewählt, bei guter Lebenserwartung niedrige Einzeldosen und eine längere Gesamtdauer der Behandlung (z. B. 6-mal 4 Gy, 10-mal 3 Gy, 20-mal 2 Gy), da nach fraktionierter Bestrahlung die Remineralisation des Knochens besser ist und die Analgesie wahrscheinlich länger anhält. Darüber hinaus ist das Risiko der Spätkomplikationen der Therapie geringer.

Aufgrund von weiter Verbreitung von Bisphosphonaten ging der Einsatz einer Halbkörperbestrahlung signifikant zurück und ist gegenwärtig nur Sonderfällen vorbehalten.

16.2 Nuklearmedizinische Schmerztherapie

W.U. Kampen, N. Czech und M. Fischer

In Deutschland werden pro Jahr etwa 50 neue Prostatakarzinome sowie etwa 85 neue Mammakarzinome auf 100.000 Einwohner diagnostiziert. Im Autopsiematerial können bei etwa 80% der Prostatapatienten und etwa 75% der Mammakarzinompatientinnen Knochenmetastasen nachgewiesen werden (Tab. 16.3). Das knöcherne Skelett stellt einen häufigen Zielort von Karzinommetastasen dar, wobei etwa 80% aller Knochenmetastasen allein durch das Mamma- und das Prostatakarzinom bedingt sind [40]. Darüber hinaus zeigen auch Patienten mit Bronchial- oder Nierenzellkarzinom in fortgeschrittenen Stadien eine ossäre Metastasierung in 20–40% [9]. Prinzipiell kann jede Krebserkrankung zu Knochenmetastasen führen [16]. Nach Angaben der WHO leiden pro Tag etwa 4 Mio. Menschen an tumorbedingten Schmerzen, wovon etwa 40–50% durch Knochenmetastasen hervorgerufen werden [51].

Ein Großteil dieser Patienten entwickelt im Verlauf der Erkrankung eine ausgeprägte Schmerzsymptomatik, die die Lebensqualität einschränkt und daher einer gezielten Therapie bedarf, die interdisziplinär durchgeführt werden sollte, um ein Optimum für den Patienten zu erreichen. Ziel der Behandlung muss es sein, die Lebensqualität zu verbessern, d. h. »to add life to the years, not years to the life«.

Über interzelluläre Wechselwirkungen zwischen Tumorzellen, Osteoblasten und Osteoklasten, aber auch durch physikalische Vorgänge können Metastasen vielfältige Reaktionen im Knochen hervorrufen. Beispielsweise führt die Sekretion eines dem physiologischen Parathormon ähnlichen Peptids, PTHrP (»PTH-related peptide«) zur Stimulation der Osteoblasten, welche ihrerseits durch die Bildung des so genannten RANKL (»receptor for activation of nuclear factor κ B-ligand«) als wichtigem Faktor für die Aktivierung der Osteoklasten den Knochenabbau mittelbar initiieren können [13]. Mit verschiedenen Interleukinen, TNF α und TNF β, TGF α und PGE_2 sind zahlreiche weitere Mediatoren bekannt [2], die bei der Entstehung und Ausbreitung ossärer Metastasen eine Rolle spielen, deren genaues Zusammenwirken jedoch noch nicht bekannt ist. Bei Prostatakarzinomen und kleinzelligen Bronchialkarzinomen überwiegen meist osteoblastische Metastasen. Ausgedehnte Osteolysen sind typisch für das Plasmozytom, lokal osteolytische Prozesse für das Nierenzellkarzinom. Mammakarzinome, kolorektale Malignome oder das Pankreaskarzinom führen in der Regel zu gemischt osteolytischen und osteoblastischen Metastasen, wobei der radiologische Aspekt lediglich als Korrelat des jeweils überwiegenden Prozesses anzusehen ist, da auch jegliche Knochenresorption eine reaktiv gesteigerte Knochenneubildung im Randbereich initiiert [18, 24].

Tab. 16.3. Inzidenz der Skelettmetastasierung im Autopsiematerial. (Nach Paulus 1995 [36])

Primärtumor	Mittlere Häufigkeit (%)	Bereich (%)
Mamma	73	47–85
Prostata	68	33–85
Schilddrüse	42	28–85
Niere	35	33–40
Lunge	36	30–55
Ösophagus	6	5–7
Gastrointestinum	5	3–11
Rektum	11	8–13

16.2.1 Symptomatik und Therapie ossärer Metastasen

Nach Angaben von Wagner [50] sind nur etwa 25% der Patienten mit Knochenmetastasen beschwerdefrei, bei den anderen 75% sind Schmerzen, die häufig als schlecht lokalisierbar beschrieben werden, das führende Symptom. Neben Müdigkeit, Einschränkung des gesellschaftlichen Lebens und psychischer Erschöpfung werden diese Schmerzen von den Patienten als wichtigste Ursache der eingeschränkten Lebensqualität empfunden [47]. Die suffiziente Behandlung knochenmetastasenbedingter Schmerzen ist eine oft schwierige Aufgabe, die ein interdisziplinäres Vorgehen aller beteiligten Ärzte erfordert. Die Tatsache, dass Patienten mit isoliert ossärer Metastasierung jedoch eine meist günstigere Prognose als solche mit anderen Organfiliae haben [10], unterstreicht die enorme Bedeutung einer zufriedenstellenden analgetischen Therapie.

Neben der medikamentösen Therapie nach dem WHO-Stufenschema, der perkutanen Strahlentherapie, die in ▶ Kap. 16.1 abgehandelt wurde, sowie der chirurgischen Tumortherapie, insbesondere bei drohender Frakturgefahr metastatisch befallener Knochen auch zusätzlich zur perkutanen Bestrahlung, stehen für die systemische palliative Therapie schmerzhafter Knochenmetastasen zusätzlich radioaktive Pharmaka zur Verfügung. Bereits 1940/41 wurde der erste Patient mit einem metastasierten Prostatakarzinom und schmerzhaften osteoblastischen Metastasen durch C. Pecher erfolgreich mit 296 MBq Strontium [^{89}Sr]-Chlorid behandelt [37]. Etwa 10 Jahre später setzte Friedell Phosphor [^{32}P] zur nuklearmedizinischen Therapie von Knochenmetastasen des Mammakarzinoms ein [8].

Tab. 16.4. Physikalische Charakteristika der radioaktiven Pharmazeutika zur palliativen Schmerztherapie bei Knochenmetatasen

Radionuklid	Carrier	HWZ_{phys} [d]	β_{max} [MeV]	β_{mittl} [MeV]	Reichweite [mm]	γ-Energie [keV] (%)
^{89}Sr	Chlorid	50,5	1,46	0,583	6,7	–
^{153}Sm	EDTMP	1,95	0,8	0,224	3,4	103 (28)
^{186}Re	HEDP	3,8	1,07	0,349	4,7	137 (9)
^{32}P*	Orthophosphat	14,28	1,71	0,695	7,9	–
^{188}Re**	HEDP	0,71	2,12	0,76	11,0	155 (15)
^{117m}Sn**	DTPA	13,6	keine β-Emission	0,3	KE 159	
^{33}P**	Phosphat	25,34	0,249	0,85	0,05	–

* In Deutschland zur palliativen Schmerztherapie nicht zugelassen.
** Derzeit in klinischen Studien in der Erprobung.
EDTMP Ethylen-diamino-tetramethylenphosphonat; *HEDP* Hydroxy-ethylen-diphosphonat; *DTPA* Diethylen-triamin-pentaessigsäure; *KE* Konversionselektronen; als Reichweite ist der Maximalwert in den periossären Weichteilen angegeben *HWZ* Halbwertszeit.
^{32}P wird für die Schmerztherapie in Europa wegen der möglichen ausgeprägten Myelotoxizität nur noch in wenigen Ländern eingesetzt. Bei vielen der Patienten, bei denen eine palliative nuklearmedizinische Therapie durchgeführt werden soll, ist eine Hochdosischemotherapie vorangegangen. Diese kann durch eine kumulative Wirkung mit ^{32}P zu einer zusätzlichen limitierenden Myelotoxozität führen.

16.2.2 Radionuklidtherapie

Für die nuklearmedizinische palliative Schmerztherapie bei Knochenmetastasen sind in Europa 3 Radiopharmaka zugelassen: Strontium [^{89}Sr]chlorid, Samarium [^{153}Sm] EDTMP und Rhenium [^{186}Re]-HEDP, während in anderen Ländern zusätzlich Phosphor [^{32}P] eingesetzt wird. ^{89}Sr wird als Kalziumanalogon fest in das Hydroxylapatit der neu gebildeten Knochenmatrix inkorporiert. Die radioaktiv markierten Bisphosphonate ^{153}Sm EDTMP und ^{186}Re HEDP lagern sich an der Hydroxylapatitkristalloberfläche an [12], wie es auch die in der Diagnostik von Knochenprozessen eingesetzten Technetium [^{99m}Tc]-markierten Phosphonatkomplexe tun.

Das Ausmaß der Aktivitätseinlagerung hängt von der Stoffwechselaktivität des normalen Knochens sowie des Tumorgewebes ab. Durch den Unterschied zwischen normalem und deutlich gesteigertem Knochenstoffwechsel in osteoblastischen Metastasen und die dadurch gesteigerte und verlängerte Tracer-Einlagerung in den tumorösen Läsionen ist die Strahlenwirkung in den osteoblastischen Metastasen erklärbar. So wird ^{89}Sr in metastatischen Läsionen mit einer biologischen Halbwertszeit von >50 Tagen, im normalen Knochen nur von etwa 14 Tagen gespeichert [4]. In einer Studie wurden für den Knochen-Uptake für ^{186}Re und ^{153}Sm niedrigere Werte (22% bzw. 48%) gemessen als bisher errechnet (62%). Dies könnte auch die in klinischen Studien beobachtete geringere myelotoxische Wirkung der Radionuklidtherapie erklären [7] (Tab. 16.4).

Derzeit werden 3 weitere Nuklide in klinischen Studien für die palliative Schmerztherapie eingesetzt: Zinn [^{117m}Sn], Phosphor [^{33}P] und Rhenium ([^{188}Re] Tab. 16.4). Nach den physikalischen Charakteristika der Nuklide lassen sich die radioaktiven Pharmaka in 3 Gruppen einteilen:
- hochenergetisch: ^{89}Sr, ^{188}Re und ^{32}P,
- mittelenergetisch: ^{153}Sm und ^{186}Re,
- niedrigenergetisch: $^{1\,17m}Sn$ und ^{33}P.

Neben der biologischen Halbwertszeit wird die Myelotoxizität auch durch die Energie und damit die Reichweite der Strahlung im Gewebe beeinflusst. Mit den niedrigenergetischen Nukliden lässt sich direkt an der Knochenoberfläche als Speicherort eine hohe Strahlendosis aufbauen, ohne dass das blutbildende Knochenmark wesentlich beeinflusst wird [6]. Nach theoretischen Dosiskalkulationen lässt sich für ^{33}P ein 3- bis 6-facher Vorteil bezüglich der Knochenmarktoxizität gegenüber ^{32}P erwarten [20]. Auch bei der Anwendung osteotroper α-Strahler wie Radium [^{223}Ra] mit einer Reichweite von <100 μm ist in klinischen Studien das Ziel eine möglichst hohe Strahlendosis an der Knochenoberfläche bei gleichzeitig minimaler Bestrahlung des angrenzenden Knochenmarks. Hierbei ist allerdings auch zu bedenken, dass im Knochenmark vorhandene Mikrometastasen hiermit nicht erfasst werden.

Der genaue Mechanismus der Schmerzreduktion durch die applizierten Radionuklide ist noch nicht bekannt. Aufgrund der hohen Strahlenresistenz peripherer Neurone ist eine direkte Strahlenwirkung nicht wahrscheinlich. Es ist vielmehr anzunehmen, dass eine Modulation der Schmerzentstehung und -weiterleitung durch die Strahleneinwirkung auf solche Zellen entsteht, die den Tumorzellen benachbart sind und die durch die Sekretion verschiedenster Mediatoren (ATP, Histamin, PGE, IL-1 und -2, Leukotriene, Substanz P u. a.) an der Pathogenese des Schmerzes beteiligt sind. Hier sind insbesondere Makrophagen, Mastzellen, Thrombozyten, Lymphozyten und Gefäßendothelzellen, aber auch die Osteoklasten zu nennen.

16.2.3 Indikation, Kontraindikationen und Durchführung

Die Indikation zur nuklearmedizinischen Therapie bei Skelettmetastasen besteht bei pharmakologisch nicht mehr beherrschbaren Schmerzzuständen aufgrund von multilokulären ossären Metastasen. Die Behandlung ist ebenfalls in Betracht zu ziehen, wenn die Nebenwirkungen einer hochdosierten Opioidtherapie – auch im Falle einer suffizienten Analgesierung – zu einer massiven Beeinträchtigung der Lebensqualität führen.

Strontium [^{89}Sr]-Chlorid sowie Rhenium [^{186}Re]-HEDP sind indiziert für die Therapie bei ossären Metastasen eines Prostatakarzinoms mit entsprechender Schmerzsymptomatik, während Samarium [^{153}Sm]-EDTMP zur Behandlung schmerzhafter osteoblastischer Knochenmetastasen, unabhängig vom Primärtumor, zugelassen ist. Ein weiteres Charakteristikum des Samarium-Präparates ist die Möglichkeit einer individuellen, körpergewichtsbezogenen Dosierung (37 MBq/kg KG) im Gegensatz zu den Standardaktivitäten der beiden anderen Radiopharmazeutika.

Voraussetzungen für eine Radionuklidtherapie sind eine hohe osteoblastische Aktivität der Metastasen sowie ein ausreichend gutes Blutbild. Die prätherapeutisch durchgeführte Ganzkörperskelettszintigraphie dient zum Nachweis eines ausreichenden Tracer-Uptake, zum Staging und zur Verlaufskontrolle und kann durch das szintigraphische Therapiemonitoring unter Ausnutzung des γ-Anteils von ^{186}Re und ^{153}Sm ergänzt werden.

Als wichtigste Kontraindikation ist neben Schwangerschaft und Stillzeit eine ausgeprägte Knochenmarkdepression mit einer Thrombozytopenie <60.000/µl oder Leukopenie <2.400/µl anzusehen [15]. Auch die Rückenmarkkompression durch lokal metastatische Prozesse und eine eingeschränkte Nierenfunktion (Harnstoff >12 mmol/l; Kreatinin >150 mmol/l) sind als Kontraindikationen in den deutschen, europäischen und amerikanischen Leitlinien verankert. In einer aktuellen Studie wurde hingegen über einen protektiven Effekt einer Radionuklidtherapie mit ^{89}Sr auf die Entstehung einer metastatisch bedingten Rückenmarkkompression hingewiesen [46].

Als relative Kontraindikationen zur Radionuklidtherapie gelten Inkontinenz, die Gefahr einer pathologischen Fraktur sowie eine disseminierte intravasale Koagulopathie. Weiterhin sollte bei vorausgegangener Chemotherapie deren myelotoxische Wirkung abgewartet (etwa 6–8 Wochen) und überbrückend eine andere Therapieform gewählt werden, da sonst die Gefahr einer unkalkulierbaren Knochenmarkschädigung besteht. Nach vorangegangener Großfeldbestrahlung ist entsprechend eine Wartezeit von 2–3 Monaten zu empfehlen. Grundsätzlich sollten Patienten 6–8 Wochen vor oder 6–12 Wochen nach einer ^{89}Sr-Therapie keine myelosuppressive Chemotherapie bekommen haben oder bekommen. Bei den kurzlebigen ^{153}Sm oder ^{186}Re können diese Zeitintervalle kürzer gewählt werden, in jedem Fall aber in Abhängigkeit vom Blutbild.

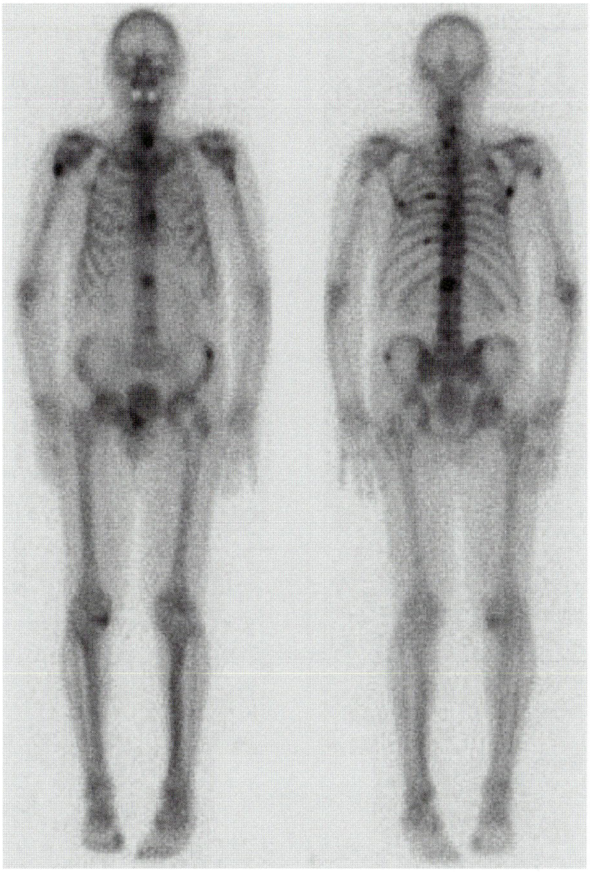

Abb. 16.5. Ganzkörperskelettszintigraphie eines Patienten mit multilokulären ossären Metastasen eines Prostatakarzinoms. Szintigramme in der Ansicht von ventral (links) und dorsal (rechts), 3 h nach i.v. Injektion von 600 MBq ^{99m}Tc-HDP

Entgegen ursprünglicher Bedenken wirkt sich eine Behandlung mit modernen Bisphosphonat-Präparaten, die sich durch sehr niedrige Wirkspiegel im Vergleich zu den klassischen Substanzen Clodronat und Etidronat auszeichnen, nicht negativ auf den Knochen-Uptake osteotroper Radiopharmaka aus [26, 29]. In jedem Einzelfall sollte aber die genügende Speicherung radioaktiv markierter Phosphonatkomplexe in den Metastasen vor der Therapie durch ein aktuelles Skelettszintigramm gesichert werden (Abb. 16.5). Zusätzlich sollte eine exakte Korrelation zwischen Metastasen- und Schmerzlokalisation gesichert werden.

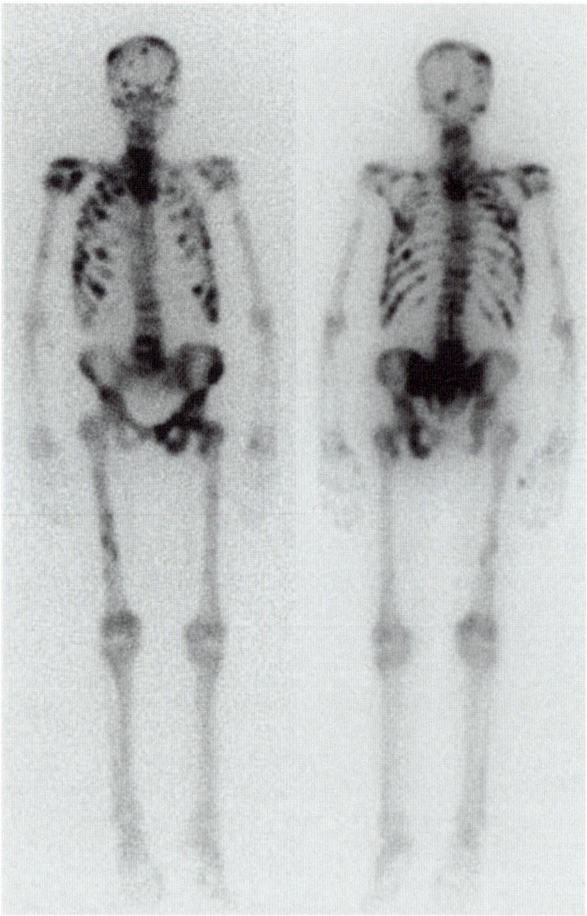

Abb. 16.6. Ganzkörperszintigraphie eines Patienten mit multilokulären ossären Metastasen eines Prostatakarzinoms in der Ansicht von ventral *(links)* und dorsal *(rechts)*, 3 Tage nach i.v.-Injektion von 2590 MBq ^{153}Sm-EDTMP

Bei solitären Skelettmetastasen stehen primär die operative Therapie oder die perkutane Radiatio im Vordergrund. Bei drohender Fraktur oder Querschnittslähmung ist die Methode der Wahl primär eine operative Therapie. Nach Stabilisierung oder Beseitigung der Kompression kann zur Schmerztherapie ein Radiopharmakon appliziert werden. Bei einer abschätzbaren Lebenserwartung unter einem Monat sollte ebenfalls möglichst ein anderes Therapieverfahren mit schnellerem Wirkungseintritt gewählt werden.

Die Applikation des Radiopharmakons erfolgt am ausreichend hydrierten Patienten über einen sicheren i.v.-Zugang durch den behandelnden Nuklearmediziner. Gewöhnlich werden Aktivitäten von 1295 MBq ^{186}Re-HEDP, 150 MBq ^{89}Sr-Chlorid (standardisierte Fixdosen) bzw. 37 MBq/kg KG ^{153}Samarium-EDTMP verabreicht. Vor der Entlassung erfolgt unter Ausnutzung des γ-Anteils des entsprechenden Nuklides eine szintigraphische Kontrolle zur Dokumentation der Tracer-Verteilung (Abb. 16.6).

Das nicht gebundene Nuklid wird zügig in den ersten Tagen nach Applikation über die Nieren ausgeschieden. Bei ^{186}Re-HEDP beträgt die renale Ausscheidung 45% der eingesetzten Aktivität in den ersten 5 h nach Injektion sowie 71% innerhalb von 3 Tagen [30]; bei ^{153}Sm-EDTMP werden 53% innerhalb von 8 h nach Applikation ausgeschieden [45].

Posttherapeutisch ist das Blutbild in kurzen Abständen zu kontrollieren. Um eine sich entwickelnde Myelosuppression unter der nuklearmedizinischen Therapie besser kontrollieren zu können, sind Blutbildkontrollen nach einer Therapiedosis von ^{89}Sr in 3- bis 6-wöchigen Abständen bis zu 3 Monate nach der Tracer-Applikation anzuraten, bei ^{153}Sm oder ^{186}Re in 1- bis 2-wöchigen Abständen über einen Zeitraum von etwa 8 Wochen. In dieser Zeit hat sich das Knochenmark bei ausreichender Reserve in der Regel erholt.

Die nuklearmedizinische palliative Schmerztherapie kann, falls erforderlich und indiziert, etwa 6 Monate nach der Ersttherapie mit ^{89}Sr oder etwa 8–12 Wochen nach der Ersttherapie mit ^{153}Sm oder ^{156}Re wiederholt werden. Die in den Knochenmetastasen absorbierten Strahlendosen schwanken zwischen 6 und 61 cGy/MBq ^{89}Sr, 1000–14.000 cGy bei einer Therapieaktivität von 1295 MBq ^{186}Re und betragen bei einer Therapieaktivität von 2590 MBq ^{153}Sm im Mittel 86,5 Gy. Für ^{117m}Sn-DTPA wurde eine Dosis für die Knochenoberfläche von etwa 54 mGy/MBq sowie eine Knochenmarkdosis von etwa 5,94 mGy/MBq angegeben, bei einer Schwankungsbreite des Knochen-Uptakes zwischen 34 und 83% [1].

16.2.4 Klinische Ergebnisse

Mit einem Wirkungseintritt kann bei dem Sm- und Re-Präparat nach etwa 1 Woche gerechnet werden. Die Schmerzlinderung hält häufig für etwa 4-8 Wochen an, im Einzelfall auch bis zu 12 Monate lang [32]. Bei ^{89}Sr ist die im Vergleich dazu relativ lang andauernde Wirkung von Vorteil, die im Mittel etwa 6 Monate anhält, jedoch erst nach etwa 10–14 Tagen einsetzt [38].

Bisher sind in der Literatur keine eindeutigen Faktoren beschrieben, die auf ein Ansprechen des individuellen Patienten auf die Radionuklidtherapie hindeuten könnten. Dies trifft zu auf Vortherapien, das zeitgleiche Vorhandensein von Weichteilmetastasen, die Zeitspanne zwischen Erstdiagnose oder Metastasennachweis und Therapiebeginn sowie den Tumormarkerausgangswert [31, 41]. Auch ein mögliches Ansprechen des PSA-Wertes beim Prostatakarzinom nach einer Radionuklidtherapie korreliert nicht mit einer Änderung der Schmerzsymptomatik. Dagegen konnte bei einem Abfall oder einer Stabilisierung des PSA-Wertes nach Radionuklidtherapie eine Verlängerung der mittleren Überlebenszeit gegenüber Non-Respondern von 275 auf 641 Tage beobachtet werden. Auch eine Progression trat bei Ansprechen des PSA-Wertes später ein (142 : 67 Tage). Außer einer hohen lokalen Strahlendosis scheinen somit andere zusätzliche Faktoren bestimmend zu sein [52].

Tab. 16.5. klinische Ansprechraten der systemischen Radionuklidtherapie (*k. A.* keine Angaben)

Nuklid	Primärtumor	Response (%)	Literatur
^{89}Sr	k.A.	70–90	[44]
^{153}Sm	k.A.	70–80	[43]
^{186}Re	k.A.	70–80	[44]
^{186}Re	Mamma	50	[22]
^{186}Re	Mamma	92	[41]
^{89}Sr	Mamma	36	[3]
^{186}Re	Prostata	83	[22]

In einer Literaturübersicht unter besonderer Berücksichtigung evidenzbasierter Studien hat Serafini [44] die Ansprechrate auf unterschiedliche Radionuklide zusammengestellt. Diese Ergebnisse konnten auch von anderen Arbeitsgruppen bestätigt oder ergänzt werden (Tab. 16.5) [17, 27, 43].

Nebenwirkungen außer einer milden, transienten Myelosuppression und einer geringen Schmerzverstärkung bei unter 10% der behandelten Patienten in den ersten 1–7 Tagen sind nicht zu erwarten, wenn die Kontraindikationen beachtet werden. Der Patient muss jedoch darauf hingewiesen werden, dass die konventionelle medikamentöse Schmerztherapie fortgeführt werden muss und nur in Zusammenarbeit mit dem behandelnden Arzt schrittweise reduziert werden darf, wenn sich eine Schmerzlinderung abzeichnet.

Neben einer guten klinischen Wirksamkeit müssen innovative Therapieansätze in Zeiten zunehmender Mittelverknappung auch im Hinblick auf ihre Kosten mit bestehenden Behandlungsschemata konkurrieren, um sich durchsetzen zu können. Hier konnte in einer retrospektiven Analyse der Transkanadastudie hinsichtlich der Kosten-Nutzen-Relation in der Strahlen-/Radionuklidtherapiegruppe eine Reduzierung der Kosten im Vergleich zu der Strahlentherapie/Placebogruppe von 560 Can. $ auf 351 Can. $ pro Woche Überlebenszeit dokumentiert werden [33]. In einer Kostenanalyse aus Schweden wurde darüber hinaus bei einer ^{89}Sr-Therapie zusätzlich zu einer perkutanen Strahlentherapie neben einer Zeitverlängerung um 15 Wochen bis zu einer wegen neuer Schmerzlokalisation erforderlich werdenden Strahlentherapie eine Kostenreduzierung von bis zu 1360 $ pro Patient errechnet werden [28].

16.2.5 Ausblick

Neben dem palliativ schmerzlindernden Ansatz liegt aufgrund der im Vergleich zu Chemotherapie oder perkutaner Bestrahlung hochspezifischen Anreicherung der osteotropen Radiopharmaka der Gedanke nahe, mit einer Steigerung der lokalen Ortsdosen in den ossären Metastasen eine potenziell tumorizide oder gar kurative Wirkung, zumindest aber eine Lebensverlängerung erreichen zu können. Krishnamurty [25] schreibt »Nuklide mit einer sehr geringen Knochenmarktoxizität ermöglichen die Behandlung von Patienten schon mit dem Auftreten multipler Metastasen, lange vor dem Einsetzen der Schmerzsymptomatik« und definiert neben der Schmerzbehandlung die »Kontrolle der Erkrankung« als zweites Ziel der Radionuklidtherapie. Allerdings kann aufgrund der Knochenmarkbelastung durch die derzeit zugelassenen Radiopharmaka die zu injizierende Aktivität nicht bedenkenlos gesteigert werden, sodass in den letzten Jahren andere Therapiestrategien erarbeitet wurden, mit denen vielversprechende Daten zur Lebensverlängerung und zur tumoriziden Wirkung der Radionuklidtherapie vorgelegt werden konnten.

Eine Phase-II-Studie zur Radionuklidtherapie mit ^{188}Re-HEDP bei Patienten mit ossär metastasiertem, hormonrefraktärem Prostatakarzinom [35] vergleicht die Ergebnisse einer 1-maligen Radionuklidtherapie mit denen einer 2-maligen Gabe des Radiopharmazeutikums im festen Abstand von 8 Wochen. Neben einer signifikant verbesserten Schmerzreduktion konnte eine tumorizide Wirkung mit einem PSA-Abfall über 50% bei 39% der 2-malig behandelten gegenüber nur 7% der konventionell behandelten Patienten nachgeweisen werden. Auch stieg die mittlere Überlebenszeit von 7 auf knapp 13 Monate.

Bei wiederholter Therapie mit ^{89}Sr bei Knochenmetastasen eines Mammakarzinoms konnte eine Verlängerung der Wirkungsdauer von 3,08±0,48 auf 5,33±2,36 Monate [23] bei einer Zunahme der Ansprechrate von 60 auf 83% beobachtet werden [17]. In randomisierten, placebokontrollierten Studien konnte außerdem nachgewiesen werden, dass nach einer Radionuklidtherapie bei vorangegangener perkutaner Strahlentherapie in der Verumgruppe neue schmerzhafte Metastasen signifikant später auftraten als in der Placebogruppe [5, 39]. Das Ausmaß der Schmerzreduzierung korreliert mit der Dauer. Auch scheint der Therapieerfolg bei Patienten, die im Frühstadium der intraossären Metastasierung behandelt werden, längerfristig anzuhalten [41]. Dies könnte auf eine Wirksamkeit der Radionuklide mit einer höheren Reichweite im Gewebe und die damit verbundene Strahlenwirkung auf Mikrometastasen im Knochenmark zusammenhängen. Solche Mikrometastasen wurden mittels PCR im Knochenmark von Patienten mit Prostatakarzinom detektiert, die klinisch und bildmorphologisch N0 gestaget oder als N_0 klassifiziert wurden [11].

Ein weiterer Ansatz ist die Kombination der Radionuklidtherapie mit einer Chemotherapie. In Zellkulturen führte eine gleichzeitige Inkubation mit Radionuklid und Cisplatin zu einem Synergieeffekt, der mit der Strahlendosis und der Cisplatinkonzentration eng korrelierte [19]. Diese Ergebnisse wurden in 2 randomisierten Studien auch an Patienten bestätigt. Dabei fanden sich eine signifikante Verlängerung der mittleren Überlebenszeit sowie eine Verbesserung und verlängerte Dauer der Schmerzreduzierung sowie eine Verzögerung im Auftreten neuer Schmerzen in vorher asymptomatischen Metastasen. Bezüglich der Hämatotoxizität fand sich kein signifikanter Unterschied zwischen der ^{89}Sr±Cisplatin-Gruppe und der ^{89}Sr±Placebo-Gruppe [42, 48].

Tu et al. publizierten 2001 im Lancet eine randomisierte Studie [49], in der Patienten mit ossär metastasiertem, hormonrefraktärem Prostatakarzinom zunächst eine Induktionspolychemotherapie u. a. mit Doxorubicin und Vinblastin über 8 Wochen erhielten. Danach wurden 2 Gruppen dieser Patienten randomisiert – beide Gruppen erhielten über weitere 6 Wochen eine Monochemotherapie mit Doxorubicin, die eine Gruppe wurde zusätzlich mit einer 1-maligen Gabe von ^{89}Sr behandelt. Die Autoren berichten über einen mehr als 80%igen Abfall des PSA-Wertes nach 8 Wochen bei 72% der Patienten nach Kombinationstherapie gegenüber 36% der nur mit Chemotherapie behandelten Kontrollgruppe. Auch die mittlere Überlebenszeit konnte durch die zusätzliche Radionuklidtherapie von 17 auf 28 Monate gesteigert werden.

Im Gegensatz zu den derzeit verwendeten β-Strahlern haben α-Strahler nur eine sehr kurze Reichweite im Bereich weniger µm bei gleichzeitig hohem Ionisierungspotenzial. Daher ist eine Anwendung von α-Strahlern bei Skeletterkrankungen im Hinblick auf eine verminderte Knochenmarkbelastung ein erfolgversprechender Ansatz. Mit dem ^{224}Radium ist ein α-Strahler zur Therapie der Spondylitis ankylosans in Deutschland zugelassen. Jüngste Arbeiten aus Skandinavien zeigten in einem Tiermodell mit Knochenmetastasen nach Gabe des α-Strahlers ^{223}Radium ein symptomfreies Überleben bis 2 Monate nach Therapie – die nicht behandelten Tiere erlitten 3–4 Wochen nach Tumorinokulation eine Paralyse durch eine Vielzahl spinaler Metastasen [21]. Eine Phase-I-Studie aus Norwegen und Schweden zeigte bei 25 Patienten mit ossär metastasiertem Mamma-/Prostatakarzinom eine gute schmerzlindernde Wirkung und ein deutliches Absinken der alkalischen Phosphatase bei nahezu fehlender Myelosuppression [34]. Diese vielversprechenden Ergebnisse werden derzeit in einer internationalen multizentrischen, randomisierten Phase-II-Studie an Patienten mit ossär metastasiertem Prostatakarzinom überprüft.

Fazit

Die nuklearmedizinische palliative Schmerztherapie stellt eine nebenwirkungsarme, ergänzende Behandlungsoption im Gesamtspektrum der Schmerztherapie bei Patienten mit einer multilokulär osteoblastischen Metastasierung vieler Primärtumoren dar. Vorläufige Berechnungen weisen auf eine günstige Kosten-Nutzen-Relation hin.

Durch die nuklearmedizinische palliative Schmerztherapie bessert sich bei Patienten mit metastasiertem Mamma- oder Prostatakarzinom die Schmerzsymptomatik in 70–80%, bei anderen Primärtumoren weniger häufig [14, 17]. Völlig schmerzfrei werden nur wenige Patienten. Eine medikamentöse Basistherapie ist bei den meisten Tumorpatienten weiterhin erforderlich.

16

Literatur

Literatur zu Kap. 16.1

Adamietz IA, Diel IJ (2003) Bisphosphonate. Onkologe 9: 495–509

Adamietz IA, Schneider O et al. (2002) Results of a nationwide survey on radiotherapy of bone metastases in Germany. Strahlenther Onkol 178, 10: 531–536

Arcangeli G, Giovinazzo G et al. (1998) Radiation therapy in the management of symptomatic bone metastases: the effect of total dose and histology on pain relief and response duration. Int J Radiat Oncol Biol Phys 42 5: 1119–1126

Blitzer PH (1985) Reanalysis of the RTOG study of the palliation of symptomatic osseous metastasis. Cancer 55, 7: 1468–1472

Bone-Trial-Working-Party (1999) 8 Gy single fraction radiotherapy for the treatment of metastatic skeletal pain: randomised comparison with a multifraction schedule over 12 months of patient follow-up. Bone Pain Trial Working Party. Radiother Oncol 52, 2: 111–121

Böttcher HD, Adamietz IA (1997) Klinik der Skelettmetastasen. Zuckschwerdt, München Bern Wien New York

Hoskin PJ, Price P et al. (1992) A prospective randomised trial of 4 Gy or 8 Gy single doses in the treatment of metastatic bone pain. Radiother Oncol 23, 2: 74–78

Kagan AR, Rose CM et al. (2000) Bone metastases. American College of Radiology. ACR Appropriateness Criteria. Radiology 215 Suppl: 1077–10104

Koswig S, Buchali A et al. (1999) Palliative Strahlentherapie von Knochenmetastasen. Eine retrospektive Analyse von 176 Patienten. Strahlenther Onkol 175, 10: 509–14

Koswig S, Budach V (1999) Remineralisation und Schmerzlinderung von Knochenmetastasen nach unterschiedlich fraktionierter Strahlentherapie (10mal 3 Gy vs. 1mal 8 Gy). Strahlenther Onkol 175: 500–508

Ratanatharathorn V, Powers WE et al. (1999) Bone metastasis: review and critical analysis of random allocation trials of local field treatment. Int J Radiat Oncol Biol Phys 44 1: 1–18

Rieden K, Adolph J et al. (1989) Strahlentherapeutischer Effekt bei knochenmetastasen in Abhängigkeit von der Metastasenhäufig, Metastasenlokalisation und der Histologie des Primärtumors. Strahlenther Onkol 165, 5: 380–385

Rieden K, Mende U et al. (1989) Akzelerierte Bestrahlung von Knochenmetastasen. Strahlenther Onkol 165, 1: 23–27

Salazar OM, DaMotta NW et al. (1996) Fractionated half-body irradiation for pain palliation in widely metastatic cancers: comparison with single dose. Int J Radiat Oncol Biol Phys 36, 1: 49–60

Salazar OM, Sandhu T et al. (2001) Fractionated half-body irradiation HBI) for the rapid palliation of widespread, symptomatic, metastatic bone disease: a randomized Phase III trial of the International Atomic Energy Agency IAEA). Int J Radiat Oncol Biol Phys 50, 3: 765–775

Tong D, Gillick L et al. (1982) The palliation of symptomatic osseous metastases: final results of the Study by the Radiation Therapy Oncology Group. Cancer 50, 5: 893–899

Literatur zu Kap. 16. 2

1. Atkins HL, Mausner LF Srivastava SC, Meinken GE et al. (1995) Tin-117m(4+)-DTPA for palliation of pain from osseous metstases: a pilot study. J Nucl Med 36: 725–729
2. Averbuch SD (1993) New bisphosphonates in the treatment of bone metastases. Cancer Suppl 72: 3443–3451

3. Baziotis N, Yakoumakis E, Zissimopoulos et al. (1998) Strontium-89 chloride in the treatment of bone metatases from breast cancer. Oncology 55: 377–381
4. Blake GM, Zivanovic MA, McEwan AJB, Ackery DM (1986) Sr-89 therapy: strontium kinetics in disseminated carcinoma of the prostate. Eur J Nucl Med 12: 447–454
5. Bolger JJ, Dearnaley DP, Kirk D, Lewington VJ et al. (1993) Strontium-89 (Metastron) versus external beam radiotherapy in patients with painful bone metatases secondary to prostate cancer: preliminary report of a multicente trial. Sem Oncol 20, Suppl 2: 32–33
6. Bouchet LG, Bolch WE, Goddu SM et al. (2000) Considerations in the selection of radiopharmaceuticals for palliation of bone pain from metastatic osseous lesions. J Nucl Med 41: 682–687
7. Brenner W, Kampen WU, Kampen AM, Henze E (2001) Skeletal uptake and soft tissue retention of 186-Re-HEDP and 153-Sm-EDTMP in patients with metastatic bone disease. J Nucl Med 42: 231–236
8. Brucer M (1990) A chronology of nuclear medicine. Heritage Publications, St. Louis
9. Coleman RE (1997) Skeletal complications of malignancy. Cancer 80: 1588–1594
10. Coleman RE, Smith P, Rubens RD (1998) Clinical course and prognostic factors following bone recurrence from breast cancer. Br J Cancer 77: 336–340
11. Deguchi T, Yang M, Ehara H et al. (1997). Detection of micrometastatic prostate cancer cells in the bone marrow of patients with prostate cancer. Br J Cancer 75: 634–638
12. deKlerk JMH (1995) Re-186-HEDP in treatment of metatatic bone disease: pharmakokinetics and toxocity. Ponson & Looigen, Wagenningen
13. Ducy P, Schinke T, Karsenty G (2000) The osteoblast: a sophisticated fibroblast under central surveillance. Science 289: 1501–1504
14. Elgazzar AH, Maxon HR (1993) Radioisotope therapy of cancer related bone pain. In: Limouris GS, Shukla SK (eds) Radionuclides for therapy. Mediterra, Athen, pp 111–116
15. Fischer M (1999) Leitlinie für die Radionuklidtherapie bei schmerzhaften Knochenmetastasen. Nuklearmedizin 38: 270–272
16. Fischer M, Böhme K (1996) Nuklearmedizinsche Schmerztherapie bei metastasiertem Prostatakarzinom. Nuklearmediziner 5: 339–344
17. Fuster D, Herranz R, Vidal-Sicart S et al. (2000) Usefulness of strontium-89 for bone pain palliation in metastatic breast cancer patients. Nucl Med Commun 21: 623–626
18. Galasko CSB (1982) Mechanisms of lytic and blastic metastatic disease of bone. Clin Orthop 169: 20–27
19. Geldof AA, de Rooij L, Versteegh RT et al. (1999) Combination 186-Re-HEDP and cisplatin supraadditive treatment effects in prostate cancer cells. J Nucl Med 40: 667–671
20. Goddu SM, Bbishayee A, Bouchet LG et al. (2000) Marrow toxicity of 33-P versus 32-P-orthophosphate: implication for therapy of bone pain and bone metastases. J Nucl Med 41: 941–951
21. Henriksen G, Breistøl K, Bruland ØS, Fodstad Ø, Larsen RH (2002) Significant antitumor effect from bone-seeking, α-particle-emitting 223-Ra demonstrated in an experimental skeletal metastases model. Cancer Res 62: 3120–3125
22. Kalesnikov-Gauthier H, Carpenier P, Depreux P et al. (2000) Evaluation of toxicity and efficacy of 186-Re-hydroxyethylidene diphosphonate in patients with painful bone metastases of prostate or breast cancer. J Nucl Med 41: 1689–1694
23. Kasalický J, Kraská V (1998) The effect of repeated strontium-89 chloride therapy in bone pain palliation in patients with skeletal cancer metastases. Eur J Nucl Med 25: 1362–1367
24. Krasnow AZ, Hellman RS, Timins ME, Collier BD, Anderson T, Isitman AT (1997) Diagnostic bone scanning in oncology. Semin Nucl Med 27: 107–141
25. Krishnamurthy GT, Krishnamurthy S (2000) Invited commentary: Radionuclides for metastatic bone pain palliation: a need for rational re-evaluation in the new millenium. J Nucl Med 41: 688–691
26. Lau WF, Hicks R, Binns D (2001) Differential effects of bisphosphonate on Paget´s disease and metastatic prostatic carcinoma bone scan findings. Clin Nucl Med 26: 347–348
27. Liepe K, Franke W-G, Koch R et al. (2000) Comparison of Rhenium-188, Rhenium-186 and Strontium in palliation of painful bone metastases. Nuklearmedizin 39: 146–151
28. Malmberg I, Persson U, Ask A et al. (1997) Painful bone metastases in hormon-refractory prostate cancer: economic cost of strontium-89 and/or external radiotherapy. Urology 50: 747–753
29. Marcus CS, Saeed S, Mlikotic A, Mishkin F, Pham HL, Javellana T, Diestelhorst S, Minami C (2002) Lack of effect of a bisphosphonate (pamidronate disodium) infusion on subsequent skeletal uptake of Sm-153-EDTMP. Clin Nucl Med 27: 427–430
30. Maxon HR, Deutsch EA, Thomas SR, Libson K (1988) Re-186 (Sn) HEDP for treatment of multiple metastatic foci in bone: human biodistribution and dosimetric studies. Radiology 166: 501–507
31. McCready VR, O´Sullivan J, Dearnaly D, Cook G (2002) Prediction of response of skeletal metastases from cancer of the prostate to high activity 186-Re HEDP therapy. J Nucl Med 43 Suppl 316 (abstr.)
32. McEwan AJB (1994) Palliation of bone pain. In: Murray IPC, Ell PJ (Hrsg) Nuclear medicine in clinical diagnosis and treatment. Churchill Livingston, Edinburgh, pp 877–892
33. McEwan AJB et al. (1994) A retrospective analysis of the cost effectiveness of treatment with Metastron in patients with prostate cancer metastatic to bone. Eur J Urol 26, Suppl 1: 26–31
34. Nilsson S, Larsen RH, Fossa SD et al. (2005). First clinical experience with alpha-emitting radium-223 in the treatment of skeletal metastases. Clin Cancer Res 11: 4451–4459
35. Palmedo H, Manka-Waluch A, Albers P et al. (2003). Repeated bontargeted therapy for hormone-refractory prostate carcinoma: randomized phase II trial with the new, high-energy radiopharmaceutical rhenium-188 hydroxyethylidenediphosphonate. J Clin Oncol 21: 2869–2875
36. Paulus P (1995) Re-186-HEDP in routine use: correlation between dose rate measurements and clinical efficacy. Update 1: 17–20
37. Pecher C (1942) Biological investigations with radioactive calcium and strontium: preliminary report on the use of radioactive strontium in the treatment of metastatic bone cancer. Univ California Publ Pharmacol 2: 117–149
38. Pons F, Herranz R, Garcia A, Vidal-Sicart S, Conill C, Grau JJ, Alcover J, Fuster D, Setoain J (1997) Strontium-89 for palliation of pain from bone metastases in patients with prostate and breast cancer. Eur J Nucl Med 24: 1210–1214
39. Porter AT, McEwan AJB, Powe JE, Reid R et al. (1993) Results of a randomized phase-III trial to evaluate the efficacy of strontium-89 adjuvant to local external beam irradiation in the managemant of endocrine resistant metastatic prostate cancer. Int J Rad Oncol Biol Phys 25: 805–813
40. Roodman GD (1997) Mechanisms of bone lesions in multiple myeloma and lymphoma. Cancer 80: 1557–1514
41. Sciuto R, Tofani A, Festa A et al. (2000) Short- and long-term effects of 186-Re-1,-hydroxyethylidene diphosphonate in the treatment of painful bone metastases. J Nucl Med 41: 647–654

42. Sciuto R, Festa A, Rea S et al. (2002) Effects of low-dose Cisplatin on 89-Sr therapy for painful bone metastases from prostate cancer: a randomized clinical trial. J Nucl Med 43: 79–86
43. Serafini AN (2000) Samarium Sm-153 Lexidronam for the palliation of bone pain associated with metastases. Cancer 88 (Suppl) 2034–2039
44. Serafini AN (2001) Therapy of metstatic bone pain. J Nucl Med 42: 895–906
45. Singh A, Holmes RA, Farhangi M, Volkert WA (1989) Human pharmacokinetics of Samarium-153 EDTMP in metastatic cancer. J Nucl Med 30: 1814–1818
46. Soerdjbalie-Maikoe V, Pelger RCM, Lycklama á Nijeholt GAB et al. (2002) Strontium-89 (Metastron) and the bisphosphonate olpadronate reduce the incidence of spinal cord compression in patients with hormone-refractory prostate cancer metastatic to the skeleton. Eur J Nucl Med 29: 494–498
47. Tannock I, Gospodarowicz M, Meakin W, Panzarella T, Stewart L, Rider W (1989) Treatment of metastatic cancer with low-dose prednisone: evaluation of pain and quality of life as pragmatic indices of response. J Clin Oncol 7: 590–597
48. Tu SM, Delpass ES, Jones D et al. (1997) Strontium-89 combined with doxorubicin in the treatment of patients with androgen independent prostate cancer. Urol Oncol 2: 191–197
49. Tu SM, Millikan RE, Mengistu B et al. (2001). Bone-targeted therapy for advanced androgen-independent carcinoma of the prostate: a randomised phase II trial. Lancet 357: 336–341
50. Wagner G (1984) Frequency of pain in patients with cancer. Recent Results Cancer Res 89: 64–71
51. World Health Organisation (1990) Cancer pain relief and palliative care. WHO Tech Rep Ser 804: 7–73
52. Zyskowski A, Lamb D, Morum P et al. (2001) Strontium-89 treatment for prostate cancer bone metastases: does a protate specific antigen response predict for improved survival? Aust Radiol 45: 39–42

Psychotherapeutische und psychologische Verfahren

M. Pfingsten

17.1 Störungsmodelle – 176

17.2 Entspannungsverfahren – 177

17.3 Verhaltenstherapeutische Interventionen – 178
17.3.1 Kognitive Verfahren – 178

17.4 Behaviorale Verfahren – 179

17.5 Multimodale Verfahren – 180

17.6 Wirksamkeit psychologisch fundierter Behandlungsmaßnahmen – 181

Literatur – 182

Die Entstehung und Behandlung von Schmerzerkrankungen wird nach modernen Konzepten im Rahmen eines biopsychosozialen Modells verstanden. Dabei werden als pathogenetische Mechanismen nicht ausschließlich somatische Faktoren betrachtet, sondern ebenfalls psychosoziale Mechanismen sowohl für die Genese als auch Aufrechterhaltung der Symptomatik verantwortlich gemacht (▶ Kap. 5, 11). Es ist dabei jedoch unzureichend, als Chronifizierungsursachen ausschließlich somatische und/oder psychologische Faktoren auf der Patientenseite zu berücksichtigen, vielmehr haben Behandlerfaktoren sowie die Bedingungen des Gesundheitssystems oftmals ebenfalls einen Einfluss auf die Persistenz des Krankheitsbildes.

17.1 Störungsmodelle

Bezüglich ihrer Untergliederung sind psychologische Verfahren grundsätzlich dem jeweiligen zugrunde liegenden Störungsmodell zuzuordnen: In **psychoanalytischen und psychosomatischen** Arbeiten werden (chronische) Schmerzen nicht als Gegenwartssymptome einer verselbstständigten Schmerzkrankheit betrachtet, sondern als Somatisierungssymptom einer langjährigen Krankheitsgeschichte, z. B. im Rahmen einer psychophysischen Daueranspannung, als Manifestation einer konversionsneurotischen Reaktion, im Sinne einer narzistischen Funktion oder als Ausdruck einer Beziehungsstörung. Dabei wird oftmals noch die Unterscheidung zwischen psychogenem vs. somatogenem Schmerz getroffen (Hoffmann 2003). Der diesem Konzept zugrunde liegende Einfluss biographischer Belastungen sowie das Verständnis des Schmerzes als Somatisierung psychischer Störungen machen vom Ansatz her deutlich, dass sich das therapeutische Vorgehen bei diesem Störungsmodell nicht auf symptombezogene Techniken bezieht, sondern auf eine mit der strukturellen Unterschiedlichkeit der Symptombildungsprozesse begründeten psychoanalytischen (Einzel-)Psychotherapie (Scheidt 2003).

Dagegen berücksichtigt der **verhaltensmedizinische Ansatz** ausdrücklich die psychosozialen Bezüge des Schmerzsyndroms, d. h. wie der Patient mit den Beschwerden auf sein soziales Umfeld einwirkt und wie dieses Umfeld auf den Patienten und den Umgang mit den Beschwerden zurückwirkt. Im Rahmen eines verhaltensmedizinischen Folgenmodells werden die ursprünglich auslösenden Faktoren für die Aufrechterhaltung als zunehmend unwichtiger betrachtet. Das Krankheitsgeschehen wird mit fortschreitender Chronifizierung mehr und mehr unter der Kontrolle psychosozialer Faktoren gesehen, wobei die aus dem Symptom »Schmerz« resultierenden Konsequenzen als Ursachen für die Aufrechterhaltung der chronischen Symptomatik beurteilt werden (◘ Abb. 17.1). Verhaltenstherapeutische Methoden setzen am Symptom, den Chronifizierungsprozessen sowie an der Aufrechterhaltung der Beschwerden an.

Aufgrund der symptombezogenen Vorgehensweise, der Verwendung spezifischer, erlern- und trainierbarer Techniken sowie einer hohen Standardisierung der Vorgehensweise bilden psychologische Methoden, die im weitesten Sinne an ein verhaltensmedizinisches Konzept angelehnt sind, den Schwerpunkt der psychotherapeutischen Vorgehensweise in der Schmerztherapie; dies gilt insbesondere für die internationale Situation. Diese Techniken bzw. deren Einordnung in ein Gesamtkonzept werden im Folgenden dargestellt. In Deutschland haben psychodynamische Therapieverfahren aufgrund ihrer langen Tradition und bisherigen Dominanz in der Praxis der Versorgung auch heute noch einen hohen Stellenwert. In der internationalen Literatur zum chronischen Schmerz spielen psychodynamisch orientierte

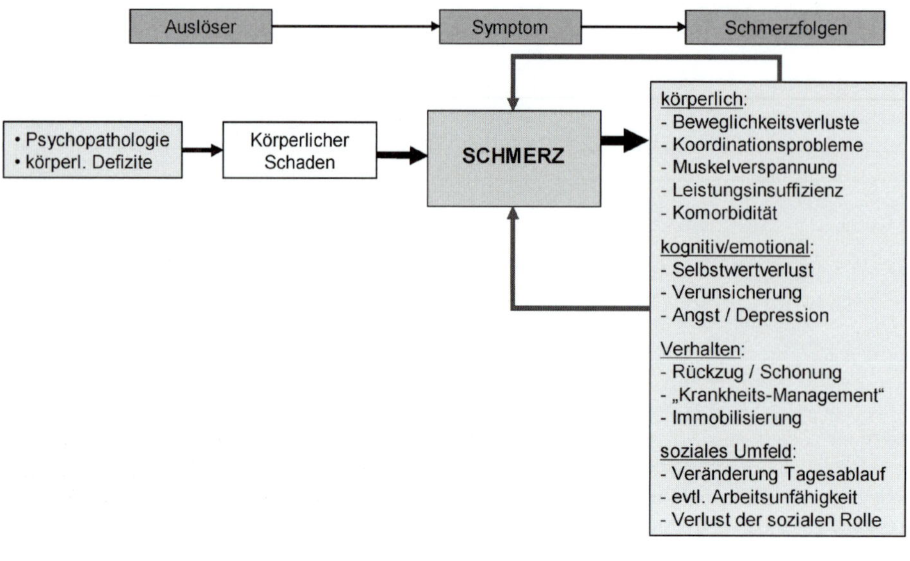

◘ **Abb. 17.1.** Folgenmodell

Ansätze aber eher eine geringe Rolle. Evidenzbasierte Nachweise der Effektivität dieses Vorgehens bei chronischem Schmerz sind in geringerem Maß vorhanden.

Gemäß der Maxime »Diagnostik ist der erste Schritt des therapeutischen Veränderungsprozesses« steht die Identifikation der psychosozialen Rahmenbedingungen am Anfang der Behandlung (▶ Kap. 5). Aus der explorativen Identifikation dieser Zusammenhänge – sei es im Sinne einer kognitiv-behavioral orientierten Verhaltensanalyse oder im Rahmen eines tiefenpsychologischen Störungsmodells – sollen sich die Interventionsstrategien ableiten lassen. Eine ganz andere Frage ist dabei die Möglichkeit der strukturellen Umsetzung bzw. die Einbettung psychotherapeutischer Maßnahmen in das therapeutische Gesamtkonzept.

Bei der psychologischen Behandlung von Schmerzerkrankungen lassen sich isolierte Techniken sowie **kombinierte** psychologische Verfahren unterscheiden, die beide idealerweise eingebunden sind in eine so genannte **multimodale Vorgehensweise** (▶ s. Kap. 17.5). Nur in seltenen Fällen ist im Rahmen der Schmerztherapie ein ausschließlich psychotherapeutisches Vorgehen angezeigt. In der Hauptsache geht es um eine **kombinierte** Vorgehensweise, die medizinische und psychotherapeutische, ggf. auch andere, körperliche Verfahren wie Physiotherapie und Trainingstherapie einschließt.

Gleichwohl sollen in der folgenden Darstellung Einzelverfahren dargestellt und bewertet werden.

17.2 Entspannungsverfahren

Entspannungsverfahren sind die am häufigsten verwendeten Techniken der psychologischen Schmerzbehandlung. Sie werden als eigenständige Behandlungsverfahren eingesetzt, kommen zumeist aber mit anderen Techniken (Biofeedback, Imagination, spezielle Coping-Techniken) zur Anwendung bzw. stellen einen grundlegenden Baustein in kognitiv-behavioralen Behandlungsverfahren dar. Eine zusammenfassende Übersicht geben Rehfisch u Basler (2003).

Grundlage der Wirkung ist das Trainieren und schließlich bewusste Herbeiführen der Entspannungsreaktion als ein stress- und schmerzinkompatibler psychophysiologischer Prozess. Gut erlernte Entspannungsübungen wirken einer kurzfristigen physiologischen Erregung entgegen (Wirkung auf neuronaler Ebene) und verhindern eine positive Rückkopplung von Schmerz und Stress u. a. durch das bewusste Herbeiführen eines affektiv positiven Zustandes. Durch das fortschreitende Erlernen dieser Techniken wird innerliche Anspannung besser wahrgenommen, was dazu führt, dass individuelle Stresssituationen und evtl. -auslöser bewusst werden (kognitive Ebene).

Durch einige Techniken (wie der progressiven Muskelentspannung, s. unten) entsteht oftmals ein verbessertes Körperempfinden für Verspannungen der Muskulatur, was zur Identifikation von Anspannungszuständen genutzt werden kann (Derra 2003). Bezüglich des Wirkmechanismus von Entspannungsverfahren wird eine **Stärkung des Kontrollerlebens** als der für alle Methoden wahrscheinlichste Faktor angenommen.

Die bekanntesten Entspannungstechniken

- Progressive Muskelrelaxation nach Jacobson (PMR)
- Autogenes Training (AT)
- Biofeedback-Verfahren
- Hypnose
- Andere: Imaginationstechniken, Atemtechniken, Meditationstechniken

Alle diese Verfahren benötigen eine längere Einübungszeit bis zur Beherrschung; anhaltende Erfolge müssen in der Regel mit Ausdauer erarbeitet werden. Sie sind in akuten Schmerzsituationen kaum erfolgreich anzuwenden, daher kommen Entspannungsverfahren in der Schmerztherapie üblicherweise vorrangig bei der Behandlung chronischer Schmerzen zum Einsatz.

Entspannungsverfahren sind besonders bei Patienten indiziert, die Verspannungen, Belastungen im familiären und beruflichen Bereich, innere Unruhe usw. aufweisen. Während sie bei starken organisch bedingten Schmerzen (Traumen oder Entzündungen, z. B. bei chronischer Polyarthritis oder Schmerzen nach Herpes zoster) im Regelfall »nur« zu einer Schmerzreduzierung führen, können Patienten mit spannungsbedingten Kopfschmerzen und unspezifischen Rückenschmerzen über die Anwendung von Entspannungsverfahren eine deutliche Kontrolle des Schmerzerlebens erreichen.

Die therapeutische Wirksamkeit von Entspannungsverfahren ist inzwischen sehr gut belegt (Übersicht bei Derra 2003).

- Die **progressive Muskelrelaxation** (auch: Muskelentspannung, progressive Muskelrelaxation nach Jacobson, PMR) wurde ca. 1920 von Edmund Jacobson entwickelt und bezieht sich heute fast ausschließlich auf eine Form, die Bernstein u. Borkovec (2000) beschrieben haben. Ein wichtiger Vorteil des PMR gegenüber anderen Entspannungstechniken liegt sicher in der leichten Erlernbarbeit des Verfahrens und in den schnellen Erfolgserlebnissen.
- Im Gegensatz zur progressiven Muskelentspannung wird beim **autogenen Training** (AT) die Entspannung vorwiegend über eine psychische Konzentration autosuggestiv erreicht (»konzentrative Selbstentspannung«). Die Fähigkeit zur gezielten Wahrnehmung von eigenen Körpervorgängen sowie die Umsetzung der Anweisungen in entsprechende Empfindungen ist eine Grundvoraussetzung der Wirksamkeit des AT (Hoffmann 2000). Insbesondere bei Schmerzpatienten stellt der Zugang über die Konzentration hohe Anforderungen an die interozeptive Wahrnehmungsfähigkeit und Geduld der Patienten.
- In der Schmerzbehandlung wird der Einsatz von **Biofeedback-Verfahren** von der Annahme geleitet, dass pathologische physiologische Prozesse (verstärkte Muskelanspannung, Veränderung der Vasokonstriktion) mit Schmerzsyndromen korrelieren (Heuser u. Rief 2000). Wichtige Wirkfaktoren

scheinen neben der Steigerung der Kontrollfähigkeit eine verbesserte Entspannungsfähigkeit sowie die Sensibilisierung für pathologische psychophysiologische Zustände zu sein (Kröner-Herwig 2003).

- Die Diskussion um die therapeutische Bedeutsamkeit der **Hypnose** ist wie bei kaum einem anderen Verfahren gekennzeichnet durch kontroverse Einstellungen zum Phänomen Hypnose selbst. Metaanalysen belegen die Wirksamkeit der Hypnose zur Kontrolle akuter und chronischer Schmerzzustände (Peter 2003). Bei vorrangig organisch bedingten Schmerzen lassen sich physiologische und biochemische Prozesse der Schmerzentstehung nicht beeinflussen, sodass deren Wirkung vorrangig die kognitiven und emotionalen Komponenten betrifft.
  Jüngst konnten Jacobs et al. (2001) an einer kleinen Stichprobe von chronischen Schmerzpatienten in einem kontrollierten Wartegruppendesign zeigen, dass hypnotische Dissoziationstechniken, die in ein verhaltenstherapeutisches Kurzprogramm eingebunden waren, zu deutlichen (Effekstärke >1) und anhaltenden Reduzierungen (3-Monats-Katamnese) der Schmerzintensität führte.
  Ein Problem der Hypnose ist die Tatsache, dass es sich um eine Technik handelt, die aufgrund ihrer therapeutischen Steuerung eine passive Erwartungshaltung und die Abgabe der Verantwortlichkeit fördert.

17.3 Verhaltenstherapeutische Interventionen

Bei der Verhaltenstherapie handelt es sich nicht um ein einzelnes homogenes Verfahren, sondern um eine **Gruppe von Interventionsmethoden**, die jeweils auf spezifische Modifikationsziele gerichtet sind. Dabei wird in den letzten Jahren zunehmend auf die Bedeutung **kognitiver Interventionen** hingewiesen. Diese beinhalten Methoden, die gezielt auf die Veränderung kognitiver Prozesse (Überzeugungen, Einstellungen, Erwartungen, Schemata, »automatische Gedanken«) gerichtet sind. Sie werden häufig von so genannten **behavioralen Methoden**, also Interventionen, die unmittelbar auf eine Veränderung von Verhalten gerichtet sind (z. B. die Schließung von Verhaltenskontrakten mit Patienten), unterschieden. Diese Unterscheidung, insbesondere hinsichtlich der Zielrichtung, ist eher künstlich, da sowohl eine Modifikation des Verhaltens (z. B.: Der Patient macht die erste Übung an Kraftmaschinen) eine Veränderung von Kognitionen mit sich bringt (Infragestellen der Überzeugung: »Ich darf mich nicht belasten«), wie auch eine kognitive Intervention letztendlich eine Verhaltensänderung nach sich ziehen sollte (Bereitschaft, erste körperliche Übungen zu wagen).

Da kognitive und direkt verhaltensändernde Interventionen ineinander greifen, stellen beide Ansätze nur in ihrer Kombination eine sinnvolle Vorgehensweise dar (Hasenbring u. Pfingsten 2003; Kröner-Herwig 2003). Dennoch sollen sie zur besseren **theoretischen** Unterscheidung an dieser Stelle zunächst getrennt dargestellt werden.

17.3.1 Kognitive Verfahren

Unter schmerzbezogenen Kognitionen werden momenthafte schmerzbezogene Selbstverbalisationen sowie zeitübergreifende Metakognitionen gefasst, die sich auf das Schmerzerleben insgesamt beziehen. Bezüglich der momentbezogenen Selbstverbalisationen lassen sich verschiedene attributionale und attentionale kognitive Prozesse unterscheiden: Zu den eher momentbezogenen attributionalen Kognitionen zählen Katastrophisieren und Hilf-/Hoffnungslosigkeit: Beides sind Aspekte, die mit einer Überbewertung der Schmerzerfahrung einhergehen. Weiterhin zählen hierzu Kognitionen des Bagatellisierens, die mit einer Unterbewertung einhergehen. Zu den am häufigsten untersuchten krankheitsbezogenen Metakognitionen gehören die so genannten »fear avoidance beliefs« als krankheitsbezogene Überzeugungshaltungen mit maladaptiven Verhaltenskonsequenzen (Pfingsten 2003).

Der kognitiv-verhaltenstherapeutische Ansatz bei der Behandlung von Schmerzerkrankungen basiert auf den allgemeinen Prinzipien der kognitiven Verhaltenstherapie. Die Grundannahme des kognitiven Therapieansatzes beruht auf den Erfahrungen zur Wirksamkeit kognitiver Strategien (attributionale Prozesse, Aufmerksamkeit, Interpretation) bei der Bewältigung des Laborschmerzes. Der Schwerpunkt kognitiver Verfahren in der Schmerztherapie liegt also in der Vermittlung von Bewältigungsfertigkeiten (Coping-Strategien). Die Patienten sollen schmerzauslösende und -aufrechterhaltende Gedanken identifizieren und modulieren. Durch die Vermittlung von adäquaten Bewältigungsfertigkeiten sollen die Kontrollfähigkeit und das Kompetenzvertrauen gesteigert, Gefühle der Hilflosigkeit abgebaut und die Eigenaktivität der Patienten gefördert werden (Flor u. Hermann 2003).

In verschiedenen Studien konnte die Wirksamkeit dieser Faktoren auf das Schmerzerleben nachgewiesen werden (▶ Kap. 5). Es ist daher nicht korrekt zu konstatieren, dass kognitive Verfahren »nur« dazu führen, dass Patienten lernen, mit dem Schmerz (im Sinne der optimierten Bewältigung) besser umzugehen. Dieses Verständnis über die Wirkung kognitiver Methoden ist weit verbreitet, greift jedoch zu kurz. Wenn Schmerz ein subjektives Erlebensphänomen ist, dann wird das **gesamte** Erleben des Schmerzes – inklusive seiner Intensität – durch kognitive – wie auch behaviorale Methoden beeinflusst. Dies trifft gleichwohl für jede Schmerzerfahrung zu, d. h. auch bei Schmerzen mit deutlicher organischer Verursachung.

Das therapeutische Ziel geht bei diesem Vorgehen weit über die Bearbeitung des Symptoms »Schmerz« hinaus, indem z. B. auch instrumentelle Zusammenhänge des Schmerzverhaltens (dessen Funktion im sozialen Kontext) in die Modifikation einfließen. So kann die Bearbeitung von Kompetenzdefiziten im Bereich der sozialen, kommunikativen Fertigkeiten Schmerzpatienten in die Lage versetzen, ein operant verstärktes Schmerzverhalten abzubauen und schließlich aufzugeben, indem adäquatere soziale Fertigkeiten, z. B. zum Durchsetzen eigener Interessen, vermittelt werden und auf diese Weise das Schmerzverhalten nicht diese Funktion übernehmen muss.

An letztem Beispiel wird allein durch die Wortwahl deutlich, das eine Trennung zwischen kognitiven und behavioralen (verhaltensmäßigen) Techniken kaum möglich ist. In einem randomisiert placebokontrollierten Design konnten Holroyd et al. (2001) für Patienten mit chronischen Spannungskopfschmerz zeigen, dass eine Kombination aus Entspannung und kognitiven Techniken (»stress management«) einen besseren therapeutischen Effekt hatte als analgetische medikamentöse Therapie sowie Placebogabe. Die besten Wirkeffekte ließen sich erzielen für eine Kombination aus »Stress-management-Therapie« kombiniert mit antidepressiver Medikation.

17.4 Behaviorale Verfahren

Auch wenn das wissenschaftliche und therapeutische Interesse in den letzten Jahren vorrangig den Kognitionen gewidmet war, so sind doch die psychotherapeutischen Interventionen oftmals auch verhaltensbezogen. Allein durch eine geringe Veränderung des Verhaltens können bereits deutliche Veränderungen von Kognitionen erzielt werden; letztendlich sind beide Aspekte eng miteinander verzahnt.

Zu den behavioralen Aspekten des (chronischen) Schmerzsyndroms gehören die unmittelbar schmerzkontrollierenden Verhaltensweisen wie Medikamentenkonsum und Inanspruchnahme des Gesundheitsystems sowie weitere Aspekte der allgemeinen Aktivitäten in Beruf, Familie und Freizeit. In der Literatur dominiert die Untersuchung des **passiven** Vermeidungsverhaltens als häufig anzutreffende Form des Krankheitsverhaltens (Linton et al. 1994). »Krankheitsverhalten« als Verhaltensmuster umfasst in der Regel ein geringes Ausmaß an körperlicher und sozialer Aktivität, das oftmalige Äußern vielfältiger körperlicher Beschwerden, eher passive Bewältigungsanstrengungen sowie einen vermehrten Medikamentengebrauch und eine hohe Inanspruchnahme von Behandlungen (◘ Abb. 17.2).

Häufig ist dieses Verhalten kombiniert mit einem Muster inadäquater kognitiver Schemata wie z. B. dem Katastrophisieren. Dieses oftmals zu beobachtende Krankheitsverhalten wirkt auf lange Sicht ausgesprochen kontraproduktiv. Kurzfristig kann es jedoch durchaus positive Konsequenzen aufweisen: Nach dem operanten Lernmodell wird das Schmerzverhalten z. B. über die Reaktion des sozialen Umfeldes verstärkt (intensiviert), indem es Aufmerksamkeit und Zuwendung erzeugt, unangenehme Tätigkeiten verhindert oder indem es zu einer kurzfristigen Verringerung der Schmerzintensität führt (wie es oftmals bei passivem Verhalten wie Schonung, Ruhe, Fernsehen, Massage oder »schmerzkontingenter« Medikamenteneinnahme der Fall ist).

Diese positiven Konsequenzen führen zu einer höheren Wahrscheinlichkeit des weiteren Auftretens des Krankheitsverhaltens, zu einer gesteigerten Wahrnehmungsbereitschaft für entsprechende Interozeption und schließlich zu einem vermehrten Schmerzerleben. Nach und nach nimmt das Krankheitsverhalten einen immer größeren Raum ein und unterdrückt schließlich alle positiven, aktiven Bewältigungsanstrengungen.

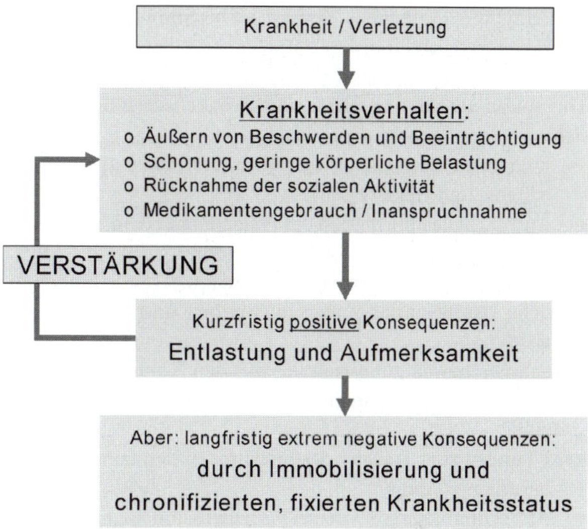

◘ **Abb. 17.2.** Krankheitsverhalten

Dieser Prozess verläuft in der Regel schleichend, sodass der Betroffene (oder das direkte soziale Umfeld) die drastische Veränderung der Lebensgewohnheiten nicht einmal bemerkt (Linton 2000). Eintretende Arbeitsunfähigkeit kann diesen Prozess erheblich beschleunigen, indem sie den Bruch in den Lebensgewohnheiten verstärkt und den Zugang zu wichtigen alternativen Verstärkerquellen verhindert. Die verringerte körperliche und soziale Aktivität führt wiederum zu Konsequenzen im emotionalen und kognitiven Bereich, indem sie quasi zwangsläufig zu depressiver Verstimmung und katastrophisierenden Gedanken führt (► s. unten).

Als ein besonderes Beispiel für den Zusammenhang von verhaltensbezogenen und kognitiv-emotionalen Faktoren der Chronifizierung kann das Angst-/Vermeidungsverhalten im Rahmen so genannter Fear-avoidance-Modelle betrachtet werden (Vlaeyen et al. 1995; Pfingsten 2003): Es ist eine normale Reaktion, auf Schmerz mit Angst zu reagieren, die wiederum ein Vermeidungsverhalten (meist im Sinne der Ruhigstellung und Schonung des betroffenen Körperteils) nach sich zieht. Die Vermeidung von Aktivität und Bewegung wird über die Reduktion von Angst verstärkt (operantes Konditionierungsparadigma). Die Funktionsweise ist dem Vermeidungsverhalten bei Phobien ähnlich und führt schließlich zu einer immer weiter fortschreitenden Immobilisierung des Betroffenen mit Konsequenzen auf der körperlichen wie auch psychosozialen Ebene.

In mehreren empirischen Studien wurde inzwischen nachgewiesen, dass das oben genannte Vermeidungsverhalten sich besonders bei den Patienten ausbildet, bei denen kognitive Überzeugungen zum Zusammenhang zwischen Rückenschmerzen einerseits und Bewegung/Belastung andererseits stark ausgeprägt sind. Derartige Überzeugungen werden als »fear avoidance beliefs« bezeichnet. Diese sind kein Merkmal des fortgeschrittenen Chronifizierungsprozesses, sondern werden bereits bei akutem

Rückenschmerz verhaltensrelevant und bestimmen den weiteren Krankheitsverlauf (Pfingsten 2003).

Nach Flor u. Hermann (2003) ist der kognitiv-behaviorale Therapieansatz aktiv, problem- und verhaltensorientiert. Er lässt sich in mehrere Phasen untergliedern:

- multiaxiale Diagnostik (Identifikation problematischer Verhaltens- und Denkweisen),
- Ausführliche Information des Patienten mit dem Ziel der Beruhigung und »Entkatastrophisierung«,
- Vermittlung eines individuellen adäquateren Schmerzmodells, das Beeinflussungen im Erleben und Verhalten zulässt,
- Schmerzbewältigungstraining mit den Komponenten Entspannung, Aktivitätsregulation und kognitive Umstrukturierung,
- Übungen zum Transfer des Erlernten in den familiären und beruflichen Alltag,
- Aufrechterhaltung des neuen Verhaltens und Rückfallprophylaxe.

Alle diese Techniken stehen nicht für sich allein, sondern sind idealerweise integriert in eine umfassende medizinische, physikalische und ergotherapeutische Betreuung (Kröner-Herwig u. Pfingsten 2004).

17.5 Multimodale Verfahren

In einer modernen Schmerztherapie werden therapeutische Verfahren in der Regel nicht isoliert, sondern unter einem übergeordneten Gesamtkonzept angewandt. Das beste Beispiel dafür bieten die so genannten Functional-restoration-Programme, die in der Behandlung des Rückenschmerzes international sehr erfolgreich sind (Pfingsten 2001). Die Zielrichtung derartiger Programme ist eine deutliche Abkehr vom traditionellen Behandlungsmodell und stellt die Wiederherstellung der im Prozess der Chronifizierung verloren gegangenen Funktionsfähigkeit in den Mittelpunkt. Das Vorgehen ist konzentriert auf die Verringerung der (subjektiv erlebten) Behinderung mittels einer Veränderung situativer Rahmenbedingungen und kognitiver Prozesse.

Der Ansatz zeichnet sich durch eine klare sportmedizinische Orientierung unter verhaltenstherapeutischen Prinzipien aus. Das Ziel einer solchen Behandlung ist nicht mehr vorrangig auf die Beseitigung von Schmerz ausgerichtet. Im Gegenteil spielt Schmerzreduktion als Behandlungsziel eher eine untergeordnete Rolle, wobei – aufgrund von lerntheoretischen Überlegungen zum »Verstärkungscharakter« von Schmerzverhalten – der Schmerz selbst aus der therapeutischen Aufmerksamkeit quasi verdrängt wird und stattdessen die **Wiederherstellung der Funktionsfähigkeit** in Alltag und Beruf in den Mittelpunkt der Behandlung rückt. Primäres Ziel der Behandlung ist eine schnelle Reintegration in den Arbeitsprozess über die **Reduktion des subjektiven Beeinträchtigungserlebens und der bewegungsbezogenen Angst**.

In die Behandlung sind sporttherapeutische, ergotherapeutische, physiotherapeutische und psychotherapeutische Interventionen unter einem standardisierten Gesamtkonzept integriert. Im körperlichen Bereich gehören hierzu in der Regel eine Steigerung der allgemeinen Fitness, die Verbesserung der kardiovaskulären und pulmonalen Kapazität, die Verbesserung der Koordination und Körperwahrnehmung sowie die Verbesserung der Eigenkontrolle hinsichtlich der individuellen Belastungskapazität. Die psychotherapeutischen Interventionen dienen der Veränderung der emotionalen Beeinträchtigung (antidepressive Therapie), des auf Ruhe und Schonung ausgerichteten Krankheitsverhaltens sowie der kognitiv repräsentierten Einstellungen bzw. Befürchtungen in Bezug auf Aktivität und Arbeitsfähigkeit. Im Mittelpunkt des psychologischen (kognitiv-verhaltenstherapeutischen) Behandlungsbausteins steht ein Schmerzbewältigungstraining (vgl. Basler u. Kröner-Herwig 1999). Daneben ist die Identifikation und Bearbeitung persönlichkeitsspezifischer Merkmale oder Verhaltensdispositionen, von denen angenommen wird, dass sie an der Aufrechterhaltung der Symptomatik beteiligt sind, ein wichtiges Behandlungsziel.

Üblicherweise finden alle Behandlungsteile jeden Tag statt, wobei tägliche Behandlungsdauer 5–8 h umfasst.

Behandlungsprinzipien im multimodalen Konzept

Die gesamte Behandlung orientiert sich an verhaltenstherapeutischen Prinzipien, die quasi als Steuerungselemente in alle Programmteile einwirken (zum genauen Vorgehen: Hildebrandt et al. 2003):

- Eine gelungene **Informationsvermittlung** schafft für die Patienten die Grundlage zur Definition eigener Therapieziele. Die wissenschaftliche Korrektheit des Modells ist dabei von geringerer Bedeutung; wichtiger ist, dass die Erklärungen für die Patienten verständlich sind und möglichst viele ihrer Erfahrungen aufgreifen.
- Aus lerntheoretischen Überlegungen heraus ist es notwendig, dass der Schmerz seine diskriminierende Funktion zur Verhaltenssteuerung verliert. Daher darf das gesamte körperliche Training nicht nach auftretenden Schmerzen ausgerichtet bzw. dadurch limitiert werden (»working to tolerance plan«), sondern das körperliche Training ist an eine **individuelle Quotenvorgabe** orientiert (»working to quota plan«). Quotenpläne stärken das Erleben von Kontrollfähigkeit und Selbsteffizienz. Da ein Misserfolg zu Anfang der Therapie (Nichtbewältigen der Quote) stark motivationsmindernd wirkt, ist die Quote anfangs mit einem sehr geringen Wert (Gewicht, Wiederholungszahl) anzusetzen.
- Den **Krankheitsmodellvorstellungen** (Überzeugungen, insbesondere im Zusammenhang mit bewegungsbezogenen Ängsten) der Patienten ist im Rahmen der Behandlung besondere Bedeutung zuzumessen. Sie sind konkret zu erfassen und möglichst verhaltensnah im Sinne eines graduierten Trainings abzubauen (Extinktion des angstmotivierten Vermeidungsverhaltens).

- Während anfangs die **Anleitung durch die Therapeuten** (Strukturierung, Motivierung, Feedback) eine wichtige Rolle spielt, ist mit zeitlich fortschreitender Behandlung die Enge der therapeutischen Führung zu lockern. Abgesehen davon, dass eine derartige Vorgehensweise zur Stärkung der Selbstverantwortung führt, ist sie notwendig, um bei den Patienten eine Steigerung ihres Selbstwirksamkeitserlebens zu erreichen. Dies wird insbesondere dann entwickelt, wenn die Patienten ihre Leistungssteigerungen auf **internale Fähigkeiten** zurückführen können. Externale Attribuierung (Medikamente, Motivierungsqualität der Behandler, Sicherheit der Geräte) kann im Gegenteil dazu führen, dass die eigenen Kontrollfähigkeiten sinken und es zu keinem Transfer der Verbesserungen in den Alltag kommt.
- Die Durchführung des Trainings mit (medizinischen) Trainingsgeräten ist notwendig (Vermittlung von Sicherheit durch geführte, begrenzte Bewegungen) – jedoch behindern Geräte als »künstliche« Bedingungen die notwendige **Umsetzung in den Alltag**. Das bedeutet, dass zu einem möglichst frühen Zeitpunkt der Behandlung Alltagsaktivitäten in das gestufte Vorgehen einbezogen werden müssen. In diesem Sinne ist es weniger effektiv, isolierte Einzelbewegungen zu trainieren. Erst die koordinative Umsetzung der gelernten Einzelbewegung in eine Komplexbewegung ist ein Garant für Anwendbarkeit im Alltag (Pfingsten et al. 2001). Auch für diese Aktivitäten sind konkrete Quotenpläne mit Erfolgskontrolle und Feedback aufzustellen.
- Die **konzeptuelle Einheit des Teams** ist unbedingte Voraussetzung für einen Therapieerfolg. Unsicherheiten der Therapeuten übertragen sich sofort auf diesen für die Patienten ohnehin sensibilisierten Bereich.
- Da Rückenschmerz und Arbeitsplatz in der Regel eng verknüpft sind, muss die Behandlung durchsoziotherapeutische Interventionen (Umsetzung der individuellen Leistungsfähigkeit an das berufliche Anforderungsprofil = Verhaltensprävention) ebenso wie Veränderung der beruflichen Umgebungsvariablen (z. B. Umsetzung am Arbeitsplatz, Umschulung etc. = Verhältnisprävention) ergänzt werden.
- Zur Erleichterung des Transfers der erzielten bzw. geplanten Veränderungen (soziales wie berufliches Umfeld) ist ein enger **Kontakt zu externen Institutionen** (niedergelassene Ärzte, KV, Krankenkassen bzw. medizinische Dienste, Rentenversicherungsträger und Berufsgenossenschaften, Arbeitgeber und Arbeitsämter) erforderlich. Auch Angehörige der Patienten sollten möglichst einbezogen werden, insbesondere dann, wenn erkennbar ist, dass das soziale Umfeld auf den Krankheitsverlauf bzw. die Aufrechterhaltung Einfluss nimmt.

In der evidenzbasierten Literatur gibt es deutliche Hinweise dafür, dass multidisziplinäre und multimodale Verfahren nach dem biopsychosozialem Therapiekonzept eine große Wirksamkeit haben. Dabei scheinen unkomplizierte Patienten mit guter Prognose genauso gut von einfachen, unaufwändigen multimodalen Programmen zu profitieren, sodass hier wesentliche Kosten eingespart werden können (Haldorsen et al. 2002). Die Einsparung von Kosten ist abhängig vom jeweiligen Gesundheitssystem. In unseren Untersuchungen konnten wir eine deutliche Kostenreduktion durch die Behandlung nachweisen (Hildebrandt 1998).

In der Literatur gibt es 3 neuere systematische Reviews von hoher Qualität zu diesem Thema (DiFabio 1995; Guzman et al. 2001; Staal et al. 2002). Insgesamt sind in diese Reviews 21 randomisierte, kontrollierte Studien eingeschlossen.

Di Fabio (1995), der im Wesentlichen Rückenschulen untersuchte, folgerte aufgrund der Ergebnisse: Rückenschulen sind dann sehr effektiv, wenn sie mit einem intensiven Rehabilitationsprogramm verbunden sind. Die größten Effekte sind bei der Reduktion von Schmerz, körperlicher Behinderung und Verbesserung von Einstellung sowie Compliance der Patienten zu erzielen, wogegen die Rückkehr zur Arbeit weniger deutlich war.

Staal et al. (2002) untersuchten in ihrem Review Studien, die sich mit Methoden zur Rückkehr an den Arbeitsplatz beschäftigen, und fanden, dass die hierfür geeigneten Behandlungsprogramme einen intensiven Behandlungsumfang haben und auf einer biopsychosozialen Grundlage stehen müssen.

Guzman et al. (2001) stellten fest, dass es eindeutig bewiesen ist, dass intensive, multidisziplinäre, biopsychosoziale Programme auf der Grundlage von »functional restoration« stationärer oder ambulanter konventioneller Rehabilitation überlegen sind, was die Funktion und Leistungsfähigkeit der Patienten betrifft. Der Beleg dafür, dass durch diese Programme auch eine geringere Schmerzintensität erreicht wird, fällt dagegen nicht immer eindeutig aus.

17.6 Wirksamkeit psychologisch fundierter Behandlungsmaßnahmen

Die Wirksamkeit psychologischer Verfahren und insbesondere kognitiv-behavioraler Interventionen ist inzwischen gut belegt:

Bereits 1992 haben Flor et al. in ihrer Metaanalyse von 65 Studien (über 3000 berücksichtigte Patienten) nachgewiesen, dass in den Studien mit kognitiv-behavioralen Techniken 68% der behandelten Patienten an den Arbeitsplatz zurückkehrten, während es in den Kontrollbedingungen (Wartegruppe oder »übliche« Behandlung) nur 32% waren.

Morley et al. (1999) kommen anhand einer Metaanalyse entsprechender Studien zu dem Ergebnis, dass kognitiv-behaviorale Behandlungstechniken verglichen mit keiner psychologischen Behandlung sowie gegenüber ausschließlich medikamentöser Behandlung effektiv sind in Bezug auf die Reduktion des Schmerzerlebens, die Verbesserung der Schmerzbewältigungsfertigkeiten, die Reduktion von Schmerzverhalten sowie die Steigerung der Funktionsfähigkeit. Die meisten Effekte zeigten sich darüber hinaus zeitstabil.

Linton (2000) kommt nach Sichtung randomisiert kontrollierter Studien zu dem Ergebnis, dass es konsistente Hinweise darauf gibt, dass kognitiv-behaviorale Therapie einer Wartebedingung oder anderen (üblichen) Behandlungsformen überlegen ist. Als Kritikpunkt führt Linton an, dass oftmals nicht eindeutig definiert ist, was jeweils unter kognitiv-behavioralen Techniken subsumiert ist und die genaue Vorgehensweise oftmals im Dunkeln bleibt.

Eine **aktuelle** und gute Zusammenfassung über die Effekte kognitiv-behavioraler Techniken sowie eine Zusammenstellung entsprechender Studien und Metaanalysen bieten McCracken u. Turk (2002). In ihrer Darstellung wird deutlich, dass die (z. T. guten) Effekte erheblich variieren, sodass davon auszugehen ist, dass die Indikationskriterien für diese Art der Behandlung weiter geschärft werden müssen und es notwendig ist, individuell unterschiedliche kognitive Stile und Verhaltensmuster im therapeutischen Vorgehen stärker als bisher zu berücksichtigen (v. Tulder 2003).

Fazit

Einfache Lösungen können bei komplexen Problemen nicht erfolgreich sein. Bei chronischen Erkrankungen wirken verschiedene Faktoren in individueller Ausprägung additiv. Demnach ist für den therapeutischen Ansatz ein Erklärungsmodell ausschlaggebend, in das medizinische, soziologische und psychologische Aspekte gleichermaßen einbezogen sind. Es ist eine veränderte »Blickrichtung« erforderlich, die nicht mehr abgrenzbare Einzelheiten fokussiert, sondern das zusammenwirkende Ganze. Der Patient muss dabei die Verantwortung für sich, seine Erkrankung und den Krankheitsverlauf mit seinem behandelnden Therapeuten teilen.

Die Ergebnisse aus vielen Jahren verhaltensmedizinischer Forschung können bei diesem Prozess wichtige Erkenntnisse beisteuern. Es geht dabei nicht um den Austausch einer medizinischen Behandlung durch eine psychologische, sondern darum, die Erkenntnisse von verschiedenen Fachgebieten in einem integrativen Miteinander für die Behandlung dieser schwierigen Patientengruppe optimal zu nutzen.

Literatur

Basler HD, Kröner-Herwig B (1999) Psychologische Therapie bei Kopf- und Rückenschmerzen; 2. aktualisierte Aufl. Quintessenz, München

Bernstein DA, Borkovec TD (2000) Entspannungs-Training – Handbuch der progressiven Muskelentspannung. Pfeiffer, München

Derra C (2003) Entspannungsverfahren und Hypnose. In: Egle TU, Hoffmann SO, Lehmann KA, Nix WA (Hrsg) Handbuch chronischer Schmerz. Schattauer, Stuttgart, S 392–403

Di Fabio RP (1995) Efficacy of comprehensive rehabilitation programs and back schools for patients with low back pain: a meta-analysis. Phys Ther 75: 865–878

Flor H, Fydrich T, Turk DC (1992): Efficiacy of multidisciplinary pain treatment centers. Pain 49: 221–230

Flor H, Hermann C (2003) Der kognitiv-behaviorale Ansatz. In: Basler HD, Franz C, Kröner-Herwig B, Rehfisch HP (Hrsg) Psychologische Schmerztherapie, 5. Aufl. Springer, Berlin Heidelberg New York, S 682–602

Guzman J, Esmail R, Karjalainen K, Malmivaara A, Irvin E, Bombardier C (2001) Multidisciplinary rehabilitation for chronic back pain: a systematic review. BMJ 322: 39–51

Haldorsen EMH, Grasdal AL, Skouen JS, Risa AE, Kronholm K, Ursin H (2002) Is there a right treatment for a particular patient group? Pain 95: 49–63

Hasenbring M, Pfingsten M (2003) Psychologische Mechanismen der Chronifizierung. In: Basler HD, Franz C, Kröner-Herwig B, Rehfisch HP (Hrsg) Psychologische Schmerztherapie, 5. Aufl. Springer, Berlin Heidelberg New York, S 99–118

Heuser J, Rief W (2000) Biofeedback bei Spannungskopfschmerzen und Migräne. In: Rief W, Birbaumer N (Hrsg) Biofeedback-Therapie. Schattauer, Stuttgart, S 26–41

Hildebrandt J (1998) Kosten und Nutzen differentieller Therapieprogramme für Patienten mit Rückenschmerzen. In: Pfingsten M, Hildebrandt J (Hrsg) Chronischer Rückenschmerz – Wege aus dem Dilemma. Huber, Bern, S 216–232

Hildebrandt J, Pfingsten M, Lüder S, Lucan S, Pauls J, Seeger J, Strube J, v.Westernhagen S, Wendt A (2003) Göttinger Rücken Intensiv Programm – Das Manual. Congress-Verlag, Berlin , S 1–190

Hoffmann B (2000) Handbuch Autogenes Training. DTV, München

Hoffmann SO (2003) Psychodynamisches Verständnis von Schmerz. In: Egle TU, Hoffmann SO, Lehmann Ka, Nix (WA (Hrsg) Handbuch chronischer Schmerz. Schattauer, Stuttgart, S 77–88

Holroyd KA, O´Donnell FJ, Stensland M, Lipchik GL, Cordingley GE, Carlson BW (2001) Management of chronic tension-type headache with tricyclic antidepressant medication, stress management therapy, and their combination. JAMA 285: 2208–2215

Jacobs S, Strack M, Bode G, Kröner-Herwig B (2001) Hypnotherapeutische Interventionen im Rahmen eines verhaltenstherapeutischen Kurzprogramms zur Behandlung chronischer Schmerzen. Verhaltensther Verhaltensmed 22: 199–217

Kröner-Herwig B (2003) Biofeedback. In: Basler HD, Franz C, Kröner-Herwig B, Rehfisch HP (Hrsg) Psychologische Schmerztherapie, 5. Aufl. Springer, Berlin Heidelberg New York, S 551–566

Kröner-Herwig B, Pfingsten M (2004) Psychologisch fundierte Behandlungsverfahren. In: Hildebrandt J, Müller G, Pfingsten M (Hrsg) Die Lendenwirbelsäule. Urban & Fischer (Elsevier), München, S 484–495

Linton SJ (2000) Utility of cognitive-behavioral psychological treatments. In: Nachemson A, Jonsson E (eds) Neck and back pain. Lippincott & Williams, Philadelphia, pp 361–381

Linton SJ, Althoff, B, Melin L et al. (1994) Psychological factors related to health, back pain, and dysfunction. J Occup Rehabil 5: 1–10

McCracken LM, Turk DC (2002) Behavioral and cognitive-behavioral treatment for chronic pain. Spine 15: 2564–2573

Morley S, Eccleston C, Williams A (1999) Systematic review and meta-analysis of randomized controlled trials of cognitive behaviour therapy and behaviour therapy for chronic pain in adults, excluding headache. Pain 80: 1–13

Peter B (2003) Hypnose. In: Basler HD, Franz C, Kröner-Herwig B, Rehfisch HP (Hrsg) Psychologische Schmerztherapie, 5. Aufl. Springer, Berlin Heidelberg New York, pp 567–588

Pfingsten M, Schöps P, Seeger D, Saur P, Hahn J, Hildebrandt J (2001) Training von Arbeitsbewegungen – notwendiger Bestandteil multimodaler Behandlungskonzepte für Patienten mit chronischen Rückenschmerzen. Rhys Med Rehab Kur 11: 16–22

Pfingsten M (2001) Multimodale Verfahren – auf die Mischung kommt es an. Schmerz 15: 492–498

Pfingsten M (2003) Vermeidungsverhalten und Rückenschmerzen – Ansätze für neue therapeutische Wege. Phys Med Rehab Kuror 13: 276–282

Pfingsten M, Kröner-Herwig B (2004) Psychotherapie. In: Hildebrandt J, Pfingsten M, Müller G (Hrsg) Das Rückenschmerz-Buch. Urban & Fischer, München

Rehfisch P, Basler HD (2003) Entspannung und Imagination. In: Basler HD, Franz C, Kröner-Herwig B, Rehfisch HP (Hrsg) Psychologische Schmerztherapie, 5. Aufl. Springer, Berlin Heidelberg New York, S 537–550

Scheidt CE (2003) Psychoanalytische Einzeltherapie somatoformer Störungen. In: Egle UT, Hoffmann SO, Lehmann KA, Nix WA (Hrsg) Handbuch chronischer Schmerz. Schattauer, Stuttgart, S 404–411

Staal JB, Hlobil H, van Tulder MW (2002) Return-to-work interventions for low back pain. Sports Med 32: 251–267

v. Tulder MW, Ostelo RW, Vlaeyan JW, Linton SJ, Morley SJ, Assendelft WJ (2003) Behavioral treatment for low back pain (Cochrane Review). Cochrane Library, 2, Oxford

Vlaeyen JW, Kole-Snijders AM, Boeren RG, van Eek H (1995) Fear of movement/(re)injury in chronic low back pain and its relation to behavioral performance. Pain 62: 363–372

Teil IV Pharmakologische Schmerztherapie

Kapitel 18 Analgetika gegen chronische Schmerzen – 187

Kapitel 19 Koanalgetika – 209

Analgetika gegen chronische Schmerzen

J. Fauler

18.1 WHO-Stufenschema – 188

18.2 Analgetika mit antiphlogistischer und antipyretischer Wirkung – 188
18.2.1 Nichtsteroidale Antirheumatika (NSAID) und selektive Cyclooxygenase-2-Inhibitoren (Coxibe) (Tannenbaum et al. 2006) – 188

18.3 Analgetika mit antipyretischer Wirkung – 192
18.3.1 Paracetamol – 192
18.3.2 Metamizol – 193

18.4 Analgetika ohne antiinflammatorische und antipyretische Wirkung – 194
18.4.1 Flupirtin – 194
18.4.2 Opioide – 195
18.4.3 Schwachwirksame Opioide (Grond u. Radbruch 1998) – 196
18.4.4 Starkwirksame Opioide (Sorge et al. 1997) – 199
18.4.5 Transdermale Opioide – 202

18.5 Zulassungstatus der Analgetika – 206

18.6 Äquivalenzdosen von Opioiden – 207

Literatur –207

Analgetika sind Arzneimittel, die Schmerzen vermindern können. Entsprechend der Schmerzentstehung und der Schmerzverarbeitung sind die pharmakologischen Wirkmechanismen höchst unterschiedlich. Hieraus ergibt sich: Nicht jedes Schmerzmittel wirkt bei jedem Schmerz, und mit der Chronifizierung der Schmerzen können zuvor wirksame Analgetika unwirksam werden.

Die Behandlung chronischer Schmerzen stellt bezüglich der Sicherheit und Verträglichkeit der Analgetika höhere Anforderungen an das Nutzen-Risiko-Verhältnis als bei der Behandlung akuter Schmerzen. Die bis zur Einführung der Coxibe »kleinen« klinischen Studien mit 50–300 Patienten über 6 Wochen bis maximal 6 Monate belegten, dass alle klassischen NSAID (»non-steroidal anti-inflammatory drugs«) Ulzerationen im Gastrointestinaltrakt verursachen. Die breite Anwendung der klassischen NSAID hatte trotz der Einführung von NSAID mit einer geringeren gastrointestinalen Toxizität wie Diclofenac und Ibuprofen zur Folge, dass in Deutschland jährlich zwischen 2.000 und 3.000 Patienten an einer durch NSAID verursachten gastrointestinalen Blutung verstarben. Kontrollierte klinische Studien mit einer aussagefähigen Studienpopulation von 3.000 bis 4.000 Patienten über einen Zeitraum von mindestens 12 Monaten bis zu 3 Jahren gibt es nur zu den selektiven Cyclooxygenase-2-Inhibitoren (Coxibe) und den in diesen Studien zum Vergleich untersuchten klassischen NSAID Diclofenac, Ibuprofen und Naproxen. Diese Studien belegten eine mehr als 50%ige Reduktion des gastrointestinalen Risikos der Coxibe im Vergleich zu Diclofenac, Ibuprofen und Naproxen. Aber die »Megastudien« belegten auch seltene unerwünschte Wirkungen wie die geringgradig erhöhte kardiovaskuläre Mortalität der NSAID und der Coxibe, die mit den kleinen klinischen Studien nicht beobachtet werden konnten, da sie zu selten auftreten. Zu Paracetamol und zu den Opioiden gibt es zwar eine Vielzahl von kontrollierten klinischen Studien, jedoch basieren sie alle auf zu geringen Patientenzahlen und einer zu kurzen Untersuchungsdauer, um seltene Nebenwirkungen entdecken zu können. Bei der Beurteilung der Sicherheit und Verträglichkeit der einzelnen Analgetika muss diese unterschiedliche Datenlage berücksichtigt werden.

18.1 WHO-Stufenschema

Das WHO-Stufenschema (Abb. 18.1) wurde für die Schmerztherapie von Tumorpatienten entwickelt. Ziel ist es, den Patienten schmerzfrei zu bekommen! Wegen des großen Erfolges wird dieses Schema auch beim chronischen Schmerz eingesetzt. Bei unzureichender Analgesie sollte auf die nächst höhere Stufe gewechselt werden.

18

! Wichtig ist beim Übergang von Stufe II zur Stufe III, dass das niedrigpotente Opioid abgesetzt und durch das hochpotente Opioid ersetzt wird.

Die Analgetika ab Stufe II sollten nach Zeit und nicht nach Bedarf des Patienten angewandt werden. Für Durchbruchschmerzen muss immer eine adäquate Bedarfsmedikation verschrieben werden, die der analgetischen Potenz der jeweiligen Stufe entspricht. Zur Verbesserung der analgetischen Wirkung und zur Reduzierung der Opioiddosis sollten Adjuvanzien wie trizyklische Antidepressiva eingesetzt werden, sofern diese bei den entsprechenden Schmerzen wirksam sind.

18.2 Analgetika mit antiphlogistischer und antipyretischer Wirkung

18.2.1 Nichtsteroidale Antirheumatika (NSAID) und selektive Cyclooxygenase-2-Inhibitoren (Coxibe) (Tannenbaum et al. 2006)

Nichtsteroidale Antirheumatika (NSAID)

Wirkung und Wirkmechanismus

Nichtsteroidale Antirheumatika (»non-steroidal anti-inflammatory drugs«; NSAID) und selektive Cyclooxygenase-2-Inhibitoren (Coxibe) sind analgetisch, antipyretisch und antientzündlich wirksam. Die antiinflammatorische Wirkung macht sie in der Therapie entzündlicher Schmerzen unverzichtbar; dies ist auch der Grund dafür, dass NSAID und Coxibe auf allen 3 Stufen des WHO-Stufenschemas eingesetzt werden können.

Das Prostaglandin E_2 (PGE_2) kann sowohl durch die ubiquitär vorkommende Cyclooxygenase-1 (COX-1) als auch durch die bei Entzündungen induzierte Cyclooxygenase-2 (COX-2) synthetisiert werden. Neuere Forschungen belegen, dass das für die Entzündung und die Algesie relevante Prostaglandin E_2 (PG_2) nahezu ausschließlich durch die COX-2 synthetisiert wird.

Das PGE_2 senkt das Schwellpotenzial der Nozizeptoren und erleichtert so die Depolarisation durch Entzündungsmediatoren wie z. B. Bradykinin oder Substanz P. Außerdem erhöht PGE_2 die lokale Durchblutung und die vaskuläre Permeabilität, was eine lokale Hyperämie und Ödembildung zur Folge hat. Aspirin hemmt die COX-1 irreversibel, während die klassischen NSAID die COX-1 nur reversibel hemmen. Coxibe unterscheiden sich grundlegend von NSAID, denn sie haben keinen Effekt auf die Thrombozytenaggregation.

Dosierung

Gemäß den Zulassungsbehörden ist die niedrigste wirksame Dosis zu wählen und die Dauer der Therapie so kurz wie möglich zu halten.

- **Diclofenac**
  - Kinder ab 6 Lebensjahren erhalten 2 mg/kg KG/Tag auf 2–3 Einzelgaben verteilt.
  - Die Dosis für Erwachsene liegt zwischen 50 und 150 mg/Tag.
  - Für die Langzeittherapie 1 Retarddragée mit 100 mg/Tag.
- **Ibuprofen**
  - Kinder 20–29 kg KG erhalten bis zu 600 mg/Tag.
  - Kinder 30–43 kg KG erhalten bis zu 800 mg/Tag
  - Kinder 44–52 kg KG erhalten 600–1000 mg/Tag.

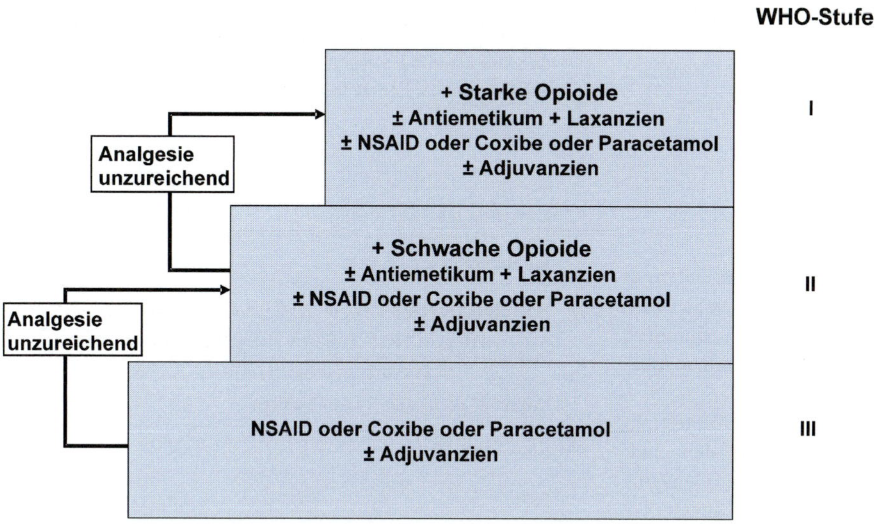

Abb. 18.1. WHO-Stufenschema zur Therapie chronischer Schmerzen

Tab. 18.1. Pharmakokinetik von NSAID

NSAID	t_{max} [h]	PEB [%]	Elimination	HWZ [h]	Wirkungsdauer [h]
Diclofenac ret	4	99,7	Metabolisch > renal	1–2	8–12
Ibuprofen ret	1–2	99	Metabolisch > renal	1,8–3,5	8–12
Naproxen	2–4	99	Metabolisch > renal	10–18	12

Tab. 18.2. Pharmakokinetik von Coxiben

Coxib	t_{max} [h]	PEB [%]	Elimination	HWZ [h]	Wirkungsdauer [h]
Celecoxib	3	97	Metabolisch > renal	11,8	5–6
Etoricoxib	1	92	Metabolisch > renal	22	>24

  - Jugendliche ab 15 Jahre und Erwachsene erhalten 800–1.200 mg/Tag.
- **Naproxen**
  - Jugendliche ab 12 Jahre und Erwachsene erhalten 250–1.000 mg/Tag verteilt auf 3 Einzeldosen.
  - Ältere Patienten sollten nicht mehr als 1- bis 2-mal 200 mg/Tag erhalten.

Pharmakokinetik (Tab. 18.1)

- **Diclofenac** unterliegt einem hohen First-pass-Metabolismus mit einer Bioverfügbarkeit von 50%. Es wird rasch und vollständig in der Leber metabolisiert. Zwei der Metaboliten haben eine geringe analgetische Wirkung.
- **Ibuprofen** wird in der Leber vollständig metabolisiert und zu 90% renal eliminiert. Die Metaboliten haben keine analgetische Wirkung.
- **Naproxen** wird zu etwa 95% als unverändertes Naproxen und als inaktives 6-Desmethylnaproxen oder in Form von deren Konjugaten in den Urin ausgeschieden.

Coxibe

Dosierung

- **Celecoxib**
  Die Dosis für Osteoarthrose (OA) ist 2-mal100 mg/Tag und die für rheumatoide Arthritis (RA) 2-mal 200 mg/Tag.
- **Etoricoxib**
  Die Dosis für OA ist 60 mg/Tag und für die RA 90 mg/Tag. Die Dosis für den akuten Gichtanfall ist 120 mg/Tag.

Pharmakokinetik (Tab. 18.2)

Celecoxib wird über CYP2D6 und Etoricoxib wird hauptsächlich über CYP3A4 und zu einem geringeren Anteil auch durch andere CYP-Systeme in der Leber metabolisiert. Die Metaboliten von Celecoxib sind pharmakologisch unwirksam, die Metaboliten von Etoricoxib haben keinen Effekt auf die COX-1 und hemmen die COX-2 <1/10 so stark wie Etoricoxib.

NSAID und Coxibe

Unerwünschte Wirkungen

Gastrointestinal

Im Gastrointestinaltrakt ist PGE_2 protektiv wirksam, indem es die Magen- und Darmschleimhautdurchblutung und die Schleimproduktion erhöht und die Magensäureproduktion vermindert. Es wird nahezu ausschließlich durch die in der Schleimhaut lokalisierte COX-1 synthetisiert.

Der wesentliche Unterschied bezüglich der gastrointestinalen Sicherheit zwischen den klassischen NSAID und den Coxiben besteht darin, dass die klassischen NSAID beide Isoenzyme hemmen, während die hochselektiven Coxibe nur die COX-2 hemmen, sodass die protektive PGE_2-Synthese im Magen-Darm-Trakt nur durch die klassischen NSAID, nicht jedoch durch die Coxibe vermindert wird.

Unter den klassischen NSAID kommt es bei 15–30% der behandelten Patienten zur Ausbildung von Magen- und Darmulzerationen, bei 3–4,5% zu klinisch relevanten Ereignissen im oberen Gastrointestinaltrakt, bei 0,2–1,25% zu Ulkuskomplikationen (Blutungen und Perforation), die zu 0,17% letal enden. Ein gravierendes Problem ist die Tatsache, dass ca. 50% der Magen-Darm-Ulzerationen keine Schmerzen verursachen. Eine Aussage darüber, welche Patienten ein blutendes Magenulkus entwickeln, ist bisher nicht möglich. Auch der Zeitpunkt des Auftretens einer Magen-Darm-Blutung ist nicht vorhersehbar. Risikofaktoren für gastrointestinale Ulzerationen und Blutungen sind in ◻ Tab. 18.3 zusammengefasst.

In mehreren Megastudien wurde die gastrointestinale Sicherheit von Coxiben mit der von klassischen NSAID verglichen. Diese kontrollierten Studien haben unsere Erkenntnisse erheblich erweitert, und es gibt nur wenige Pharmaka, die bezüglich ihrer Sicherheit so gut untersucht sind wie die Coxibe und die zum Vergleich untersuchten klassischen NSAID. Die VIGOR-, TARGET- und die EDGE1-Studie belegen eine 50%ige Reduktion gastrointestinaler Ulzerationen und Ulkuskomplikationen unter der Behandlung mit Coxiben im Vergleich zu Naproxen, Diclofenac und Ibuprofen. In allen 3 Studien wurden die Patienten etwas über 1 Jahr behandelt, sodass auch Bedingungen, wie sie bei der Behandlung chronischer Schmerzen, z. B. bei Osteoarthrose (OA) bzw. rheumatoider Arthritis (RA) auftreten, untersucht wurden.

18

Substanzspezifische unerwünschte Wirkungen

Unter Diclofenac werden häufiger Diarrhöen und Erhöhungen der Transaminasen als unter den anderen NSAID beobachtet.

Renal

In der **Niere** sind Prostaglandine an der Regulation der Nierendurchblutung und der glomerulären Filtration beteiligt. Darüber hinaus beeinflussen sie die Salz- und Wasserretention. In der Niere werden beide Isoenzyme unter physiologischen Bedingungen exprimiert. Relevant ist die renale Prostaglanidsynthese bei Volumenmangel, z. B. bei alten, dehydrierten Patienten.

Alle NSAID und auch die Coxibe erhöhen den Blutdruck im Mittel um 5–10 mmHg. Von Bedeutung ist die große Schwankung, sodass bei einzelnen Patienten **Blutdruckerhöhungen** von 30–40 mmHg auftreten können. Insbesondere zu Beginn der Therapie muss der Blutdruck regelmäßig kontrolliert werden.

Die Salz- und Wasserretention kann durch die damit verbundene Volumenbelastung bei Patienten mit Hypertonie häufig zu **peripheren Ödemen** oder seltener zu einer **Herzinsuffizienz** führen. Das Risiko renaler Nebenwirkungen durch NSAID oder Coxibe nimmt auch bei Leberinsuffizienz, chronischen Nierenerkrankungen und Gicht zu. Zu berücksichtigen ist weiter die im Alter abnehmende Nierenfunktion, sodass Coxibe und NSAID bei ausgeprägter Niereninsuffizienz (Kreatinin-Clearance <30 ml/min) nicht oder nur mit größter Vorsicht angewandt werden sollen.

◻ **Tab. 18.3.** Risikofaktoren für gastrointestinale Ulzerationen und Blutungen durch NSAID und Coxibe (*SSRI* selektive Serotoninwiederaufnahmehemmer)

Risikofaktor	Odds-Ratio für Ulkuskomplikationen
Kompliziertes Ulkus anamnestisch	13,5
Kombination von NSAIDs	9,0
Hochdosierte NSAIDs	7,0
Vitamin-K-Antagonisten	6,4
Unkompliziertes Ulkus anamnestisch	6,1
Alter >70 Jahre	5,6
SSRI	3,6
Steroide	2,2

Kardial

Im Gefäßsystem ist die COX-2 hauptsächlich für das vasoldilatierende und die Thrombozytenaggregation hemmende Prostacyclin verantwortlich, während die COX-1 in den Thrombozyten das vasokonstringierende und die Thrombozytenaggregation begünstigende Thromboxan synthetisiert. Klassische NSAID hemmen beide Cox-Isoenzyme, sodass man davon ausging, dass die klassischen NSAID nur quantitativ, aber nicht qualitativ dieses Verhältnis beeinflussen. Im Gegensatz dazu hemmen die Coxibe nur die COX-2 und damit selektiv nur die protektive Prostaglandinsynthese, während die durch Thromboxan stimulierte Thrombozytenaggregation nicht beeinflusst wird.

Die TARGET-Studie zeigte, dass das kardiovaskuläre Risiko der Coxibe mit dem von Ibuprofen vergleichbar ist. Die VIGOR- und die TARGET-Studie zeigen aber auch, dass Naproxen kein bzw. ein geringeres kardiovaskuläres Risiko als Ibuprofen bzw. die jeweils untersuchten Coxibe hat. Obwohl beide Studien nicht für Aussagen bezüglich der kardiovaskulären Sicherheit angelegt waren, legen sie nahe, dass es keinen Unterschied zwischen den klassischen NSAID und den Coxiben gibt.

Die erste Studie, die das kardiovaskuläre Risiko eines klassischen NSAID, nämlich des Goldstandards Diclofenac mit Etoricoxib vergleicht, ist die MEDAL-Studie mit ca. 35.000 Patienten, deren Ergebnisse im Herbst 2006 zu erwarten sind. Eine Vielzahl von Metaanalysen belegt ein um ca. 30–40% höheres kardiovaskuläres Risiko der klassischen NSAID und der Coxibe im Vergleich zu Placebo. Dies betrifft hauptsächlich Myokardinfarkte. Für Schlaganfälle konnte kein erhöhtes Risiko festgestellt werden. Bei der Nutzen-Risiko-Abwägung ist zu berücksichtigen, dass es für die Behandlung entzündlicher Schmerzen bei Osteoarthrose bzw. rheumatoider Arthritis keine Alternativen zu den NSAID bzw. Coxiben gibt.

Pulmonal

Aspirin-sensitives Asthma, das in einer Häufigkeit von 3–10% auftritt, ist eine Kontraindikation für die Anwendung von Aspirin, aber auch für alle NSAID, denn auch diese können bei diesen Patienten einen Asthmaanfall auslösen. Klinische Studien an kleinen Kollektiven haben gezeigt, dass ASS-sensitive Patienten Coxibe tolerieren. Coxibe sind aber für diese Indikation nicht zugelassen. Sollte eine Therapie mit einem Coxib notwendig sein, so kann unter entsprechenden Sicherheitsvorkehrungen unter stationären Bedingungen ein Therapieversuch durchgeführt werden.

Hämatologisch

NSAID hemmen die Thrombozytenaggregation reversibel und verlängern die Blutungszeit. Im Gegensatz zu den NSAID hemmt die Acetylsalicylsäure (ASS) die Thrombozytenaggregation irreversibel, sodass auch eine Dosis von 100 mg/Tag nach 2–3 Tagen für eine vollständige Hemmung der Thrombozytenaggregation ausreichend ist. Aufgrund seiner langen Halbwertszeit kommt Naproxen von allen NSAID der Wirkung von ASS am nächsten. Selten werden unter NSAID oder Coxiben Thrombozytopenien, Leukopenien, Agranulozytose oder eine aplastische Anämie beobachtet.

Hepatotoxisch

Leberzellschädigungen sind unter allen NSAID und Coxiben in Einzelfällen beschrieben worden.

Dermatologisch

In Einzelfällen wurde über dermatologische Reaktionen wie Hautausschläge, Ekzeme, Erytheme, Photosensibilisierung einschließlich allergischer Purpura bis hin zum Stevens-Johnson- und Lyell-Syndrom sowie einer Erythrodermie unter der Therapie mit NSAID und Coxiben berichtet.

Zentralnervös

Gelegentlich können unter der Therapie mit NSAID und Coxiben Kopfschmerzen, Reizbarkeit, Schlaflosigkeit, Müdigkeit, Benommenheit und Schwindel beobachtet werden.

Toxizität

Selten kann es unter NSAID und Coxiben zu einer interstitiellen Nephritis, nephrotischem Syndrom oder zu einer Papillennekrose sowie zu Thrombozytopenie, Leukopenie, Agranulozytose und aplastischer Anämie kommen.

Arzneimittelinteraktionen

Unter der Kombination von ASS mit einem NSAID nimmt das Risiko für Ulzerationen und Ulkuskomplikationen im gesamten Gastrointestinaltrakt zu. Bei der Kombination von ASS mit einem Coxib wird die 50%ige Risikoreduktion des Coxibs durch das ASS neutralisiert, sodass das gastrointestinale Risiko dieser Kombination mit dem des NSAID ohne ASS vergleichbar ist. Ist diese Kombination unumgänglich, so kann bei einem niedrigen gastrointestinalen Risiko ein Coxib mit ASS oder ein NSAID mit einem Protonenpumpeninhibitor (PPI) mit ASS kombiniert werden. Bei einem erhöhten gastrointestinalen Risiko kann ein Coxib mit einem PPI und ASS kombiniert werden, oder Diclofenac oder Ibuprofen kann mit einem PPI und ASS kombiniert werden. Zu berücksichtigen sind auch mögliche Interaktionen zwischen NSAID und ASS. So kann Ibuprofen, wenn es vor dem ASS eingenommen wird, die thrombozytenaggregierende Wirkung vor ASS aufheben.

Die Wirkung von **Diuretika** wird durch die gleichzeitige Gabe von NSAID oder Coxiben abgeschwächt. Die Kombination von NSAID und Coxiben mit **kaliumsparenden Diuretika** kann zu Hyperkaliämie führen, was in manchen Fällen die Toxizität von Herzglykosiden erheblich erhöhen kann. Die Einschränkung der Nierenfunktion durch NSAID und Coxibe kann die Nephrotoxizität von **Ciclosporin** erhöhen.

Die durch die klassischen NSAID verursachte Hemmung der Thrombozytenaggregation kann bei der Kombination mit **Vitamin-K-Antagonisten** zu einer verstärkten Blutungsneigung führen. Durch die hohe Proteinbindung sowohl der Vitamin-K-Antagonisten als auch der NSAID und der Coxibe ist eine Verdrängung aus der Proteinbindung möglich, sodass die Konzentration von Vitamin-K-Antagonisten im Plasma ansteigt. NSAID und Coxibe können die Elimination von **Lithium, Digoxin oder Phenytoin** beschleunigen (»drug monitoring«). Bei der gleichzeitigen Anwendung von ACE-Hemmern und NSAID oder Coxiben kam es zu Nierenversagen. Probenicid und Sulfinpyrazon können die Elimination von Diclofenac vermindern.

Kontraindikationen

Die Kontraindikationen der NSAID und der Coxibe werden derzeit ständig erweitert. Es ist daher notwendig, die aktuelle Datenlage zu berücksichtigen. Wichtige Kontraindikationen sind floride Magen-Darm-Ulzerationen, eine eingeschränkte Nieren-

Tab. 18.4. Dosierung Paracetamol

Patienten	Dosierung
Säuglinge	2- bis 3-mal 100–150 mg/Tag
Kleinkinder	2- bis 3-mal 200–250 mg/Tag
Schulkinder	2- bis 3-mal 250–400 mg/Tag
Kinder	50 mg/kg KG auf 2–3 Einzelgaben verteilen
Erwachsene	500–1.000 mg alle 6–8 h, Tageshöchstdosis 4 g
Niereninsuffizienz	Dosisreduktion, Dosierungsintervall 8 h

funktion (Kreatinin-Clearance <30 ml/min) und gleichzeitige Therapie mit Phenprocoumon.

Spezielle Populationen

- **Kinder:** Für Kinder sind die Coxibe und die retardierten Darreichungsformen der NSAID nicht zugelassen.
- **Senioren:** Bei alten Patienten erhöht sich das Risiko für eine Magen-Darm-Blutung unter der Therapie mit NSAID.
- **Schwangerschaft:** In der Schwangerschaft sind Coxibe nicht zugelassen.
- **Einschränkung der Nierenfunktion:** Bei einer Kreatinin-Clearance von <30 ml/min dürfen NSAID und Coxibe nicht mehr angewandt werden.
- **Einschränkung der Leberfunktion:** Für NSAID und die Coxibe gibt es keine Einschränkung bezüglich der Anwendung bei einer Verminderung der Leberfunktion.

Hinweise

Coxibe verursachen signifikant weniger gastrointestinale Ulzerationen und Blutungen als klassische NSAID. Dies konnte in großen kontrollierten klinischen Studien nachgewiesen werden. Schwere gastrointestinale Komplikationen werden unter Coxiben um 50% seltener als unter NSAID beobachtet. Durch die fehlende Wirkung auf die Thrombozytenaggregation sind die Blutungen seltener. Die einzelnen NSAID und Coxibe haben z. T. unterschiedliche Zulassungen. Vor der Anwendung eines NSAID oder eines Coxibs sollte der Zulassungsstatus überprüft werden. NSAID sind nicht, wie ihr Name sagt, antirheumatisch wirksam. Sie vermindern die Entzündungsreaktion, haben jedoch keinen Effekt auf die Progression der Gelenkzerstörung.

18.3 Analgetika mit antipyretischer Wirkung

18.3.1 Paracetamol

Wirkung und Wirkmechanismus

Paracetamol ist mäßig analgetisch, aber gut antipyretisch wirksam. Es besitzt keine antiphlogistische Wirkung. Der Wirkmechanismus von Paracetamol ist bis heute nicht vollständig geklärt. In Dosierungen über 1 g lässt sich eine 50%ige Hemmung der COX-1 und COX-2 nachweisen. Unter diesen Dosierungen wird die Thrombozytenaggregation geringgradig beeinflusst.

Dosierung

Die Dosierung ist in Tab. 18.4 dargestellt.

Pharmakokinetik (Tab. 18.5)

Unerwünschte Wirkungen

Es kommt zu einer Zunahme der Hepatotoxizität durch chronischen Alkoholgenuss. Selten wurden Überempfindlichkeitsreaktionen der Haut berichtet; sehr selten wurden Methämoglobinämie, Neutropenie sowie eine Thrombozytopenie beobachtet. In hohen Dosierungen und bei chronischer Anwendung kommt es unter Paracetamol zu Gastritiden und Ulzerationen. Unter der chronischen Dosierung von Paracetamol über Jahre kann es eine analgetische Nephropathie auftreten.

Toxizität

Paracetamol ist in hohen Dosen hepatotoxisch. Bei Überdosierunge ist N-Acetylcystein das Antidot der 1. Wahl.

Arzneimittelinteraktionen

Verstärkung der Wirkung von Antikoagulanzien. Phenytoin, Carbamazepin und Rifampicin erhöhen durch Enzyminduktion die Hepatotoxizität von Paracetamol.

Kontraindikationen

Paracetamol darf nicht bei Patienten mit schweren Leber- oder Nierenschäden sowie bei einem Glukose-6-Phosphat-Dehydrogenase-Mangel angewandt werden. Die Toxizität von Paracetamol ist bei Alkoholabusus deutlich erhöht.

Spezielle Populationen

- **Kinder:** Dosisanpassung wegen Lebertoxizität.
- **Senioren:** Dosisreduktion bei Einschränkung der Nierenfunktion.

Tab. 18.5. Pharmakokinetik von Paracetamol

Bioverfügbarkeit	t_{max} [h]	PEB [%]	Elimination	HWZ [h]	Wirkungsdauer [h]
Sehr gut	0,5 –2	15–25	Hepatisch > renal	1,5–2,5	4–6

Tab. 18.6. Tagesdosierung Metamizol für Kinder und Jugendliche

Alter und Gewicht	Film-/Brausetabletten	Tropfenzahl	Zäpfchenzahl	Injektionslösung
≥15 Jahre >53 kg KG	1–2	20–40	1 für Erwachsene	1–2 ml
13–14 Jahre (46–53 kg KG)	–	15–35	1 für Kinder	0,8–1,8 ml
10–12 Jahre (31–45 kg KG)	–	10–30	1 für Kinder	0,5–1,5 ml
7–9 Jahre (24–30 kg KG)	–	8–20	1 für Kinder	0,4–1 ml
4–6 Jahre (16–23 kg KG)	–	5–15	1 für Kinder	0,3–0,8 ml
1–3 Jahre (9–15 kg KG)	–	3–10	1 für Kinder	0,2–0,5 ml
3–11 Monate (5–8 kg KG)	–	2–5	–	0,1–0,2 ml (i.m.)

Tab. 18.7. Pharmakokinetik von Metamizol

Bioverfügbarkeit	t_{max} [h]	PEB [%]	Elimination	HWZ [h]	Wirkungsdauer [h]
Gut	1,5 -2	58%	Hepatisch > renal	7	4

- **Schwangerschaft:** Aufgrund bisheriger Erfahrungen gilt eine Paracetamol-Einnahme in korrekter Dosierung während der Schwangerschaft bezüglich des Risikos von Funktions- und Organschäden, Missbildungen und Adaptationsstörungen als wenig bedenklich. Paracetamol tritt in die Muttermilch über. Die Konzentration in der Muttermilch ist ähnlich wie die Konzentration im Plasma der Mutter. Es sind jedoch keine bleibenden nachteiligen Folgen für den Säugling bekannt.
- **Einschränkung der Nierenfunktion:** Die Dosis von Paracetamol sollte vermindert oder das Dosierungsintervall verlängert werden.
- **Einschränkung der Leberfunktion:** Wegen der Lebertoxizität darf Paracetamol bei einer eingeschränkten Leberfunktion **nicht angewandt** werden.

Hinweise

Bei chronischer Applikation von **>2 g/Tag** sollte die Leberfunktion regelmäßig überwacht werden. Bei der Anwendung von Paracetamol muss berücksichtigt werden, dass es frei verkäuflich ist, in einer Vielzahl von Kombinationen mit anderen Arzneimitteln vorkommt und somit unwissentlich von den Patienten eingenommen werden könnte. Für die Therapie chronischer Schmerzen sind Kombinationen von Paracetamol mit anderen Analgetika wegen der Vielzahl von unerwünschten Wirkungen wie Analgetikakopfschmerz, Magen-Darm-Blutungen (bei Kombination mit ASS) und Niereninsuffizienz nicht geeignet. In Großbritannien wurde in den letzten Jahren eine erhebliche Zunahme von Suiziden mit Paracetamol beobachtet.

18.3.2 Metamizol

Wirkung und Wirkmechanismus

Metamizol ist sehr gut analgetisch, antipyretisch und spasmolytisch wirksam. Es besitzt nur eine sehr geringe antiphlogistische Wirkung. Der Wirkmechanismus von Metamizol ist bis heute nicht vollständig geklärt. Die Thrombozytenaggregation wird gehemmt.

Dosierung

Die Tagesdosen für Kinder und Jugendliche zeigt Tab. 18.6. Die Einzeldosis für Erwachsene beträgt 500–1.000 mg, die maximale Tagesdosis 5 g.

Pharmakokinetik (Tab. 18.7)

Metamizol wird vollständig zu 4-N-Methylaminoantipyrin hydrolysiert. Die Bioverfügbarkeit wird durch die gleichzeitige Nahrungsaufnahme nicht beeinflusst.

Unerwünschte Wirkungen

Die durch Metamizol verursachten Agranulozytosen sind dosisunabhängig und werden bezüglich der Häufigkeit unterschätzt. Die Inzidenz für eine Agranulozytose dürfte zwischen 1 : 30.000 und 1 : 100.000 liegen. Bei sofortigem Absetzen ist die Agranulozytose reversibel. Bei i.v.-Applikation sind allergische Reaktionen bis hin zum allergischen Schock möglich. Unter schneller i.v.-Applikation hoher Dosen besteht die Gefahr eines kardiogenen Schocks (dosisabhängig). Bei invasiven Eingriffen kann es durch die Hemmung der Thromboyztenaggregation zu Blutungen kommen.

Arzneimittelinteraktionen

Unter der gleichzeitigen Gabe von Chlorpromazin kann es zur Hypothermie kommen. Metamizol senkt die Plasmakonzentration von Ciclosporin A. Unter Alkohol kommt es zu einer wechselseitigen Beeinflussung. Arzneimittel, die eine Agranulozytose auslösen können, wie z. B. Clozapin, dürfen ebenfalls nicht mit Metamizol kombiniert werden.

Kontraindikationen

Aspirinsensitives Asthma, Analgetikaintoleranz vom Urtikariatyp, akut intermittierende hepatische Porphyrie, angeborener Glukose-6-Phosphat-Dehydrogenase-Mangel, Störungen der Knochenmarkfunktion oder Erkrankungen des hämatopoetischen Systems, letztes Schwangerschaftsdrittel.

Spezielle Populationen

- **Kinder:** Bei Säuglingen unter 5 kg KG oder unter 3 Monaten ist Metamizol kontraindiziert.
- **Senioren:** Bei älteren Patienten erhöht sich die Bioverfügbarkeit um das 2- bis 3-fache. Hohe Dosierungen sollten bei älteren Patienten vermieden werden.
- **Schwangerschaft:** Metamizol bzw. seine Metaboliten passieren die Plazentaschranke. Tierexperimentelle Studien zeigen keine teratogenen Effekte. Metamizol darf im 1. Trimenon nicht eingesetzt werden. Im 2. Trimenon darf es nur nach strenger Nutzen-Risiko-Abwägung angewendet werden. Im 3. Trimenon ist es wegen einer möglichen Thrombozytenaggregationshemmung sowie einem vorzeitigen Verschluss des Ductus arteriosus (Botalli) kontraindiziert.
- **Einschränkung der Nierenfunktion:** Einige Metaboliten von Metamizol werden verzögert eliminiert. Bei Patienten mit eingeschränkter Nierenfunktion sollten daher hohe Dosen vermieden werden.
- **Einschränkung der Leberfunktion:** Einige Metaboliten steigen bei Patienten mit Leberzirrhose bis auf das 3-fache an. Bei diesen Patienten sollten daher hohe Dosen vermieden werden.

Hinweise

Wegen des Risikos einer potenziell letal verlaufenden Agranulozytose darf Metamizol nur dann angewandt werden, wenn die Therapie mit alternativen Analgetika nicht ausreichend wirksam ist. Da es bei der intravenösen Applikation von Metamizol (500 mg/min) zu einem kardiogenen Schock kommen kann, darf es nur am liegenden Patienten und unter Kreislaufkontrolle appliziert werden. Vor Beginn der Therapie sollte ein Blutbild und ein Differenzialblutbild erstellt werden. Bei längerfristiger Therapie ist in regelmäßigen Abständen ein Blutbild zum Ausschluss einer Agranulozytose bzw. Thrombozytopenie erforderlich. Metamizol kann die Plasmakonzentration von Ciclosporin vermindern (»drug monitoring«).

18.4 Analgetika ohne antiinflammatorische und antipyretische Wirkung

18.4.1 Flupirtin

Wirkung und Wirkmechanismus

Flupirtin ist mittelstark analgetisch und muskelrelaxierend wirksam. Der Wirkmechanismus von Flupirtin unterscheidet sich grundsätzlich von anderen zentralwirksamen Analgetika, indem es nicht an Opiatrezeptoren bindet, sondern selektiv neuronal einwärtsgerichtete Kaliumkanäle öffnet und somit zu einer Hyperpolarisierung des Membranpotenzials führt. Dadurch wird die Aktivierung von NMDA-Rezeptoren herabgesetzt, da die physiologische Blockierung des NMDA-Rezeptors durch Mg^{2+} nur durch eine Depolarisation aufgehoben werden kann. Es wird angenommen, dass Flupirtin über diesen Mechanismus afferente nozizeptive Signale abschwächt. Im Unterschied zu den Opioiden treten Atemdepression, Obstipation sowie psychische und physische Abhängigkeit unter Flupirtin nicht auf.

Dosierung

Einzeldosen von 3- bis 4-mal 100 mg/Tag, bei starken Schmerzen sind 3- bis 4-mal 200 mg pro Tag möglich. Eine maximale Dosis von 600 mg/Tag sollte nicht überschritten werden. Kinder >6 Jahre können 3- bis 4-mal mit 5 mg Kinderzäpfchen gleichmäßig über den Tag verteilt behandelt werden. Bei Kindern mit einer stark eingeschränkten Nierenfunktion sollte die maximale Tagesdosis von 150 mg nicht überschritten werden. Mit Retardtabletten (400 mg) ist die Einmalgabe möglich.

Pharmakokinetik (Tab. 18.8 und 18.9)

In der Leber wird Flupirtin zu dem analgetisch wirksamen Metaboliten 1 (2-Amino-3-acetamino-6-[4-fluor]-benzylaminopyridin) und zu dem analgetisch unwirksamen Metaboliten 2 (p-Fluorbenzoesäure) metabolisiert. Etwa 70% werden renal ausgeschieden: 27% als Flupirtin, 28% als M1 und 12% als M2.

Tab. 18.8. Pharmakokinetik von Flupirtin

Bioverfügbarkeit	t_{max} [h]	PEB [%]	Elimination	HWZ [h]	Wirkungsdauer [h]
90%	0,5–2	89	Hepatisch > renal	7–10	4

Tab. 18.9. Pharmakokinetik von Flupirtin in spezieller galenischer Zusammensetzung

Bioverfügbarkeit	t_{max} [h]	PEB [%]	Elimination	HWZ [h]	Wirkungsdauer [h]
90%	2,4	89	Hepatisch > renal	15	24

Durch eine spezielle galenische Zusammensetzung, bestehend aus einem schnellfreisetzenden Anteil (100 mg Flupirtin) und einem langsam freisetzenden Anteil (300 mg Flupirtin) ist die Applikation einmal täglich möglich.

Der Wirkungseintritt für die nicht retardierte Darreichungsform erfolgt nach 30 min, der der retardierten Darreichingsform nach 45 min.

Unerwünschte Wirkungen

Sehr häufig wird zu Beginn der Therapie Müdigkeit beobachtet. Häufig kommt es zu Schwindel, Übelkeit, Erbrechen, Dyspepsie, Obstipation, Schlafstörungen, Schweißausbrüchen, Appetitlosigkeit, Depressionen, Tremor, Kopfschmerzen, abdominellen Schmerzen, Mundtrockenheit, Unruhe, Nervosität, Blähungen und Diarrhö.

Toxizität

Durch die hohe hepatische Metabolisierung kann Flupirtin bei Überdosierung hepatotoxisch wirken. Bei längerfristiger Gabe sollten die Leberenzyme (Transaminasen) regelmäßig kontrolliert werden, um eine Hepatotoxizität möglichst frühzeitig erkennen zu können.

Arzneimittelinteraktionen

Es kommt zu einer Verstärkung zentralwirksamer bzw. muskelrelaxierender Arzneimittel. Die Wirkung von Gerinnungshemmern kann verstärkt werden. Verdrängungsstudien haben gezeigt, dass Flupirtin Diazepam und Warfarin in klinisch relevantem Ausmaß aus der Proteinbindung verdrängen kann.

Kontraindikationen

Patienten mit dem Risiko für eine hepatische Enzephalopathie und bei Patienten mit einer Cholestase darf Flupiridin nicht angewandt werden, da es zu einer Verschlechterung kommen kann. Wegen der muskelrelaxierenden Wirkung ist die Anwendung bei Myasthenia gravis kontraindiziert.

Spezielle Populationen

- **Kinder:** Für Kinder <6 Jahre ist Flupirtin nicht zugelassen.
- **Senioren:** Patienten >65 Jahre sollten morgens und abends mit jeweils 100 mg Flupirtin behandelt werden. Bei Bedarf kann die Dosis langsam gesteigert werden.
- **Schwangerschaft:** Flupirtin darf während der Schwangerschaft und Stillzeit nicht angewandt werden.
- **Einschränkung der Nierenfunktion:** Bei deutlich eingeschränkter Nierenfunktion oder Hypoalbuminämie sollte eine Flupirtintagesdosis von 300 mg nicht überschritten werden.
- **Einschränkung der Leberfunktion:** Wegen des extensiven hepatischen Metabolismus sollten Patienten mit einer vorgeschädigten Leber oder Alkoholabusus nicht mit Flupirtin behandelt werden.

Hinweise

Die retardierte Form von Flupirtin darf bei Patienten >65 Jahre, deutlich eingeschränkter Nierefunktion oder Hypoalbuminämie nicht angewandt werden, da diese Darreichungsform bei diesen Patienten in klinischen Studien bisher nicht untersucht wurde.

Bei höheren Dosierungen ist eine Grünfärbung des Urins möglich. Es kann auch zu falsch positiven Befunden für Bilirubin und Urobilinogen in Harnteststreifen kommen, oder quantitative Bestimmungen von Serumbilirubin können beeinflusst werden. Die sedierende und muskelrelaxierende Wirkung von Flupirtin kann durch Benzodiazepine verstärkt werden, was das Sturzrisiko bei alten Patienten erheblich erhöht. Sedierte Patienten und Patienten mit Schwindel unter der Therapie mit Flupirtin dürfen am Straßenverkehr nicht teilnehmen.

18.4.2 Opioide

Während die Wirksamkeit von Opioiden bei tumorbedingten Schmerzen durch klinische Studien gut belegt ist, gibt es nur wenige, meist 1–6 Wochen dauernde kleine klinische Studien, die die Wirksamkeit von Opioiden bei nicht tumorbedingten Schmerzen untersucht haben. Aufgrund dieser Tatsache können nur Empfehlungen, jedoch keine auf Studiendaten basierende Leitlinien für die Anwendung von Opioiden bei chronischen Schmerzen gegeben werden (Ballantyne u. Mao 2003; Strumpf et al. 2006). Diese Empfehlungen folgen im Wesentlichen dem WHO-Stufenschema für tumorbedingte Schmerzen.

Die **typischen Wirkungen** und **unerwünschten Wirkungen** der Opioide werden unter **Morphin**, das bis heute den Goldstandard unter den Opioiden darstellt, beschrieben. Spezifische Wirkungen und Nebenwirkungen einzelner Opioide werden unter den jeweiligen Substanzen dargestellt.

> **!** Für die Therapie chronischer Schmerzen sind nur Opioide mit retardierter Galenik oder langer Wirkdauer nach festem Zeitschema anzuwenden. Zu beachten ist, dass Retardtabletten nicht zerbrochen werden dürfen, da sonst die verzögerte Freisetzung nicht mehr garantiert werden kann!

Tab. 18.10. Pharmakokinetik von Dihydrocodein

Bioverfügbarkeit	t_{max} [h]	PEB [%]	Elimination	HWZ [h]	Wirkungsdauer [h]
20%	3,5	20–25	Metabolisch > renal	3–4	12

Opioide mit langer Wirkdauer sind nicht wirksamer als solche mit kurzer Wirkdauer, aber sie werden besser toleriert. Sie verursachen eine geringere Euphorie, das Abhängigkeitspotenzial ist geringer, und die Compliance ist besser. Diese Aspekte sind deshalb von Bedeutung, weil die Abbruchrate wegen unerwünschter Wirkungen unter Opioiden sehr hoch ist.

Zu Beginn der Therapie ist eine Titration zur Anpassung der individuellen Dosis notwendig. Diese Titration sollte mit **nichtretardierten** Darreichungsformen durchgeführt werden. Durch die verzögerte Freisetzung aus den retardierten Darreichungsformen werden Steady-state-Konzentrationen erst nach 4–5 Tagen erreicht. Während dieser Zeit ist der Patient nur unzureichend therapiert, oder die Dosis ist bereits zu hoch gewählt.

Bei der Beurteilung der individuellen Dosis sollte neben der analgetischen Wirksamkeit auch die Beeinflussung der Bewegungsfähigkeit, von Schlafstörungen und der sozialen Aktivitäten des Patienten berücksichtigt werden.

Eine **Bedarfsmedikation** zur Therapie von Durchbruchschmerzen ist ebenfalls notwendig, da in nahezu allen Studien mit Opioiden eine Bedarfsmedikation durch die Patienten eingefordert wurde. Bei der Bedarfsmedikation empfiehlt es sich, das gleiche Opioid wie in der retardierten Dauertherapie, aber in der nichtretardierten Form einzusetzen(Zeppetella u. Ribeiro 2006). Bei einer eingeschränkten Nieren- und/oder Leberfunktion sollte die Dosis angepasst werden (Hohne et al. 2004).

Ein **Therapieabbruch** der Opioidtherapie sollte erwogen werden, wenn nach einer Titrationszeit von etwa 4 Wochen unter zwei verschiedenen Opioiden keine ausreichende analgetische Wirkung erreicht werden kann. Die »**Opioidrotation**« ist notwendig, da die einzelnen Opioide unterschiedlich sowohl an die Subtypen des μ-Rezeptors als auch an die κ- und δ-Rezeptoren binden. So kann ein Patient z. B. auf ein Opioid nur schwach ansprechen, während mit einem anderen Opioid eine ausreichende Analgesie erreicht werden kann. Diese Opioidrotation ist auch angezeigt, wenn nach einer länger dauernden wirksamen Therapie die Wirkung eines Opioids nachlässt. Auch unter diesen Bedingungen kann ein anderes Opioid wirksam sein. Wichtig ist, dass bei einem Wechsel auf ein neues Opioid die Dosis neu angepasst wird.

Eine Therapie mit Opioiden sollte auch dann abgebrochen werden, wenn die Schmerzreduktion nur durch eine kontinuierliche Dosissteigerung erreichbar ist. In diesem Fall ist von einem »Nonresponder« auszugehen. Um ein Entzugssyndrom zu vermeiden, muss das Opioid langsam und schrittweise reduziert werden.

Die durch Opioide verursachten Einschränkungen kognitiver und psychomotorischer Leistungen müssen bei der Beurteilung der **Fahrtüchtigkeit** des Patienten berücksichtigt werden. Das Straßenverkehrsgesetz (§ 15c StVO, s. Änderung § 24a Abs. 3 StVG vom 01.08.1998) erlaubt die Teilnahme am Straßenverkehr bei bestimmungsgemäßem Gebrauch von Opioiden. Die Fahrtüchtigkeit muss individuell festgestellt werden. Bei Dosisanpassung oder Opioidrotation ist ein absolutes Fahrverbot für mindestens 14 Tage auszusprechen (Vainio et al. 1995).

Bei **Überdosierung** sind notfallmedizinische Maßnahmen erforderlich. Vor der Anwendung von Opioidantagonisten wie Naloxon sind die Atemwege zu sichern, da **Naloxon** Erbrechen auslösen kann. Bei oraler Einnahme von Opioiden darf eine Magenspülung erst nach Wirkungseintritt des Opioidantagonisten durchgeführt werden. Die Höhe der Dosierung von Naloxon ist der unterschiedlichen Potenz der Opioide anzupassen. Gravierende Probleme können aus der unterschiedlichen Wirkdauer von Naloxon (ca. 1–3 h) und den atemdepressiven Wirkungen der Opioiden resultieren. Dies muss bei der Dauer der Applikation von Naloxon berücksichtigt werden.

Opioide haben eine **immunsuppressive Wirkung**, was zu einer erhöhten Anfälligkeit für bakterielle und virale Infekte führen kann. Dies muss bei Patienten mit einer geschwächten Immunabwehr berücksichtigt werden.

18.4.3 Schwachwirksame Opioide (Grond u. Radbruch 1998)

Dihydrocodein retard

Wirkung und Wirkmechanismus

Dihydrocodein ist ein μ-Rezeptoragonist. Es ist analgetisch ca. 3-fach stärker wirksam als Codein.

Dosierung

Erwachsene erhalten 2-mal 60 mg Dihydrocodein/Tag bis zu maximal 240 mg/Tag als Retardtablette. Für hohere Dosen liegen keine Erfahrungen vor. Retardtabletten mit 90 und 120 mg sind für Kinder und Jugendliche <16 Jahre nicht geeignet.

Pharmakokinetik (Tab. 18.10)

Dihydrocodein unterliegt einem extensiven Metabolismus zu Dihydrocodein-6-Glukuronid, Nor-Dihydrocodein, Dihydromorphin, Nor-Dihydromorphin, Dihydromorphin-6-Glukuronid, Dihydromorphin-3-Glukuronid. Es wird angenommen, dass Dihydromorphin für die analgetische Wirkung verantwortlich ist und Dihydrocodein ein Prodrug ist.

Tab. 18.11. Pharmakokinetik von Tramadol

Bioverfügbarkeit	t_{max} [h]	PEB [%]	Elimination	HWZ [h]	Wirkungsdauer [h]
70%	4,8	20	Metabolismus	6	6–8

Unerwünschte Wirkungen, Arzneimittelinteraktionen, Toxizität, Kontraindikationen

Siehe Morphin.

Spezielle Populationen

- **Kinder:** Bei Kindern darf Dihydrocodein (60 mg) nicht angewandt werden.
- **Senioren:** Bei älteren Patienten sollte eine Dosisanpassung entweder durch Dosisreduktion oder Verlängerung des Dosierungsintervalls vorgenommen werden.
- **Schwangerschaft:** Dihydrocodein ist während der Schwangerschaft kontraindiziert. Unter der Geburt darf Dihydrocodein nicht angewandt werden, da Atemdepressionen bei Neugeborenen beobachtet wurden.
- **Einschränkung der Nierenfunktion oder Leberfunktion:** Es sollte eine Dosisanpassung durch Dosisreduktion oder Verlängerung des Dosierungsintervalls vorgenommen werden.

Hinweise

Dihydrocodein ist **BtMVV-frei**.

Bei etwa 10% der Patienten ist die analgetische Wirkung von Dihydrocodein sehr gering. Dies ist dadurch bedingt, dass diese Patienten zu den Langsam-Hydroxylatoren vom Debrisoquin-Typ gehören, d. h. sie sind nicht in der Lage, das Prodrug Dihydrocodein zu dem wirksamen Dihydromorphon zu metabolisieren. Dihydrocodein hat in analgetisch nur gering wirksamer Dosierung einen ausgeprägten antitussiven Effekt. Bei der gleichzeitigen Einnahme von Sekretolytika oder Expektoranzien kann es zum Sekretstau kommen. Auf eine ausreichende Flüssigkeitszufuhr ist zu achten.

Tramadol

Wirkung und Wirkmechanismus

Tramadol ist ein schwacher Agonist am μ-Rezeptor. Ein Teil der analgetischen Wirkung dürfte durch die Hemmung der Wiederaufnahme von Serotonin und Noradrenalin im ZNS bedingt sein. Bei leichten bis mittelstarken Schmerzen ist Tramadol so wirksam wie Morphin, bei starken Schmerzen ist es jedoch geringer wirksam. Für die Behandlung von chronischen Schmerzen ist nur die retardierte Zubereitung zu verwenden, da die Wirkdauer von nichtretardiertem Tramadol mit 2–3 h zu kurz ist.

Dosierung

Kinder im Alter von 1–11 Jahre erhalten als Einzeldosis 1–2 mg Tramadol als Tropfen/kg KG. Für Jugendliche >12 Jahre und Erwachsene beträgt die Anfangsdosis 100 mg alle 12 h. Die maximale Dosis von 400 mg alle 12 h sollte nicht überschritten werden.

Pharmakokinetik (Tab. 18.11)

Tramadol wird durch N- und O-Demethylierung über CYP3A4 und CYP2D6 und anschließende Konjugation mit Glucuronsäure metabolisiert. Nur das O-Desmethyltramadol ist pharmakologisch aktiv. Insgesamt wurden inzwischen 11 Metaboliten identifiziert. Die Hemmung von CYP3A4 oder CYP2D6 kann die Konzentration von Tramadol und dessen aktiven Metaboliten beeinflussen.

Unerwünschte Wirkungen

Tramadol hat eine stärkere kreislaufdepressorische Wirkung als Morphin. Psychische Veränderungen einschließlich Verwirrtheit und Halluzinationen sowie Schockzustände nach parenteralen Applikation können auftreten. Häufig sind gastrointestinale Nebenwirkungen zu verzeichnen.

Arzneimittelinteraktionen

Die gleichzeitige Anwendung von Cimetidin (CYP3A4-Induktor) kann die analgetische Wirkung verringern und die Wirkungsdauer verkürzen. Aufgrund der Beeinflussung des Serotoninstoffwechsels kann es bei gleichzeitiger Einnahme von trizyklischen Antidepressiva, selektiven Serotoninwiederaufnahemhemmern und Monoaminooxidasehemmern (MAO-Hemmer) zu einem Serotoninsyndrom kommen. Die gleichzeitige Einnahme von Antipsychotika und anderen Arzneimitteln, die die Krampfschwelle erniedrigen, kann zu Krämpfen führen. Durch den exzessiven Metabolismus von Tramadol kann es auch zu einer Verstärkung der Wirkung von Vitamin-K-Antagonisten kommen.

Kontraindikationen

Intoxikationen mit Alkohol, Hypnotika, Analgetika, Opioiden oder Psychopharmaka. Gleichzeitige Behandlung mit einem MAO-Hemmer. Vor einer Anwendung von Tramadol muss eine Pause von mindestens 14 Tagen nach der letzten Einnahme eines MAO-Hemmers eingehalten werden. Gleichzeitige Einnahme von Arzneimitteln, die die Krampfschwelle senken können.

Spezielle Populationen

- **Kinder:** Tramadol-Retardtabletten sind für die Anwendung von Kindern <12 Jahre nicht zugelassen.
- **Senioren:** Bei Patienten >75 Jahre kommt es zu einer Verlängerung der HWZ. Bei diesen Patienten sollte das Dosierungsintervall verlängert werden.

Tab. 18.12. Pharmakokinetik von Tilidin retardiert

Bioverfügbarkeit	t_{max} [h]	PEB [%]	Elimination	HWZ [h]	Wirkungsdauer [h]
100%	4,72	25	Metabolisch > renal	5,5	8–12

Tab. 18.13. Pharmakokinetik von Naloxon retardiert

Bioverfügbarkeit	t_{max} [h]	PEB [%]	Elimination	HWZ [h]	Wirkungsdauer [h]
0%	3,66	32–45	Metabolisch > renal	5,5	8–12

- **Schwangerschaft:** Tramadol ist in der Schwangerschaft kontraindiziert.
- **Einschränkung der Nierenfunktion oder Leberfunktion:** Bei schwerer Einschränkung der Nieren- oder Leberfunktion sollte Tramadol nicht angewandt werden.

Hinweise

Tramadol ist **nicht BtMVV-pflichtig**.

Tramadol hemmt die Wiederaufnahme von Serotonin, sodass es bei der Kombination mit Psychopharmaka, z. B. SSRI, zur Auslösung eines Serotoninsyndroms, einer potenziell lebensbedrohlichen Komplikation, kommen kann. Patienten mit einer Krampfneigung sollten ebenfalls nicht mit Tramadol behandelt werden.

Tilidin/Naloxon

Wirkung und Wirkmechanismus

Tilidin ist ein sehr schwach wirkendes Pro-drug, das in der Leber zu Nortilidin metabolisiert wird. Nortilidin ist ein mittelstarker Agonist am μ-Rezeptor. Naloxon ist ein Antagonist am μ-Rezeptor. Nach der Resorption wird Naloxon in der Leber zu dem sehr schwach wirksamen β-Naloxol metabolisiert. Wird Tilidin/Naloxon nicht in exzessiven Mengen eingenommen, so wirkt Nortilidin analgetisch, während Naloxon durch die nahezu vollständige Metabolisierung keine antagonistische Wirkung ausübt. Bei sehr hohen Dosierungen wird nicht das gesamte Naloxon in der Leber metabolisiert, sodass wirksames Naloxon in den Organismus gelangt und ein Entzugssyndrom auslösen kann.

Dosierung

Opioidnaive Patienten erhalten 50 mg alle 12 h. Jugendliche und Erwachsene >14 Jahre können bei Bedarf mit 100 mg alle 12 h behandelt werden. Die maximale Dosis bezogen auf Tilidin beträgt 300 mg alle 12 h.

Pharmakokinetik (Tab. 18.12 und 18.13)

Tilidin wird überwiegend zu Nortilidin, der analgetischen Wirksubstanz, metabolisiert. Tilidin unterliegt nach oraler Gabe einem intensiven First-pass-Effekt. Durch weiteren Abbau entsteht aus Nortilidin Bis-Nortilidin sowie eine Reihe weiterer Metaboliten, die keine pharmakologische Wirksamkeit besitzen.

Naloxon unterliegt einem vollständigen First-pass-Effekt, sodass kein wirksames Naloxon in die systemische Zirkulation gelangt. Naloxon wird zu β-Naloxol und zu Naloxonglucuronid metabolisiert und anschließend zu 70% renal ausgeschieden. Der Rest wird über die Galle eliminiert. Die Metaboliten sind pharmakologisch inaktiv.

Unerwünschte Wirkungen

Obstipation tritt seltener als unter Morphin auf. Ansonsten entsprechen die Nebenwirkungen denen des Morphins.

Arzneimittelinteraktionen, Toxizität, Kontraindikationen

Siehe Morphin.

Spezielle Populationen

- **Kinder:** Tilidin/Naloxon ist für Kinder <14 Jahre nicht zugelassen.
- **Senioren:** Eine Dosisanpassung bei älteren Patienten ist nicht nötig.
- **Schwangerschaft:** Tilidin/Naloxon ist in der Schwangerschaft kontraindiziert.
- **Einschränkung der Nierenfunktion:** Eine Dosisanpassung ist nicht erforderlich.
- **Einschränkung der Leberfunktion:** Abhängig vom Grad der Einschränkung der Leberfunktion ist die Konzentration von Nortilidin vermindert und die Eliminationshalbwertszeit verlängert. Naloxon ist bei diesen Patienten im Plasma nachweisbar und wird mit einer HWZ von ca. 2 h eliminiert. Bei erheblicher Leberfunktionseinschränkung sollte Tilidin/Naloxon nicht mehr angewandt werden, da Tilidin nicht aktiviert wird und Naloxon in hohen Konzentrationen in den Organismus gelangen kann, sodass Valoron N retard analgetisch nicht ausreichend wirksam ist.

Tab. 18.14. Pharmakokinetik von Morphin

Bioverfügbarkeit	t_{max} [h]	PEB [%]	Elimination	HWZ [h]	Wirkungsdauer [h]
20–40%	2-3	20–35	Metabolisch > renal	1,7–4,5	4–12–24*

Hinweise

Valoron N retard ist **nicht BtMVV-pflichtig**.

Wenn die Behandlung mit Valoron N retard beendet wird, sollte pro Woche die Dosis um 50% reduziert werden.

18.4.4 Starkwirksame Opioide (Sorge et al. 1997)

Morphin

Wirkung und Wirkmechanismus

Morphin ist ein reiner μ-Antagonist und bildet den Goldstandard für die Opioide. Es dient als **Referenzsubstanz** für die Berechnung von äquianalgetischen Dosen, die beim Wechsel zwischen zwei Opioiden aufgrund der unterschiedlichen Wirksamkeit notwenig ist. Die Wirksamkeit von Morphin ist für akute wie chronische Schmerzen durch klinische Studien sehr gut belegt.

Dosierung

- **Retardtabletten:**
  Erwachsene und Kinder ≥12 Jahre erhalten im Abstand von mindestens 12 h eine Retardtablette mit 10, 30, 60 oder 100 mg Morphin. Die Dosis muss individuell angepasst werden. Die 200 mg-Retardtablette darf nur bei Erwachsenen gegeben werden.
- **Hartkapseln:**
  Die Dosierungen entsprechen denen der Retardtabletten. Der Abstand zwischen den Einahmen sollte mindestens 24 h betragen.

Pharmakokinetik (Tab. 18.14)

Die geringe Bioverfügbarkeit ist auf den hohen First-pass-Effekt zurückzuführen. Morphin wird bereits im Darm und anschließend in der Leber extensiv metabolisiert. Morphin wird zu Morphin-6-glucuronid und Morphin-3-glucuronid metabolisiert. Während Morphin-6-glucuronid analgetisch wirksam ist, dürfte Morphin-3-glucuronid hauptsächlich für die unerwünschten Wirkungen wie Konfusion und Myoklonus verantwortlich sein.

Tabletten haben eine Wirkungsdauer von 4 h, Retardtabletten von 12 h und Hartkapseln retardiert von 24 h.

Unerwünschten Wirkungen

Übelkeit und **Erbrechen** kommen mit ca. 20% zu Beginn der Therapie mit Opioiden relativ häufig vor. Um die Compliance des Patienten zu erhalten, muss prophylaktisch während der ersten 10–14 Tage ein Antiemetikum (Metoclopramid oder Haloperidol) verordnet werden. Nach ca. 10 Tagen entwickelt sich eine Toleranz, sodass dann das Antiemetikum abgesetzt werden kann.

Die **Obstipation** ist die häufigste unerwünschte Wirkung der Opioide. Sowohl zentral als auch peripher wird die Darmpassage verlangsamt, was mit einer verstärkten Wasserrückresorption und mit einer Eindickung des Stuhls einhergeht. Darüber hinaus erhöhen die Opioide den Tonus der intestinalen Sphinkter und senken den Defäkationsreiz.

! Die Obstipation unterliegt keiner Toleranzentwicklung und muss deshalb konsequent mit Laxanzien (Lactulose) während der gesamten Opioidtherapie behandelt werden.

Die gefürchtetste Nebenwirkung einer Opioidtherapie ist die **Atemdepression**, die bis zum Atemstillstand führen kann. Sie wird durch eine direkte Hemmung des Atemzentrums verursacht. Schmerz ist ein physiologischer Antagonist von opioidbedingter Atemdepression. Die mittlere Inzidenz für eine Atemdepression liegt bei 0,7% und die Mortalität bei 0,02%. Gefährlich sind die Verabreichung einer Festdosis, ohne den Bedarf des Opioids ermittelt zu haben, schnell freisetzende Darreichungsformen, zusätzliche Verordnung von sedierenden Arzneimitteln wie Benzodiazepinen.

Blasenentleerungsstörungen infolge einer Erhöhung des Sphinktertonus sind meist passager. Probleme ergeben sich häufig bei Männern mit einer Prostatahypertrophie. Ein Blasenkatheter kann für die Dauer der Therapie nötig sein.

Psychische Abhängigkeit kommt bei Patienten mit starken Schmerzen, die die Anwendung von Opioiden notwendig machen, praktisch nicht vor, da hier die Linderung der Schmerzen und nicht die psychischen Effekte der Opiode im Vordergrund stehen.

Physische Abhängigkeit kann bestehen. Das Absetzen von Opioiden kann in diesem Fall eine Entzugsymptomatik auslösen, die durch eine schrittweise Dosisreduktion zu verhindern ist.

Die **Sedierung** durch Opioide ist zu Beginn der Therapie häufig und ausgeprägt, verschwindet aber innerhalb von 8–10 Tagen, da sich eine Toleranz entwickelt. Zu berücksichtigen ist, dass es nach einer Dosiserhöhung oder einer Opioidrotation erneut zu einer Sedierung kommen kann.

Unter der Dauertherapie mit Opioiden entwickelt sich nach 8–10 Tagen eine **Toleranz** gegenüber Übelkeit, Erbrechen und Atemdepression, d. h. diese unerwünschten Wirkungen sind klinisch nicht mehr von Bedeutung. Lediglich gegen die Obstipation entwickelt sich keine Toleranz, sodass die Patienten immer mit Laxanzien behandelt werden müssen.

Toxizität

Bei einer Überdosierung von Opioiden wird der Patient komatös. Die Atemdepression führt zu einer zunehmenden Hypoxie. Wird die Hypoxie nicht behoben, dann stirbt der Patient entweder durch einen Atemstillstand oder durch die Aspiration von Mageninhalt.

Arzneimittelinteraktionen

Opioide verstärken die sedierende und atemdepressive Wirkung bei der Kombination mit **zentralwirksamen Substanzen** wie z. B. Alkohol, Benzodiazepinen, Antidepressiva, Antipsychotika, Antihistaminika und Muskelrelaxanzien.

Opioide verstärken die neurotoxische Wirkung von MAO-Hemmern.

Cimetidin kann durch die Hemmung von CYP3A4 die Wirkung von Morphin verstärken. Um dies zu vermeiden, sollte Cimetidin durch Ranitidin ersetzt werden. Beim Absetzen von Cimetidin muss berücksichtigt werden, dass die Komedikation ebenfalls reduziert werden muss.

Die Wirkung von Opioiden lässt sich durch Opioidantagonisten wie Naloxon aufheben. Bei der Anwendung von Naloxon muss jedoch die sehr kurze Halbwertszeit von Naloxon im Vergleich zu den Opioiden berücksichtigt werden.

Kontraindikationen

Bei einem Ileus oder bei einem akuten Abdomen dürfen Opioide nicht eingesetzt werden. Opioide sind ebenfalls kontraindiziert bei chronischen Schmerzen ohne sichere Diagnose. Patienten mit bestehender Atemdepression oder mit chronisch obstruktiver Lungenerkrankung dürfen keine Opioide erhalten, ebensowenig Patienten mit stark eingeschränkter Nieren- oder Leberfunktion. Patienten, die anfällig für CO_2-Retention sind, z. B. mit Kopfverletzungen, Hirntumoren, Anzeichen von erhöhtem intrakranialem Druck oder Koma, dürfen wegen einer möglichen Verschleierung des klinischen Verlaufs nicht mit Opioiden behandelt werden.

Spezielle Populationen

- **Kinder:** Für Kinder <12 Jahre liegen keine Erfahrung mit Retardtabletten vor. Sie sind deshalb kontraindiziert.
- **Senioren:** Alte Menschen reagieren sehr empfindlich auf Opioide. Aus diesem Grund sollte die initiale Dosis reduziert werden. Obstipation und Blasenentleerungsstörungen sind besonders zu berücksichtigen.
- **Schwangerschaft und Stillzeit:** Opioide dürfen kurz vor oder während der Geburt wegen einer verminderten Uteruskontraktion und einer Atemdepression des Neugeborenen nicht angewandt werden. Eine Ausnahme bildet Pethidin (Dolantin), welches die Uteruskontraktion nicht beeinflussen soll. Pethidin sollte nur i.m. während der Geburt angewandt werden. Unter Pethidin kann die Überlebensfähigkeit von Risikokindern herabsetzt sein. Wie unter **allen** Opioiden kann es auch unter Pethidin zu einer Atemdepression des Neugeborenen kommen. Die Neugeborenen sind deshalb mindestens für 6 h zu überwachen und ggf. mit Naloxon zu behandeln.
- Da **alle** Opioide bzw. auch deren aktive Metaboliten in die Muttermilch ausgeschieden werden, dürfen Mütter, die Opioide einnehmen, nicht stillen.
- **Einschränkung der Nierenfunktion:** Bei diesen Patienten sollte die Dosis reduziert oder das Dosierungsintervall verlängert werden.
- **Einschränkung der Leberfunktion:** Bei diesen Patienten sollte die Dosis reduziert oder das Dosierungsintervall verlängert werden.

Hinweise

Der Patient muss darüber informiert werden, dass Alkohol und Beruhigungsmittel die sedierende Wirkung von Opioiden verstärken können. Bei einer Einschränkung der Vigilanz ist der Patient darüber aufzuklären, dass er nicht fahrtüchtig ist.

Hydromorphon

Wirkung und Wirkmechanismus

Hydromorphon ist etwa 7,5-fach stärker wirksam als Morphin. Es steht in einer Vielzahl von Applikationsformen zur Verfügung. Aufgrund der kurzen HWZ von 2–3 h ist es gut für die Titration, aber auch als Bedarfsmedikation bei Durchbruchschmerzen geeignet, jedoch nicht für die Behandlung chronischer Schmerzen. Aufgrund der guten Wasserlöslichkeit kann Hydromorphon sehr gut für die s.c.-Applikation, wie sie in der Palliativmedizin angewandt wird, eingesetzt werden. Hydromorphon ist bei Patienten mit Niereninsuffizienz Morphin vorzuziehen, da es zu keiner Akkumulation toxischer Metaboliten kommt. In einem systematischen Review ist retardiertes Hydromorphon bezüglich seiner analgetischen Wirkung mit Morphin vergleichbar.

Dosierung

- **Retardkapsel:** Erwachsene und Kinder >12 Jahre nehmen 2-mal 1 Tbl. je nach Stärke der Schmerzen. Hydromorphon steht mit 4, 8, 16 und 24 mg als Retardkapsel zur Verfügung.
- **Tablette** zur Kupierung von Durchbruchschmerzen.

Bei Erwachsenen und Kindern >12 Jahre wird die Therapie mit 1,3 bzw. 2,6 mg Hydromorphon alle 4 h begonnen. Bei stärkeren Schmerzen kann die Dosis durch die Kombination der verschiedenen Tabletten angepasst werden.

Pharmakokinetik (Tab. 18.15)

Hydromorphon wird extensiv zu den analgetisch unwirksamen Metaboliten Hydromorphon-3-Glukuronid, Dihydroisomorphin, Dihydromorphin metabolisiert und anschließend über den Urin ausgeschieden. Bei der nichtretardierten Darreichungsform tritt die Wirkung nach 30 min ein.

Tab. 18.15. Pharmakokinetik von Hydromorphon

Bioverfügbarkeit	t_{max} [h]	PEB [%]	Elimination	HWZ [h]	Wirkungsdauer [h]
30–50%	3	<10	Metabolisch > renal	2–4	8–12

Tab. 18.16. Pharmakokinetik von Oxycodon

Bioverfügbarkeit	t_{max} [h]	PEB [%]	Elimination	HWZ [h]	Wirkungsdauer
60–85%	1	38–45	Metabolisch > renal	4,5	4

Unerwünschte Wirkungen, Toxizität, Kontraindikationen

Siehe Morphin.

Arzneimittelinteraktionen

Gezielte Studien zu Wechselwirkungen mit anderen Arzneimitteln existieren nicht. Die unter Morphin genannten Wechselwirkungen sind unter Hydromorphin ebenfalls zu erwarten.

Spezielle Populationen

- **Kinder:** Für Kinder <12 Jahre ist weder die Retardkapsel noch die Tablette zugelassen.
- **Senioren:** Die Dosis sollte langsam und schrittweise angepasst werden. Der Bedarf kann bei älteren Patienten geringer als bei jungen Patienten sein.
- **Schwangerschaft:** In Tierstudien konnten keine teratogenen Wirkungen von Hydromorphon nachgewiesen werden. Hydromorphon ist wegen mangelnder Erfahrung während der Schwangerschaft kontraindiziert. Wegen der Hemmung der Uteruskontration und der Gefahr der Atemdepression des Neugeborenen ist Hydromorphon auch während der Geburt kontraindiziert.
- **Einschränkung der Nierenfunktion:** Hydromorphin-3-Glukuronid akkumuliert unter diesen Bedingungen und könnte für die neurotoxischen Wirkungen sowie die Verminderung der kognitiven Funktionen verantwortlich sein. In einer retrospektiven Studie hatten palliativ behandelte Patienten weniger Nebenwirkungen als unter Morphin. In dieser Studie benötigten die Patienten mit normaler Nierenfunktion geringgradig höhere Dosierungen als die Patienten mit Niereninsuffizienz. Bei Patienten mit einer Einschränkung der Nierenfunktion sollte mit der niedrigsten Dosierung begonnen und anschließend schrittweise die Dosis angepasst werden.
- **Einschränkung der Leberfunktion:** Hydromorphon unterliegt einem sehr hohen First-pass-Metabolismus. Bei eingeschränkter Leberfunktion müsste deshalb mit höheren Konzentrationen gerechnet werden. Untersuchungen gibt es hierzu nicht.

Oxycodon

Wirkung und Wirkmechanismus

Oxycodon ist ein reiner Agonist am μ- und κ-Rezeptor. Es ist nur in retardierter Form erhältlich.

Dosierung

Erwachsene und jugendliche (≥12 Jahre) nicht opioidgewöhnte Patienten erhalten eine Anfangsdosis von 10 mg alle 12 h. Für nicht tumorbedingte Schmerzen ist 40 mg eine ausreichende Tagesdosis. Die Dosis kann bei Tumorpatienten auf 80–120 mg gesteigert werden.

Pharmakokinetik (Tab. 18.16)

Oxycodon wird über CYP2D6 zu Noroxycodon und über CYP3A4 zu Oxymorphon sowie deren Glukuronidkonjugaten metabolisiert. Oxymorphon ist analgetisch aktiv. Die Wirkung tritt nach 30 min ein.

Unerwünschte Wirkungen und Toxizität

Siehe Morphin.

Arzneimittelinteraktionen

Arzneimittel, die CYP3A4 oder CYP2D6 beeinflussen, können auch die Bioverfügbarkeit von Oxycidon beeinflussen.

Kontraindikationen

Oxycodon ist in der Schwangerschaft kontraindiziert.

Spezielle Populationen

- **Kinder:** Oxycodon ist für Kinder <12 Jahre nicht zugelassen.
- **Senioren:** Ältere Patienten haben etwa 15% höhere Plasmakonzentrationen als junge.
- **Schwangerschaft:** Oxycodin ist während der Schwangerschaft kontraindiziert.
- **Einschränkung der Nierenfunktion:** Bei Nierenfunktionseinschränkung steigt die maximale Plasmakonzentration von Oxycodon um 50% an. Die Bioverfügbarkeit von Oxycodon

Tab. 18.17. Dosierung von Durogesic SMAT für Erwachsene

Parenterale Morphindosis [mg/24 h]	Orale Morphindosis [mg/24 h]	Transdermale Fentanyldosis [mg/24 h]	Transdermale Fentanylfreisetzung [µg/h]	Transdermale Fentanylabsorptionsfläche (cm²)
0–22	0–90	0,6	25	10,5
23–37	91–150	1,2	50	21
38–52	151–210	1,8	75	31,5
53–67	211–270	2,4	100	42
Je weitere 15 mg/24 h	Je weitere 60 mg/24 h	Je weitere 0,6 mg/24 h	Je weitere 25µg/24 h	Je weitere 10,5 cm² (nur als ganzes Pflaster)

Tab. 18.18. Pharmakokinetik von Fentanyl

Bioverfügbarkeit	t_{max} [h]	PEB [%]	Elimination	Abklingzeit [h]	Wirkungsdauer [h]
Transdermales Fentanyl retard					
92%	24	80–85	Metabolisch	17 (13–22)	48–72
Sublinguales Fentanyl					
50%	0,3–0,6	80–85	Metabolisch	7	

und Oxymorphon nimmt um 60% zu, und die Halbwertszeit verlängert sich um 1 h. Bei diesen Patienten ist eine Dosisanpassung notwendig.

- **Einschränkung der Leberfunktion:** Die Bioverfügbarkeit von Oxycodon steigt um 90%, während die von Oxymorphon sich um 20–50% vermindert. Die Halbwertszeit verlängert sich um 2 h. Reduzierung der Anfangsdosis ist erforderlich.

Hinweise

BtMVV-Höchstverordnungsmenge für 30 Tage: 15.000 mg.

Die Tablettenmatrix darf nicht zerstört werden, sonst können letale Mengen von Oxycodon freigesetzt werden.

18

18.4.5 Transdermale Opioide

Fentanyl

Wirkung und Wirkmechanismus

Fentanyl ist ein reiner µ-Agonist und etwa 100-fach so wirksam wie Morphin. In klinischen Studien konnte die Wirksamkeit von transdermalem Fentanyl bei chronischen Schmerzen belegt werden.

Dosierung

Für Kinder mit Durogesic SMAT 12 µg/h

Kinder, die mit einem oralen Morphinäquivalent von mindestens 30 mg, aber höchstens 45 mg/Tag behandelt wurden, sollten 1 Durogesic SMAT 12 µg/h erhalten.

Kinder, die mit einem oralen Morphinäquivalent von 45-90 mg/Tag behandelt wurden, sollten 2 Durogesic SMAT 12 µg/h erhalten. Für höhere Dosierungen gibt es für Kinder keine Erkenntnisse.

Dosierung von Durogesic SMAT für Erwachsene

Die Dosierung von Durogesic SMAT für Erwachsene ist in ◘ Tab. 18.17 dargestellt.

Pharmakokinetik (◘ Tab. 18.18 und 18.19)

Unerwünschte Wirkungen

Siehe Morphin.

Arzneimittelinteraktionen

Fentanyl wird rasch über CYP3A4 in der Leber metabolisiert. Hauptabbauwege sind N-Desalkylierung und oxidative Hydroxy-

Tab. 18.19. Wirkungseintritt und Wirkungsdauer von Fentanyl

	Wirkungseintritt	Wirkungsdauer [h]
Transdermal	12–24 h	48–72
Transmukosal	5–10 min	1–2

lierung. Alle Metaboliten sind inaktiv. Inhibitoren von CYP3A4 wie Erythromycin, Itraconazol, Ketoconazol, Diltiazem oder Cimetidin können die Wirkung und die Wirkdauer von Fentanyl verstärken bzw. verlängern. Unter Ritonavir, einem der potentesten CYP3A4-Inhibitoren, stieg die Konzentration von Fentanyl um 60% an.

Toxizität und Kontraindikationen

Siehe Morphin.

Spezielle Populationen

- **Kinder:** Kinder sollten mit Durogesic SMAT 12 μg/h behandelt werden.
- **Senioren:** Die Behandlung sollte mit niedrigeren Dosierungen erfolgen, da diese Patienten sehr unterschiedlich reagieren.
- **Schwangerschaft:** In tierexperimentellen Studien zeigte Fentanyl Reproduktionstoxizität. Für den Menschen gibt es keine gesicherten Daten. Fentanyl ist daher während der Schwangerschaft kontraindiziert. Da Fentanyl die Plazenta passiert, sollte es wegen der Atemdepression des Neugeborenen nicht während der Geburt eingesetzt werden. Fentanyl darf auch während der Stillzeit nicht eingesetzt werden, da es in die Muttermilch übertritt.
- **Einschränkung der Nierenfunktion:** Auch unter unterschiedlich ausgeprägter Einschränkung der Nierenfunktion konnten bisher noch keine klinisch relevanten Veränderungen der Fentanylkonzentration nachgewiesen werden.
- **Einschränkung der Leberfunktion:** Da Fentanyl in der Leber extensiv metabolisiert wird, kann es zu einem Anstieg der Konzentrationen bei Leberinsuffizienz kommen.

Hinweise

BtMVV-Höchstverordnungsmenge für 30 Tage: 1.000 mg.

Fieber und äußere Wärmeeinwirkung können zu einer erhöhten Resorption von Fentanyl führen. Das Pflaster sollte auf eine unbehaarte Hautstelle aufgebracht werden. Haare dürfen nicht abrasiert werden, da es beim Rasieren zu Verletzungen der Haut kommen kann. Das Hautareal, auf das das Pflaster geklebt wird, sollte nicht mit Salben, Ölen, Lotionen o. Ä. behandelt worden sein. Das Pflaster muss so angebracht werden, dass es durch Kleidungsstücke nicht berührt wird. Die Pflaster müssen entsprechend den im Beipackzettel angegebenen Zeitintervallen gewechselt werden. Das Hautareal sollte danach für mindestens 7 Tage nicht erneut beklebt werden.

Pflasterrückstände auf der Haut dürfen nur vorsichtig mit Wasser, aber niemals mit Alkohol oder ähnlichen Lösungsmitteln entfernt werden, da sonst das subkutan gespeicherte Fentanyl freigesetzt werden kann. Auf dem Pflaster sollten die Dosis, das Opioid und das Datum des Aufbringens vermerkt sein. Dies ist v. a. bei Patienten mit eingeschränkten kognitiven Fähigkeiten wichtig.

Fentanyl steht auch als Membranpflaster zur Verfügung. Hier ist besondere Vorsicht geboten, denn wenn die Membran beschädigt wird, können große Mengen des hochpotenten Fentanyls freigesetzt werden und zu Intoxikationen führen.

! In den durchgeführten Studien war zur Kupierung von Schmerzspitzen eine Zusatzmedikation mit schnell freisetzenden morphinhaltigen Arzneimitteln bei fast allen Patienten erforderlich.

Buprenorphin

Wirkung und Wirkmechanismus

Buprenorphin ist partieller Agonist am μ-Rezeptoragonist und ein Antagonist am κ-Rezeptor. In einigen tierexperimentellen Studien und in hohen Dosierungen wirkt es wie ein partieller Agonist am μ-Rezeptor, d. h. die analgetische Wirkung kann durch eine weitere Steigerung der Dosierung nicht erhöht werden. Bezüglich der analgetischen Wirkung konnte beim Menschen dieser Ceiling-Effekt bisher nicht beobachtet werden.

Neuere Untersuchungen zeigen, dass ein Ceiling-Effekt für die atemdepressive Wirkung von Buprenorphin nachweisbar ist. Dies trägt erheblich zur Sicherheit von Buprenorphin bei, da die atemdepressive Wirkung bei Überdosierung eine lebensbedrohliche unerwünschte Wirkung aller anderen Opioide darstellt. Trotz der hohen Affinität zum μ-Rezeptor lässt sich Buprenorphin mit sehr hohen Dosen von Naloxon antagonisieren. Da unter den normalen transdermalen Dosierungen von 7 μg/Tag nur etwa 1–2% der Opiatrezeptoren blockiert sind, lässt sich die Wirkung durch die Gabe von potenten μ-Rezeptoragonisten wie Morphin oder Fentanyl steigern.

Zur Dauertherapie chronischer Schmerzen hat sich die transdermale Applikation von Buprenorphin etabliert. Mit der sublingualen Darreichungsform besteht die Möglichkeit, Durchbruchschmerzen effektiv und rasch zu behandeln.

Dosierung

Für Kinder und Jugendliche <18 Jahre ist transdermales Buprenorphin nicht zugelassen.

Erwachsene erhalten als Initialdosis 35 μg/h Buprenorphin. Transtec hat eine Wirkdauer von 72 h, Transtec Pro muss alle 96 h gewechselt werden.

Buprenorphin steht auch als sublinguale Darreichungsform für die Behandlung von Durchbruchschmerzen zur Verfügung (Tab. 18.20).

Tab. 18.20. Dosierung und Auswahl der Pflasterstärke von Buprenorphin

Opioid	Dosierung [mg]			
Dihydrocodon oral	120–240	360		
Tramadol oral	150–300	450	600	
Buprenorphin sublingual	0,4–0,8	1,2	1,6	3,2
Morphin oral	30–60	90	120	240
Pflasterstärke	35 µg/h	52,5 µg/h	70 µg/h	2-mal 70 µg/h

Tab. 18.21. Wirkungseintritt und Wirkungsdauer von Buprenorphin

	Wirkungseintritt	Wirkungsdauer [h]	
Transdermal	21 h	72 96	Transdec Transdec Pro
Sublingual	30 min	6–8	

Pharmakokinetik (Tab. 18.21)

Buprenorphin hat einen sehr hohen First-pass-Effekt, sodass mit oral eingenommenem Buprenorphin keine analgetisch relevanten Konzentrationen erreicht werden können.

Die Bioverfügbarkeit der transdermalen Applikationsform beträgt 50%, die der sublingualen Applikationsform 50–60%. Die Proteinbindung beträgt 96%. Buprenorphin hat eine Eliminationshalbwertszeit von 25,3 h. Nach transdermaler Applikation bildet sich im subkutanen Fettgewebe ein Depot. Aus diesem Depot wird Buprenorphin mit einer Halbwertszeit von 30 h eliminiert. Buprenorphin wird durch CYP3A4 zu N-Dealkylbuprenorphin (Norbuprenorphin) metabolisiert oder auch glukuronidiert. Etwa 60% werden unverändert oder glukuronidiert über den Stuhl ausgeschieden, während die Metaboliten renal eliminiert werden. Es gibt Hinweise auf eine enterohepatische Zirkulation.

Unerwünschten Wirkungen

Sehr häufig werden Juckreiz und Erytheme und häufig Exantheme und Schwitzen beobachtet. In einigen Fällen kam es zu einer verzögerten lokalen allergischen Reaktion. Außerdem sind häufig Ödeme zu verzeichnen. Buprenorphin hat eine geringere atemdepressive und obstipierende Wirkung als Morphin.

Arzneimittelinteraktionen

Enzyminduktoren des CYP3A4-Systems können die Wirkung von Buprenorphin vermindern.

Toxizität

Buprenorphin hat eine große therapeutische Breite, und die aus den Pflastern freigesetzten Mengen sind gering, sodass toxische Konzentrationen kaum erreicht werden. Wegen der extrem hohen Affinität von Buprenorphin zum µ-Rezeptor ist eine Antagonisierung nur mit hohen Dosen von Naloxon 10 mg i.v. zu beginnen. Aufgrund der im Vergleich zu Buprenorphin sehr kurzen Halbwertszeit von Naloxon von ca. 1 h ist es notwendig, den Patienten zu überwachen und Naloxon (5 mg/h) für 12 h zu infundieren.

Kontraindikationen

Allergie gegen Buprenorphin oder einen der Inhaltsstoffe. Weitere Kontraindikationen s. Morphin.

Spezielle Populationen

- **Kinder:** Transdermales Buprenorphin ist für Kinder nicht zugelassen.
- **Senioren:** Buprenorphin ist wegen der geringen atemdepressiven und obstipierenden Wirkung bei alten Patienten günstig.
- **Schwangerschaft:** In tierexperimentellen Studien wurde unter Buprenorphin eine geringe Zunahme von Spontanaborten und eine ebenfalls geringe Erhöhung der neonatalen Mortalität festgestellt. In späteren Stadien der Schwangerschaft hatte Buprenorphin keine Effekte. Aufgrund der geringen atemdepressiven Wirkung ist Buprenorphin in der Schwangerschaft günstiger als andere Opioide zu bewerten. Buprenorphin ist jedoch in der Schwangerschaft nicht zugelassen.

Tab. 18.22. Zulassungsstatus von Analgetika (Stand: Juli 2006)

Arzneistoff	Handelsname	Zulassungsstatus
Diclofenac	Voltaren	– Akute Gelenkentzündungen (einschließlich Gichtanfall) – chronische Gelenkenzündungen, insbesondere rheumatoide Arthritis (chronische Polyarthritis) – Spondylitis ankylosans (M. Bechterew) und andere entzündlich-rheumatische Wirbelsäulenleiden – Reizzustände bei degenerativen Gelenk- und Wirbelsäulenerkrankungen (aktivierte Arthrosen und Spondylarthrosen, Zervikalsyndrom, Lumbalgien, Ischialgien) – Weichteilrheumatismus – schmerzhafte Schwellungen oder Entzündungen nach Verletzungen oder Operationen
	Voltaren 50 und Voltaren retard	Zusätzlich zu Voltaren: – schmerzhafte Regelblutungen (Dysmenorrhö ohne Organbefund) – Schmerzen bei akuter und subakuter Adnexitis – Tumorschmerzen, insbesondere bei Skelettbefall oder entzündlichem peritumoralem Ödem
Ibuprofen	Ibuhexal	Zulassungsstatus wie Voltaren, – jedoch **ohne** die Zusatzindikationen von Voltaren 50 und Voltaren retardiert
Naproxen	Naproxen-CT	Zulassungsstatus wie Voltaren und **zusätzlich**: – krampfartige, schmerzhafte Beschwerden während der Regelblutung (primäre Dysmenorrhö) und nach Einlage einer Spirale
Celecoxib	Celebrex	– Symptome bei Reizzuständen degenerativer Gelenkerkrankungen (aktivierte Arthrosen) – chronische Polyarthritis (rheumatoide Arthritis)
Etoricoxib	Arcoxia	Zulassungsstatus wie Celebrex und **zusätzlich**: – Schmerzen und Entzündungszeichen bei akuter Gichtarthritis
Paracetamol	Ben-u-ron	– Behandlung leichter bis mäßig starker Schmerzen und/oder von Fieber
Metamizol	Novalgin	– Akute starke Schmerzen nach Verletzungen oder Operationen – Koliken – Tumorschmerzen – sonstige akute oder chronische starke Schmerzen, **soweit andere therapeutische Maßnahmen nicht indiziert sind** – hohes Fieber, das auf andere Maßnahmen nicht anspricht – Parenterale Anwendung ist nur indiziert, wenn enterale Applikation nicht möglich ist
Flupirtin	Karadolon	Akute und chronische Schmerzen wie: – schmerzhafte Muskelverspannungen der Halte- und Bewegungsmuskulatur – Spannungskopfschmerzen – Tumorschmerzen – Dysmenorrhö – Schmerzen nach traumatologischen/orthopädischen Operationen und Verletzungen
Dihydrocodein ret.	DHC Mundipharma	– 60 mg und 90 mg mäßig starke Schmerzen, 120 mg mäßig starke bis starke Schmerzen

▼

Tab. 18.22. (Fortsetzung)

Arzneistoff	Handelsname	Zulassungsstatus
Tramadol	Tramal long	– Behandlung von mäßig starken bis starken Schmerzen
Tilidin + Naloxon	Valoron retard	– Zur Behandlung starker und sehr starker Schmerzen
Morphin	– MST Mundipharma – MST Continus	– Starke und stärkste Schmerzen
Hydromorphon	Palladon	– Zur Linderung stärkster Schmerzen
Oxycodon	Oxygesic	– Starke bis sehr starke Schmerzen
Fentanyl transdermal	Durogesic	– Chronische Schmerzen, die nur mit Opioidanalgetika ausreichend behandelt werden können
Buprenorphin transdermal	Transtec Pro	– Mäßig starke bis starke Tumorschmerzen und starke Schmerzen bei ungenügender Wirksamkeit von Nichtopioidanalgetika

Tab. 18.23. Äquivalenzdosen verschiedener Opioide zu Morphin

Opioid	Dosis p.o.	Dosis i.m., i.v., s.c.	Dosis transdermal
Morphin	30-40 mg	10 mg	
Dihydrocodein	120 mg		
Tramadol	120-150 mg	100 mg	
Tilidin	100–120 mg		
Hydromorphon	6–7,5 mg	1,5 mg	
Oxycodon	20–30 mg	15 mg	
Fentanyl transmucosal	0,5–0,8 mg		
Fentanyl transdermal			12,5 µg/h
Buprenorphin sublingual	0,4–0,8 mg		
Buprenorphin transdermal			35 µg/h

- **Einschränkung der Nierenfunktion:** Es ist auch bei höhergradigen Einschränkung der Nierenfunktion keine Dosisanpassung nötig.
- **Einschränkung der Leberfunktion:** Buprenorphin wird in der Leber über CYP3A4 metabolisiert, sodass bei starker Einschränkung der Leberfunktion Buprenorphin vorsichtig dosiert werden muss.

Hinweise

BtMVV-Höchstverordnungsmenge für 30 Tage: 150 mg.

Fieber und äußere Wärmeeinwirkung können zu einer erhöhten Resorption von Buprenorphin führen. Das Pflaster sollte auf eine unbehaarte Hautstelle aufgebracht werden. Haare dürfen nicht abrasiert werden, da es beim Rasieren zu Verletzungen der Haut kommen kann. Das Hautareal, auf das das Pflaster geklebt wird, sollte nicht mit Salben, Ölen, Lotionen o. Ä. behandelt worden sein. Das Pflaster muss so angebracht werden, dass es durch Kleidungsstücke nicht berührt wird. Die Pflaster müssen entsprechend den im Beipackzettel angegebenen Zeitintervallen gewechselt werden. Das Hautareal sollte danach für mindestens 7 Tage nicht erneut beklebt werden.

Pflasterrückstände auf der Haut dürfen nur vorsichtig mit Wasser, aber niemals mit Alkohol oder ähnlichen Lösungsmitteln entfernt werden, da sonst das subkutan gespeicherte Buprenorphin freigesetzt werden kann. Auf dem Pflaster sollten die Dosis, das Opioid und das Datum des Aufbringens vermerkt sein. Dies ist v. a. bei Patienten mit eingeschränkten kognitiven Fähigkeiten wichtig. Transtec Pro ist zur Behandlung von akuten Schmerzzuständen nicht geeignet.

18.5 Zulassungstatus der Analgetika

Der Zulassungsstatus von Arzneimitteln kann sich auch bei gleichem Wirkstoff zwischen den einzelnen Präparaten erheblich unterscheiden. Vor der Verordnung eines Präparates sollte daher der Zulassungsstatus (Tab. 18.22) überprüft werden. Es ist zu berücksichtigen, dass die Zulassung erweitert, aber auch eingeschränkt werden kann.

18.6 Äquivalenzdosen von Opioiden

Die äquianalgetischen Dosisangaben (Tab. 18.23) sind wegen der hohen interindividuellen Streuung (Bioverfügbarkeit von oralem Morphin 20–60%) nur als **Näherungswerte** zu verwenden. Bei der Berechnung der Dosis sind auch das Alter des Patienten sowie mögliche Begleiterkrankungen zu berücksichtigen.

Vorgehen bei der Berechnung der Äquivalenzdosen von Opioiden

1. Gesamttagesdosis aller pro Tag eingenommenen Opioide in Morphinäquivalente umrechnen
2. Morphinäquivalente auf das neue Opioid mittels der Äquivalenzdosis umrechnen
3. Therapie mit 50% der berechneten Dosis beginnen
4. Dosis individuell anpassen

Eine detaillierte Umrechnung der transdermalen Darreichungen von Fentanyl und Buprenorphin in Morphin ist bei den entsprechenden Monographien (Freye 2004) dargestellt.

Literatur

Ballantyne JC, Mao J (2003) Opioid therapy for chronic pain N Engl J Med 349 (20): 1943–1953

Freye E (2004) Opioide in der Medizin, 6. Aufl. Springer, Berlin Heidelberg New York

Grond S, Radbruch L (1998) Weak opioids meta-analysis for the therapy of chronic pain. Schmerz 12 (2): 142–155

Hohne C, Donaubauer B, Kaisers U (2004) Opioids during anesthesia in liver and renal failure. Anaesthesist 53 (3): 291–303

Sorge J, Werry C, Pichlmayr I (1997) Strong opioids for treatment of chronic pain: a meta-analysis. Schmerz 11 (6): 400–410

Strumpf M Willweber-Strumpf A, Zenz M (2006) Opioids: modern concepts of pain management. Med Klin (Munich) 101 (2): p 139–145; quiz 146–147

Tannenbaum H et al. (2006) An evidence-based approach to prescribing nonsteroidal antiinflammatory drugs. Third Canadian Consensus Conference. J Rheumatol 33 (1): 140–157

Vainio A et al. (1995) Driving ability in cancer patients receiving long-term morphine analgesia Lancet 346 (8976): 667–670

Zeppetella G, Ribeiro MD (2006) Opioids for the management of breakthrough (episodic) pain in cancer patients. Cochrane Database Syst Rev (1): CD004311

Koanalgetika

M. Gehling und M. Tryba

19.1 Antikonvulsiva – 210

19.2 Antidepressiva – 212

19.3 Kortikosteroide – 216

19.4 Bisphosphonate – 216

19.5 Andere Koanalgetika – 216

Literatur – 218

Als Koanalgetika werden Medikamente bezeichnet, deren Wirkung nicht primär bei Schmerzen nachgewiesen wurde. Sie beeinflussen jedoch die Wahrnehmung von Schmerzen auf verschiedenen Ebenen des peripheren und zentralen Nervensystems.

Bei speziellen Erkrankungen, die mit chronischen Schmerzen einhergehen, können Koanalgetika eine bessere Schmerzkontrolle erzielen als die klassischen Analgetika. Ein Beispiel dafür ist die Trigeminusneuralgie. Während die Behandlung der Trigeminusneuralgie mit Morphin als klassischem Analgetikum unwirksam ist, kann mit einer Monotherapie mit dem Antikonvulsivum Carbamazepin eine gute Schmerzkontrolle erzielt werden.

Diese besonderen Indikationen sind es, die den Einsatz von Koanalgetika inzwischen zu einem unverzichtbaren Bestandteil der Therapie chronischer Schmerzen gemacht haben. In diesem Kapitel werden verschiedene Koanalgetika und ihre Indikationen dargestellt.

19.1 Antikonvulsiva

Wirkungsmechanismus

Die Wirkungsmechanismen der verschiedenen Antikonvulsiva unterscheiden sich zwar im Detail, aber offenbar haben sie alle das gleiche Wirkprinzip. Durch Hemmung von Natrium-, Kalium-, oder Kalziumkanälen kommt es zu einer Reduktion einer pathologisch gesteigerten Spontanaktivität. Das Ergebnis ist eine Reduktion von Spontanschmerzen. Klinisch können Spontanschmerzen in Form einschießender Attacken oder dysästhethischer Dauerschmerzen auftreten. Neben der Hemmung von Ionenkanälen führen einige Antikonvulsiva auch zu einer vermehrten Freisetzung von hemmenden Transmittern, z. B. GABA.

Pharmakokinetik

Die enterale Resoption von Antikonvulsiva ist gut. Die Bioverfügbarkeit schwankt zwischen 70 und 95% (◘ Tab. 19.1). Die maximalen Plasmaspiegel werden nach Gabapentin und Lamotrigin bereits nach 1–3 h gemessen. Bei Anwendung von Carbamazepin oder Valproinsäure können diese z. T. erst nach 20–30 h erreicht werden. Die geringe hepatische Metabolisierung von Gabapentin ist assoziiert mit einer deutlich geringeren Rate von Leberfunktionsstörungen im Vergleich zu Carbamazepin. Auf der anderen Seite ist die vorwiegend renale Elimination von Gabapentin bei Patienten mit kompensierter oder terminaler Niereninsuffizienz zu beachten, da hier die Dosierung angepasst werden muss.

Wirkungen

Neben der bekannten Hemmung von lanzinierenden Schmerzen, wie sie z. B. bei der Trigeminusneuralgie gefunden wird, können Antikonvulsiva auch Spontanschmerzen bei diabetischer Polyneuropathie und der Postzosterneuralgie beeinflussen, die eher als brennender Dauerschmerz beschrieben werden.

Anwendung

Antikonvulsiva müssen zur Schmerztherapie in der Regel in der gleichen Dosierung angewendet werden wie in der ursprünglichen Indikation. Zwar ist eine Dosissteigerung nach Erreichen einer zufriedenstellenden Schmerzkontrolle nicht erforderlich, aber häufig wird dieser Effekt auch erst bei höheren Dosierungen erzielt.

Da Antikonvulsiva gerade in der Startphase erhebliche Nebenwirkungen verursachen, werden diese Substanzen langsam gesteigert (◘ Tab. 19.2). Dies trifft in besonderem Maß bei der Anwendung von Lamotrigin zu, das bei zu schneller Dosissteigerung zu Exanthemen führt, die dann therapielimitierend sein können.

◘ **Tab. 19.1.** Pharmakokinetik von Antikonvulsiva in der Schmerztherapie

Substanz	Dosis [mg/Tag]	Bioverfügbarkeit [%]	Halbwertszeit [h]	Renale Elimination [%]	Hepatische Metabolisierung [%]
Carbamazepin	150–1200	70	15±5	1–2	>95
Oxcarbazepin	300–1800	>95	1–5	<1	>95
Clonazepam	2–8	95	20–50	2	98
Gabapentin	200–2400	75–81	5–9	>75	2
Lamotrigin	25–400	98	24–30	<10	>90
Phenytoin	50–300	98	6–50	5	95
Pregabalin	300–600	≥90	6	>75	<2
Valproinsäure	600–1200	80	8–20	2–7	ca. 95

Tab. 19.2. Anwendung von Antikonvulsiva in der Schmerztherapie

	Carbamazepin	Oxcarbazepin	Gabapentin	Valproat	Lamotrigin	Pregabalin
Initialdosis [mg/Tag]	150–300	300	300	150–300	25	75
Steigerungsrate [mg/Tag]	150	300	300	150	25	75
Intervall [Tage]	2	2	2	2	7	2
Zieldosis [mg/Tag]	1200	1800	2400	1000	400	600

Tab. 19.3. Nebenwirkungen von Antikonvulsiva in der Schmerztherapie

Substanz	Herz	Leber	Niere	Blut	Magen-Darm-Trakt	ZNS	Sonstige
Carbamazepin	++	++	+/++	++	+	++	
Oxcarbazepin	++	++	++	++	+	++	Exanthem
Gabapentin				(+)	++	++	
Lamotrigin						++	Exanthem
Phenytoin	++	++	+++	++	++	++	Gingivahyperplasie
Pregabalin						++	Abhängigkeit
Valproinsäure		+++	++	++	++	++	Atemstörung

Die Bedeutsamkeit der Nebenwirkungen wurde in der Tabelle als »nicht untersucht« (–), »Befindensstörung« (+), »Erkrankung« (++) oder »vital bedrohlich« (+++) klassifiziert.

Die Kontrolle des Serumspiegels eines Antikonvulsivums ist nur dann sinnvoll, wenn toxische Serumkonzentrationen ausgeschlossen werden sollen. Die Bestimmung dieser Laborparameter zur Überwachung eines wirksamen Spiegels ist dagegen nicht notwendig, da Daten über die therapeutischen Serumspiegel von Antikonvulsiva für die Behandlung chronischer Schmerzen nicht vorliegen.

Nebenwirkungen

! Antikonvulsiva können in der Titrationsphase die Fähigkeit zur Teilnahme am Straßenverkehr vermindern. Darüber müssen die Patienten informiert sein.

Antikonvulsiva setzen in der Phase von Dosisänderungen die Vigilanz herab und können so zu einer Verminderung der Fähigkeit, Fahr- und Steuerfunktionen auszuüben, führen. Carbamazepin soll bei koronarer Herzerkrankung nicht eingesetzt werden. Valproinsäure sollte bei Störungen des hämatopoetischen Systems, Lebererkrankungen oder Störungen der Gerinnung nicht angewandt werden. Lamotrigin soll bei Einschränkungen von Leber- oder Nierenfunktion nicht angewandt werden.

Nebenwirkungen und Komplikationen von Antikonvulsiva sind in Tab. 19.3 in dargestellt. Nicht selten wurden Nebenwirkungen oder Komplikationen bisher nicht untersucht und erscheinen daher in der Tabelle als negativ (–). Bei den kardialen Nebenwirkungen werden leichtere Symptome wie Blutdruckabfall und Bradykardie (+) von der Dekompensation einer Herzinsuffizienz (++) unterschieden. An der Leber wurden reversible Enzymerhöhungen (++) und in seltenen Fällen auch ein akutes Leberversagen (+++) beschrieben. Renale Nebenwirkungen sind eher selten. Sie können von Harnverhalt (+) bis zum nephrotischen Syndrom (+++) reichen.

Antikonvulsiva können die Hämatopoese in unterschiedlichem Maß beeinträchtigen. Dabei wurden Leukopenie (+), aber auch aplastische Anämie oder Knochenmarkhypoplasie (++) als Folge der Therapie gesehen. Die Nebenwirkungen der Antikonvulsiva am Magen-Darm-Trakt beschränken sich auf unspezifische Magenbeschwerden (+) und Gastritiden (++). Die sedierende Nebenwirkung der Antikonvulsiva kann gering (+) oder stärker (++) ausgeprägt sein. In aller Regel klingt dieser unerwünschte Effekt im Verlauf wieder ab.

Tab. 19.4. Antikonvulsiva: Indikationen aufgrund wissenschenschaftlicher Daten

	Trigeminus-neuralgie	Diabetische Neuropathie	Postzoster-neuralgie	HIV-Neuropathie	Rückenmark-verletzung	Zentraler Schmerz
Carbamazepin	+++	+++				+
Oxcarbazepin		+				
Phenytoin		+				
Valproat		++				
Gabapentin		+++	+++			+
Lamotrigin	++	++		+		+
Pregabalin		+++	+++			+

Die externe Evidenz der Indikation wurde als »eindeutig« (+++), »begrenzt« (++), »unsicher« (+) oder „wahrscheinlich unwirksam" (–) klassifiziert. Unter Berücksichtigung der individuellen Situation bei einem Patienten kann daraus eine »Therapie der 1. Wahl«, »Alternative bei Versagen einer Therapie der 1. Wahl« oder »Alternativtherapie bei Versagen der Empfehlungen der ersten beiden Gruppen« begründet werden.

Studien

In einer Metaanalyse wurde gezeigt, dass Antikonvulsiva bei Trigeminusneuralgie die Therapie der 1. Wahl sind (McQuay et al. 1995; Jensen 2001). Spontanschmerzen treten als Folge von Verletzungen oder Erkrankungen des peripheren und zentralen Nervensystems auf.

Die Hauptindikationen, bei denen eine Wirksamkeit von Antikonvulsiva bewiesen wurde, sind daher neuropathische Schmerzen (Tab. 19.4). Neben der Trigeminusneuralgie können Antikonvulsiva offenbar auch bei diabetischer Polyneuropathie mit Erfolg eingesetzt werden. Einige Studien sprechen dafür, dass Antikonvulsiva auch bei Migräne oder Clusterkopfschmerzen als Reservemedikation in Betracht gezogen werden können. Dagegen liegen für die Postzosterneuralgie nur wenige Daten vor. Zentrale Schmerzen nach Rückenmarkverletzungen und Apoplex können mit Lamotrigin behandelt werden (Vestergaard et al. 2001). Oxcarbazepin hat in einer randomisierten doppelblinden Untersuchung eine Schmerzreduktion bei diabetischer Neuropathie bewirkt. Erste Hinweise deuten darauf hin, dass auch bei der Postzosterneuralgie eine Schmerzlinderung mit Oxcarbazepin erzielt werden kann.

Die Erfolgsquote einer Therapie mit Antikonvulsiva im Indikationsbereich liegt bei <50%, wenn eine Schmerzreduktion um 50% vom Ausgangswert als erfolgreiche Therapie gewertet wird (McQuay et al. 1995).

19

Zulassung

Eine Zulassung für die Behandlung neuropathischer Schmerzen liegt in Deutschland für Carbamazepin, Gabapentin, Phenytoin und Pregabalin vor. Keine Zulassung zur Behandlung von chronischen Schmerzen besteht für Oxcarbazepin, Valproinsäure und Lamotrogin (Rote Liste 2005).

19.2 Antidepressiva

Wirkungsmechanismus

Antidepressiva führen zu einer Hemmung der Wiederaufnahme der Transmitter Serotonin und Noradrenalin aus dem synaptischen Spalt. Dadurch kommt es zu einer gesteigerten Wirkung dieser Botenstoffe im Zentralnervensystem. Die Effekte im Serotonin- und Noradrenalinsystem können unterschiedlich ausgeprägt sein. Dadurch werden Wirkungsunterschiede der Substanzen erklärt. Für die Schmerztherapie scheinen die Substanzen mit etwa gleich ausgeprägten Wirkungen, die nicht selektiven Serontonin- und Noradrenalinwiederaufnahmehemmer, besonders geeignet zu sein (Onghena u. van Houdenhove 1992).

Aus schmerztherapeutischer Sicht wird mit der Anwendung der Antidepressiva speziell deren Wirkung im Rückenmark genutzt. Die Steigerung der Serotonin- und Noradrenalinwirkungen führt zu einer Hemmung der Sensibilisierung von Neuronen der Nozizeption. Die Wirkungsmechansimen der Antidepressiva können folgende klinische Wirkungen erklären:

- Stimmungsaufhellung,
- Verminderung von Hyperalgesie und Allodynie,
- Sedierung.

Duloxetin und Venlafaxin sind Serotonin- und Noradrenalinwiederaufnahmehemmer. In Tierexperimenten haben beide Substanzen eine Schmerzreduktion bei experimenteller Neuropathie gezeigt. Weiterhin sind sie bei der diabetischen Neuropathie wirksam.

Pharmakokinetik

Die enterale Aufnahme der Antidepressiva erfolgt rasch und vollständig (Tab. 19.5). Wegen der langen Halbwertszeit kommt es

Tab. 19.5. Pharmakokinetik von Antidepressiva in der Schmerztherapie

Substanz	Dosis mg/Tag	HWZ [h]	Elimination renal	Elimination hepatisch
Amitriptylin	10–75	10–75	++	+++
Citalopram	10–40	30–42	+	
Clomipramin	10–75	25–35	++	
Desipramin	25–75	12–77	+	
Doxepin	10–75	15–19	+	++
Duloxetin	60–120	8–17	++	
Fluoxetin	3–30	24–72	+	++
Imipramin		10–24	++	+
Mirtazapin	15–45	20–40	++	+
Nortriptylin	10–50	12–90	+	
Trazodon	50–300	5–15	–	+++
Venlafaxin	150–225	9–13	+	+

im Verlauf der ersten Tage der Einnahme zu einer Kumulation der Substanz im Gewebe, d. h. auch bei gleicher Dosierung steigt der Wirkungsspiegel noch an. Die klinische Wirkung einer festgesetzten Dosis kann sich daher im Verlauf von mehreren Tagen noch ändern. Sie kann erst nach ca. 14 Tagen beurteilt werden. Die in der Schmerztherapie regelmäßig angewendeten Antidepressiva werden hepatisch metabolisiert und renal ausgeschieden.

Wirkungen

Antidepressiva können bei Neuropathie, Rückenschmerzen und Kopfschmerzen eine Schmerzlinderung bewirken. Die Reduktion von Schmerzen kann unabhängig von einer vorbestehenden Depression erfolgen. Antidepressiva können sowohl Spontanschmerzen als auch evozierte Schmerzen im Rahmen von Neuropathien vermindern. Der erfolgreiche Einsatz bei Kopf- und Rückenschmerzen ist regelmäßig mit einer Abnahme von muskulären Verspannungen assoziiert.

Darüber hinaus haben kontrollierte Studien gezeigt, dass Antidepressiva in der Therapie von Spannungskopfschmerzen und zur Migräneprophylaxe mit Erfolg eingesetzt werden können. Die analgetische Wirkung wurde bei neuropathischen Schmerzen unabhängig von einer begleitenden Depression gefunden (Richeimer et al. 1997; Onghena u. Houdenhove 1992).

Anwendung

Antidepressiva entfalten ihre schmerztherapeutisch nutzbaren Effekte oft schon bei sehr geringen Dosierungen. Bei Substanzen mit Antriebssteigerung (z. B. Desipramin) wird mit einer morgendlichen Gabe begonnen. Bei geringer Beeinflussung des Antriebes (z. B. Clomipramin) können morgendliche und abendliche Medikationen verordnet werden, bei eher sedierenden Nebenwirkungen (z. B. Amitriptylin) sollte die Einnahme am Abend erfolgen. Doxepin wird in Deutschland regelmäßig angewandt, weil es geringere Nebenwirkungen als Amitriptylin hat.

Die Tagesdosierungen, die in Studien zur Schmerztherapie mit einer erfolgreichen Schmerzreduktion verknüpft waren, lagen für Amitriptylin zwischen 10 und 75 mg. Eine weitere Dosissteigerung ist nicht mit einer gesteigerten Wirkung assoziiert (Richeimer et al. 1997).

Geringere Nebenwirkungen und eine verbesserte Wirkung der Antidepressiva sind dann relevant, wenn eine Depression mit höheren Dosierungen behandelt werden muss. Hier ist die Umstellung auf modernere Antidepressiva wie Citalopram, Mirtazapin, Fluoxetin u. a. durch einen Psychiater angezeigt.

Bei den neueren Substanzen Duloxetin und Venlafaxin können die Dosierungen aus den bisher vorliegenden Studien abgeleitet werden. Duloxetin ist demnach in einer Dosis von 120 mg/Tag einzusetzen. Venlafaxin dagegen scheint seine besondere Wirkung in einer Dosierung von 150–225 mg/Tag zu entfalten. In Langzeituntersuchungen hat sich aber gezeigt, dass mit Antidepressiva in weniger als 50% ein Behandlungserfolg erzielt werden kann (Richeimer 1997; Onghena u. Houdenhove 1992).

Nebenwirkungen und Komplikationen

Wegen des Risikos der Antriebssteigerung ist die Anwendung von Antidepressiva bei Patienten mit latenter oder manifester Suizidalität nur unter angemessenen Schutzvorkehrungen zu

Tab. 19.6. Nebenwirkungen von Antidepressiva in der Schmerztherapie

Substanz	Herz	Leber	Niere	Blut	Magen-Darm-Trakt	ZNS	Sonstige
Amitriptylin	++	++	+	++	++	++	Schwitzen
Citalopram	+				+	++	Schwitzen
Clomipramin	++				+	++	Schwitzen
Desipramin	++	(+)		+	+	+/++	Schwitzen
Doxepin	++	++	+	++	++	++	Arthralgie
Fluoxetin	+	+	(+)		+	++	Arthralgie
Imipramin	+++	+	+	+	++	++	Schwitzen
Mirtazapin	+			++		++	
Nortriptylin	++	++	(+)	(+)+	++	+/++	Schwitzen
Trazodon	++			++	+	++	
Venlafaxin	++	+	+	++	++	++	Schwitzen
Duloxetin	+	+			+	+	Schwitzen

Die Bedeutung der Nebenwirkungen wurde in der Tabelle als »nicht untersucht« (–), »Befindensstörung« (+), »Erkrankung« (++) oder »vital bedrohlich« (+++) klassifiziert.

vertreten. Bei Suizidalität ist eine psychiatrischen und nicht die schmerztherapeutische Behandlung erforderlich.

Relative Kontraindikationen ergeben sich aus den anticholinergen (muskarinergen) Effekten der trizyklischen Antidepressiva. Wegen Orthostase, Überleitungsstörungen, Erhöhung des Augeninnendrucks und Harnverhalt sind Antidepressiva bei Patienten mit entsprechenden Vorerkrankungen nur streng indiziert einzusetzen bzw. die Überwachung der Behandlung anzupassen.

Nebenwirkungen der Antidepressiva sind in Tab. 19.6 aufgelistet. Die kardialen unerwünschten Wirkungen reichen von Orthostase und Überleitungsstörungen (+) über Tachykardie (++) bis zum Kammerflimmern (+++). In der Leber bewirken Antidepressiva nicht selten eine Cholestase mit Enzymerhöhung (+), die seltener bis zu Ikterus und Leberzellschädigung ausgeprägt sein kann (++). Renal ergeben sich v. a. Harnverhalte oder Ödeme (+). Im Magen-Darm-Trakt werden funktionelle Störungen wie Mundtrockenheit und Obstipation (+) gesehen; seltener wurde ein Ileus mit der Einnahme von Antidepressiva assoziiert. Nebenwirkungen im Bereich des hämatopoetsichen Systems können von Leukopenie oder Eosinophilie (+) bis zur Agranulozytose, Verlängerung der Blutungszeit, aber auch Thrombose (++) reichen. Bei den älteren Substanzen muss beachtet werden, dass diese regelmäßig zu erheblichem Schwitzen führen und auch mit Libido- und Potenzverlust einhergehen können.

In der Schmerztherapie sind aufgrund der niedrigen Dosierungen die Nebenwirkungen meistens nicht therapielimitierend (Ammon 2001).

Studien

In randomisierten doppelblinden Untersuchungen ist die schmerzlindernde Wirkung von Antidepressiva bei verschiedenen Indikationen gezeigt worden. Neben neuropathischen Schmerzen können auch Patienten mit Migräne, Spannungskopfschmerz oder chronischen Rückenschmerzen von einer Behandlung mit niedrig dosierten Antidepressiva profitieren (Feuerstein 1997).

Eine Entscheidungshilfe auf der Basis von randomisierten Studien ist in Tab. 19.7 dargestellt. Darüber hinaus ergeben sich möglicherweise einige Sonderindikationen. In einer Metaanalyse konnte gezeigt werden, dass Antidepressiva wie Amitriptylin, Clomipramin, Despiramin und Doxepin bei funktionellen gastronintestinalen Störungen mit Erfolg eingesetzt werden können (Jackson et al. 2000). Allerdings demonstriert die »number needed to treat« (NNT) =3,2, dass nur ein Teil der Patienten mit Erfolg rechnen kann.

Zulassung

Eine Zulassung zur Behandlung chronischer Schmerzen liegt für Amitriptylin, Clomipramin, Imipramin und Doxepin, zur

Tab. 19.7. Antidepressiva: Indikationen aufgrund wissenschenschaftlicher Daten

Substanz	Trigeminusneuralgie	Diabetische Neuropathie	Postzosterneuralgie	Phantomschmerz	Rückenmarkverletzung	Zentraler Schmerz	Migräneprophylaxe	Fibromyalgie	Spannungskopfschmerz	Rheuma	Rückenschmerz
Amitriptylin		+++	++++ (Prophylaxe)			+	+++ (Prophylaxe)	+++	+++	++	
Citalopram								(+)			
Clomipramin		+							++		
Desipramin		++	++							++	
Doxepin									+++		++
Duloxetin		+++						+			
Fluoxetin								+			
Imipramin		++							++	+++	++
Mirtazapin											
Nortriptylin			+					(+)			
Trazodon										++	
Venlafaxin		++									

Die externe Evidenz der Indikation wurde als »eindeutig« (+++), »begrenzt« (++) oder »unsicher« (+) klassifiziert. Unter Berücksichtigung der individuellen Situation bei einem Patienten können daraus »Therapie der 1. Wahl«, »Alternative bei Versagen einer Therapie der 1. Wahl« oder »Alternativtherapie bei Versagen Empfehlungen der ersten beiden Gruppen« begründet werden.

Behandlung der schmerzhaften diabetischen Neuropathie für Duloxetin in Deutschland vor. Keine Zulassung bei chronischen Schmerzen besteht für Citalopram, Desipramin, Fluoxetin, Maprotinil, Mirtazapin, Nortriptylin, Trimipramin und Venlafaxin (Rote Liste 2005).

19.3 Kortikosteroide

Wirkungsmechanismus

Kortikosteroide bewirken eine unspezifische Membranstabilisiation und eine Entzündungshemmung. In der Therapie chronischer Schmerzen werden Kortikosteroide als Basistherapeutika bei Erkrankungen des Immunsystems, z. B. rheumatoide Arthritis, Polymyalgia rheumatica u. a. eingesetzt. Sie hemmen die Wirkung von Lymphozyten und Granulozyten. Chemotaktisch wirksame Stoffe der Entzündungsreaktion, Mediatoren der Gefäßpermeabilität (z. B. Histamin) und gefäßerweiternde Faktoren (z. B. Prostaglandin E_2) werden vermindert.

Diese Effekte werden als glukokortikoide Wirkungen bezeichnet. Hydrokortison hat eine glukokortikoide Potenz von 1, Prednisolon und Methylprednisolon von 4 und 5 und Dexamethason von 25.

Pharmakokinetik

Die orale Resorption erfolgt meistens rasch und vollständig. Die Kortikosteriode werden überwiegend hepatisch metabolisiert und mit einer Halbwertszeit zwischen 30 min bis 5 h eliminiert.

Wirkungen

Die schmerztherapeutisch relevanten Wirkungen liegen in der Entzündungshemmung. In der Tumorschmerztherapie wird auch die abschwellende Wirkung von Kortikosteroiden genutzt.

Anwendung

Kortikosteroide werden verbreitet lokal angewendet. Die epidurale Applikation von Methylprednisolon wird bei akuten radikulären Schmerzen eingesetzt. In der Orthopädie werden Kortikosteroide häufig lokal intraartikulär gegeben. Auswahl und Dosierung von Kortikosteroiden hängen von der Indikation ab. Peripher im Bereich von abakteriellen Entzündungen von Sehnen und Muskelansätzen wird Triamconolon mit 10–40 mg verwendet. Bei rückenmarknaher Gabe wird Methylprednisolon in Dosierungen zwischen 20 und 60 mg eingesetzt. Eine relative Kontraindikation ergibt sich bei einer gestörten Glukosetoleranz.

Nebenwirkungen und Komplikationen

Die Nebenwirkungen sind Folge der glukokortikoiden Wirkungen auf den Glukosestoffwechsel. Bei Langzeitanwendung ist die kortikoidinduzierte Myopathie, die Muskelschmerzen verursachen kann, zu beachten. Außerdem können Kortikoide eine Osteoporose auslösen oder verstärken. Bei Methylprednisolon und Prednisolon sind Natrium- und Wasserretention ausgeprägt. Dexamethason und Triamconolon wurden mit einer erhöhten Inzidenz von Hirsutismus assoziiert.

Studien

In einer Metaanalyse wurde gezeigt, dass die Anwendung von Kortikosteroiden epidural zu einer akuten Schmerzreduktion bei radikulären Schmerzen führt. Die Operationshäufigkeit wurde im Verlauf von 3 Monaten aber nicht vermindert (Watts 1995). Die Injektion von Methylprednisolon an Facettengelenken führt zu einer zeitlich begrenzten Verbesserung bei Rückenschmerzen (Barnsley et al. 1994). Auch die lokale Infiltrationsbehandlung bei Weichteilerkrankungen und Funktionsstörungen ist wohl in erster Linie akut, aber nicht dauerhaft wirksam (Smidt et al. 2002). In der Palliativmedizin werden Kortikosteroide auch zur Behandlung von Nebenwirkungen der Chemotherapie und zur Steigerung des Appetits eingesetzt (Wooldridge et al. 2001).

19.4 Bisphosphonate

Zu den Bisphosphonaten zählen Alendronat, Clodronat, Etidronat, Ibandronat, Pamidronat, Tiludronat und Zolendronat.

Wirkungsmechanismus

Bisphosphonate hemmen den osteoklastischen Knochenabbau und damit eine Hauptursache von Tumorschmerzen.

Pharmakokinetik

Die enterale Resorption ist z. T. sehr schlecht. Deshalb werden Clodronat und Pamidronat parenteral appliziert, während Alendronat, Etidronat und Ibandronat oral verabreicht werden können. Es kommt zu einer hohen Akkumulation im Knochen.

Nebenwirkungen und Komplikationen

Nebenwirkungen sind Störungen der Nierenfunktion und des Ca^{2+}-Stoffwechsels. Gastronintestinale Beschwerden werden im Rahmen der Einnahme angegeben. Eine Kontraindikation besteht bei eingeschränkter Nierenfunktion, bei Hypokalzämie oder bei bekannter Überempfindlichkeit gegen Bisphosphonte. Dabei kann es zu einer Bronchokonstriktion kommen. Je nach Substanz erfolgt die Gabe von Bisphosphonaten 1-mal täglich, alle 7 Tage oder alle 4 Wochen.

Studien

Unstrittig ist die Indikation von Bisphosphonten in der Therapie von Skelettmetastasen (Ross et al. 2003).

19.5 Andere Koanalgetika

Neben den häufig verwendeten Koanalgetika aus der Klasse der antidepressiv oder antikonvulsiv wirksamen Substanzen werden weitere Substanzen bei spezifischen Erkrankungen zur Verbesserung der Schmerzlinderung herangezogen. Dazu zählen die Natriumkanalantagonisten oder Antiarrhythmika vom Typ des Lidocains und Muskelrelaxanzien vom Typ der Benzodiazepine. Trotz nachgewiesener Wirksamkeit werden diese Medikamente in der Therapie chronischer Schmerzen nur selten angewendet, weil sie mit Nebenwirkungen und Komplikationen assoziiert sind.

Wirkungsmechanismen

Natriumkanalantagonisten wie Lidocain und Mexiletin hemmen verschiedene Natriumkanäle auf Nervenzellen und am Myokard. Während Carbamazepin die Tetrodotoxin-resistenten Natriumkanäle der C-Fasern im Bereich des Hinterhorns blockiert, können Lokalanästhetika darüber hinaus auch die nicht Tetrodotoxin-resistenten Na^+-Kanäle in Hinterhorn und Spinalganglion hemmen. Daher kann eine Verminderung spontaner Schmerzen durch Lokalanästhetika auch dann erklärt werden, wenn Antikonvulsiva wie Carbamazepin nicht wirksam waren. In neueren Untersuchungen wurden Lokalananästhetika mit Erfolg topisch angewandt.

Benzodiazepine steigern die GABA-A-Wirkungen im Zentralnervensystem und am Rückenmark. Dadurch werden eine Sedierung und eine Hemmung der Aktivität von Motoneuronen erzielt.

Durch **Baclofen** kann alternativ eine Steigerung der GABA-B-Wirkungen erzielt werden. Dadurch wird ebenfalls eine Muskelrelaxierung bewirkt, die zur Behandlung von Spastik eingesetzt werden kann.

Pharmakokinetik

Lidocain wird nur zu etwa 30% enteral aufgenommen. Daher wird in der Dauertherapie in aller Regel Mexiletin verwendet, das zu >80% enteral resorbiert wird. Mexiletin wird hepatisch eliminiert und hat eine Halbwertszeit von ca. 6 h. Benzodiazepine werden in der Regel rasch enteral aufgenommen und überwiegend hepatisch metabolisiert.

Anwendung in der Schmerztherapie

Lidocain wird in der Schmerztherapie systemisch und topisch bei neuropathischen Schmerzen angewendet. Darüber hinaus kann die topische Anwendung von Lidocain auch bei chronischen nozizeptiven Schmerzen, z. B. einer Kniegelenkarthrose, eine Linderung erzielen.

Für systemisch angewandtes Lidocain in der Schmerztherapie liegt in Deutschland keine Zulassung vor. Vor einer systemischen Dauertherapie mit Antiarrhythmika muss eine strenge Abwägung der Indikation erfolgen. Die Wirkung kann im Einzelfall durch eine pharmakologische Testung erfolgen. Bei Patienten mit bekannter KHK oder vorbestehenden Rhythmusstörungen besteht wegen des erhöhten Risikos der Verschlimmerung dieser Rhythmusstörungen eine Kontraindikation für die systemsiche Anwendung.

Lidocain-Test: Unter Überwachung von EKG, Blutdruck und S_aO_2 erhält der Patient eine Infusion von 2 mg/kg KG Lidocain über einen Zeitraum von 15–30 min. Im Verlauf wird die Schmerzintensität auf einem Schmerzprotokoll dokumentiert. Bei fehlender Wirkung erhält der Patient noch einmal 2 mg/kg KG Lidocain in gleicher Sitzung, sodass eine Gesamtdosis von 4 mg/kg KG Lidocain appliziert wird. Patienten, die unter dieser Dosierung keine akute Schmerzreduktion (≥50%) aufweisen, gelten als Non-Responder und werden von einer weiteren Behandlung mit systemsichen Antiarrhythmika ausgeschlossen.

Bei Patienten mit positiver Response erfolgt eine Einstellung mit Mexiletin in einer Dosierung von 5–10 mg/kg KG/Tag. Nach 4–8 Wochen Dauertherapie erfolgt eine kardiologische Kontrolle zur Frühdiagnostik möglicher Rhythmusstörungen unter der Therapie mit Mexiletin.

In der topischen Anwendung wird Lidocain als Pflaster mit einer 5%-Lösung angeboten (erhältlich über die internationale Apotheke). Das Pflaster wird täglich gewechselt. Bis zu 4 Pflaster mit einer Gesamtfläche von 560 cm^2 wurden angewendet (Argoff 2004). Die vorliegenden Studien haben allerdings nur kurzfristige Anwendungen untersucht (▶ s. unten).

In der Schmerztherapie werden **Benzodiazepine** zur zentralen Muskelrelaxation eingesetzt. Darüber hinaus führen diese Substanzen in unterschiedlicher Ausprägung zu Sedierung, Anxiolyse und Schlafinduktion.

Wegen des Abhängigkeitspotenzials sind **Benzodiazepine** nur zeitlich befristet und bei guter Compliance der Patienten einsetzbar. Eine Indikation für Benzodiazepine im Rahmen der Schmerztherapie stellen myofasziale oder funktionelle Rückenschmerzen dar.

! Eine Suchtanamnese ist eine Kontraindikation gegen den Einsatz von Benzodiazepinen.

Vorbestehende Rhythmusstörungen und eine bekannte koronare Herzerkrankung sind Kontraindikationen für die Anwendung von Antiarrhythmika in der Schmerztherapie. Die fehlende Wirkung muss wegen des Risikos gravierender Nebenwirkungen ebenfalls als Kontraindikation gewertet werden. Vor diesem Hintergrund muss die gelegentlich noch angewendete Schmerztherapie in Form von Infusionen mit Lokalanästhetika kritisch gewürdigt werden.

Nebenwirkungen und Komplikationen

Antiarrhythmika können selbst erhebliche kardiale Nebenwirkungen am Herzen auslösen. Dazu zählen die negativ chronotrope, dromotrope und inotrope Wirkung. Störungen der AV-Überleitung mit PQ-, QRS- und QT-Verlängerungen können auftreten. Im ZNS werden bei toxischen Dosierungen Unruhe, Prästhesien und generalisierte Krämpfe bis hin zum Koma ausgelöst.

Das Hauptproblem beim Einsatz von **Benzodiazepinen** in der Medizin ist das Risiko von Toleranzentwicklung und Sucht. Offenbar kommt es zu einem Wirkungsverlust am GABA-Rezeptor, der zu einer Toleranzentwicklung und einer Abhängigkeit führen kann. Die körperliche Abhängigkeit äußert sich dadurch, dass bei Absetzen der Substanz Muskelkrämpfe, Unruhe und Angst auftreten. Auch eine Zunahme der Schmerzintensität kann bei Patienten mit chronischen Schmerzen Folge des Benzodiazepinentzuges sein. Wegen dieser gravierenden Komplikation bestehen erhebliche Bedenken gegen den Einsatz von Benzodiazepinen im Rahmen der Behandlung chronisch kranker Patienten. Darüber hinaus beeinträchtigen Benzodiazepine aufgrund der sedierunden Wirkungen die Fähigkeit zur Teilnahme am Straßenverkehr und zur Wahrnehmung von Überwachungsfunktionen (im Verkehr und am Arbeitsplatz).

Studien

In kleineren prospektiv randomsierten Untersuchungen wurde die Schmerzlinderung durch **Mexiletin** bei diabetischer Polyneuropathie und Zosterneuralgie gezeigt (Dejgard 1988; Galer et al. 1996).

Aktuellere Untersuchungen haben dargelegt, dass die topische Anwendung von **Lidocain** bei neuropathischen und nozizeptiven Schmerzen über einen begrenzten Zeitraum eine Schmerzlinderung bewirken kann (Argoff et al. 2004; Gammaitoni et al. 2004; Maier et al. 2003).

In einer Metaanalyse konnte gezeigt werden, dass **Benzodiazepine** bei akuten Rückenschmerzen eine klinisch relevante Schmerzreduktion bewirken (Van Tulder et al. 2003). Auch wenn eine akute Schmerzreduktion durch Benzodiazepine auch bei chronischen Rückenschmerzen gefunden wurde, ist diese Therapie wegen des Risikos der Induktion einer Medikamentenabhängigkeit nicht zur Dauertherapie geeignet.

Wesentliche Daten zu Nebenwirkungen von Koanalgetika in diesem Beitrag verdankt der Autor dem Handbuch von Ammon (2001).

Literatur

Ammon HPT (2001) Arzneimittelneben- und Wechselwirkungen. Wissenschaftliche Verlagsgesellschaft Stuttgart

Argoff CE, Galer BS, Jensen MP, Oleka N, Gammaitoni MP (2004) Effectiveness of lidocaine patch 5% on pain qualities in three chronic pain states. Curr Med Res Opin 20, S2: S21–28

Barnsley et al. (1994) Lack of effect of intraarticular corticosteroids for chronic pain in the cervical zygapophyseal joints. New Engl J Med 330: 1047–50

Browning R, Jackson JL, O´Malley PG (2001) Cyclobenzaprine and back pain: A meta-analysis Arch Intern Med 161: 1613–20

Dejgard A, Petersen P, Kastrup J (1988) Mexiletine for treatment of chronic painful diabetic neuropathiy. Lancet 1: 9–11

Feuerstein TJ (1997) Antidepressiva zur Therapie chronischer Schmerzen. Schmerz 11: 213–226

Galer BS, Harle J, Rowbotham MC (1996) Response to intravenous lidocaine infusion predicts subsequent response to oral mexiletine. J Pain Smptom Manag 12: 161–167

Gammaitoni MP, Galer BS, Onawola R, Jensen MP, Argoff CE (2004) Lidocaine patch 5% and ist positive impact on pain qualities in osteoarthritis. Curr Med Res Opin 20, S2: S 13–19

Jensen TS (2002) Anticonvulsants in neuropathic pain. Eur J Pain 6 (Suppl A): 61–68

Jackson JL, O´Malley PG, Tomkins G, Balden E, Santoro J, Kroenke K (2000) Tretament of functional gastrointenstinal disorders with antidepressant medications: A meta-analysis. Am J Med 108: 65–72

Kochar DK, Rawat N, Agrawal RP, Kochar BR, Garg P (2004) Sodium Vaproate for painful diabetic neuropathy: A randomized double-blind placebo-controlled study. QJM 97: 33–38

Maier T, Wasner G, Faust M, Kuntzer T, Ochsner F, Hueppe M, Bogousslavsky J, Baron R (2003) Efficacy of lidocaine patch 5% in the treatment of focal peripheral neuropathic pain syndromes: a randomized, double-blind, placebo-controlled study. Pain 106: 151–158

McQuay H, Carrol D, Jadad AR, Wiffen P, Moore A (1995) Anticonvulsant drugs for management of pain: a systematic review. BMJ 311: 1047–1052

Mellegers Ma, Furlan AD, Mailis A (2001) Gabapentin for neuropathic pain systematic review of controlled and uncontrolled literature. Clin J Pain 17: 284–295

Onghena P, Van Houdenhove B (1992) Antidepressant-induced analgesia in chronic non-malignant pain: a meta-analysis of 39 placebo-controlled studies. Pain 52: 247–49

Richeimer SH, Bajwa ZH, Kahraman SS, Ransil BJ, Warfield CA (1997) Utilisation patterns of tricyclic antidepressants in a multidisciplinary pain clinic: a survey. Clin J Pain 13: 324–329

Ross JR, Saunders Y, Edmonds PM, Patel S, Broadley KE, Johnston SR (2003) Systematic review of role of bisphosphonates on skeletal morbidity in metastatic cancer. BMJ 327: 469

Smidt N, Assendelft WJ, van der Windt DA, Hay EM, Buchbinder R, Bouter LM (2002) Corticosteroid injections for lateral epicondylitis. Pain 96: 23–40

Tofferi JK, Jackson JL, O´Malley PG (2004) Treatment of fibromyalgia with cyclobenzaprine: A meta-analysis Arthritis and Rheumatism. 51: 9–13

Van Tulder MW, Touray T, Furlan AD, Solway S, Bouter LM (2003) Muscle rexants for nonspecific low back pain. Spine 28: 1978–1992

Vestergaard K, Andersen G, Gottrup H, Kristensen BT, Jensen TS (2001) Lamotrigine for central poststroke pain. Neurology 56: 184–190

Watts RW (1995) A meta-analysis on the efficacy of epidural corticosteroids in the treatment of sciatia Anaesth Intensive Care 23: 564–569

Wooldridge JE, Anderson CM, Perry MC et al. (2001) Corticosteroids in advanced cancer. Oncology 15: 225–234

Teil V Schmerzsyndrome

Kapitel 20 Schmerzen im Kopf- und Gesichtsbereich –221

Kapitel 21 Schmerzen an der Wirbelsäule –245

Kapitel 22 Gelenk- und Muskelschmerzen –261

Kapitel 23 Neuropathischer Schmerz –279

Kapitel 24 Viszeraler Schmerz –295

Kapitel 25 Tumorschmerz –317

Kapitel 26 Ischämieschmerzen –331

V

Schmerzen im Kopf- und Gesichtsbereich

20.1 Kopf- und Gesichtsschmerzen – 222
A. Heinze, K. Heinze-Kuhn, H. Göbel

20.1.1 Diagnostisches Vorgehen – 222
20.1.2 Migräne – 223
20.1.3 Kopfschmerzen vom Spannungstyp – 228
20.1.4 Clusterkopfschmerz und andere trigeminoautonome Kopfschmerzerkrankungen – 231
20.1.5 Clusterkopfschmerz – 231
20.1.6 Paroxysmale Hemikranie – 234
20.1.7 SUNCT-Syndrom – 235
20.1.8 Kopfschmerz bei Medikamentenübergebrauch – 235
20.1.9 Trigeminusneuralgie und andere kraniale Neuralgien – 236

20.2 Anhaltender idiopathischer Gesichtsschmerz – 237
V. Thieme

20.2.1 Anhaltender idiopathischer Gesichtsschmerz (früher verwendeter Begriff »atypischer Gesichtsschmerz«) – 237
20.2.2 Mundbrennen – Burning-mouth-Syndrom – 240
20.2.3 Atypische Odontalgie – 241
20.2.4 Spezielle Therapie des anhaltenden idiopathischen Gesichtsschmerzes, Mundbrennens und der atypischen Odontalgie – 241

20.3 Kraniomandibuläre Dysfunktion (CMD) – 242
V. Thieme

Literatur – 243

20.1 Kopf- und Gesichtsschmerzen

A. Heinze, K. Heinze-Kuhn und H. Göbel

20.1.1 Diagnostisches Vorgehen

Mit dem Ziel, die Diagnose von Kopfschmerzen zu vereinfachen und weltweit zu vereinheitlichen, veröffentlichte die International Headache Society im Jahr 1988 eine neue Kopfschmerzklassifikation. Für 165 Kopfschmerzformen wurden jeweils operationalisierte Kriterien definiert, deren Erfüllen die Vergabe der Diagnose ermöglicht. Während bei den sekundären Kopfschmerzformen die jeweilige Ätiologie im Vordergrund steht, erfolgt bei den primären Kopfschmerzerkrankungen eine eindeutige Charakterisierung anhand des klinischen Bildes. Im Jahr 2003 erfolgte die Veröffentlichung der aktualisierten 2. Auflage, die nun 251 Kopfschmerzformen umfasst.

Primäre Kopfschmerzerkrankungen

Die überwiegende Zahl der Patienten mit chronischen oder akut rezidivierenden Kopfschmerzen (>90%) leidet unter einer der wenigen primären Kopfschmerzerkrankungen. Die routinemäßig zur Verfügung stehenden technischen Untersuchungsverfahren erbringen bei den primären Kopfschmerzerkrankungen definitionsgemäß keine die Beschwerden erklärenden pathologischen Befunde (höchstens von den Beschwerden unabhängige, aber zur Verwirrung beitragende Zufallsbefunde).

! Im Zentrum der Kopfschmerzdiagnostik steht damit das ärztliche Gespräch. In der Mehrzahl aller Fälle beruht die Diagnose von Kopfschmerzen allein auf den in diesem Gespräch gewonnenen Informationen zur Phänomenologie der Kopfschmerzen in Verbindung mit einem unauffälligen körperlichen und neurologischen Untersuchungsbefund.

Primäre Kopfschmerzerkrankungen (Nummer = IHS-Hauptcode)

- 1. Migräne
- 2. Kopfschmerz vom Spannungstyp
- 3. Clusterkopfschmerz und andere trigeminoautonome Kopfschmerzerkrankungen
  - Clusterkopfschmerz
  - Paroxysmale Hemikranie
  - SUNCT-Syndrom
- 4. Andere primäre Kopfschmerzerkrankungen
  - Primärer stechender Kopfschmerz
  - Primärer Hustenkopfschmerz
  - Primärer Kopfschmerz bei körperlicher Anstrengung
  - Primärer Kopfschmerz bei sexueller Aktivität
  - Primärer schlafgebundener Kopfschmerz
  - Primärer Donnerschlagkopfschmerz
  - Hemicrania continua
  - Neu aufgetretener täglicher Kopfschmerz

Sekundäre Kopfschmerzerkrankungen

Sind die diagnostischen Kriterien der IHS für eine der primären Kopfschmerzerkrankungen nicht erfüllt oder handelt es sich um einen akut und neu aufgetretenen Kopfschmerz, ist von einem symptomatischen Kopfschmerz auszugehen und eine vertiefende Diagnostik erforderlich. In der Regel sind schon die Anamnese und/oder der körperliche Untersuchungsbefund wegweisend. Die Kopfschmerzen können eines von vielen Symptomen sein, nicht selten sind sie jedoch auch das diagnostisch wegweisende Leitsymptom.

Sekundäre Kopfschmerzerkrankungen, kraniale Neuralgien und zentrale Ursachen von Gesichtsschmerzen (Nummer = IHS-Hauptcode)

- 5. Kopfschmerz zurückzuführen auf ein Kopf- und/ oder HWS-Trauma
- 6. Kopfschmerz zurückzuführen auf Gefäßstörungen im Bereich des Kopfes oder des Halses
- 7. Kopfschmerz zurückzuführen auf nichtvaskuläre intrakranielle Störungen
- 8. Kopfschmerz zurückzuführen auf eine Substanz oder deren Entzug
- 9. Kopfschmerz zurückzuführen auf eine Infektion
- 10. Kopfschmerz zurückzuführen auf eine Störung der Homöostase
- 11. Kopf- oder Gesichtsschmerzen zurückzuführen auf Erkrankungen des Schädels sowie von Hals, Augen, Ohren, Nase, Nasennebenhöhlen, Zähnen, Mund oder anderen Gesichts- oder Schädelstrukturen
- 12. Kopfschmerzen zurückzuführen auf psychiatrische Störungen
- 13. Kraniale Neuralgien und zentrale Ursachen von Gesichtsschmerzen

Immer wenn starke Kopfschmerzen erstmals oder im Zusammenhang mit Symptomen auftreten, die für primäre Kopfschmerzen nicht charakteristisch sind, ist vom Vorliegen eines symptomatischen Geschehens auszugehen.

Grundsätzliche Warnsymptome für das Vorliegen eines symptomatischen Kopfschmerzgeschehens

- Erstmals akut aufgetretene heftige Kopfschmerzen
- Progredienz von Kopfschmerzen
- Zusätzliche fokal-neurologische Zeichen
- Hirndruckzeichen (zunächst morgendliche Kopfschmerzen mit Übelkeit und Nüchternerbrechen und Zunahme bei Husten, Niesen und Pressen. Singultus. Weiter psychomotorische Verlangsamung und schließlich Bewusstseinsstörung. Stauungspapillen in der Untersuchung)

- Meningismus
- Fieber
- Bewusstseinsstörungen
- Zerebrale Krampfanfälle

20.1.2 Migräne

Sigmund Freud litt unter Migräne, Hildegard von Bingen, Marie Curie, Charles Darwin, Karl Marx und Friedrich Nietzsche ebenfalls. Ob dies aber ein Trost ist für die mehr als 8 Mio. Deutschen, die meist unvorhersehbar von Migräneattacken heimgesucht werden, darf bezweifelt werden. Die Migräne ist nicht die häufigste primäre Kopfschmerzerkrankung, aber kein Kopfschmerz führt mehr Patienten zum Arzt. Das für Betroffene wie Umgebung so schwer Verständliche an der Migräne ist der wiederkehrende Wechsel zwischen völligem Wohlbefinden und stärkstem Leiden, der weder durch die körperliche Untersuchung noch durch jegliche apparative Diagnostik zu erklären ist.

Diagnose

Zwei Hauptformen der Migräne werden unterschieden, die Migräne ohne Aura und die Migräne mit Aura. In der Regel folgen bei Letzterer den Aurasymptomen Kopfschmerzen, die die Merkmale einer Migräne ohne Aura aufweisen (**typische Aura mit Migränekopfschmerz**). Seltener entsprechen die Kopfschmerzen nicht einer Migräne (**typische Aura mit Kopfschmerzen, die nicht einer Migräne entsprechen**), oder sie fehlen sogar (**typische Aura ohne Kopfschmerz**). Als weitere Unterformen der Migräne mit Aura sind die **familiäre** bzw. **sporadische hemiplegische Migräne** und die **Migräne vom Basilaristyp** definiert.

Migräne ohne Aura (diagnostische Kriterien IHS-2003)

- A. Mindestens 5 Attacken, welche die Kriterien B–D erfüllen
- B. Kopfschmerzattacken, die (unbehandelt oder erfolglos behandelt) 4–72 h anhalten
- C. Der Kopfschmerz weist mindestens 2 der folgenden Charakteristika auf:
  - Einseitige Lokalisation
  - Pulsierender Charakter
  - Mittlere oder starke Schmerzintensität
  - Wird durch körperliche Routineaktivitäten (Gehen oder Treppensteigen) verstärkt oder führt zu deren Vermeidung
- D. Während des Kopfschmerzes besteht mindestens eines:
  - Übelkeit und/oder Erbrechen
  - Photophobie und Phonophobie
  - Nicht auf eine andere Erkrankung zurückzuführen

Typische Aura mit Migränekopfschmerz (diagnostische Kriterien IHS-2003)

- A. Mindestens 2 Attacken, welche die Kriterien B–D erfüllen
- B. Die Aura besteht aus mindestens einem der folgenden Symptome, nicht aber aus einer motorischen Schwäche:
  - Vollständig reversible visuelle Symptome mit positiven (flackernde Lichter, Punkte oder Linien) und/oder negativen Merkmalen (d. h. Sehverlust)
  - Vollständig reversible sensible Symptome mit positiven (d. h. Kribbelmissempfindungen) und/oder negativen Merkmalen (d. h. Taubheitsgefühl)
  - Vollständig reversible dysphasische Sprachstörung
- C. Wenigstens 2 der folgenden Punkte sind erfüllt:
  - Homonyme visuelle Symptome und/oder einseitige sensible Symptome
  - Wenigstens ein Aurasymptom entwickelt sich allmählich über ≥5 min hinweg, und/oder verschiedene Aurasymptome treten nacheinander in Abständen von ≥5 min auf
  - Jedes Symptom hält ≥5 min und ≤60 min an
- D. Kopfschmerzen, die die Kriterien B–D für eine 1.1-**Migräne ohne Aura** erfüllen, beginnen noch während der Aura oder folgen der Aura innerhalb von 60 min
- E. Nicht auf eine andere Erkrankung zurückzuführen

Unabhängig vom Auftreten einer Aura berichten Patienten häufig zusätzlich über eine **Vorbotenphase**, die bis zu 2 Tage vor den eigentlichen Kopfschmerzen beginnt. Sie ist gekennzeichnet durch Symptome wie Hyperaktivität, Heißhunger auf bestimmte Nahrungsmittel, euphorische Stimmung oder aber durch Hypoaktivität, wiederholtes Gähnen und eine depressive Stimmung.

Weiterhin sind in der Internationalen Kopfschmerzklassifikation der IHS Komplikationen der Migräne aufgeführt. Von einer **chronischen Migräne** wird gesprochen, wenn über einen Zeitraum von mindestens 3 Monaten die mittlere Migränehäufigkeit bei mindestens 15 Tagen im Monat liegt, ohne dass ein Medikamentenübergebrauch vorliegt. Bei einem **Status migraenosus** erfüllt die aktuelle Attacke die Kriterien einer Migräne, die Kopfschmerzen halten aber über 72 h an, sind kontinuierlich vorhanden und von so schwerer Intensität, dass die Ausführung normaler Alltagsaktivitäten verhindert wird.

Bei einer **persistierenden Aura ohne Hirninfarkt** halten typische Aurasymptome bei einem Patienten länger als 1 Woche an, ohne dass ein radiologischer Nachweis eines Hirninfarktes gelingt. Unter einem **migränösem Infarkt** versteht man einen Hirninfarkt im Ablauf einer typischen Migräneattacke mit Aura. Die aktuelle Attacke verlief wie frühere Attacken, allerdings hielt ein oder mehrere Aurasymptome länger als 60 min an, und die zerebrale Bildgebung zeigt eine ischämische Läsion in einem relevanten Hirnareal.

Tab. 20.1. Attackentherapie der Migräne

Rating	Substanz	Dosis	Wichtige Kontraindikationen	Wichtige Nebenwirkungen
Antiemetika				
↑↑ 1. Wahl	Metoclopramid	– 10 mg oral/i.v./rektal	Absolut: – Extrapyramidalmotorische Störungen – Epilepsie – Prolaktinabhängige Tumoren Relativ: – <14 Jahre	Gelegentlich: – Müdigkeit Selten/Einzelfälle: – extrapyramidale Reaktionen
↑↑ 1. Wahl	Domperidon	– 10–30 mg oral		
↑ 2. Wahl	Dimenhydrinat	– 50 mg oral – 150 mg rektal – 10 ml/62 mg i.v.	Absolut: – Blasenentleerungsstörungen – Engwinkelglaukom	Häufig/gelegentlich: – Müdigkeit
↑ 2. Wahl	Diphenhydramin	– 50 mg oral – 50 mg rektal		
Analgetika				
↑↑ 1. Wahl	Acetylsalicylsäure	– 1000 mg oral – 2-mal500 mg i.v.	Absolut: – Magen-Darm-Ulzera – Hämorrhagische Diathese Relativ: – Analgetikaasthma	Häufig/gelegentlich: – Gastrointestinale Beschwerden
↑↑ 1. Wahl	Ibuprofen	– 400–600 mg oral – 400–600 mg rektal		
↑↑ 1. Wahl	Naproxen	– 500–1000 mg oral – 500 mg rektal		
↑↑ 1. Wahl	Diclofenac-K^+	– 50–100 mg oral		
↑ 2. Wahl	Metamizol	– 500–1000 mg oral – 1000 mg rektal – 1000 mg i.v.	Absolut: – Störung der Knochenmarkfunktion Relativ: – Analgetikaasthma	Selten: – Überempfindlichkeitsreaktion (Exanthem) Einzelfälle: – Agranulozytose

Epidemiologie

Die Lebenszeitprävalenz der Migräne liegt in Deutschland nach einer repräsentativen Erhebung aus dem Jahr 1993 bei 11,3%. Frauen sind mit einer Prävalenz von 15,0% mehr als doppelt so häufig betroffen wie Männer mit 7,0%. Im Grundschulalter liegt die Migräneprävalenz bereits bei 2–5%, wobei in dieser Altersgruppe Jungen tendenziell sogar häufiger als Mädchen betroffen sind.

Pathophysiologie

Die Schmerzen im Rahmen einer Migräneattacke werden heute nicht mehr allein auf eine schmerzhafte Erweiterung kranialer Gefäße (vaskuläre Theorie der Migräne) zurückgeführt, sondern auf einen aseptischen entzündlichen Prozess im Bereich der Meningen (Theorie der neurogenen Entzündung). Als Auslöser der neurogenen Entzündung wird die Freisetzung von vasoaktiven Neuropeptiden, insbesondere von CGRP (»calcitonin gene-related peptide«) aus trigeminalen Fasern angenommen. In PET-Untersuchungen konnte gezeigt werden, dass es in der Migräneattacke zu einer Aktivierung der Hirnstammbereiche um das periaquäduktale Grau kommt. In diesem Gebiet könnte der Generator liegen, der zu einer Aktivierung des trigeminovaskulären Systems führt, die in letzter Konsequenz die schmerzhafte Entzündung bedingt.

Die Migräne weist typischerweise eine familäre Häufung auf. Bei der autosomal dominant vererbten **familiären hemiplegischen Migräne** sind bisher zwei ursächliche Gendefekte auf dem Chromosom 19 (CACNA1A-Gen; 50% der Fälle) und dem Chromosom 1 (ATP1A2-Gen; 25% der Fälle) identifiziert. Inzwischen wurden auch bei Familien mit Migräne mit typischer (nicht hemiplegischer) Aura Mutationen im ATP1A2-Gen gefunden.

Tab. 20.1. (Fortsetzung)

Rating	Substanz	Dosis	Wichtige Kontraindikationen	Wichtige Nebenwirkungen
↑ 2. Wahl	Phenazon	– 1000 mg oral – 5 00–1000 mg rektal	Absolut: – Akute hepatische Porphyrie – <7 Jahre	Gelegentlich: – Überempfindlichkeitsreaktion (Exanthem)
Spezifische Migränetherapeutika: Triptane				
↑↑ 1. Wahl	Almotriptan	– 12,5-mg-Tbl.	Absolut: – Kardiale, zerebrale oder periphere Durchblutungsstörungen – Unkontrollierte arterielle Hypertonie Relativ: – <18 Jahre (Ausnahme Sumatriptan nasal mite 10 mg) – > 65 Jahre – Basilarismigräne – Ophthalmoplegische Migräne – Hemiplegische Migräne	Häufig/gelegentlich: – Engegefühl thorakal, im Rachen oder Halsbereich – Kribbelparästhesien – Muskelschwäche oder Myalgien – Schwindel – Schläfrigkeit
↑↑ 1. Wahl	Eletriptan	– 20/40-mg-Tbl. – Maximale Einmaldosis: 2x40 mg		
↑↑ 1. Wahl	Frovatriptan	– 2,5-mg-Tbl.		
↑↑ 1. Wahl	Naratriptan	– 2,5-mg-Tbl.		
↑↑ 1. Wahl	Rizatriptan	– 5/10-mg-Tbl. – 5/10 mg Schmelztbl.		
↑↑ 1. Wahl	Sumatriptan	– 50/100-mg-Tbl. – 10/20 mg nasal – 25 mg rektal – 6 mg s.c.		
↑↑ 1. Wahl	Zolmitriptan	– 2,5/5-mg-Tbl. – 2,5/5 mg Schmelztbl. – 5 mg nasal		

↑↑ Wirkung in kontrollierten Studien oder Metaanalysen und in der klinischen Anwendung eindeutig erwiesen.
↑ In der klinischen Anwendung wirksam, es fehlen jedoch ausreichend positive kontrollierte Studien.
↔ Wirksamkeit in Einzelfällen gegeben, es fehlen jedoch ausreichend positive kontrollierte Studien, oder Studienergebnisse sind widersprüchlich.
Bei der Einstufung in Medikamente der 1., 2. oder 3. Wahl wurde insbesondere auch das Nebenwirkungspotenzial berücksichtigt.

Therapie

Die Migränetherapie setzt sich aus den Bausteinen der Prophylaxe und der Attackenbehandlung zusammen, wobei jeweils medikamentöse und nichtmedikamentöse Strategien zur Verfügung stehen. Je ausgeprägter die Migräne ist, umso wichtiger ist ein Zusammenspiel aller dieser Komponenten.

Nichtmedikamentöse Prophylaxe

Die nichtmedikamentöse Vorbeugung der Migräne stellt für alle Betroffenen die Basis der Behandlung dar. Die empfohlenen Verhaltensregeln spiegeln dabei die typischen Triggerfaktoren der Migräne wider. Insgesamt ist die Betonung der Regelmäßigkeit in diesen Empfehlungen unübersehbar.

- Einhalten eines regelmäßigen Schlaf-Wach-Rhythmus, d. h. auch der Verzicht auf ein Ausschlafen am Wochenende.
- Regelmäßige Nahrungs- und Flüssigkeitsaufnahme.
- Regelmäßige sportliche Ausdauerbetätigung.
- Regelmäßiges Durchführen eines Entspannungsverfahrens wie der progressiven Muskelrelaxation nach Jacobson, insbesondere in Stressphasen.
- Meiden von individuellen Auslösefaktoren (z. B. Geschmacksverstärker, Alkohol, intensive akustische, optische oder olfaktorische Reize etc.).

Attackentherapie

Verhaltensregeln

Auch wenn der Rückzug in eine ruhige und abgedunkelte Umgebung ebenso wie körperliche Ruhe eine Migräneattacke nicht wirklich lindert, sollte auf diese Allgemeinmaßnahmen nicht verzichtet werden, auch wenn eine medikamentöse Attackenbe-

Tab. 20.2. Medikamentöse Prophylaxe der Migräne

Rating	Substanz	Dosis	Wichtige Kontraindikationen	Wichtige Nebenwirkungen
↑↑ 1. Wahl	Metoprolol	100–200 mg oral	Absolut: – Asthma bronchiale – Bradykardie – Ausgeprägte Hypotonie – AV-Block II. und III. Grades, SA-Block, Sinusknotensyndrom Relativ: – Psoriasis – Diabetes mellitus mit stark schwankendem BZ	Häufig/gelegentlich: – Müdigkeit, Schwindel, Benommenheit – Kopfschmerzen – Hypotonie – Parästhesien und Kältegefühl in Extremitäten Selten: – Schlafstörungen mit Alpträumen – Depressive Verstimmung – Potenzstörungen
↑↑ 1. Wahl	Propanolol	120–240 mg oral		
↑↑ 1. Wahl	Topiramat	50–100 mg	Relativ: – Veranlagung zu Nierensteinen – Depressionen in der Vorgeschichte	Häufig/gelegentlich: – Parästhesien – Müdigkeit – Schwindel – Konzentrationsstörungen – Gewichtsverlust – Depressionen
↑ 1. Wahl	Amitriptylin	25–150 mg oral	Absolut: – Engwinkelglaukom – AV-Block III. Grades, Schenkelblock Relativ: – Prostatahypertrophie – Erhöhte Krampfbereitschaft – Leberfunktionsstörung	Häufig/gelegentlich: – Sedierung – Akkomodationsstörung – Mundtrockenheit – Obstipation – Miktionsstörungen – Orthostatische Dysregulation – Tremor – Tachykardie – Gewichtszunahme Selten: – Leberfunktionsstörungen
↑ 1. Wahl	Doxepin	25–150 mg oral		
↑ 1. Wahl	Clomipramin	25–150 mg oral		
↑ 1. Wahl	Trimipramin	25–150 mg oral		
↑↑ 1. Wahl	Pestwurz-extrakt	2-mal 75 mg oral	Absolut: – Leberfunktionsstörungen	Selten/Einzelfälle: – Leberfunktionsstörungen
↑↑ 2. Wahl	Flunarizin	5–10 mg oral	Absolut: – Extrapyramidalmotorische Störungen – Depressive Symptome – Kindesalter	Häufig/gelegentlich: – Gewichtszunahme – Müdigkeit/Benommenheit – Extrapyramidalmotorische Störungen – Depression

handlung erfolgt. In der Regel ist die Wirkung dann zuverlässiger und auch anhaltender.

Medikamentöse Attackenbehandlung

Grundsätzlich stehen zwei Strategien zur Verfügung: der Einsatz von Analgetika in Kombination mit einem Antiemetikum bei leichten und der Einsatz von spezifischen Migränetherapeutika bei starken Attacken (Tab. 20.1).

20

Leichte Migräneattacke

Sowohl im klinischen Alltag als auch in kontrollierten Studien wirksam sind die **Analgetika** Paracetamol, Acetylsalicylsäure, Ibuprofen, Naproxen und Diclofenac. Für Phenazon und Metamizol ist die Studienlage weniger umfangreich, die Wirkung ist in der Praxis jedoch ebenfalls unstrittig. Die Effektivität von Analgetika kann durch Beachten folgender Regeln optimiert werden:

- Einnahme einer ausreichenden Startdosis.
- Einnahme möglichst früh in einer Migräneattacke.
- Einnahme, wenn möglich, in resorptionsbeschleunigender Brauselösung, bei starker Übelkeit oder Erbrechen als Suppositorium.
- Möglichst Kombination mit einem Antiemetikum.

Als **Antiemetika** haben sich Metoclopramid und Domperidon wegen ihrer zusätzlichen prokinetischen Wirkung be-

Tab. 20.2. (Fortsetzung)

Rating	Substanz	Dosis	Wichtige Kontraindikationen	Wichtige Nebenwirkungen
↑↑ 2. Wahl	Valproinsäure	500–1000 mg oral	Absolut: – Lebererkrankungen in Anamnese oder Familie – Pankreaserkrankungen in Anamnese oder Familie – Porphyrie	Häufig/gelegentlich: – Haarausfall – Gewichtszunahme – Parästhesien – Müdigkeit – Blutbildveränderungen Selten: – Schwere Leber- oder Pankreasfunktionsstörungen
↑ 2. Wahl	Magnesium	2-mal 300 mg oral	Absolut: – AV-Block Relativ: – Niereninsuffizienz	Häufig/gelegentlich: – Diarrhö
↑ 2. Wahl	Vitamin B2	400 mg oral	Keine	Keine
↑ 2. Wahl	Acetylsalicyl-säure	300 mg oral	Absolut: – Magen-Darm-Ulzera – Hämorrhagische Diathese Relativ: – Analgetikaasthma – Allergische Diathese – Niereninsuffizienz – Kinder mit fieberhaften Infekten	Häufig/gelegentlich: – Gastrointestinale Beschwerden selten – Analgetikaasthma
↑ 2. Wahl	Botulinum-Toxin A	25–100 U Botox	Absolut: – Myasthenia gravis, Lambert-Eaton-Syndrom – Infektionen Relativ: – Koagulopathie	Selten: – Myalgien im Injektionsbereich – Paresen im Injektionsbereich

↑↑ Wirkung in kontrollierten Studien oder Metaanalysen und in der klinischen Anwendung eindeutig erwiesen.
↑ In der klinischen Anwendung wirksam, es fehlen jedoch ausreichend positive kontrollierte Studien.
↔ Wirksamkeit in Einzelfällen gegeben, es fehlen jedoch ausreichend positive kontrollierte Studien, oder Studienergebnisse sind widersprüchlich.
Bei der Einstufung in Medikamente der 1., 2. oder 3. Wahl wurde insbesondere auch das Nebenwirkungspotenzial berücksichtigt.

sonders bewährt. Aber auch die Antihistaminika Dimenhydrinat und Diphenhydramin sind zumindest antiemetisch wirksam.

Schwere Migräneattacke

In Deutschland sind 7 verschiedene Triptane zugelassen, die die Ergotamine praktisch komplett vom Markt verdrängt haben. Die einzelnen Substanzen unterscheiden sich hinsichtlich Effektivität, Verträglichkeit, Wirkgeschwindigkeit und Wirkdauer. Zudem sind sie in unterschiedlichen Darreichungsformen erhältlich. Insbesondere bei starker Übelkeit oder frühem Erbrechen sind dabei die Anwendungen als Nasenspray, Suppositorium oder mittels s.c.-Autoinjektor sinnvoll.

Auch wenn in umfangreichen Studien viele Anstrengungen unternommen wurden, Vor- und Nachteile der einzelnen Substanzen herauszuarbeiten, ist es für die Praxis ausreichend, die **Triptane** in **3 Gruppen** einzuteilen:

- **Gruppe 1**
  (sehr schnelle und sehr starke Wirkung, aber kurze Wirkdauer und höheres Nebenwirkungspotenzial):
  - Sumatriptan 6 mg s.c.
- **Gruppe 2**
  (ausgeglichenes Wirkprofil zwischen Wirkung und Verträglichkeit sowie Wirkgeschwindigkeit und Wirkdauer):
  - Almotriptan 12,5-mg-Tbl.
  - Eletriptan 40-mg-Tbl.

- Rizatriptan 10-mg-Tbl. oder Schmelztablette.
- Sumatriptan 100-mg-Tbl., 20 mg nasal, 25 mg Supp.
- Zolmitriptan 5-mg-Tbl. oder Schmelztablette, 5 mg Nasenspray.

  Die nicht aufgeführten Darreichungformen der Substanzen mit niedrigerer Dosis sind jeweils tendenziell schwächer wirksam bei weniger Nebenwirkungen als die höhere Dosis.

- **Gruppe 3**
  (anhaltende Wirkung und sehr gute Verträglichkeit, aber eher langsamerer Wirkeintritt und geringere Wirksamkeit):
  - Frovatriptan 2,5-mg-Tbl.
  - Naratriptan 2,5-mg-Tbl.

Der Behandlungserfolg bei Einsatz von Triptanen kann optimiert werden, wenn folgende Punkte beachtet werden:

- Je früher in der Migräneattacke eingenommen, umso vollständiger und umso anhaltender ist der Behandlungserfolg auch bei Triptanen. Die Einnahme sollte jedoch erst nach Abklingen einer eventuellen Aura mit Beginn der Kopfschmerzphase erfolgen.
- Wirkt ein Triptan bei ausreichender Dosierung in einer Migräneattacke nicht, ist die Wiederholung der Einnahme des Triptans in der gleichen Attacke in der Regel auch nicht wirksam.
- Erst wenn auch ein wiederholter Therapieversuch mit Sumatriptan s.c. erfolglos ist, kann bei einem Patienten von einer Unwirksamkeit von Triptanen ausgegangen werden.
- Bei Auftreten von Wiederkehrkopfschmerzen ist eine nächste Dosis eines Triptans in der Regel wieder genauso effektiv wie die vorherige. Die Einnahme sollte aber nicht häufiger als 2-mal in 24 h, an maximal 3 konsekutiven Tagen und an maximal 10 Tagen im Monat erfolgen (**Cave:** Kopfschmerz bei Substanzübergebrauch).
- Bei Patienten mit regelmäßigen Wiederkehrkopfschmerzen empfehlen sich langwirksame Triptane wie z. B. Naratriptan oder Frovatriptan, ggf. auch in Kombination mit einem langwirksamen nichtsteroidalen Antiphlogistikum wie Naproxen.

Die Migräneattacke im ärztlichen Notdienst

In Studien belegt ist die gute Wirksamkeit von Lysinacetylsalicylat i.v., im Alltag bewährt ist die Kombination mit Metoclopramid oder Dimenhydrinat i.v. Im Status migraenosus ist die Gabe eines Kortikosteroids (z. B. Prednisolon 100 mg i.v.) und ggf. auch eines Sedativums vorzuziehen.

Medikamentöse Prophylaxe

Einer medikamentösen Prophylaxe (Tab. 20.2) bedarf nicht zuletzt dank der Verbesserungen der Akuttherapie heute nur noch eine Minderheit der Migränepatienten. Für diese Gruppe aber ist sie essenziell. Indikationen wären eine häufige Migräne (durchschnittlich mindestens 6 Migränetage im Monat), das regelmäßige Auftreten eines Status migraenosus oder ausgeprägter Migräneauren, ein Zustand nach migränösem Hirninfarkt oder eine unzureichende Attackentherapie.

Allgemeine Regeln

Damit eine medikamentöse Prophylaxe wirksam sein kann, sind einige Bedingungen zu beachten. Typische Nebenwirkungen, über die der Patient bereits im Vorfeld informiert wurde, werden erfahrungsgemäß eher toleriert. Die erforderlichen Dosierungen liegen häufig relativ hoch. In den meisten Fällen ist die Verträglichkeit bei ausreichend langsamer Aufdosierung jedoch gut. Unrealistische Erwartungen der Patienten nach Attackenfreiheit sollten bereits vor Beginn der Behandlung korrigiert werden. Wichtig ist die Information, dass mit einem Wirkeintritt erst nach einer mehrwöchigen Einnahme zu rechnen ist. Eine Migräneprophylaxe kann nur wirksam sein, wenn auch eine Migräne vorliegt. Insbesondere kann ein Kopfschmerz bei Medikamentenübergebrauch nur durch eine konsequente Medikamentenpause, nicht jedoch durch prophylaktische Maßnahmen durchbrochen werden.

Nach einem Zeitraum von 6–9 Monaten kann bei einer erfolgreichen Prophylaxe ein Auslassversuch erfolgen. Kommt es zu einem erneuten Anstieg der Migränehäufigkeit, kann evtl. eine niedrigere Erhaltungsdosis der gleichen Substanz versucht werden.

Bei der Auswahl der Migräneprophylaktika spielen nicht nur die Häufigkeit der Migräneattacken, sondern insbesondere auch Grunderkrankungen, Erwartungen und Wünsche der Patienten eine Rolle. So kann eine sedierende Nebenwirkung einer Substanz bei Vorliegen von Schlafstörungen bei dem einen Patienten erwünscht sein, bei einem anderen ist sie intolerabel.

Weltweit am häufigsten zur Prophylaxe eingesetzt werden auch weiterhin β-Rezeptorenblocker. Diese Substanzklasse ist am besten in Studien untersucht und im klinischen Alltag bewährt. Selbst im seltenen Fall, dass im Kindesalter eine medikamentöse Prophylaxe erforderlich wird, gelten sie als Substanz der Wahl. Hier ist jedoch häufig nur eine verhältnismäßig kurze Einnahmedauer erforderlich (3 statt 6–9 Monate), die Dosis orientiert sich am Körpergewicht.

Als besonders hartnäckig erweisen sich in der Praxis streng menstruationsassoziierte Migräneattacken. In Einzelfällen kann die prophylaktische Einnahme von Naproxen 2-mal 250–500 mg über 6 Tage beginnend einen Tag vor erwartetem Einsetzen der Menstruation oder alternativ von Naratriptan 2-mal 1,25 mg im gleichen Zeitfenster wirksam sein.

20.1.3 Kopfschmerzen vom Spannungstyp

Bei keinem anderen primären Kopfschmerz klafft der individuelle Leidensdruck der Betroffenen so eklatant auseinander wie beim Kopfschmerz vom Spannungstyp. Während die meisten Patienten ihre sporadischen Kopfschmerzen vom Spannungstyp entweder gar nicht oder höchstens im Nebensatz als »normale« Kopfschmerzen erwähnen und auch keinerlei Therapie benötigen, versinken Patienten mit täglichen Kopfschmerzen vom Spannungstyp vom unentwegten Dauerschmerz zermürbt in Hoffnungslosigkeit, nachdem auch die letzte Coping-Strategie versagt hat.

Diagnose

Beim Kopfschmerz vom Spannungstyp werden anhand der Auftretenshäufigkeit von der IHS 2 Hauptformen unterschieden, eine episodische (<15 Tage/Monat)und eine chronische (≥15 Tage/Monat). Bei der episodischen Form wurde in der 2. Auflage der Klassifikation noch eine zusätzliche Unterteilung in eine sporadische Form (<1 Tag/Monat) und eine gehäuft auftretende Form (≥1 Tag/Monat und <15 Tage/Monat) vorgenommen.

Episodischer Kopfschmerz vom Spannungstyp (diagnostische Kriterien IHS-2003)

- A. Wenigstens 10 Episoden, welche die Kriterien B–D erfüllen und bei der sporadischen Form durchschnittlich an <1 Tag/Monat (<12 Tage/Jahr) auftreten bzw. bei der häufigen Form ≥1 Tag/Monat, aber <15 Tagen/Monat über mindestens 3 Monate (≥12 und <180 Tage/Jahr)
- B. Die Kopfschmerzdauer liegt zwischen 30 min und 7 Tagen
- C. Der Kopfschmerz weist mindestens 2 der folgenden 4 Charakteristika auf:
  - Beidseitige Lokalisation
  - Schmerzqualität drückend oder beengend, nicht pulsierend
  - Leichte bis mittlere Schmerzintensität
  - Keine Verstärkung durch körperliche Routineaktivitäten wie Gehen oder Treppensteigen
- D. Beide folgenden Punkte sind erfüllt:
  - Keine Übelkeit oder Erbrechen (Appetitlosigkeit kann auftreten)
  - Photophobie oder Phonophobie, nicht jedoch beides kann vorhanden sein
- E. Nicht auf eine andere Erkrankung zurückzuführen

Chronischer Kopfschmerz vom Spannungstyp (diagnostische Kriterien IHS-2003)

- A. Ein Kopfschmerz, der die Kriterien B–D erfüllt, tritt an durchschnittlich ≥15 Tagen/Monat über mindestens 3 Monate (mindestens 180 Tage/Jahr) auf
- B. Der Kopfschmerz hält für Stunden an oder ist kontinuierlich vorhanden
- C. Der Kopfschmerz weist mindestens 2 der folgenden 4 Charakteristika auf:
  - Beidseitige Lokalisation
  - Schmerzqualität drückend oder beengend, nicht pulsierend
  - Leichte bis mittlere Schmerzintensität
  - Keine Verstärkung durch körperliche Routineaktivitäten wie Gehen oder Treppensteigen
- D. Beide folgenden Punkte sind erfüllt:
  - Höchstens eines ist vorhanden: milde Übelkeit oder Photophobie oder Phonophobie
  - Weder Erbrechen noch mittlere bis starke Übelkeit
- E. Nicht auf eine andere Erkrankung zurückzuführen

Neben dem zeitlichen Verlauf erlaubt die IHS-Klassifikation weiter eine Differenzierung der oben genannten Hauptformen des Kopfschmerzes vom Spannungstyp in eine Form **assoziiert mit perikranialer Schmerzempfindlichkeit** (nachgewiesen durch manuelle Palpation) oder **nicht assoziiert mit perikranialer Schmerzempfindlichkeit**.

Epidemiologie

Der Kopfschmerz vom Spannungstyp ist der häufigste primäre Kopfschmerz überhaupt. Die Geschlechterverteilung ist ausgeglichen. Die Lebenszeitprävalenz der chronischen Form des Kopfschmerzes vom Spannungstyp liegt in Europa bei ca. 3%, die der episodischen Form bei 38–77%.

Pathophysiologie

Anders als bei der Migräne oder beim Clusterkopfschmerz gibt es bislang kein schlüssiges Konzept zur Erklärung der Genese von Kopfschmerzen vom Spannungstyp. Man nimmt an, dass bei den episodischen Kopfschmerzen vom Spannungstyp periphere Mechanismen und hier insbesondere die bei der Mehrzahl der Betroffenen vorhandene erhöhte muskuläre Schmerzempfindlichkeit entscheidend sind. Werden diese peripheren Auslösemechanismen nicht beseitigt, resultiert über eine Langzeitaktivierung nozizeptiver Neurone im myofaszialen Gewebe im weiteren Verlauf eine zentrale Sensibilisierung gegenüber Schmerzreizen (mit erniedrigten Schmerzschwellen) und schließlich eine Dysfunktion inhibitorischer antinozizeptiver Systeme. Durch diese zentralen Mechanismen entsteht letztendlich der chronische Kopfschmerz vom Spannungstyp losgelöst von den initialen Auslösesituationen.

Therapie

Die Therapie des Kopfschmerzes vom Spannungstyp ist entscheidend abhängig von der zeitlichen Verlaufsform. Während bei der episodischen Form meist die Akutbehandlung im Vordergrund steht, ist es bei der chronischen Form die nichtmedikamentöse und medikamentöse Prophylaxe.

Akuttherapie des Kopfschmerzes vom Spannungstyp

Die wenigen vorhandenen kontrollierten Studien belegen die empirische Wirksamkeit von Acetylsalicylsäure, Paracetamol und nichtsteroidalen Antiphlogistika. In jedem Fall ist die maximale Einnahmefrequenz dieser Analgetika jedoch auf 10 Tage/Monat begrenzt, da wie bei der Migräne ansonsten die Entstehung von Kopfschmerzen bei Substanzübergebrauch droht. Umso wichti-

Tab. 20.3. Medikamentöse Prophylaxe des chronischen Kopfschmerzes vom Spannungstyp

Rating	Substanz	Dosis	Wichtige Kontraindikationen	Wichtige Nebenwirkungen
↑↑ 1. Wahl	Amitriptylin	25–150 mg oral	Absolut: – Engwinkelglaukom – AV-Block III. Grades, Schenkelblock Relativ: – Prostatahypertrophie – Erhöhte Krampfbereitschaft – Leberfunktionsstörung	Häufig/gelegentlich: – Sedierung – Akkomodationsstörung – Mundtrockenheit – Obstipation – Miktionsstörungen – Orthostatische Dysregulation – Tremor – Tachykardie – Gewichtszunahme Selten: – Leberfunktionsstörungen
↑ 2. Wahl	Doxepin	25–150 mg oral		
↑ 2. Wahl	Clomipramin	25–150 mg oral		
↑ 2. Wahl	Trimipramin	25–150 mg oral		
↑ 2. Wahl	Mirtazapin	15–45 mg oral		
↔ 2. Wahl	Botulinum-Toxin A	50–100 U Botox 200–500 U Dysport	Absolut: – Myasthenia gravis, Lambert-Eaton-Syndrom – Infektionen Relativ: – Koagulopathie	Selten: – Myalgien im Injektionsbereich – Paresen im Injektionsbereich

↑↑ Wirkung in kontrollierten Studien oder Metaanalysen und in der klinischen Anwendung eindeutig erwiesen.
↑ In der klinischen Anwendung wirksam, es fehlen jedoch ausreichend positive kontrollierte Studien.
↔ Wirksamkeit in Einzelfällen gegeben, es fehlen jedoch ausreichend positive kontrollierte Studien, oder Studienergebnisse sind widersprüchlich.
Bei der Einstufung in Medikamente der 1., 2. oder 3. Wahl wurde insbesondere auch das Nebenwirkungspotenzial berücksichtigt.

ger sind Behandlungsalternativen zu den Analgetika. Hier hat sich der Einsatz von kutan im Bereich der schmerzhaften Kopfregionen aufgetragenem Pfefferminzöl (10%ige ethanolische Lösung von Oleum menthae piperitae) in kontrollierten Studien als hocheffektiv erwiesen.

Medikamentöse Prophylaxe des Kopfschmerzes vom Spannungstyp

Die Möglichkeiten der medikamentösen Prophylaxe sind eingeschränkt und beruhen praktisch ausschließlich auf dem Einsatz von Antidepressiva. In erster Linie werden Trizyklika eingesetzt, wobei selbst innerhalb dieser Gruppe lediglich für das Amitriptylin ein überzeugender Wirknachweis in kontrollierten Studien vorliegt (Tab. 20.3). Andere Antidepressiva, insbesondere die selektiven Serotonin-Wiederaufnahmehemmer, zeigten sich im direkten Studienvergleich dem Amitriptylin unterlegen. Versuche mit Muskelrelaxanzien wie Baclofen, Dantrolen oder Tizanidin waren unbefriedigend, sowohl aufgrund einer schlechten Wirksamkeit als auch wegen einer schlechten Verträglichkeit (zentrale Nebenwirkungen).

Noch nicht abschließend geklärt ist der Stellenwert von Botulinum-Toxin A. Während große kontrollierte Studien mit festen, individuelle Trigger- und Tenderpoints nicht berücksichtigenden Injektionsschemata keinen Vorteil gegenüber Placebo zeigten, wiesen Fallserien mit gezielt ausgewählten Patienten und individuellen Injektionssstellen erstaunlich gute Erfolge auf. Mit großer Wahrscheinlichkeit ist Botulinum-Toxin A nur für eine umschriebene Subgruppe der Patienten hilfreich, dann aber anderen Medikamenten überlegen.

Nichtmedikamentöse Prophylaxe

Der nichtmedikamentösen Prophylaxe kommt beim Kopfschmerz vom Spannungstyp ein besonderer Stellenwert zu.

- Das Erlernen und die regelmäßige Durchführung der progressiven Muskelrelaxation nach Jacobson soll nicht nur eine allgemeine Entspannung erreichen, wie sie insbesondere bei Patienten mit anhaltendem muskulären oder psychosozialen Stress angestrebt wird, sie soll auch die Möglichkeit einer konditionierten Entspannung unmittelbar in der Stresssituation ermöglichen.
- Das EMG-Biofeedback dient der Sichtbarmachung von Anspannungs- und Entspannungszuständen bei Patienten, die Schwierigkeiten haben, allein mit der progressiven Muskelrelaxation nach Jacobson ihren Muskeltonus zu kontrollieren.
- Ein Stressbewältigungstraining zielt darauf ab, Coping-Strategien zur Bewältigung von typischen Belastungssituationen im Alltag zu vermitteln.

- Gerade Patienten mit chronischen Kopfschmerzen vom Spannungstyp erleben ihr Leben häufig als eine ständige Überforderungssituation. Entwickelt sich auf diesem Boden eine depressive Störung, kann eine medikamentöse und/oder psychotherapeutische Behandlung erforderlich werden.
- Physikalische Maßnahmen wie lokale Wärmeanwendungen und Massagen sind meist nur kurzfristig wirksam, können aber bei geplagten Patienten eine wichtige vorübergehende Entlastung erbringen und haben dann durchaus ihren Stellenwert. Als im Einzelfall hilfreich hat sich auch die transkutane elektrische Nervenstimulation (TENS) erwiesen.

20.1.4 Clusterkopfschmerz und andere trigeminoautonome Kopfschmerzerkrankungen

Das Leitcharakteristikum bei trigeminoautonomen Kopfschmerzerkrankungen sind einseitige und im Gegensatz zur Migräne fast ausschließlich seitenkonstante Schmerzattacken im Versorgungsgebiet des N. ophthalmicus, die mit einer unverwechselbaren gleichseitigen autonomen Begleitsymptomatik einhergehen. Am häufigsten finden sich eine konjunktivale Injektion, Lakrimation, nasale Kongestion und/oder Rhinorrhö. Klinisch werden hauptsächlich anhand der Attackendauer und -häufigkeit der Clusterkopfschmerz, die paroxysmale Hemikranie und das SUNCT-Syndrom unterschieden.

20.1.5 Clusterkopfschmerz

Diagnose

Bei der mit 80–85% häufigsten Verlaufsform, dem **episodischen** Clusterkopfschmerz, treten die Attacken periodisch gehäuft auf (»cluster« = englisch Haufen). Auf aktive Clusterperioden mit einer durchschnittlichen Dauer von 2 Wochen bis 3 Monaten mit täglichen Attacken folgen beschwerdefreie Remissionsphasen, die Monate oder Jahre anhalten können. Beim **chronischen** Clusterkopfschmerz treten Clusterattacken ohne längere Remissionsphasen auf.

Clusterkopfschmerz (diagnostische Kriterien IHS-2003)

- A. Wenigstens 5 Attacken, welche die Kriterien B–D erfüllen
- B. Starke oder sehr starke einseitig orbital, supraorbital und/oder temporal lokalisierte Schmerzattacken, die unbehandelt 15–180 min anhalten
- C. Begleitend tritt wenigstens eines der nachfolgend angeführten Charakteristika auf:
  - Ipsilaterale konjunktivale Injektion und/oder Lakrimation
  - Ipsilaterale nasale Kongestion und/oder Rhinorrhö
  - Ipsilaterales Lidödem
  - Ipsilaterales Schwitzen im Bereich der Stirn oder des Gesichtes
  - Ipsilaterale Miosis und/oder Ptosis
  - Körperliche Unruhe oder Agitiertheit
- D. Die Attackenfrequenz liegt zwischen 1 Attacke jeden 2. Tag und 8/Tag
- E. Nicht auf eine andere Erkrankung zurückzuführen

Episodischer Clusterkopfschmerz

- A. Die Attacken erfüllen die Kriterien A–E für einen Clusterkopfschmerz
- B. Wenigsten 2 Clusterperioden mit einer Dauer von 7–365 Tagen, die durch Remissionsphasen von ≥1 Monat Dauer voneinander getrennt sind

Chronischer Clusterkopfschmerz

- A. Die Attacken erfüllen die Kriterien A–E für einen Clusterkopfschmerz
- B. Attacken treten >1 Jahr ohne Remissionsphasen auf, oder die Remissionsphasen halten <1 Monat an

Bei vielen Patienten folgt das Auftreten der Clusterattacken bestimmten Rhythmen. Dies betrifft sowohl Clusterperioden, die häufig regelmäßig immer wieder zu bestimmten Jahreszeiten (Frühjahr/Herbst) auftreten, als auch die einzelnen Attacken. Am häufigsten sind nächtliche Attacken aus dem Schlaf heraus, entweder kurz nach dem Einschlafen oder in den frühen Morgenstunden.

! Während aktiver Clusterperioden können Attacken bei vielen Patienten reproduzierbar innerhalb von 1 h durch den Genuss kleiner Mengen Alkohol oder durch Nitroglyzerin getriggert werden. Dagegen hat ein regelmäßiger, höherer Alkoholkonsum einen prophylaktischen Effekt. Wenn auch durch Nikotinkonsum einzelne Clusterattacken nicht provoziert werden können, so ist doch auffällig, dass Nichtraucher, die unter einem Clusterkopfschmerz leiden, bei der episodischen Verlaufsform selten und bei der chronischen eine Rarität sind.

Epidemiologie

Clusterkopfschmerzen treten erstmals in der Regel zwischen dem 20. und 40. Lebensjahr auf, im Kindesalter findet man sie nur in Ausnahmefällen. Daten zur Inzidenz und Prävalenz sind rar. Einen guten Anhaltspunkt gibt jedoch eine Untersuchung der Gesamtbevölkerung der Republik von San Marino aus dem Jahr 2002. Die Prävalenz von Clusterkopfschmerzen lag hier bei 56/100.000 Personen und die Inzidenz bei 2,5/100.000 Personen pro Jahr. Das Verhältnis Männer zu Frauen liegt bei ca. 5 : 1. Vererbungsfaktoren scheinen insgesamt eine geringe Rolle zu spielen.

Tab. 20.4. Attackentherapie des Clusterkopfschmerzes

Rating	Substanz	Dosis	Wichtige Kontraindikationen	Wichtige Nebenwirkungen
↑↑ 1. Wahl	Sauerstoff	Inhalation von 100% O_2, 7l/min über 15 min	Keine	Keine
↑↑ 1. Wahl	Sumatriptan	6 mg s.c.	Absolut: – Kardiale, zerebrale oder periphere Durchblutungsstörungen – Unkontrollierte arterielle Hypertonie Relativ: – <18 Jahre (Ausnahme Sumatriptan nasal mite 10 mg) – > 65 Jahre – Basilarismigräne – Ophthalmoplegische Migräne – Hemiplegische Migräne	Häufig/gelegentlich: – Engegefühl thorakal, im Rachen oder Halsbereich – Kribbelparästhesien – Muskelschwäche oder Myalgien – Schwindel – Schläfrigkeit
↑ 2. Wahl	Sumatriptan	20 mg nasal		
↑ 2. Wahl	Zolmitriptan	2,5–5 mg oral, 5 mg nasal		
↔ 3. Wahl	Lidocain	4% Lösung nasal ipsilateral zum Schmerz	Absolut: – Schwere Überleitungsstörungen – Dekompensierte Herzinsuffizienz	Selten bei Überdosierung: – Schwindel – Erbrechen – Benommenheit – Krampfanfälle – Rhythmusstörungen – Schock

↑↑ Wirkung in kontrollierten Studien oder Metaanalysen und in der klinischen Anwendung eindeutig erwiesen.
↑ In der klinischen Anwendung wirksam, es fehlen jedoch ausreichend positive kontrollierte Studien.
↔ Wirksamkeit in Einzelfällen gegeben, es fehlen jedoch ausreichend positive kontrollierte Studien, oder Studienergebnisse sind widersprüchlich.
Bei der Einstufung in Medikamente der 1., 2. oder 3. Wahl wurde insbesondere auch das Nebenwirkungspotenzial berücksichtigt.

Pathophysiologie

Ergebnisse aus PET-Untersuchungen legen eine Generierung der Attacken im Bereich des ipsilateralen Hypothalmus nahe. Ein solcher übergeordneter Einfluss des Hypothalamus könnte u. a. auch die typischen Auftretensrhythmen erklären. Ähnlich wie bei der Migräne soll es zu einer trigeminovaskulären Aktivierung mit einer resultierenden aseptischen Entzündung u. a. im Bereich des Sinus cavernosus kommen. Hier verlaufen auf knöchern begrenztem engsten Raum gebündelt sensorische Fasern des N. ophthalmicus, sympathische Nervenfasern, venöse Gefäße, die die Orbita drainieren, und die A. carotis interna. Lokale entzündliche Prozesse können hier mechanisch sowohl sensorische Nervenfasern als auch Gefäße beeinflussen und damit das klinische Bild einer Clusterattacke erklären. Hinweise für ein entzündliches Geschehen im Sinus cavernosus ergaben sich durch ^{99m}Tc-HSA-SPECT-Untersuchungen und letztlich auch durch die prophylaktische Wirksamkeit von Steroiden. Derzeit geht man bei der Pathophysiologie des Clusterkopfschmerzes damit von einem neurovaskulären Geschehen aus.

Therapie

Nichtmedikamentöse Prophylaxe/Verhaltensregeln

Die nichtmedikamentösen Behandlungsansätze beschränken sich bei Ineffektivität von Entspannungs- bzw. Stressbewältigungsverfahren, physiotherapeutischen oder physikalischen Maßnahmen auf das Meiden von Triggerfaktoren. Im Vordergrund steht dabei der Verzicht auf jeglichen Alkoholkonsum während aktiver Clusterperioden bei Patienten, die hierdurch Attacken auslösen können. Das gleiche gilt für die Einnahme von Nitropräparaten. Nikotinkonsum gilt als der einzige Faktor, den ein Betroffener selbst beeinflussen kann, um den Übergang eines episodischen Clusterkopfschmerzes in die chronische Verlaufsform zu verhindern.

Attackentherapie

Bei der überwiegenden Zahl der Patienten sind Opioid- und Nichtopioidanalgetika in der Attackenbehandlung des Clusterkopfschmerzes ineffektiv. Als zuverlässig wirksam innerhalb von 15 min haben sich lediglich die Inhalation von 100%igem Sauer-

Tab. 20.5. Medikamentöse Prophylaxe des Clusterkopfschmerzes

Rating	Substanz	Dosis	Wichtige Kontraindikationen	Wichtige Nebenwirkungen
Substanzen für zeitlich befristete Einnahme (ggf. in Kombination mit einer Substanz für langfristige Einnahme)				
↑↑ 1. Wahl	Prednisolon	Startdosis 100 mg, Reduktion um 25 mg in Schritten von 3 Tagen	Absolut: – Magen-Darm-Ulzera – Akute Infektion – Psychiatrische Anamnese	Häufig/gelegentlich: – Magenbeschwerden – Erhöhtes Infektionsrisiko
↑↑ 2. Wahl	Ergotamintartrat	2 mg abends bei nächtlichen Attacken, sonst 2-mal 2 mg	Absolut: – Kardiale, zerebrale oder periphere Durchblutungsstörungen – Arterielle Hypertonie – Kombination mit Methysergid oder Triptanen	Häufig/gelegentlich: – Übelkeit, Erbrechen – Parästhesien – Vasospasmen – Muskelschmerzen oder -schwäche
↑ 2. Wahl	Naratriptan	2,5 mg abends bei nächtlichen Attacken, sonst 2-mal 2,5 mg	Absolut: – Kardiale, zerebrale oder periphere Durchblutungsstörungen – Unkontrollierte arterielle Hypertonie Relativ: – <18 Jahre (Ausnahme Sumatriptan nasal mite 10 mg) – >65 Jahre – Basilarismigräne – Ophthalmoplegische Migräne – Hemiplegische Migräne	Häufig/gelegentlich: – Engegefühl thorakal, im Rachen oder Halsbereich – Kribbelparästhesien – Muskelschwäche oder Myalgien – Schwindel – Schläfrigkeit
Substanzen für langfristige Einnahme (ggf. anfangs in Kombination mit einer Substanz für zeitlich befristete Einnahme)				
↑↑ 1. Wahl	Verapamil	2-mal 120 bis 240 mg, in Einzelfällen bis 2-mal 480 mg	Absolut: – Sinusknotensyndrom – AV-Block II° oder III° – Akuter Myokardinfarkt	Häufig/gelegentlich: – Obstipation – Schwindel – Müdigkeit – Knöchelödem – AV-Block I° oder höher – Bradykardie – Exanthem
↑↑ 2. Wahl	Lithium	Plasmaspiegel 0,6–1,0 mmol/l	Absolut: – Schwere Herfunktionsstörungen – Niereninsuffizienz – M. Addison	Häufig/gelegentlich: – Tremor – Muskelschwäche – Polyurie – Hypothyreose oder euthyreote Struma
↑ 2. Wahl	Valproinsäure	20 mg/kg KG	Absolut: – Lebererkrankungen in Anamnese oder Familie – Pankreaserkrankungen in Anamnese oder Familie – Porphyrie	Häufig/gelegentlich: – Haarausfall – Gewichtszunahme – Parästhesien – Müdigkeit – Blutbildveränderungen Selten: – Schwere Leber- oder Pankreasfunktionsstörungen

▼

Tab. 20.5. (Fortsetzung)

Rating	Substanz	Dosis	Wichtige Kontraindikationen	Wichtige Nebenwirkungen
↑ 2. Wahl	Topiramat	2-mal 25 bis 2-mal 100 mg	Relativ: – Veranlagung zu Nierensteinen – Depressionen in der Vorgeschichte	Häufig/gelegentlich: – Parästhesien – Müdigkeit – Schwindel – Konzentrationsstörungen – Gewichtsverlust – Depressionen

↑↑ Wirkung in kontrollierten Studien oder Metaanalysen und in der klinischen Anwendung eindeutig erwiesen.
↑ In der klinischen Anwendung wirksam, es fehlen jedoch ausreichend positive kontrollierte Studien.
↔ Wirksamkeit in Einzelfällen gegeben, es fehlen jedoch ausreichend positive kontrollierte Studien, oder Studienergebnisse sind widersprüchlich.
Bei der Einstufung in Medikamente der 1., 2. oder 3. Wahl wurde insbesondere auch das Nebenwirkungspotenzial berücksichtigt.

stoff 7 l/min (Erfolgsrate ca. 65%) und die subkutane Injektion von Sumatriptan 6 mg (Erfolgsrate über 95%) erwiesen (Tab. 20.4). Andere Triptane oder Triptandarreichungsformen (Nasenspray, Tablette) sind schwächer und langsamer wirksam. Lidocain (4%ig) intranasal weist nur in Einzelfällen eine Wirkung auf.

Medikamentöse Prophylaxe

Ziel der medikamentösen Prophylaxe ist die komplette Attackenfreiheit in möglichst kurzer Zeit. Klinisch wirksame Prophylaktika können in zwei Gruppen aufgeteilt werden. Zur einen Gruppe zählen Substanzen mit einem raschen und zuverlässigen Wirkeintritt, die sich jedoch nicht oder nur begrenzt für eine längerfristige Therapie eignen (Tab. 20.5). Hierzu zählen Kortikosteroide, Ergotamintartrat und orale Triptane. Bestehen jedoch ein chronischer Clusterkopfschmerz oder Clusterperioden von meist mehr als 4 Wochen Dauer, sollten Substanzen eingesetzt werden, die für eine Dauertherapie geeignet sind. Zu dieser Gruppe zählen Verapamil, Lithium, Valproinsäure und Topiramat. In der Praxis wird man meist jeweils eine Substanz aus der 1. mit einer aus der 2. Gruppe kombinieren. Die befristete Gabe einer Substanz aus der 1. Gruppe dient dann dazu, die Zeit bis zum Wirkeintritt der langsam aufzudosierenden Substanz der 2. Gruppe zu überbrücken.

Als Ultima ratio ist in die Therapie des chronischen Clusterkopfschmerzes in den letzten Jahren die Tiefenhirnstimulation des ipsilateralen inferior-posterioren Hypothalmus eingeführt worden. Hervorragenden Behandlungsergebnissen stehen hier letale Komplikationen gegenüber, die eine abschließende Einordnung des Verfahrens noch nicht erlauben.

20.1.6 Paroxysmale Hemikranie

Diagnose

Die paroxysmale Hemikranie ist durch Attacken mit weitgehend den gleichen Schmerzcharakteristika und Begleitsymptomen wie beim Clusterkopfschmerz gekennzeichnet. Die Attacken halten jedoch kürzer an, treten wesentlich häufiger auf, betreffen ganz überwiegend Frauen und sprechen absolut zuverlässig auf Indometacin an. Die Erkrankung ist im Vergleich zum Clusterkopfschmerz wesentlich seltener. Wie beim Clusterkopfschmerz auch werden eine (seltenere) episodische und eine (häufigere) chronische Verlaufsform unterschieden.

Paroxysmale Hemikranie (diagnostische Kriterien IHS-2003)

- A. Wenigstens 20 Attacken, die die Kriterien B–D erfüllen
- B. Starke einseitig orbital, supraorbital und/oder temporal lokalisierte Schmerzattacken, die 2–30 min anhalten
- C. Begleitend tritt wenigstens eines der nachfolgend angeführten Charakteristika auf:
  - Ipsilaterale konjunktivale Injektion und/oder Lakrimation
  - Ipsilaterale nasale Kongestion und/oder Rhinorrhö
  - Ipsilaterales Lidödem
  - Ipsilaterales Schwitzen im Bereich der Stirn oder des Gesichtes
  - Ipsilaterale Miosis und/oder Ptosis
- D. Die Attackenfrequenz liegt bei über 5/Tag über mindestens die Hälfte der Zeit hinweg, auch wenn Perioden mit einer niedrigeren Frequenz vorkommen können
- E. Attacken kann durch therapeutische Dosen von Indometacin komplett vorgebeugt werden
- F. Nicht auf eine andere Erkrankung zurückzuführen

Die Patientinnen beschreiben meist Attacken, die unabhängig von der Tageszeit auftreten. Die durchschnittliche Attackenhäufigkeit liegt bei 10–20 pro Tag, die Attackendauer bei unter 20 min.

Therapie

Das diagnostische Kriterium »absolut zuverlässige Wirksamkeit von Indometacin« beschreibt gleichzeitig die Therapie der Wahl. Durch Einnahme von Indometacin in therapeutischen Tagesdosen (ab 150 mg) kann innerhalb weniger Stunden Attackenfreiheit erreicht werden. Selten werden Dosierungen von maximal 300 mg erforderlich. Andere nichtsteroidale Antiphlogistika sind hingegen nur in Einzelfällen wirksam. Die Behandlung mit Indometacin ist gezwungenermaßen eine Dauerbehandlung. Auch wenn in vielen Fällen im Verlauf eine niedrigere Erhaltungsdosis von Indometacin erforderlich ist, sollte immer eine suffiziente Ulkusprophylaxe betrieben werden.

20.1.7 SUNCT-Syndrom

Diagnose

Mit der englischen Bezeichnung »short-lasting unilateral neuralgiform headache attacks with conjunctival injection and tearing« – kurz SUNCT-Syndrom – wird eine trigeminoautonome Kopfschmerzerkrankung beschrieben, die im Vergleich zur paroxysmalen Hemikranie durch nochmals kürzere und höherfrequente Attacken gekennzeichnet ist. Männer sind bei dieser extrem seltenen Erkrankung häufiger als Frauen betroffen.

SUNCT-Syndrom (diagnostische Kriterien IHS-2003)

- A. Wenigstens 20 Attacken, die die Kriterien B–D erfüllen
- B. Einseitige orbital, supraorbital oder temporal lokalisierte Attacken von stechender oder pulsierender Qualität, die 5–240 s andauern
- C. Der Schmerz wird begleitet durch eine ipsilaterale konjunktivale Injektion und Lakrimation
- D. Die Attackenfrequenz liegt bei 3–200/Tag
- E. Nicht auf eine andere Erkrankung zurückzuführen

Therapie

Eine zuverlässige Therapie des SUNCT-Syndroms ist nicht bekannt. Weder die Therapiestrategien des Clusterkopfschmerzes noch die der paroxysmalen Hemikranie oder der Trigeminusneuralgie sind regelmäßig effektiv. In Einzelfällen wurde über erfolgreiche Behandlungen mit Prednisolon, Azathioprin, Lamotrigin oder Topiramat berichtet, sodass diese Substanzen zumindest versuchsweise zum Einsatz kommen sollten.

20.1.8 Kopfschmerz bei Medikamentenübergebrauch

Kopfschmerzen bei Medikamentenübergebrauch sind eine spezifische paradoxe Komplikation des Kopfschmerzpatienten – und hier in erster Linie von Patienten, die unter Migräne oder Kopfschmerzen vom Spannungstyp leiden.

Diagnose

In der 1. Auflage der Kopfschmerzklassifikation der IHS ging man noch davon aus, dass nur eine **tägliche** Einnahme von bestimmten **Mindestdosen** einer Substanz zur Kopfschmerzakutbehandlung selbst wieder Kopfschmerzen hervorrufen könne. Heute wissen wir, dass diese Komplikation der Kopfschmerzbehandlung schon viel eher droht.

Kopfschmerz bei Medikamentenübergebrauch (diagnostische Kriterien IHS-2003)

- A. Kopfschmerz an ≥15 Tage/Monat, der die Kriterien C und D erfüllt
- B. Regelmäßige Einnahme über ≥3 Monate einer oder mehrerer Substanzen, die zur Akutbehandlung von Kopfschmerzen eingesetzt werden
- C. Entwicklung des Kopfschmerzes oder deutliche Verschlechterung während des Medikamentenübergebrauchs
- D. Innerhalb von 2 Monaten nach Beendigung des Medikamentenübergebrauchs verschwindet der Kopfschmerz oder kehrt wieder zu seinem früheren Auftretensmuster zurück

Als **regelmäßige Einnahme** wurden in der 2. Auflage der IHS-Klassifikation dabei folgende Einnahmeschwellen definiert:

- Einnahme von Ergotaminen, Triptanen, Opioiden, Schmerzmittelmischpräparaten oder Kombinationen von Kopfschmerzakutmedikation an ≥10 Tagen im Monat über ≥3 Monate.
- Einnahme von Monoanalgetika an ≥15 Tagen im Monat über ≥3 Monate.

Das klinische Bild von Kopfschmerzen bei Medikamentenübergebrauch variiert in Abhängigkeit von den fehlgebrauchten Substanzen und der zugrundeliegenden Kopfschmerzerkrankung. Entweder kommt es quantitativ zur Zunahme des primären Kopfschmerzes oder qualitativ zur Entstehung eines neuen Kopfschmerztyps.

! In beiden Fällen aber gilt, dass spätestens 2 Monate nach Beendigung des Medikamentenübergebrauchs eine Besserung der Kopfschmerzsymptomatik eingetreten sein muss, um die Diagnose zu bestätigen.

Epidemiologie

Das wahre Ausmaß der Verbreitung von Kopfschmerzen bei Medikamentenübergebrauch in der Bevölkerung ist aufgrund einer vermuteten hohen Dunkelziffer unbekannt. Schätzungen anhand von Apothekendaten gehen von bis zu 2% der Bevölkerung aus. In Kopfschmerzambulanzen machen sie über 10% und in spezialisierten Kopfschmerzkliniken mehr als 50% der Patienten aus.

Zugrundeliegende Schmerzerkrankungen

! Bei der dem Medikamentenübergebrauch zugrundeliegenden primären Schmerzerkrankung handelt es sich fast ausschließlich um eine Migräne, einen Kopfschmerz vom Spannungstyp oder eine Kombination von beidem!

Übergebrauchte Substanzen

! Grundsätzlich kann jedoch jedes Schmerz- oder Migränemittel, das zur Akutbehandlung von Kopfschmerzen eingesetzt wird, bei zu häufigem Gebrauch selbst Kopfschmerzen verursachen.

Zahlenmäßig stehen dabei heute an erster Stelle koffeinhaltige Schmerzmittelmischpräparate und Triptane, während Ergotamine praktisch keine Bedeutung mehr haben.

Therapie

Die Behandlung von Kopfschmerzen bei Medikamentenübergebrauch setzt sich aus 3 Maßnahmen zusammen:

- Aufklärung des Patienten über die paradoxe Situation, dass Kopfschmerzmittel Kopfschmerzen verursachen können.
- Durchführung der Medikamentenpause.
- Behandlung der überdauernden primären Kopfschmerzerkrankungen.

Medikamentenpause

Dem Begriff »Medikamentenpause« sollte vor der herkömmlichen Bezeichnung »Medikamentenentzug« allein schon daher der Vorzug gegeben werden, weil bei vielen Patienten im Anschluss die gleichen Substanzen zur Attackenbehandlung wieder empfohlen werden (wenn auch unter Berücksichtigung von Einnahmegrenzen).

Die Medikamentenpause kann unter ambulanten oder stationären Bedingungen erfolgen.

! Ein motivierter Patient, dessen Umfeld es erlaubt, kann eine Medikamentenpause bei reinem Übergebrauch von Triptanen und/oder Monoanalgetika bei entsprechender Anleitung im häuslichen Umfeld erfolgreich durchführen. Die erforderliche Dauer liegt hier meist bei ca. 14 Tagen nach abruptem Absetzen der Substanzen. Wenn jedoch Ergotamine, Opioide, Benzodiazepine oder auch größere Mengen von Kombinationsanalgetika übergebraucht wurden, ist ein Absetzten unter stationären Bedingungen erfolgversprechender.

Der feste Einsatz von trizyklischen Antidepressiva mit ihrer sedierenden Komponente während der Medikamentenpause und auf Dauer dann zur Kopfschmerzprophylaxe hat sich empirisch bewährt. Antiemetika und schmerzdistanzierende niedrigpotente Neuroleptika wie Melperon können zusätzlich bedarfsweise bei Übelkeit und Schmerzspitzen zum Einsatz kommen –keinesfalls andere Schmerzmittel. Bei primär bestehender Migräne hat sich zudem die feste Gabe von Prednisolon in einem absteigenden Dosierungsschema z. B. beginnend mit 100 mg über 10 Tage bewährt.

20.1.9 Trigeminusneuralgie und andere kraniale Neuralgien

Die mit Abstand häufigste kraniale Neuralgie ist die Trigeminusneuralgie. Deutlich seltener sind Neuralgien im Versorgungsbereich des N. glossopharyngeus, des N. intermedius, des N. laryngeus superior und des N. occipitalis major. Gemeinsame Charakteristika sind der stereotype, blitzartig einschießende Charakter, die strenge Begrenzung auf das Versorgungsgebiet des jeweils betroffenen Nervs und die mechanische Provozierbarkeit der Attacken.

Diagnose

Bei der Trigeminusneuralgie unterscheidet die IHS in ihrer aktuellen Klassifikation jeweils eine **klassische** und eine **symptomatische** Form. Der Begriff »klassische« ersetzt die frühere Bezeichnung »idiopathische« Trigeminusneuralgie.

Klassische Trigeminusneuralgie (diagnostische Kriterien IHS-2003)

- A. Paroxysmale Schmerzattacken von Bruchteilen einer Sekunde bis zu 2 min Dauer, die einen oder mehrere Äste des N. trigeminus betreffen und die Kriterien B und C erfüllen
- B. Der Schmerz weist wenigstens eines der folgenden Charakteristika auf:
  - Starke Intensität, scharf, oberflächlich, stechend
  - Ausgelöst über eine Triggerzone oder durch Triggerfaktoren
- C. Die Attacken folgen beim einzelnen Patienten einem stereotypen Muster
- D. Klinisch ist kein neurologisches Defizit nachweisbar
- E. Nicht auf eine andere Erkrankung zurückzuführen

Üblicherweise beginnt eine klassische Trigeminusneuralgie zuerst im Versorgungsbereich des 2. und/oder 3. Astes. In weniger als 5% der Fälle ist zunächst der 1. Ast betroffen. Selten kann sie bilateral auftreten. Eine Schmerzattacke wird gewöhnlich durch einfache Reize wie Berührung beim Waschen und Rasieren, Sprechen und Zähneputzen (Triggerfaktoren) ausgelöst, kann aber auch spontan auftreten. In der Regel besteht zwischen den Paroxysmen Beschwerdefreiheit. Ein Dauerschmerz zwischen den Attacken ist wie ein sensibles Defizit Hinweis auf ein symptomatisches Geschehen.

Ursachen einer sekundären Trigeminusneuralgie

- Demyeliniserungen bei einer multiplen Sklerose
- Raumforderungen im Bereich der hinteren Schädelgrube oder des Hirnstamms (Tumor, vaskuläre Malformation, Aneurysma)
- Entzündungen (Herpes zoster)

Die **Glossopharyngeusneuralgie** ist durch einen starken, kurzzeitigen stechenden Schmerz im Bereich des Ohres, des Zungengrundes, der Tonsillennischen oder unterhalb der Kieferwinkels gekennzeichnet. Der Schmerz wird nicht nur im Versorgungsbereich des N. glossopharyngeus wahrgenommen, sondern auch im Versorgungsbereich der aurikulären und pharyngealen Äste des N. vagus. Der Schmerz wird üblicherweise durch Schlucken, Sprechen und Husten ausgelöst.

Epidemiologie

Bei der Mehrzahl der Patienten mit einer klassischen Trigeminusneuralgie findet sich ursächlich eine Kompression der Trigeminuswurzel durch ein geschlängeltes oder elongiertes Gefäß, am häufigsten der A. cerebelli posterior (80%). Da diese häufig arteriosklerotisch verhärtet und altersbedingt elongiert ist, bevor sie symptomatisch wird, erklärt sich das in der Regel höhere Alter der Patienten. Zwar können auch Patienten bereits im 5. Lebensjahrzehnt betroffen sein, die Inzidenz steigt jedoch deutlich mit zunehmendem Alter. Der Altersgipfel liegt im 7. und 8. Lebensjahrzehnt. Insgesamt liegt die Inzidenz bei ca. 4 : 100.000.

Pathophysiologie

Die Schmerzentstehung wird bei der klassischen Form durch eine lokale Demyelinisierung von benachbarten trigeminalen sensiblen und nozizeptiven Fasern am mechanischen Kontaktort von pulsierendem Gefäß und Trigeminuswurzel erklärt. Durch periphere Triggerreize ausgelöste Aktionspotenziale springen kurzschlussartig von den entmarkten sensorischen Axonen auf die benachbarten nozizeptive Axone über, die dann eine neu generierte Schmerzinformation nach zentral weiterleiten.

Therapie

! Grundsätzlich stehen Substanzen zur medikamentösen Prophylaxe und invasive Therapieverfahren zur Behandlung der Trigeminusneuralgie zur Verfügung. Aufgrund der Kürze der Attacken ist hingegen eine Attackentherapie nicht möglich, und Verfahren der nichtmedikamentösen Prophylaxe (physikalisch, verhaltensmedizinisch) sind durchweg unwirksam.

Medikamentöse Therapie

Die klassische Trigeminusneuralgie (und Glossopharyngeusneuralgie) spricht üblicherweise initial gut auf eine Pharmakotherapie mit Antikonvulsiva an. Mit zunehmender Krankheitsdauer lässt dieser initial gute Behandlungseffekt jedoch nach. Höhere Dosierungen werden erforderlich, es treten mehr Nebenwirkungen auf, und schließlich können die Attacken nicht mehr komplett unterdrückt werden. Führt ein Substanzwechsel oder eine Medikamentenkombination nicht mehr zu einem ausreichenden Therapieerfolg, ist spätestens der Zeitpunkt für invasive Verfahren gekommen.

Die Auswahl der medikamentösen Prophylaktika erfolgt letztlich eher auf Basis empirischer Erfahrungen als aufgrund kontrollierter Studien. Als Mittel der Wahl gelten Carbamazepin und Oxcarbazepin, wobei letzteres ein günstigeres Nebenwirkungsprofil aufweist (Tab. 20.6). Bei Verträglichkeitsproblemen ist dann Gabapentin Mittel der 2. Wahl. Eine initiale schnelle Aufdosierung kann durch Carbamazepin als Suspension, aber auch durch Phenytoin i.v. erfolgen.

Invasive Therapie

Ist der Behandlungserfolg mit Medikamenten aufgrund fehlender Wirksamkeit oder schlechter Verträglichkeit nicht befriedigend, sind invasive Therapieverfahren indiziert. Bei der **mikrovaskulären Dekompression nach Gardner und Jannetta** handelt es sich um eine **kausale, nichtdestruktive** Therapie, bei der über eine subokzipitale Trepanation die Trigeminuswurzel durch ein Interponat vom komprimierenden Gefäß getrennt wird. Sie ist ausschließlich bei der klassischen Trigeminusneuralgie indiziert. Einer anhaltenden Schmerzfreiheit von über 70% steht bei diesem Verfahren eine Operationsletalität von ca. 1% gegenüber.

Alternativ stehen mit der **perkutanen Thermokoagulation des Ganglion Gasseri nach Sweet**, der **perkutanen Mikrokompression des Ganglion Gasseri** mit Hilfe eines Ballonkatheters und der **perkutanen retroganglionäre Glyzerin-Instillation nach Hakanson symptomatische, selektiv-destruktive** Therapieverfahren zur Verfügung. Sie können sowohl bei der klassischen als auch der symptomatischen Trigeminusneuralgie angewandt werden. Ziel ist in jedem der Verfahren, entweder thermisch, mechanisch oder chemisch die empfindlicheren, weil nicht oder nur dünn myelinisierten schmerzleitenden A-δ- und C-Fasern auszuschalten und im Idealfall die stärker myelinisierten Fasern für epikritische Sensibilität und Motorik intakt zu lassen. Gerade bei der perkutanen Thermokoagulation des Ganglion Gasseri sind die Erfolgsraten mit 70–80% anhaltender Schmerzfreiheit vergleichbar mit der mikrovaskulären Dekompression, jedoch treten Dysästhesien bei bis zu 6% und eine Anaesthesia dolorosa bei bis zu 1% der Patienten auf. Bei den anderen beiden Verfahren sind diese Nebenwirkungen noch häufiger.

20.2 Anhaltender idiopathischer Gesichtsschmerz

V. Thieme

20.2.1 Anhaltender idiopathischer Gesichtsschmerz (früher verwendeter Begriff »atypischer Gesichtsschmerz«)

Definition und spezielle Pathophysiologie

Das klinische Bild des anhaltenden idiopathischen Gesichtsschmerzes (AIGS) als eigenständiges Krankheitsbild wird kontrovers diskutiert (Zakrzewska u. Harrison 2003).

Die International Headache Society (IHS) definiert den AIGS als Gesichtsschmerz ohne organische Ursache im Sinne einer Ausschlussdiagnose und charakterisiert das Krankheitsbild

Tab. 20.6. Medikamentöse Prophylaxe der Trigeminus- und Glossopharyngeusneuralgie

Rating	Substanz	Dosis	Wichtige Kontraindikationen	Wichtige Nebenwirkungen
↑↑ 1. Wahl	Carbamazepin	Initial 200–400 mg oral als Suspension, dann Aufdosierung beginnend mit 2-mal 200 mg in retardierter Form; Dosissteigerung, bis Schmerzfreiheit oder inakzeptable Nebenwirkungen auftreten	Absolut: – Vorliegen einer Knochenmarkschädigung – AV-Block – Behandlung mit MAO-Hemmern Relativ: – Glaukom – Schwere Herz-, Nieren- oder Leberfunktionsstörung	Häufig/gelegentlich: – Somnolenz, Sedierung – Ataxie – Kopfschmerzen – Nausea, Erbrechen – Akkommodationsstörungen, Diplopie – Allergische Hautreaktionen – Alopezie – Leberwerterhöhungen
↑ 1. Wahl	Oxcarbazepin	Aufdosierung beginnend mit 2-mal 300 mg; Dosissteigerung, bis Schmerzfreiheit oder inakzeptable Nebenwirkungen auftreten	Absolut: – Keine Relativ: – Überempfindlichkeitsreaktion auf Carbamazepin	Häufig: – Müdigkeit, Schwindel – Kopfschmerzen – Nausea, Erbrechen – Diplopie Häufig/gelegentlich: – Ataxie
↑ 2. Wahl	Gabapentin	Aufdosierung auf 3-mal 300 mg in 3 Tagen; dann Dosissteigerung bis 3600 mg, bis Schmerzfreiheit oder inakzeptable Nebenwirkungen auftreten	Absolut: – Akute Pankreatitis Relativ: – Nierenfunktionsstörung	Häufig/gelegentlich: – Müdigkeit – Ataxie, Schwindel – Nervosität, Schlaflosigkeit – Kopfschmerzen – Nausea, Erbrechen, – Parästhesien
↑↑ 2. Wahl	Baclofen	In Kombination mit einem Antikonvulsivum; Startdosis 3-mal 5 mg, Aufdosierung bis maximal 75 mg	Absolut: – Terminale Niereninsuffizienz – Epilepsie Relativ: – Schwere Leberfunktionsstörung – Magen-Darm-Ulzera – Verwirrtheitszustände	Häufig/gelegentlich: – Tremor, Ataxie – Müdigkeit, Schwindel – Parästhesien – Kopfschmerzen – Verwirrtheit – Depression, Euphorie – Hypotonie – Epileptische Anfälle
↑ 3. Wahl	Phenytoin	Initial 250 mg i.v., dann 3-mal 100 mg oral bis 3-mal 500 mg	Absolut: – AV-Block – Herzinsuffizienz – Vorliegen einer Knochenmarkschädigung Relativ: – Pulmonale Insuffizienz – Hypotonie	Häufig: – Ataxie, Schwindel – hochfrequenter Ruhetremor – Dyskinesien – Diplopie, Nystagmus – Kopfschmerzen, – Zunehmende Erregbarkeit – Merkfähigkeitsstörungen und Störungen der intellektuellen Leistungsfähigkeit – Kleinhirnatrophie – Gingivahyperplasie

- ↑↑ Wirkung in kontrollierten Studien oder Metaanalysen und in der klinischen Anwendung eindeutig erwiesen.
- ↑ In der klinischen Anwendung wirksam, es fehlen jedoch ausreichend positive kontrollierte Studien.
- ↔ Wirksamkeit in Einzelfällen gegeben, es fehlen jedoch ausreichend positive kontrollierte Studien, oder Studienergebnisse sind widersprüchlich.
- Bei der Einstufung in Medikamente der 1., 2. oder 3. Wahl wurde insbesondere auch das Nebenwirkungspotenzial berücksichtigt.

als »anhaltender Gesichtsschmerz, der nicht die klassischen Charakteristika einer kranialen Neuralgie... aufweist und auch nicht auf eine andere Erkrankung zurückzuführen ist« (IHS 2003). Im Kontrast dazu wird der AIGS als Diagnose sui generis von der International Association for the Study of Pain nicht akzeptiert (IASP 1994).

Die Ätiopathogenese des AIGS ist nicht geklärt. So wird eine Dysfunktion im antinozizeptiven System diskutiert. Durch Mikrotraumen und periphere Nervläsionen sind kontinuierliche neuronale Stimulationen mit Spontanaktivität des N. trigeminus oder ektopische Aktionspotenziale, die vom Trigeminuskern nicht supprimiert werden können, vorstellbar (Paulus et al. 2003). Bei 2/3 der Patienten ist der AIGS mit psychischen Auffälligkeiten wie Ängsten und Depression verbunden (Pfaffenrat et al. 1995). So wird eine gemeinsame Pathogenese mit der Depression angenommen (Peschen-Rosin 2002). Häufig ist ein zeitliches Kontinuum zu psychosozialen Konfliktsituationen nachweisbar.

Klinische Symptome

Charakteristisch ist ein ganztägig persistierender, schlecht lokalisierbarer, nicht an anatomische Grenzen gebundener, tief sitzender, klopfender, bohrender, häufig auch brennender Schmerz. Stress und Müdigkeit verstärken die Beschwerden. Eine Hyperalgesie oder Allodynie kann vorhanden sein. Sensibilitätsdefizite, röntgenologische oder laborchemische Befunde fehlen. Das Krankheitsbild wird überwiegend bei Frauen im Alter zwischen 30 und 60 Jahren beobachtet. Häufigkeit und Spontanverlauf der Erkrankung sind nicht bekannt. Anamnestisch findet sich nicht selten eine Koinzidenz zu Operationen im Kiefer-/Gesichtsbereich oder auch zu destruierenden neurochirurgischen Eingriffen (Mock et al. 1985).

Typische klinische Symptome des AIGS

- **Dauerschmerz**
  Täglich und ganztägig, über Monate und Jahre anhaltend, symptomfreie Intervalle möglich
- **Schmerzintensität**
  Wechselnd, mäßig bis heftig, selten Beeinträchtigung des Nachtschlafes
- **Schmerzcharakter**
  Tief sitzend, dumpf, bohrend, brennend, häufig Dysästhesien und Parästhesien
- **Schmerzlokalisation**
  Schlecht bestimmbar, nicht an anatomische Distribution gebunden, anfänglich auf eine einzelne Gesichtsregion begrenzt, später Ausbreit ungstendenz auf Ober- und Unterkiefer, Überschreitung der Mittellinie, auch an verschiedenen Stellen auftretend
- **Lokalbefund**
  Fehlende klinisch-neurologische, röntgenologische oder paraklinisch relevante Befunde, keine Sensibilitätsdefizite
- **Assoziierte Faktoren**
  Psychische Auffälligkeiten wie Depression und Angststörung in 60%
- **Geschlechtsverteilung**
  Überwiegend Frauen (90%) im Alter zwischen 30 und 60 Jahren betroffen

Zuweilen werden bizarre Vorstellungen über den Charakter der empfundenen Schmerzen beschrieben, die im deutlichen Widerspruch zur tatsächlichen täglichen schmerzbedingten Beeinträchtigung stehen.

Das **Mundbrennen (burning mouth syndrome, Stomatodynie)** und die **atypische Odontalgie** gelten als spezielle Varianten des AIGS (Pfaffenrath u. Dieterich 1995).

Diagnose und Differenzialdiagnose

Die Verdachtsdiagnose des AIGS darf nur gestellt werden, wenn klinische Symptome oder paraklinisch relevante Befunde, die auf organische Ursachen zurückzuführen sind, mit Sicherheit ausgeschlossen werden können. Dies betrifft u. a. Erkrankungen des ZNS und der Hirnnerven, intra- und extrakranielle raumfordernde Prozesse, Gesichtsneuralgien, Clusterkopfschmerz, die chronisch-paroxysmale Hemikranie, zervikogene Kopfschmerzen, entzündliche, posttraumatische und funktionelle Störungen im Kiefer-/Gesichtsbereich, im Bereich der HNO- und Augenheilkunde sowie psychopathologische Störungen. So ergibt sich häufig die Notwendigkeit einer abgestimmten, interdisziplinären Abklärung durch Neurologen, Psychiater, Internisten, MKG-Chirurgen, HNO-Ärzte, Ophthalmologen, Orthopäden und Radiologen.

Differenzialdiagnose des andauernden idiopathischen Gesichtsschmerzes

- Erkrankungen des ZNS und der Hirnnerven.
- Raumfordernde Prozesse – intrakranielle und extrakranielle Tumoren im Bereich von Kleinhirnbrückenwinkel, N. trigeminus, Schädelbasis, Orbita, Nasennebenhöhlen, Nasopharynx, Retromaxillarraum, Kauschädel.
- Kopfschmerzsyndrome und Gesichtsneuralgien – zentraler Kopfschmerz, Clusterkopfschmerz, paroxysmale Hemikranie, Spannungskopfschmerz, zervikogener Kopfschmerz, Trigeminusneuralgie, Glossopharyngicusneuralgie, Zosterneuralgie.
- Entzündliche, posttraumatische und funktionelle Störungen des Mund-, Kiefer- und Gesichtsbereiches, der HNO-Heilkunde und Ophthalmologie – kraniomandibuläre Dysfunktion, Osteomyelitis, Sinusitiden, Speicheldrüsenerkrankungen (Sjögren-Syndrom),Trigeminusneuropathie, Arteriitis temporalis, Glaukom, Brechungsfehler.
- Psychopathologische Störungen – anhaltende somatoforme Schmerzstörung, Zönästhesien.

Zwangsläufig können sich Überschneidungen zur traumatisch bedingten **Trigeminusneuropathie**, zur **anhaltenden somatoformen Schmerzstörung** und den **Zönästhesien** ergeben. Die Trigeminusneuropathie wird nach unfall- oder operationsbedingten Verletzungen der Trigeminusäste beobachtet. Die Schmerzsymptomatik ist in der Regel mit neurologischen Defiziten im jeweiligen anatomischen Versorgungsgebiet verbunden. Bei der **anhaltenden somatoformen Schmerzstörung**, deren Schmerzsymptomatik dem AIGS sehr ähneln kann, ist ein anamnestischer Zusammenhang zu einer psychosozialen Belastungssituation oder inneren Konfliktsituation von wesentlicher diagnostischer Bedeutung (Peschen-Rosin 2002).

Zönästhesien werden den schizophrenen Erkrankungen zugerechnet. Sie sind von Körperhalluzinationen nicht zu trennen. Je nach dem Schweregrad werden sie in 3 Stufen eingeteilt. Zönästhesien Grad 1 treten als Missempfindungen und vegetative Symptome völlig unspezifisch auf und sind differenzialdiagnostisch schwierig einzuordnen. Zönästhesien Grad 2 äußern sich in Form bizarrer Missempfindungen, und Zönästhesien Grad 3 sind mit dem Kriterium eines äußeren Einflusses verbunden. Die beiden letztgenannten Krankheitsbilder werden vorwiegend bei Schizophrenien festgestellt.

20.2.2 Mundbrennen – Burning-mouth-Syndrom

Definition und spezielle Pathophysiologie

Das Krankheitsbild des Mundbrennens wird durch eine Reihe synonym gebrauchter Begriffe beschrieben. Der Terminus Stomatodynie oder »burning mouth syndrome« bezieht sich auf eine die gesamte Mundhöhle betreffende Schmerzsymptomatik. Ätiopathogenetisch wird eine idiopathische Form von einer symptomatischen, multifaktoriell bedingten Variante, »burning mouth-like symptoms«, unterschieden. Van der Waal u. Schulten (1989) definieren die idiopathische Stomatodynie als **bilateral in der Mundhöhle** auftretendes Gefühl des **Brennens und Juckens** ohne klinisch sichtbare Veränderungen der oralen Schleimhäute, das länger als 6 Monate besteht. Beschränken sich die Beschwerden auf die Zunge, so werden regelrechte Zungenschmerzen – Glossodynie, Glossalgie – vom eigentlichen Zungenbrennen – Glossopyrosis, »hot tongue« – unterschieden. Inzidenz und Prävalenz des Krankheitsbildes sind nicht gesichert, da idiopathische und symptomatische Formen zumeist nicht getrennt voneinander erfasst werden. Die Angaben schwanken zwischen 0,7% und 12,2% (Witt u. Palla 2002; Zakrzewska u. Harrison 2003)). Betroffen sind vorwiegend Frauen mittleren und höheren Alters, zu 2/3 Frauen in der Menopause.

Symptomatik

Die Patienten klagen über Brennen, aber auch Prickeln, Jucken und Stechen an verschiedenen Stellen der Mundhöhle.

Diagnostische Kriterien des idiopathischen Mundbrennens

- **Schmerzcharakter**
  Ständiges Brennen (»wie nach heißen Getränken«), Jucken, Stechen
- **Schmerzstärke**
  Moderate bis hohe Intensität
- **Schmerzdauer**
  Monate, Jahre, symptomfreie Intervalle möglich
- **Lokalisation**
  Zungenspitze, Zungenränder, Wange, Gaumen, Alveolarfortsatz, Rachen, bilatrales Vorkommen
- **Lokalbefund**
  Unauffällige intraorale Mukosa
- **Assoziierte Faktoren**
  Mundtrockenheit (50–70%), Geschmacksstörungen (10%), Depression und Angststörungen (71%)
- **Geschlechtsverteilung**
  Vorwiegend Frauen im mittleren und höheren Alter, Geschlechtsverältnis 4:1 bis 6:1

Die Beschwerden beginnen früh morgens und steigern sich im Verlauf des Tages nach vielem Sprechen bis zum Abend. Stress und Müdigkeit verstärken die Symptome. Der Nachtschlaf wird jedoch nicht gestört. Zuweilen werden bizarre Sensationen beschrieben. Die bei jedem zweiten Patienten vorhandene Mundtrockenheit (**Xerostomie**) sowie Geschmacksstörungen (**Dysgeusie**) stellen eine zusätzliche Beeinträchtigung für die Patienten dar. Die Geschmacksstörung äußert sich als persistierender »schlechter«, »metallischer«, »salziger« oder »bitterer« Geschmack. Als häufigste Lokalisation des Brennens wird die Zungenspitze angegeben. Es folgen die Zungenränder, der Zungenrücken, Lippen, Gaumen, zahnloser Alveolarkamm, Wangenschleimhaut und Rachen. Eine an anatomische Grenzen gebundene Distribution ist nicht erkennbar.

Das Leiden dauert oft über Jahre und ist nicht selten mit Depression und Angststörungen assoziiert. Eine psychopathologische Komorbidität bei Patienten mit Mundbrennen wurde in 71% nachgewiesen (Bogetto et al. 1998). Zuweilen wird der Beginn mit einer zahnärztlichen Behandlung, Medikamenteneinnahme, unangenehmen Erlebnissen oder krisenhaften Lebenssituationen verknüpft. Häufig besteht eine Kanzerophobie.

Diagnose und Differenzialdiagnose

Analog zum AIGS ist die idiopathische Glossodynie als Ausschlussdiagnose zu verstehen. So müssen lokale pathologische Prozesse, systemische Erkrankungen, aber auch Nebenwirkungen zahlreicher Medikamente berücksichtigt werden.

Differenzialdiagnose des symptomatischen Mundbrennens

- Lokale pathologische Prozesse:
  - Entwicklungsstörungen/Anomalien – Lingua geographica, Lingua plicata, Glossitis rhombica mediana
  - Schleimhauterkrankungen – Lichen ruber erosivus, Leukoplakie, Candida- und Fusospirochäteninfektionen, HIV-assoziierte Infektionen
  - Mechanische, chemische und bakterielle Irritationen – Zahnkaries, insuffizienter Zahnersatz, Prothesenstomatitis, Tabak, Alkohol, Mundwässer
  - Kontaktallergien auf Prothesenmaterialien, galvanische Reize
  - Kraniomandibuläre Dysfunktion, orofaziale Parafunktionen
  - Radiatio, Radioxerostomie, Chemotherapie
- Systemische Veränderungen:
  - Perniziöse Anämie (Möller-Hunter-Glossitis)
  - Eisenmangelanämie (Plummer-Vinson-Syndrom)
  - Erkrankungen des Gastrointestinaltraktes
  - Diabetes mellitus)
  - Hyperthyreose
  - Nephropathie
  - Vitaminmangelzustände (Vitamin B_1, B_2, B_6)
  - Sjögren-Syndrom
  - Spätdyskinesen
  - Akustikusneurinom

Medikamentennebenwirkungen

Erkrankungen der Mundschleimhäute, Anomalien der Zunge, mechanische, chemische und bakterielle Irritationen, funktionelle Störungen des Kauapparates, Kontaktallergien und galvanische Reize durch unterschiedliche zahnärztliche Metalle sind abzuklären. Prothesenträger klagen zuweilen über Brennen und Jucken der Gaumenschleimhaut ohne erkennbare Schleimhautveränderungen. Diese Symptomatik (»denture sore mouth«; DSM) sollte von einer durch chemische oder bakterielle Reize bedingten Prothesenstomatitis unterschieden werden. Letztere ist an einer charakteristischen, scharf abgegrenzten Rötung der Gaumenschleimhaut im Bereich des Prothesenkontaktes zu erkennen. Die DSM-Symptomatik ist demgegenüber als Variante der idiopathischen Form des Mundbrennens anzusehen (van der Waal u. Schulten 2000).

Systemische Ursachen des Mundbrennens betreffen die perniziöse und Eisenmangelanämie, Nephropathie, Diabetes mellitus, Hyperthyreose, Vitamin-B-Hypovitaminosen, Spätdyskinesen oder das Sjögren-Syndrom. Zungenbrennen kann auch durch eine von einem Akustikusneurinom ausgelöste Trigeminusreizung hervorgerufen werden (Ferguson u. Burton 1990). Unter der Vielzahl von Medikamenten, die eine Mundtrockenheit bewirken, sind u. a. Antihypertonika wie ACE-Hemmer, Neuroleptika, Antidepressiva, Benzodiazepine, Antiparkinsonika, Antihistaminika, L-Thyroxin und Zytostatika zu nennen.

Paraklinische Untersuchungen sollten neben dem Blutbild die Bestimmung der Blutzuckerwerte, des Vitamin-B_{12}- und Folsäuregehaltes, des Serumeisens und Serumferritins, der Eisenbindungskapazität sowie des Vitamin B_1-, B_2- und B_6-Gehaltes umfassen (Witt u. Palla 2002). Darüber hinaus ergibt sich die Notwendigkeit einer Beurteilung der häufig von Depression und Angststörungen gekennzeichneten psychopathologischen Komorbidität.

20.2.3 Atypische Odontalgie

Definition und spezielle Pathophysiologie

Die atypische Odontalgie wird als **persistierender Zahnschmerz ohne krankhaften klinischen oder röntgenologischen Befund** im Sinne einer Ausschlussdiagnose definiert (Türp 2000). Dieser Zahnschmerz tritt in der Region eines wurzelbehandelten oder bereits extrahierten Zahnes auf. Zumeist sind Frauen im 4. und 5. Lebensjahrzehnts betroffen. Das klinische Bild der atypischen Odontalgie lässt **pathogenetische Parallelen zum Phantomschmerz** nach Extremitätenamputationen vermuten. Einige Autoren gehen von einer **neuropathischen Genese** im Sinne eines Deafferenzierungsschmerzes nach zahnärztlicher Therapie aus (Marbach 1978). Von anderer Seite wird die atypische Odontalgie dem **atypischen Gesichtsschmerz** zugerechnet (Pfaffenrath u. Dieterich 1995).

Klinische Symptome

Die Symptomatik entspricht dem Bild des AIGS (▶ Kap. 20.1.1). Anfänglich wird der Schmerz mit Bestimmtheit in die Region eines wurzelbehandelten oder bereits extrahierten Zahnes lokalisiert. Später sind auch benachbarte Gesichtsregionen betroffen.

Diagnose und Differenzialdiagnose

Die Verdachtsdiagnose atypische Odontalgie erfordert per definitionem den Ausschluss organischer Ursachen chronischer Gesichtsschmerzen, deren wichtigste Vertreter in ▶ Kap. 20.1.1 zusammengefasst sind. Besondere Berücksichtigung ist dabei den lokalen entzündlichen, posttraumatischen und funktionellen Störungen des Mund-, Kiefer- und Gesichtsbereiches zu widmen. Eine vorangegangene zahnärztliche endodontische Therapie oder Zahnextraktion kann in ihrer zeitlichen Abfolge wichtige Ansätze für die Verdachtsdiagnose erbringen. Eine psychosomatische oder psychiatrische Abklärung ist bei entsprechender Symptomatik empfehlenswert.

20.2.4 Spezielle Therapie des anhaltenden idiopathischen Gesichtsschmerzes, Mundbrennens und der atypischen Odontalgie

! Eine optimale Therapie des atypischen Gesichtsschmerzes gibt es nicht.

Die Betreuung des Patienten sollte nach Ausschluss einer organischen Ursache oder einer psychiatrischen Diagnose mit einer umfassenden Aufklärung über den grundsätzlich benignen Charakter der Erkrankung beginnen. Indem der Arzt eine unterschwellige Kanzerophobie ausräumt, trägt er bereits wesentlich zur psychischen Stabilisierung des Patienten bei. Als Grundvoraussetzung des nötigen Vertrauensverhältnisses sollte nicht an der Glaubwürdigkeit der Schmerzen gezweifelt werden. Zahnärztlich-chirurgische Interventionen sind kontraindiziert, da sie zur Chronifizierung und Verschlechterung der Schmerzkrankheit führen (Israel et al. 2003).

Behandlungsziel ist die Schmerzlinderung und bessere Bewältigung der Schmerzsymptomatik (Coping). Eine vollständige Schmerzbeseitigung ist nicht erreichbar und sollte nicht versprochen werden.

Zur medikamentösen Therapie liegen nur wenige randomisierte, placebokontrollierte Doppelblindstudien vor. Analgetika wie auch Opioide erweisen sich als nicht effektiv. Eine mäßige schmerzlindernde Wirkung wurde bei den in Deutschland ungebräuchlichen Antidepressiva Phenelzin (MAO-Hemmer) und Dothiepin (Trizyklikum) nachgewiesen (Sommer 2002). Empfohlen werden niedrig dosierte trizyklische Antidepressiva wie Amitriptylin (25–150 mg), Clomipramin (25–75 mg) und Doxepin (25–150 mg), obwohl bisher keine evidenzbasierten Nachweise der Wirksamkeit beim AIGS, dem Mundbrennen oder der atypischen Odontalgie bekannt sind. Bei ausgeprägt neuralgiformen Schmerzen ist an die Antikonvulsiva Carbamazepin (300–800 mg), Oxcarbazepin (900–1200 mg) und Gabapentin (900–1200 mg) zu denken. Eine Hormonsubstitution zur Therapie des idiopathischen Mundbrennens ist nutzlos.

Neben der medikamentösen Therapie kommt verhaltenstherapeutischen Strategien und Entspannungstechniken (progressive Muskelrelaxation nach Jacobson) bei allen Formen des AIGS eine wichtige unterstützende Rolle zu. Eine randomisierte Studie mit allerdings kleiner Fallzahl ergab nach 6-monatiger kognitiver Psychotherapie eine Schmerzlinderung bei Patienten mit idiopathischem Mundbrennen (Bergdahl et al. 1995). Der Patient sollte schrittweise an eine bessere Stressbewältigung herangeführt werden.

Als ergänzende Maßnahme erweist sich zuweilen die transkutane elektrische Nervenstimulation (TENS) als hilfreich. Sie ermöglicht dem Patienten außerdem eine aktive Mitarbeit an der Therapie. In hartnäckigen Fällen wird auch eine Elektrostimulation des Ganglion Gasseri empfohlen. Destruktive neurochirurgische Eingriffe sind jedoch kontraindiziert. Lediglich Placebocharakter besitzen Maßnahmen wie Akupunktur, Neuraltherapie, analytische psychotherapeutische Verfahren oder neurolytische Nervenblockaden.

Fazit

Es darf resümierend festgestellt werden, dass die nur gering evidenzbasierten Grundlagen der Therapie des anhaltenden idiopathischen Gesichtsschmerzes und seiner Varianten dringend der weiterführenden systematischen Evaluierung bedürfen.

20.3 Kraniomandibuläre Dysfunktion (CMD)

V. Thieme

Definition und spezielle Pathophysiologie

Der Begriff der kraniomandibulären Dysfunktion umfasst eine Gruppe heterogener, multifaktoriell bedingter orofazialer Störungen. Als Leitsymptome treten Schmerzen in der Kaumuskulatur und/oder den Kiefergelenken, Störungen der Unterkieferbeweglichkeit und Gelenkgeräusche wie Knacken und Reiben auf (Bremerich et al. 2004). Die Beschwerden können mit schmerzbezogenen Einschränkungen der Lebensqualität und psychosomatischen Störungen verbunden sein. Ätiologie und Pathogenese sind nicht hinreichend geklärt. Das **biopsychosoziale Krankheitsverständis** dieser Störungen stützt sich auf eine mehrdimensionale Befunderhebung, die sowohl eine somatische als auch eine psychosoziale Achse umfasst (Dworkin u. LeResche 1992).

Als prädisponierende Faktoren gelten Störungen der Okklusion, akute und chronische Kiefergelenkerkrankungen, Traumen, neuromuskuläre Dysfunktionen sowie psychosoziale Belastungen, die häufig mit Parafunktionen einhergehen.

Der Stellenwert der **Okklusionsstörungen** wird kontrovers diskutiert (John 1996). Auch wenn es zu einer Abkehr von der ursprünglich monokausalen Überbetonung der Rolle okklusaler Faktoren gekommen ist, können Malokklusionen therapeutisch nicht unberücksichtigt bleiben (Pullinger et al. 1993).

Interne Kiefergelenkfunktionsstörungen mit Verlust des ungehinderten, fein abgestimmten Bewegungsablaufes von Kiefergelenkkopf und Gelenkdiskus stellen eine zweite, ätiologisch relevante Schmerzursache dar (Schwartz u. Kendrick 1984; Lerondeau et al. 1987; Böhm et al. 1997). Von klinischer Bedeutung sind Diskopathien, die zu schmerzhaften, reaktiv entzündlichen intraartikulären Gewebeveränderungen (»Kapsulitis«, »Synovitis«) und Muskelspasmen führen können.

Myofasziale Ursachen der Schmerzentstehung werden auf Koordinationsstörungen und Tonussteigerung einzelner Muskelgruppen, pathogene zervikogene Reize, eine »hypervigilante Disposition« und **Parafunktionen** zurückgeführt (Yoshida 1997; Schindler u. Türp 2002). Letztere gelten als erlernte Form der Stressbewältigung (Schirmer u. Kluge 2001). Typische Ausdrucksformen dieser »Habits« sind Zähneknirschen (Bruxismus), Zähnepressen, Zungenpressen, Saug- und Beißphänomene sowie unphysiologische Unterkieferzwangshaltungen (z.B. unbewusster Vorschub). Situationsbezogene Redewendungen wie »hier muss ich die Zähne zusammenbeißen« verdeutlichen diese Problematik.

Eine enge funktionelle Verbindung besteht zwischen der Muskulatur der Kiefergelenke und der **Halswirbelsäule.** Patienten mit einer CMD weisen statistisch signifikant häufiger eine asymptomatische zervikale Dysfunktion der Wirbelbogengelenke auf (Fink et al. 2003). Verspannungen der Nackenmuskulatur können reflektorisch zu sekundären schmerzhaften Spasmen der Kaumuskulatur mit Folgesymptomen bis hin zu Schwindel und Tinnitus führen (Seedorf et al. 1999).

Klinische Symptome

Die Palette der Beschwerden erstreckt sich von einer fast schmerzlosen Beeinträchtigung der Unterkieferbeweglichkeit bis hin zu neuralgiformen Schmerzattacken. Nach dem schmerzepidemiologischen Gesundheitssurvey der Bundesrepublik (Bellach et al. 1998) beträgt die 12-Monats-Prävalenz von Gesichtsschmerzen bei Frauen 20% und bei Männern 12%. Frauen sind somit fast 2-mal häufiger als Männer betroffen (Kohlman 2002).

Typisch sind überwiegend einseitige, zum Oberkiefer und Unterkiefer, zum Ohr (Otalgie), in die Zähne, die Zunge, die Orbita, Schläfen- und Stirnregion, aber auch in die Nacken- und Schultermuskulatur ausstrahlende Schmerzen mittlerer und starker Intensität, die wechselnd dumpf, stechend oder einschießend geschildert werden. Die CMD wird aufgrund der Vielgestaltigkeit ihrer Symptome auch als Chamäleon des Gesichtsschmerzes bezeichnet.

Die Unterkieferbeweglichkeit kann durch unregelmäßige Seitabweichungen oder wechselnd ausgeprägte Mundöffnungbehinderungen beeinträchtigt sein. Interne Kiefergelenkstörungen sind häufig, jedoch nicht immer, mit Geräuschen wie Knacken oder Krepitation verbunden. Palpatorisch nachweisbare Schmerzpunkte über den Gelenken und den eizelnen Muskelabschnitten ergeben wichtige klinische Hinweise. Zu somatisch gut nachweisbaren Befunden gesellt sich eine Reihe weiterer unspezifischer Symptome wie Zungen- und Mundschleimhautbrennen, Störungen des Speichelflusses (Hypo- oder Hypersialie), Geschmacksstörungen (Dysgeusie), Schwankschwindel oder Tinnitus in wechselnder Häufigkeit. Patienten mit CMD leiden in hohem Maße auch an Kopfschmerzen sowie Nacken- und Rückenschmerzen (Kohlmann 2002).

Die Mehrzahl der Patienten wird durch die vorhandenen Beschwerden nicht in ihren Alltagsaktivitäten eingeschränkt. Entwickelt sich jedoch das Bild des chronifizierten Dauerschmerzes, dann ist auch mit schmerzbedingten kommunikativen und sozialen Beeinträchtigungen, Ängsten und depressiven Verstimmungen zu rechnen (Nilges 2002).

Diagnose und Differenzialdiagnose

Diagnose und Klassifikation der differenzierten klinischen Erscheinungsformen der CMD stützen sich auf Anamnese und klinischen Funktionsstatus von Okklusion, Kaumuskulatur und Kiefergelenken, auf bildgebende Befundung und die Evaluierung der psychosozialen Situation. Der Behandler sollte die Vorstellungen der Patienten über Wesen und Ursache ihrer Beschwerden kennen, um realistische Erwartungen in Bezug auf Diagnostik und erreichbare Therapieziele aufbauen zu können. Tools zur psychosozialen Evaluierung sind bei Verdacht auf eine bereits vorhandene Chronifizierung indiziert (von Korff et al. 1992).

Die Vielgestaltigkeit der Beschwerdebilder erfordert den differenzialdiagnostischen Auschluss lokalisierter pathologischer Prozesse, Kopfschmerzsyndrome sowie anderer muskuloskelettaler und systemischer Erkrankungen. Im Einzelfall wird eine interdisziplinäre Diagnostik unter Einbeziehung von Zahnarzt und MKG-Chirurg, HNO-Arzt, Augenarzt, Orthopäden, Neurologen, Psychotherapeuten und Internisten erforderlich sein.

Spezielle Therapie der CMD

Primäres Ziel ist die Schmerzbeseitigung und Wiederherstellung der Funktion. Bereits die Aufklärung über den benignen Charakter und die vielfach günstige Prognose trägt zur Beseitigung von Verunsicherung und Ängsten der Patienten bei. Gleichzeitig wird der Patient über den Weg der Selbstbeobachtung zur aktiven Überwindung unbewusster, tagsüber bestehender Parafunktionen veranlasst. Grundsätzlich sind nichtinvasive Therapiemaßnahmen zu bevorzugen. Irreversible Veränderungen gelten in der Initialphase der Behandlung als kontraindiziert (Palla 2002).

Die Therapie stützt sich auf die Anwendung von Entlastungsschienen und physiotherapeutischen Maßnahmen (Kerschbaum et al. 2001). Eine Schienentherapie ist bei nächtlichem Bruxismus, schmerzhaften Diskopathien und Arthrosen sowie zum Ausgleich von Malokklusionen indiziert. Bei ausgeprägten Verspannungen bewähren sich neben der krankengymnastischen Behandlung auch adjuvante Verfahren wie z. B. die transkutane elektrische Nervenstimulation (TENS) oder Entspannungstechniken (Muskelrelaxation nach Jacobson, autogenes Training oder Biofeedback).

Die Therapie der chronifizierten Form der CMD verlangt über das oben genannte Vorgehen hinaus ein multimodales Procedere unter Einbeziehung einer Psychotherapie mit verhaltenstherapeutischem Ansatz. Analgetika bewirken keine Linderung. Gegebenenfalls ist an niedrig dosierte trizyklische Antidepressiva (Amitriptylin, Doxepin) zu denken (Sommer 2002).

Literatur

Literatur zu Kap. 20.1

Goadsby PJ, Edvinsson L, Ekman R (1988) Release of vasoactive peptides in the extracerebral circulation of humans and the cat during activation of the trigeminovascular system. Ann Neurol 23 (2): 193–196

Göbel H, Fresenius J, Heinze A, Dworschak M, Soyka D (1996) Effectiveness of Oleum menthae piperitae and paracetamol in therapy of headache of the tension type. Nervenarzt 67 (8): 672–681

Göbel H, Hamouz V, Hansen C, Heininger K al. (1994) Chronic tension-type headache: amitriptyline reduces clinical headache-duration and experimental pain sensitivity but does not alter pericranial muscle activity readings. Pain 59 (2): 241–249

Göbel H, Heinze A (2002) Die Attackenbehandlung der Migräne. Schmerz 16 (1): 59–81

Göbel H, Heinze A (2002) Die medikamentöse Prophylaxe der Migräne. Schmerz 16 (3): 223–240

Göbel H, Heinze A, Heinze-Kuhn K, Austermann K (2001) Botulinum toxin A in the treatment of headache syndromes and pericranial pain syndromes. Pain 91 (3): 195–199

Göbel H, Lindner V, Heinze A, Ribbat M, Deuschl G (1998) Acute therapy for cluster headache with sumatriptan: findings of a one-year long-term study. Neurology 51 (3): 908–911

Göbel H, Petersen-Braun M, Soyka D (1994) The epidemiology of headache in Germany: a nationwide survey of a representative sample on the basis of the headache classification of the International Headache Society. Cephalalgia 14 (2): 97–106

Göbel H, Stolze H, Heinze A, Dworschak M (1996) Easy therapeutical management of sumatriptan-induced daily headache. Neurology 47 (1): 297–298

Headache Classification Committee of the International Headache Society (1988) Classification and diagnostic criteria für headache disorders, cranial neuralgias and facial pain. Cephalalgia. 8 (Suppl 7): 1–96

Kopfschmerzklassifikationskomitee der International Headache Society (2003) Die Internationale Klassifikation von Kopfschmerzerkrankungen, 2. Aufl. Nervenheilkunde 22: 531–670

Limmroth V, Katsarava Z, Fritsche G, Przywara S, Diener HC (2002) Features of medication overuse headache following overuse of different acute headache drugs. Neurology 59 (7): 1011–1014

Ophoff RA, Terwindt GM, Vergouwe MN et al. (1996) Familial hemiplegic migraine and episodic ataxia type-2 are caused by mutations in the Ca2+ channel gene CACNL1A4. Cell 87 (3): 543–552

Todt U, Dichgans M, Jurkat-Rott K et al. (2005) Rare missense variants in ATP1A2 in families with clustering of common forms of migraine. Hum Mutat 26 (4): 315–321

Weiller C, May A, Limmroth V et al. (1995) Brain stem activation in spontaneous human migraine attacks. Nat Med 1 (7): 658–660

Weiterführende Monographien zu Kap. 20.1

Göbel H (2003) Die Kopfschmerzen, 2. Aufl. Springer, Berlin Heidelberg New York

Olesen J, Tfelt-Hansen P, Welch KMA (eds) (1998) The headaches, 2nd edn. Raven, New York

Literatur zu Kap. 20.2

Bergdahl J, Anneroth G, Perris H (1995) Cognitive therapy in treatment of patients with resistant burning mouth syndrome: a controlled study. J Oral Pathol Med 24: 213–215

Bogetto F, Maina G, Ferro G et al. (1998) Psychiatric comorbidity in patients with burning mouth syndrome. Psychosom Med 60: 378–385

Ferguson JW, Burton JF (1990) Clinical presentation of acustic nerve neuroma in the oral and maxillofacial region. Oral Surg Oral Med Oral Pathol 69: 672–675

International Association for the Study of Pain (1994) Classification of chronic pain. Descriptors of chronic pain syndromes and definitions of pain terms. JASP Press Seattle, pp 1–222

Israel HA, Ward JD, Horrell B, Scrivan SJ (2003) Oral and maxillofacial surgery in patients with chronic orofacial pain. J Oral Maxillofac Surg 61 (6): 662–667

Kopfschmerzklassifikationskomitee der International Headache Society (IHS) (2003) Die Internationale Klassifikation der Kopfschmerzerkrankungen. Deutsche Übersetzung. Nervenheilkunde 22: 531–670

Marbach JJ (1978) Phantom tooth pain. J Endodontics 4: 362–372

Mock D, Frydman W, Gordon AS (1985) Atypical facial pain: a retrospective study. Oral Surg Oral Med Oral Pathol 59: 472–74

Paulus W, Evers S, May A, Steude U, Wolowski A, Pfaffenrath V (2003) Therapie und Prophylaxe von Gesichtsneuralgien und anderen Formen der Gesichtsschmerzen. Überarbeitete Empfehlungen der Deutschen Migräne- und Kopfschmerzgesellschaft. Schmerz 17 (1): 74–91

Peschen-Rosin R (2002) Gesichtsschmerzen in der Psychiatrie. Differenzialdiagnosen und therapeutische Empfehlungen. Schmerz 16 (5): 395–403

Pfaffenrath V, Dieterich M (1995) Diagnostik und Therapie des atypischen Gesichtsschmerzes – eine Übersicht. Schmerz 9: 235–241

Sommer C (2002) Pharmakologische Behandlung orofazialer Schmerzen. Schmerz 16 (5): 381–388

Türp JC (2000) Atypische Odontalgie. Dtsch Zahnärztl Z 55 (7): 449–454

Van der Waal I, Schulten EAJM (2000) Burning mouth syndrome. Dtsch Zahnärztl Z 55 (4): 230–233

Witt E, Palla S. Mundbrennen. Schmerz 16 (5): 389–394

Zakrzewska JM, Harrison SD (2003) Facial pain. In: Jensen TS, Wilson RP, Rice ASC (eds) Clinical pain management. Chronic Pain. Arnold, London

Literatur zu Kap. 20.3

Bellach BM, Knopf H, Thefeld W (1998) Der Bundes-Gesundheitssurvey 1997/98. Gesundheitswesen (Sonderheft 2) 60: 59–68

Bremerich A, Daubländer M, Grunert R, Jürgens J, Lenz LH, Thieme V (2004) AWMF Leitlinie: Kraniomandibuläre Dysfunktion (CMD). http://www.uni-duesseldorf.de/AWMF/

Böhm A, Rammelsberg P, Pho Duc JM, Lentner E, Gernet W (1997) Verlauf von Befund und Befinden während der Schienentherapie bei irreversiblen Diskusverlagerungen im Kiefergelenk. Dtsch Zahnärztl Z 52: 416–420

Dworkin SF, LeResche L (1992) Research diagnostic criteria for temporomandibular disorders: review, criteria, examinations and specifications, critique. J Craniomand Disord Facial Oral Pain 6: 301–355

Fink M, Tschernitschek H, Karst M, Stiesch-Scholz,M (2003) Asymptomatische Dysfunktion der Zervikalregion bei Patienten mit anteriorer Diskusverlagerung ohne Reposition. Dtsch Zahnärztl Z 58: 625–628

John M (1996) Ätiopathogenese von funktionellen Kiefergelenkerkrankungen unter besonderer Berücksichtigung der Okklusion. Dtsch Zahnärztl Z 51: 441–447

Kerschbaum T, Liebrecht S, Mentler-Köser M (2001) Klinische Erfahrungen mit Physiotherapie bei Patienten mit schmerzhaften Funktionsstörungen. Dtsch Zahnärztl Z 56: 523–526

Kohlmann T (2002) Epidemiologie orofazialer Schmerzen. Schmerz 16: 339–345

Lerondeau JC, Scheffer P, Baysette A (1987) Luxation méniscale réductible de l´articulation temporo-mandibulaire. Rev Stomatol Chir Maxillofac 88: 429–437

Nilges P (2002) Psychosoziale Faktoren bei Gesichtsschmerz. Schmerz 16: 365–372

Palla S (2002) Grundsätze zur Therapie des myoarthropathischen Schmerzes. Schmerz 16: 373–380

Pullinger AG, Seligman DA, Solberg WK (1988) Temporomandibular disorders. Part II: Occlusal factors associated with temporomandibular joint tenderness and dysfunction. J Prosthet Dent 59: 363

Schindler HJ, Türp JC (2002) Kiefermuskelschmerz – Neurobiologische Grundlagen. Schmerz 16: 346–354

Schirmer I, Kluge AM (2001) Orale Parafunktionen – wichtigster ätiologischer Faktor der kraniomandibulären Dysfunktion. Dtsch Zahnärztl Z 56: 263–265.

Schwartz HC, Kendrick RW (1984) Internal derangements of the temporomandibular joint: descriptions of clinical syndroms. Oral Surg Oral Med Oral Pathol 58: 24–29

Seedorf H, Toussaint R, Jakstat HA, Ahlers O, Liebs T, Göring T, Jüde HD (1999) Zusammenhänge zwischen Wirbelsäulen-Funktion, Beckentiefstand und kraniomandibulärer Dysfunktion. Dtsch Zahnärztl Z 54: 700–703

Sommer C (2002) Pharmakologische Behandlung orofazialer Schmerzen. Schmerz 2002, 16, 381–388

Von Korff M, Dworkin SF, LeResche L, Kruger A (1988) An epidemiologic comparison of pain complaints. Pain 32: 173–183

Yoshida K (1997) Koordination der Kaumuskeln beim Kauen aus der Sicht der Kondylusbewegung bei Patienten mit Diskusdislokation. Dtsch Zahnärztl Z 52: 816–820

Schmerzen an der Wirbelsäule

21.1 **Diagnostik und Therapie von Nackenschmerzen – 246**
M. Schiltenwolf

21.1.2 So genanntes Schleudertrauma – 248

21.2 **Rückenschmerzen – 250**
J. Hildebrandt

21.2.1 Radikulärer Schmerz – 250

21.2.2 Chronische Lumbago – 253

Literatur – 258

21.1 Diagnostik und Therapie von Nackenschmerzen

M. Schiltenwolf

Symptomatik

Nackenschmerzen sind zwischen Hinterhaupt und Rumpf lokalisiert. Der Schultergürtel ist meist mit einbezogen. Sie werden meist dumpf und drückend, bisweilen auch brennend mit Überempfindlichkeit im Schmerzgebiet empfunden. Die meisten Patienten beschreiben einen schleichenden Beginn mit langsam fortschreitender Verschlimmerung.

Neben Schmerzen werden Einschränkungen der Beweglichkeit und Knacken und Reiben der Halswirbelsäule beklagt. Zu unterscheiden sind:

- lokale Schmerzen,
- lokale Schmerzen mit Triggerpunkten und übertragenen Schmerzen (hinter den Augen, mit einseitig zervikogenem Kopfschmerz, mit beidseitigem Spannungskopfschmerz, in den Armen),
- lokale Schmerzen mit bandscheibenassoziierten radikulären Schmerzen.

Ätiologie

Ursachen von Nackenschmerzen werden wie bei Rückenschmerzen unterteilt in spezifische bei

- Tumor, Spondylodiszitis,
- Frakturen und traumatischen Schädigungen,
- rheumatoider Arthritis und unspezifische.

Unspezifische Ursachen, d. h. ohne eindeutige Beziehung zwischen einem organischen Schaden und der Symptomatik, sollen 90% aller Nackenschmerzen haben (Spitzer et al. 1987).

Es ist davon auszugehen, dass bei unspezifischen Nackenschmerzen – wie auch bei Rückenschmerzen – vorwiegend die Muskulatur durch Störung des Tonus betroffen ist; es handelt sich also meist um Spannungsschmerzen.

Radikulär ausstrahlende Nackenschmerzen werden durch Irritationen der Spinalnerven ausgelöst; häufigste Ursache sind Bandscheibenvorwölbungen, insbesondere nach lateral, deutlich seltener durch foraminale Engen bei Spondylarthrosen; allerdings werden die meisten Bandscheibenpathologien von segmentalen degenerativen Befunden der Gelenke begleitet. Akute Bandscheibenvorfälle sind die Ausnahme.

Häufigkeit

In der internationalen Literatur existieren zu Nackenschmerzen – im Gegensatz zu Rückenschmerzen – deutlich weniger Berichte zur Prävalenz, keine zur Inzidenz: Die Angaben variieren zwischen knapp 10% und 35%, die Punktprävalenz soll bei gut 10% liegen, die Lebenszeitprävalenz bei etwa 40% (Ariens et al. 1999). In Deutschland kann – wie auch international – von einer Zunahme bis zum Ende des 6. Lebensjahrzehnts ausgegangen werden (Statistisches Bundesamt 1999).

3-mal weniger Menschen berichten über Nacken- im Vergleich zu Rückenschmerzen. Ungefähr 2/3 der Nackenschmerzpatienten geben ihre Schmerzintensität mit mittelschwer [visuelle Analogskala (VAS) 4–6] an (Statistisches Bundesamt 1999).

Biopsychosoziale Chronifizierung

Im Gegensatz zu akuten Rückenschmerzen (»Hexenschuss«), die oft Verhebeereignissen, also kurz dauernden Fehlbelastungen, zugeordnet werden, sind benennbare Auslösesituationen für Nackenschmerzen selten (Vingard u. Nachemson 2000): Ausnahmen sind Nackenschmerzen nach Heckauffahrunfällen mit nachfolgenden Rechtsauseinandersetzungen um Haftpflichtansprüche oder um Ansprüche an die gesetzliche oder private Unfallversicherung.

Nackenschmerzen entwickeln sich eher langsam, werden lange unterdrückt in der Konkurrenz mit Aufgaben des Alltags und des Berufs. Ergonomische Gesichtspunkte mit langdauernder, wiederholter einseitiger Fehlbelastung im Arbeitsleben spielen dabei eine überragende Rolle (Skov et al. 1996), aber auch psychosoziale arbeitsbezogene Faktoren wie niedrige Arbeitsplatzzufriedenheit sind besonders wichtig (Viikari-Juntera et al. 1994).

Typischerweise werden Nackenschmerzen länger ertragen als lumbale Rückenschmerzen, ehe Hilfe gesucht wird: Die Nackenschmerzen werden als normales Begleitsymptom beruflicher und anderer unaufschiebbarer Tätigkeiten eingeschätzt und ausgehalten, da die Aufgaben zu erledigen sind. Nackenschmerzpatienten verfolgen häufig Durchaltestrategien, im Konflikt zwischen Arbeits- und Schmerzbewältigung entscheiden sie sich für die Erledigung der Arbeit und das Vermeiden von Pausen oder gegensteuernden körperlichen Aktivitäten (Lagerström et al. 1995; Linton 1990). Der Wechsel zwischen Anspannung und Entspannung ist gestört – unabhängig von der Schwere der körperlichen Arbeit (Hagberg u. Wegman 1987; Skov et al. 1996). Dysfunktional wird von manchen Patienten statt Bewegung der Genuss einer Zigarette bevorzugt (Linton 1990), weil hierhurch die Arbeitserfüllung nicht in Frage gestellt wird.

Zusätzlich ist von einem mit dem Alter zunehmenden Funktionsverlust des Schutergürtels und des Nackens für repetitive und schnelle Bewegungen sowie der Halswirbelsäule für Lage- und Positionswechsel auszugehen: die Halswirbelsäule wird in der Mittelstellung labil muskulär gesichert und festgestellt, sodass das funktionelle Defizit von Halswirbelsäule und Nacken stärker ausgeprägt ist, als dies der altersbezogene Verschleiß impliziert.

Starker Schmerz geht demnach mit einem nachhaltigen Verlust an Funktion einher und ist häufig Folge einer chronifizierte Druchhaltestrategie.

Diagnostik

Klinische Diagnostik

Die Selbstbeschreibung durch den Patienten ist wesentlich: Beklagt werden dumpfe bis drückende Schmerzen, z. T. ziehend bis brennend. Überempfindlichkeit der Haut im Schmerzgebiet kann auftreten. Ähnlich wie bei Rückenschmerzen ist der Untersuchungsbefund für Nackenschmerzen oft nicht zielführend. Tonuserhöungen der Nackenmuskultur mit und ohne Triggerpunkte sind häufig, jedoch nicht spezifische, da sie auch bei schmerzfreien Probanden festgestellt werden können. Einschränkungen der Beweglichkeit korrelieren mit dem Ausmaß der Bewegungsvermeidung und weisen unter (z. B. postisometrischer) Relaxation geringe Befundkonstanz auf.

Neurologische Reiz- und/oder Ausfallszeichen der Nervenwurzeln sind seltener als im Bereich der Lendenwirbelsäule. Segmentale Bewegungseinschränkungen mit zumindest einer freien Bewegungsrichtung sind Voraussetzung für manipulative Behandlungen, soweit neurologische Symptome fehlen.

Apparative Diagnostik

Nur nach Unfällen sind primär Röntgendiagnostik und Computertomographie indiziert. Bei typischen Nackenschmerzen soll die apparative Diagnostik – wie an der Lendenwirbelsäule – nur bei »red falgs« (rote Warnzeichen) bzw. bei Schmerzpersistenz über zumindest 4 Wochen trotz angemessener Therapie durchgeführt werden. Wegen der höheren Sensitivität ist dann zur Abklärung möglicher Schmerzursachen (ohne Unfallanamnese) die Kernspintomographie zu bevorzugen. Röntgenbilder sind geeignet für die Darstellung der seitlichen Bewegungsfunktion durch Anfertigung je einer Aufnahme in maximaler Beugung und in maximaler Streckung.

Wie für die Lendenwirbelsäule gilt, dass kernspintomographische Pathologien der Halswirbelsäule bei schmerzfreien Probanden häufig sind, die Spezifität kernspintomographischer Bilder ist also gering: 25% der unter und 60% der über 40-Jährigen weisen Bandscheibenpathologien auf (Boden et al. 1991). Es besteht keine Beziehung zwischen der Schwere von morphologischen Veränderungen und der Schmerzprognose (Gore et al. 1987).

Unabhängig von der Erklärung von Schmerzen ist es für die Bewertung von Kernspintomographien der Halswirbelsäule wichtig, nach Zeichen einer Myelopathie des zervikalen Halsmarks zu suchen.

Differenzialdiagnosen

- Wichtig ist die Differenzierung pseudoradikulärer Symptome mit übertragenen Schmerzen in Richtung Kopf oder Arm gegenüber radikulären Symptomen: Pseudoradikuläre Symptome sind unabhängig von möglichen Pathologien der Halswirbelsäule, aber wesentlich häufiger als radikuläre bandscheibenassoziierte Schmerzen. Wesentlich für radikuläre Schmerzen sind der eindeutige Segmentbefund neurologischer Ausfälle und der Schmerzverlauf exakt im Nervenverlauf.
- Die Halsarteriendissektion beginnt im Gegensatz zu myogenen Nackenschmerzen nicht langsam, sondern eher schlagartig, betrifft eine gesamte Nackenhälfte, ist von reißender Qualität, z. T.verbunden mit Nackensteifigkeit, Paresen und Ausfällen. Eine solche Symptomatik soll umgehende neurologische Abklärung veranlassen und rechtfertigt keinen chiropraktischen Therapieversuch.
- Viszerale Ursachen: Nackenschmerzen und Störungen der sympathischen Innervation (Horner-Trias) deuten auf Affektionen des Ganglion stellatum z. B. bei Pancoast-Tumor hin.
- Spannungskopfschmerzen.

Therapie

! Nackenschmerzen sind meist muskulärer Genese (Spannungsschmerzen). Obwohl die Patienten meist ausgesprochene Durchhaltestrategien aufweisen, ist wie beim Rückenschmerz die Verbesserung des körperlichen Ausgleichs primäres Therapieziel.

Spontanverlauf

Knapp die Hälfte chronischer Nackenschmerzen kann sich innerhalb von gut 6 Monaten bessern, gleich welche Maßnahme ergriffen wird (Berg et al. 1988; Abbot et al. 1990).

Konservative Therapie

Lokale Nackenschmerzen und Schmerzen mit pseudoradikulärer Ausstrahlung:

- Bedeutsame Unterschiede zur Therapie lumbaler Rückenschmerzen bestehen nicht: Für akute Nackenschmerzen erzielen passive Maßnahmen (manipulative und mobilisierende Chirotherapie) eine gute Wirksamkeit, jedoch benötigen chronische Nackenschmerzen vorwiegend mehr Bewegung (Bronfort et al. 2004). Mittel- und langfristig muss daher mehr Bewegung als das primäre Therapieziel angesehen werden, was somit die Bedeutung einer bewegungsbejahenden Verhaltensänderung betont. Hinzu kommt die Notwendigkeit, muskuläre Spannung regelmäßig durch Pausen zu regulieren.
- Der Behandlungsbeginn kann durch chirotherapeutische Maßnahmen (Gross et al. 2002), insbesondere sanft mobilisierende (Jull et al. 2002), und medikamentöse Therapie mittels NSAID und Muskelrelaxanzien begleitet werden; die medikamentöse Therapie soll zeitlich begrenzt werden.

Nackenschmerzen mit radikulärer Austrahlung:

- Steroidinjektionen an die Neuroforamina (unter Bildverstärkerkontrolle) können – wie bei der Behandlung der Ischialgie mittels periradikulärer Injektion – den Spontanverlauf von radikulären Schmerzen bei Bandscheibenvorfall und Spondylose beschleunigen (Kolstadt et al. 2005).

Bei Scheitern monomodaler Verfahren (bewegungstherapeutischer Versuch, Chirotherapie, Medikamente) sollen multimodale Therapieverfahren durchgeführt werden, um weitere Chronifizierung zu verhindern (Persson u. Lilja 2001). Patienten mit Nackenschmerzen bedürfen dabei – auch wenn sie bereits hoch chronifiziert sind – keines gegenüber Rückenschmerzpatienten spezifizierten Programms (Neubauer et al. 2005).

Die Verhaltensänderung eines Patienten mit Durchhaltestrategie erscheint schwieriger als die Förderung von Aktivität eines Patienten, der Bewegung ängstlich vermeidet; Loslassen zu lernen erscheint problematischer als Bewegungen zu erproben und beizubehalten. Wahrscheinlich entspricht die Durchhaltestrategie dem gesellschaftlich gewünschten Verhalten, sodass das Einhalten von Pausen und Entspannung schambeladen abgewehrt wird. Dieser Aspekt ist in der Besprechung der Therapie- und Verhaltensziele zu thematisieren, um dem Patienten Angst vor der Verhaltensänderung nehmen zu können.

Zur Verdeutlichung des Zusammenhangs zwischen Stress, Anspannung und Muskelspannung eignet sich das EMG-Biofeedback: Patienten, die sich diesen psychopysischen Zusammenhang nicht vorstellen können, können sich durch eine oder zwei Sitzungen von der situationsbedingten Muskelanspannung überzeugen und gleichzeitig erlernen, wie sie gegensteuern können.

Operative Therapie

Wegen der notwendigen Verhaltensänderung, ggf. auch vor dem Hintergrund einer biographischen Belastung, erscheint (wie bei anderen chronischen Schmerzen auch) vor einer operativen Behandlung eine multimodale Therapie angemessen.

Durch operative Therapie können Schmerz, Schwäche und Gefühlsstörungen zervikaler Radikulopathien schneller gebessert werden als durch konservative Therapie. Allerdings ist nach etwa einem Jahr zwischen konservativer und operativer Therapie kein Unterschied mehr nachweisbar (Persson et al. 1997). Algorithmisch kann also eine Operation dann indiziert sein, wenn eine konservative Therapie über zumindest 4–6 Wochen durchgeführt wurde – zunächst als Kombination von Nervenwurzelinjektion, Physiotherapie und medikamentöser Behandlung, bei Befundpersistenz dann im Rahmen einer multimodalen Therapie.

Eine Myelopathie (die auch ohne Schmerzen vorkommen kann) sollte bei neurologischen Symptomen (Reflexsteigerung, Zeichen der langen Bahnen) operativ behandelt werden.

Evidenzbasierung

Die Literatur zur Therapie zervikaler Schmerzen ist deutlich spärlicher als zu lumbalen Schmerzen.

Für folgende Behandlungen besteht Evidenz:

- Übungstherapie und Chirotherapie sind wirksamer als Chirotherapie allein (Bronfort et al. 2001) und physikalischer Therapie, Ruhe und Zuwarten überlegen. Übung wirkt durch Wiederholung besser. Es bestehen Hinweise, dass anfangs eine Applikation von 12 Therapieeinheiten ausreichend ist (Jull et al. 2002).
- Multimodale Therapie wirkt bei Nackenschmerzen wie bei lumbalen und anderen Schmerzen der Stütz- und Bewegungsorgane (Persson u. Liljy 2001; Neubauer et al. 2005).
- Nach einem Jahr gleichen sich die Ergebnisse von Operation und konservativer Schmerztherapie zur Behandlung zervikaler Radikulpathien an (Persson et al. 1997), bei Myelopathie mit geringen Defiziten sind Unterschiede nicht nachweisbar (Fouyas et al. 2002).
- Keine Evidenz besteht für die Wirksamkeit von Elektrotherapie (Kroeling et al. 2005).

21.1.2 So genanntes Schleudertrauma

Eine besondere Betrachtung verdienen Nackenschmerzen nach Heckauffahrunfällen. Es wird eine traumatische Verursachung der Schmerzen (»Schleudertrauma«) unterstellt, die – im Gegensatz zu anderen posttraumatischen Schmerzen, die im Spontanverlauf nachlassen – durch langsam zunehmende Intensität sowie Tendenz zur Ausweitung charakterisiert sind. Da die Symptomentwicklung konträr zur Schmerzentwicklung nach Unfällen mit Gewebeschäden verläuft (z. B. nach Umknicktrauma des oberen Sprunggelenks mit Befundbesserung nach wenigen Tagen), wird das Schleudertrauma als »so genanntes« bezeichnet.

Symptomatik

Meist erst nach Stunden, z. T. erst nach Tagen treten zunehmende Nackenschmerzen mit Muskelhartspann, dann auch Kopfschmerzen auf. Statt des typischen Decrescendo-Verlaufs von Schmerzen nach Unfällen nehmen die Schmerzen an Intensität und Ausbreitung zu (Crescendo-Verlauf). Im weiteren Verlauf häufen sich auch Klagen über kognitive, mnestische und affektive Störungen, für die jedoch keine hinornorganischen Schäden zu benennen sind:

- diffuse Schmerzausstrahlung (Hinterhaupt, Rücken, Schultergürtel),
- Schluckbeschwerden,
- Sehstörungen (Sternchen, Schwarzsehen, Schleier),
- Schwindel,
- Ohrgeräusche, Tinnitus,
- Übelkeit und Erbrechen,
- Schlafstörungen,
- Vigilanzstörungen, Konzentrationsstörungen.

Ätiologie

Die Opfer von Heckauffahrunfällen sind 4,5-mal häufiger betroffen als die Verursacher (Status-Report 1995). Meist sitzt der Betroffene in einem z. B. vor einem roten Ampellicht stehenden Pkw; die Geschwindigkeitsdifferenz der meisten Auffahrunfälle übersteigt meist nicht 15 km/h; es handelt sich also um Beschleunigungen der Halswirbelsäule des Unfallopfers, die etwa jenen im Autoscooter auf Jahrmärkten entspricht. Auch beim Sport (z. B. bei Ballsportarten) werden z. T. wesentlich höhere Beschleunigungen der Halswirbelsäule erreicht, ohne dass sich die Symptomatik nach so genanntem Schleudertrauma entwickelt.

Durch den Heckaufprall kommt es zunächst zu einer Rückverschiebung (Translation) der Halswirbelsäule bis zur Kopfstütze, dann zur Inklination von der Kopfstütze weg. Die Peitschenschlagbewegung der Halswirbelsäule (»whiplash« – Crowe 1928, zit. in Ferrari 2003) ist also nicht die primäre Beschleunigungsfolge. Schleudertrauma ist demnach ein zu vermeidender Begriff, zutreffender wäre Beschleunigungsverletzung der HWS.

Dabei ist zu berücksichtigen, dass die Gelenke der Halswirbelsäule sehr intensiv mit Nozizeptoren ausgestattet sind und vielfältige Verbindungen zum Gleichgewichtsorgan bestehen. Es ist also davon auszugehen, dass der Muskelhartspann durchaus als physiologische Beschleunigungsreaktion entsteht – die über Wochen zunehmende Symptomatik ist allerdings hierdurch nicht zu erklären.

Dieselben Symptome können auch ausgelöst werden durch einen Placebounfall: Nach einem nur akustisch und optisch simulierten Heckaufprall entwickelten 10 von 51 Probanden Symptome, die denen nach tatsächlichem Auffahrunfall entsprachen. Probanden mit Symptomen waren nach Fragebogenanalyse emotional instabiler als jene ohne (Castro et al. 2001).

Häufigkeit

Bezogen auf den Unfallmechanismus ist mit einer Inzidenz von 270/100.000 so genannten Schleudertraumata nach Heckauffahrunfällen im Vergleich zu 82 bei Überschlag, zu 65 bei Seitaufprall und 62 bei Frontalzusammenstoß auszugehen (Status-Report 1995). Gut 80% der Unfallopfer nach Heckaufprall beklagen Nackenschmerzen. Pro Jahr werden in Deutschland ca. 25.000 Haftpflichtansprüche gegen den Unfallverursacher geltend gemacht.

Biopsychosoziales Chronifizierungsmodell und Risikofaktoren

Das Unfallopfer ist geschädigt durch den Sachschaden und durch die sich anschließenden Reparatur- und Abwicklungsmodalitäten. Der erlittene Ärger wird im Nackenschmerz körpernah erlebt und kann in den oft über Monate hinziehenden Entschädigungsverfahren nicht distanziert werden. Durch passive Behandlungsmethoden werden körperliche Dekonditionierung und Angst gefördert und körperliche Ressourcen genommen. Die Aussicht auf Haftpflichtentschädigungen oder auf Unfallrenten durch die gesetzliche Unfallversicherung bewirkt eine massive operante Konditionierung. Der Schmerz wird zum bewusstseinsnahen Rest des Unfallschadens, je länger sich die Entschädigung hinzieht oder gar verweigert wird. Dies begründet, weshalb Patienten nach Heckauffahrunfall neue Schmerzreize besonders stark empfinden (Laursen et al. 2005).

Der wesentliche Risikofaktor ist die Tatsache des Versichertseins: Die Aussicht auf finanzielle Entschädigung fördert die Chronifizierung und Verschlimmerung der Beschwerden (Schrader et al. 1996): In der so genannten Litauen-Studie, durchgeführt in einem Land ohne Haftpflichtversicherung, traten innerhalb von 3 Jahren Nackenschmerzen, Kopfschmerzen, Konzentrationsstörungen und psychische Störungen in gleicher Häufigkeit bei Heckauffahrunfallopfern und bei Vergleichsprobanden auf. Ähnliche Feststellungen wurden in Saskatchawan getroffen, als nach Abschaffung von Haftpflichtansprüchen eine deutliche Verringerungen von Symptomen und Rechtsauseinandersetzungen erreicht werden konnte (Cassidy et al. 2000).

Patienten nach Heckauffahrunfällen mit so genanntem »Schleudertrauma« empfinden Schmerzen besonders intensiv (Laursen et al. 2005), wobei Faktoren der operanten Konditionierung und des Ärgers eine wesentliche Rolle spielen. Weitere Risikofaktoren entsprechen z. T. jenen bei anderen Nackenschmerzen.

Risikofaktoren für Schleudertrauma

- Unbefriedigende Arbeitssituation
- Vorbestehende degenerative Veränderungen
- Prätraumatische Kopf-/Nackenschmerzen
- Hohe initiale posttraumatische Schmerzen; radikuläre Schmerzen
- Gestörte Schmerzverarbeitung
- Depressivität
- Kopfrotation im Moment des Aufpralls
- Unvorhergesehener Heckaufprall
- Frühere Heckkollision

Diagnostik

Neurologische Störungen und diskoligamentäre Verletzungen sind durch klinische und röntgenologische Diagnostik gut einzuschätzen: Der klinische Status erhebt insbesondere neurologische Ausfallsymptome; die Bewegungsprüfung der Halswirbelsäule und die Palpation des Muskeltonus sind ohne richtungsweisende Bedeutung.

Beim bewusstseinsklaren Patienten ohne neurologische Symptomatik ist eine Röntgenfunktionsdiagnostik (seitliche Aufnahmen in Inklination und Reklination) zum Ausschluss eines primären Körperschadens indiziert. Eine Steilstellung der Halswirbelsäule ist nicht Ausdruck eines Schadens, sondern Folge der muskulären Selbstversteifung.

Jegliche Befunde, die nicht als Ausdruck eines Unfallschadens zu bewerten sind (vorbestehende Verschleißveränderungen), sind als Voraussetzung für eine erfolgreiche Therapie zurückhaltend und ohne Dramatisierung mitzuteilen.

Therapie

Beim typischen Muskelhartspann ohne neurologische Symptomatik und/oder röntgenologisch nachgewiesenen Unfallschaden ist die Behandlung frühfunktionell zu gestalten:

- Deeskalation in der Bewertung des Ereignisses (Begriffe, die einen Unfall mit einer schwerwiegenden Ursache für die Schmerzen implizieren, sollen vermeiden werden):
  - Schleudertrauma,
  - HWS-Distorsion,
  - »whiplash-injury«.
- Betonung eines gutartigen Verlaufs
  - Keine Ruhigstellung,
  - vorübergehend NSAID oder Muskelrelaxanzien oral,
  - aktives Verhalten trotz Schmerzen,
  - Bewegungstherapie nach wenigen Tagen.

Evidenzbasierung

In 2 prospektiv randomisierten Studien wurde belegt, dass jegliche Rückstellung die Prognose verschlechtert, die wiederum durch normales Verhalten (und frühfunktionelle Therapie) günstig beeinflusst wird (Borchgrevink et al. 1998; Schnabel et al. 2002).

21.2 Rückenschmerzen

J. Hildebrandt

21.2.1 Radikulärer Schmerz

Ätiologie und Pathomechanismus

Das Spinalganglion nimmt bei der Entstehung radikulärer Schmerzen eine zentrale Rolle ein. Die im Spinalganglion gelegenen Nervenzellen entladen bei Läsionen oder nach mechanischer Irritation spontan, was für den radikulären Schmerz eine zentrale Bedeutung hat.

Bei der Entstehung von radikulären Schmerzen scheinen auf Gewebsebene 2 verschiedene Mechanismen eine Rolle zu spielen:

- die biologische oder biochemische Aktivität von Bandscheibenmaterial in Verbindung mit dem Nervengewebe,
- die mechanische Deformation der Nervenwurzeln durch den Bandscheibenvorfall.

Die biochemische Aktivität ist vermutlich in der frühen, einige Wochen andauernden Phase eines Vorfalls die entscheidende Ursache radikulärer Schmerzen, die mechanische überwiegt in einem späteren Zeitraum. Während das Konzept einer mechanischen Deformation alt ist, wurde die **biochemische Theorie** erst später experimentell bestätigt (Olmarker et al. 1993):

Die Annahme, dass vornehmlich die Zellen von Bandscheiben pathologische Veränderungen am Nervengewebe hervorrufen, wurde experimentell gestützt (Kayama et al. 1998), und innerhalb der Zellen konnte Tumornekrosefaktor (TNF) als entscheidende Substanz identifiziert werden. TNF kann sowohl Thrombenbildung induzieren als auch die Gefäßpermeabilität verändern und scheint eine enge Verbindung mit neuropathischen Schmerzen zu haben.

Die **mechanische Läsion** einer Nervenwurzel kann sowohl die Erregungsleitung als auch den axonalen Transport stören, ähnlich wie bei Druckblockade eines peripheren Nervs. Bei Unterbrechung des Axons findet keine Erregungsleitung mehr statt. Bei Störung des axonalen Transportes entstehen temporäre Defizite bei der Versorgung mit Syntheseprodukten aus dem Zellkörper und beim Abtransport von Stoffwechselprodukten aus der Peripherie. Maximalvarianten sind dauerhafte Unterbrechung und konsekutive Degeneration auch des Zellkörpers eines Axons. In gewissen Grenzen toleriert eine Nervenwurzel mechanische Deformierung, ohne dass Symptome oder Schäden auftreten. Bei Überschreitung bestimmter Grenzen kommt es aber zu funktionellen und strukturellen Veränderungen der Nervenwurzel. Hierbei spielt auch der Durchmesser des lumbalen Spinalkanals eine wesentliche Rolle. Dora et al. (2002) wiesen nach, dass symptomlose Personen mit vergleichbaren Bandscheibenvorfällen im Vergleich zu symptomatischen Patienten, die sich einer Bandscheibenoperation unterziehen mussten, einen deutlich weiteren Spinalkanal hatten.

An Patienten konnte intraoperativ gezeigt werden, dass eine zügige Wiederherstellung des Blutflusses durch Dekompression mit dem Grad der Restitutio korreliert. Die Gabe von Methylprednisolon scheint die frühe Permeabilitätserhöhung der Gefäße zu verhindern. In Einklang mit klinischen Erfahrungen wurde nachgewiesen, dass sich die motorischen Fasern nach Aufhebung der Kompression zwar schneller und umfassender erholen als die sensorischen, aber anhaltende Druckläsionen von Nervenwurzeln über die oben beschriebenen Veränderungen zu einer Fibrosierung der Spinalnerven führen.

Neben den morphologischen Veränderungen durch die Kompression treten auch Veränderungen der elektrophysiologischen Erregbarkeit auf. Eine gesunde Nervenwurzel reagiert auf eine Kompression mit Entladungen von einigen Sekunden Dauer. Die Kompression des Hinterwurzelganglions kann zu Entladungen von mehreren Minuten Dauer führen, ist aber in jedem Falle zeitlich begrenzt. Die Schädigung durch Kompression verändert das Verhalten der Nervenwurzeln: es entsteht eine mechanische Übererregbarkeit, wobei die oben beschriebene Spontanaktivität ein entscheidender Faktor für die Entstehung des radikulären Schmerzes ist. Die Sensibilisierung von C-Fasern kann schließlich zu einer Allodyniesymptomatik führen.

Die Abgrenzung eines radikulären von einem nicht radikulären Schmerz hat für die weitere Diagnostik und v. a. für die weitere Therapie eine große Bedeutung. Dazu sind neben der Anamnese insbesondere die klinische Untersuchung und evtl. elektrophysiologische Verfahren geeignet.

Conus- und Cauda-equina-Syndrom sind **Notfälle,** die operativ behandelt werden müssen: spätestens innerhalb von 48 h muss operiert werden.

Diagnostik

Anamnese

Liegt kein klassischer monoradikulärer, bandscheibenbedingter Schaden vor, so ist bei typischen Zeichen des radikulären Rücken-/Beinschmerzes die Möglichkeit einer zentralen oder lateralen **Stenose** eine wichtige Differenzialdiagnose. Die segmentale Zuordnung der Schmerzen und eventueller Ausfälle ist in diesen Fällen nicht mehr eindeutig anhand der Anamnese und Untersuchung möglich. In diesen Fällen helfen die typischen klinischen und anamnestischen Zeichen der spezifischen Krankheitsbilder (z. B. Spinalkanalstenose mit Claudicatio spinalis). Die Diagnose einer klinisch relevanten lumbalen Wirbelkanalstenose – die bei belastungsabhängigen, intermittierenden Beschwerden eines oder beider Beine mit oder ohne Neurologie in Betracht gezogen werden soll – wird zu 85% durch die spezifischen klinischen Symptome und Beschwerden gestellt und lediglich durch bildgebende Verfahren bestätigt bzw. präzisiert.

Die konfuse und schwer fassbare Symptomatologie der neurogenen Claudicatio verwischt sich mit den teilweise ähnlichen Symptomen einer vaskulär bedingten Claudicatio intermittens, übertragener Schmerzen arthrotischer oder ligamentärer Strukturen der Wirbelsäule und peripherer Neuropathien. Gewisse Unterschiede finden sich auch zwischen lateralen (foraminalen) und zentralen Stenosen.

Obwohl die Verengung des zentralen Spinalkanals schon früh beginnt, sind die Symptome selten vor dem 3. Lebensjahrzehnts vorhanden. Gehäuft kommen die Beschwerden im 5. und 6. Lebensjahrzehnt zum Vorschein. Nur 9,8% der Stenosepatienten sind jünger als 51 Jahre (LaBan u. Imas 2003).

Klinische Untersuchung

Durch eine kurze klinische Untersuchung ist in den allermeisten Fällen die Diagnose »akuter radikulärer Schmerz« zu stellen.

Der Schmerz gilt als radikulär bei Bestehen von:

- stärkeren Schmerzen im Bein (einschließlich Gesäß) als im Rücken,
- Sensibilitätsstörungen in einem typischen Dermatom (in über 90% der Fälle in den Dermatomen L5 und S1),
- Paresen der entsprechenden Kennmuskulatur,
- Lasègue-Zeichen <60°.

2 von 4 dieser Zeichen müssen positiv sein.

Das Lasègue-Zeichen (bei <60°) hat eine hohe Sensitivität (tatsächlich vorhandene radikuläre Schmerzen bei einem positiven Befund) von 80%, aber eine niedrige Spezifität von 40% beim Fehlen dieses Zeichens (Ausschlusssicherheit). Das bedeutet, ein radikulärer Schmerz kann auch vorhanden sein, ohne dass ein Lasègue-Zeichen nachzuweisen ist. Bei Spinalkanal- oder lateralen Stenosen ist das Lasègue-Zeichen in der Regel negativ.

Radiologische Untersuchung

In der diagnostischen Abgrenzung von radikulärem und pseudoradikulärem Schmerz können gerade die Schnittbildverfahren wie CT oder besser MRT einen erheblichen Beitrag leisten. Sollen z. B. bei radikulären Schmerzen die Bandscheiben näher untersucht werden, bietet sich die MRT als Methode an. Der Zusammenhang zwischen in der MRT nachgewiesenen degenerativen Veränderungen der Bandscheiben bzw. der knöchernen Morphologie und der klinischen Symptomatik von Rückenschmerzpatienten bleibt häufig unklar. Eine »bulging disc« kann bei 81% der beschwerdefreien Patienten, eine »Protrusion« bzw. ein Bandscheibenvorfall mäßigen Ausmaßes bei >33% nachgewiesen werden (Pennekamp et al. 2004). Im Vergleich zu Probanden ohne Rückenschmerz bzw. Ischialgie besteht hier kein Unterschied. Ein gedeckter Sequester oder ein Sequester mit Bandscheibenverbindung und Bezug zu einer Nervenwurzel ist dagegen ist viel häufiger mit einer Ischialgie bzw. radikulären Beschwerden verbunden.

Bei Verdacht auf eine Stenose als Ursache radikulärer Schmerzen sollte eine MRT mit Myelosequenz durchgeführt werden; im Falle einer Operationsindikation ist dann auch eine Myelographie notwendig.

Elektrophysiologische Untersuchungen

Bei der Indikationsstellung für ein elektrophysiologisches Verfahren muss eine umschriebene und klare klinische Fragestellung auf der Basis einer gründlichen klinischen Untersuchung erarbeitet werden.

Erst nach klinischer Eingrenzung einer Läsion lässt sich das Ausmaß der neurophysiologischen Untersuchung zur minimalen Belastung des Patienten umreißen, um die Diagnose zu sichern und evtl. eine prognostische Aussage zu ermöglichen.

Das Elektromyogramm (EMG) erlaubt die Testung der Integrität der Vorderwurzel mit einer diagnostischen Sensitivität von 82% (Aminoff 2002). Insgesamt hat sich das EMG als wesentliches Diagnostikum für die Vorderwurzeldiagnostik etabliert, während rein sensorische Störungen, wie sie in vielen Fällen radikulär bedingter Schmerzen vorliegen, hiermit nicht diagnostiziert werden können.

Akute Zeichen einer Denervation sind Fibrillationen und positive scharfe Wellen. Sie reflektieren die spontan entstehende elektrische Aktivität nach kompletter Durchtrennung der α-Motoneurone. Ein gesunder Muskel ist in Ruhe elektrisch still. Chronische Zeichen bestehen in polyphasischen, verlängerten und erhöhten Willkürpotenzialen sowie der Lichtung des Musters bei Maximalinnervation. Letzeres ist ein grober Anhalt für die gesamte elektrische Aktivität eines Muskels bei maximaler Willkürinnervation. Reinnervation der Muskulatur zeigt sich zu Beginn mit sehr kleinen, polyphasischen Reinnervationspotenzialen.

Therapie der Radikulopathie

Konservative Therapie

Die möglichen Therapieformen der Radikulopathie kommen aus einem weiten Spektrum konservativer und operativer Verfahren. Bis auf Notfälle, in denen man sich auf eine operative Vorgehensweise festlegen muss (Conus-Cauda-Syndrom, ausgeprägte Paresen), bietet sich zu der einen Therapie häufig auch eine andere als Alternative.

Bei akuten radikulären Schmerzen steht, sofern keine ausgeprägten Paresen bestehen, zunächst immer eine konservative Vorgehensweise im Vordergrund. Diese beinhaltet eine konsequente antiphlogistische Therapie mit NSAID. Ergänzend können Muskelrelaxanzien und/oder schwache Oioide gegeben werden. Die konsequente Bettruhe wird heute nicht mehr als wesentlich angesehen, im Gegenteil, ihre Dauer ist auf höchstens 7 Tage zu beschränken, um einer Dekonditionierung vorzubeugen. Die intensivste konservative Maßnahme ist die peridurale oder periradikuläre Applikation von Kortikosteroiden, auf die hier wegen ihrer großen Bedeutung und Problematik näher eingegangen werden soll.

Epidurale Kortikosteroide werden zur Behandlung radikulärer Schmerzen aufgrund von Bandscheibenvorfällen seit 40 Jahren angewandt. Tierexperimentell wurde die Wirkung epiduraler bzw. periradikulärer Kortikosteroide nachgewiesen (Olmarker et al. 1994).

Über die klinische Wirksamkeit von periduraler Applikation von Kortikosteroiden gibt es mehrere Reviews mit unterschiedlicher Interpretation. Die Studien unterscheiden sich erheblich bezüglich Technik der Injektion, Indikationsstellung für diesen Eingriff, Medikamentenauswahl und Dosierung und Injektionsvolumen. Das Hauptproblem dieser Untersuchungen ist offensichtlich die Qualität, insbesondere hinsichtlich der Technik der periduralen Applikation, die in vielen Fragen problematisch ist. Bei keiner der Studien war die Injektion durch bildgebende Verfahren (z. B. Durchleuchtung während der Injektion) validiert worden. Der Effekt von epiduralen Kortikosteroiden scheint von relativ kurzer Dauer zu sein, allerdings haben radikuläre Schmerzen ohnehin eine hohe Selbstheilungstendenz.

In anderen Reviews kommen die Autoren aufgrund der gleichen Untersuchungen zu dem Schluss, dass epidurale Injektionen mit Kortikosteroiden wirksam sind (Hopayan 1999): Die »number needed to treat« (NNT) für eine kurzfristige Wirksamkeit (1–60 Tage) beim Kriterium >50% Schmerzreduktion war unter 3, die NNT für langfristige Wirkung dagegen nur 13. Die Odds-Ratio (OR) betrug 2,61 für kurzfristige Wirksamkeit, d. h. die Chance einer Wirksamkeit war bei einer periduralen Kortikoidinjektion 2,61-mal höher als bei der Kochsalzinjektion.

Therapeutische Blockaden der Spinalnerven können entweder periradikulär oder intraradikulär (echte Wurzelblockaden, d. h. in die periradikuläre Umhüllung der Wurzel) gemacht werden. Die intraradikuläre Therapie ist präziser und für die Diagnostik radikulärer Schmerzen entscheidend (Hildebrandt 2001). Kontrollierte Untersuchungen zeigen aber, dass auch Injektionen außerhalb der Wurzel bzw. in unmittelbarere Nähe der Wurzel unterhalb des Bogens im lateralen Bereich des so genannten »safe triangle«, also nur in unmittelbarere Nähe der Nervenwurzel, wirksam sind (Pfirrmann et al. 2001b). Die Autoren fanden, dass kurstfristig (Untersuchungszeitpunkt 2 Wochen nach Injektion) periradikuläre Injektionen gegenüber intraradikulären gleich wirksam waren.

Es liegen 2 hochwertige kontrollierte Studien über die Bedeutung von Wurzelblockaden mit Kortikosteroiden zur Behandlung radikulärer Schmerzen vor (Karppinen et al. 2001; Riew et al. 2000), die die technische Problematik von periduralen Kortikoiden bei radikulären Schmerzen unterstreichen. Die Untersuchung von Karppinen et al. zum Vergleich von Methylprednisolon/Bupivacain mit isotoner (0,9%) NaCl-Lösung zeigte nur kurzfristig (2 Wochen) eine bessere Wirkung der Kortikosteroidinjektion, aber deutliche Einsparungen von Krankheitskosten durch Verhinderung von Bandscheibenoperationen nach den Injektionen gegenüber der Placebogruppe. Riew et al. (2000) verglichen die Wirkung von Wurzelblockaden mit Bupivacain allein mit einer Injektion von Bupivacain mit Bethamethason bei Patienten, die wegen radikulärer bandscheibenbedingter Schmerzen zur operativen Dekompression eingewiesen waren: Es wurde nachgewiesen, dass bei Patienten mit Kortikosteroidinjektion gegenüber Injektion mit Bupivacain allein ein operativer Eingriff hochsignifikant häufiger vermieden werden konnte.

Auch bei lumbalen Stenosen sind Symptome (Schmerzen, kurze Gehstrecke) nach einer solchen Injektion vorübergehend oder sogar für längere Zeit rückläufig (Simotas et al. 2000).

Kontrollierte Studien über CT- oder durch andere bildgebenden Verfahren gesteuerte periradikuläre Injektionen liegen nicht vor.

Operative Therapie

- **Bandscheibenvorfälle**

  Operative Verfahren kommen nur in maximal 10% der Fälle radikulärer Schmerzen nach Bandscheibenvorfällen zur Anwendung. Allerdings gibt es hier große regionale Unterschiede. Das am weitesten verbreitete Standardverfahren ist die minimalinvasive direkte Entfernung des Bandscheibenvorfalls über einen mikrochirurgischen, interlaminären Zugang in den Spinalkanal (Mayer 2004). Grundsätzlich kann die mikrochirurgische Technik bei jeder Form des lumbalen Bandscheibenvorfalls angewendet werden. Unabhängig vom Schweregrad der klinischen Symptomatik und auch unabhängig vom morphologischen Befund liefert sie verlässliche und reproduzierbare Ergebnisse hinsichtlich Beinschmerzen. Selbstverständlich ist auch dieses Verfahren erst nach Versagen konservativer Therapiemaßnahmen oder in Notfallsituationen (z. B.Conus-/Caudasymptome) indiziert.

  Aufgrund der geringen Invasivität und der guten klinischen Ergebnisse wird i. Allg. die Indikation bei fehlender Besserung der Symptomatik heute eher früher gestellt. Dies begründet sich z. T. auch damit, dass die Operationsergebnisse bei »späten« Operationszeitpunkten (>4 Monate nach Beginn der radikulären Symptomatik) tendenziell schlechter werden.

  Die peridurale bzw. periradikuläre Kortikoidtherapie gewinnt dadurch eine noch größere Bedeutung: Spätestens nach 2–3 Injektionen ohne anhaltenden, deutlichen Effekt sollte operativ vorgegangen werden.

  Bei der Evidenz operativer Behandlung von Bandscheibenvorfällen gibt es Hinweise darauf, dass Chymopapain im Vergleich zu einer Placeboinjektion besser ist (OR 4,14, Level der Evidenz A) und dass eine mikrochirurgische Dekompression bessere Ergebnisse hat als eine Behandlung mittels Chymopapain (OR 2,18), wobei Patienten nach Chymopapain-Injektion in 30% später offen operiert werden müssen (Nachemson u. Jonsson 2000). Automatische Bandscheibenabsaugung dagegen ist wirkungslos, die Wirksamkeit von Laserbehandlung in Bandscheiben unbewiesen.

- **Stenosen**

  Die Therapie der lumbalen Spinalkanalstenose hat sich in den letzten 15 Jahren erheblich gewandelt. Die so genannte Laminektomie als operatives Standardverfahren ist weitgehend verlassen worden. An ihre Stelle sind schonendere Techniken getreten. Ziel der operativen Therapie ist die segmentale Erweiterung des Spinalkanals unter weitestgehender Schonung der für die Stabilität verantwortlichen Strukturen. Dies ist durch die konsequente Anwendung mikrochirurgischer Prinzipien verwirklicht (Mayer 2004).

  Qualitativ ausreichende Studien zur Wirksamkeit dekomprimierender operativer Verfahren bei lumbalen Stenosen gibt es nicht.

21.2.2 Chronische Lumbago

Als Ursache für Rückenschmerzen (Lumbago) sind verschiedene Krankheitsbilder bekannt, von denen nur sehr wenige (<1%) spezifisch und dabei auch gefährlich und dramatisch sein können (beispielsweise Tumoren in 0,6% der Fälle oder Spondylodiszitiden in 0,01%) und unbedingt (im Sinne einer Identifikation von so genannten roten Flaggen) identifiziert und spezifisch behandelt werden müssen. Aber auch andere, weniger dramatische Diagnosen sind mit vermehrten Rückenschmerzen assoziiert, etwa die rheumatische Erkrankungen im Bereich der Wirbelsäule (in 0,3% der Fälle) oder Wirbelkörperfrakturen bei fortgeschrittener Osteoporose und älteren Patienten (in immerhin ca. 4% der Fälle; Deyo u. Weinstein et al. 2001).

Unter der Annahme einer Prävalenz komplizierter Rückenschmerzen von 1% lassen sich Vorhersagewahrscheinlichkeiten für das Vorhandensein z. B. malignitätsbedigter Rückenschmerzen berechen. Der positive prädiktive Wert gibt z. B. an, dass Patienten, die älter als 50 Jahre sind, mit ca. 3%iger Wahrscheinlichkeit ein Malignom als Ursache von Kreuzschmerzen haben. Der negative prädiktive Wert besagt, dass bei Patienten unter 50 Jahren mit 99%iger Wahrscheinlichkeit kein maligner Prozess die Ursache ist. Entsprechendes gilt für Frakturen und rheumatische Erkrankungen (hier ankylosierende Spondylitis).

Die große Mehrzahl der Erkrankungen gehört keiner dieser Gruppen an. Hier ist es erheblich schwieriger bzw. in der Regel nicht möglich, eine exaktere Diagnose zu stellen. Sie werden deshalb in der Literatur allgemein als »unspezifische Rückenschmerzen« bezeichnet.

In der wissenschaftlichen Literatur herrscht nach wie vor eine Debatte darüber, welche Patientengruppen aus diesem »unspezifischen« Kollektiv heraus klarer zugeordnet werden können. Manuelle Untersuchungen einschließlich segmentaler und globaler Bewegungsmessung sind in der Diagnostik unspezifischer Rückenschmerzen nicht weiterführend (Seffinger et al. 2004).

Diskogene Schmerzen

Die symptomatische Degeneration von Bandscheiben wird heutzutage als eine wichtige Schmerzquelle von Lumbago angesehen (Schwarzer et al. 1995a). Man geht davon aus, dass die Degeneration zunächst genetisch vorbestimmt ist, mechanisch induziert und biologisch aufrechterhalten wird, wobei das Alter des Betroffenen ebenfalls eine wichtige Rolle spielt. Degenerativ veränderte Bandscheiben findet man wesentlich häufiger in den mechanisch am meisten beanspruchten Segmenten L4/L5 und L5/S1.

> **!** Das Hauptproblem scheint die Tatsache zu sein, dass die Schmerzen nicht in unmittelbarem Zusammenhang mit den degenerativen Veränderungen stehen.

Es gibt viele Untersuchungen über das Vorliegen degenerativer Veränderungen bei asymptomatischen Personen; z. B. untersuchten Weishaupt et al. (2001) 60 asymptomatische Personen (ohne Rückenschmerzen) im Alter von 20–50 Jahren und fanden im MRT bei 39 (64%) der Untersuchten Bandscheibenprotusionen und leichtere Bandscheibenvorfälle, bei 11 (18%) eindeutige bzw. wesentliche Bandscheibenvorfälle, bei 19 (32,5%) »high intensity zones« (HIZ) in den Bandscheiben als Zeichen einer Grad-IV-Fissur mit Austritt von Bandscheibengewebe in den Anulus und bei 4 Personen (6%) deutliche Veränderungen der Deckplatten und angrenzenden Wirbelkörper (im Sinne von Modic-I- und -II-Zeichen). Sie schlossen daraus, dass bei asymptomatischen Menschen unter 50 Jahren substanzielle Bandscheibenvorfälle, Veränderungen der Endplatten und Osteoarthrosen der Facettengelenke eher selten sind, Protusionen und leichtere Bandscheibenvorfälle dagegen häufig.

Die Untersuchung von Modic et al. (1988) zeigen die Zahlen bei Patienten mit Rückenschmerzen oder Lumboischialgie: Von 474 lumbalen MRT-Untersuchten zeigten 20 (4%) Modic-I-Zeichen (ein hypodenses Signal in den T1-gewichteten Aufnahmen und ein hyperdenses Signal in den T2-gewichteten als Ausdruck einer endogenenen Entzündung). Dagegen hatten 77 (16%) eine Modic-II-Veränderung (ein hyperdenses Signal in den T1- und T2-gewichteten Aufnahmen als Ausdruck fortgeschrittner Degeneration mit Umwandlung von rotem Knochenmark in gelbes Fettmark).

Eine andere Untersuchung von Boos et al. (1995) weist in die gleiche Richtung: 46 Patienten mit starker Ischialgie, die deswegen für eine operative Dekompression vorgesehen waren, wurden mit 46 asymptomatischen Personen verglichen, die hinsichtlich Alter, Geschlecht und beruflichem Risiko vergleichbar waren. Die Kontrollgruppe hatte wesentlich häufiger als bisher angenommen ebenfalls Bandscheibenvorfälle (in 76%). Dagegen waren die Vorfälle bei den Patienten ausgeprägter, und sie hatten wesentlich häufiger einen direkten Bezug zu den Spinalwurzeln (83% vs. 22%). Die Anzahl der degenerierten Bandscheiben (Grad III–V, s. unten) war in beiden Gruppen aber praktisch gleich (96% vs. 85%). Die Autoren schlossen aus ihrer Studie, dass aufgrund von MRT-Untersuchungen viele Bandscheibenvorfälle und -degenerationen oft zu Unrecht als Schmerzursache angesehen werden.

Aus dieser und anderen vergleichbaren Untersuchungen können folgende **Schlüsse** gezogen werden:

- Diskogen bedingte Schmerzen sind vermutlich häufig, aber klinisch nicht nachweisbar.
- Bandscheibendegenerationen sind eher genetisch bedingt als die Folge schwerer körperlicher oder vorwiegend sitzender Tätigkeit.
- Intakte Bandscheiben verursachen keine Schmerzen.
- Degenerierte Bandscheiben **können** Schmerzen verursachen.
- Bandscheibendegenerationen im MRT sowie Protusionen und Vorfälle mäßigen Ausmaßes sind häufig und verursachen meistens keine Schmerzen (geringe Spezifität).
- High-intensity-zone-Zeichen (HIZ) sind auch bei Personen ohne Rückenschmerzen häufig (geringe Sensitivität).
- Eine HIZ sagt nichts darüber aus, ob die betroffenen Bandscheibe tatsächlich die Schmerzen verursacht (geringer prädiktiver Wert).

- Endplattenabnormalitäten im Sinne von Modic-I- und -II-Zeichen sind bei Personen ohne Rückenschmerzen im Alter von 20–50 Jahren selten.
- Endplattenabnormalitäten verursachen häufig Schmerzen (hoher prädiktiver Wert). Der Mechanismus dieser Schmerzen wird kontrovers diskutiert.
- Es gibt vermutlich selten klinische Konsequenzen aus degenerativen Veränderungen der Bandscheiben.

Die operativen Behandlungsoptionen bei degenerativer Bandscheibenerkrankung, deren konservative Therapie erfolglos ist, sind heute immer noch unklar. Im Prinzip gibt es 3 Möglichkeiten:
- Fusion,
- Bandscheibenersatz,
- intradiskale elektrothermische Therapie.

Bis heute basieren alle 3 Konzepte auf Hypothesen. Kontrollierte Untersuchungen konnten keinen Vorteil dieser (aufwändigen) Verfahren gegenüber unspezifischen, verhaltensverändernden aktivierenden Therapien nachweisen.

Zwischenwirbelgelenkbedingte Rückenschmerzen (Facettensyndrom)

Das so genannte Facettensyndrom stellt ein sehr diffuses Bild dar. Jackson (1992) sprach daher bereits vom »Mythos des Facettensyndroms«. Da das Facettengelenk häufig gemeinsam mit der Bandscheibe erkrankt, ist eine sichere **morphologische Zuordnung** des Krankheitsbildes **erschwert**. Auch Arthrosen der Gelenke, die vorwiegend im höheren Alter bestehen, gehen nicht automatisch mit Schmerzen einher (geringer prädiktiver Wert). Patienten mit oder ohne Arthrose dieser Gelenke haben gleichermaßen Rückenschmerzen. Ausnahmen scheinen fortgeschrittene Arthrosen zu sein. Tatsache ist aber, dass hypertone Kochsalzlösung, in die Gelenke injiziert, bei Probanden und Patienten Schmerzen auslösen, die bei Patienten weit in die Peripherie ausstrahlen und teilweise radikuläre Schmerzen vortäuschen können. Dies hat zum missverständlichen Begriff »pseudoradikulär« geführt.

Letztlich ist die **Ursache** von Facettenschmerzen **unklar**: Meniskoide Einklemmungen, Dehnung oder Einklemmung der Gelenkkapseln, kapsuläre oder synoviale Entzündung, Subluxation der Gelenke können Schmerzen auslösen. Exzessive mechanische Verletzung der Gelenkkapsel und Bewegungsverminderung durch Arthrose oder im Rahmen einer muskulär bedingten »Blockierung« der Gelenke könnten ebenfalls wesentliche Ursachen sein.

Kontrollierte Untersuchungen zeigen, dass etwa 7–15% der Patienten mit Lumbago ein Facettenproblem haben (Schwarzer et al. 1994).

Zusammenfassend ist zu sagen:
- Facettenbedingter Schmerz (»Facettensyndrom«) ist eine relativ seltene Ursache von Rückenschmerzen (7 bis maximal 15%).
- Die Ursache ist unklar. Das »Facettensyndrom« ist keine klinische Entität.
- Facettenbedingte Schmerzen treten häufiger oder verstärkt im höheren Alter auf.
- Es gibt keine entscheidenden klinischen Hinweise für das Vorliegen dieser Beschwerden.
- Degenerative Veränderungen in den Facettengelenken bestehen auch bei asymptomatischen Personen.
- Die Diagnose kann nur aufgrund einer Nervenblockade oder einer intraartikulären Anästhesie dieser Gelenke gestellt werden.
- Eine sichere Diagnose ist nur durch eine reproduzierbare Diagnose zu gewährleisten (Doppelblock).
- Es gibt selten klinische Konsequenzen aus dem Nachweis facettenbedingter Rückenschmerzen.

Iliosakralgelenksyndrom (ISG-Syndrom)

Daten über die **Pathologie** von Schmerzen aus den ISG sind **dürftig**. 76% der über 55-Jährigen haben Degenerationen. Entzündungen als Ursache, wie z. B. bei der Sacroiliitis im Rahmen eines M. Bechterew oder eine Infektion sind selten. Anhaltende Beschwerden können im Rahmen von Schwangerschaften auftreten. Traumatische Frakturen können als Stressfrakturen bei Soldaten, Joggern oder Turnern auftreten. Diagnostische Hinweise hierzu liefert am besten ein Knochenszintigramm. Bei der Abklärung von konventionellen unklaren Röntgenbefunden im Bereich des ISG ist das CT die Methode der Wahl, da es bereits geringe Usuren, subchondrale Sklerosen und Zysten darstellt. Bei Arthritiden ist das kontrastmittelgestütze MRT oder das Knochenszintigramm die bessere Wahl. Die bildgebende Diagnose einer ISG-Arthrose ist häufig. Studien an asymptomatischen Probanden zeigen, dass ab 30 Jahren mit zunehmendem Alter immer häufiger Veränderungen wie subchondrale Sklerosierungen, Gelenkspaltverschmälerungen, Osteophytenbildung und Usuren auftreten können, ohne dass diese degenerativen Befunde zu Schmerzen führen müssen. Außerdem können auch radiologisch völlig unauffällige Iliosakralgelenke schmerzhaft sein.

Komplizierter und kontrovers diskutiert sind so genannte funktionelle Störungen des ISG. Dieser Ausdruck wird benutzt, wenn eine biomechanische Ursache ohne nachgewiesene Läsion oder Entzündung die Schmerzen verursacht. Die Ursache kann aber in der Regel nicht identifiziert werden, und es herrscht Unklarheit darüber, was dieser häufig diagnostizierten Störung zugrunde liegen kann.

Offensichtlich ist in ca. 15–20% der Fälle das ISG Ursache von Rückenbeschwerden (Schwarzer et al. 1995b).

Zusammenfassend ist zu sagen:
- Funktionelle Störungen der Iliosakralgelenke sind relativ häufig Ursachen von Rückenbeschwerden (in 12–20% der Fälle).
- Degenerative Veränderungen sind insbesondere bei älteren Menschen häufig und in der Regel nicht mit Schmerzen verbunden.

- Es gibt keine validen und reliablen klinischen Untersuchungsmethoden.
- Es gibt keine sicheren anamnestischen Hinweise für das Vorliegen von ISG-Beschwerden.
- Die Diagnose kann sicher nur durch röntgenkontrollierte Blockaden des Gelenks gestellt werden.
- Es ist unklar, ob als Schmerzursache der fibröse oder der eigentliche arthrogene Gelenkanteil entscheidende Bedeutung hat.
- Die klinische Konsequenz aus der nachgewiesenen Diagnose Arthropathie des ISG ist bedeutender als bei facetten- und bandscheibenbedingten Schmerzen.

Muskuläre Ursachen

Ein bedeutender Einflussfaktor der Entstehung und Chronifizierung von Rückenschmerzen wird heute in einem Verlust an **Wirbelsäulenstabilität** gesehen (Panjabi et al. 1992). Gegenwärtig gibt es für die Instabilität der Wirbelsäule weder Maß noch Goldstandard. Das von Panjabi entwickelte Modell der Instabilität wird aber heute weitgehend akzeptiert. Ihm liegt die Überzeugung zugrunde, dass die meisten Rückenschmerzen durch eine mechanische Störung der Verhältnisse an der Wirbelsäule verursacht werden. Integraler Bestandteil des Modells von Panjabi sind 3 Subsysteme, die für die spinale Stabilisierung verantwortlich sind: ein passives, ein aktives und ein neurales Kontrollsystem.

Das **passive** Subsystem besteht aus ossären, artikulären und ligamentären Strukturen. Es begrenzt und kontrolliert das Bewegungsausmaß innerhalb eines Segments vorwiegend am Ende des physiologischen Bewegungsausmaßes. Das **aktive** Subsystem stellen die Muskeln dar. Die Kontrolle dieser Muskeln wird vom **neuralen** Kontrollsystem übernommen. Die Aktivierung erfolgt dabei nicht ausschließlich durch efferente, willkürliche Befehle zur Kontraktion, sondern meist durch ein afferentes Feedback der Rezeptoren aus dem passiven und aktiven System (z. B. Rezeptoren der Bänder und Muskelspindeln) zur situationsadäquaten Aktivierung der Muskulatur.

Es gibt lokale muskuläre Stabilisatoren (z. B. Mm. multifidus und transversus abdominis) und globale, wie z. B. Mm. erector spinae oder obliquus abdominis (Valerius 2002).

Zusammenfassend ist zu sagen:

- Die Rumpfmuskulatur ist für die Stabilität der Lendenwirbelsäule entscheidend verantwortlich.
- Die primäre Schmerzursache liegt in der Regel im Bereich des passiven Systems (Bänder, Bandscheiben, Gelenke).
- Die sekundäre Schmerzursache liegt in der Mehrzahl der Fälle im aktiven System (Muskulatur).
- Fast alle Menschen mit chronischen Rückenschmerzen sind dekonditioniert, d. h. sie haben Kraft-, Ausdauer- und Koordinationsdefizite der Rumpfmuskulatur.
- Nicht nur die Rumpfkraft, sondern auch die Beinmuskulatur ist davon betroffen.
- Patienten mit Rückenschmerzen ermüden muskulär wesentlich schneller als Personen ohne Rückenschmerzen.

Rückenschmerz als komplexes Syndrom

Bei der Betrachtung des Phänomens Rückenschmerz und degenerative oder funktionelle Veränderung verschiedener Strukturen der Wirbelsäule oder Muskulatur haben wir es jedoch mit einem wesentlich komplexeren Problem zu tun: In vielen der vorliegenden Studien korrelieren degenerative Veränderungen kaum – und die existierenden Defizite von Kraft, Ausdauer, Koordination und Propriozeption allenfalls nur mäßig – mit dem Ausmaß der Schmerzen oder der subjektiven Behinderung. Dies gilt auch für die Untersuchungen von Mannion et al. (2000), wobei in dieser Untersuchung ein 3-monatiges Training bei Patienten mit chronischen Rückenschmerzen zwar erfolgreich bezüglich Reduktion von Schmerz und Beeinträchtigungserleben war, andererseits aber diese Effekte unabhängig von der Zunahme von Kraft und Ausdauer der Rückenmuskulatur auftraten.

Dagegen war die Reduktion des Angst- und Vermeidungsverhaltens ein viel größerer Prädiktor des Behandlungserfolges: Je größer die Reduktion der Angst und Vermeidung war, desto besser war das Ergebnis. Diese positiven Resultate waren zudem bei einer Patientengruppe, die Aerobic als Training gemacht hatte, vergleichbar mit einer anderen, die ein Training mit Rumpfkraftmaschinen durchführte.

Zu ähnlichen Ergebnissen kamen auch wir in mehreren Untersuchungen (Pfingsten et al. 2004). In allen vergleichbaren Outcome-Studien sind die Ergebnisse unabhängig vom medizinischen strukturellen oder funktionellen Befund, während psychologische und soziale Bedingungen eine ungleich größere Rolle spielen.

Somit bezieht sich der Begriff »unspezifisch« in erster Linie auf die strukturelle Ebene, während der funktionellen Ebene, die sich aus subjektiven und objektiven Veränderungen und Defiziten zusammensetzt, eine spezifischere Bedeutung zukommt.

Einen Algorithmus der Diagnostik und Therapie von Rückenschmerzen zeigt ■ Abb. 21.1.

Evidenzen von Diagnostik und Therapie

Die Evidenzen von Diagnostik und Therapie sind zu finden unter www.backpaineurope.org und Airaksinen et al. 2006.

Akute/subakute Lumbago (bis zu 12 Wochen)

- **Diagnostik:**
  - Ausführliche Anamnese und kurze klinische Untersuchung [Triage: ernsthafte Erkrankung (»red flags«), radikuläre Schmerzen, unspezifischer Rückenschmerz].
  - Falls die Vorgeschichte Hinweise auf eine ernste Erkrankung (»red flags«) oder radikuläre Beschwerden zeigt, ist eine ausführliche körperliche Untersuchung inklusive neurologischem Screening notwendig.
  - Auf psychosoziale Risikofaktoren achten, insbesondere bei protahiertem Verlauf.
  - Bildgebende Diagnostik (Röntgen, CT, MRT) ist keine Routinemaßnahme bei akuten Rückenschmerzen. Indikationen für Standardaufnahmen und MRT sind: Lumbalgien ohne Besserungstendenz auf konservative Therapie

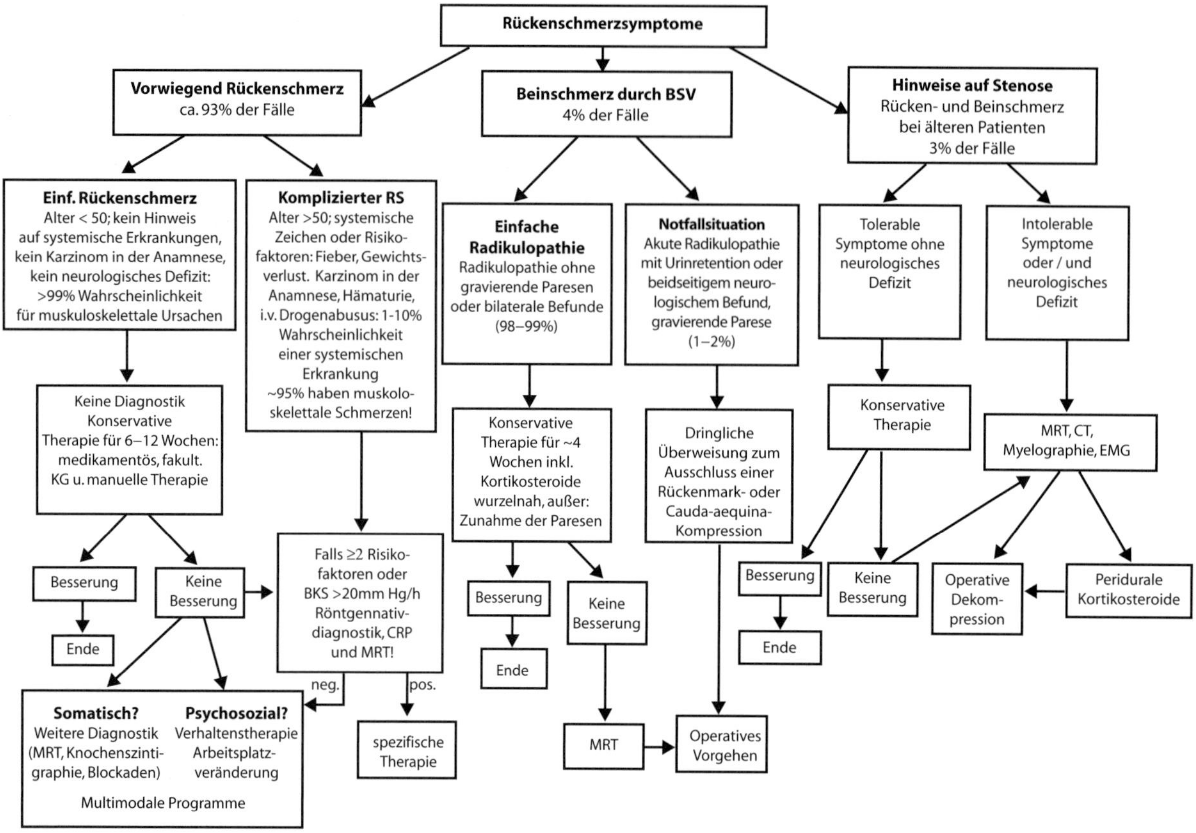

Abb. 21.1. Flussdiagramm Gesamtmanagement Rückenschmerz

von über 2–3 Monaten Dauer nach Ausschluss spezifischer Erkrankungen. Diese Indikation ist aber nicht durch kontrollierte Studien nachgewiesen.
  - Eine Nachuntersuchung ist notwendig, falls sich die Symptome nicht innerhalb weniger Wochen deutlich verbessern, oder falls sie schlimmer werden.
- **Therapie:**
  - An erster Stelle steht eine gute Information über die (gutartige) Natur der Beschwerden.
  - Auf keine Fall Bettruhe verordnen.
  - Patienten anweisen, möglichst aktiv zu bleiben und die täglichen Aktivitäten einschließlich Arbeit falls möglich beizubehalten.
  - Analgetika verschreiben: 1. Wahl ist Paracetamol, 2. Wahl NSAIDS.
  - Eventuell für wenige Tage ein Muskelrelaxans alternativ oder additiv verschreiben.
  - Chirotherapie als Therapieoption in Fällen unzureichender Schmerzlinderung erwägen.
  - Multidisziplinäres Behandlungsprogramm (Bewegungs- und Verhaltenstherapie) ist eine Option für Berufstätige, die mehr als 4–8 Wochen arbeitsunfähig sind.

Chronische Lumbago (>12 Wochen)
- **Diagnostik:**
  - Ausführliche Anamnese und kurze klinische Untersuchung (Triage: ernsthafte Erkrankung (»red flags«), radikuläre Schmerzen, unspezifischer Rückenschmerz).
  - Die manuelle Untersuchung des der LWS und des Beckens ergibt keine validen Ergebnisse und ist somit nicht handlungsweisend.
  - Röntgenbilder und Nativröntgenaufnahmen routinemäßig nur durchführen bei Patienten >50 Jahre oder falls anamnestisch bzw. klinisch Hinweise auf eine ernste Erkrankung bestehen. MRT oder CT nur bei Verdacht auf ernste Erkrankung oder zur Abklärung einer Operationsindikation.
  - Psychosoziale Faktoren spielen bei der Entwicklung von chronischen Rückenschmerzen und Arbeitsunfähigkeit eine große Rolle (Diagnostik!). Die frühzeitige Identifizierung ist ein wesentlicher Bestandteil der Therapie.
- **Therapie:**
  - NSAIDS sollten nur kurzfristig bei Verstärkung chronischer Rückenschmerzen eingesetzt werden. Auf die z. T. erheblichen Nebenwirkungen ist zu achten.

- Muskelrelaxanzien sind wirksam und können kurzzeitig verordnet werden. Sie haben erhebliche Nebenwirkungen und Abhängigkeitspotenzial.
- Tramadol (analog andere niedrig- bis mittelpotente Opioide) ist kurzfristig wirksam. Abgesehen von zwischenzeitlichen Phasen verstärkter Schmerzen im Rahmen einer chronischen Symptomatik sollten Opioide dauerhaft nur angewandt werden, wenn bessere Methoden (Verhaltenstherapie, verhaltenstherapeutisch ausgerichtete Physiotherapie, multidisziplinäre Therapie) nicht wirksam sind oder nicht in Frage kommen (z. B. bei älteren Patienten und solchen mit radikulären bzw. postoperativen Beschwerden erheblichen Ausmaßes bzw. Schmerzen anderer spezifischer Ursache wie z. B. Wirbelfrakturen bei Osteoporose).
- Retardierte Morphine (analog andere starke Opioide wie Hydromorphon, Oxycodon oder Fentanyl bzw. Buprenorphin) sind bei chronischer Lumbago nicht indiziert.
- Noradrenerge und noradrenerge serotoninerge Antidepressiva (z. B. Trimipramin, Amitriptylin) sind als Koanalgetika sinnvoll, serotonerge Antidepressiva (im Fall alleiniger Anwendung) sind nicht indiziert.
- Akupunktur ist nicht wirksam und sollte nicht angewandt werden.
- Die Wirsamkeit fast aller Injektionen ist nicht nachgewiesen.
- Sklerosierende Injektionen (Prolotherapie) sind wirkungslos.
- Botulinum-Toxin sollte nur im Rahmen kontrollierter Studien angewandt werden.
- Die Wirksamkeit von Radiofrequenzbehandlung (Facettendenervation) bei chronischer Lumbago ist nicht bewiesen. Für den Effekt von intradiskaler elektodermaler Koagulation (IDET) fehlen ebenfalls noch Beweise.
- Rückenmarkstimulation ist bei chronischer Lumbago nicht indiziert.
- Spondylodesen sollten nur nach Ausschöpfung aller anderen konsevativen Behandlungsmöglichkeiten (verhaltenstherapeutisch gesteuerte Physiotherapie, Psychotherapie, multidisziplinäre, biopsychosoziale Rehabilitation) bei sorgfältig ausgewählten Patienten in Erwägung gezogen werden.
- Die unterschiedlichen Techniken der Physiotherapie sind gleich wirksam, falls aktive, übende Verfahren angewandt werden. Am rationellsten ist eine aktivierende Gruppentherapie auf verhaltentherapeutischer Basis.
- Chirotherapie ist langfristig unwirksam und sollte höchstens kurzfristig bei vorübergehender Verstärkung chronischer Rückenschmerzen angewandt werden.
- Psychotherapie in Form kognitiver Verhaltenstherapie ist ein wichtiger Baustein in der Behandlung chronischer Rückenschmerzen.
- Die Effektivität von Verhaltentherapie steigert sich noch im Rahmen biopsychosozialer Therapie in der Kombination mit Patientenunterweisungen, aktiver Physiotherapie, Training und Arbeitstraining. Am besten wirken Programme, die körperliche Konditionierung mit Psychotherapie verbinden.
- Bei chronischer Lumbago muss eine Selektion der Patienten auf der Basis der Schwere psychosozialer Störungen hinsichtlich der Intensität von multidisziplinären Therapieprogrammen durchgeführt werden, da die meisten Patienten bereits von einfachen Übungsprogrammen profitieren, falls dies konsequent verhaltentherapeutisch gesteuert sind (▶ s. oben).

Es gibt deutliche Hinweise darauf, dass schmerzbezogenes Angst- und Vermeidungsverhalten eine essenzielle Ursache der Chronifizierung von Rückenschmerzen und anderer muskuloskelettaler Erkrankungen ist und dass kognitive Verhaltenstherapie Funktion und Gesundheitsverhalten verbessert und Schmerzen reduziert.

Ziele der multimodalen Behandlung sind die Erhöhung des Aktivitätsniveaus, der Abbau inadäquaten Krankheitsverhaltens, die Steigerung des Kontrollerlebens und der Abbau von Angst und Depressivität (Pfingsten et al. 2004). Da Rückenschmerz und Arbeitsplatz in der Regel eng verknüpft sind, umfasst die Behandlung bei stärker gefährdeten Patienten auch entsprechende Interventionen wie z. B. Umsetzung am Arbeitsplatz oder Umschulung etc. Bei derartigen Behandlungskonzepten steht das multimodale Vorgehen unter dem übergeordneten integrativen Konzept der **funktionalen Wiederherstellung auf verschiedenen Ebenen** im Vordergrund. Vordringliches Ziel ist neben dem Abbau von Analgetikagebrauch und Reduktion von Inanspruchnahme medizinischer Leistungen die Wiederaufnahme der beruflichen Tätigkeit bzw. Reduktion von Arbeitsausfallzeiten.

Fazit

- 85% der Rückenschmerzen sind unspezifisch.
- Röntgenaufnahmen und Kernspintomographien haben bei den allermeisten Rückenschmerzen keine Bedeutung.
- Die wichtigste Therapiemaßnahme bei akuten Rückenschmerzen ist die Beibehaltung normaler Aktivität.
- Die Heilung von Weichteilverletzungen (Muskeln, Bänder, Sehnen, Bindegewebe) wird durch Bewegung beschleunigt.
- Die frühzeitige Rückkehr zur Arbeit verhindert eine Chronifizierung.
- Psychosoziale Faktoren spielen bei chronischen Rückschmerzen eine wesentlich größere Rolle als Röntgenbefunde und die medizinische Diagnose.
- Kognitive Verhaltenstherapie ist eine effektive therapeutische Maßnahme.
- Aktive Übungstherapie mit verhaltenstherapeutischen Prinzipien ist die effektivste Maßnahme unkomplizierter Rückenschmerzen.
- Bei komplizierten chronischen Rückenschmerzen helfen nur aufwändige, interdisziplinäre aktivierende Konzepte unter Einbezug des Arbeitsplatzes mit dem Ziel der Rückkehr zur Arbeit.

Literatur

Literatur zu Kap. 21.1

Abbot P, Rounsefell B, Fraser R, Gross A (1990) Intractable neck pain. Clin J Pain 6: 26–31

Ariens GAM, Borghouts JAJ, Koes BW (1999) Neck Pain. In: Crombie IK, Croft Pr, Linton Sj, Leresche L, von Korff M (Hrsg.): Epidemiology of Pain. IASP-Press, Seattle, pp 235–255

Berg M, Sanden A, Torell G, Järvholm B (1988) Persistence of musculoskletal symptoms: a longitudinal study. Ergonomics 1: 1281–1285

Boden SD, McCowin PR, Davis DO, Dina TS, Mark AS, Wiesel S (1991) Abnormal magnetic-resonance scans of the cervical spine in asymptomatic subjects. A prospective investigation. J Bone Joint Surg 72-A: 1178–1184

Borchgrevink GE, Kaasa A, McDonagh D, Stiles TC, Haraldseth O, Lereim I (1998) Acute treatment of whiplash neck sprain injuries. A randomized trial of treatment during the first 14 days after a car accident. Spine 23: 25–31

Bronfort G, Evans R, Nelson B, Aker PD, Goldsmith CH, Vernon H.(2001) A randomized clinical trial of exercise and spinal manipulation for patients with chronic neck pain. Spine 26: 788–97

Bronfort G, Haas M, Evans RL, Bouter LM (2004) Efficacy of spinal manipulation and mobilization for low back pain and neck pain: a systematic review and best evidence synthesis. Spine J 4: 335–356

Cassidy JD, Carroll LJ, Cote P, Lemstra M, Berglund A, Nygren A (2000) Effect of eliminating compensation for pain and suffering on the outcome of insurance claims for whiplash injury. N Engl J Med 342: 1179–1186

Castro WH, Meyer SJ, Becke ME, Nentwig CG, Hein MF, Ercan BI, Thomann S, Wessels U, Du Chesne AE (2001) No stress–no whiplash? Prevalence of »whiplash« symptoms following exposure to a placebo rear-end collision. Int J Legal Med. 24: 316–322

COST B13 (2006) European guidelines for the management of low back pain. Eur Spine J 15: S126–300

Ferrari R (2003) Myths of whiplash. Surgeon 1: 99: 101–103

Fouyas IP, Statham PF, Sandercock PA (2002) Cochrane review on the role of surgery in cervical spondylotic radiculomyelopathy. Spine 27: 736–747

Gore DR, Sepic SB, Gardner GM, Murray MP (1987) Neck pain: a long-term follow-up of 205 patients. Spine 12: 1–5

Gross A, Kay T, Hondras M (2002) Manual therapy for mechanical neck disorders: a systematic review. Man Ther 7: 131–149Hagberg M, Wegman DH (1987) Prevalence rates and odds ratios of shoulder-neck diseases in different occupational groups. Br J Ind Med 44: 602–610

Jull G, Trott P, Potter H, Zito G, Niere K, Shirley D, Emberson J, Marschner I, Richardson C (2002) A randomized controlled trial of exercise and manipulative therapy for cervicogenic headache. Spine 27: 1835–1843

Kolstad F, Leivseth G, Nygaard OP (2005) Transforaminal steroid injections in the treatment of cervical radiculopathy. A prospective outcome study. Acta Neurochir 147 (10): 1065–1070 [Epub ahead of print]

Lagerström M, Wenemark M, Hagberg M, Hjelm EW, The Moses Study Group (1995) Occupational and individual factors related to musculoskeletal symptoms in five body regions among Swedish nursing personnel. Int Arch Occup Environ Health 68: 27–35

Laursen BS, Bajaj P, Olesen AS, Delmar C, Arendt-Nielsen L (2005) Health related quality of life and quantitative pain measurement in females with chronic non-malignant pain. Eur J Pain 9: 267–275

Linton S (1990) Risk factors for neck and back pain in a wirking population in Sweden. Work Stress 4: 41–49

Neubauer E, Zahlten-Hinguranage A, Schiltenwolf M, Buchner M (2005) Multimodal therapy patients with chronic cervical and lumbar pain. Results of a comparative prospective study. Schmerz (Epub ahead of print)

Persson LC,. Moritz U, Brandt L, Carlsson CA (1997) Cervical radiculopathy: pain, mucle weakness and sensory loss in pathients with cervical radiculpathy treated with surgery, physiotherapy or cervical collar. A prospective, controlled study. Eur Spine J 6: 256–266

Persson LC, Lilja A (2001) Pain, coping, emotional state and physical function in patients with chronic radicular neck pain. A comparison between patients treated with surgery, physiotherapy or neck collar – a blinded, prospective randomized study. Disabil Rehabil 23: 325–335

Schnabel M, Vassiliou T, Schmidt T, Basler HD, Gotzen L, Junge A, Kaluza G (2002) Results of early mobilisation of acute whiplash injuries. Schmerz 16 (1): 15–21

Schrader H, Obelieniene D, Bovim G et al. (1996) Natural evolution of late whiplash syndrome outside the medicolegal context. Lancet 347: 1207–1211

Skov T, Borg V, Orhede E (1996) Psychosocial and physical risk factors for musculoskeletal disorders of the neck, shoulders, and lower back in salespeople. Occup Environ Med 53: 351–356

Spitzer WO, Leblanc F, Dupius (1987): Scientific appoach to the assessment and management of acitivity-related spinal disorders. Spine 7 (Suppl): 1–59

Statistisches Bundesamt (1998) Gesundheitsbericht für Deutschland: Gesundheitsbrichtserstattung des Bundes. Wiesbaden: Metzler-Poeschel

Status-Report (1995) Whiplash injuries. Special Issue. vol 30 No 8

Viikari-Juntera EJ, Riihimaki H, Videman T, Mutanen P (1994) Neck trouble in machine operating, dynamic physical work and sedentary work: a prospective study on occupational and individual risk factors. J Clin Epidemiol 47: 1411–1422

Vingard E, Nachemson AL (2000) Work-related influences on neck and low back pain. In: Nachemson AL, Jonsson E (eds) Neck and back pain. Lippincott Williams & Wilkins, Philadelphia, Baltimore, New York, pp 97–126

Literatur zu Kap. 21.2

Aminoff MJ (2002) Electrophysiological evaluation of root and spinal cord disease. Semin Neurol 22: 197–204

Airaksinen O, Brox JI, Cedraschi C. et al (2006) European guidelines for the management of chronic nonspecific low back pain. Eur Spine J 15 (S2):192–300

Boos N, Rieder R, Schade V et al. (1995) 1995 Volvo award in clinical sciences. The diagnostic accuracy of magnetic resonance imaging, work perception and psychosocial factors in identifiying symptomatic disc herniations. Spine 20: 2613–2625

Deyo RA, Weinstein JH (2001) Low back pain. N Engl J Med 344: 363–369

Dora C, Walchli B, Elfering A, Gal I, Weishaupt D, Boos N (2002) The significance of spinal canal dimensions in dircriminating symptomatic from asymptomatic disc herniations. Eur Spine J 11: 575–81

Hildebrandt J (2001) Relevanz von Nervenblockaden bei der Diagnose und Therapie von Rückenschmerzen. Schmerz 15: 474–483

Hopayan K (1999) Conflicting conclusions from two systematic reviews of epidural steroid injections for sciatica: which evidence should general practitioners heed? Br J General Pract 49: 57–61

Jackson RP (1992) The facet syndrome. Myth or reality? Clin Orthop 279: 110–121

Karppinen J, Malmivaara A, Kurunlahti M et al. (2001) Periradicular infiltration for sciatica. A randomized controlled trial. Spine 26: 1059–1067

Kayama S, Olmarker K, Larsson K et al. (1998) Cultured, autologous nucleus pulposus cells induce structural and functional changes in spinal nerve roots. Spine 23: 2155–58

Koes BW, Scholten RJPM, Mens JMA, Bouter LM (1999) Epidural steroid injection for low back pain and sciatica: an updated systematic review of randomized clinical trials. Pain Digest 9: 241–247

LaBan MM, Imas A (2003) »Young« lumbar spinal stenotic: review of 268 patients younger than 51 years. Am J Phys Med Rehabil 82: 69–71

Mannion AF, Kaser L, Weber E, Rhyner A, Dvorak J, Munterner M (2000) Influence of age and duration of symptoms on fibre type distribution and size of the back muscles in chronic low back pain patients. Eur Spine J 9: 273–281

Mayer HM (2004) Operative Verfahren. In: Hildebrandt J, Müller G, Pfingsten M (Hrsg) Lendenwirbelsäule: Ursachen, Diagnostik und Therapie von Rückenschmerzen. Urban & Fischer, München

Modic MT, Steinberg PM, Ross JS, Masaryk TJ, Carter JR (1988) Degenerative disk disease: assessment of changes in vertebral body marrow with MR imaging. Radiology 166: 193–199

Nachemson AL, Jonsson E (2000) Neck and back pain. The scientific evidence of causes, diagnoses and treatment. Lippincott, Williams & Wilkins, Philadelphia Baltimore New York

Olmarker K, Rydevik B, Nordborg C (1993) Autologous nucleus pulposus induces neurophysiologic and histologic changes in porcine cauda equina nerve roots. Spine 18: 1425–1432

Olmarker K, Byröd G, Cornefjord M et al. (1994) Effects of methyl-prednisolone on nucleus pulposus-induced nerve root injury. Spine 19: 1803–08

Panjabi MM (1992) The stabilisation of the spine, pt 1. Function, dysfunction, adaptation, and enhancement. J Spinal Disorders 5: 383–389

Pennekamp W, Heyer CM. Radiologische Diagnostik. In: Hildebrandt J, Müller G, Pfingsten M (Hrsg) Lendenwirbelsäule: Ursachen, Diagnostik und Therapie von Rückenschmerzen. Urban & Fischer, München

Pfingsten M, Hildebrandt J et al. (2004) Interdisziplinäre Konzepte – Functional Restoration. Das Göttinger Rücken-Intensiv-Programm (GRIP) Die Behandlung chronischer Rückenschmerzen durch ein intensives Aktivierungskonzept (GRIP). In: Hildebrandt J, Müller G, Pfingsten M (Hrsg) Lendenwirbelsäule: Ursachen, Diagnostik und Therapie von Rückenschmerzen. Urban & Fischer, München

Pfirrmann C, Metzdorf A, Zanetti M, Hodler J, Boos N (2001a) Magnetic resonance classification of lumbar intervertebrale disc degeneration. Spine 26: 1873–1878

Pfirrmann CAW, Oberholzer PA, Zanetti M et al. (2001b) Selective nerve root blocks for the treatment of sciatica: evaluation of injection side and effectiveness – a study with patients and cadavers. Radiology 221: 704–711

Riew DK, Yuming Y, Gilulat al. (2000) The effect of nerve-root injections on the need for operative treatment of lumbar radicular pain. J Bone Joint Surg 82: 1589–1593

Schwarzer AC, Aprill CN, Derby R et al. (1994) Clinical features of patients with pain stemming from the lumbar zygapophyseal joints. Is the lumbar facet syndrome a clinical entity? Spine 19: 1132–1137

Schwarzer AC, Aprill CN, Derby R. et al. (1995a) The prevalence and clinical features of internal disc disruption in patients with chronic low back pain. Spine 20: 31–37

Schwarzer AC, Aprill CN, Bogduk N. (1995b) The sacroiliac joint in chronic low back pain. Spine 20: 31–37

Seffinger MA, Najm WI, Mishra SI, Adams A, Dickerson VM, Murphy LS, Reinsch S (2004) Reliability of spinal palpation for diagnosis of back and neck pain: a systematic review of the literature. Spine 29 (19): E413–25

Simotas AC, Dorey FJ, Hansraj KK, Cammisa F (2000) Nonoperative treatment for lumbar spinal stenosis. Spine 25: 197–204

Valerius KP, Frank A, Kolster BC, Hirsch MC, Hamilton C, Lafont EA (2002) Das Muskelbuch. Funktionelle Darstellung der Muskeln des Bewegungsapparates. Hippokrates, Stuttgart

Weishaupt D, Zanetti M, Hodler J, Boos N (1998) MR imaging of the lumbar spine: prevalence of intervertebral disk extrusion and sequestration, nerve root compression, end plate abnormalities, and osteoartritis of the facet joints in asymptomatic volunteers. Radiology 209: 661–666

Weishaupt D, Zanetti M, Hodler J et al (2001) Painful lumbar disk dearangement: relevance of endplate abnormalities at MR imaging. Radiology 218: 420–427

Gelenk- und Muskelschmerzen

2.1 Arthrose – 262
M. Hammer

22.2 Rheumatoide Arthritis – 265
M. Hammer

22.3 Spondyloarthritiden – 268
J.G. Kuipers, H. Zeidler und L. Köhler

22.4 Infektiöse Arthritis – 271
J.L. Hülsemann, S. Schnarr und H. Zeidler

22.5 Arthritis urica – 273
J.L. Hülsemann, S. Schnarr und H. Zeidler

22.6 Osteoporose – 275
L. Köhler, H. Zeidler, J.G. Kuipers

Literatur –277

Evidenzbasierte Beurteilungsklassifizierung für dieses Kapitel

Wirksamkeit spezifischer Therapieverfahren und Substanzen

***** (eindeutig): positive Metaanalyse oder mind. 2 große positive Studien
**** (begrenzt): 1 große positive Studie oder mind. 2 kleine positive Studien oder mind. 2 große Fallserien mit eindeutig positivem Ergebnis
*** (unsicher): mind. 1 positive Studie und etwa gleich große Anzahl negativer Studien oder 1 große Fallserie mit eindeutig positivem Ergebnis
** (wahrscheinlich unwirksam): 1 – 2 positive Studien, aber Überwiegen negativer Studien
* (unwirksam): keine positiven Studien
Definition positiv: signifikanter Vorteil beim primären outcome-Kriterium in randomisierten Studien, bzw. in Fallserien mind. 50% der Patienten mit mind. 30% Schmerzreduktion

Therapieempfehlung bei spezifischen Schmerzsyndromen

(unter Berücksichtigung von Wirksamkeit und Nebenwirkungen)
Grad A: Therapie der 1. Wahl
Grad B: Alternativtherapie bei Versagen der Therapie 1. Wahl
Grad C: Alternativtherapie bei Versagen von Grad A und B
Grad D: ultima ratio, kann im Einzelfall erwogen werden
Grad E: Einsatz nicht indiziert

Erkrankungen der Gelenke zählen zu den häufigsten Ursachen von Schmerzen des Bewegungssystems. Aus der Vielfalt der entzündlichen, degenerativen, infektiösen und metabolischen Erkrankungen wurde eine Auswahl getroffen bezüglich ihrer Häufigkeit (Arthrose), ihrer Chronizität (rheumatoide Arthritis, Spondyloarthritiden) und ihrer Schwere (infektiöse Arthritiden). Außerdem werden die Arthritis urica abgehandelt als Beispiel einer metabolischen Gelenkerkrankung und die Osteoporose als sehr häufige Form einer Knochenerkrankung, die ebenfalls zu Schmerzen im Bereich des Bewegungssystems führt.

Für alle genannten Erkrankungen gilt, dass neben der symptomatischen Schmerztherapie eine sehr differenzierte, krankheitsmodifizierende Behandlung zu wesentlichen Verbesserungen in der Lebensqualität und Krankheitsbewältigung der Patienten geführt hat. Deshalb sollte jeder schmerztherapeutisch Tätige mit den Grundprinzipien dieser Therapie vertraut sein, um mitbeurteilen zu können, ob die Behandlungsmöglichkeiten im Einzelfall voll ausgeschöpft wurden, bevor einer alleinigen, symptomatischen Schmerztherapie der Vorzug gegeben wird.

22.1 Arthrose

M. Hammer

Definition und spezielle Pathophysiologie

Arthrosen sind die häufigsten Gelenkerkrankungen weltweit und führen zu einer Verschlechterung der Gelenkfunktion und zu akuten, intermittierenden oder chronischen Gelenkschmerzen. Die Ursache der Entstehung einer Arthrose ist bis heute nicht komplett geklärt. Genetische Faktoren, mechanischer Stress des Gelenkknorpels und des subchondralen Knochens sowie biochemische Veränderungen sind pathogenetisch bedeutsam. Entzündliche Veränderungen spielen in der Pathogenese eine untergeordnete Rolle (im Vergleich z. B. zur rheumatoiden Arthritis), sind aber phasenweise auch im degenerativ veränderten Gelenk präsent. Die Schmerzen sind in der Regel nozizeptiv.

Klinische Symptome

Schmerzen treten bei der Arthrose in der Regel **belastungsabhängig** auf und lassen sich damit anamnestisch von primär entzündlichen Gelenkschmerzen abgrenzen. Die Belastungsdauer bis zum Auftreten von Schmerzen ist abhängig vom Schweregrad der chondralen Degradation, von der Präsenz einer zwischenzeitlichen Entzündungsreaktion (aktivierte Arthrose) und zusätzlich von der vorhandenen Kraft der gelenkführenden Muskulatur bzw. Kompetenz der Band- und Gelenkkapselstrukturen. **Anlauf-** oder **Einlaufschmerzen** nach einer Ruhigstellung sowie eine Steifigkeit des betroffenen Gelenkes bessern sich meist nach einigen Minuten in Bewegung.

Die klinische Untersuchung zeigt eine Schmerzhaftigkeit des Gelenkes bei der Palpation, Krepitationen bei der Durchbewegung sowie eine Begrenzung des Bewegungsumfangs. Das Gelenk kann initial noch eine normale Form und Achse aufweisen, bei zunehmender Degeneration kommt es zu knöchernen Vorsprüngen am Gelenkspalt sowie zu Deformierungen und Achsabweichungen. Bei aktivierter Arthrose kann das Gelenk überwärmt sein, zusätzlich zu derben ossären Gelenkvorsprüngen kommen weiche Schwellungen durch einen Gelenkerguß. Die Schmerzen sind nicht zwingend abhängig vom Ausmaß der Gelenkdestruktion bzw. der Präsenz eines Aktivierungszustandes. Individuell kann ein Patient mit ausgeprägter Arthrose noch gut belastbar sein und längere Wegstrecken meistern, andererseits können bei klinisch nur geringen Gelenkveränderungen starke Schmerzen und eine stark eingeschränkte Gehstrecke vorliegen.

Diagnostik und Differenzialdiagnose

Die Diagnose einer Arthrose wird in erster Linie klinisch gestellt anhand der Symptomatologie und des Untersuchungsbefundes. Bestätigt wird die Diagnose durch typische Gelenkveränderungen im Röntgenbild. Differenzialdiagnostisch muss die Arthrose und insbesondere die aktivierte Arthrose von entzündlichen Gelenkerkrankungen abgrenzt werden. Dies betrifft sowohl die Erkrankungen bei immunologischen Fehlregulationen, z. B. rheumatoide Arthritis, als auch bei Infektionen, z. B. septisch-eitrige Arthritis, reaktive Arthritis, sowie bei Stoffwechselerkrankungen wie der Gicht und der Chondrokalzinose.

Spezielle Therapie

Nichtmedikamentöse Therapie

Nichtmedikamentöse Therapiemaßnahmen spielen zur Linderung arthrotischer Schmerzen eine nicht zu unterschätzende Rolle. Physikalische und physiotherapeutische Maßnahmen werden seit Jahrhunderten eingesetzt, wobei die Evidenzen für eine Wirksamkeit nicht immer eindeutig belegt werden können. Generell gilt die Empfehlung, chronische Beschwerden bei Arthrose mit milder Wärme zu behandeln, demgegenüber akute Schmerzen (die aktivierte Arthrose) mit Eispackungen oder Eismassagen. Unter Eispackungen/Eismassagen konnten bei Gonarthrose günstige Effekte in Bezug auf Motilität und Schwellung beobachtet werden**** (Brosseau 2004). Physiotherapeutische Maßnahmen mit Kräftigung der gelenkführenden/-stabilisierenden Muskulatur werden als Therapie der 1. Wahl (Grad A) angesehen bei ausreichender Evidenzlage***** (Fransen 2004). Weitere nichtmedikamentöse Therapiemaßnahmen: Entlastung von körpergewichtbelasteten Gelenken mit einer Gehstütze, Patientenschulung, ergotherapeutische Beratung.

Medikamentöse Therapie

Ziel der medikamentösen Therapie ist die Linderung akuter Schmerzen sowie die Vermeidung einer Schmerzchronifizierung. Ist es bei ausgeprägten Krankheitsbildern schon zu einer andauernden Schmerzhaftigkeit im betroffenen Gelenk gekommen, muss die Schmerzreduktion und Funktionsverbesserung im Vordergrund stehen, bis ggf. eine operative Maßnahme (z. B. Gelenkersatz) weiterhilft.

Paracetamol 2000–4000 mg

↓ Therapie nicht ausreichend nach 1–2 Wochen ↓

Keine Risikofaktoren gemäß Übersicht S. 264	• Ibuprofen 3× 400–600 mg • Ketoprofen 2–3× 100 mg • Diclofenac 2–3× 25–50 mg	Präsenz von Risikofaktoren gemäß Übersicht S. 264	• Nichtselektive NSAID - plus Protonenpumpeninhibitor - plus Misoprostol (z. B. Kombination Diclofenac + Misoprostol 2–3× 50 mg/200 µg) • Coxibe, z. B. Celecoxib 1-2 × 200 mg, Etoricoxib 60–90 mg (Kontraindikationen: kardiovaskuläre Komorbiditäten)

↓ Therapie nicht ausreichend oder ausgeprägte Arthrose **mit** Ergussbildung:

↓ Therapie nicht ausreichend oder ausgeprägte Arthrose **ohne** Ergussbildung:

Injektionstherapie (wenn Kontraindikationen oder nicht verfügbar: direkt Opioide)	
intraartikulär Triamcinolon-Hexacetonid 5–20 (40) mg Triamcinolon-Acetonid 10–40 mg	Hyaluronsäure 3–5× 1 Injektion pro Woche (je nach Präparat) zugelassen für Gonarthrose und Rhizarthrose

↓ nicht ausreichende Analgesie, bei Kontraindikationen von NSAID/Coxiben ↓

Opioide, z. B. Tramadol/Tilidin 2–3× 50–100 mg (gfs. plus Paracetamol/NSAID)
bei stärkeren Schmerzen Opioide, z. B. Tramadol/Tilidin höher dosiert 3–6× 100 mg oder stärker wirksame Opioide, z. B. Morphin retard (gfs. plus Paracetamol/NSAID)

Abb. 22.1. Algorithmus der Empfehlung zur medikamentösen Therapie bei Arthroseschmerz

Paracetamol

Paracetamol wird als Standardanalgetikum zur Behandlung leichter bis mittlerer Schmerzen bei Arthrosen angesehen (Abb. 22.1)*****, Therapieempfehlung Grad A (Towheed 2004, Bandolier Monthly Journal 2000, Bandolier Knowledge Library 2002). Dieser Meinung in zahlreichen Lehrbüchern steht entgegen, dass im täglichen Einsatz nichtsteroidale Antirheumatika („nonsteroidal anti-inflammatory drugs"; NSAID) bei dieser Indikation wesentlich öfter eingesetzt werden als Paracetamol. Der Hauptgrund hierfür scheint zu sein, dass die Wirkung von Paracetamol oft als nicht ausreichend eingeschätzt wird. Häufig ist dies auf eine zu geringe Dosierung des Präparates zurückzuführen. Ein Vorteil von Paracetamol liegt in der guten Verträglichkeit in bezug auf Nebenwirkungen am Gastrointestinaltrakt und der Niere. In höheren Dosierungen (über 5 bis 6 g täglich) besteht allerdings die Gefahr einer erheblichen Hepatotoxizität. Zum Erreichen einer effektiven Analgesie sind Dosierungen zwischen 2000 und 4000 mg täglich erforderlich. Erfahrungsgemäß reicht die alleinige Therapie mit Paracetamol in vielen Fällen nicht aus, andererseits kann eine bedeutende Minorität damit gut behandelt werden.

Nichtsteroidale Antirheumatika (NSAID)

Nichtsteroidale Antirheumatika sind die weltweit am häufigsten eingesetzten Pharmaka zur Behandlung von Schmerzen am Bewegungssystem und analgetisch stärker wirksam als Paracetamol***** (Ausnahme: Ibuprofen). Die Therapieempfehlung entspricht Grad B: Alternativtherapie bei Versagen von Paracetamol. Die Evidenzlage zur Wirksamkeit ist eindeutig aufgrund zahlreicher kontrollierter Studien bei Arthroseschmerz, allerdings können keine evidenzbasierten Empfehlungen zur Auswahl eines bestimmten NSAID getroffen werden (Towheed et al. 2004; Watson et al. 2004; Bandolier Pain Site 2004).

Die Wirkung basiert auf der Hemmung der Prostaglandinsynthese durch Wirkung auf die Zyklooxygenasen 1 und 2 (COX-1, COX-2). Die Gefährdung von Patienten durch die mit einer Hemmung der COX-1 einhergehenden Ulzerogenität im

Magen-Darm-Trakt wurde durch Entwicklung selektiver COX-2-Inhibitoren (Coxibe) deutlich abgeschwächt. Obwohl verbindliche Leitlinien zur Differenzialindikation zwischen nichtselektiven Zyklooxygenaseninhibitoren und Coxiben fehlen, kann die Entscheidung zur Therapie mit einem Coxib unter Beachtung von Risikofaktoren (Übersicht) für eine erhöhte NSAID-induzierte Toxizität im Gastrointestinaltrakt und bei Fehlen kardiovaskulärer Risiken getroffen werden.

Risikofaktoren für eine erhöhte NSAID-induzierte Toxizität im Gastrointestinaltrakt

- Alter über 65 Jahre
- Anamnese eines Ulcus ventriculi
- Anamnese einer gastrointestinalen Blutung
- Kommunikation: gleichzeitige Gabe von Glukokortikoiden oder Antikoagulanzien
- Komorbiditäten:
  - Nierenfunktionseinschränkung
  - Herzinsuffizienz
  - Ausgeprägte Hypertonie
  - Leberfunktionsstörung

Zu beachten ist die Neuaufnahme von Kontraindikationen für Coxibe nach der Rücknahme von Rofecoxib: kardiovaskuläre Komorbiditäten schränken den Einsatz von Coxiben nach aktueller Kenntnislage ein. Schwere Herzinsuffizienz, ischämische Herz- und Gefäßerkrankungen (Schlaganfall) und ungenügend eingestellte arterielle Hypertonie sind Kontraindikationen für Coxibe, aber nach aktueller Kenntnislage ebenso problematisch beim Einsatz nichtselektiver Zyklooxygenaseinhibitoren. Insgesamt kommt der Prüfung der Grundvoraussetzungen für den Einsatz von NSAID eine besondere Bedeutung zu: Vor Therapiebeginn Prüfung der Nierenfunktion, Leberfunktion, des Vorliegens einer Hypertonie oder einer Herzinsuffizienz (Check-up). Dosierungsempfehlungen zu häufig eingesetzten NSAID sind in der ◻ Tab. 22.1 aufgelistet.

◻ Tab. 22.1. Auswahl von nichtselektiven NSAID und Coxiben

Substanz	Initiale Dosierung [mg]	Mittlere Dosierung [mg]	Höchste Dosierung [mg]
Ibuprofen	3-mal 400	3-mal 600	3-mal 800
Diclofenac	3-mal 25	3-mal 50	4-mal 50/ 3-mal 75
Meloxicam	1-mal 7,5	2-mal 7,5	3-mal 7,5
Ketoprofen	2-mal 50	2-mal 100	3-mal 100
Indometacin	3-mal 25	3-mal 50	2-mal 100
Celecoxib	1-mal 100	1-mal 200	2- bis 4-mal 200
Etoricoxib	1-mal 60	1-mal 90	

Check-up vor einer NSAID-Therapie und Kontrolluntersuchungen

- Vor Therapiebeginn
  - Nierenfunktion: Serumkreatinin, bei älteren Patienten und Patienten mit geringer Muskelmasse: Kreatinin-Clearance
  - Leberfunktion: GPT, γ-GT, ggf. CHE
  - Blutbild
  - Komorbiditäten: Hypertonus, Herzinsuffizienz, ischämische Herz- und Gefäßerkrankungen, Ödeme, Divertikulose/-itis
  - Hämoccult bei Anamnese oder Symptomatik einer gastrointestinalen Erkrankung
  - Komedikation (▶ s. Risikofaktoren)
- Kontrollen 2 und 4 Wochen nach Therapiebeginn, bei Langzeittherapie in 3-monatlichem Abstand
  - Kreatinin
  - GPT, γ-GT
  - Blutbild
  - Klinische Untersuchung: Blutdruck, Herzinsuffizienzzeichen, Ödeme, Symptome einer Herz-/Gefäßerkrankung, abdominale Untersuchung

Opioide

Opioide werden in den letzten Jahren zunehmend mehr auch bei chronischen Schmerzen am Bewegungssystem, auch bei Arthrose eingesetzt. Insbesondere die schwach- bis mittelstarken Opioide Tramadol und Tilidin können als Monotherapie oder in Kombination mit Paracetamol stärkere arthrosebedingte Schmerzen lindern. Vorteile dieser Substanzen sind eine fehlende Ulzerogenität im Gastrointestinaltrakt sowie keine Nephrotoxizität im Vergleich zu NSAID. Von Nachteil ist die eingeschränkte Wirkung auf den entzündlichen Schmerz und damit verbundene geringere Effektivität bei aktivierten Arthrosen.

Stark wirksame Opioide wie Morphin, Fentanyl u. a. kommen in Ausnahmefällen zum Einsatz, z. B. bei ausgeprägten Schmerzzuständen und fehlender Möglichkeit einer operativen Intervention (z. B. endoprothetischer Gelenkersatz). Die Indikation zu einer Langzeittherapie mit Opioiden bei Arthrosen lässt sich aus kontrollierten Studien bisher nicht ableiten***. Klinische Beobachtung lassen aber den Schluss zu, dass bei Schmerzen aufgrund fortgeschrittener Arthrosen auch eine analgetische Langzeittherapie mit Opioiden mit einem günstigen Nutzen-Risiko-Verhältnis einhergeht (Sorgarts et al. 2002).

Glukosamin/Chondroitinsulfat

Beide Substanzen werden als komplexe Moleküle im hyalinen Knorpel gefunden. Die Befürworter des Einsatzes dieser Substanzen sprechen von einer krankheitsmodifizierenden Wirkung auf die Arthrose. Beiden Substanzen ist gemeinsam, dass der Wirkungsmechanismus nicht vollständig verstanden wird und dass sie sowohl als Medikamente als auch in Form von Nahrungsergänzungsmittel (in den USA) im Handel sind. Trotz Vorliegen einer Reihe von kontrollierten Studien für beide Substanzen kann die jetzige Studienlage nicht für eine generelle Empfehlung zum Einsatz bei arthrosebedingtem Schmerz dienen**** (Leeb et al. 2000).

Intraartikuläre Glukokortikoidinjektionen

Weltweit werden bei aktivierter Arthrose und bei Arthritis Glukokortikoide intraartikulär verabreicht, um eine rasche Rückbildung eines Entzündungsvorgangs im Gelenk und somit der Schmerzen zu erreichen, Therapieempfehlung Grad B****. Während die kurzfristige Wirkung dieser Therapie unumstritten ist, gibt es wenig Evidenz für eine mittel- bis langfristige Wirkung auf den weiteren Verlauf der Arthrose (Creamer 1999; Hunter u. Blyth 1999). Da häufige Glukokortikoidinjektionen das Risiko von Nebenwirkungen sowohl lokal als auch systemisch erhöhen, wird eine Injektionsfrequenz pro Gelenk von maximal 2–3 Injektionen pro Jahr empfohlen. Zur Durchführung von intraartikulären Punktionen und Injektionen ist die diesbezügliche Leitlinie zu befolgen (Deutsche Gesellschaft für Orthopädie und Traumatologie 2002). Wegen seiner langen intraartikulären Verweildauer wird Triamcinolonhexacetonid als intraartikulär zu applizierendes Glukokortikoid der Wahl angesehen, gefolgt von dem kostengünstigeren Triamcinolonacetonid mit kürzerer Verweildauer (Derendorf et al. 1986; Zulian et al. 2003).

Hyaluronsäure

Hyaluronsäure (bei Gonarthrose) wird in verschiedenen Präparationen (unterschiedliches Molekulargewicht) für die intraartikuläre Therapie der Gonarthrose eingesetzt (Altman 2000). Unterschiede in der Effizienz für die verschiedenen Präparationen sind bisher nicht belegt. Auch der Wirkungsmechanismus ist nicht eindeutig geklärt, da die Halbwertszeit deutlich unter der berichteten Wirkdauer liegt. Kontrollierte Studien belegen einen Effekt bezüglich Schmerzlinderung gegenüber Placebo und vergleichend zur oralen Einnahme von NSAID**** (Espallargues u. Pons 2003). Die Leitlinie des American College of Rheumatology zur Arthrosetherapie empfiehlt den Einsatz von Hyaluronsäure, wenn nichtpharmakologische Therapien und einfache Analgetika erfolglos bleiben: Therapieempfehlung Grad B (American College of Rheumatology 2000).

Topische medikamentöse Therapieformen

Die Diskrepanz zwischen häufiger Anwendung von topischen NSAID bei degenerativ bedingten Gelenkschmerzen durch die Patienten und dem Glauben an eine Effizienz dieser Therapie durch Ärzte ist ausgesprochen groß. Andererseits haben topisch auf das schmerzhafte Gelenk applizierte NSAID selten ernsthafte Nebenwirkungen. Eine Metaanalyse von 13 kontrollierten Studien zeigte einen deutlichen Effekt von topischen NSAID im Vergleich zu Placebo*****. Für eine 50%ige Schmerzreduktion nach 2 Wochen Behandlung errechnete sich eine **»number needed to treat« (NNT)** von 3,1 (Moore et al. 1998). Welcher Wirkungsmechanismus für den Therapieeffekt hauptsächlich verantwortlich ist, bleibt offen. Die aktuelle Studienlage rechtfertigt einen Therapieversuch mit topischen NSAID (z. B. Diclofenac- oder Ketoprofen-haltige Salben, Gele) zur Besserung von Arthroseschmerzen, Therapieempfehlung Grad B.

22.2 Rheumatoide Arthritis

M. Hammer

Definition

Die rheumatoide Arthritis (RA) – im deutschen Sprachgebrauch auch synonym: chronische Polyarthritis (CP) – ist die häufigste entzündlich-rheumatische Erkrankung mit Destruktion der Gelenke. Die Prävalenz liegt weltweit zwischen 0,5 und 1,0% der Bevölkerung. Die Ursache der Erkrankung ist nicht bekannt, bei der Aufklärung der Pathogenese wurden in den letzten Jahren erhebliche Fortschritte gemacht. Insbesondere Erkenntnisse über die Dysregulation des bei der Entzündung beteiligten Cytokinnetzwerkes haben zu neuen, pathogenetisch begründeten Therapieprinzipien geführt, z. B. Therapie mit Tumor-Nekrose-Faktor-α-Antagonisten (TNF-α-Antagonisten). Risikofaktoren für eine schlechte Prognose der Erkrankung sind eine hohe systemische Entzündungsaktivität (BSG, CRP erhöht), eine ausgeprägte lokale Entzündungsaktivität (zahlreiche Gelenke mit floriden Synovialitiden), hochtitriger Nachweis von Rheumafaktoren oder Nachweis von Antikörpern gegen zyklische citrullinierte Peptide (CCP-Antikörper) sowie eine früh im Krankheitsbeginn nachweisbare Erosivität (im Röntgenbild darstellbare Gelenkzerstörung).

Klinische Symptomatologie

Schmerzen entstehen bei der rheumatoiden Arthritis aufgrund der Entzündungsprozesse in den Gelenken sowie im späteren Verlauf aufgrund postarthritischer degenerativer Gelenkveränderungen (postarthritische Arthrosen). Der entzündliche Charakter der Schmerzen manifestiert sich mit einer Morgensteifigkeit (Dauer 1 h und länger) sowie Steifigkeit nach längeren Ruheperioden, einem nachts und morgens akzentuierten Schmerz mit Besserungstendenz bei Bewegung. Dieser nozizeptive Schmerz bessert sich sowohl durch eine systemisch wirksame Therapie wie auch eine gezielte in einzelnen Gelenken eingesetzte lokale Therapiemaßnahme (z. B. intraartikuläre Injektion). Auch die mit längerer Entzündung und damit verbundener Gelenkdestruktion einhergehende chronische Schmerzsymptomatik ist in der Regel nozizeptiv. Bei ca. 15% der Patienten entwickeln sich zusätzlich weichteilrheumatische Schmerzbilder mit eher neuropathischem Charakter, die unabhängig vom Entzündungsprozess therapeutische Probleme aufwerfen können.

Diagnostik und Differenzialdiagnostik

Die Diagnose einer rheumatoiden Arthritis wird in erster Linie klinisch durch den Rheumatologen gestellt, labortechnische und bildgebende Verfahren dienen zur Diagnosebestätigung und Einschätzung der Prognose. Obwohl ursprünglich zur Klassifikation der Erkrankung entwickelt, eignen sich die Kriterien der Amerikanischen Rheumatologie-Gesellschaft auch zur diagnostischen Einschätzung (Arnett et al. 1988).

Kriterien des American College of Rheumatology für die rheumatoide Arthritis

- Morgensteife der betroffenen Gelenke von mindestens 1 h Dauer
- Arthritis (Schwellung mit Ergussbildung) von mindestens 3 Gelenkregionen
- Arthritis an Hand- und Fingergelenken
- Symmetrische Arthritis
- Rheumaknoten
- Nachweis von Rheumafaktoren im Serum
- Röntgenveränderungen typisch für die rheumatoide Arthritis (gelenknahe Osteoporose, Erosionen)

Differenzialdiagnostisch erfolgt die Abgrenzung gegenüber anderen Arthritiden, insbesondere bei atypischem Krankheitsbeginn, gegenüber reaktiven Arthritiden, der Psoriasisarthritis, stoffwechselinduzierten Arthritiden wie der Gicht oder Chondrokalzinose, Polyarthrosen mit Aktivierungszuständen sowie gegenüber paraneoplastischen Arthritiden (Hülsemann u. Zeidler 1999).

Spezielle Therapie

Die Therapie der rheumatoiden Arthritis erfordert einen multidisziplinären Ansatz, um die Prognose möglichst günstig zu gestalten. Therapieziel ist heute das Erreichen einer kompletten klinischen Remission der Erkrankung, d. h. Fehlen von lokalen und systemischen Entzündungsprozessen und den damit verbundenen Symptomen und Beschwerden, sowie dem Abstoppen des Destruktionsprozesses. Die hierfür erforderlichen komplexen Therapiestrategien werden vom Rheumatologen zusammengestellt und in regelmäßigen Zeitabständen auf ihre Effizienz hin überprüft. Die Therapieüberwachung erfolgt gemeinsam mit dem betreuenden Hausarzt nach den Richtlinien der Deutschen Gesellschaft für Rheumatologie (Genth et al. 2000).

Die medikamentöse Therapie differenziert sich in die langfristig wirksame Antirheumatikatherapie (synonym: Basistherapie), die Therapie mit Glukokortikoiden sowie die Therapie mit NSAID und Analgetika. Häufig müssen alle 3 medikamentösen Therapieprinzipien parallel eingesetzt werden, um das Therapieziel zu erreichen. Eine analgetische Wirkung wird mit Basistherapeutika oft erst nach längerer Zeit erzielt. Der Zusammenhang zwischen Rückgang von Gelenkschmerz und -schwellung und einsetzender Basistherapiewirkung gilt für viele Basistherapeutika durch zahlreiche Studien als gesichert.

Langfristig wirksame Antirheumatika (LWAR, Basistherapeutika)

Die Einleitung einer Basistherapie sollte so frühzeitig wie möglich nach Stellung der Diagnose einer aktiven rheumatoiden Arthritis erfolgen (Therapieempfehlung Grad A). Dabei gilt der Grundsatz, dass die Prognose und der Schmerzrückgang umso besser sind, je früher und effektiver eine LWAR-Therapie eingesetzt wird. Neben den oben genannten Risikofaktoren für einen schlechten Verlauf der rheumatoiden Arthritis ist zusätzlich gesichert, dass ausgeprägte Schmerzen am Krankheitsbeginn ein Prädiktor für starke Schmerzen im weiteren Verlauf sind.

Für Krankheitsbilder mit ungünstiger Prognose stehen Therapiestrategien mit kombiniertem Einsatz von LWAR zur Verfügung, z. B. Methotrexat in Kombination mit Sulfasalazin und Chloroquin/Hydroxychloroquin (so genanntes **O'Dell-Schema**). Therapie der 1. Wahl für die rheumatoide Arthritis ist heute Methotrexat, meist in Kombination mit einem anderen LWAR. Bei Versagen von mindestens 2 LWAR-Therapien, dabei zumindest eine Therapie mit Methotrexat in Kombination mit einem anderen LWAR, ist der Einsatz eines Zytokinantagonisten zu erwägen, z. B. eines TNF-α-Antagonisten (Zeidler u. Wollenhaupt 2001). Die Zusammenstellung und Dosierung von Kombinations-LWAR-Therapien sowie der Einsatz von Zytokinantagonisten obliegt nach den Richtlinien der Deutschen Gesellschaft für Rheumatologie einem Rheumatologen, der Erfahrung mit diesen Therapieformen hat (Website der Deutschen Gesellschaft für Rheumatologie: Dokumente).

Nichtsteroidale Antirheumatika

NSAID sind die bei der rheumatoiden Arthritis hauptsächlich eingesetzten Pharmaka zur schnellen Besserung entzündlich bedingter Gelenkschmerzen (***** Therapieempfehlung Grad A). Bei zahlreichen Patienten mit rheumatoider Arthritis kommen sie parallel zu LWAR und Glukokortikoiden zum Einsatz, auch um die Lebensqualität der Patienten und die Funktionsfähigkeit der Gelenke zu verbessern. Aufgrund ihrer hemmenden Wirkung auf die Prostaglandinsynthese sind sie spezifisch für diesen Schmerztyp wirksam, weisen aber gleichzeitig auch die mit der Synthesehemmung einzelner Prostaglandine verbundenen Nebenwirkungen am Gastrointestinaltrakt auf.

Die Entwicklung der **Coxibe** mit bevorzugter Synthesehemmung der Cyclooxygenase-2 (COX-2) hat zu einem Fortschritt in der Arzneimittelsicherheit geführt, da bei vergleichbarer Effektivität eine ca. 50%ige Reduktion NSAID-induzierter Ulzera im Gastrointestinaltrakt und der hiermit verbundenen Komplikationen erreicht werden kann. Zu beachten ist die Neuaufnahme von Kontraindikationen für Coxibe nach der Rücknahme von Rofecoxib: kardiovaskuläre Komorbiditäten schließen den Einsatz von Coxiben nach aktueller Kenntnislage weitgehend aus. Die Stratifizierung zum Einsatz eines nichtselektiven NSAID oder eines Coxibs ist im ▶ Kap. 22.1 wiedergegeben.

Analgetika

Zusätzlich zu LWAR und NSAID sind bei einem Teil der Patienten auch Analgetika erforderlich, um Gelenkschmerzen adäquat zu supprimieren. Zu prüfen ist, welche Schmerzproblematik trotz eingesetzter LWAR-Therapie vorliegt.

Analyse des Schmerzproblems und Procedere bei rheumatoider Arthritis

- Schmerzcharakter
  - Entzündlich: Vorliegen von Synovialitiden, ausgeprägte Morgensteifigkeit, nächtlich und morgens akzentuierter Schmerz, hohe BSG/hohes CRP
  - Postentzündlich-degenerativ: keine lokalen oder systemischen Entzündungszeichen, belastungsabhängiger Schmerz, Besserung bei Ruhe/Entlastung
  - Weichteilrheumatische, wenig gelenkbezogene Schmerzen, neuropathischer Charakter
- Procedere
  - Überprüfung der LWAR-Strategie durch behandelnden Rheumatologen, ggf. orale Glukokortikoide als kurze Stoßtherapie, ggf. lokale Therapiemaßnahmen einzelner Gelenke
  - Zusätzlich zu evtl. vorbestehenden NSAID oder als Monotherapie Analgetika nach Stufenplan, zusätzlich rheumaorthopädisches Konsil (operative Intervention?)
  - Analgetika, Antidepressiva, z. B. Amitriptylin (mit Aufklärung des Patienten: zur Schmerztherapie, nicht Depressionstherapie), gff. psychologisches/psychotherapeutisches Konsil

Steht ein entzündlicher Gelenkschmerz im Vordergrund, ist der behandelnde Rheumatologe zur Überprüfung der LWAR-Therapiestrategie zu konsultieren. Steht eine postarthritische, degenerativ verursachte Schmerzsymptomatik an einem großen gewichttragenden Gelenk an klinisch führender Stelle, ist eine Vorstellung beim rheumaorthopädischen Konsiliarius zur Frage möglicher operativer Interventionen empfehlenswert, ansonsten Schmerztherapie wie in ▶ Kap. 22.1 dargestellt.

Bei Entwicklung eines chronifizierenden Schmerzproblems mit neuropathischem Charakter ist neben einer medikamentösen Therapie eine zusätzliche psychologische Therapie zur Schmerzbewältigung sinnvoll. Die Analgetikatherapie nach Durchführen einer Schmerzdiagnostik richtet sich nach den Grundsätzen des Analgetikaeinsatzes entsprechend dem WHO-Modell, wobei insbesondere Komedikation und Komorbiditäten berücksichtigt werden müssen. Ergänzend können Antidepressiva wie Amitriptylin indiziert sein.

Glukokortikoide

Glukokortikoide können zur Ergänzung einer nicht ausreichenden Basistherapie als **Low-dose-Prednisolon-Therapie** zum Einsatz kommen (Therapieempfehlung Grad B). Zu Beginn der rheumatoiden Arthritis ist belegt, dass eine niedrig dosierte Glukokortikoidtherapie (Prednisolonäquivalent zwischen 5 und 7,5 mg täglich) auch eine Verminderung der Gelenkdestruktion bewirkt***** (Kirwan 1995, Rau et al. 2000). Bei dem typischen schubweisen Verlauf der RA kann bei sonst gut eingestellter LWAR-Therapie auch eine kurzfristige orale Glukokortikoidstoßtherapie sinnvoll sein, um Entzündungen und dadurch bedingten Schmerz zu bessern (Gotzsche 1998).

Heute werden hohe Dosierungen zur Behandlung eines solchen »Rheumaschubes« vermieden, um die Nebenwirkungen einer Glukokortikoidtherapie niedrig zu halten. Meistens reicht ein Therapiebeginn zur Suppression einer schubweise erhöhten Krankheitsaktivität mit einem Prednisolonäquivalent von 20 mg täglich für einige Tage aus, dann ausschleichende Therapie innerhalb von 10–20 Tagen. Ist eine solche Glukokortikoidstoßtherapie häufiger erforderlich, ist die Gesamt-LWAR-Strategie zu überprüfen und der behandelnde Rheumatologe einzuschalten.

Lokale Therapiemaßnahmen

Häufig sind einzelne Gelenke noch entzündet und schmerzhaft, wogegen die Gesamtsituation des RA-Patienten und damit die LWAR-Strategie zufriedenstellend erscheinen. Diese Situationen sind die Domäne der lokalen, gelenkbezogenen Therapiemaßnahmen. Diese folgen einem Stufenschema:

Stufenschema der lokalen, gelenkbezogenen Therapiemaßnahmen

1. Initial Einsatz von intraartikulären Glukokortikoiden (▶ Kap. 22.1)
2. Bei nicht ausreichender Wirkung Durchführung von Synoviorthesen (Radio- oder chemische Synoviorthese)
3. Bei weiterbestehender Entzündungs- und Schmerzsymptomatik Erwägung operativer Maßnahmen, z. B. operative Synovialektomie, Arthroplastiken, Gelenkersatz

Während intraartikuläre Glukokortikoidinjektionen unter Beachtung der hier zur Verfügung stehenden Richtlinien (Deutsche Gesellschaft für Orthopädie und Traumatologie 2002) ambulant sicher und effektiv durchgeführt werden können, wird die Indikationsstellung und Durchführung von Synoviorthesen durch den behandelnden Rheumatologen oder eine Rheumaklinik (tertiäres Behandlungszentrum) erfolgen.

22.3 Spondyloarthritiden

J.G. Kuipers, H. Zeidler und L. Köhler

Nosologie und Behandlungsziele

Die Gruppe der Spondyloarthritiden
- Spondylitis ankylosans
- Undifferenzierte Spondyloarthritis
- Arthritis psoriatica/Spondyloarthritis psoriatica
- Intestinale Spondyloarthritiden:
  - M.-Crohn-assoziierte Spondyloarthritis
  - Colitis-ulcerosa-assoziierte Spondyloarthritis
- Reaktive Arthritis/Spondyloarthritis
- Juvenile Oligoarthritis Typ II

Die Spondyloarthritiden umfassen eine Gruppe von Erkrankungen, die durch familiäre Häufung, Assoziation mit HLA-B27 und die Trias Sakroiliitis, Enthesitis und Arthritis charakterisiert ist. **Behandlungsziele** der Spondyloarthritiden umfassen primär die Schmerzreduktion, des Weiteren Funktionsverbesserung/-erhalt, Progessionsverlangsamung und Vermeidung von Behinderung. Die Auswahl und Kombination der einzelnen Therapieformen wird bestimmt durch die Krankheitsaktivität und die Art der rheumatologischen Manifestationen der Spondyloarthritis. Im Folgenden werden für die wichtigsten rheumatologischen Manifestationen **Wirbelsäule, Enthesen und periphere Gelenke** die evidenzbasierten Schmerztherapien aufgeführt. Aufgrund der **entzündungsbedingten** Schmerzen werden auch Immunsuppressiva, lang wirksame Antirheumatika und jüngst auch Biologika erfolgreich in der Schmerztherapie eingesetzt.

Therapie des entzündlichen Wirbelsäulenbefalls

Einen Therapiealgorithmus zeigt ◘ Abb. 22.2.

Charakteristika des entzündlichen Kreuzschmerzes
- Krankheitsbeginn vor dem 40. Lebensjahr
- Schleichender Beginn der Beschwerden
- Nächtliche Schmerzen mit Erwachen in der 2. Nachthälfte und frühmorgens
- Besserung bei Bewegung und im Laufe des Tages
- Morgensteifigkeit
- Teilweise ausstrahlender Schmerz, v. a. in den Oberschenkel dorsalseitig bis zum Knie
- Deutliche Abnahme der Schmerzen innerhalb <48 h nach NSAID-Beginn und/oder Zunahme der Schmerzen nach NSAID-Absetzen
- Keine neurologischen Symptome

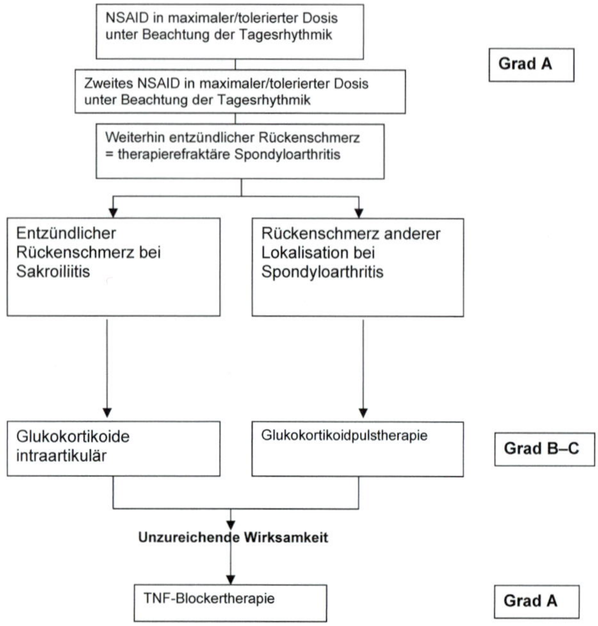

◘ **Abb. 22.2.** Algorithmus der Therapie entzündlicher Wirbelsäulenmanifestationen der Spondyloarthritiden. (Mod. nach Köhler et al. 2000)

Medikamentöse Therapie

Charakteristisch für die Spondyloarthritiden ist der Wirbelsäulenschmerz vom entzündlichen Typ (▶ s. oben). Verschiedene NSAID wie Diclofenac, Indomethacin, Naproxen, Phenylbutazon, Piroxicam, Meloxicam und jüngst Celecoxib und Etoricoxib haben sich, verglichen mit Placebo, als wirksam erwiesen***** (Köhler et al. 2000). Der therapeutische Effekt tritt zumeist innerhalb der ersten 48 h ein (Maksymowych et al. 2003).

Endscheidend ist, dass der Zeitpunkt der Gabe und das pharmakokinetische Profil des NSAID an die tageszeitliche Rhythmik der Schmerzsymptomatik angepasst werden. So bestehen z. B. häufig in der 2. Nachthälfte tiefsitzende Kreuzschmerzen, die die abendliche Einnahme eines retardierten NSAID erfordern (◘ Abb. 22.3). NSAID mit unterschiedlicher Halbwertszeit und verschiedenen galenischen Darreichungsformen stehen zur Verfügung (◘ Tab. 22.2). Ziel der NSAID-Therapie ist die Schmerzfreiheit des Patienten. Coxibe zeigen verglichen mit konventionellen NSAID weniger gastrointestinale Nebenwirkungen*****, bei erhöhtem Risiko für NSAID-induzierte Nebenwirkungen werden Coxibe deshalb als primäre Therapie empfohlen; hier sind jedoch die spezifischen Kontraindikationen zu beachten.

Bei therapierefraktären, tiefsitzenden Rückenschmerzen aufgrund einer Sakroiliitis ergeben intraartikuläre***** und auch periartikuläre Glukokortikoidinjektion**** eine signifikante Verbesserung des Schmerzes (Köhler et al. 2000). Eine intravenöse Glukokortikoidpulstherapie kann bei schweren NSAID-refraktären Schüben hilfreich sein. 2 offene Studien und 2 Dosisfindungsstudien zeigten eine signifikante Verbesserung von Morgensteifigkeit, Rückenschmerz und Wirbelsäulenbeweglichkeit****.

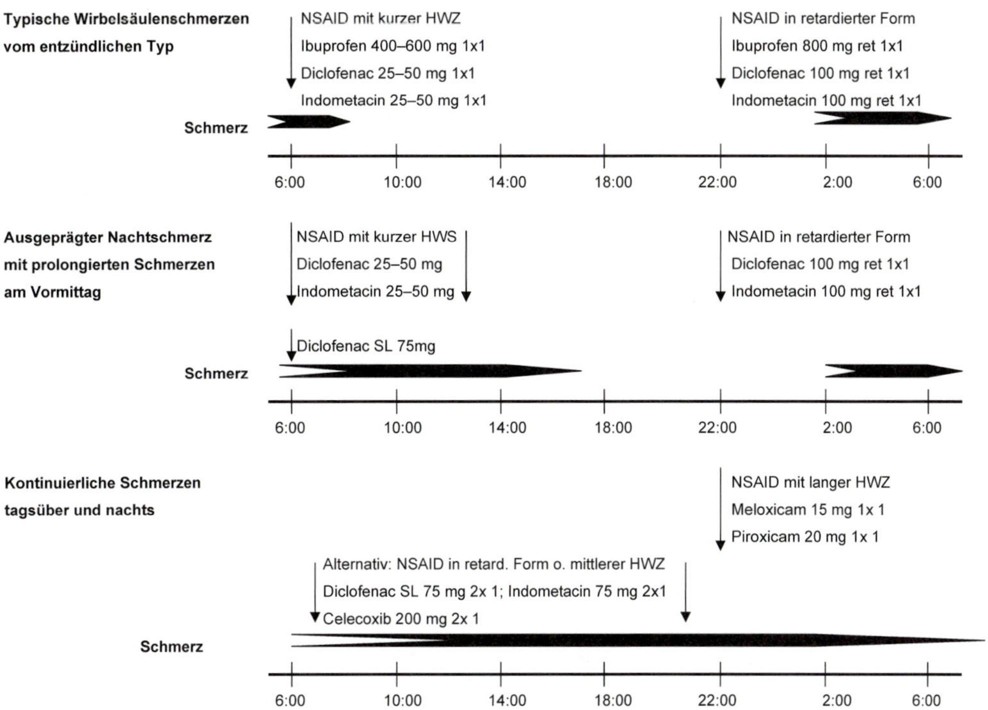

Abb. 22.3. Beispiele für eine an die Tagesrhythmik des Schmerzes angepasste NSAID-Therapie; zu beachten sind die jeweils maximalen Tagesdosen. Beachte: Keine Kombination unterschiedlicher NSAID (Mod. nach Köhler et al. 2000)

Tab. 22.2. Halbwertszeiten nichtsteroidaler Antiphlogistika (NSAID) – Auswahl

	NSAID	Halbwertszeit [h]
NSAID mit kurzer Halbwertszeit (<6 h)	Diclofenac	1–2
	Ibuprofen	2
	Indometacin	2
NSAID mit mittlerer Halbwertszeit (<16 h)	Naproxen	12–14
	Celecoxib	8–12
NSAID mit langer Halbwertszeit (≥18)	Meloxicam	18
	Piroxicam	40–45
	Phenylbutazon	72

Wir empfehlen die Gabe von 250-500 mg Prednisolonäquivalent tgl. i.v. für 3–5 Tage. Bei nicht ausreichender Wirksamkeit der antiinflammatorischen Therapie des Wirbelsäulenschmerzes empfehlen wir die zusätzliche Gabe von Analgetika (Paracetamol, Opioide) und ggf. Amitriptylin (abendliche Einnahme von bis zu 30 mg/tgl.)****, um den Schlaf, den Schmerz und die Beweglichkeit zu verbessern.

Behandlung von therapierefraktären Spondyloarthritiden

Als refraktäre Spondyloarthritis werden anhaltende rheumatische Beschwerden trotz adäquater NSAID-Medikation (mindestens 2 NSAID in maximaler bzw. tolerierter Dosis) verstanden (Amor et al. 1995). Hierbei kann es sinnvoll sein, das NSAID zu wechseln: Phenylbutazon in einer Dosis von 400–600 mg tgl. ist das wirksamste NSAID zur Behandlung von Spondylarthritiden. Eine regelmäßige Überwachung der Laborparameter, v. a. des Blutbildes, ist hier erforderlich, um schwere Nebenwirkungen wie die Agranulozytose rechtzeitig zu erkennen.

Wenn NSAID keinen ausreichenden Effekt zeigen, kann eine intravenöse Pulstherapie mit Prednisolon 5 mg/kg KG für 3–5 Tage den akuten Schub der Erkrankung kontrollieren****. Bei isolierter Sakroiliitis ist eine lokale Therapie mit Instillation von Glukokortikoiden (z. B. 40 mg Triamcinolon) in das Sakroiliakalgelenk sinnvoll****. In jüngerer Zeit wurden als hochwirksames, wenngleich kostenintensives Therapieprinzip die TNF-α-Blocker bei Spondyilits ankylosans und Psoriasisarthritis identifziert***** (Zochling et al. 2006). Ihr Einsatz sollte therapierefraktären Wirbelsäulenschmerzen bei AS durch in dieser Therapie erfahrene Ärzte vorbehalten bleiben.

Bislang sind Etanercept (25 mg 2-mal/Woche s.c.) und Infliximab (5 mg/kg KG i.v. in der Woche 0, 2, 6 und dann alle 6 Wochen) und Adalimumab (40 mg alle 2Wochen s.c.) für die Spondylitis ankylosans zugelassen. Vor dem Einsatz ist eine latente Tuberkulose auszuschließen, bei Hinweisen auf eine latente Tbc ist eine INH-Prophylaxe indiziert.

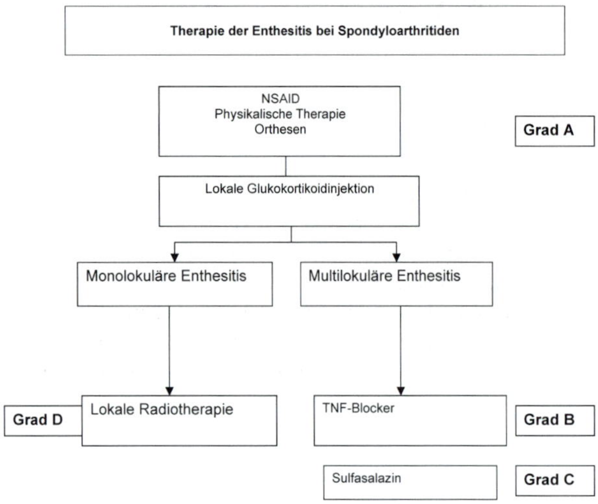

Abb. 22.4. Algorithmus der Therapie der Enthesitis bei Spondyloarthritiden. (Mod. nach Köhler et al. 2000)

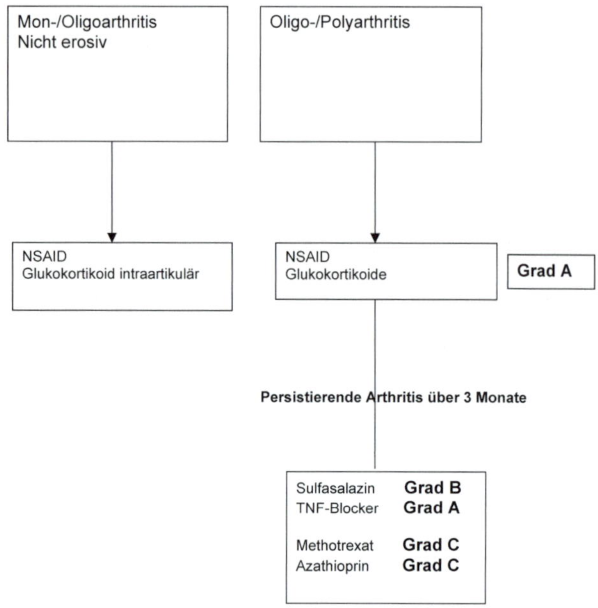

Abb. 22.5. Algorithmus der Therapie der Arthritis bei Spondyloarthritiden. (Mod. nach Köhler et al. 2000)

Physikalische Therapie: In einer jüngst durchgeführten Cochrane-Metaanalyse dreier Studien zur Physiotherapie bei Sponylitis ankylosans wurde eine Tendenz zur Besserung konstatiert, ausreichende Daten für evidence-based-medicine-fundierte Empfehlungen liegen derzeit nicht vor***. Unter klinisch tätigen Rheumatologen besteht jedoch eindeutig Konsens über die Wichtigkeit gezielter Physiotherapie zum Funktionserhalt bei Spondyloarthritiden (Maksymowych et al. 2003).

Therapie der Enthesitis

Einen Therapiealgorithmus zeigt Abb. 22.4.

Die Enthesitis ist eine häufige, oft vernachlässigte Manifestation der Spondyloarthritiden. Die Therapie der 1. Wahl umfasst Orthesen, die Gabe von NSAID und ggf. lokale Steroidinstillationen. Letztere bieten jedoch die Gefahr einer steroidinduzierten Sehnenruptur. So sollte bei Achillessehnentendinitis nicht direkt die Enthese, sondern vielmehr die darunterliegende und oft die Enthesitis mitunterhaltende Bursitis subachilleae instilliert werden. Bei monolokulärer Enthesisits wird in Einzelfällen auch eine Radiotherapie mit Erfolg durchgeführt***. Als besonders schwierig erweist sich die Therapie der multiplen Enthesitiden. In einer offenen kernspintomographischen Studie zur Enthesitis und in einer großen kontrollierten Studie wurde der TNF-α-Blocker Etanercept als wirksam identifziert**** (Gorman et al. 2002; Marzo-Ortega et al. 2001).

Therapie der peripheren Arthritis

Einen Therapiealgorithmus zeigt Abb. 22.5.

Die Indikation der verschiedenen Therapiemodalitäten hängen von dem Ausmaß der Gelenkbeteiligung und der Dauer der Symptome ab. NSAID sind effektiv in der Therapie der Arthritis***** [multiple RCT für die rheumatoide Arthritis (▶ Kap. 22.2), deshalb in Analogie auch für die Arthritis bei Spondyloarthritiden Evidenzgrad A]. Akute Exazerbationen erfordern ggf. die intraartikuläre oder systemische Gabe von Glukokortikoiden. LWAR sind bei anhaltenden Symptomen von mindestens 3 Monaten, einer erosiven Gelenkerkrankung oder wiederholten Rezidiven sinnvoll. Mehrere Studien zeigen, dass Sulfasalazin bei Patienten mit peripherer Arthritis bei reaktiven Arthritiden und Spondylarthritiden wirksam ist und gut vertragen wird***** (Köhler et al. 2000).

Die Wirksamkeit von TNF-Blockern auf die Arthritis bei Spondyloarthritiden wurde in einer jüngst publizierten Metaanalyse (Zochling et al. 2006) bestätigt.

Therapie der Arthritis psoriatica

Die Indikation für den Einsatz von LWAR ist bei der Psoriasisarthritis im Fall einer chronisch progredienten Verlaufsform und dem radiologischen Nachweis von Erosionen gegeben. Für Sulfasalazin konnte ein positiver Effekt auf die Arthritis belegt werden*****. Auch für Methotrexat und Cyclosporin A wurde die Effektivität bezüglich der Arthritis und gleichzeitig auch der Psoriasis demonstriert***** (Köhler et al. 2000). Bei schweren Verläufen einer Arthritis psoriatica stellen TNF-Blocker ein vielversprechendes, wirksames, neues Therapieprinzip dar****.

Therapie der Arthritis bei intestinalen Spondyloarthritiden

Bei den Spondyloarthritiden, verursacht durch chronisch entzündliche Darmerkrankungen (CED; z. B. M. Crohn, Colitis ulcerosa), korreliert der Entzündunggrad des Darmes mit der Aktivität der peripheren Gelenkerkrankung. Entsprechend sollte

■ Tab. 22.3. Zusammenstellung der verfügbaren medikamentösen Therapieformen der Hauptmanifestationen der Spondyloarthritiden

Medikamentöse Therapie-modalität	Entzündlicher Wirbelsäulen-befall	Enthesitis	Arthritis
Symptomatische Therapie			
NSAID	++	+	++*
Glukokortikoide			
Systemisch	++ (i.v. Steroid-puls)	+	+
Lokal	++ (ISG-Instillation)	+ (Cave: Sehnen-ruptur)	+
LWAR			
Sulfasalazin	?	+?	++
Methotrexat	?	?	++ (PsA)
Leflunomid	–	?	++ (PsA)
Azathioprin	?	?	++ (PsA)
CyclosporinA	?	?	++ (PsA)
TNF-α-Blocker	++	++	++ (PsA)

++ In klinischen Studien dokumentierte Wirksamkeit.
++* RCT-Daten für rheumatoide Arthritis als Surrogat.
++(PsA) Wirksamkeit für die Arthritis psoriatica belegt.
+ Klinische Standardtherapie (jedoch keine formalen RCT).
+? Vermutlich wirksam, aber noch nicht EBM-basiert.
? Bislang kein eindeutiger Wirksamkeitsnachweis.

bei der Behandlungstrategie die Suppression der entzündlichen Darmsymptomatik im Vordergrund stehen. Hierbei sollte, wenn möglich, Sulphasalazin statt 5-Aminosalicylsäure verwendet werden, da nur Sulphasalazin im Gegensatz zu 5-Aminosalicylsäure die Arthritis beeinflusst. Alternative Therapiemodalitäten umfassen Methotrexat, Azathioprin sowie TNF-α-Blocker (Hanauer u. Present 2003).). Coxibe sind bei CED–assoziierten Arthritiden wirksam und gastrointestinal besser verträglich als konventionelle NSAID, sind formal jedoch bei CED kontraindiziert. Schwere akute Schübe des Gelenkbefalls erfordern evtl. eine systemische Glukokortikoidtherapie.

In ■ Tab. 22.3 sind die verfügbaren medikamentösen Therapieformen der Hauptmanifestationen der Spondyloarthritiden zusammengestellt.

22.4 Infektiöse Arthritis

J.L. Hülsemann, S. Schnarr und H. Zeidler

Definition und Vorkommen

Unter einer infektiösen Arthritis versteht man die direkte Infektion eines Gelenkes und des periartikulären Gewebes durch Mikroorganismen. Von diesen Formen abzugrenzen sind die reaktiven Arthritiden, die im Rahmen von viralen oder bakteriellen Infektionskrankheiten auftreten können, wie z. B. die chlamydien- und die yersinieninduzierte Arthritis. Die bakterielle Arthritis ist ein Notfall, der einer raschen Erkennung und einer geeigneten Behandlung bedarf, um einen bleibenden Gelenkschaden zu vermeiden (Brackertz 2001). Die wichtigsten Erreger sind in der Übersicht zusammengefasst.

Erreger von infektiös-eitrigen Arthritiden

- Staphylococcus aureus
- Staphylococcus epidermidis (besonders bei Gelenkprothesen)
- Streptokokken der Gruppen A, B, G
- Neisseria gonorrhoeae und meningitidis
- Haemophilus influenzae (besonders bei Kleinkindern)
- Escherichia coli
- Klebsiella pneumoniae
- Pseudomonas aeruginosa
- Enterobacter sp.
- Salmonellen
- Anaerobier
- Brucella sp.
- Mykobacterium tuberculosis und atypische Mykobakterien
- Candida albicans)

Bei Erwachsenen sind Staphylokokken, Streptokokken und Gonokokken für über 90% aller infektiös-eitrigen Arthritiden verantwortlich. Bei Kindern spielt auch Haemophilus influenzae in mehr als 1/3 der Fälle eine entscheidende Rolle. Gramnegative Erreger sind in bis zu 10% der Fälle nachzuweisen. Mykobakterien als Erreger einer eitrigen Arthritis kommen eher selten vor, die tuberkulöse Spondylitis als infektiöse Wirbelkörperentzündung dagegen häufiger. Spondylitiden werden auch häufiger durch Salmonellen, Shigellen, Brucellen hervorgerufen. Selten können Pilze isoliert werden.

Pathogenese

Nur ein kleiner Teil der Patienten, die an einer Bakteriämie erkranken, entwickeln eine bakterielle Arthritis. Daraus lässt sich schließen, dass ein immunkompetenter Organismus in der Regel in der Lage ist, die in das Gelenk eingedrungenen Keime rasch zu eliminieren. Allerdings gibt es lokal oder systemisch prädisponierende Faktoren, die zu einer bakteriellen Arthritis führen können. Zu den lokal prädisponierenden Faktoren gehören z. B. vorbestehende Gelenkerkrankungen wie die chronische Polyarthritis (Cooper u. Cawley 1986), die Arthrose sowie Kristallarthropathien (Baer et al. 1986). Bei einer chronischen Polyarthritis entwickeln v. a. Patienten mit einer destruierend verlaufenden Erkrankung eine bakterielle Arthritis sowie Patienten unter einer Therapie mit Immunsuppressiva oder Zytostatika.

Zu den systemischen prädisponierenden Faktoren gehören Diabetes mellitus, Leberzirrhose, chronisches Nierenversagen, Neoplasien sowie Alkohol- und Drogenabusus. Weitere wichtige Risikofaktoren sind lang dauernde Steroid- oder Immunsuppressivagaben oder kurz vorangegangene antibiotische Therapien (Vincenti 1982). Auch ein höheres Lebensalter und invasive diagnostische sowie chirurgische Eingriffe disponieren zu einer infektiösen Arthritis.

Klinisches Bild

Typischerweise präsentiert sich eine bakterielle Arthritis als akut auftretende Mon- oder Oligoarthritis, eine Polyarthritis kommt vor, ist aber selten. Das klinische Bild ist gekennzeichnet durch die klassischen Entzündungszeichen wie Dolor, Tumor, Rubor, Calor, schmerzbedingte Functio laesa. Fast immer ist ein Erguss vorhanden. Die periartikulären Weichteilstrukturen können ödematös geschwollen sein. Am häufigsten manifestiert sich die Arthritis am Kniegelenk, es folgen Hüft- und Sprunggelenke, Schulter-, Ellbogen-, Handgelenke, erst dann Finger und Zehengelenke. Es können aber sämtliche andere Gelenke, inkl. der Iliosakralgelenke und der kleinen Wirbelgelenke, betroffen sein. Nach Allgemeinsymptomen wie Fieber, Schüttelfrost, allgemeiner Schwäche und weiteren vegetativen Symptomen muss gezielt gefragt werden. Bei der klinischen Untersuchung ist auf eine Schwellung regionärer Lympknoten zu achten.

Diagnose

Bei Verdacht auf eine infektiöse Arthritis ist die Gelenkpunktion mit Aspiration des Ergusses mit nachfolgender mikrobiologischer Erregerdiagnostik der entscheidende Schlüssel zur Diagnose. Das sehr geringe Risiko einer iatrogenen Gelenkinfektion durch eine diagnostische Punktion (1 : 10.000–15.000) sollte nicht von dieser entscheidenden diagnostischen Maßnahme abhalten.

Die Synovialflüssigkeit ist in der Regel bereits makroskopisch eitrig-trüb, gelegentlich hämorrhagisch, sowie in wenigen Fällen nur gering trüb. Die Analyse ergibt eine Leukozytenzahl über 50.000/µl bei Vorherrschen der Granulozyten (>90%). Die Gram-Färbung kann innerhalb kurzer Zeit den Nachweis von grampositiven oder -negativen kokken- oder stäbchenförmigen Erregern erbringen. Die Bestimmung des Laktats innerhalb von 2 nach Punktion in der Synovia ist hilfreich, da Werte über 100 mg/dl praktisch nur bei bakteriell eitrigen Arthritiden gefunden werden. Eine kulturelle Untersuchung des Punktionsmaterials ist obligat, der Verdacht einer tuberkulösen oder einer Pilzinfektion muss dem mikrobiologischen Labor mitgeteilt werden.

Therapie

Allgemeine Maßnahmen

Absolute Ruhigstellung des Gelenks in funktionell günstiger Position für die ersten 3–5 Tage. Eine lokale Kryotherapie ist sowohl initial als auch im Verlauf unter vorsichtiger Mobilisation bei klinischer Besserung indiziert. Nicht geklärt ist derzeit, mit welcher Methode die infizierten Gelenke am besten drainiert, dekomprimiert und gereinigt werden können. Dies können wiederholte Nadelaspiration, u. U. kombiniert mit Kochsalzspülungen, die arthroskopische Drainage oder die offene Arthrotomie sein.

Schmerztherapie

Eine wichtige therapeutische Maßnahme ist die Schmerzbekämpfung, in der Regel mit nichtsteroidalen Antiphlogistika (NSAID). Bei den häufig sehr starken Schmerzen kann initial z. B. Diclofenac maximal 2- bis 3-mal 100 mg/24 h gegeben werden, danach 3-mal 50 mg/Tag. Unter einer derartigen Begleittherapie zur antibiotischen Therapie (► s. unten) ist der Verlust an Proteoglykan und Kollagen deutlich weniger ausgeprägt als bei alleiniger antibiotischer Therapie, wie experimentell gezeigt werden konnte (Smith et al. 1990). Ist die Therapie mit NSAID nicht ausreichend oder besteht eine Kontraindikation gegen NSAID, kommen auch reine Analgetika zum Einsatz, z. B. Paracetamol bis zu maximal 4 g/Tag, das gleichzeitig antipyretisch wirksam ist. Reichen peripher wirkende Analgetika nicht aus, ist eine Kombination von peripher wirkenden mit zentral wirkenden Opioiden indiziert.

Antibiotische Therapie

Bei eindeutigem Befund der Synoviaanalyse im Sinne einer infektiös-eitrigen Arthritis muss noch vor Identifizierung des Erregers mit einer antibiotischen Therapie begonnen werden. Die Wahl des Antibiotikums ist dann abhängig vom Ergebnis des Gram-Präparates, von den prädisponierenden Faktoren und von der zu erwartenden Häufigkeit der jeweiligen Erreger.

Liegen keine Hinweise auf eine Gonokokkeninfektion, eine gramnegative Sepsis oder eine Tuberkulose bzw. Pilzinfektion vor, wird unter der wahrscheinlichsten Annahme eines Staphylokokken- oder Streptokokkeninfektes mit einem penicillinasefesten Penicillin, wie z. B. Oxacillin, begonnen. Einige Autoren empfehlen die gleichzeitige Gabe eines Aminoglykosidantibiotikums, um evtl. gramnegative Erreger ebenfalls zu erreichen. Alternativ kann wegen der sehr guten Gewebegängigkeit auch mit einem Chinolon begonnen werden. Die Dauer der intravenös zu verabreichenden Antibiotikatherapie beträgt bei gutem Ansprechen mindestens 14 Tage, kann aber je nach klinischem Verlauf auch über 4–6 Wochen gehen. Eine orale antibiotische Therapie sollte sich zur Sicherung des Therapieerfolges und zur Vermeidung eines Rezidivs noch über mindestens 4 Wochen anschließen.

22.5 Arthritis urica

J.L. Hülsemann, S. Schnarr und H. Zeidler

Definition und Epidemiologie

Die Arthritis urica gehört zu den stoffwechselbedingten Gelenkerkrankungen und ist die häufigste unter ihnen, seltener sind die Pseudogicht/Chondrokalzinose. Etwa 3% der Männer und 0,3% der Frauen erleiden in ihrem Leben einen Gichtanfall. Typisch ist die anfallsweise auftretende, hochakute, extrem schmerzhafte Monarthritis im Wechsel mit beschwerdefreien Intervallen. Ursache ist eine Hyperurikämie, die zumeist durch eine familiär gehäuft auftretende renale Ausscheidungsschwäche für Harnsäure oder seltener durch einen Enzymdefekt bedingt ist. Patienten mit einer Hyperurikämie aufgrund einer Erkrankung außerhalb des Purinstoffwechsels (z. B. Niereninsuffizienz) oder einer Therapie (z. B. Zytostatika) entwickeln nur selten eine Gicht.

Eine Hyperurikämie (Harnsäure >6,0 mg/dl bei Frauen bzw. >6,4 mg/dl bei Männern) ohne Gicht hat keinen Krankheitswert, gibt aber Hinweise auf den Purinstoffwechsel des Patienten.

Klinik

Der **akute Gichtanfall** tritt fast immer als plötzliche, hochakute, extrem schmerzhafte Monarthritis mit den klassischen Entzündungszeichen (Calor, Dolor, Tumor, Rubor) auf. Bevorzugte Lokalisation ist das Großzehengrundgelenk (Podagra), es kann aber auch jedes andere Gelenk betroffen sein. Typischerweise tritt der Anfall am frühen Morgen nach einer purinreichen Mahlzeit mit reichlich Alkoholkonsum (schneller Anstieg des Harnsäurespiegels) auf oder zu Beginn einer harnsäuresenkenden Therapie (schneller Abfall des Harnsäurespiegels). Beweisend für eine Gichtarthritis ist der mikroskopisch-polarisationsoptische Nachweis von intrazellulär liegenden negativ doppellichtbrechenden Natriumuratkristallen in der Synovialflüssigkeit oder in Tophusmaterial. Röntgenveränderungen (Knochentophi; s. unten) sind nur bei der chronischen Gicht zu erwarten.

Von einer **chronischen Gicht** spricht man bei Vorliegen einer Hyperurikämie in Verbindung mit einer Arthritis urica und/oder Tophi. Tophi sind lokale Ansammlungen von Natriumurat, die besonders im gelenknahen Knochen auftreten, in der Synovialis, aber auch in Sehnenscheiden und in Bursen. Der Begriff chronische Gicht wird bei Patienten mit schwerer tophöser Gicht mit Gelenkdestruktionen angewandt, unabhängig davon, ob der Patient unter akuten Gichtanfällen leidet oder nicht.

Einen Algorithmus zur Therapie der Gicht zeigt ◻ Abb. 22.6.

Therapie

Die asymptomatische Hyperurikämie ohne Gicht wird mit purinarmer Ernährung und Reduktion des Alkoholkonsums behandelt. Eine medikamentöse Therapie ist nur bei ausgeprägter Hyperurikämie (Harnsäure >13 mg/dl für Männer oder >10 mg/dl für Frauen) und/oder Gicht in der Familie zu erwägen. Bei Patienten mit Niereninsuffizienz ist die Indikation zur medikamentösen Harnsäuresenkung eine Einzelfallentscheidung und wegen der erhöhten Komplikationsrate zurückhaltend zu stellen.

Therapieziele

- Terminierung des akuten Anfalls
- Dauertherapie und Rezidivprophylaxe
- Prophylaxe von Komplikationen bzw. sekundäre Prävention, insbesondere im Hinblick auf die Entstehung von Gelenkdeformitäten und -funktionsverlust, der Bildung von Nierensteinen und der Entwicklung renaler Komplikationen

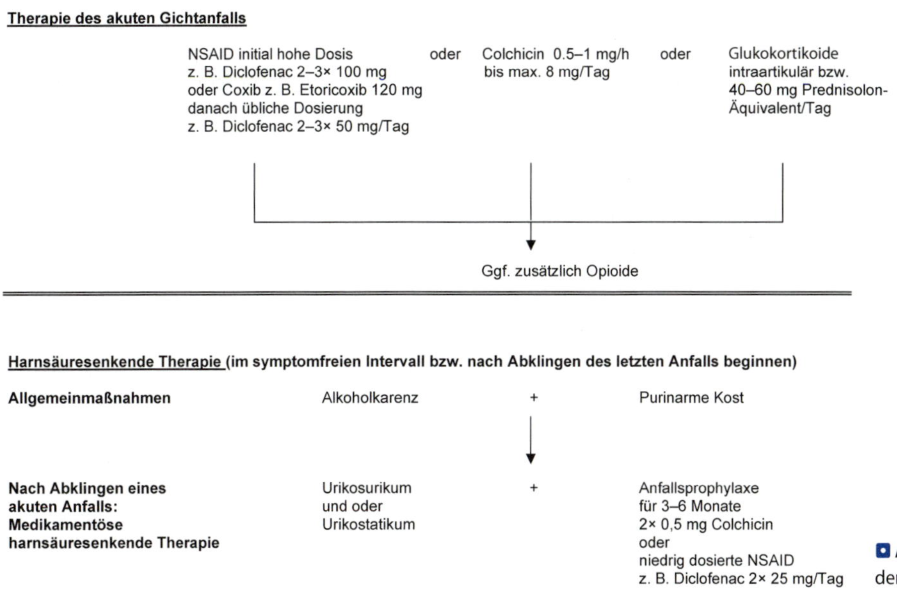

◻ **Abb. 22.6.** Algorithmus der Therapie der Gicht

Behandlung des akuten Gichtanfalls

Allgemeine Maßnahmen

Ruhigstellung des Gelenks, ggf. Bettruhe, Entlastung des Auflagedrucks durch einen Bogen. Diätetisch leichte Kost, reichlich Flüssigkeit zur Steigerung der Diurese.

Physikalische Therapie

Lokale Kryotherapie mit dem Ziel der Schmerzverringerung und Entzündungshemmung (Schlesinger et al. 2003).

Medikamentöse Behandlung

Es liegen nur wenige randomisierte kontrollierte Studien vor. Grundsätzlich gilt das Prinzip, mit der medikamentösen Therapie rasch und mit initial hoher Dosierung zu beginnen. Die Applikation antiphlogistischer Medikamente erfolgt zunächst in kürzeren Intervallen, später folgen in zunehmend längeren Abständen weitere Dosen. Wirksame Substanzen sind nichtsteroidale Antiphlogistika (NSAID), Etoricoxib (COX-2-selektiver Inhibitor), Colchicin und Kortikosteroide. Bei unzureichendem Erfolg können diese Substanzen mit Opioiden kombiniert werden. Aufgrund der relativ hohen Nebenwirkungsrate ist Colchicin trotz hoher Effektivität als Reservepräparat zu sehen, Kortikosteroide sind schweren Verläufen vorbehalten.

Nichtsteroidale Antiphlogistika (NSAID)

Wegen der Nebenwirkungen von Colchicin werden nichtsteroidale Antiphlogistika als Mittel der Wahl zur Behandlung des akuten Gichtanfalls angesehen. Es liegen allerdings keine vergleichenden Studien mit Colchicin oder mit Placebo vor. In randomisierten kontrollierten Studien wurden verschiedene NSAID miteinander verglichen. Eine Überlegenheit eines Präparates konnte nicht nachgewiesen werden (Schlesinger et al. 2003). Am häufigsten wurde Indomethacin eingesetzt. Für den Therapieerfolg ist aber offenbar entscheidend, dass die Therapie möglichst frühzeitig begonnen wird (Schlesinger et al. 2003).

Zu Beginn sollte mit einer hohen Initialdosis (z. B. 100 mg Indomethacin oder vergleichbare Substanzen) therapiert werden, Wiederholung nach 4–6 h, bei Bedarf wird eine 3. Dosis von 100 mg nach weiteren 6–8 h verabreicht. Anschließend reichen in der Regel die Erhaltungsdosen von 3-mal 50 mg bis 2-mal 25 mg Indomethacin pro Tag aus, die für eine Woche fortgesetzt werden. In der Praxis werden NSAID häufig mit Colchicin kombiniert. Der Nutzen einer derartigen Kombinationstherapie ist nicht in randomisierten kontrollierten Studien nachgewiesen worden (Schlesinger et al. 2003). Es empfiehlt sich eher, NSAID mit Opioiden zu kombinieren, allerdings liegen keine kontrollierten randomisierten Studien hierzu vor (Terkeltaub 2003).

Glukokortikoide

Glukokortikoide sind in der Regel nicht erforderlich. Allerdings kann bei Anfällen eines oder zweier Gelenke durch die intraartikuläre Gabe von kristallinem Steroid der Anfall beendet werden (Schlesinger et al. 2003). Eine systemische Gabe bleibt einigen wenigen therapierefraktären Patienten vorbehalten, die Kontraindikationen für NSAID aufweisen, wie z. B. Patienten mit Nierenfunktionsstörungen. Die empfohlene Dosis beträgt 40–60 mg Prednisolonäquivalent über 3 Tage. Anschließend Reduktion der Dosis um jeweils 10–15 mg alle 3 Tage.

Colchicin

Die Therapie mit Colchicin ist die klassische Therapie des akuten Gichtanfalles. Es wurde bisher nur eine placebokontrollierte Studie mit Colchicin durchgeführt (Schlesinger et al. 2003). Im akuten Gichtanfall wird initial 1 mg gegeben, gefolgt von stündlichen Gaben von 0,5–1 mg, später 0,5 mg/h oder 1 mg alle 2 h. Die Therapie wird solange durchgeführt, bis die Symptome verschwinden, Nebenwirkungen wie Schwindel, Erbrechen oder Diarrhö auftreten oder die tägliche Maximaldosis von 12-16 Tbl. (6-8 mg) verabreicht wurde. In den nächsten 2–3 Tagen wird die Colchicingabe ausgeschlichen. Die hohe Initialdosis sollte innerhalb der ersten 3 Tage nicht erneut verabreicht werden. Eine Dosisanpassung ist bei Nierenfunktionsstörung und manifesten Lebererkrankungen erforderlich.

Rezidivprophylaxe und Dauertherapie

Rezidivprophylaxe und Dauertherapie sollen eine dauerhafte Anfallsfreiheit gewährleisten und Sekundärschäden vermeiden. Dies kann durch Senkung des Harnsäurespiegels unter 6 mg/dl erreicht werden (Schlesinger et al. 2003).

Allgemeinmaßnahmen

Reduktion des Körpergewichtes, Einschränkung des Alkoholkonsums und Vermeidung von Thiaziden in der antihypertensiven Therapie. Für Losartan wurde in neueren Studien eine harnsäuresenkende Wirkung von 7–8% des Ausgangswertes beschrieben, sodass dieses Medikament möglicherweise präferenziell zur antihypertensiven Therapie bei Gichtpatienten geeignet ist (Terkeltaub 2003).

Diätetische Maßnahmen

Als alleinige Maßnahme kann hierdurch nur eine Harnsäurereduktion von 15–20% erreicht werden (Schlesinger et al. 2003). Eine streng purinarme Kost wird nur selten von Patienten eingehalten, allerdings sollten Nahrungsmittel mit hohem Puringehalt (Fleischextrakte, Innereien, bestimmte Fischsorten) gemieden werden. Eine ausreichende Flüssigkeitszufuhr von ≥2000 ml sollte gewährleistet und alkoholische Getränke, insbesondere Bier, sollten gemieden werden.

Rezidivprophylaxe

Durch eine niedrig dosierte Gabe von 2-mal 0,5 mg Colchicin pro Tag kann unter der Einleitung einer harnsäuresenkenden Therapie das Auftreten von Gichtattacken vermindert werden. Bei einer Creatinin-Clearance von <10 ml/min ist die Lowdose-Gabe kontraindiziert. Eine Alternative stellt die Gabe von NSAID dar (z. B. Diclofenac 2-mal 25 mg/Tag), allerdings liegen hierfür keine Studienergebnisse vor. Ebenso ist nicht bekannt, wie lange eine derartige Rezidivprophylaxe durchgeführt werden sollte, wahrscheinlich sind 6 Monate nach dem letzten Gichtanfall unter einer harnsäuresenkenden Therapie ausreichend.

Dauerbehandlung

Für die harnsäuresenkende Therapie stehen 2 Therapieprinzipien zur Verfügung. Entweder erfolgt die Senkung des Harnsäurespiegels durch Hemmung der Harnsäuresynthese (Urikostatika) oder durch Steigerung der Harnsäureausscheidung (Urikosurika). Indikationen zur Dauerbehandlung stellen Patienten mit Tophi oder häufigen Attacken (2 oder mehr pro Jahr) dar. Eine urikostatische Therapie sollte bei Patienten mit Erkrankungen, die zu einer Harnsäureüberproduktion führen, bei harnsäurebedingter Nephrolithiasis und eingeschränkter Nierenfunktion durchgeführt werden. In den übrigen Fällen konnte kein Unterschied in der Wirksamkeit der beiden Therapiestrategien gezeigt werden (Schlesinger et al. 2003).

Urikostatische Therapie mit Allopurinol

Die Tagesdosis des Xanthinoxidasehemmers Allopurinol richtet sich nach dem Serumharnsäurespiegel. In der Regel reicht die Tagesdosis von 300 mg/Tag aus. Die Dosierung erfolgt einschleichend, es wird mit 100 mg/Tag begonnen und alle 3–4 Wochen unter Kontrolle des Harnsäurespiegels gesteigert. Eine Dosisanpassung bei Niereninsuffizienz ist notwendig. Die Kombination mit Azathioprin ist wegen der Gefahr schwerer Zytopenien zu vermeiden. Mit Febuxostat wird in Kürze ein weiteres, gut verträgliches Urikostatikum verfügbar sein.

Urikosurische Therapie

Diese Form der Therapie zielt auf eine vermehrte Ausscheidung der Harnsäure ab. Die Therapie erfolgt einschleichend bei ausreichender Trinkmenge und ggf. unter Alkalisierung des Urins.

- **Benzbromaron**
  Gegenüber den anderen Urikosurika ist Benzbromaron wahrscheinlich stärker wirksam, allerdings ist die Substanz hepatotoxisch. Einschleichende Dosierung mit 20 mg/Tag, Tagesdosis 50–100 mg.
- **Probenecid**
  Einstiegsdosis 250 mg alle 12 h, je nach Harnsäurespiegel kann die Dosis auf 500–2000 mg täglich gesteigert werden.
- **Urikostatische und urikosurische Kombinationstherapie**
  Unter der Kombinationstherapie mit Allopurinol (100 mg) und Benzbromaron (20 mg) kommt es zu einer additiven harnsäuresenkenden Wirkung.

22.6 Osteoporose

L. Köhler, H. Zeidler, J.G. Kuipers

Definition und Epidemiologie

Als Osteoporose wird eine Erkrankung des gesamten Skelettsystems bezeichnet, die durch eine Verminderung der Knochendichte und eine veränderte Mikroarchitektur charakterisiert ist. Nach WHO wird die Osteoporose über die Messung der Knochendichte bestimmt. Die Abweichung der Knochendichte des Patienten von der eines gesunden, 30-jährigen Referenzkollektivs wird in Standardabweichungen angegeben (T-Wert). Bei einer Reduktion der Knochendichte von T -1 SD besteht ein Normalbefund, von T<–1 bis <–2,5 SD eine Osteopenie und von T von mehr als -2,5 SD eine Osteoporose.

Für die Diagnosestellung der Osteoporose und der Verlaufsbeobachtung unter Therapie ist damit eine Bestimmung der Knochendichte erforderlich (Leitlinien der Kanadischen Osteoporosegesellschaft und des Dachverbands Osteologie in Deutschland).

Folge der verminderten Knochendichte und der veränderten Mikroarchitektur ist eine erhöhte Knochenbrüchigkeit. Das Risiko einer Fraktur im Bereich der Wirbelsäule, des Schenkelhalses und des Handgelenkes beträgt für Frauen und Männer nach dem 50. Lebensjahr bezogen auf die verbleibende Lebenszeit 40% bzw. 13% (Papaionnou et al. 2002). Klinisch manifeste osteoporotische Frakturen imponieren durch akute und chronische Schmerzen, verminderte Lebensqualität und Mobilität. Darüber hinaus führen sowohl klinische als auch ausschließlich radiologisch verifizierte Wirbelsäulenfrakturen zu einer erhöhten Mortalität. Die 5-Jahres-Überlebensrate ist nach vertebralen Frakturen um 20% vermindert. Ähnliche Daten liegen für die Schenkelhalsfraktur vor.

Therapie der osteoporosebedingten Frakturen

Die Behandlung von Patienten mit Frakturen bei Osteoporose beinhaltet Schmerzmanagement und die Verhinderung weiterer Frakturen.

Schmerzmanagement der osteoporosebedingten Fraktur

Der akute Schmerz nach einer frischen Wirbelkörperfraktur hält üblicherweise Tage bis einige Wochen an. Chronische Schmerzen sind jedoch bei etwa 30% der Patienten zu verzeichnen und können durch Wirbelsäulendeformitäten, paramuskuläre Muskelverspannung, degenerative Veränderungen im Bereich der Fraktur oder Überlastung der Bandstrukturen entstehen (Algorithmus zur Schmerztherapie ■ Abb. 22.7).

Physikalische Therapie

Physikalische Therapie nach Wirbelkörperfrakturen verbessert die Lebensqualität, reduziert den Einsatz von Schmerzmitteln**** und führt zu einem Anstieg der Knochendichte von 1% pro Jahr***** (Wolff et al. 1999; Malmros et al. 1998). Kürzlich wurde auch eine Senkung der Inzidenz der Wirbelkörperfrakturen durch Bewegungstherapie demonstriert**** (Sinaki et al. 2002). Das Programm zur Reduktion des Schmerzes beinhaltet Stärkung der Muskulatur mit Stabilisierung der Wirbelsäule sowie Gleichgewichtsübungen. Verschiedene andere Modalitäten wie Wärme, Kälte, Massage und transkutane elektrische Stimulation wurden für die Behandlung des chronischen Rückenschmerzes, nicht jedoch bei Osteoporose untersucht (Papaionnou et al.

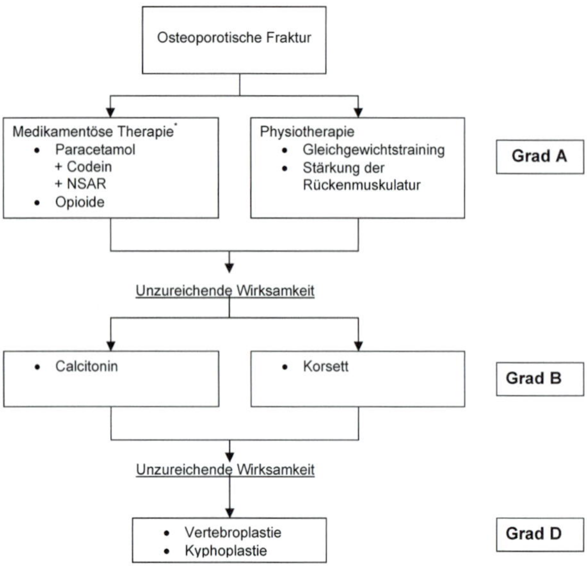

Abb. 22.7. Algorithmus der Schmerztherapie der osteoporotischen Fraktur

2002). Es besteht jedoch klinischer Konsens, dass Patienteninformation, Physiotherapie, Schmerzbewältigung und psychosoziale Beratung in das Konzept der Therapie der Osteoporose integriert werden müssen (Pfeiffer et al. 2001).

Bei Patienten mit chronischem LWS-Schmerz hat ein Korsett keinen therapeutischen Effekt* (Jellema et al. 2001). Allerdings liegen keine Untersuchungen bei frischen vertebralen Frakturen vor. Im Fall einer unzureichenden Schmerzreduktion unter analgetischer Therapie kann ein Korsett im akutem Stadium zu einer klinischen Besserung führen. Ein anatomischer Schutz am Trochantor major verringert bei älteren Menschen das Risiko einer Schenkelhalsfraktur um 60%**** (Kannus et al. 2000).

Medikamentöse Schmerztherapie

Die medikamentöse Schmerztherapie der osteoporotischen Fraktur orientiert sich an dem Stufenschema der WHO.

Analgetikum der 1. Wahl ist Paracetamol in einer Dosis von 4-mal 500 mg bis 4-mal 1000 mg/Tag. Bei nicht ausreichender Wirksamkeit ist zusätzlich zu Paracetamol Codein (30–60 mg alle 6 h9 indiziert**** (Brown et al. 1986; Innes et al. 1998). Nichtsteroidale Antirheumatika haben sich in der Schmerzlinderung von akuten Rückenschmerzen bei verschiedenen Ursachen als wirksam erwiesen***** (Van Tulder et al. 2000). Bei der Verordnung dieser Medikamentengruppe sind die potenziellen Nebenwirkungen im Gastrointestinaltrakt mit gastrointestinaler Blutung und Perforation v. a. bei älteren multimorbiden Patienten zu beachten. In der folgenden Stufe werden Opioide verwendet.

In mehreren randomisierten Studien wurde ein rascher analetischer Effekt von Calcitonin belegt****. Die empfohlene Dosis beträgt 50–100 IU s.c. oder 200 IU intranasal täglich (Papaioannou et al. 2002).

Vertebroplastie und Kyphoplastie

Chronische Schmerzen nach Wirbelkörperfraktur werden u. a. durch die vertebrale Deformität mit Kyphosierung verursacht. Mittels perkutanter Vertebroplastie und Kyphoplastie kann der Wirbelkörper wieder aufgerichtet werden. Diese Prozedur hat in 3 Studien zu einer Reduktion der Schmerzen bei 67–100% der Patienten mit chronischen, fokal lokalisierten Schmerzen geführt*** (Levine et al. 2000). Kontrollierte Studien sind erforderlich, um die Risiken und Effektivität der Prozeduren besser einschätzen zu können. Therapieresistente Schmerzen durch Wirbelkörperfrakuren nach in der Regel mehr als 3-monatigem, konservativem multimodalem Therapiekonzept stellen eine mögliche Indikation zur Vertebro- bzw. Kyphoplastie dar (Evidenzgrad D).

Prävention und Therapie der Osteoporose

Vertebrale Frakturen haben einen positiven prädiktiven Wert für weitere Frakturereignisse. Nach einer ersten Wirbelkörperfraktur ist in den folgenden 3 Jahren das Risiko einer Schenkelhalsfraktur um das 3-fache und das einer weiteren Wirbelkörperfraktur um das 5-fache erhöht (Lindsay et. al. 2001). Das 1-Jahres-Risiko einer 2. Wirbelkörperfraktur beträgt 20%. Diese Daten dokumentieren eindrücklich, dass neben der aktuellen Schmerztherapie die langfristige Behandlung der zugrundeliegenden Osteoporose erforderlich ist, um die nächste Fraktur und damit ein weiteres Schmerzereignis zu verhindern.

Medikamentöse Therapie der Osteoporose

Im Folgenden sind Empfehlungen zur medikamentösen Therapie der Osteoporose aufgeführt. Zu ausführlichen Informationen der Einzelsubstanzen ist u. a. auf die Homepage des Dachverbandes Osteologie und der Kanadischen Osteoporosegesellschaft verwiesen (Brown et al. 2002).

Algorithmus zur Therapie der postmenopausalen Osteoporose der Frau

Grundlage der medikamentösen Therapie der Osteoporose der Frau (Abb. 22.8) ist die ausreichende Zufuhr von Kalzium und Vitamin D. Falls die Aufnahme durch die Nahrungsmittel nicht gesichert ist, empfiehlt sich die Gabe von Kalzium 2-mal 500 mg/Tag sowie Vitamin D 500 IU/Tag. Bei manifester Osteoporose mit Fraktur sind Bisphosphonate (Alendronat, Ibandronat, Risedronat), Strontium Ranelat oder Raloxifen Therapie der 1. Wahl. Eine Indikation für Teriparatid stellt die schwere Osteoporose dar (Neer et al. 2001). Bei Unverträglichkeiten oder Kontraindikationen können Calcitonin, Hormonersatztherapie oder Etidronat verwendet werden.

Algorithmus zur Therapie der Osteoporose des Mannes

Die Osteoporose des Mannes wird mit Kalzium, Vitamin D und Bisphosphonaten behandelt (Grad A). Auf eine Hormonsubstitution bei Hormonmangel ist zu achten.

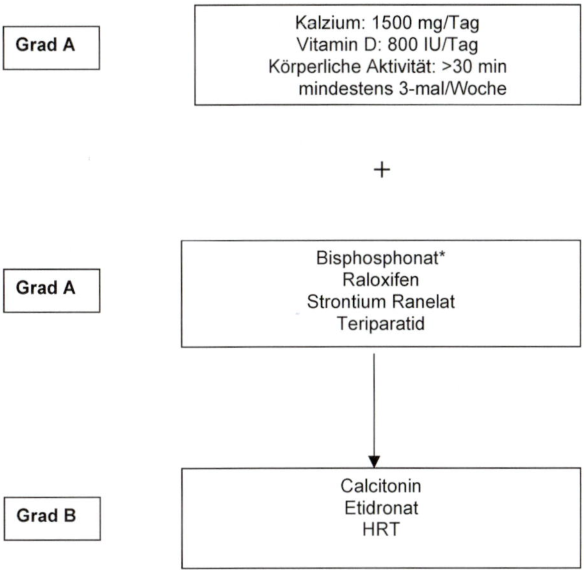

Abb. 22.8. Therapie der manifesten postmenopausalen Osteoporose der Frau (*HRT* Hormonersatztherapie, * Alendronat, Ibandronat, Risedronat). (Nach den Leitlinien der DVO)

Literatur

Literatur zu Kap. 22.1

Altman RD (2000) Intra-articular sodium hyaluronate in osteoarthritis of the knee. Semin Arthritis Rheum. 30 (2 Suppl 1): 11–8

Bandolier Monthly Journal (2000) Use of paracetamol in rheumatic disease. www.jr2.ox.ac.uk/bandolier/band76/b76-5.html

Bandolier Knowledge Library (2002) Paracetamol (acetaminophen) for osteoarthritis. http://www.jr2.ox.ac.uk/bandolier/booth/Arthritis/paraoa.html

Bandolier Pain Site (2004) NSAIDs for treating osteoarthritis. www.jr2.ox.ac.uk/bandolier/booth/painpag/Chronrev/OARA/OANSAID.html

Brosseau L, Yonge KA, Robinson V, Marchand S, Judd M, Wells G, Tugwell P (2004) Thermotherapy for treatment of osteoarthritis (Cochrane Review). In: The Cochrane Library, Issue 1. John Wiley & Sons, Chichester, UK

Creamer P (1999) Intra-articular corticosteroid treatment in osteoarthritis. Curr Opin Rheumatol 11 (5): 417–421

Derendorf H, Mollmann H, Gruner A, Haack D, Gyselby G (1986) Pharmacokinetics and pharmacodynamics of glucocorticoid suspensions after intra-articular administration. Clin Pharmacol Ther 39 (3): 313–317

Deutsche Gesellschaft für Orthopädie und Traumatologie + Berufsverband der Ärzte für Orthopädie (Hrsg) (2002) Intraartikuläre Punktionen und Injektionen. Leitlinien der Orthopädie, 2. Aufl. Dtsch Ärzte-Verlag, Köln

Deutsche Gesellschaft für Orthopädie und Traumatologie + Berufsverband der Ärzte für Orthopädie (Hrsg) (2004) Hygiene in Klinik und Praxis, 3. Aufl. mhp-Verlag, Wiesbaden, S. 51ff (www.uni-duesseldorf.de/AWMF/: AWMF-Leitlinien-Register Nr. 029/006)

Espallargues M, JM Pons (2003) Efficacy and safety of viscosupplementation with Hylan G-F 20 for the treatment of knee osteoarthritis. Int J Technol AssessHealth Care 19: 41–56 (Kommentar in: www.jr2.ox.ac.uk/bandolier/booth/Arthritis/hylan.html)

Fransen M, McConnell S, Bell M (2004) Exercise for osteoarthritis of the hip or knee (Cochrane Review). In: The Cochrane Library, Issue 1. John Wiley & Sons, Chichester, UK

Hunter JA, Blyth TH (1999) A risk-benefit assessment of intra-articular corticosteroids in rheumatic disorders. Drug Saf 21 (5): 353–565

Leeb BF, Schweitzer H, Montag K, Smolen JS (2000) Metanalysis of chondroitinsulfate in the treatment of osteoarthritis. J Rheumatol 27: 205–211

Moore RA, Tramèr MR, Carroll D et al. (1008) Quantitive systematic review of topically applied non-steroidal anti-inflammatory drugs. BMJ 316: 333–338

American College of Rheumatology (2000) Recommendations for the medical management of osteoarthritis of the hip and knee: 2000 update. American College of Rheumatology Subcommittee on Osteoarthritis Guidelines. Arthritis Rheum 43 (9):1905–1915

Sorgarts H, Hege-Scheuing G, Kpf et al (2002) Konsensbildung zur Opioid-Langzeitanwendung bei nicht-tumorbedingten Schmerzen. Z Ärztl Fortbild Qualitätssich 96: 316–322

Towheed TE, Judd MJ, Hochberg MC, Wells G (2004) Acetaminophen for osteoarthritis (Cochrane Review). In: The Cochrane Library, Issue 1. John Wiley & Sons, Chichester, UK

Towheed T, Shea B, Wells G, Hochberg M (2004) Analgesia and non-aspirin, non-steroidal anti-inflammatory drugs for osteoarthritis of the hip (Cochrane Review). In: The Cochrane Library, Issue 1. John Wiley & Sons, Chichester, UK

Watson MC, Brookes ST, Kirwan JR, Faulkner A (2004) Non-aspirin, non-steroidal anti-inflammatory drugs for treating osteoarthritis of the knee (Cochrane Review). In: The Cochrane Library, Issue 1. John Wiley & Sons, Chichester, UK

Zulian F, Martini G, Gobber D, Agosto C, Gigante C, Zacchello F (2003) Comparison of intra-articular triamcinolone hexacetonide and triamcinolone acetonide in oligoarticular juvenile idiopathic arthritis. J Rheumatol 42: 1254–1259

Literatur zu Kap. 22.2

Arnett FC, Edworthy SM, Bloch DA, McShane DJ, Fries JF, Cooper NS, Healey LA, Kaplan SR, Liang MH, Luthra HS, et al. (1988) The American Rheumatism Association 1987 revised criteria for the classification of rheumatoid arthritis. Arthritis Rheum 31 (3): 315–324

Deutsche Gesellschaft für Rheumatologie: Dokumente unter www.dgrh.de/dgrhcontent/m1/k6/Artikel1017.aspxx

Deutsche Gesellschaft für Orthopädie und Traumatologie + Berufsverband der Ärzte für Orthopädie (Hrsg) (2002) Intraartikuläre Punktionen und Injektionen. Leitlinien der Orthopädie, 2. Aufl. Dtsch Ärzte-Verlag, Köln

Deutsche Gesellschaft für Orthopädie und Traumatologie + Berufsverband der Ärzte für Orthopädie (Hrsg) (2004) Hygiene in Klinik und Praxis, 3. Aufl. mhp-Verlag, Wiesbaden, S. 51ff (www.uni-duesseldorf.de/AWMF/: AWMF-Leitlinien-Register Nr. 029/006)

GenthE, Gromnica-Ihle E, Häntzschel H et al. und Deutsche Gesellschaft für Rheumatologie, Kommission für Qualitätssicherung (2000) Qualitätssicherung in der Rheumatologie. Steinkopff, Darmstadt (www.rheumanet.org/qs_dgrh/default.htm)

Gotzsche PC, Johansen HK (1998) Meta-analysis of short-term low dose prednisolone versus placebo and non-steroidal anti-inflammatory drugs in rheumatoid arthritis. BMJ Mar 14 316 (7134): 811–818

Hülsemann JL, Zeidler H (1999) Diagnostic evaluation of classification criteria for rheumatoid arthritis and reactive arthritis in an early synovitis out-patient clinic. Ann Rheum Dis 58: 278–284

Kirwan JR (1995) The effect of glucocorticoids on joint destruction in rheumatoid arthritis. The Arthritis and Rheumatism Council Low-Dose Glucocorticoid Study Group. N Engl J Med 333 (3): 142–146

Rau R, Wassenberg S, Zeidler H LDPT-Study Group (2000) Low dose prednisolone therapy (LDPT) retards radiographically detectable destruction in early rheumatoid arthritis – preliminary results of a multicenter, randomized, parallel, double blind study. Z Rheumatol 59 Suppl 2: II/90–96

Zeidler H, Wollenhaupt J (2001) Kombination von Basistherapeutika: Von der individuellen Hoffnung zum gezielten Einsatz. Z Rheumatol 60 (6): 477–480

Literatur zu Kap. 22.3

Amor B, M Dougados, MA Khan (1995) Management of refractory ankylosing spondylitis and related spondylarthropathies. Rheum Dis Clin North Am 21 : 117–128

Hanauer SB, Present DH (2003) The state of the art in the management of inflammatory bowel disease. Rev Gastroenterol Disord 3: 81–92

Köhler L, Zeidler, H, Kuipers, JG (2000) Aktueller Stand der medikamentösen Therapie der Spondarthritiden und reaktiven Arthritiden. Akt Rheumatol 25: 30–37

Maksymowych WP, Inman RD, Gladman D et al. (2003) Spondyloarthritis Research Consortium of Canada (SPARCC) Canadian rheumatology association consensus on the use of Anti-TNF-alpha-directed therapies in the treatment of spondyloarthritis. J Rheumatol 30: 1356–1363

Marzo-Ortega H, McGonagle D, O´Connor P, Emery P (2001) Efficacy of etanercept in the treatment of the entheseal pathology in resistant spondyloarthropathy. Arthritis Rheum 44: 2112–2117

Zochling J, van der Heijde D, Burgos-Vargas R, Collantes E, Davis JC, Dijkmans B, Dougados M, Geher P, Inman RD, Khan MA, Kvien TK, Leirisalo-Repo, M, Olivieri I, Pavelka K, Sieper J, Stucki G, Sturrock, RD, van der Linden S, Wendling D, Böhm H, Van Royen BJ, Braun J (2006) ASAS/EULAR recommendations for the management of ankylosing spondylitis. Ann Rheum Dis 65:442–452

Literatur zu Kap. 22.4

Baer PA, Tenebaum J, Fam AG, Little H (1986) Coexistent septic arthritis and crystal arthritis. Report of four cases and literature review. J Rheumatol 13: 604

Brackertz D (2001) Eitrige Arthritis. In: Zeidler H, Zacher J, Hiepe F (Hrsg) Interdisziplinäre klinische Rheumatologie. Springer, Berlin Heidelberg New York, S 545–561

Cooper C, Cawley MID (1986) Bacterial arthritis in the elderly. Gerontology 32: 222

Smith RL, Schurmann DJ, Kajiyama G (1990) Effect of NSAID and antibiotic treatment in a rabbit model of Staphylococcus infectious arthritis. ORS 15: 296

Vincenti F (1982) Septic arthritis following renal transplantation. Nephron 30: 253

Literatur zu Kap. 22.5

Gresser U (2003) Diagnose und Therapie der Gicht. Dtsch Ärztebl 44:1462–1469

Schlesinger N, Schumacher R, Ottawa Methods Group (2003) Gout. In: Evidence-based rheumatology. BMJ books, London, pp 65–95

Terkeltaub RA (2003) Clinical practice. Gout. NEJM 349: 1647–1655

Literatur zu Kap. 22.6

Brown FL, Bodison S, Dixon J et al. (1986) Comparison of diflunisal and acetaminophen with codeine in the treatment of initial or recurrent acute low back strain. Clin Ther 9 (SupplC): 52–58

Brown JP, Josse RG, et al. (2002) Clinical practice guidelines for the diagnosis and management of osteoporosis. CMAJ 167, 10 (Suppl): S1-S34

Chesnut CH III, Silverman S, Andriano K, Genant HK, Gimona A, Harris S (2000) A randomized trial of nasal spray salmon calcitonin in postmenopausal women with established osteoporosis: the Prevent Recurrence of Osteoporotic Fractures Study. Am J Med 109: 267–276

Innes GD, Croskerry P, Worthington J et al. Ketorolac versus acetaminophen-codeine in the emergency department treatment of acute low back pain. J Emerg Med 1998;16:549–556

Jellema P, van Tulder MW, van Poppel MN et al. (2001) Lumbar supports for prevention and treatment of low back pain: a systematic review within the framework of the Cochrane Review Group. Spine 26: 377–386

Kannus P, Parkkari J, Niemi S, Pasanen M, Palvanen M, Järvinen M, Vuori I (2000) Prevention of hip fracture in elderly people wirh the use of a hip protector. N Engl J Med 343: 1506–1513

Levine SA, Perin LA, Hayes D et al. (2000) An evidenced-based evaluation of percutaneous vertebroplasty. Manag Care 9: 56–63

Lindsay R, Silverman SL, Cooper C et al. (2001) Risk of new vertebral fracture in the year following a fracture. JAMA 285: 320–323

Malmros B, Mortensen L, Jensen MB, Charles P (1998) Positive effect of physiotherapy on chronic pain and performance in osteoporosis. Osteoporosis Int 8: 215–221

Neer RM, Arnaud CD, Zanchetta JR, Prince R,Gaich GA, Reginster JY et al. (2001) Effect of parathyroid hormon (1–34) on fractures and bone mineral density in postmenopausal women with osteoporosis. N Engl J Med 344: 1434–1441

Papaioannou A, Watts NB, Kendler DL, Yuen CK, Adachi JD, Ferko N (2002) Diagnosis and management of vertebral fractures in elderly adults. Am J Med 113: 220–228

Pfeifer M, Dreher R, Minne HW (2001) Nicht-medikamentöse Maßnahmen bei Osteoporose. Akt Rheumatol 26: 219–226

Sinaki M, Itoi E, Wahner HW et al. (2002) Stronger back muscules reduce the incidence of vertebral fractures: a prospective 10 year follow-up of postmenopausal women. Bone 30: 836–841

Van Tulder MW, Scholten RJ, Koes BW, Deyo RA (2000) Non-steroidal anti-inflammatory drugs for low back pain. Cochrane Database Syst Rev 2: CD000396

Wolff I, van Croonenborg J, Kemper HCG et al. (1999) The effect of exercise training programs on bone mass: a meta-analysis of published controlled trials in pre- and postmenopausal women. Osteoporosis Int 9: 1–12

Internetadressen zu Kap. 22.6

Osteoporosis Society of Canada (evidenzbasierte Empfehlungen der Canadischen Osteoporosegesellschaft zur Prävention und Therapie der Osteoporose) www.osteoporosis.ca

DVO – Dachverband Osteologie in Deutschland (evidenzbasierte Empfehlungen zur Prävention und Therapie der Osteoporose) www.dv-osteologie.org

Neuropathischer Schmerz

M. Stengel, A. Binder, R. Maag und R. Baron

23.1 Einteilung – 280
23.1.1 Klinisch-ätiologische Einteilung – 280
23.1.2 Pathophysiologie – mechanismenorientierte Einteilung – 281

23.2 Besondere klinische Charakteristika bei verschiedenen neuropathischen Schmerzsyndromen – 281
23.2.1 Akute Herpes-zoster-Radikuloneuritis – 281
23.2.2 Postzosterische Neuralgie (PHN) – 282
23.2.3 Polyneuropathien (PNP) – 283
23.2.4 Small-fiber-Neuropathie – 284
23.2.5 Phantomschmerz – 284
23.2.6 Stumpfschmerz – 284
23.2.7 Trigeminusneuralgie – 284
23.2.8 Komplexes regionales Schmerzsyndrom (CRPS) – 284
23.2.9 Zentrale Schmerzsyndrome – 285

23.3 Symptome neuropathischer Schmerzen – 286

23.4 Anamnese und klinische Diagnostik – 286
23.4.1 Schmerzlokalisation – 287
23.4.2 Schmerzintensität – 287
23.4.3 Schmerzqualität – 287

23.5 Diagnostik – 289
23.5.1 Laboruntersuchungen – 289
23.5.2 Apparative Diagnostik – 289
23.5.3 Hautbiopsien – 289

23.6 Therapie neuropathischer Schmerzen – 289
23.6.1 Therapiegrundsätze – 289
23.6.2 Medikamentöse Therapie – 290
23.6.3 Nichtmedikamentöse Therapie – 291
23.6.4 Interventionelle Verfahren – 291
23.6.5 Neuromodulation: nichtinvasive neuromodulatorische Verfahren – 291
23.6.6 Neuromodulation: invasive neuromodulatorische Verfahren – 291
23.6.7 Psychologische Schmerztherapie – 291
23.6.8 Physikalische Therapie und Ergotherapie – 291
23.6.9 Neurochirurgische Verfahren – 291
23.6.10 Die Zukunft mechanismenorientierter Therapie – 291

Literatur –294

Chronische neuropathische Schmerzen sind häufig in der klinischen Praxis, stellen eine großes ökonomisches Problem im Gesundheitswesen dar und führen meist zu einem enormen Leidensdruck der Patienten. Die Prävalenz neuropathischer Schmerzen in der Bevölkerung liegt bei ca. 5% [1].

23.1 Einteilung

Neuropathische Schmerzen sind Syndrome, die nach einer Schädigung afferenter Systeme im peripheren und zentralen Nervensystem entstehen [2]. Die zugrunde liegenden Schädigungsmechanismen sind vielfältig: Durch mechanische, metabolische toxische und entzündliche Einwirkungen verändern sich die betroffenen Neurone (nozizeptive und nicht nozizeptive Neurone) biochemisch, morphologisch und physiologisch. Weitere pathophysiologische Veränderungen, wie z. B. die periphere und zentrale Sensibilisierung und die Degeneration des inhibitorischen Systems, führen im Verlauf häufig zu einer Schmerzchronifizierung. Diese Vorgänge können mit der Zeit irreversibel werden und trotz Gewebeheilung fortbestehen.

Klinisch stellen sich neuropathische Schmerzen charakteristischerweise durch brennende Spontanschmerzen, einschießende Schmerzattacken und evozierte Schmerzen (Allodynie, Hyperalgesie) dar. Von diesen neuropathischen Schmerzen werden chronische Schmerzen unterschieden, bei denen die peripheren und zentralen neuronalen Strukturen der Nozizeption intakt sind. Diese Schmerzen werden als so genannte nozizeptive Schmerzen bezeichnet und treten z. B. bei chronischen Entzündungsschmerzen, viszeralen Schmerzen oder häufig als Bestandteil von Tumor- und Rückenschmerzen auf. Liegt eine Mischung aus unterschiedlichen Schmerzkomponenten (neuropathischer und nozizeptiver Schmerz) vor, wird vielfach der Begriff »mixed pain« benutzt, der als theoretisches Konzept für viele chronische Schmerzerkrankungen valide zu sein scheint. Bei diesen Erkrankungen besteht vermutlich sowohl eine chronische nozizeptive als auch eine – durch eine sekundäre Nervenschädigung verursachte – neuropathische Schmerzkomponente.

23.1.1 Klinisch-ätiologische Einteilung

Die meisten neuropathischen Schmerzsyndrome lassen sich in 4 ätiologische Hauptklassen einteilen: Schmerzen bei fokalen oder generalisierten peripheren Nervenschädigungen, Schmerzen nach Läsionen im zentralen Nervensystem und Schmerzen bei komplexen neuropathischen Erkrankungen. Hinzu kommt das so genannte »mixed pain syndrome«.

Ätiologisch-anatomisch basierte Klassifikation neuropathischer Schmerzen

- **Periphere, fokale oder multifokale schmerzhafte Neuropathien**
  - Phantomschmerz, Stumpfschmerz, Schmerzen nach Nervendurchtrennung (komplett/inkomplett)
  - Neuromschmerzen (posttraumatisch/postoperativ)
  - posttraumatische Neuropathie (territoriales neuropathisches Schmerzsyndrom)
  - Engpasssyndrome
  - Postmastektomieschmerz, Postthorakotomieschmerz, Narbenschmerzen
  - Morton-Neuralgie
  - akuter Herpes zoster, postzosterische Neuralgie
  - diabetische Mononeuropathie, diabetische Amyotrophie
  - ischämische Neuropathie
  - Bannwarth-Syndrom (Borrelieninfektion)
  - neuralgische Schulteramyotrophie, Plexusneuritis (idiopathisch/hereditär)
  - Plexusschmerzen nach Bestrahlung
  - periphere Nerventumoren
  - Trigeminusneuralgie, Glossopharyngeusneuralgie
  - chronische Radikulopathien, Postdiskektomiesyndrom
  - Polyarteriitis nodosa
- **Periphere, generalisierte schmerzhafte Neuropathien (Polyneuropathien)**
  - ***Metabolisch/ernährungsbedingt***
    Diabetes mellitus, oft Burning-feet-Syndrom, Alkohol, Amyloidose, Hypothyreose, Vitaminmangel (Beriberi, Pellagra)
  - ***Medikamente***
    antiretrovirale Substanzen, Cisplatin, Disulfiram, Ethambutol, Isoniazid, Nitrofurantoin, Thalidomid, Thiouracil, Vincristin, Chloramphenicol Metronidazol, Taxoide, Oxaliplatin, Gold
  - ***Toxine***
    Acrylamid, Arsen, Clioquinol, Dinitrophenol, Ethylenoxid, Pentachlorophenol, Thallium
  - ***Hereditär***
    Amyloidneuropathie, M. Fabry, Charcot-Marie-Tooth Typ 2B und 5 hereditäre sensibel-autonome Neuropathien (HSAN) Typ 1 und 1B
  - ***Malignome***
    paraneoplastisch (insbesondere Bronchialkarzinom), multiples Myelom
  - ***Infektiös oder post-infektiös, immunologisch***
    akute oder inflammatorische Polyradikuloneuropathie (Guillain-Barré-Syndrom), Bannwarth-Syndrom (Borrelien-Infektion), HIV-Neuropathie
  - ***Polyneuropathien anderer Ätiologien***
    Erythromelalgia, idiopathische Small-fiber-Neuropathie

- **Zentrale schmerzhafte Neuropathien**
  - ***Vaskuläre Läsion***
    Hirninfarkt (insbesondere Thalamus, Hirnstamm), Blutungen, vaskuläre Malformationen
  - ***Entzündliche Erkrankungen***
    multiple Sklerose, Abszesse, Myelitis (viral/Syphilis) u. a.
  - ***Traumatisch***
    Rückenmarkverletzungen (auch iatrogene Chordotomie), Schädel-Hirn-Traumen
  - ***Tumoren***
  - ***Syringomyelie/Syringobulbie***
  - ***Parkinson-Syndrom***
- **Komplexe neuropathische Erkrankungen**
  - komlexes regionales Schmerzsyndrom Typ I und II (sympathische Reflexdystrophie, Kausalgie)
- **»Mixed-pain-syndrome«**
  - chronische Rückenschmerzen
  - Tumorschmerzen (bei Infiltration von neuronalen Strukturen)
  - komplexes regionales Schmerzsyndrom Typ I

Als periphere Neuropathien werden alle Erkrankungen peripherer Nerven zusammengefasst. Dabei kann man zwischen Erkrankungen mit einem fokalen Befall, bei denen nur ein peripherer Nerv oder eine Nervenwurzel ursächlich geschädigt wurde, und Erkrankungen mit einem diffusen Befall, bei denen mehrere Nerven gleichzeitig geschädigt wurden (Polyneuropathien), unterscheiden. Polyneuropathien sind Erkrankungen mehrerer peripherer Neurone und ihrer Hüllsysteme, bei denen man primär hereditäre und sekundäre (z. B. bei einem Diabetes mellitus) Formen unterscheiden kann.

Als zentralen Schmerz bezeichnet man Schmerzen, die nach einer Läsion des zentralen Nervensystems (ZNS) oder bei einer Dysfunktion des zentralen Nervensystems entstehen. Die Ursache ist hier ein primärer Prozess im ZNS, d. h. Schmerzsyndrome, die sekundär nach einer ZNS-Erkrankung entstehen, z. B. schmerzhafte Spasmen, werden nicht zu den zentralen Schmerzsyndromen gezählt. Zentrale Schmerzen können bei Schädigungen im gesamten Bereich der Neuraxis (im Rückenmark, Hirnstamm, Thalamus, in subkortikalen Strukturen und im Kortex) entstehen. Durch die Erweiterung der Definition um die so genannte Dysfunktion im ZNS werden auch schmerzhafte epileptische Anfälle, die durch einen primären Prozess im ZNS ausgelöst werden, zu den zentralen Schmerzen gerechnet.

Komplexe regionale Schmerzsyndrome (CRPS) sind schmerzhafte Erkrankungen, bei denen die initiale Läsion, z. B. ein Trauma, in keinem Verhältnis zur Schwere des Schmerzsyndroms steht und klassischerweise die Extremitäten betroffen sind [3]. Das komplexe regionale Schmerzsyndrom Typ I (sympathische Reflexdystrophie, RSD) entsteht dabei typischerweise nach einem Trauma der Extremitäten ohne offensichtliche Nervenläsion, z. B. nach einer Knochenfraktur oder einer Operation in dem entsprechenden Bereich, wohingegen sich ein komplexes regionales Schmerzsyndrom Typ II (Kausalgie) charakteristischerweise nach einem Trauma größerer, peripherer Extremitätennerven ausbildet.

23.1.2 Pathophysiologie – mechanismenorientierte Einteilung

Eine neue Klassifizierung chronischer neuropathischer Schmerzzustände ist die Einteilung nach den zugrunde liegenden Pathomechanismen. Hierbei wird berücksichtigt, dass sich bei unterschiedlichen Erkrankungen häufig gemeinsame klinische Phänomene zeigen, obwohl es große Unterschiede in der Ätiologie der Erkrankungen gibt. Beispielsweise tritt eine schmerzhafte Berührungsempfindlichkeit (Allodynie) sowohl bei Patienten mit postzosterischer Neuralgie (PHN) als auch bei Patienten mit schmerzhafter diabetischer Polyneuropathie (PNP) auf. Oder unterschiedliche Symptome können bei ein und derselben Krankheit vorliegen, z. B. einschießende Schmerzattacken und evozierte Schmerzen z. B. bei der PHN. Den einzelnen klinischen Symptomen liegen unterschiedliche Pathomechanismen (▶ Kap. 6) zugrunde.

Durch Einteilung der Erkrankungen nach den jeweils zugrunde liegenden Pathomechanismen wäre es in Zukunft möglich, eine individuelle Behandlungsstrategie für jeden einzelnen Patienten aufzustellen [4–6].

23.2 Besondere klinische Charakteristika bei verschiedenen neuropathischen Schmerzsyndromen

23.2.1 Akute Herpes-zoster-Radikuloneuritis

- Neurokutane Erkrankung mit häufig halbseitigem vesikopapulösem Hautausschlag innerhalb einzelner oder weniger Dermatome (◘ Abb. 23.1).
- Selten fehlt ein Aussschlag (Zoster sine herpete).
- Vorwiegend ältere Menschen sind betroffen.
- Inzidenz 125 : 100.000/Jahr.
- Reaktivierung latenter Varicella-zoster-Viren (VZV) in den Spinal- und Hirnnervenganglien durch unterschiedliche exogene (z. B.Traumen, UV-Licht) oder endogene Reize (z. B. Immunsuppression, Malignom).
- Jedes Dermatom kann befallen sein; am häufigsten betroffen sind thorakale Dermatome (54%) und vom N. trigeminus innervierte Hautareale (20%), insbesondere der 1. Ast (13%).
- Bei Befall des 1. Trigeminusastes (Zoster ophthalmicus) treten in 25–70% als Komplikationen eine Keratitis, Iritis, Chorioiditis oder eine nekrotisierende Liddermatitis auf (**Cave:** Erblindungsgefahr).

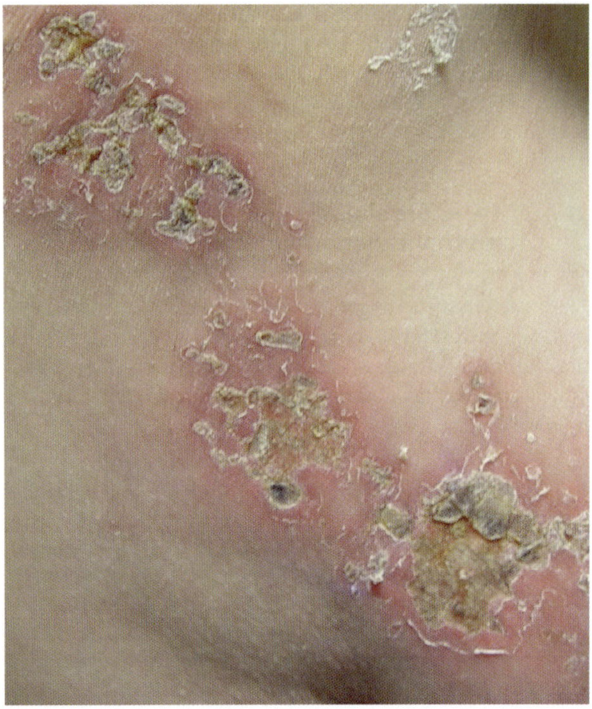

Abb. 23.1. Akute Herpes-zoster-Radikuloneuritis

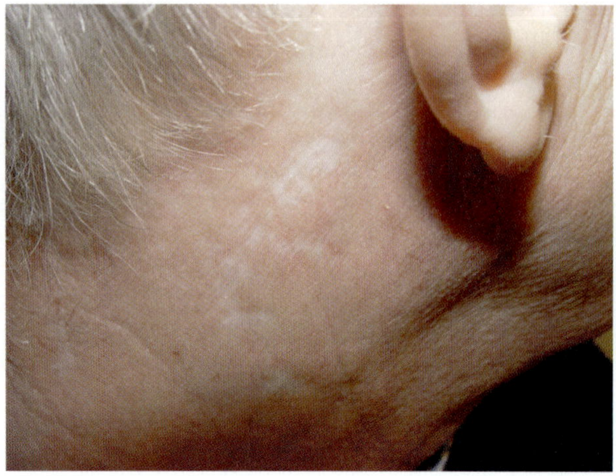

Abb. 23.2. Narben im Dermatom C3 rechts bei postzosterischer Neuralgie (PHN)

- Bei Befall des N. facialis (Zoster oticus) entwickelt sich zusätzlich zu den Schmerzen und Bläschen im äußeren Gehörgang eine periphere Fazialisparese mit meist schlechter Prognose.
- Bei Befall motorischer Anteile der Nervenwurzeln, häufig im Bereich des Plexus brachialis oder lumbosacralis, entwickeln sich ausgeprägte Lähmungen.

23.2.2 Postzosterische Neuralgie (PHN)

- Persistieren der Schmerzen über mindestens 3(-6) Monaten nach Abheilung der Effloreszenzen (Abb. 23.2).
- Als Risikofaktoren für die Entwicklung einer PHN gelten ein Alter über 50 Jahre, weibliches Geschlecht, große Anzahl der Effloreszenzen und hämorrhagische Effloreszenzen, cranialer/sakraler Befall und ein initial starker dermatomaler Schmerz [7].
- Bei der Abheilung der Hautläsionen treten bei 12–20% Schmerzen auf, 9-15% aller Altersgruppen haben nach einem Monat und 2,5% aller Altersgruppen nach einem Jahr noch Schmerzen.
- Im Alter der 60- bis 70-Jährigen entwickeln 50–75% eine lang andauernde PHN.
- Prinzipiell können die Patienten alle Typen neuropathischer Schmerzen ausbilden (▶ Kap. 6), als besonders beeinträchtigend wird allerdings meist die dynamisch-mechanische

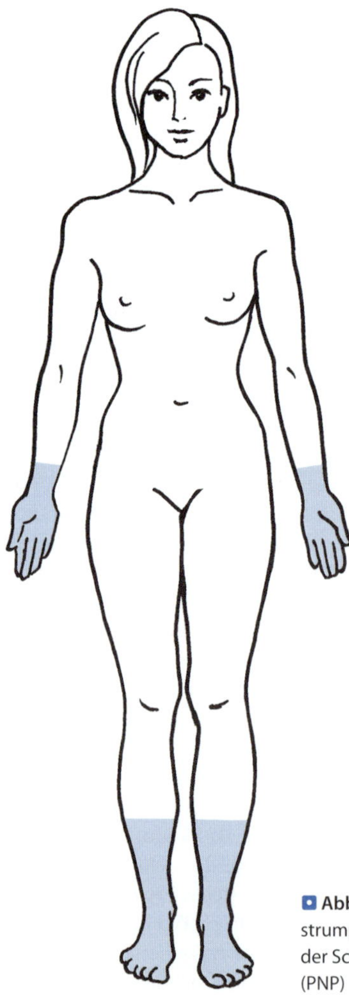

Abb. 23.3. Handschuh- oder strumpfförmiges Verteilungsmuster der Schmerzen bei Polyneuropathie (PNP)

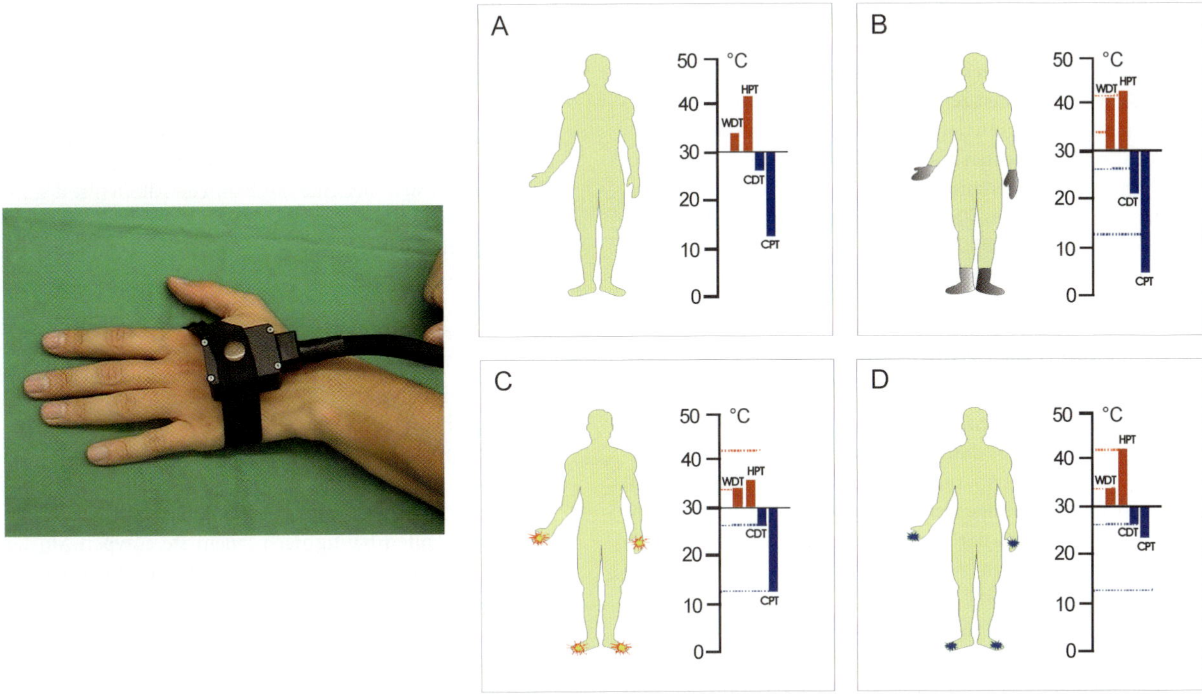

Abb. 23.4. Quantitative Thermotestung zur exakten Untersuchung der Thermästhesie. Warm-, Kalt-, Hitzeschmerz- und Kälteschmerzschwellen werden mittels einer auf die Haut aufgesetzten Thermode, die kontrolliert aufgewärmt oder abgekühlt werden kann, untersucht. Der Patient signalisiert den Zeitpunkt, wenn er die zu untersuchende Temperaturqualität zuerst verspürt. Diese Untersuchung ermöglicht im Gegensatz zu konventionellen neurographischen Verfahren die Untersuchung der dünn und unmyelinisierten Nervenfasern. Bei Verdacht auf Polyneuropathie und unauffälligem neurographischem Befund kann die quantitative Thermotestung zur Diagnose einer so genannten Small-fiber-Neuropathie herangezogen werden (*gestrichelte Linien* stellen Normwerte der einzelnen Schwellen bei Gesunden dar).
A Normalbefund für Warm- (*WDT*), Kalt- (*CDT*), Hitzeschmerz- (*HPT*) und Kälteschmerzschwellen (*CPT*).
B Typischer Befund einer Small-fiber-Neuropathie: Die Untersuchung ergibt erhöhte Warm- und Kaltschwellen. Auch die thermischen Schmerzschwell en können erhöht sein. Der Befund deutet auf eine Funtionsminderung von Aδ- und C-Fasern hin.
C Typischer Befund einer Hitzeallodynie: Die Untersuchung ergibt eine erniedrigte Hitzeschmerzschwelle, die nahe an der Warmschwelle liegt.
D Typischer Befund einer Kälteallodynie: Die Untersuchung ergibt eine erniedrigte Kälteschmerzschwelle. Dabei berichtet der Patient häufig über eine schmerzhafte, mitunter auch paradox-brennende Temperaturempfindung

Allodynie empfunden, oft in Kombination mit brennenden Dauerschmerzen und einschießenden Schmerzattacken, die auch nachts auftreten können.
- Häufig können die Patienten durch festen Druck auf das befallene Hautareal die Schmerzen ein wenig lindern.
- Gelegentlich erfolgt eine Ausbreitung der Sensibilitätsstörungen, der Dauerschmerzen und der Allodynie in benachbarte narbenfreie Segmente, die in der Akutphase nicht sicher befallen waren.

23.2.3 Polyneuropathien (PNP)

- Heterogene Krankheitsbilder hinsichtlich Verlauf (akut – subakut – chronisch), Ätiologie (z. B. metabolisch, entzündlich, hereditär, toxisch), betroffener Systeme (sensibel, motorisch, autonom), Verteilungstyp (distal-symmetrisch, Multiplextyp, Schwerpunktneuropathie) und Schmerzhaftigkeit.
- Der häufigste Verteilungstyp ist der distal-symmetrische mit handschuh- oder strumpfförmiger Symptomatik und abgeschwächten oder ausgefallenen Muskeleigenreflexen (Abb. 23.3).
- Patienten mit schmerzhafter PNP können alle Typen neuropathischer Schmerzen ausbilden, häufig bestehen brennende oder dumpf-drückende Spontanschmerzen, einschießende elektrisierende Schmerzattacken und schmerzhafte Missempfindungen.
- Seltener zeigen sich eine mechanische Hyperalgesie und Berührungsallodynie.
- Charakteristischerweise verstärken sich die Schmerzen in Ruhe oder in der Nacht (Burning-feet-Syndrom).
- Muskelkrämpfe kommen vor.
- Eine häufige schmerzhafte PNP ist die schmerzhafte **diabetische** PNP. Die diabetische Neuropathie und die häufig assoziierte Schmerzsymptomatik entstehen durch ein multifaktorielles Geschehen. Der genaue Mechanismus der neuronalen

Schädigung ist bisher nicht abschließend geklärt, aber es gibt Hinweise, dass oxidativer Stress und eine folgende Entzündungsreaktion eine zentrale Rolle spielen [8].

- Studien bei Patienten zeigen, dass eine Schädigung der Nerven bereits zu Beginn der Erkrankung einsetzt [9].
- Vor allem bei Patienten mit Typ-1-Diabetes erhöht eine ungenügende Blutzuckereinstellung das Risiko für das Auftreten einer schmerzhaften PNP [10]. Auch aus diesem Grund ist eine frühzeitige kausale Therapie zur Abschwächung bzw. Verhinderung von neuropathischen Schmerzen unerlässlich.

23.2.4 Small-fiber-Neuropathie

- Die Small-fiber-Neuropathie ist eine Neuropathie, bei der nur oder vorwiegend die dünn myelinisierten und unmyelinisierten Nervenfasern (Aδ- und C-Fasern), die das Schmerz- und Temperaturempfinden weiterleiten, betroffen sind. Diese Fasern stellen ca. 80% der Nervenfasern in einem somatischen peripheren Nerv dar.
- Oft sind ältere Patienten betroffen.
- Häufig bei Diabetes mellitus, Amyloidose, hereditären Polyneuropathien, M. Fabry.
- Die Patienten leiden an distal betonten Dysästhesien und Parästhesien, lanzierenden Schmerzattacken und Brennschmerzen, z. B. dem Burning-feet-Syndrom.
- Gelegentlich kann sich auch ein sekundäres Restless-legs-Syndrom entwickeln.
- Die Small-fiber-Neuropathie kann nicht mit der elektrophysiologischen Routinediagnostik erfasst werden, da mit dieser Methode nur Schädigungen in den schnell leitenden, dick myelinisierten Fasern nachgewiesen werden können.
- Mit Hilfe der quantitativen Thermotestung ist der Nachweis einer Small-fiber-Neuropathie möglich (Abb. 23.4).
- Auffälligkeiten finden sich auch in Hautbiopsien (▶ Kap. 23.5.3).

23.2.5 Phantomschmerz

- Phantomschmerzen sind Schmerzen in der amputierten Extremität oder einem Teil davon, die somit außerhalb des Körpers empfunden werden. Sie können aber auch nach dem Verlust von Zähnen, Mamma, Zunge, Blase usw. vorkommen.
- Inzidenz bei bis zu 80% nach Amputationen, v. a. nach Extremitätenamputationen.
- Hauptursache der Amputationen in Friedenszeiten ist die periphere arterielle Verschlusskrankheit.
- Die Schmerzen sind oft krampfartig schnürend und durch emotionale Reize, Gähnen, Miktion oder durch Reize am Stumpf, gelegentlich am Gesicht oder am gesamten ipsilateralen Körper triggerbar.
- Charakteristisch ist das »Telescoping« (scheinbares Schrumpfen des Phantoms), d. h. der Fuß wird direkt am Kniegelenk empfunden.

23.2.6 Stumpfschmerz

- Im Unterschied zum Phantomschmerz handelt es sich hierbei überwiegend um nozizeptive Schmerzen, die durch periphere Prozesse im Stumpf (z. B. Druckstellen, Aneurysmata, Neurome, Narben, Kallus etc.) ausgelöst werden.
- Häufig findet sich hier eine mechanische Allodynie, v. a. im Narbenbereich.
- Druckempfindliche Neurome.

23.2.7 Trigeminusneuralgie

- Das klassische Krankheitsbild ist durch paroxysmale Schmerzattacken, die wenige Sekunden anhalten und einen oder gelegentlich mehrere Äste des N. trigeminus (meist V2, V3) betreffen, gekennzeichnet.
- Die Schmerzen sind meist triggerbar durch Kauen, Sprechen und Essen, laufen häufig nach einem stereotypen Muster ab und werden als stechend, scharf, oberflächlich und als Schmerzen mit starker Intensität beschrieben.
- Die klassische Trigeminusneuralgie ist auf keine andere Erkrankung zurückzuführen, und es zeigt sich kein neurologisches Defizit.

23.2.8 Komplexes regionales Schmerzsyndrom (CRPS)

- Das komplexe regionale Schmerzsyndrom (CRPS) war früher bekannt als sympathische Relflexdystrophie oder M. Sudeck (entspricht CRPS I) und Kausalgie (entspricht CRPS II).
- Es handelt sich um schmerzhafte Erkrankungen, bei der die initiale Schädigung, z. B. ein Trauma, in keinem Verhältnis zur Schwere des Schmerzsyndroms steht und die Schmerzen sich über den Schädigungsort hinaus ausdehnen [3].
- CRPS I entsteht dabei typischerweise nach einem Trauma der Extremitäten ohne offensichtliche Nervenläsion, z. B. nach einer Knochenfraktur oder einer Operation in diesem Bereich, im Gegensatz dazu entsteht ein CRPS II nach einer Verletzung peripherer Extremitätennerven.
- Sensibel steht eine typische neuropathische Schmerzsymptomatik im Vordergrund mit brennenden Spontanschmerzen, einschießenden Schmerzattacken und evozierten Schmerzen (mechanische und thermische Allodynie und/oder Hyperalgesie).
- Zusätzlich zu der neuropathischen Schmerzsymptomatik besteht auch ein nozizeptiver Schmerzcharakter bei diesem Krankheitsbild.
- Die Schmerzen sind meist distal generalisiert ausgeprägt und nicht auf das Versorgungsgebiet eines peripheren Nervs begrenzt.
- Häufig besteht eine orthostatische Schmerzverstärkung beim Herunterhängen der Extremität und eine Druckschmerzhaftigkeit der distalen Fingergelenke im Akutstadium.

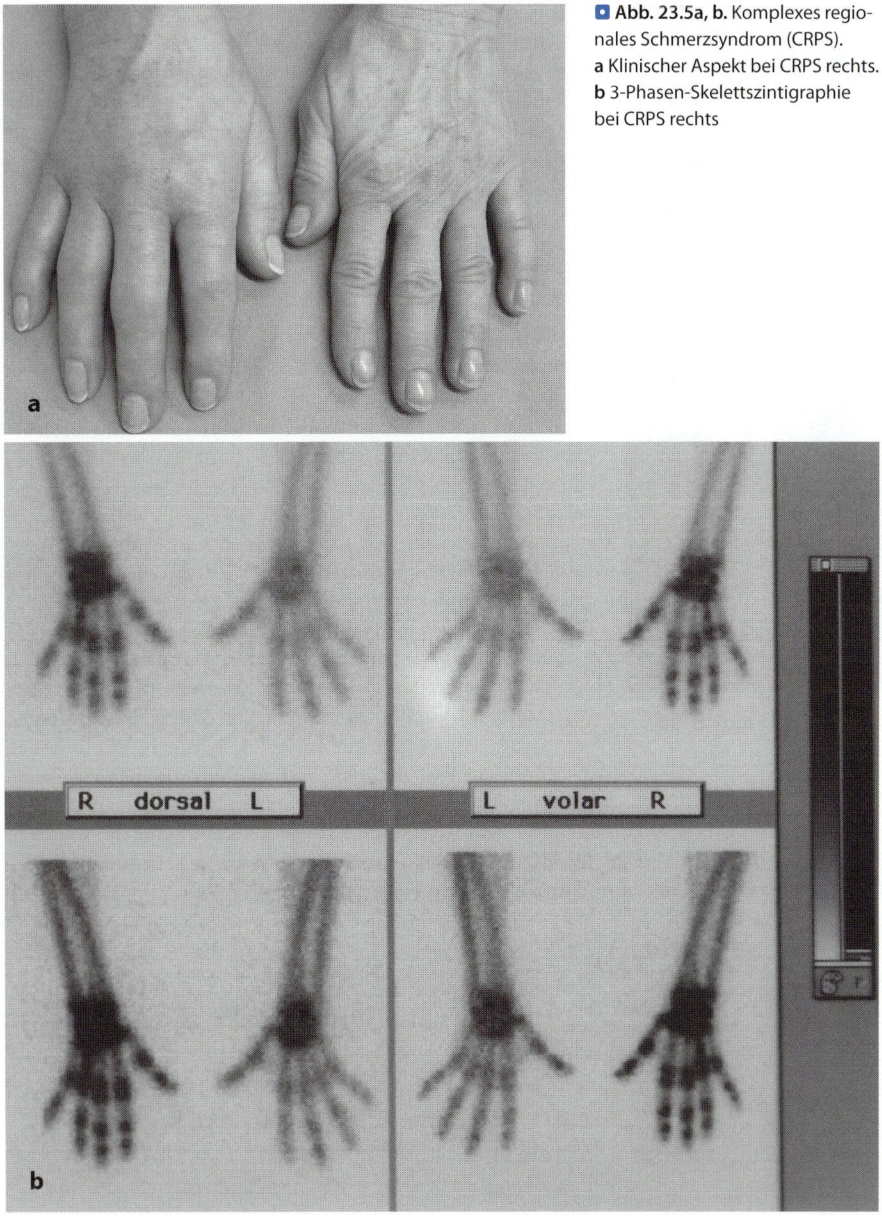

Abb. 23.5a, b. Komplexes regionales Schmerzsyndrom (CRPS). **a** Klinischer Aspekt bei CRPS rechts. **b** 3-Phasen-Skelettszintigraphie bei CRPS rechts

- An motorischen Symptomen findet sich manchmal ein Tremor an der betreffenden Extremität, seltener eine Dystonie.
- Klinisch eindrucksvoll sind die autonomen und trophischen Störungen mit einer Seitendifferenz der Hauttemperatur, des Schwitzens, einer Extremitätenschwellung (Abb. 23.5) und der Veränderung des Nagel- und Haarwachstums. Die autonomen Störungen werden dem sympathischen Nervensystem zugeordnet.
- Vor allem für die Akutphase mehren sich die Anzeichen, dass inflammatorische Prozesse eine Rolle spielen.
- Häufig, aber nicht immer besteht eine Schmerzlinderung nach Sympathikusblockade.

23.2.9 Zentrale Schmerzsyndrome

- Zentrale Schmerzen sind definiert als Schmerzen nach einer Läsion des zentralen Nervensystems (Abb. 23.6) oder Schmerzen bei Dysfunktion des zentralen Nervensystems.
- Brennende oder stechende Spontanschmerzen und einschießende Schmerzattacken
- Positiv sensible Phänomene und evozierte Schmerzen wie Parästhesien, Dysästhesien, Allodynie und Kältehyperalgesie.
- Ausbildung zentraler Schmerzen bei ca. 30% aller Rückenmarkverletzungen, bei 20% der Patienten mit multipler Sklerose und bei 1,5% der Patienten nach einem Schlaganfall.

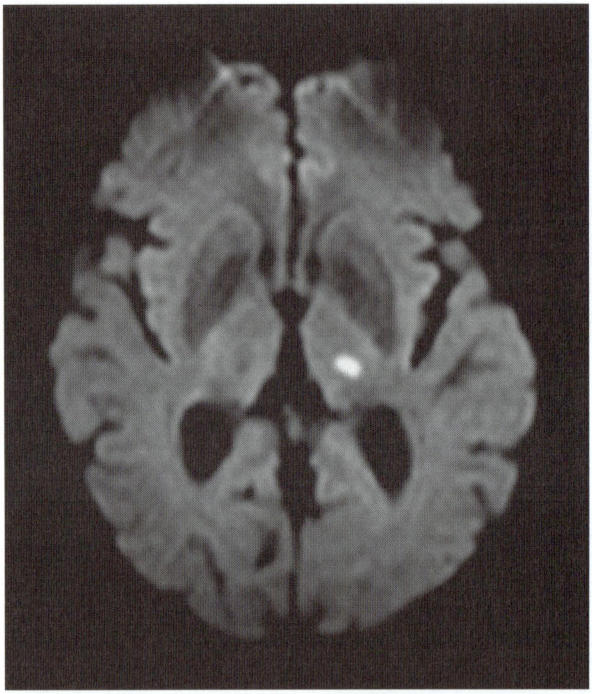

Abb. 23.6. Thalamusinfarkt links. Der Patient entwickelte nach einigen Monaten ein zentrales Schmerzsyndrom

- Häufig innerhalb großer Teile des Körpers lokalisiert, z. B. einer Körperhälfte, oder im Bereich einer Extremität.
- Auftreten mit einer Latenz von einigen Tagen bis zu einem Jahr nach dem auslösenden Ereignis.
- Schmerzverstärkung durch äußere und innere Reize/Ereignisse, wie z. B. Berührung oder aktive/passive Bewegung der betroffenen Extremität, viszerale Stimuli, helles Licht, laute Geräusche oder auch wechselnde Emotionen.
- Die Entstehung ist immer mit einer Störung der Somatosensorik verbunden (v. a. oder ausschließlich Störung der Schmerz- und Temperaturempfindung nach Schädigungen z. B. des Tractus spinothalamicus und des ventroposterolateralen Thalamus).

23.3 Symptome neuropathischer Schmerzen

Neuropathische Schmerzen sind durch eine Vielzahl positiver und negativer sensorischer Symptome gekennzeichnet, die einzeln oder in unterschiedlichen Kombinationen bei allen neuropathischen Schmerzerkrankungen vorkommen können (Tab. 23.1).

Negative Symptome äußern sich durch einen Ausfall oder eine Funktionsminderung der entsprechenden sensiblen Qualitäten (z. B. Hypästhesie, Hypalgesie). Diese Symptome sind für den Patienten unangenehm, können sogar zu Behinderungen führen, sind aber per se nicht schmerzhaft. Zu den positiven sensiblen Symptomen zählen Kribbelparästhesien (Ameisenlaufen), Dysästhesien (unangenehme Parästheisen), spontane Schmerzen (z. B. oberflächlich lokalisierte, brennende Dauerschmerzen und einschießende Schmerzattacken) sowie evozierte Schmerzen. Evozierte Schmerzen können als Allodynie oder Hyperalgesie auftreten. Bei der Allodynie wird ein primär nicht schmerzhafter Reiz (z. B. Berührung) als schmerzhaft empfunden. Eine Hyperalgesie besteht, wenn durch einen primären leichten nozizeptiven Reiz (z. B. Kälte, Hitze) ein reizinadäquater, intensiverer Schmerz ausgelöst wird.

Mit einfachen klinischen Testverfahren (Abb. 23.7) kann man die verschiedenen evozierten Schmerzformen unterteilen in die statisch-mechanische, die dynamisch-mechanische und die tief somatische Allodynie, die mechanisch PinPrick-Hyperalgesie und die thermischen Hyperalgesien/Allodynien.

Die temporale Summation (so genanntes »wind-up«) bezeichnet eine Schmerzverstärkung durch Applikation repetitiver mechanischer oder thermischer schmerzhafter Reize. Zusätzlich sind einige neuropathische Schmerzsyndrome (v. a. das akute komplexe regionale Schmerzsyndrom; CRPS) durch das Symptom des sympathisch unterhaltenen Schmerzes gekennzeichnet (»sympathetically maintained pain«; SMP) [11, 12]. Die Schmerzen werden durch die sympathische Aktivität verstärkt und können durch Unterbrechung der efferenten sympathischen Fasern mit Hilfe von Sympathikusblockaden gelindert werden. Nicht alle Patienten profitieren gleich gut von einer Intervention am Sympathikus. Man spricht daher vom sympathisch unterhaltenen Schmerz oder dem sympathisch unabhängigen Schmerz (»sympathetically independent pain«; SIP). Nach dieser Definition sind SMP bzw. SIP als mögliches Symptom neuropathischer Erkrankungen oder als krankheitsassoziiertes Merkmal zu verstehen und nicht als klinische Entität oder Diagnose. Der Erfolg von Sympathikusblockaden ist keine Voraussetzung für die Diagnose neuropathischer Schmerzen.

23.4 Anamnese und klinische Diagnostik

Zur Abgrenzung neuropathischer Schmerzsyndrome von anderen Schmerzkategorien ist eine sorgfältige Anamnese und Diagnostik entscheidend [13, 14]. Die Anamnese sollte Fragen nach der Schmerzlokalisation, -intensität, -qualität (Spontanschmerzen, evozierte Schmerzen), nach dem Schmerzbeginn und der Schmerzdauer enthalten. Selbstverständlich müssen auch Informationen über frühere Behandlungen, funktionelle Beeinträchtigungen und schmerzrelevante Komorbiditäten, wie z. B. Depressionen, Schlafstörungen etc. erhoben werden. Mehrere Fragebogen sind erhältlich, um Symptome von neuropathischen Schmerzen qualitativ und quantitativ zu erfassen. Mit Hilfe dieser nur vom Patienten auszufüllenden Fragen kann das Ausmaß der neuropathischen Komponente an einem chronischen Schmerzsyndrom abgeschätzt werden, um so eine effizien-

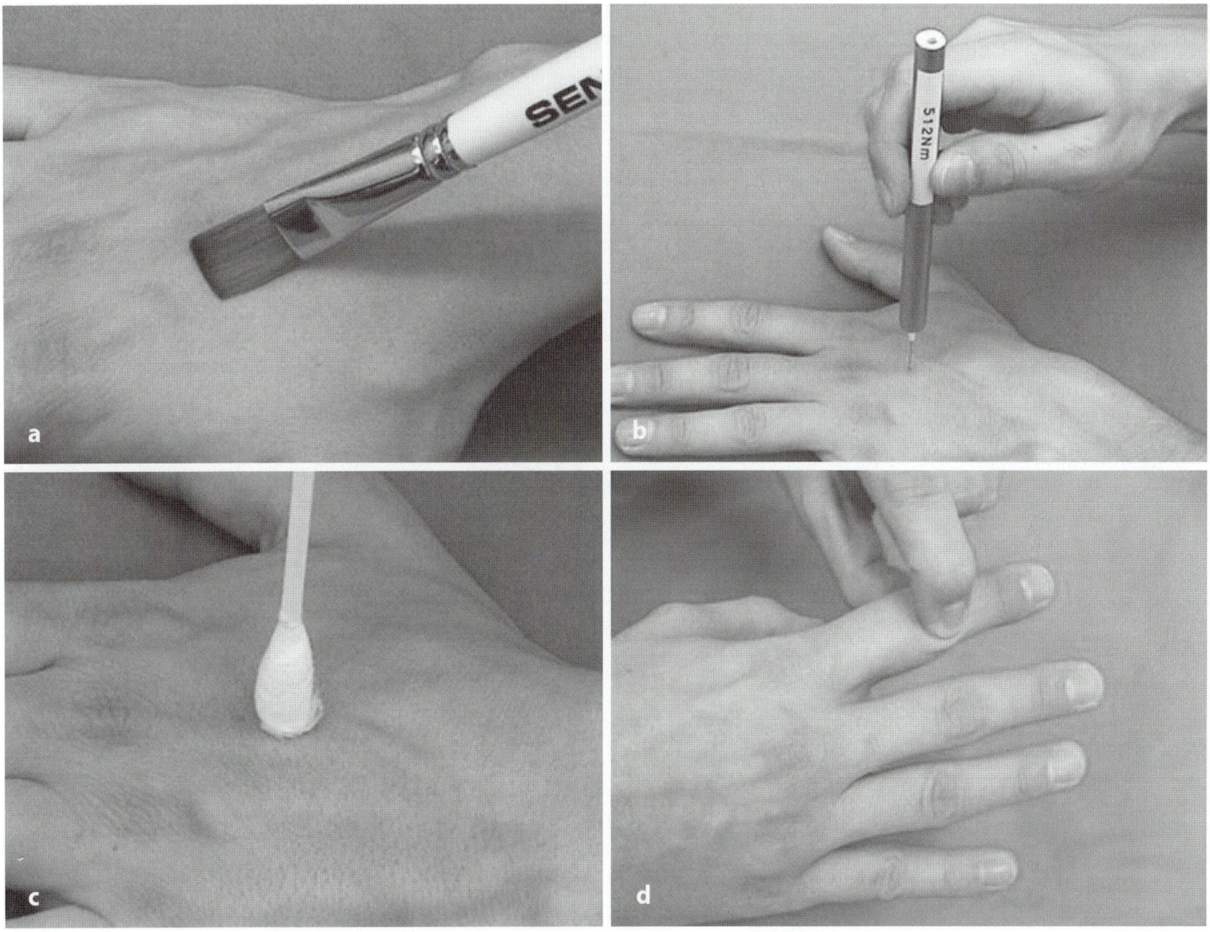

Abb. 23.7a–d. Bedside-Tests zur qualitativen Untersuchung der sensorischen Symptome neuropathischer Schmerzen. **a** Mechanische dynamische Allodynie, leichte sich bewegende, aber nicht schmerzhafte Hautreize lösen Schmerz aus, z. B. durch Bestreichen mit einem Pinsel. **b** Mechanische PinPrick-Allodynie, normalerweise leicht stechende, jedoch nicht schmerzhafte PinPrick-Reize lösen einen verstärkten Schmerz aus. **c** Mechanisch statische Allodynie, leichte statische Druckreize auf der Haut lösen Schmerz aus, z. B. mit einem Wattebausch. **d** Tief somatische Allodynie, Druck auf Gelenke und bei Gelenkbewegungen verursacht Schmerzen, typischerweise beim akuten komplexen regionalen Schmerzsyndrom (CRPS)

te Therapie planen zu können. Generell wird empfohlen, Skalen zu verwenden, die die neuropathietypischen Schmerzcharakteristika erfassen (Positiv- und Negativsymptome), die Intensität der Schmerzen messen sowie eine Ganzkörperzeichnung zur Abschätzung der Lokalisation und der Ausstrahlung der Symptome beinhalten [15].

23.4.1 Schmerzlokalisation

Erfragt werden sollte das Punctum maximum des Schmerzes, die Schmerzausstrahlung und die Frage, ob der Schmerz oberflächlich oder in der Tiefe empfunden wird. Hierfür eignen sich Körperschemata, in die der Patient die genaue Lokalisation der Schmerzen einzeichnen kann.

23.4.2 Schmerzintensität

Zur Erfassung der Schmerzintensität haben sich 2 Schmerzskalen bewährt. Die visuelle Analogskala (VAS) besteht aus einer 10 cm langen Linie, deren Endpunkte mit »kein Schmerz« und »maximal vorstellbarer Schmerz« gekennzeichnet sind. Durch Markierung der Linie mit einem senkrechten Strich wird hierbei die individuelle Schmerzstärke angegeben. Bei der numerischen Ratingskala (NRS) soll der Patient seine Schmerzen anhand einer Skala von 0–10 einordnen, wobei 0 »kein Schmerz« bedeutet und 10 »maximal vorstellbarer Schmerz« (▶ Kap. 7).

Tab. 23.1. Definition und Untersuchung negativer and positiver sensorischer Symptome bei neuropathischen Schmerzen

		Symptom	Definition	Untersuchung, Bedside-Test	Erwartete Antwort
Negativsymptome		Hypästhesie	Reduzierte Empfindung nicht schmerzhafter Reize	Bestreichen der Haut mit Pinsel oder Watteträger	Reduzierte Empfindung, Taubheit
		Pall-hypästhesie	Reduzierte Empfindung eines Vibrationsreizes	Applikation der Stimmgabel über Knochen oder Gelenk	Reduzierte Empfindung
		Hypalgesie	Reduzierte Empfindung schmerzhafter Reize	Berühren der Haut mit PinPrick	Reduzierte Empfindung, Taubheit
		Therm-hypästhesie	Reduzierte Empfindung eines Warm- oder Kaltreizes	Berührung der Haut mit kalten Gegenständen (z. B. 10°C, Metallrolle, Tiptherm, Wasserglas, Acetonspray), Berührung der Haut mit warmen Gegenständen (z. B. 45°C, Metallrolle, Tiptherm, Wasserglas)	Reduzierte Empfindung (erhöhte Temperaturschwellen), bei Schädigung der Kaltfasern auch paradoxe Hitzeempfindung
Positivsymptome	Spontane Empfindung, Spontanschmerz	Parästhesie	Nicht schmerzhafte anhaltende kribbelnde Empfindung (Ameisenlaufen)	Fragen nach Intensität (0–10), Größe der Fläche in cm^2	–
		Einschießende Schmerzattacke	Elektrisierende Schocks von Sekunden Dauer	Fragen nach Anzahl pro Zeit und Intensität (0–10), auslösende Schwelle	–
		Oberflächlicher Schmerz	Schmerzhafte anhaltende Empfindung, oft brennend	Fragen nach Intensität (0–10), Größe der Fläche in cm^2	–
	Evozierter Schmerz	Mechanisch-dynamische Allodynie	Normalerweise nicht schmerzhafter Reiz auf der Haut löst Schmerz aus	Bestreichen der Haut mit Pinsel oder Watteträger	Brennender, stechender Schmerz in der primär betroffenen Zone und darüber hinaus (sekundäre Zone)
		Mechanisch-statische Allodynie	Normalerweise nicht schmerzhafter statischer Druck auf der Haut löst Schmerz aus	Leichter Fingerdruck auf der Haut	Dumpfer Schmerz in der primär betroffenen Zone
		Mechanische PinPrick-Allodynie (Hyperalgesie)	Normalerweise leicht stechender, nicht schmerzhafter (leicht schmerzhafter) Reiz auf der Haut löst Schmerz aus	Berühren der Haut mit PinPrick, scharfem Zahnstocher oder steifem Von-Frey-Haar	Stechender Schmerz in der primär betroffenen Zone und darüber hinaus (sekundäre Zone)
		Tiefsomatische Allodynie	Normalerweise nicht schmerzhafter Druck auf tiefsomatische Strukturen löst Schmerz aus	Leichter Druck auf Muskeln oder Gelenke	Schmerz im Bereich der Gelenke/Muskeln
		Kälteallodynie (Hyperalgesie)	Normalerweise nicht schmerzhafter (leicht schmerzhafter) Kaltreiz auf der Haut löst Schmerz aus	Berührung der Haut mit kalten Gegenständen (z. B. 10°C, Metallrolle, Tiptherm, Wasserglas, Acetonspray)	Schmerzhaft-brennende Temperaturmissempfindungen in der primär betroffenen Zone, paradoxe Hitzeempfindung
		Hitzeallodynie (Hyperalgesie)	Normalerweise nicht schmerzhafter (leicht schmerzhafter) Warmreiz auf der Haut löst Schmerz aus	Berührung der Haut mit warmen Gegenständen (z. B. 45°C, Metallrolle, Tiptherm, Wasserglas)	Schmerzhaft-brennende Temperaturmissempfindungen in der primär betroffenen Zone
		Zeitliche Summation (»wind-up«)	Wiederholte Applikation identischer Reize wird als zunehmend schmerzhaft empfunden	Wiederholtes Berühren der Haut mit PinPrick, scharfem Zahnstocher oder steifem von- Frey-Haar im Intervall von <3 s für 30 s	Stechender Schmerz ansteigender Intensität

Tab. 23.1. (Fortsetzung)

	Symptom	Definition	Untersuchung, Bedside-Test	Erwartete Antwort
Einfluss sympathischer Aktivität	Sympathisch unterhaltener Schmerz (SMP)	Blockade des sympathischen Nervensystems führt zu einer anhaltenden Schmerzreduktion	Sympathikusblockaden (Stellatumblockaden für die obere Extremität, lumbale Grenzstrangblockaden für die untere Extremität)	Deutliche Schmerzreduktion nach Sympathikusblockade
	Sympathisch unabhängiger Schmerz (SIP)	Blockade des sympathischen Nervensystems führt zu keiner oder nur einer geringen Schmerzreduktion		Keine/geringe Schmerzreduktion nach Sympathikusblockade

23.4.3 Schmerzqualität

Spontanschmerzen (Schmerzen, die ohne äußeren Reiz auftreten) kommen oft bei neuropathischen Schmerzen vor. Die Schmerzen haben häufig einen brennenden Charakter und sind durchgehend vorhanden (spontane Dauerschmerzen). Zu den Spontanschmerzen werden auch einschießende, stechende Schmerzattacken gezählt.

Charakteristisch bei neuropathischen Schmerzen ist ebenfalls das Auftreten von evozierten Schmerzen (Allodynie, Hyperalgesie; ▶ Kap. 6).

23.5 Diagnostik

23.5.1 Laboruntersuchungen

Im Allgemeinen finden sich bei neuropathischen Schmerzen keine charakteristischen laborchemischen Veränderungen, ein ungezieltes und breites Labor-Screening kann demnach nicht empfohlen werden. Bei einigen Krankheitsbildern können einige wenige gezielte Laboruntersuchungen allerdings durchaus richtungweisend sein. Dazu gehören die Untersuchungen von Blut und Liquor, z. B. zum virologisch-bakteriologischen Ausschluss neurotroper Erreger, bzw. eine gezielte Titerbestimmung von Antikörpern zur Sicherung einer Infektion (z. B. Borrelien, Varicella zoster, HIV, Treponemen etc.). Ein Verdacht auf multiple Sklerose wird ebenfalls anhand der Liquoruntersuchung (oliklonale Banden) gesichert. Zur Verlaufskontrolle der diabetischen PNP sind BZ-Profile und der HbA_{1c} sinnvoll.

23.5.2 Apparative Diagnostik

Bei Verdacht auf eine **PNP** oder einzelne periphere Nervenläsionen ist eine quantitative Analyse anhand von NLG und EMG im neurophysiologischen Labor sinnvoll. Hierbei muss allerdings berücksichtigt werden, dass bei dieser Untersuchung lediglich die dick myelinisierten Fasern erfasst werden, sodass zur Diagnosestellung einer Small-fiber-Neuropathie andere Methoden eingesetzt werden müssen. Ein geeignetes Verfahren hierfür ist die so genannte quantitative Thermotestung, ein psychophysikalisches Verfahren, bei dem die Temperatur- und Temperaturschmerzschwellen gemessen werden können. Es dient als Routinediagnostik zur Messung der dünnen Afferenzen (▣ Abb. 23.4).

Bei Vorliegen eines **zentralen Schmerzsyndroms** muss die Läsion mit Hilfe von bildgebender Diagnostik, Liquordiagnostik und neurophysiologischer Methoden (SEP) nachgewiesen werden. Dabei sollte allerdings beachtet werden, dass somatosensorisch evozierte Potenziale (SEP) nur die Funktion der Hinterstränge und des lemniskalen Systems analysieren, die bei einigen Patienten unbeeinträchtigt sein können. Zur Untersuchung des spinothalamischen Systems, das bei einem zentralen Schmerzsyndrom immer betroffen ist, eignet sich wiederum das Verfahren der quantitativen Thermotestung.

Die 3-Phasen-Skelettszintigraphie gehört bei Verdacht auf ein **CRPS** zur Routinediagnostik. Sie dient hierbei nicht nur zur Diagnosesicherung, sondern auch zur Verlaufskontrolle. Moderne Verfahren wie f-MRI oder PET sind in Bezug auf die Schmerzdiagnostik vielversprechend, haben bisher aber nur einen wissenschaftlichen Stellenwert.

23.5.3 Hautbiopsien

Durch die Durchführung von Hautbiopsien hat man ein weiteres Diagnostikum bei neuropathischen Schmerzen. Hautbiopsien können an unterschiedlichen Körperstellen entnommen werden, sodass Unterschiede in der Innervationsdichte erfasst werden können. Von den Patienten wird das Verfahren gut toleriert, selbst in Allodyniezonen und bei mehrmaligen Biopsien. Mit Hilfe der Hautbiopsie ist eine Aussage über den Zustand der Nervenfasern, die die Epidermis versorgen, der C-Fasernozizeptoren, der sympathischen Nervenfasern, die die Schweißdrüsen innervieren, und der meylinisierten Aβ- und Aδ-Fasern in der Dermis möglich.

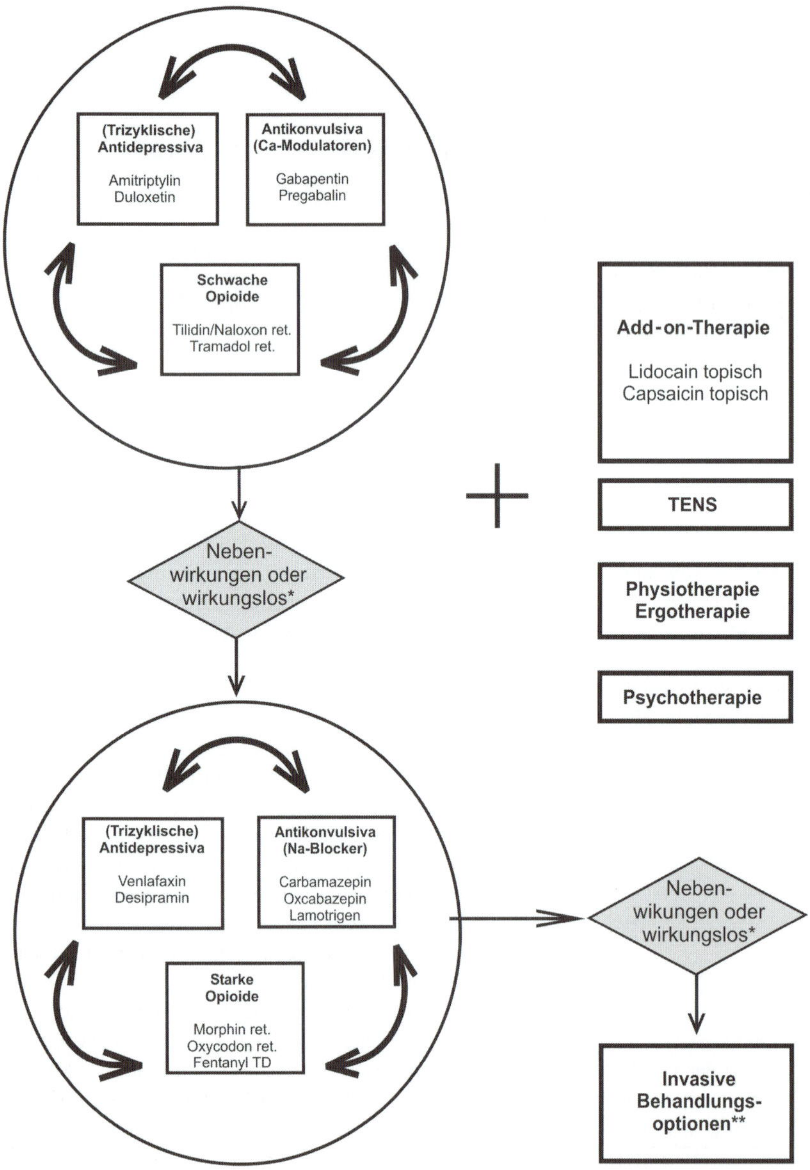

Abb. 23.8. Therapiealgorithmus zur medikamentösen Behandlung neuropathischer Schmerzen. Bei allen Medikamenten im Algorithmus sollte die Dosis individuell titriert, d. h. in adäquaten Zeitabständen erhöht werden, bis eine ausreichende Schmerzlinderung, intolerable Nebenwirkungen oder das Dosismaximum erreicht sind. Die Wirkungslosigkeit des Medikamentes sollte erst nach frühestens 4 Wochen beurteilt werden (*). Die *Kreise* bezeichnen mögliche Medikamentenkombinationen aus der so genannten medikamentösen Grundlagentherapie [(trizyklische) Antidepressiva, Antikonvulsiva, Opioide]. Bei vielen Patienten ist eine frühzeitige Kombination der Substanzen erforderlich, um Nebenwirkungen zu reduzieren. Der Einsatz von Interventionen am Sympathikus zur Abschätzung einer sympathisch unterhaltenen Schmerzkomponente (insbesondere bei Patienten mit komplexen regionalen Schmerzsyndromen; CRPS) ist in diesem Algorithmus nicht berücksichtigt. ** Zu den invasiven Behandlungsoptionen gehören intrathekale Opioide, Rückenmarkstimulation, tiefe Hirnstimulation und neurochirurgische Techniken

23.6 Therapie neuropathischer Schmerzen

23.6.1 Therapiegrundsätze

Vor Therapiebeginn müssen die Möglichkeiten einer kurativen und kausalen Therapie (z. B. Operation bei Engpasssyndrom; optimale Blutzuckereinstellung bei der diabetischen PNP) sowie einer frühen interventionellen Schmerztherapie ausgeschöpft sein (Interventionen am Sympathikus zur Größeneinordnung einer sympathisch unterhaltenen Schmerzkomponente, v. a. bei Patienten mit CRPS).

23.6.2 Medikamentöse Therapie

Auf der Grundlage der verfügbaren kontrollierten Studien kann eine pharmakologische Basistherapie neuropathischer Schmerzsyndrome empfohlen werden (Abb. 23.8). Diese gilt im Prinzip für alle neuropathischen Schmerzsyndrome, unabhängig von der Ätiologie. Die Medikamente der Basistherapie sind:

- Antidepressiva,
- Antikonvulsiva mit Wirkung auf neuronale Kalziumkanäle,
- Anitkonvulsiva mit Wirkung auf neuronale Natriumkanäle (membranstabilisierende Wirkung),
- langwirksame Opioide.

Bei allen Medikamenten im Algorithmus sollte die Dosis individuell titriert werden, bis eine ausreichende Schmerzlinderung, intolerable Nebenwirkungen oder die maximale Dosis erreicht sind. Die Wirksamkeit kann häufig erst nach einigen Wochen beurteilt werden, sodass eine Therapie nicht zu früh unterbrochen werden sollte. Oft ist allerdings eine Kombination aus 2 oder 3 Wirkstoffen notwendig. Unverzichtbar ist dabei die Information an die Patienten, dass mit einigen dieser Medikamente keine Depression oder Epilepsie behandelt werden soll, sondern diese Medikamente eine analgetische Wirkung besitzen, die oft erst verzögert zum Tragen kommt. Wichtig ist auch beim Einsatz von zentralwirksamen Substanzen, die Frage der Fahrtüchtigkeit zu klären und zu dokumentieren, da psychomotorische Funktionen individuell beeinträchtigt werden können.

Als realistische Therapieziele bei neuropathischen Schmerzen sollten in der Regel angestrebt werden:

- Schmerzreduktion >50% (50–80%),
- Verbesserung der Schlafqualität,
- Erhalt der sozialen Aktivität und des sozialen Beziehungsgefüges,
- Arbeitsfähigkeit.

Das therapeutische Vorgehen und die Therapieziele müssen vorher mir dem Patienten erörtert werden, um zu große Erwartungen und damit verbundene Enttäuschungen zu vermeiden.

In ◘ Tab. 23.2 sind die Therapieempfehlungen bei neuropathischen Schmerzen zusammengestellt. Der Tabelle können auch Dosierungsempfehlungen und die Bewertung von Evidenzleveln entnommen werden. Die Tabelle basiert auf klinischen Erfahrungen und entspricht nicht zwingend dem Zulassungsstatus.

Einzelheiten zu den jeweiligen Medikamentengruppen sind in ▶ Kap. 18 und 19 bzw. in einer aktuellen Metaanalyse von Finnerup et al. [16] dargestellt.

23.6.3 Nichtmedikamentöse Therapie

Es besteht eine Vielzahl von nichtmedikamentösen Verfahren in der Schmerztherapie, die zusätzlich zu medikamentösen Therapieverfahren oder bei ungenügendem Ansprechen medikamentöser Therapieverfahren eingesetzt werden können: Physiotherapie, psychotherapeutische und psychologische Verfahren, Rückenmarkstimulation; tiefe Hirnstimulation, etc.. Eine ausführliche Beschreibung der jeweiligen Verfahren findet sich in ▶ Kap. 13-17.

23.6.4 Interventionelle Verfahren

Zur akuten Therapie von Schmerzexazerbationen oder zur Überbrückung der Zeit bis zum Eintritt der Wirksamkeit einer eingeleiteten Pharmakotherapie können Blockaden, Infiltrationen oder die ganglionäre lokale Opioidanalgesie (GLOA) hilfreich sein. Sympathikusblockaden, rückenmarknahe Opioidapplikation oder Plexusblockaden werden ebenfalls eingesetzt, kontrollierte Studien fehlen jedoch bei den meisten interventionellen Verfahren.

23.6.5 Neuromodulation: nichtinvasive neuromodulatorische Verfahren

Transkutane elektrische Nervenstimulation (TENS)

TENS ist ein Analgesieverfahren, welches durch die nichtschmerzhafte elektrische Reizung von A-Fasern peripherer Nerven inhibitorische Mechansimen im Hinterhorn des Rückenmarks aktiviert. Die Ansprechrate liegt bei ca. 30%: Neuropathische Schmerzen scheinen allerdings besser als andere Schmerzen auf TENS anzusprechen.

23.6.6 Neuromodulation: invasive neuromodulatorische Verfahren

Zu den Verfahren der Neurostimulation rechnet man neben der Rückenmarkstimulation (»spinal cord stimulation«; SCS), die periphere Nervenstimulation (PNS) und die tiefe Hirnstimulation (»deep brain stimulation«; DBS) [17].

23.6.7 Psychologische Schmerztherapie

Neuropathische Schmerzen führen zu einer raschen Chronifizierung mit oft sehr langem Krankheitsverlauf. Dabei kommt es häufig zu psychischen Begleitreaktionen in unterschiedlichem Ausmaß (depressive Verstimmung; vegetative Symptome etc.). Eine Psychotherapie ist vielfach notwendig und für den Erfolg der Behandlung mitentscheidend, da sie meist zu einer verbesserten Compliance und Lebensqualität der Patienten beiträgt.

23.6.8 Physikalische Therapie und Ergotherapie

Physikalische Therapie und Ergotherapie umfassen ein weites Feld von Möglichkeiten und gelten als notwendige Bestandteile einer interdisziplinären Versorgung neuropathischer Schmerzpatienten. Ziel ist es, nicht nur Schmerzen zu lindern, sondern Fehlregulationen zu beseitigen, pathologische Bewegungsabläufe zu kompensieren und eine adäquate Funktion zu erhalten. Aus einer der Vielzahl angebotener Therapieformen sollte ein individueller Behandlungsplan für jeden einzelnen Patienten aufgestellt werden.

23.6.9 Neurochirurgische Verfahren

Als Ultima ratio kommen neurochirurgisch-ablative Verfahren in Betracht wie die DREZ-Operationen (»dorsal root entry

Tab. 23.2. Evidenzbasierte Therapie bei neuropathischen Schmerzen. Dosisempfehlungen für Erwachsene (Stand: Februar 2006)

Arzneistoff	Evidenz	Startdosis [mg]		Wirksame Dosis (Maximaldosis) [mg/tag]		Besonderheiten
Nichtopioidanalgetika						
NSAID (z. B. Ibuprofen, z. B. Dolormin) Paracetamol (z. B. Ben-u-ron) Metamizol (z. B. Novalgin)	PHN ↓↓ PNP ↑	Nicht empfohlen		–		Gastrointestinale NW Leberschäden Agranulozytose
Antidepressiva						
TCA (5-HT, Na) Amitriptylin (z. B. Saroten) Nortriptylin (z. B. Nortrilen)	PHN ↑↑ PNP ↑↑ PTN ↑ STR ↑	10–25	0–0–1	50–75	(150)	Cave: AV-Block, Glaukom, Miktionsstörungen, Hypotension, KG ↑
TCA (Na) Desipramin (z. B. Petylyl) Maprotilin (z. B. Ludiomil)	PHN ↑ PNP ↑	10–25	1–0–0	50–75	(150)	Wie Amitriptylin
SSRI Citalopram (z. B. Cipramil) Fluoxetin (z. B. Fluctin) Paroxetin (z. B. Seroxat)	PNP ↔	–		–		Wenig NW; gelegentlich Kopfschmerzen, Schlaflosigkeit, Tremor
SNRI Duloxetin (z. B. Cymbalta) Venlafaxin (z. B. Trevilor)	PNP ↑↑	(30)–60 37,5	1–0–0 1–0–0	60 75–225 ret.	(375)	NW: Übelkeit, trockener Mund NW: Übelkeit, Erbrechen, KG ↓
Antiepileptika (Kalziumkanal)						
Gabapentin (z. B. Neurontin)	PHN ↑↑ PNP ↑↑ HIV ↑ CRPS ↑ PHAN ↑ RM ↑ MIX ↑ CANC ↑	300	0–0–1 bis 1–1–1	1200–2400	(3600)	Wenig NW, keine Interaktionen
Pregabalin (z. B. Lyrica)	PHN ↑↑ PNP ↑↑ RM ↑	75	1–0–1	150	(600)	Wenig NW, keine Interaktionen, lineare Plasmakonzentration, schneller Wirkeintritt
Antiepileptika (Natriumkanal)						
Carbamazepin (z. B.Tegretal)	PNP ↑ TGN ↑↑	100–200	0–0–1	600–1200 ret.	(1400)	Häufige NW : Blutbildveränderungen, Leberschäden, Hyponatriämie, Medikamenteninteraktionen wegen Enzyminduktion
Lamotrigin (z. B. Lamictal)	HIV ↑ PNP ↑ STR ↑	25	0–0–1	100–200	(400)	Gute Verträglichkeit Exantheme, Extrem langsame Aufdosierung
Oxcarbazepin (z. B. Trileptal)	PNP ↔	300	1–0–1	600–1200	(2400)	NW: Müdigkeit, Schwindel, Übelkeit

■ **Tab. 23.2.** (Fortsetzung)

Arzneistoff	Evidenz	Startdosis [mg]	Wirksame Dosis (Maximaldosis) [mg/tag]	Besonderheiten
Topiramat (z. B. Topamax)	PNP ↓↓	–	–	Bei prädisponierten Pat. erhöhtes Risiko für Nephrolithiasis
Opioidanalgetika				
Tilidin/Naloxon ret. (z. B. Valoron N ret.)	↔	50/4 1–0–1	Titration (600/48)	1. Wahl bei Niereninsuffizienz; weniger Obstipation
z. B.Tramadol ret. (z. B. Tramundin)	PHN ↑ PNP ↑↑	100–200 1–0–1	Titration (400)	Übelkeit, Hypotension
Morphin ret. (z. B. MST)	PHN ↑ PHAN ↑	10–30 1–0–1	Titration keine	Kumulation bei Niereninsuffizienz und Alter
Oxycodon (z. B. Oxygesic)	PHN ↑ PNP ↑↑	5–20 1–0–1	Titration keine	Duale Galenik, gute Verträglichkeit
Methadon (z. B. L-Polamidon)	MIX ↑	5 1–0–1	Titration keine	Zusätzlich NMDA-blockierende Wirkung
Cannabinoide				
Tetrahydrocannabinol (z. B. Dronabinol)	PA ↔ MS ↑↑ MIX ↑	2,5 1–0–0	Titration (40)	NW: Tachykardie, Hypotension, Sedierung
Topische Therapie				
Lidocain-Pflaster (z. B. Neurodol Tissugel)	PHN ↑↑ MIX ↑	5 % 1-mal tgl., mindestens 12 h Pause	bis 3 Pflaster tgl.	Gute Wirkung auf Allodynie, keine systemischen Nebenwirkungen, keine Interaktion
Capsaicin-Salbe (z. B. Dolenon)	PHN ↑ PNP ↑ PTN ↑	0,025–0,01% 3- bis 4-mal tgl.	3- bis 4-mal tgl.	Anfängliches Hautbrennen

Cave: In der Tabelle sind die Ergebnisse internationaler Studien aufgeführt. Nicht jedes der genannten Präparate ist in Deutschland zur Behandlung neuropathischer Schmerzen zugelassen.

TCA Tri- bzw. tetrazyklisches Antidepressivum, *SSRI* selektiver Serotoninwiederaufnahmehemmer, *SNRI* Serotonin-Noradrenalin-Wiederaufnahmehemmer, *zNDRI* zentraler Noradrenalin-Dopamin-Wiederaufnahmehemmer, *PHN* postzosterische Neuralgie, *PNP* Polyneuropathie, *PTN* posttraumatische Neuralgie, *CRPS* komplexes regionales Schmerzsyndrom, *RM* Rückenmarkläsion, *STR* Stroke, *HIV* HIV-Neuropathie, *PHAN* Phantomschmerz, *MIX* gemischtes Kollektiv, *PA* Plexusausriss, *MS* multiple Sklerose, *CANC* neuropathischer Krebsschmerz, *TGN* Trigeminusneuralgie

Klassifikation der Evidenzklassen und Empfehlungsstärken

↑↑ Aussage zur Wirksamkeit wird gestützt durch mehrere adäquate, valide klinische Studien (z. B. randomisierte klinische Studien) bzw. durch eine oder mehrere valide Metaanalysen oder systematische Reviews. Positive Aussage gut belegt.

↑ Aussage zur Wirksamkeit wird gestützt durch zumindest eine adäqute, valide klinische Studie (z. B. randomisierte klinische Studie). Positive Aussage belegt.

↓↓ Negative Aussage zur Wirksamkeit wird gestützt durch eine oder mehrere adäqute, valide klinische Studien (z. B. randomiserte klinische Studie), durch eine oder mehrere Metaanalysen bzw. systematische Reviews. Negative Aussage gut belegt.

↔ Es liegen keine sicheren Studienergebnisse vor, die eine günstige oder ungünstige Wirkung belegen. Dies kann bedingt sein durch das Fehlen adäquater Studien, aber auch durch das Vorliegen mehrerer, aber widersprüchlicher Studienergebnisse.

zone«) oder Chordotomien (Durchtrennung des Tractus spinothalamicus).

23.6.10 Die Zukunft mechanismenorientierter Therapie

Die Theorie der multifaktoriellen Entstehungsmodi peripherer und zentraler neuropathischer Schmerzsyndrome hätte entscheidende Auswirkungen auf eine neue, am jeweiligen Pathomechanismus orientierte Therapie. Es ist durchaus möglich, dass ein bestimmtes Medikament nur bei einem Mechanismus wirksam ist. Im Hinblick auf eine moderne medikamentöse Therapie sind also mechanismenorientierte Ansätze viel entscheidender als eine an der Ätiologie orientierte Einteilung. Deshalb sollten neue und alte Medikamente in Zukunft nicht mehr in einem Gesamtkollektiv von Patienten mit einer Erkrankung (z. B. postzosterische Neuralgie) getestet werden, sondern in Untergruppen an Patienten mit ähnlichen Entstehungsmechanismen. Folglich würde sich eine individuelle Polypharmakotherapie etablieren lassen, die genau auf die pathophysiologischen Mechanismen gerichtet ist, die bei einem speziellen Patienten vorliegen.

Fazit

Grundsätzlich sollte bei neuropathischen Schmerzen die zugrundeliegende Nervenläsion identifiziert werden, eine ätiologische Zuordnung erfolgen und, sofern möglich, eine kausale Therapie eingeleitet werden. Zusätzlich sollte eine symptomatische medikamentöse Schmerztherapie initiiert werden, die auf eine Abschwächung bzw. Verhinderung der pathophysiologischen Schmerzchronifizierungsprozesse und somit auf eine Schmerzreduktion und Lebensqualitätsverbesserung für den Patienten abzielt. Derzeit werden 4 systemisch verabreichte Substanzgruppen (Antidepressiva, Antikonvulsiva mit Wirkung am Ca-Kanal, Antikonvulsiva mit Wirkung am Na-Kanal, Opioide) und 2 topisch angewendete Präparate mit unterschiedlichen pharmakologischen Wirkprinzipien eingesetzt. Da die einzelnen pathophysiologischen Prozesse auf unterschiedlichen Mechanismen beruhen, aber in einem funktionellen Zusammenhang stehen, kann bei Patienten mit einer fortgeschrittenen Chronifizierung und einer ausgeprägten Schmerzsymptomatik auch eine Kombination der verschiedenen Substanzklassen sinnvoll sein.

Literatur

1. Daousi C MI, Woodward A, Nurmikko TJ, Bundred PE, Benbow SJ (2004) Chronic painful peripheral neuropathy in an urban community: a controlled comparison of people with and without diabetes. Diabet Med 21 (9): 976–982
2. Baron R (2006) Mechanisms of disease: neuropathic pain – a clinical perspective. Nat Clin Pract Neurol 2 (2): 95–106
3. Janig W, Baron R (2003) Complex regional pain syndrome: mystery explained? Lancet Neurol 2 (11): 687–697
4. Jensen TS, Baron R (2003) Translation of symptoms and signs into mechanisms in neuropathic pain. Pain 102 (1–2): 1–8
5. Woolf CJ, Bennett GJ, Doherty M, Dubner R, Kidd B, Koltzenburg M, Lipton R, Loeser JD, Payne R, Torebjork E (1998) Towards a mechanism-based classification of pain? Pain 77 (3): 227–229
6. Dworkin RH, Backonja M, Rowbotham MC, Allen RR, Argoff CR, Bennett GJ, Bushnell MC, Farrar JT, Galer BS, Haythornthwaite JA, Hewitt DJ, Loeser JD, Max MB, Saltarelli M, Schmader KE, Stein C, Thompson D, Turk DC, Wallace MS, Watkins LR, Weinstein SM (2003) Advances in neuropathic pain: diagnosis, mechanisms, and treatment recommendations. Arch Neurol 60 (11): 1524–1534
7. Gross G, Schofer H, Wassilew S, Friese K, Timm A, Guthoff R, Pau HW, Malin JP, Wutzler P, Doerr HW (2003) Herpes zoster guideline of the German Dermatology Society (DDG). J Clin Virol 26: 277–289
8. Greene DA, Stevens MJ, Obrosova I, Feldman EL (1999) Glucose-induced oxidative stress and programmed cell death in diabetic neuropathy. Eur J Pharmacol 375 (1–3): 217–223
9. Sumner CJ, Sheth S, Griffin JW, Cornblath DR, Polydefkis M (2003) The spectrum of neuropathy in diabetes and impaired glucose tolerance. Neurology 60 (1): 108–111
10. Oyibo SO, Prasad YD, Jackson NJ, Jude EB, Boulton AJ (2002) The relationship between blood glucose excursions and painful diabetic peripheral neuropathy: a pilot study. Diabet Med 19 (10): 870–873
11. Baron R, Levine JD, Fields HL (1999) Causalgia and reflex sympathetic dystrophy: Does the sympathetic nervous system contribute to the generation of pain? Muscle Nerve 22: 678–695
12. Baron R, Binder A, Ulrich W, Maier C (2002) Complex regional pain syndrome. Reflex sympathetic dystrophy and causalgia. Nervenarzt 73 (4): 305–318; quiz 19
13. Cruccu G, Anand P, Attal N, Garcia-Larrea L, Haanpaa M, Jorum E et al. (2004) EFNS guidelines on neuropathic pain assessment. Eur J Neurol 11(3):153-62.
14. Baron R, Sommer C, Tölle TR, Birklein F, Wasner G (2005) Diagnostik und Therapie neuropathischer Schmerzen. In: Diener HC, Putzki N, Berlit P (Hrsg) Leitlinien für Diagnostik und Therapie in der Neurologie. Thieme, Stuttgart, S 531–544
15. Freynhagen R, Baron R, Gockel U, Tölle T (2006) PainDetect: a new screening questionnaire to identify neuropathic components in patients with back pain. Curr Med Res Opin, Vol. 22, No 110; 1911–1920
16. Finnerup NB, Otto M, McQuay HJ, Jensen TS, Sindrup SH (2005) Algorithm for neuropathic pain treatment: An evidence based proposal. Pain 118 (3): 289–305
17. Harke H, Rosenow E, Tronnier V, Fromme C, Deynet G, Gretenkort P, Buschmann D, Rohr P, Ladleif HU, von Glinski E, Schutze G, Schultze R, Keller HL, Kniesel B, Pfeifer R, Lux E (2003) Standardization of invasive neuromodulatory procedures. Schmerz 17 (1): 44–49

Viszeraler Schmerz

24.1 Mechanismen viszeraler Schmerzen – 296
W. Jänig
24.1.1 Phänomenologie viszeraler Schmerzen – 296
24.1.2 Viszerale Afferenzen – 298
24.1.3 Integration viszeraler afferenter Eingänge im Rückenmark – 300
24.1.4 Supraspinale Kontrolle viszeraler Nozizeption – 302

24.2 Diagnostik und Therapie viszeraler Schmerzen – 306
W. Häuser
24.2.1 Definition und spezielle Pathophysiologie – 306
24.2.2 Rationelle Diagnostik – 308
24.2.3 Therapie – 310

Literatur –312

24.1 Mechanismen viszeraler Schmerzen

W. Jänig

Viszerale Schmerzen haben ihren Ursprung tief im Inneren des Körpers. Die Erfahrung der Bedrohung des Körpers, unangenehme und negative Empfindungen und protektive Körperreaktionen sind bei viszeralen Schmerzen besonders stark ausgeprägt. Häufig können viszerale Schmerzen nicht so ohne weiteres mit konkreten pathologischen Ereignissen im Viszeralbereich und damit nicht mit der Erregung von bestimmten Gruppen viszeraler afferenter Neurone in Verbindung gebracht werden.
Bei >50% aller Patienten mit chronisch rezidivierenden Beschwerden im Abdominalbereich kann keine strukturelle, metabolische oder entzündliche Ursache der Symptome nachgewiesen werden. Die häufigsten Schmerzen dieser Art sind im Gastrointestinaltrakt die funktionelle (»Non-Ulkus«) oder essenzielle Dyspepsie im Oberbauch, der nichtkardiale Thoraxschmerz und der irritable Darm (Reizkolon)/Enddarm [29]. Mehr als 30% aller Patientinnen mit chronischen Unterbauchbeschwerden weisen keine strukturellen und andere Veränderungen, die mit diesen Beschwerden korreliert sind, auf [69]. Nicht selten treten viszerale Schmerzen, die mit dem Herzen und vermutlich anderen Organen assoziiert sind, ohne offensichtliche periphere pathophysiologische Korrelate auf. In diesen Fällen werden so genannte funktionelle Störungen angenommen. Dieser Sachverhalt drückt aus, dass die Mechanismen viszeraler Schmerzen wenig verstanden sind. Übersichten sind zu finden in [10, 13, 24, 25, 27, 36, 38].

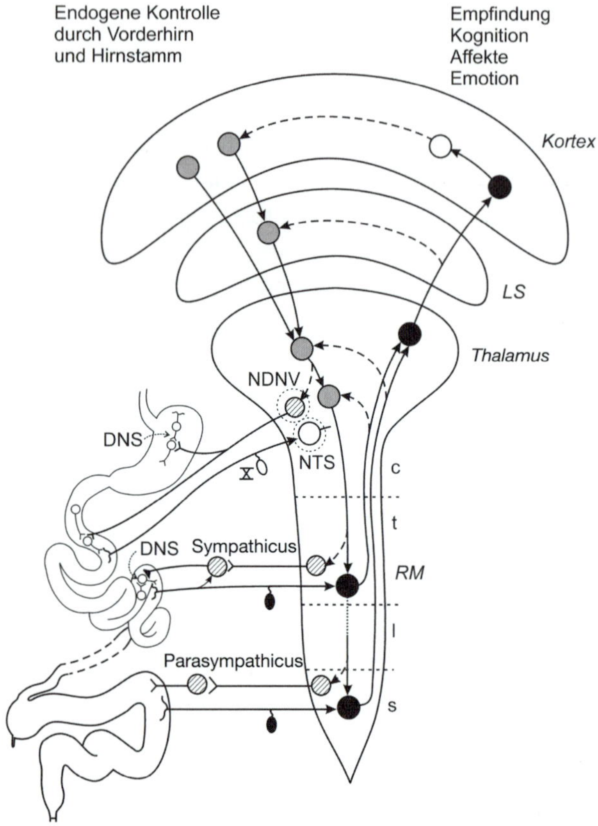

Abb. 24.1. Periphere und zentrale neuronale Systeme, die an der Erzeugung des viszeralen Schmerzes beteiligt sind. Nozizeptive Information von viszeralen Organen wird in thorakolumbalen und sakralen viszeralen Afferenzen (aber nicht in vagalen Afferenzen) sowie in viszerosomatischen Neuronen in Rückenmark, Thalamus und Großhirn (Neokortex, limbisches System *[LS]*) kodiert *(schwarze Neurone)*. Die synaptische Übertragung dieser Information von den Viszera wird durch das endogene Kontrollsystem moduliert, das im Hirnstamm repräsentiert ist und unter der Kontrolle von limbischem System und Neokortex steht *(graue Neurone)*. Dieses endogene Kontrollsystem erhält auf allen Integrationsebenen synaptische Eingänge von den aszendierenden Systemen. Autonome (sympathische, parasympathische) Systeme *(schraffiert)* können indirekt über Effektorantworten (hier: Magen-Darm-Trakt) die afferente Aktivität beeinflussen (*DNS* Darmnervensystem; *NDNV* Nucleus dorsalis nervi vagi; *NTS* Nucleus tractus solitarii; *RM* Rückenmark; *c* zervical; *l* lumbal; *s* sakral; *t* thorakal; *X* N. vagus

24.1.1 Phänomenologie viszeraler Schmerzen

Viszerale Schmerzen und Organregulation

Die neuronale Regulation viszeraler Organe läuft normalerweise unabhängig vom Neokortex und limbischen System unterhalb der Bewusstseinsschwelle ab. Nur wenn die Organe Traumen ausgesetzt sind, aber wahrscheinlich auch bei Fehlregulationen innerer Organe, können Gefühle von Unwohlsein und Schmerz ausgelöst werden. Darüber hinaus können von den Ausführungsorganen wie Harnblase und Enddarm und vom Magen auch nicht schmerzhafte Empfindungen ausgelöst werden, wie z. B. Völlegefühl, Harn- oder Stuhldrang usw. Die Aussage, dass bei Fehlregulation der Organe die Gefühle Unwohlsein und Schmerz entstehen können, beinhaltet, dass die negativ geprägten Empfindungen in den Viszera auch ohne ein traumatisches Ereignis entstehen können, welches zur Erregung bzw. Sensibilisierung von hochschwelligen viszeralen Afferenzen führen würde, was z. B. bei chronischen und akuten Entzündungen der Fall wäre (► s. unten). Diese Feststellung ist im Rahmen der Besprechung der Mechanismen viszeraler Schmerzen wichtig. Sie steht in Übereinstimmung mit der modifizierten Definition von Schmerz nach Price [57].

Die Mechanismen viszeraler Schmerzen müssen im Rahmen der Regulation viszeraler Organe durch autonome Systeme gesehen werden und können kaum auf die Funktionen der peripheren afferenten Systeme, der zentralen aszendierenden Systeme, der thalamischen Neurone und der kortikalen Systeme (d. h. die viszerale Nozizeption im engeren Sinne) reduziert werden. ◘ Abb. 24.1 stellt diesen Sachverhalt schematisch für den gastrointestinalen Trakt dar. Die peripheren und zentralen Mechanismen viszeraler Schmerzen sind deshalb von den Mechanismen somatischer Schmerzen, besonders kutaner Schmerzen, in vieler Hinsicht verschieden.

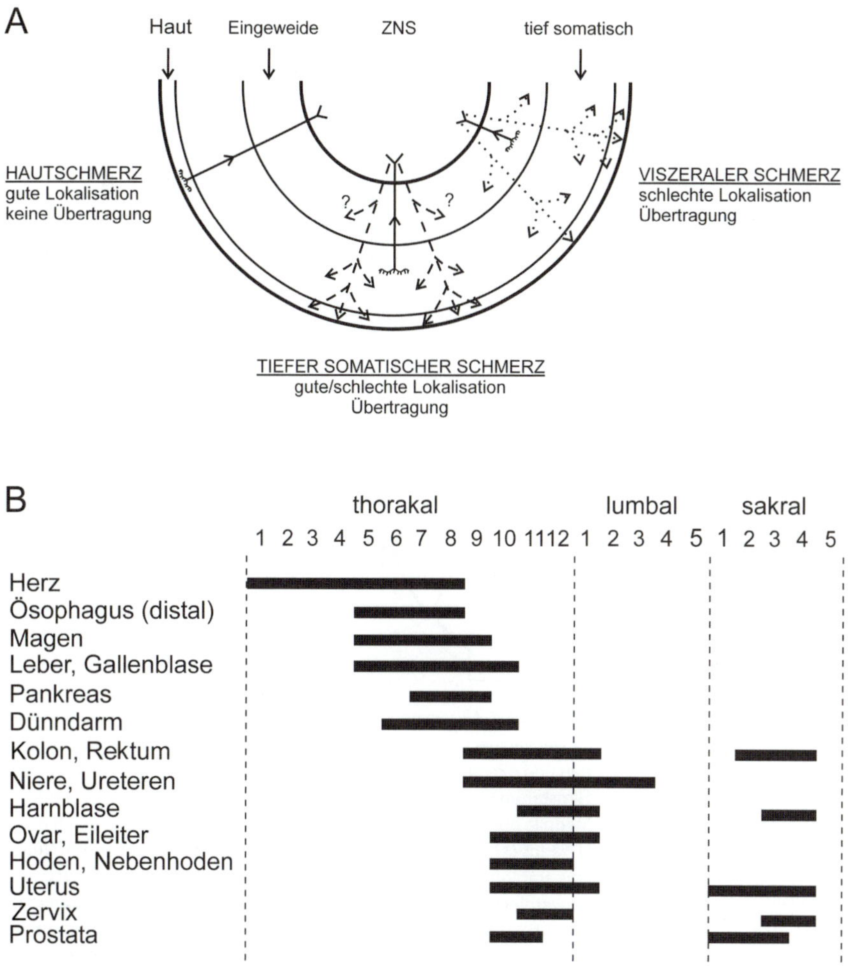

Abb. 24.2 A. Lokalisisation und Übertragung viszeraler Schmerzen (*durchgezogene radiäre Linien* Afferenzen; *unterbrochene Pfeile* Übertragungen). Viszerale Schmerzen in einem Organ werden in den tiefen somatischen Bereich, in andere Viszera und in die Haut übertragen. Tiefe somatische Schmerzen werden in den tiefen somatischen Bereich, in die Haut und möglicherweise in die Viszera übertragen. *B* Segmentale Ausbreitung übertragener Schmerzen von viszeralen Organen. Zu beachten ist, dass Beckenorgane 2 Übertragungszonen haben (sakral und lumbal). Die Übertragungszonen in C3–C5 (N. phrenicus, Irritation der Pleura parietalis) sind nicht aufgeführt. (*A* mod. nach [59]; **B** Daten von verschiedenen Untersuchern; mod. nach [43])

Allgemeine Merkmale viszeraler Schmerzen

Viszerale Schmerzen haben folgende allgemeine Merkmale:

- Sie sind diffus lokalisiert.
- Sie bestehen aus Organschmerzen und Schmerzen, die in tiefe somatische und kutane Körperstrukturen und in andere Viszera übertragen werden (übertragene viszerale Schmerzen).
- Sie sind häufig nicht mit viszeralen Traumen (z. B. Entzündungen) korreliert.
- Sie sind nicht von allen viszeralen Organen auslösbar (z. B. nicht vom Leberparenchym - aber von der Leberkapsel - und nicht vom Lungengewebe).
- Sie zeichnen sich durch negative affektive Empfindungen aus.
- Sie sind bevorzugt von vegetativen und somatischen Reflexen und vermutlich neuroendokrinen Reaktionen begleitet.

Übertragung viszeraler Schmerzen

Viszerale Schmerzen eines Organs oder Organsystems werden in den tiefen somatischen Bereich (Skelettmuskulatur, Faszien, Gelenkkapseln usw.), in die Haut und in andere viszerale Organe übertragen. Diese übertragenen Schmerzen bestehen aus Spontanschmerzen, mechanischer Hyperalgesie und mechanischer Allodynie. Hautschmerzen werden nicht in den tiefen somatischen Bereich und in den Viszeralbereich übertragen. Tiefe somatische Schmerzen werden in den tiefen somatischen Bereich und in die Haut [52], und vermutlich auch in den Viszeralbereich übertragen (Abb. 24.2A).

Die räumlichen Ausdehnungen der Übertragungszonen in der Haut (Abb. 24.2B) und in den tiefen somatischen Bereich sind für die verschiedenen viszeralen Organe bekannt (Dokumentation der mit verschiedenen Methoden gewonnenen Übertragungsareale bei [43, 56]). Sie hängen von der Projektion der spinalen viszeralen afferenten Neurone zum Rückenmark ab. Viszerale Afferenzen von einem Organ oder Organteil projizieren durch mehrere benachbarte Spinalnerven zum Rückenmark, und individuelle spinale viszerale Afferenzen projizieren mediolateral über die gesamte Breite des Hinterhorns, rostrokranial in mehrere Segmente des Rückenmarks und zum kontralateralen Hinterhorn (s. ▶ Kap. 24.1.3).

Klinische Untersuchungen zeigen, dass chronische Erregung viszeraler Afferenzen (z. B. bei Erkrankungen viszeraler Organe)

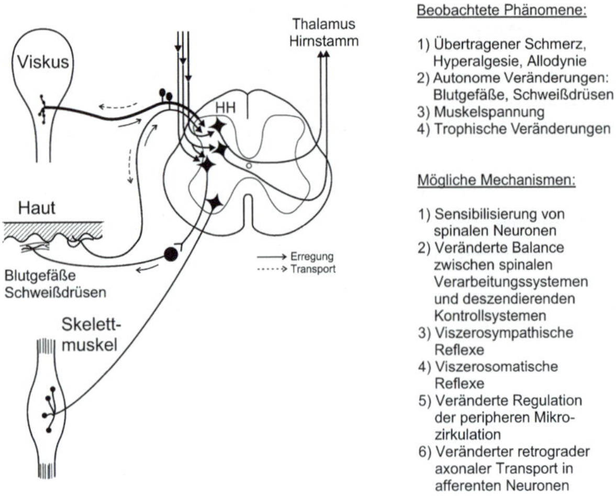

Abb. 24.3. Phänomene in den Übertragungszonen und die möglichen verursachenden Mechanismen. Links sind afferente und efferente Systeme und deszendierende Kontrollsysteme eingetragen. Die Neurone im Hinterhorn (Laminae I, V und tiefer) sind entweder Traktneurone und projizieren zum Hirnstamm (*HS*) oder Thalamus (Abb. 24.7) oder Interneurone (nicht eingetragen), die Hemmungen, Erregungen oder vegetative und somatomotorische Reflexe vermitteln. Mehrere deszendierende Systeme zum Hinterhorn haben ihren Ursprung im Hirnstamm (Abb. 24.9; *HH* Hinterhorn). (Nach [34])

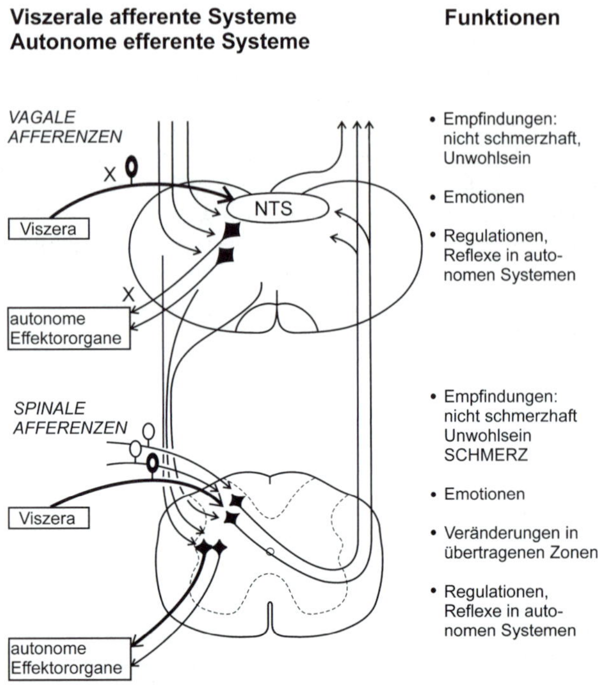

Abb. 24.4. Allgemeines Schema der Projektionen und Funktionen viszeraler vagaler und spinaler Afferenzen. *Links* viszerale afferente Projektionen und efferente vegetative Ausgangssysteme zum bzw. vom unteren Hirnstamm und Rückenmark. *Rechts* allgemeine Funktionen. *Oberer Teil* Medulla oblongata. Zellkörper präganglionärer Neurone, die durch den N. vagus *(X)* projizieren, sind im Nucleus dorsalis nervi vagi und im Nucleus ambiguus lokalisiert. *Unterer Teil* Spinale viszerale afferente Neurone konvergieren synaptisch auf viszerosomatische Sekundärneurone im Hinterhorn. Die synaptische Übertragung von den viszeralen afferenten Neuronen auf die Sekundärneurone im Nucleus tractus solitarii *(NTS)* bzw. im Hinterhorn steht unter der Kontrolle deszendierender Systeme vom oberen und unteren Hirnstamm. Traktneurone im Hinterhorn projizieren zum unteren und oberen Hirnstamm, Hypothalamus und Thalamus (Abb. 24.7). (Nach [39])

zu Veränderungen in den Übertragungszonen somatischer Gewebe führt, die durch die efferente (sympathische und somatische) Innervation und vermutlich die afferente unmyelinisierte Innervation erzeugt werden [9, 11]. In der Haut können sich Durchblutung (Hauttemperatur) und Schwitzen verändern. Haut und Subkutis können verdickt und ödematös geschwollen sein mit vermehrtem Flüssigkeitsgehalt. Der Muskeltonus ist erhöht, und die Muskulatur zeigt eine erhöhte Erregbarkeit.

Im chronischen Zustand entstehen lokalisierte Muskelkontraktionen, Versteifungen von Gelenken und trophische Veränderungen im tiefen somatischen Bereich (Abb. 24.3). Die peripheren und zentralen Mechanismen dieser sensorischen, vegetativen, motorischen und trophischen Veränderungen in den somatischen Zonen der übertragenen viszeralen Schmerzen sind wenig erforscht und werden an anderer Stelle ausführlicher diskutiert [27, 34, 39, 47, 67].

24.1.2 Viszerale Afferenzen

Vagale und spinale Afferenzen

Rückenmark und unterer Hirnstamm erhalten afferente neuronale Informationen von den inneren Organen über vagale viszerale afferente und spinale viszerale afferente Neurone (Abb. 24.4).

Vagale viszerale Afferenzen

Etwa 80–85% aller Nervenfasern im N. vagus sind afferent und projizieren zum Nucleus tractus solitarii (NTS). Ihre Zellkörper liegen im Ganglion inferius des N. vagus (Ganglion nodosum). Mit einigen möglichen Ausnahmen haben vagale viszerale Afferenzen keine nozizeptive Funktion [37, 50]. Ihre Impulsaktivitäten sind für viele homöostatischen Organregulationen und Reflexe wichtig und gelangen nicht ins Bewusstsein; sie können allgemeine Gefühle wie Hunger, Sattheit und Übelkeit hervorrufen. Die Aktivität in diesen Afferenzen ist darüber hinaus eine wichtige Rückmeldungen von den inneren Organen in der Beeinflussung der Emotionen.

Unmyelinisierte vagale Afferenzen, die die Mukosa von Trachea und proximalem Ösophagus innervieren, haben auch nozizeptive Funktion. Die Erregung dieser Afferenzen erzeugt unangenehme Empfindungen wie retrosternales Brennen, substernale Rauhheit, Übelkeit und vermutlich Schmerz [16, 35]. In der Mukosa von Trachea und proximalem Ösophagus erzeugt die Erregung dieser Afferenzen eine arterioläre Vasodilatation und eine venoläre Plasmaextravasation durch Freisetzung von Neuropeptiden (»neurogene Entzündung« [49]).

Vagale Afferenzen vom Herzen, die zum NTS projizieren, sind möglicherweise an der Erzeugung übertragener Schmerzen bei der Angina pectoris im oberen Halsbereich und im Bereich des Unterkiefers (zervikal C1–C2) beteiligt. Sekundärneurone im NTS, die von diesen kardialen Afferenzen aktiviert werden, projizieren in die oberen Zervikalsegmente und können spinothalamische Neurone im Hinterhorn aktivieren. Diese Traktneurone erhalten ebenso synaptische Eingänge von thorakalen viszeralen Afferenzen des Herzens, die über mehrere Segmente zu den oberen Zervikalsegmenten projizieren, und von tiefen somatischen und kutanen Afferenzen des gleichen Segmentes und benachbarter Segmente [24]. Vagale Afferenzen sind vermutlich auch wichtig für die endogene Kontrolle der nozizeptiven Impulsübertragung auf der Ebene des Rückenmarks; deshalb sind sie wahrscheinlich auch in die zentrale Kontrolle von viszeralen Schmerzen integriert [23, 26, 44, 65].

Spinale viszerale Afferenzen

Spinale viszerale Afferenzen projizieren von den Viszera durch die verschiedenen Nn. splanchnici (Nn. cardiaci; Nn. splanchnici majores, minores, imi, lumbales, pelvini) und die entsprechenden weißen Rami zu den thorakalen, oberen lumbalen und sakralen Segmenten des Rückenmarks. Diese afferenten Neurone haben ihre Zellkörper in den entsprechenden Spinalganglien. Nur etwa 1,5–2% aller spinalen afferenten Neurone sind viszeral [43]; in einigen Spinalganglien (z. B. sakral 2/3 und thorakal 8/9) mögen etwa 5-8% aller afferenten Zellkörper viszeral sein. Hieraus folgt, dass die Innervationsdichte der Eingeweide durch spinale afferente Neurone signifikant niedriger ist als die afferente Innervationsdichte der Haut und der tiefen somatischen Gewebe.

Thorakolumbale viszerale afferente Neurone sind in die Erzeugung von viszeralen Schmerzen und viszeralen unangenehmen Empfindungen, in spezifische (kardiokardiale, renorenale, intestinointestinale, vesikovesikale) Organreflexe und in extraspinale intestinointestinale Reflexe eingebunden. Die Beckenorgane haben eine doppelte spinale viszerale afferente Innervation: Die sakrale afferente Innervation ist wichtig für die Regulation von Entleerung und Kontinenz der Ausscheidungsorgane und für die nicht schmerzhaften und schmerzhaften Empfindungen, die von diesen Organen ausgelöst werden können.

Die thorakolumbale viszerale afferente Innervation der Beckenorgane spielt für die Organregulation und die nicht schmerzhaften Empfindungen, die von diesen Organen ausgelöst werden können, keine Rolle [42]. Erregung dieser viszeralen Afferenzen kann viszerale Schmerzen und die korrespondierenden Übertragungsphänomene erzeugen. Die Erregung der sakralen viszeralen afferenten Neurone ist für die Entstehung von viszeralen Schmerzen der Beckenorgane wichtiger als die Erregung der thorakolumbalen viszeralen Afferenzen.

Spinale viszerale afferente Neurone und Nozizeption

Spinale viszerale Afferenzen sind dünn myelinisiert (Gruppe III oder Aδ-Fasern, Leistungsgeschwindigkeit etwa 2–20 m/s) und unmyelinisiert (Gruppe IV oder C-Fasern, Leitungsgeschwindigkeit ≤2 m/s). Ihre peripheren Endigungen erscheinen morphologisch uniform; das sagt aber nichts über die mögliche Spezialisierung molekularer Strukturen in ihren rezeptiven Endigungen aus (Transduktionsproteine für physikalische und chemische Reize, Ionenkanäle). Funktionell sind diese afferenten Neurone nach den Organen (ein viszerales afferentes Neuron innerviert immer nur ein Organ oder einen Organteil) und nach der räumlichen Anordnung der rezeptiven Endigungen in den Wänden der Organe, in der Mukosa oder der Serosa spezialisiert. Diese geometrischen Anordnungen bestimmen ebenso die adäquaten Reize, die die viszeralen Afferenzen normalerweise erregen (Dehnung, Kontraktion, Scherreize auf der Mukosaoberfläche; chemische Reize auf Mukosa und Serosa).

Die meisten spinalen viszeralen Afferenzen sind polymodal und können durch mechanische Reize (Dehnung, Kontraktion, lokale Reize), chemische Reize (z. B. bei Entzündungen, bei Ischämie) und vermutlich auch thermische Reize erregt werden. In den Membranen ihrer rezeptiven Terminalen sind die Transduktionsmoleküle für diese Reize nachgewiesen worden. Sakrale viszerale Afferenzen haben unter Ruhebedingungen keine Spontanaktivität; etwa 50% der thorakolumbalen viszeralen Afferenzen können unter Ruhebedingungen Spontanaktivität von etwa 0,2–1 Hz haben. Viszerale Organe werden auch von spinalen Afferenzen innerviert, die normalerweise durch mechanische Reize nicht aktiviert werden können (so genannte stumme, extrem hochschwellige Afferenzen), die jedoch durch chemische Reize erregt und unter Entzündungsbedingungen rekrutiert werden können. Übersichten sind zu finden in [10, 13, 25, 40, 41, 53].

Die Differenzierung viszeraler nozizeptiver Afferenzen ist angesichts der verschiedenen viszeralen Organe schwierig. Tierexperimentelle Untersuchungen spinaler viszeraler Afferenzen von Hohlorganen mit graduierten Dehnungs- und Kontraktionsreizen (verschiedene Abschnitte von Gastrointestinaltrakt, Harnblase, Ureter, Gallenblase) implizieren, dass niederschwellige Afferenzen in die Organregulation und nicht schmerzhaften Empfindungen eingebunden sind und die hochschwelligen Afferenzen für den viszeralen Schmerz und protektive Reflexe verantwortlich sind ([10, 25]. ◘ Abb. 24.5 zeigt diese Situation für die sakralen Afferenzen der Harnblase.

Dieser plausiblen funktionellen Unterteilung von spinalen viszeralen Afferenzen in nozizeptive und nicht nozizeptive Afferenzen muss aber mit Vorsicht begegnet werden [10, 14, 15, 25, 30-32, 41]:

- Niederschwellige spinale Afferenzen von Hohlorganen kodieren in ihrer Aktivität intraluminale Drücke bei passiver Dehnung und isovolumetrischen Kontraktionen bis in den noxischen Bereich hinein (z. B. bei der Harnblase intraluminale Drücke von 5–100 mm Hg).

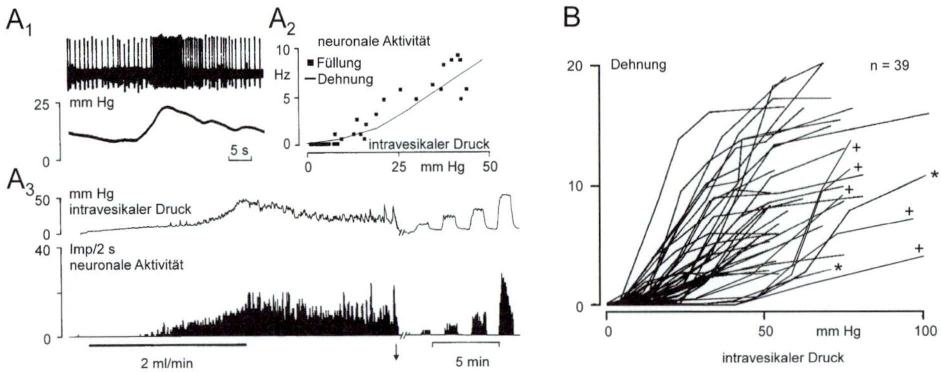

Abb. 24.5. Aktivierung von sakralen viszeraler Afferenzen von der Harnblase auf Dehnung. *A* Erregung einer einzelnen niederschwelligen Afferenz (Aδ-Faser) bei langsamer Füllung und bei intravesikalen Drucksprüngen. *A_1* Originalaktivität während Füllung (2 ml/min) durch einen urethralen Katheter. *Untere Kurve* intravesikaler Druck mit isovolumetrischer Kontraktion. *A_3* Neuronale Aktivität während langsamer Füllung *(Balken)* und während einer Serie von intravesikalen Drucksprüngen (*rechts; Pfeil* Blasenentleerung). Bei leerer Blase hatte die Afferenz keine Spontanaktivität. *A_2* Reiz-Antwort-Beziehung bei Füllung und Dehnung der Harnblase. *B* Reizantwortkurven nieder- und hochschwelliger sakraler Blasenafferenzen bei Blasendehnung. Alle niederschwelligen Afferenzen waren dünn myelinisiert (Aδ-Fasern). 5 von 7 der hochschwellige Afferenzen *(+)* waren C-Fasern, 2 *(*)* Aδ-Fasern. Katze. (Nach [30, 31])

- Hochschwellige spinale Afferenzen von Hohlorganen sind selten und zeigen geringere Aktivität als die niederschwelligen Afferenzen. Der Ureter wird fast nur von hochschwelligen spinalen Afferenzen innerviert.
- Viele thorakolumbale spinale viszerale Afferenzen haben geringe Spontanaktivität.
- Nieder- und hochschwellige spinale viszerale Afferenzen werden durch chemische Reize und Ischämie aktiviert.
- Experimentelle Entzündungen im Viszeralbereich führen zur Sensibilisierung hoch- und niederschwelliger viszeraler Afferenzen (Entwicklung oder Erhöhung von Spontanaktivität, Erniedrigung der Erregungsschwelle auf mechanische Reize, verstärkte Antwort auf adäquate Reizung; Rekrutierung normalerweise stummer viszeraler Afferenzen).
- Es gibt bisher keine von der Erregungsschwelle unabhängigen physiologischen (z. B. Transduktionsmechanismen), anatomischen (z. B. Projektionsmuster zum Hinterhorn) und/oder biochemischen (z. B. Peptidgehalt; Rezeptoren für Entzündungsmediatoren, Opioide usw.) Merkmale, die zwischen nozizeptiven (hochschwelligen) und nicht nozizeptiven (niederschwelligen) viszeralen Afferenzen unterscheiden.

Eine Alternativhypothese postuliert, dass sowohl niederschwellige als auch hochschwellige und normalerweise stumme periphere spinale viszerale Afferenzen an der neuronalen Kodierung viszeraler Ereignisse beteiligt sind, die zum viszeralen Schmerz führen. Dieser Schluss bedeutet, dass die einfache funktionelle Unterteilung spinaler viszeraler Afferenzen in nozizeptive und nicht nozizeptiven Afferenzen, die für kutane Afferenzen [10, 52] und mit Einschränkung für tiefe somatische Afferenzen [51, 61] möglich ist, für den Viszeralbereich nicht oder nur bedingt anwendbar wäre.

24.1.3 Integration viszeraler afferenter Eingänge im Rückenmark

Spinale viszerale Afferenzen projizieren ausgedehnt in die Laminae I, V und in tiefere Laminae der grauen Substanz des Rückenmarks [13, 62]. Diese Projektionsmuster zum Hinterhorn haben auch dünne myelinisiert und unmyelinisierte Muskelafferenzen [51]. Unmyelinisierte thermosensible und nozizeptive afferente Neurone von der Haut projizieren dagegen engumgrenzt auch in Lamina II (Substantia gelatinosa Rolandi). Im Vergleich zu einzelnen kutanen nozizeptiven afferenten Neuronen, deren räumliche Projektionen in Rückenmark mediolateral und rostrokaudal begrenzt sind, projizieren einzelne spinale viszerale afferente Neurone rostrokaudal in das Hinterhorn über mehrere spinale Segmente, mediolateral über die gesamte Breite des Hinterhorns und in das kontralaterale Hinterhorn.

Ebenso liegen die Sekundärneurone, die durch die viszeralen afferenten Neurone erregt werden, in den Laminae I und V und in tieferen Laminae (Laminae VI, VII und X) des Hinterhorns. Diese Sekundärneurone sind entweder (erregende oder hemmende) Interneurone (bis zu 95% aller Neurone) oder Traktneurone, die mit ihren Axonen v. a. durch den anterolateralen Trakt des Rückenmarkes (aber auch durch andere aszendierende Trakte) zum unteren und oberen Hirnstamm, Hypothalamus und Thalamus projizieren (Abb. 24.7).

Alle Sekundärneurone, die durch spinale viszerale Afferenzen erregt werden, sind viszerosomatische Konvergenzneuronen, die auch durch afferente Neurone von den entsprechenden Dermatomen der Haut und/oder von den entsprechenden Myotomen und Sklerotomen der tiefen somatischen Gewebe (z. B. Skelettmuskulatur, Gelenke, Faszien) erregt werden können. Letzteres ist bisher allerdings für die meisten inneren Organe (außer für das Herz) nicht besonders gut untersucht worden [ausführliche Diskussion für Schmerzen vom Herzen (Angina pectoris) in [23, 24]).

Die synaptischen afferenten Eingänge von der Haut sind entweder niederschwellig (z. B. von niederschwelligen Mechanorezeptoren mit Aβ-Axonen; niederschwellige Neurone) oder beides, hochschwellig und niederschwellig (multirezeptive oder Wide-dynamic-range-Neurone; WDR-Neurone), oder nur hochschwellig (nozizeptiv-spezifische Neurone). Die somatischen rezeptiven Felder der viszerosomatischen Konvergenzneurone befinden sich in den entsprechenden Dermatomen, Myotomen und Sklerotomen, die den Segmenten zugeordnet sind, in welche die viszeralen Afferenzen projizieren.

Die Existenz funktionell spezifischer Untergruppen von Konvergenzneuronen muss postuliert werden; sie bilden die Voraussetzung für die Organisation der vegetativen Regulationen und Reflexe, der motorischen Reflexe und der nicht schmerzhaften und schmerzhaften Empfindungen, einschließlich der übertragenen Schmerzen und der mit ihnen korrelierten Veränderungen in den Übertragungszonen. Dabei spielen wahrscheinlich auch deszendierende hemmende und erregende Kontrollsysteme eine Rolle, die im Hirnstamm repräsentiert sind und unter der Kontrolle des Großhirns stehen (◘ Abb. 24.9). Die funktionelle Differenzierung viszerosomatischer Konvergenzneurone hängt deshalb vom Funktionszustand der viszeralen Organe, vom momentanen Verhalten des Organismus und von anderen Merkmalen des Organismus ab und ist vermutlich erst im nichtanästhesierten Organismus sichtbar.

Im Grunde ist nach wie vor unklar, ob und über welche Mechanismen eine intensive Erregung und eine resultierende Sensibilisierung spinaler viszeraler Afferenzen, z. B. bei Entzündungsprozessen oder Traumen, zur Sensibilisierung viszerosomatischer Neurone im Rückenmark führen. Sensibilisierung von Rückenmarkneuronen bedeutet, dass das Reizantwortverhalten und die Spontanaktivität dieser zentralen Neurone in einem Maße zunehmen, welches durch eine erhöhte synaptische Aktivierung durch sensibilisierte Afferenzen aus dem befallenen Viszeralorgan allein nicht erklärt werden kann. Gerade dies ist für den Viszeralbereich nicht überzeugend nachgewiesen worden (► s. unten). Ungeklärt ist auch, was der genaue Mechanismus des übertragenen viszeralen Schmerzes ist und wie die Erregung spinaler viszeraler Afferenzen (z. B. von den Ausscheidungsorganen) zu den oben genannten geordneten Reflexen, Regulationen und Empfindungen führt [39, 41].

Die kontinuierliche Erregung viszeraler Afferenzen über Tage (z. B. experimentell durch einen Ureterstein) kann jedoch viszerosomatische Neurone sensibilisieren: Die Zahl von aktivierbaren viszerosomatischen Konvergenzneuronen in Hinterhorn des Rückenmarkes ist erhöht, die Aktivierungsschwelle dieser

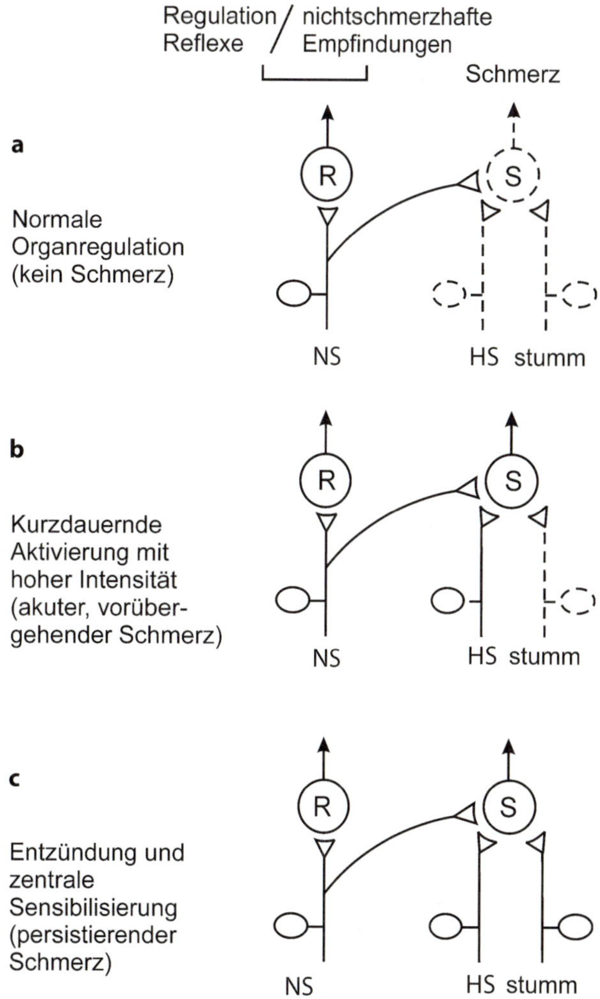

◘ **Abb. 24.6a–c.** Schematische Darstellung möglicher neuronaler Mechanismen viszeraler Schmerzen, anderer viszeraler Empfindungen und viszeraler regulatorischer Reflexe, ausgelöst von einem Viszeralorgan (z. B. Harnblase oder Enddarm). Reizung viszeraler Afferenzen aktiviert verschiedene zentrale Systeme (repräsentiert durch die Neurone R bzw. S), welche letztendlich verantwortlich sind für Regulationen, Reflexe, nicht schmerzhafte viszerale Empfindungen *(R)* und für viszerale Schmerzen *(S)*. **a** Während normaler Organregulation werden niederschwellige intensitätskodierende Afferenzen und die zugehörigen zentralen Systeme *(R)* aktiviert. **b** Kurze vorübergehende Reize mit hohen intraluminalen Drücken (z. B. isovolumetrische Blasenkontraktionen) aktivieren niederschwellige und einige hochschwellige Afferenzen. Dies führt zu einer vorübergehenden Aktivierung des zentralen Systems und zu vorübergehenden Schmerzen. **c** Unter Entzündungsbedingungen werden hochschwellige und niederschwellige Afferenzen sensibilisiert und normalerweise stumme Afferenzen rekrutiert. Dieser periphere Prozess erhöht hypothetisch zentral die Erregbarkeit der Neurone des Systems *S* (»zentrale Sensibilisierung«). Aktivität in den niederschwelligen Afferenzen (z. B. bei normalen Organregulationen) aktiviert nun System *S* und erzeugt Schmerzen. (*NS* niederschwellige mechanosensible Afferenz; *HS* hochschwellige mechanosensible Afferenz; *stumme* normalerweise mechanoinsensible Afferenz). (Mod. nach [14])

Neurone bei Reizung somatischer Gewebe ist erniedrigt, und die Ruheaktivität ist erhöht [58]. Vermutlich hängen die funktionellen Eigenschaften der viszerosomatischen Konvergenzneurone (Größe der somatischen rezeptiven Felder, Ruheaktivität, Reizantwortverhalten, Zahl der überschwelligen konvergenten synaptischen Eingänge von somatischen Geweben) und ihre potenzielle Sensibilisierung durch Erregung viszeraler afferenter Neurone von der hemmenden und erregenden endogenen Kontrolle durch den Hirnstamm ab [66] (▶ s. unten).

Die Mechanismen, welche den übertragenen Schmerzen (Spontanschmerz, mechanische Hyperalgesie) zugrunde liegen, werden bisher kaum verstanden. Eine herkömmliche periphere Theorie, nach der dichotome nozizeptive Afferenzen, die sowohl Viszera als auch somatische Gewebe innervieren, für die Übertragung verantwortlich sind, kann die Phänomenologie dieser Schmerzen nicht erklären. Bisher propagierte zentrale Theorien, wie z. B. die Konvergenz-Projektions-Theorie nach Ruch [59] und die Konvergenz-Bahnungs-Theorie nach MacKenzie [48], erklären ebenso sehr unvollständig die Mechanismen übertragener Schmerzen. Wahrscheinlich sind außer den spinalen Mechanismen auch supraspinale Mechanismen im Hirnstamm und in thalamokortikalen Systemen (deszendierende erregende und hemmende Systeme) für die Erzeugung übertragener viszeraler Schmerzen verantwortlich [1, 55, 56, 67].

Wie soll man sich die spinalen Mechanismen vorstellen, die die vegetativen Regulationen und Reflexe eines bestimmten Organs, schmerzhafte Empfindungen und nicht schmerzhafte Empfindungen bei Erregung viszeraler Afferenzen von diesem Organ vermitteln? Dies wird in ◘ Abb. 24.6 anhand der Harnblase (▶ s. Legende) und ihrer für diese Funktionen verantwortlichen sakralen afferenten Innervation erläutert. Wie oben beschrieben, besteht diese afferente Innervation aus niederschwelligen Afferenzen, die in ihrer Aktivität den intravesikalen Druckbereich bis 80 mm Hg und höher kodieren, aus einigen hochschwelligen Afferenzen und aus stummen, normalerweise mechanoinsensiblen Afferenzen, die bei Entzündungen rekrutiert und aktiviert werden.

24.1.4 Supraspinale Kontrolle viszeraler Nozizeption

Die Kenntnisse über die supraspinalen Mechanismen viszeraler Schmerzen im Hirnstamm, Hypothalamus, Thalamus und Großhirn (Neokortex, limbisches System) sind sehr lückenhaft. Jede Diskussion der supraspinalen Mechanismen viszeraler Schmerzen und ihrer endogenen neuronalen Kontrolle muss von folgenden Annahmen ausgehen:

- Es gibt keine aszendierende Bahn, die ausschließlich mit viszeralen Schmerzen assoziiert ist.
- Es gibt kein Areal im Hirnstamm, Thalamus und Endhirn, welches ausschließlich mit viszeralen Schmerzen assoziiert werden kann.
- Alle neuronalen Areale, die potenziell bei viszeralen Schmerzen aktiviert werden, haben multiple Funktionen im Rahmen von homöostatischen Organregulationen und protektiven Körperreaktionen.

Kenntnisse über supraspinale Kernbereiche, die möglicherweise wichtig sind für das Verständnis der zentralen Mechanismen viszeraler Schmerzen und anderer viszeralen Empfindungen, wurden experimentell mit funktionellen anatomischen Methoden und mit neurophysiologischen Methoden an Tieren gewonnen und z. T. an Patienten mit zentralen Läsionen sowie mit bildgebenden Verfahren am gesunden Menschen und an Patienten. Im Folgenden werden diese Strukturen und ihre Funktionen anhand des Hautschmerzes summarisch dargestellt und auf den viszeralen Schmerz, so weit möglich, übertragen. Diese summarische Betrachtung muss natürlicherweise etwas spekulativ bleiben [12, 17, 21, 25, 63, 64, 68].

Aszendierende spinale Bahnen

Traktneurone in Lamina I des Hinterhorns im Rückenmark, von denen viele viszerosomatische Konvergenzneurone sind (▶ s. oben), projizieren zum Hirnstamm und Dienzephalon (◘ Abb. 24.7a). Diese Projektionen ziehen durch den lateralen spinothalamischen Trakt; sie verlaufen zum Hirnstamm weitgehend auf der kontralateralen Seite und zum Thalamus ausschließlich kontralateral. Die einfachste Projektion von den Lamina-I-Neuronen ist propriospinal und bilateral und geht zur intermediären Zone, in der die sympathischen präganglionären Neurone liegen. Die supraspinalen Projektionen der Lamina-I-Neurone sind beteiligt an der Erzeugung der verschiedenen Dimensionen von Schmerzen, an der Aktivierung der autonomen, neuroendokrinen und somatomotorischen protektiven Reaktionen und an der Aktivierung der endogenen antinozizeptiven Kontrollsysteme.

Die Integration spinaler und vagaler viszeraler Information im lateralen Nucleus parabrachialis (NPB) spielt wahrscheinlich eine ganz besondere Rolle. Dieser Teil des NPB projiziert zum Hypothalamus (Nucleus paraventricularis), zum Nucleus amygdala, zum Kerngebiet der Stria terminalis und über den Thalamus (Pars parvocellularis des ventralen posterioren Thalamuskers) auch direkt zum Inselkortex [25, 60]. Diese Kerngebiete sind wichtig für die Geschmacksperzeption, für die homöostatischen Regulationen von Körperfunktionen und vermutlich auch für die endogene Kontrolle nozizeptiver Impulsübertragung.

Traktneurone in den tiefen Laminae des Rückenmarks (Laminae V–VII), die auch z. T. viszerosomatische Konvergenzneurone sind, projizieren durch den anteromedialen Teil des spinothalamischen Traktes bilateral zum Hirnstamm und kontralateral zum Thalamus (◘ Abb. 24.7b). Diese Traktneurone sind in ihren anatomischen Projektionen und ihren Funktionen weniger gut untersucht worden. Diese Neurone und ihre Projektionsgebiete sind an der Erzeugung von Schmerzen, an Weck- und Aufmerksamkeitsreaktionen (z. B. der generellen Aktivierung des Kortex über den Subnucleus reticularis dorsalis in der Medulla oblongata bei der Ratte [54]), protektiven somatomotorischen Reaktionen und protektiven homöostatischen vegetativen Reaktionen

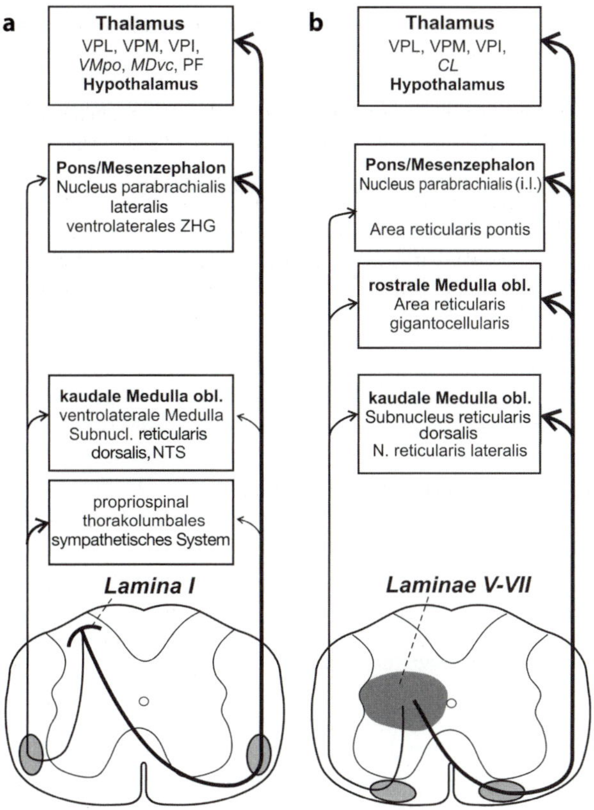

Abb. 24.7a, b. Supraspinale (und spinale) Projektionen von Hinterhornneuronen. **a** Ventrolaterale Projektionen von Lamina-I-Neuronen: Diese Neurone übertragen nozizeptive und thermische Signale zu den sympathischen Neuronen in der intermediären Zone und zu Kerngebieten in der Medulla caudalis, in Pons und Mesenzephalon und im Dienzephalon (Thalamus, Hypothalamus). Die Projektionen zum Dienzephalon sind kontralateral, zum Hirnstamm weitgehend kontralateral und zu den sympathischen Neuronen weitgehend ipsilateral. Die Funktionen der Projektionsgebiete sind eingebunden in vegetative Regulationen, Schmerz, endogene Kontrolle der nozizeptiven Impulsübertragung, emotionale und motivationale Zustände [17]. **b** Hauptsächliche supraspinale ventromediale Projektionen spinaler Neurone in den Laminae V und tieferen Laminae. Diese Projektionen sind ipsilateral zur Medulla caudalis, kontralateral zum Thalamus und bilateral zu den anderen Strukturen in der Medulla rostralis, Pons und im Mesenzephalon. Diese aszendierenden Traktneurone sind nicht nur eingebunden in die Kontrolle von Nozizeption und Schmerz, sondern auch in homöostatische autonome Regulationen und Regulation der Motorik. (*NTS* Nucleus tractus solitarii; *ZHG* zentrales Höhlengrau; *i.l.* ipsilateral; Thalamuskerngebiete s. Legende von Abb. 24.8 [17]. (Mod. nach [68])

bei noxischen Reizen beteiligt (Übersichten und weiterführende Literatur bei [21, 25, 68]).

Aufgrund von klinischen Daten und tierexperimentellen Untersuchungen an Ratten und Affen wird diskutiert, ob ein aszendierender Trakt in den Hintersträngen Informationen über viszerale Nozizeption von den Beckenorganen zu supraspinalen

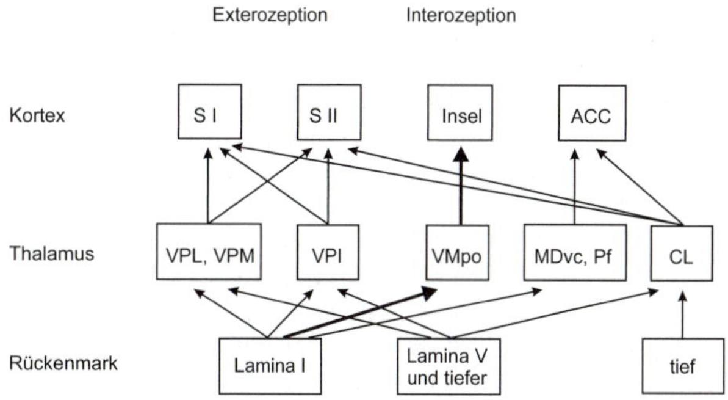

Abb. 24.8. Kortikale Repräsentationen vom Schmerz. Kortikale Areale, die nozizeptive Informationen über den spinothalamischen Trakt erhalten, vermittelt durch Kerngebiete des Thalamus. Zusammengestellt nach Beschreibungen zentraler nozizeptiver Repräsentationen beim Affen und Menschen. Kortikokortikale Bahnen sind nicht aufgeführt. *Breite Pfeile* zu VMpo und Insel: Mögliche Repräsentation der Interozeption: Schmerz, viszeraler Schmerz; andere viszerale Empfindungen; thermische Empfindungen (*ACC* Cortex cinguli anterior; *CL* Nucleus centrolateralis; *MDvc* Nucleus mediodorsalis pars ventrocaudalis; *Pf* Nucleus parafascicularis; *SI/SII* primärer/sekundärer somatosensorischer Kortex; *VMpo* Nucleus ventromedialis posterior; *VPI* Nucleus ventralis posteroinferioris; *VPL* Nucleus ventralis posterolateralis; *VPM* Nucleus ventralis posteromedialis). (Mod. nach [63], Literatur hier und in [38])

Zentren überträgt [68, 71]. Myelotomie in der Mittellinie des Hinterstranges des Fasciculus gracilis scheint chronische Schmerzen des Kolons bei einigen Patienten zu beseitigen oder zu reduzieren [33]. Neurone im Hinterhorn des Sakralmarkes, die in der Nähe des Zentralkanals liegen und vom Kolon durch noxische Dehnung aktiviert werden können, projizieren durch den Hinterstrang in der Nähe des Septums zum medialen Nucleus gracilis (postsynaptische Hinterstrangbahn) und aktivieren Neurone dieses Kerngebietes, die zum Nucleus ventralis posterolateralis (VPL) im Thalamus projizieren. Für die thorakalen und abdominalen Organe läuft eine entsprechende Bahn, die ihren Ursprung in den thorakolumbalen Segmenten hat, durch den Hinterstrang zum Nucleus cuneatus und von hier zum VPL des Thalamus.

Thalamokortikales System

Abb. 24.8 zeigt in schematischer und vereinfachter Form den derzeitigen Stand der Forschung über die Repräsentationen von Nozizeption und Schmerz beim Menschen in den verschiedenen Kerngebieten des Thalamus und in kortikalen Arealen. Im VPL (Abkürzungen sind in der Legende von Abb. 24.8 erläutert) und VPM des Thalamus sind etwa 10% der Neurone nozizeptiv und gehören zu den Wide-dynamic-range- (WDR-)Neuronen. Im VPI des Thalamus sind etwa 50% der Neurone nozizeptiv. Im VMpo des Thalamus sind die meisten Neurone nozizeptiv-spezifisch oder thermosensibel (Kaltneurone, Warmneurone?). Im MDvc, PF und CL befinden sich ebenso viele nozizeptive Neurone.

Nozizeptive Neurone der Laminae I, V und tiefer im Rückenmark projizieren im komplexer Form zu diesen thalamischen

Kerngebieten. Dabei ist die Projektion zum VMpo vermutlich bedeutend für die Nozizeption und die Thermorezeption. Funktionelle experimentelle Untersuchungen zeigen, dass nozizeptive Ereignisse und die resultierenden Schmerzen im Großhirn multipel repräsentiert sind. Diese vielfachen Repräsentationen werden bei einem nozizeptiven Ereignis parallel aktiviert; sie kommunizieren intrakortikal über kortikokortikale Bahnen.

Verschiedene Dimensionen der Schmerzen werden in verschiedenen kortikalen Arealen prozessiert. Die primär (SI) und sekundär (SII) somatosensorischen Kortexe repräsentieren die Exterozeption und die sensorisch-diskriminativen Eigenschaften von Hautschmerzen (Lokalisation, Dauer, Intensität; Erkennung des nozizeptiven Charakters des peripheren schädigenden Ereignisses). Im dorsalen Inselkortex, der seinen synaptischen Eingang vom VMpo des Thalamus erhält, sind nozizeptive und thermorezeptive Ereignisse repräsentiert. Die Insel ist ein komplexes integratives Kortexareal im Übergang zu Strukturen des limbischen Systems und zu den präfrontalen Kortexen mit vielfachen Funktionen [2]. Der Gyrus cinguli anterior repräsentiert die Integration von Kognition, Affekt und Selektion motorischer Programme bei noxischen Reizen [12, 21, 63, 64].

Viszerale Schmerzen scheinen primär im Inselkortex in Arealen repräsentiert zu sein, die auch die Thermorezeption und die somatische Nozizeption repräsentieren und wichtige afferente thalamische Eingänge vom thalamischen Kerngebiet VMpo erhalten. Die Existenz des VMpo im Thalamus von Primaten, seine hauptsächlichen aszendierenden synaptischen Eingänge von spinalen und trigeminalen Lamina-I-Neuronen und die Projektion der VMpo-Neurone zum dorsalen Inselkortex werden in der Literatur kontrovers diskutiert und von einigen Experimentatoren bezweifelt [18, 19, 28, 45, 72].

Desgleichen scheinen nicht nur viszerale Schmerzempfindungen, sondern auch andere viszerale Empfindungen (z. B. Geschmacksempfindungen), viszerale Ereignisse, die mit dem kardiovaskulären System, der Lunge oder dem Magen-Darm-Trakt assoziiert sind, und sensorische Ereignisse, die mit dem tiefen somatischen Bereich (Skelettmuskulatur) assoziiert sind, im Inselkortex repräsentiert zu sein [3, 4, 8, 46, 70]. Das Areal im Inselkortex, welches Nozizeption und Thermorezeption repräsentiert, ist einem Areal der Insel benachbart, welches (über das dem VMpo benachbarte thalamische Kerngebiet VMb [basaler Teil des Nucleus ventromedialis]) Informationen von vagalen Afferenzen und gustatorischen Afferenzen erhält.

Diese Daten zeigen, dass der Inselkortex die Interozeption des Körpers repräsentiert. Zur Interozeption gehören viszerale nicht schmerzhafte Empfindungen, viszerale Schmerzen, körperliche Allgemeinempfindungen (wie z. B. Empfindungen bei Kalt- und Warmbelastungen), Empfindungen bei Atemnot und körperlicher Belastung usw. [17, 20]. Somit würde der Inselkortex den physiologischen Zustand der Körpergewebe repräsentieren, deren sensorische Äquivalente allgemeine Körperempfindungen sind einschließlich Schmerz, die in diese Gewebe projiziert werden. Der Inselkortex hat direkte und indirekte funktionelle Verbindungen zu subkortikalen Strukturen, wie z. B. dem Mandelkern, dem Hypothalamus und dem Mesenzephalon (zentrales Höhlengrau), in denen die neuronalen Mechanismen für homöostatische Organregulationen und die endogene Kontrolle der Nozizeption repräsentiert sind, und zu präfrontalen Hirnstrukturen, in denen Affekte und Emotionen repräsentiert sind.

Endogene Kontrollsysteme nozizeptiver Impulsübertragung

Bei der Besprechung der viszerosomatischen Konvergenzneurone wurde wiederholt erwähnt, dass deren funktionelle Eigenschaften unter In-vivo-Bedingungen beim wachen Organismus abhängen von den endogenen neuronalen Kontrollsystemen der nozizeptiven Impulsübertragung, die im Hirnstamm repräsentiert sind und deren Ausgangsneurone zum Hinterhorn des Rückenmarks projizieren. Viele Traktneurone in den spinalen Laminae I, V und tiefer projizieren zum unteren und oberen Hirnstamm und zum Hypothalamus (◘ Abb. 24.7). Die Kerngebiete im Hirnstamm, zu denen diese aszendierenden Traktneurone projizieren, sind integriert in die Regulation der nozizeptiven Impulsübertragung, in vegetative Regulationen, in neuroendokrine Regulationen und in die Regulation der Motorik. Im Prinzip müssten diese funktionellen Bereiche zusammen gesehen werden, um die biologische Bedeutung dieser endogenen Kontrollsysteme zu verstehen.

◘ Abb. 24.9 zeigt schematisch das endogene Kontrollsystem für die Nozizeption. Die Ausgangsneurone dieses Kontrollsystems, die zu den Neuronen in der Lamina I und Lamina V und tieferen Laminae projizieren, liegen in der rostroventromedialen Medulla (RVM) und im dorsolateralen pontomesenzephalen Tegmentum (DLPT). Die deszendierenden Neurone in der RVM liegen im Nucleus raphe magnus, im Nucleus reticularis gigantocellularis und Nucleus parapyramidalis; sie sind entweder serotonerg oder nicht serotonerg. Die deszendierenden Neurone im DLPT liegen in den so genannten Areae A5 und A7, im Locus coeruleus, im Nucleus parabrachialis und im Nucleus cuneiformis (lateral vom ZHG); sie sind entweder noradrenerg oder nicht noradrenerg.

Aktivierung dieser deszendierenden Neurone kann zur Hemmung oder Förderung der nozizeptiven Impulsübertragung führen. Als Transmitter für die hemmende Impulsübertragung wirkt Noradrenalin über α_2-Adrenozeptoren präsynaptisch an den Terminalen der afferenten nozizeptiven Endigungen oder postsynaptisch. Serotonin wirkt entweder direkt auf die Sekundärneurone oder über enkephalinerge (opioiderge) Interneurone. Welcher Transmitter für die Förderung der nozizeptiven Impulsübertragung verantwortlich ist, ist unbekannt.

Eine wichtige Struktur in der endogenen Kontrolle der nozizeptiven Impulsübertragung ist das zentrale Höhlengrau (ZHG) des Mesenzephalons. Das ZHG kommuniziert reziprok mit der RVM und dem DLPT, in denen die Ausgangsneurone der deszendierenden Projektionen zu den nozizeptiven Neuronen im Rückenmark liegen. Laterales und ventrolaterales ZHG sind neuronale Zentren, die die endogene Kontrolle nozizeptiver Impulsübertragung, kardiovaskuläre Reaktionen, neuroendokrine Reak-

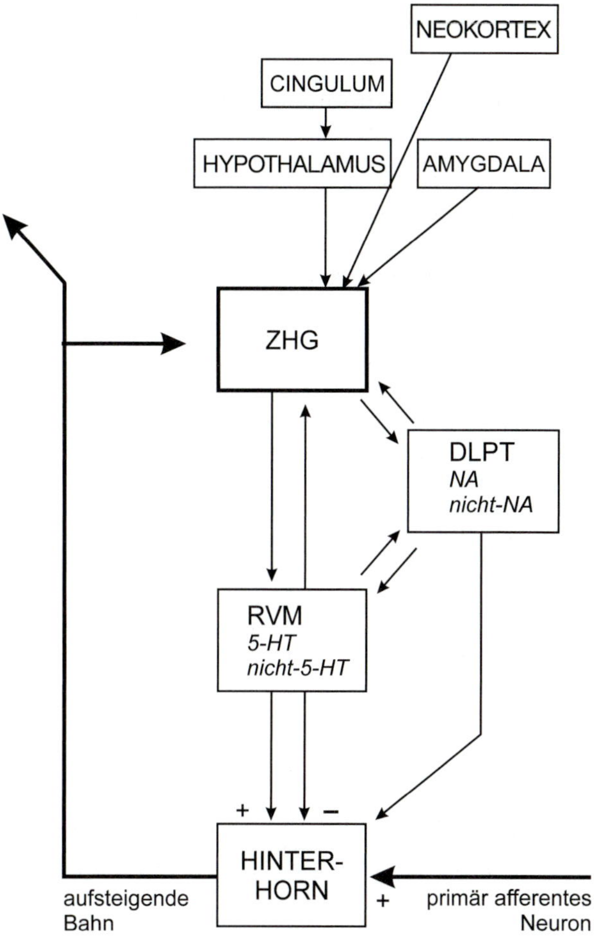

Abb. 24.9. Schematische und vereinfachte Darstellung des endogenen Kontrollsystems nozizeptiver Impulsübertragung. Nur die aszendierende Bahn zum *ZHG* (zentrales Höhlengrau) ist eingezeichnet [*DLPT* dorsolaterales pontomesenzephales Tegmentum: Area 5, Area 7, Nucleus cuneiformis (lateral vom ventrolateralen ZHG), Nucleus parabrachialis, Nucleus ceruleus; *RVM* rostroventromediale Medulla (Nucleus raphe magnus, Nucleus paragigantocellularis medialis, Nucleus parapyramidalis); *NA* Noradrenalin; *5-HT* Serotonin]. (Nach [22])

tionen und motorisches Verhalten bei Bedrohung des Organismus integrieren [5–7]. RVM und DLPT kommunizieren ebenso reziprok miteinander. Alle Strukturen im Hirnstamm, die an der endogenen Kontrolle der nozizeptiven Impulsübertragung beteiligt sind, erhalten direkt oder indirekt synaptische Eingänge von nozizeptiven Rückenmarkneuronen (Abb. 24.7; in Abb. 24.9 ist nur die aszendierende Bahn zum ZHG eingezeichnet). So bilden diese Hirnstammstrukturen mit den aszendierenden Neuronen vom Rückenmark neuronale Rückkopplungskreise in der Kontrolle nozizeptiver Impulsübertragung.

Die neuronalen Strukturen im ZHG wiederum stehen unter der Kontrolle des Neokortex und des limbischen Systems (Nucleus amygdala, Cingulum). Über diese Verbindung wird die endogene Kontrolle der nozizeptiven Impulsübertragung an das Verhalten des Organismus angepasst; diese Anpassung kann physiologisch zur relativen Analgesie oder auch zur Hyperalgesie führen (ausführliche Diskussion und Literatur bei [22]).

Fazit

Viszerale Schmerzen sind diffus lokalisiert, werden in tiefe somatische Gewebe, Haut und Viszera übertragen, sind häufig nicht mit aktuellen Traumen korreliert, zeichnen sich durch starke negative Affekte aus und sind bevorzugt von vegetativen und motorischen Reflexen begleitet. Sie sind mit der Erregung spinaler (thorakolumbaler, sakraler) viszeraler Afferenzen korreliert und (mit wenigen Ausnahmen) nicht mit der Erregung vagaler Afferenzen.

Die spinalen viszeralen Afferenzen sind polymodal und können durch physikalische und chemische Reize aktiviert werden. Alle Gruppen spinaler viszeraler Afferenzen können sensibilisiert werden (z. B. bei Entzündungen). Normalerweise stumme (mechanisch nicht erregbare) spinale viszerale Afferenzen werden bei Entzündungen rekrutiert.

Spinale viszerale afferente Neurone projizieren in die Laminae I und V des Hinterhorns über mehrere Segmente, mediolateral über die gesamte Breite des Hinterhorns und nach kontralateral. Ihre Aktivität wird monosynaptisch in Lamina I und di- oder polysynaptisch in tieferen Laminae auf viszerosomatische Konvergenzneurone übertragen, welche ebenso afferente synaptische Eingänge von der Haut und von tiefen somatischen Geweben der entsprechenden Dermatome, Myotome und Sklerotome erhalten. Die Mechanismen der Sensibilisierung viszerosomatischer Konvergenzneurone (zentrale Sensibilisierung) bei Sensibilisierung spinaler viszeraler Afferenzen sind unbekannt.

Viszerosomatische Traktneurone projizieren zum unteren und oberen Hirnstamm, zum Hypothalamus und über den Thalamus zu verschiedenen Kortexarealen. Viszeraler Schmerz ist vermutlich (zusammen mit anderen viszeralen Empfindungen, Empfindungen des tiefen somatischen Bereiches und Schmerzempfindungen der Haut) primär (aber nicht ausschließlich) im Inselkortex im Rahmen der Interozeption repräsentiert. Dieses Kortexareal erhält seine spinalen synaptischen Eingänge hauptsächlich von den Lamina-I-Neuronen über den Nucleus ventromedialis posterior des Thalamus.

Die viszerale Impulsübertragung im Rückenmark wird hemmend und erregend durch endogene Kontrollsysteme im Hirnstamm moduliert. Diese endogenen Kontrollsysteme stehen wiederum unter der Kontrolle von Kortex und limbischem System.

Danksagung

Dieser Beitrag wurde erstellt mit Unterstützung der Deutschen Forschungsgemeinschaft.

24.2 Diagnostik und Therapie viszeraler Schmerzen

W. Häuser

24.2.1 Definition und spezielle Pathophysiologie

Grundlagenwissenschaftler definieren viszerale Schmerzen als Schmerzen, die von viszeral innervierten Organen des Thorax, Abdomens und Beckens ausgehen. Kliniker sprechen von Brust- (thorakalen), Bauch- (abdominellen) und Unterbauch- und Beckenboden- (pelvinen) Schmerzen (Prithvi 1999).

Im Bundesgesundheits-Survey 1998 gaben 0,4% der Frauen und 2% der Männer an, in den letzten 7 Tagen unter Brustschmerzen, 14% der Frauen und 8% der Männer unter Bauchschmerzen und 10% der Frauen und 2% der Männer unter Unterbauchschmerzen gelitten zu haben. Je 1% der Frauen gab starke Bauch- bzw. Unterbauchschmerzen an. Die Jahresprävalenz chronischer Bauchschmerzen (>100 Tage) in einer US-amerikanischen Bevölkerungsstudie betrug 3% (5% Kopf- und 9% Rückenschmerzen, 10% Gelenkschmerzen). Nach Rücken-, Gelenk-, Kopf- und Muskelschmerzen standen Bauchschmerzen an 5. Stelle bezüglich Tagen mit eingeschränktem Lebensvollzug bzw. verlorenen Arbeitstagen bei Vollbeschäftigten. Der Anteil von Patienten mit viszeralen Schmerzsyndromen liegt in deutschen Schmerzambulanzen bei 5–10% (Übersicht bei Häuser et al. 2004).

! Chronische thorakale, abdominelle und Beckenbodenschmerzsyndrome gehen nicht immer von inneren (viszeral innervierten) Organen aus.

Gemäß dem biopsychosozialen Modell chronischer Schmerzen lassen sich verschiedene Kategorien thorakaler, abdomineller und Beckenbodenschmerzsyndrome unterscheiden (Häuser u. Grandt 2002)

Einteilung chronischer Bauchschmerzsyndrome gemäß dem biopsychosozialen Modell chronischer Schmerzen

- Nozizeptive Schmerzen mit adäquater Schmerzbewältigung vom
  - viszeralen Schmerztyp, z. B. bei entzündlicher Stenose des terminalen Ileums bei M. Crohn
  - parietalen/somatischen Schmerztyp, z. B. Bauchwand- und Beckenbodenschmerz in Narben nach operativer Behandlung eines M. Crohn
  - projizierten Schmerztyp, z. B. Unterbauchschmerz bei M. Crohn durch Triggerpunktsyndrom des M. quadratus lumborum
- Nozizeptive Schmerzen mit negativen biopsychosozialen Konsequenzen, z. B. längere depressive Reaktion bei schmerztherapeutisch insuffizient behandelter chronischer Pankreatitis
- Nozizeptive Schmerzen mit maladaptiver Schmerzbewältigung und/oder psychischer Komorbidität, z. B. floride Ileocolitis Crohn mit Katastrophisieren bei generalisierter Angststörung
- Funktionelle somatische Schmerzsyndrome: Funktionsstörungen des Gastrointestinal- und Urogenitaltraktes ohne Nachweis biochemischer und struktureller Läsionen mittels klinischer Routinediagnostik, z. B. schmerzdominante Form des Reizdarmsyndroms
- Psychische Störung mit Leitsymptom Bauchschmerz: Kein Nachweis eines somatischen oder funktionellen Schmerzsyndroms, Schmerzsymptomatik psychodynamisch und/oder lerntheoretisch erklärbar, z. B. anhaltende somatoforme Schmerzstörung des Abdomens bzw. chronisch funktionelles abdominelles Schmerzsyndrom
- Kombinationen nozizeptiver mit funktionellen Schmerzsyndromen bzw. psychischen Störungen mit Leitsymptom Bauchschmerz

Häufige Erkrankungen mit Leitsymptom chronischer thorakaler und Becken(-boden)schmerzen sind in den folgenden Übersichten aufgeführt.

Ursachen chronischer thorakaler Schmerzen

- Kardiologie
  - Koronare Herzerkrankung
  - Postthorakotomie- und Postmastektomiesyndrom
  - Nichtkardialer Brustschmerz
- Endokrinologie/Orthopädie
  - (Manifeste) Osteoporose der BWS
  - Myofasziale Schmerzsyndrome
- Gastroenterologie
  - Säureinduzierte (erosive und nichterosive gastroösophageale Refluxkrankheit) und Motilitätsstörungen (diffuse Ösophagusspasmen, Nussknackerösophagus) des Ösophagus
- Onkologie
  - Infiltrativ wachsende Karzinome (Lunge, Speiseröhre)
- Psychosomatik/Psychiatrie
  - Panikstörungen, depressive Störungen
- Kombinationen

Ursachen chronischer Beckenbodenschmerzen

- **Nozizeptive bzw. neuropathische Schmerzsyndrome**
  - *Maligne Erkrankungen des Anorektums, des Beckenbodens und des Os sacrum:*

Analkarzinom, tief sitzendes Rektumkarzinom, Beckenbodenkarzinom, Metastasen des Kreuz- und Steißbeins, Ovarialkarzinom, Uterus- und Vaginalkarzinom, Prostatakarzinom
  - *Entzündliche Erkrankung*: chronische Analfissur, perianale Fistel mit oder ohne chronisch-entzündliche Darmerkrankung, intramuskuläre Abszesse; chronische bakterielle Prostatitis; chronisch interstitielle Zystitis
  - *Strukturelle Anomalien:* symptomatische Rektozele, Descending-perineum-Syndrom
- **Funktionelle Erkrankungen des Beckenbodens und Anorektums**
  - M.-levator-ani-Syndrom
  - Proktalgia fugax
  - Beckenbodendyssynergien
  - »chronic pelvic pain« (ohne erklärende strukturelle Läsionen)
  - Urethralsyndrom
- **Psychische Störungen mit Leitsymptom Schmerz**
  - Depressive und dissoziative Störungen
  - Angststörungen
  - Anhaltende somatoforme Schmerzstörung

Pathophysiologisch lassen sich bei chronischen Brust- und Bauchschmerzen verschiedene Schmerzkomponenten unterscheiden:

Nozizeptive Schmerzen
Diese gehen nicht nur von den viszeral innervierten Organen, sondern auch bei übertragenen Schmerzen von der Haut bzw. bei parietalisierten viszeralen Schmerzen von der Muskulatur und Subkutis aus (erniedrigte Schmerzschwelle und trophische Störungen; Drechsel u. Plato 2003).

Neuropathische Schmerzen
Neuropathische Schmerzkomponenten sind insbesondere bei postoperativen Schmerzsyndromen (Poststernotomie- und Postmastektomiesyndrom mit Phantomschmerz, Neuralgien der interkostobrachialen Nerven bzw. des N. pectoralis medialis/lateralis, N. thoracicus longus oder der thorakodorsalen Nerven) sowie bei einigen urogenitalen Schmerzsyndromen von Bedeutung (Jung et al. 2003; Wesselmann et al. 2003).

Funktionelle somatische Schmerzsyndrome
Mindestens 50% der chronischen Schmerzsyndrome des Thorax, Abdomens und Beckens in der Primär- und Sekundärversorgung sind den funktionellen Schmerzsyndromen zuzuordnen. Funktionelle somatische Schmerzsyndrome wie der nicht kardiale Thoraxschmerz, die funktionelle Dyspepsie vom Ulkustyp, das schmerzdominante Reizdarmsyndrom und der chronische Unterbauchschmerz der Frau sind psychosomatische Erkrankungen im engeren Sinne: Psychosozialer Stress exazerbiert Symptome, psychologische Faktoren beeinflussen das Krankheitsverhalten, und die Symptome selbst können zu negativen psychosozialen Konsequenzen (eingeschränkte gesundheitsbezogene Lebensqualität) führen (Übersicht bei Henningsen et al. 2004). Funktionelle somatische Schmerzsyndrome sind häufig miteinander assoziiert: So können bei interdisziplinärer Diagnostik bei Frauen mit chronischen Unterbauchschmerzen häufig myofasziale Schmerzsyndrome und ein Reizdarm- und Reizblasensyndrom festgestellt werden (Reiter 1998).

Psychische Störungen mit Leitsymptom Bauchschmerz
Jeder zweite Patient mit psychischen Störungen klagt (auch) über Schmerzen; Bauchschmerzen sind die dritthäufigste Schmerzlokalisation von Patienten mit depressiven Störungen (Schayck u. Kastrup 1997). Bis zu 70% der Patienten mit chronischen (Unter-)Bauchschmerzen erfüllen die Kriterien einer somatoformen Schmerzstörung. Sexuelle Missbrauchserfahrungen sind häufig (Drossman 1998; Ehlert et al. 1999).

Mischformen
In Schmerzambulanzen mit Schwerpunkt chronische Bauchschmerzen sind häufig Patienten mit Kombinationen verschiedener pathophysiologischer Mechanismen, z. B. viszeraler Schmerz bei geringgradig chronisch aktiver Ileitis terminals Crohn plus Reizdarmsyndrom plus myofaszialer Schmerz plus depressive Episode anzutreffen.

! Bei Vorstellung von »gynäkologischen, internistischen und urologischen« Patienten mit unzureichendem Behandlungserfolg der gebietsbezogenen Schmerztherapie bei speziellen Schmerztherapeuten sollte stets an komorbide funktionelle somatische Schmerzsyndrome und/oder psychische Störungen gedacht werden.

Fehldiagnosen chronischer Bauchschmerzen
Chronische Bauchschmerzen lösen bei Patienten und ihren behandelnden Ärzten häufig den Wunsch nach sichtbaren Ursachen und einer medikamentösen bzw. chirurgischen Heilung (z. B. durch Appendektomie oder Adhäsiolyse) aus. Folgende Erkrankungen sind nach derzeitigem Kenntnisstand nicht als Ursache chronischer Bauchschmerzen anzusehen: Adhäsionen ohne Obstruktionsanamnese, »chronische Appendizitis«, Gallenblasensteine ohne typischen biliären Schmerz, Helicobacter-pylori-assoziierte Gastritis, Dickdarmdivertikel ohne Divertikulitis und Candida albicans im Stuhl. Die Bedeutung von Nahrungsmittelallergien wird von Patienten oft überschätzt, eine isolierte gastrointestinale Nahrungsmittelallergie als Ursache chronisch rezidivierender Bauchschmerzen ist eine Rarität (Übersicht: Häuser et al. 2004). Adhäsionen und Endometrioseherde sind bei Frauen, welche wegen chronischer Unterleibsschmerzen und anderen Gründen (z. B. Infertilität) diagnostisch laparaskopiert werden, gleich häufig. Nur breitflächige Verwachsungen (z. B. nach Peritonitis) mit typischen lage- und bewegungsabhängigen Schmer-

zen sowie eine Endometriose im Stadium IV sind als Ursachen chronischer Unterleibsschmerzen anzusehen (Reiter 1998).

24

24.2.2 Rationelle Diagnostik

21.2.1 Anamnese – klinische Symptome und somatische und psychosoziale Warnsymptome

Aufgrund der Vielzahl möglicher Ursachen ist ein abgestuftes diagnostisches Vorgehen notwendig. Basis eines sinnvollen Einsatzes technischer Untersuchungsmethoden ist eine gezielte Anamnese sowie eine klinische Untersuchung. Eine erneute Anamnese ist notwendig, wenn der chronische Bauchschmerzpatient sich nach Versagen monodisziplinärer Behandlungsansätze in einer Schmerzambulanz vorstellt, um zu überprüfen, ob die bisher als Ursache der Schmerzsymptomatik angesehenen Diagnosen und Befunde die Schmerzsymptomatik bzw. die Beeinträchtigungen des Patienten erklären. Wie in der Primärdiagnostik von Rückenschmerzen ist es wichtig, auf »red flags« und »yellow flags« zu achten.

Alarmzeichen (»red flags«)

- Kurze Anamnese
- Mono- oder oligosymptomatisches bzw. progredientes Beschwerdebild
- Kurze Anamnese
- Gewichtsverlust trotz unveränderter Essgewohnheiten
- Fieber
- ASS- oder NSAR-Einnahme
- Schluckstörungen
- Bluterbrechen
- Intermittierende Stuhlentfärbungen bzw. Dunkelfärbungen des Urins
- Blut im Stuhl
- Nächtliches Erwachen durch Symptome
- Pathologische Befunde bei körperlicher Untersuchung und technischer Basisdiagnostik

Psychosoziale Warnhinweise (»yellow flags«) bei chronischen Bauchschmerzen

- Lange Symptomdauer mit beschwerdefreien Intervallen
- Auslösung/Akzentuierung der Beschwerden durch Alltagsstress und/oder belastende Lebensereignisse
- Multiple weitere gastrointestinale (z. B. Stuhlunregelmäßigkeiten, Blähungen, Völlegefühl, Übelkeit) und extraintestinale Symptome (z. B. Palpitationen, Tachy
- kardieneigung, Pollakisurie, Müdigkeit, vermehrtes Schwitzen)
- Zusätzliche extraintestinale Schmerzsyndrome (Kopf- und Rückenschmerzen, Dyspareunie)
- Psychische Beschwerden (Unruhe, Nervosität, Schlafstörungen, Niedergeschlagenheit)
- Psychische Störungen in der Vorgeschichte
- Zahlreiche frustrane monodisziplinäre Vorbehandlungen (Medikamente, Operationen)

Liegen die als »red flags« angegebenen Warnzeichen vor, ist eine sofortige weitergehende bildgebende Diagnostik notwendig. Im Sinne einer biopsychosozialen Simultandiagnostik sollte bei Fehlen von »red flags« nach subjektiven Krankheitsattributionen und Befürchtungen (z. B. Krebsängste), der aktuellen Stimmungslage und psychosozialen Belastungen gefragt werden. Bei dem Vorliegen von psychosozialen Alarmzeichen (»yellow flags«) ist eine sofortige weitergehende fachpsychotherapeutische Exploration sinnvoll (Gschossmann et al. 2002; Häuser et al. 2004).

Weitere Hinweise auf mögliche Ursachen ergibt eine detaillierte Schmerzanalyse durch Fragen nach Schmerzcharakter, -lokalisation und -ausstrahlung. Folgende Schmerzformen lassen sich unterscheiden (Drechsel 2003; Prithvi 1999):

- **Viszeraler Schmerz** (von viszeral innervierten Organen ausgehend) wird als dumpf, drückend, bohrend oder kolikartig geschildert, ist relativ schwer lokalisierbar, kann mit vegetativen Begleitsymptomen wie Übelkeit, Erbrechen, Schwitzen, Hypotonie und Unruhe einhergehen und in andere Körperregionen (Rücken, Schulter, Leiste, Hoden oder Labien) ausstrahlen.
- **Tiefer somatischer Schmerz** (von Peritoneum parietale, Beckenmuskulatur und -bändern ausgehend) wird als stechend und bohrend geschildert, ist relativ gut lokalisierbar und kann mit milden vegetativen Symptomen einhergehen.
- **Oberflächlicher somatischer Schmerz** (von Muskulatur, Haut- und Unterhaut der Thorax- und Bauchwand sowie des Beckenbodens ausgehend) ist genau und umschrieben lokalisierbar (mit dem Finger), von stechendem Charakter und geht ohne vegetative Begleitsymptome einher.
- **Neuropathische Schmerzen** werden relativ gut lokalisiert und von brennendem und einschießend stechendem Charakter geschildert.
- **Schmerzen bei psychischen Störung** werden häufig mit ungewöhnlichen affektiven Schmerzcharakterisierungen bzw. als drückend geschildert sowie von diffuser bzw. wechselnder Lokalisation und ohne vegetative Begleitsymptome angegeben. Bei der Schmerzschilderung ist eine hohe affektive Beteiligung oder eine »belle indifférence« (diskongruente verbale und nonverbale Schmerzangabe) auffällig.

Wichtige schmerzmodulierende und -begleitende Faktoren (Körperhaltung, Nahrungszufuhr, Miktion, Defäkation, Menstruation, sexuelle Aktivität) werden durch die aktuelle Version des

Deutschen Schmerzfragebogens nicht erfasst. Schmerzen aufgrund von Pankreaserkrankungen verschlimmern sich häufig im Liegen, strahlen in den Rücken aus und bessern sich beim Vornüberneigen des Oberkörpers. Biliäre Schmerzen können in den Rücken bzw. die rechte Schulter ausstrahlen. Durch die Fragen

- »Verstärkt tiefes Einatmen Ihre Schmerzen?«
- »Verstärkt Drehen mit dem Rücken Ihre Schmerzen?«
- »Haben sich Ihre Stuhlgewohnheiten seit dem Einsetzen der Bauchschmerzen geändert?«
- »Haben Sie an Gewicht seit dem Einsetzen der Bauchschmerzen abgenommen?«

lassen sich viszerale und muskuloskelettale Ursachen chronischer Bauchschmerzen differenzieren. Schmerzsyndrome des Beckenbodens gehen häufig mit Störungen der Defäkation, Miktion und sexuellen Funktionen einher, welche von Patienten manchmal belastender erlebt werden als der Schmerz. Daher ist neben der Schmerzanamnese eine proktologische, urologische und gynäkologische Anamnese zwingend notwendig.

Bedeutsame Hinweise wie Fremdkörpergefühl in Vagina (z. B. bei symptomatischer Rektozele) oder manuelle Unterstützungen der Defäkation im Bereich der Bauchwand oder des Anus (z. B. bei funktionellen oder neurologisch-strukturellen Defäkationsstörungen) werden oft aus Scham verschwiegen und sollten erst nach Aufbau eines tragfähigen Kontaktes erfragt werden (Übersicht bei Häuser et al. 2004).

Klinische Untersuchung

Der anamnestische Verdacht auf das Vorliegen eines somatischen Schmerzes, z. B. der Bauchwand, kann durch ein positives Carnett-Zeichen bzw. das Auffinden von Triggerpunkten im Bereich der Thoraxwand- oder Bauch- und Rückenmuskulatur bestätigt werden. Der Verdacht auf eine funktionelle gastrointestinale Störung kann durch Feststellen von Zeichen vermehrter vegetativer Stimulation oder dem Tasten einer Sigmawalze erhärtet werden. Bei Beckenbodenschmerzen werden wichtige Befunde besser mit dem Auge (z. B. Rektumprolaps) oder mit dem Finger (z. B. Tonus des Analsphinkters und der Beckenbodenmuskulatur, interner Prolaps beim Pressen) als mit technischen Untersuchungen erfasst. Anal- und Kontinenzreflex, perianale Sensibilität sowie Verhärtungen/Dysbalancen der Beckenbodenmuskulatur sind nur klinisch überprüfbar! Die Auskultation der Aorta abdominalis (bei Ein- und Ausatmung) und A. femoralis sowie die Palpation der Fußpulse sind bei Angabe einer Angina abdominalis obligat.

! Eine detaillierte Anamnese (internistisch, gynäkologisch, urologisch) und ein vollständiger körperlicher Untersuchungsbefund sind die Voraussetzung für eine gezielte technische Diagnostik. Bei fehlenden Warnzeichen auf strukturelle Organläsionen (»red flags«) und Vorliegen psychosozialer Warnzeichen (»yellow flags«) ist eine **einmalige** technische Basisdiagnostik ausreichend.

Technische und fachpsychotherapeutische Diagnostik

Zusammen mit einer technischen Ausschlussdiagnostik kann aufgrund von Anamnese und klinischer Untersuchung mit großer Sicherheit zwischen nozizeptiven/neuropathischen und funktionellen bzw. psychogenen Ursachen der Symptomatik unterschieden werden.

Technische Basisausschlussdiagnostik bei chronischen Bauchschmerzen

- Labor
  - Blutbild, CRP, Elektrophorese, γ-GT, AP,GPT, Lipase, Kreatinin
  - Hämoccult; Stuhl auf Parasiten
  - Urinstatus
- Abdomensonographie
- Ösophagogastroduodenoskopie (ÖGD) bei dyspeptischen Beschwerden
- Koloskopie bei Stuhlunregelmäßigkeiten

Bei fehlenden Warnzeichen und unauffälliger technischer Basisdiagnostik ist es sehr unwahrscheinlich, dass durch weitergehende technische Untersuchungen relevante Ursachen der Bauchschmerzen feststellbar wären (Olson 1998). In diesem Fall sollte eine fachpsychotherapeutische Diagnostik (biographische Anamnese, strukturiertes psychiatrisches Interview) durchgeführt werden. Technische Untersuchungen sollten mit gezielten Fragestellungen eingesetzt werden, welche aus der Anamnese und der klinischen Untersuchung abgeleitet werden. Die Wahrscheinlichkeit, dass mit den in der Übersicht aufgeführten weiterführenden technischen Untersuchungen pathologische Befunde erhoben werden können, die fälschlich als Ursachen der chronischen Schmerzen angesehen und behandelt werden, steigt mit zunehmenden Lebensalter und Umfang der technischen Diagnostik.

Weiterführende Diagnostik bei chronischen Bauchschmerzen

- Funktionelle bzw. psychische Störungen: Strukturierte psychiatrische und psychosomatische Anamnese, psychometrische Tests
- Entzündungen: Ösophagogastroduodenoskopie (ÖGD), Koloskopie, ERCP (endoskopisch retrograde Cholangiopankreatikographie), MRI Dünndarm
- Karzinome: Endoskopien, CT bzw. MRI
- Funktionsstörungen: Röntgen Abdomen; Manometrien; H2-Atemtests; Transitzeiten
- Allergien: Provokationstests; Eliminationsdiät
- Ischämien: Laktat; Farbdopplersonographie; (MRI-)Angiographie; Kollagenosediagnostik

- Metabolische und hämatologische Störungen: Porphyrie, C1-Esteraseinhibitor, Toxikologie; Hämolysediagnostik
- Neurologische Störungen: Pudendus-Nervenleitgeschwindigkeiten (NLG), EMG Beckenboden
- Differenzierung von Schmerztypen durch Blockadetechniken (z. B. Cherry-Blockade)

Bei chronischen Brustschmerzen wie dem nicht kardialen Brustschmerz oder der therapierefraktären koronaren Herzerkrankung sollten neben der kardiologischen (Belastungs-EKG, Herzechokardiographie, Koronarangiographie) und pneumologischen (Lungenfunktionsprüfung, Bronchoskopie, Thorax-CT) eine nichterosive Refluxkrankheit der Speiseröhre durch eine 24-h-pH-Metrie sowie Ösophagusspasmen durch eine Manometrie ausgeschlossen werden. Bei chronischen Unterbauch- und/oder Beckenbodenschmerzen wird eine einmalige diagnostische Laparaskopie von gynäkologischen Fachgesellschaften als Standard angesehen (Reiter 1998). An internistischen Untersuchungsmethoden sind bei Beckenbodenschmerzen die Proktoskopie/Koloskopie, Endosonographie, CT bzw. MRI des Beckenbodens, Defäkoflowmetrie, anorektale Manometrie und Defäkographie zu nennen. Neurophysiologische Untersuchungen wie Beckenboden-EMG und NLG des N. pudendus sind bei Verdacht auf neuropathische Schmerzkomponenten zu ergänzen.

Manche Untersuchungstechniken wie die Defäkographie sind nicht standardisiert, und es bleibt dann dem Kliniker überlassen zu entscheiden, welche Bedeutung die evtl. aufgeführten zahlreichen radiologischen Auffälligkeiten haben. Invasive anästhesiologische Techniken (N. pudendus-Blockade, Sakralblock, Cherry-Blockade) können im Einzelfall zur Differenzialdiagnose nozizeptiver und neuropathischer bzw. funktioneller Schmerzsyndrome beitragen (Übersichten bei Drechsel u. Plato 2003; Gschossmann et al. 2002; Häuser et al. 2004).

Interdisziplinäre Diagnostik

Eine interdisziplinäre Fallkonferenz von Gynäkologen, Internisten, Neurologen, Psychotherapeuten, Urologen und Viszeralchirurgen ist im Fall des Versagens monodisziplinärer Therapieansätze sinnvoll. Die DRG-getriggerte Einrichtung gemeinsamer abdominalchirurgischer und gastroenterologischer Stationen kann als erster Schritt zu einer interdisziplinären Visceral Pain Clinic erstanden werden.

24.2.3 Therapie

Die symptomatische Therapie chronischer Schmerzen des Thorax, Abdomens und Beckens ist in den einzelnen Gebieten der Medizin bisher vernachlässigt worden und kann sich nur bei wenigen Erkrankungen auf Behandlungsverfahren mit hohem Evidenzgrad stützen. Die »number needed to treat« (NNT) medikamentöser Therapien, insbesondere bei funktionellen gastrointestinalen Störungen, ist hoch. Konkurrierende Therapieverfahren (Medikamente, Operation, Psychotherapie) wurden selten miteinander verglichen, insbesondere nicht unter Aspekten der gesundheitsbezogenen Lebensqualität und Kosteneffektivität. Die Darstellung der aktuellen Lehrbuch- und Fachgesellschaftsempfehlungen der Behandlung von Grunderkrankungen mit Leitsymptom chronischer Schmerz aus den Gebieten der Gynäkologie, inneren Medizin und Urologie würde den Rahmen des Beitrages weit überschreiten. Im Folgenden werden mögliche Behandlungsoptionen einer speziellen Schmerztherapie bei ausgewählten Krankheitsbildern dargestellt.

Koronare Herzerkrankung

Die medikamentöse, interventionelle und operative Behandlung der koronaren Herzerkrankung kann als symptomatische Schmerztherapie verstanden werden. Ein vergleichbarer Effekt auf die Reduktion der weiteren Mortalität und Letalität nach einem Myokardinfarkt durch die 4er-Kombination von ASS, ACE-Hemmer, β-Blocker und Statin kann durch den Verzicht auf Tabakrauchen bzw. eine medizinische Trainingstherapie erreicht werden (Critchley u. Capewell 2004; Claer et al. 2005) (Empfehlungsgrad A). Bei Patienten mit therapierefraktärer Schmerzsymptomatik bei KHK liegen vermehrt Angststörungen und Ösophagusmotilitätsstörungen vor, die vor Einsatz invasiver Verfahren behandelt werden sollten. Die Spinal-cord-Stimulation kann bei ausgewählten Patienten Schmerz, Angst und Depressivität reduzieren und die Lebensqualität verbessern (Moore u. Chester 2001; Empfehlungsgrad A). Die verstärkte externe Gegenpulsation (»enhanced external counterpulsation«) mit pneumatischer Kompression der Beine ist eine nichtinvasive Alternative (Empfehlungsgrad C; Shea et al. 2005).

Postthorakotomiesyndrom

4–6% der Patienten geben nach Thorakotomien bei Herz- und Lungenoperationen mehrere Monate bis Jahre nach dem Eingriff anhaltende starke bzw. beeinträchtigende Schmerzen an. Die Therapie sollte sich nach den möglichen nozizeptiven (Sternitis, Frakturen, Überempfindlichkeit gegen Drahtcerclagen bzw. dislozierte Cerclagen, Myokardischämie, Ösophaguserkrankungen) bzw. neuropathischen Ursachen richten (Eisenberg et al. 2001).

Postmastektomiesyndrom

1–3% der Patientinnen entwickeln nach Mastektomien mit/ohne Lymphknotendissektion und mit/ohne Strahlentherapie anhaltende nichtkarzinombedingte Schmerzsyndrome. Die Schmerzsymptomatik kann durch psychische Komorbiditäten, z. B. depressive Verarbeitung der Krebserkrankung, akzentuiert werden. Bei der Behandlung neuropathischer Schmerzen sind topisches Capsaicin oder Lidocain, Konanalgetika wie Gabapentin und trizyklische Antidepressiva sowie schwache und starke Opioide möglicherweise wirksam. Ketamin und Mexiletin werden als Reservemedikamente empfohlen (Empfehlungsgrad C; Jung et al. 2003).

Nicht kardialer Thoraxschmerz

Kontrollierte Studien wiesen mit dem trizyklischem Antidepressivum (TCA) Imipramin (50 mg zur Nacht) und dem Serotoninwiederaufnahmehemmer (SSRI) Sertralin (50–200 mg/Tag) eine Schmerzreduktion (>50% Schmerzreduktion) nach (Empfehlungsgrad B). Mehrere kontrollierte Studien mit Schmerzbewältigungstraining wiesen nicht nur eine Reduktion der Schmerzen, sondern auch von Angst und Depression sowie eine Verbesserung der Lebensqualität nach (Empfehlungsgrad B). Fallserien wiesen eine Schmerzreduktion durch Omeprazol 40 mg über 7 Tage nach (Empfehlungsgrad C; Übersicht bei Thurston et al. 2001).

Funktionelle Schmerzsyndrome des Gastrointestinaltraktes

Funktionelle Dyspepsie

Nach Metaanalysen von Eradikationstherapien des Helicobacter pylori ergab sich eine relative Risikoreduktion anhaltender Beschwerden von 8% [95% Konfidenzintervall (CI) 3–12%] mit einer NNT=18 (95% CI=12–48; Empfehlungsgrad A; Moayyedi et al. 2005). Die verwendeten Antibiotika (meist Amoxicillin, Clarithromycin und Metronidazol) können dyspeptische Beschwerden verstärken und sehr selten eine ischämische oder hämorrhagische Kolitis auslösen. Die relative Risikoreduktion von verbleibenden dyspeptischen Beschwerden unter Therapie mit Protonenpumpenhemmern, z. B. Omeprazol oder Pantoprazol 20–40 mg/Tag, war 14% (95% CI 5–22%) mit einer NNT=9 gegenüber Placebo (Empfehlungsgrad A; Moayyedi et al. 2004). Protonenpumpenhemmer können sehr selten schwere allergische Hautreaktionen, toxische Hepatitis und interstitielle Nephritis auslösen. Das pflanzliche Medikament STW 5, das u. a. Extrakte der bitteren Schleifenblume, Pfefferminze und Kamille enthält, war in einer Metaanalyse hochsignifikant effektiver als Placebo in der Reduktion beeinträchtigender dyspeptischer gastrointestinaler Symptome. Eine NNT wurde nicht genannt (Empfehlungsgrad A; Melzer et al. 2003).

Darmbezogene Hypnose erwies sich in prospektiven kontrollierten Studien auch in mehrjährigen Katamnesen der gastroenterologischen Routinetherapie (Medikamente) bezüglich Symptomreduktion als auch Reduktion von Krankheitsverhalten (Krankschreibungen, Zahl ärztlicher Konsultationen) überlegen (Empfehlungsgrad B; Übersicht bei Palsson u. Whitehead 2002). In einer Metaanalyse wurde die Wirksamkeit psychotherapeutischer Methoden in Frage gestellt, da die Studienpopulationen zu klein waren (Soo et al. 2005).

Reizdarm

Bei dichotomer Ergebnisvariablen (Schmerzreduktion) lag die relative Risikoreduktion von Spasmolytika bei 1,34 (95% CI 1,13–1,59) und die NNT=6 (95% CI 4–15; Empfehlungsgrad A; Quatero et al. 2005). Das am häufigsten eingesetzte Spasmolytikum beim Reizdarmsyndrom ist Mebeverin (2-mal 200 bzw. 3-mal 125 mg). Kontraindikationen sind eine Fruktoseintoleranz und eine Glukose-Galaktose-Malabsorption. Sehr seltene Nebenwirkungen sind Urtikaria, Angioödeme, Benommenheit, Verwirrtheit und Schwindel. Für 1 mg Alosetron/Tag, einen 5HT3-Rezeptorantagonist, wurde eine gepoolte OR für eine adäquate (50%) Reduktion von Schmerzen oder globale Beschwerdebesserung von 1,81 (95% CI 1,57–2,10) mit einer NNT von 7 (95% CI 5,74–9,43) für nicht obstipierte Frauen mit Reizdarmsyndrom angegeben (Creminini et al. 2003). 1 von 4 Patientinnen entwickelte eine Obstipation. Fälle von ischämischer Kolitis mit tödlichem Ausgang sind in der Literatur beschrieben (Creminini et al 2003), weswegen Alosetron in Deutschland bisher nicht zugelassen ist. Weiterhin ist die Kosteneffektivität von Alosetron hoch (212.000 US-$ pro lebensqualitätsadjustiertes Jahr QUALY; Ladabaum 2003).

Tegaserod, ein partieller 5HT4-Rezeptoragonist, führt in einer Dosis von 12 mg im Vergleich zu Placebo bei Frauen mit einer obstipationsdominanten Form zu einer gering höheren Responderrate (globale gastrointestinale Beschwerden) mit einer RR von 1,19 (95% CI 1,09–1,29) und einer NNT von 17. Die NNH (Nebenwirkungen: Durchfall, Blähungen, ischämische Kolitis) lag bei 20 (Evans et al. 2004). Tegaserod ist in Deutschland nicht zugelassen.

Die Ergebnisse der Metaanalysen zur Wirksamkeit von Antidepressiva, insbesondere triyzklischen Antidepressiva TCA, sind widersprüchlich. Während eine Cochrane-Metaanalyse keine klare Evidenz ihrer Wirksamkeit beim Reizdarmsydnrom feststellte (Quatero et al. 2005), ergab eine andere Metaanalyse bei verschiedenen funktionellen gastrointestinalen Störungen eine mittlere standardisierte Verbesserung der Schmerzen um 0,9 SD (95% CI 0,6–1,2) mit einer NNT von 3,2 (95% CI 2,1–6,5; Jackson et al. 2000). Evidenzbasierte Konsensuskonferenzen von gastroenterologischen Fachgesellschaften sprechen einen Empfehlungsgrad A für Antidepressiva beim Reizdarm aus (Jones et al. 2000). Sowohl niedrige (bis 50 mg) als auch hohe Dosen (bis 150 mg) von TCA (Trimipramin, Amitryptilin) werden empfohlen. Nach 6 Monaten kann versucht werden, die Dosis auszuschleichen. Eine einschleichende Dosierung (z. B. mit 10–25 mg), der Hinweis auf initial häufige, aber reversible Nebenwirkungen (Müdigkeit, Mundtrockenheit), die Behandlung nicht reversibler Nebenwirkungen (Obstipation) sind von großer Bedeutung für die Therapieadhärenz. Kontraindiziert sind TCA bei Glaukom, Prostataadenom mit Restharn, Einschränkungen der linksventrikulären Funktion und höhergradigen Reizleitungsstörungen wie AV-Block II. Grades oder bifaszikulärer Block. Organschädigungen (z. B. Knochenmark, Leber, Niere) durch TCA sind sehr selten. Kontrollierte Studien zeigten auch eine Schmerzreduktion des Serotoninwiederaufnahmehemmers Paroxetin (20 mg; Empfehlungsgrad B; Creed et al. 2003). Häufige Nebenwirkungen von SSRI sind Übelkeit, Appetitverlust, Unruhe, Schlafstörungen und sexuelle Funktionsstörungen. Leberschädigungen sind sehr selten, letale Ausgänge jedoch beschrieben.

Im Gegensatz zur psychopharmakologischen Behandlung, deren Effekte auf die Zeit der Behandlung und kurze Nachfolgezeiträume gesichert sind, sind eine mehrjährige Reduktion der Schmerzsymptomatik und Verbesserung der gesundheitsbezogenen Lebensqualität auch nach Beendigung einer darmbezogenen medizinischen Hypnose in mehreren kontrollierten Studien gesichert (Empfehlungsgrad A; Übersicht Palsson und Whitehead 2002).

Kognitiver Verhaltenstherapie und psychiatrischer Behandlung wird von gastroenterologischen Fachgesellschaften bei psychischer Komorbidität ein Empfehlungsgrad B ausgesprochen (Jones et al. 2000). Eine Metaanalyse verschiedener psychotherapeutischer Verfahren zeigte eine OR für eine 50%ige Symptomreduktion von 12 (95% CI 5,56–25,96) und eine NNT von 2 (Lackner et al 2005).

Chronisch-entzündliche Darmerkrankungen (CED)

Während sich bei akuten Schüben die Schmerzsymptomatik durch die antiinflammatorische Therapie meist zurückbildet, leiden viele Patienten mit chronisch aktiven Verlaufsformen unter chronischen Bauchschmerzen (DCCV 2001). Die Schmerzwahrnehmung bei vorhandener Krankheitsaktivität wird durch psychische Komorbidität verstärkt (Übersicht bei Jones u. Loftus 2005). Vor einer symptomatischen Schmerztherapie sollten chirurgisch behandelbare Ursachen der Schmerzsymptomatik (Stenose, Abszess) ausgeschlossen werden. Nikotinverzicht wird bei tabakrauchenden M.-Crohn Patienten als primäre Behandlungsmethode angesehen, die Effektivität ist bezüglich Reduktion der Krankheitsaktivität der des Immunsuppresivums Azathioprin vergleichbar (Johnson et al. 2005).

Nichtsteroidale Antirheumatika und Coxibe sind wegen des erhöhten Risikos einer Schubauslösung oder -verschlimmerung kontraindiziert. Die Therapie mit Opioiden ist bei CED aufgrund ihrer gastrointestinalen Nebenwirkungen (Obstipation, Übelkeit, »narcotic bowel syndrome«) problematisch. Missbräuchliche Verwendung bzw. süchtiges Verhalten nach therapeutischer Gabe von Opioiden sind in der Literatur beschrieben (Übersicht bei Jones u. Loftus 2005).

Chronische Pankreatitis

Die Therapie mit Opioiden wird nicht als die Therapie 1. Wahl bei chronischer schmerzhafter Pankreatitis angesehen, missbräuchliche Verwendung von Opioiden sind in der Literatur, insbesondere bei Patienten mit alkoholtoxischer chronischer Pankreatitis, beschrieben (Empfehlungsgrad B; Niemann et al. 2000). In einer Metaanalyse der Studien zur extrakorporalen Stoßwellenlithotripsie konnte eine mittlere (in allen Studien homogene) Effektstärke der Schmerzreduktion von 0,62 errechnet werden (Empfehlungsgrad A; Guda et al. 2005). In einer Langzeitstudie waren operativ-resezierende Verfahren endoskopischen Therapien (Gallengang- und Pankreasstent, Zystendrainage) bezüglich der Schmerzreduktion überlegen (Dite et al. 2003). Tabak- und Alkoholabstinenz verbessern möglicherweise die Ergebnisse operativer und endoskopischer Verfahren (Empfehlungsgrad C).

Die bisherigen Langzeitstudien der interventionellen und operativen Therapie weisen darauf hin, dass nur ein Teil der Patienten von den Maßnahmen profitiert. In einer Studie konnte durch eine Schmerzdifferenzierung mittels Peridural Katheter (somatischer, viszeraler und zentraler Schmerz) eine differenziertere Zuweisung zu operativen Verfahren erreicht und deren Erfolgsraten gesteigert werden (Empfehlungsgrad C; Conwell et al. 2003).

Tumorschmerz (Pankreaskarzinom)

In Ergänzung zur medikamentösen Schmerztherapie kann eine perkutane ultraschall- oder CT-gesteuerte bzw. endosonographische Blockade des Plexus coeliacus mit 95% Alkohol eine Schmerzreduktion bewirken (Empfehlungsgrad C). Eine Verbesserung der Lebensqualität, Reduktion der Opioidnebenwirkungen oder Lebensverlängerung konnten in einer kontrollierten Studie nicht nachgewiesen werden (Wong et al. 2004; Übersicht bei Kopf u. Bayer 2005).

Chronischer Unterbauchschmerz der Frau

Randomisierte kontrollierte Studien wiesen eine Schmerzreduktion durch Progesteron, Beratung während der Ultraschalluntersuchung und 6- bis 8-wöchige multimodale Therapie [Akupunktur/traditionelle chinesische Akupunktur (TCA) und/oder nichtsteroidale Antirheumatika, Schmerzbewältigungstraining] nach (Empfehlungsgrad C). Sertralin und Adhäsiolyse (mit Ausnahme ausgeprägter breitflächiger Verwachsungen) waren nicht effektiv (Stones und Mountfield 2000).

Chronischer Unterbauchschmerz des Mannes (Prostatodynie)

Gemäß einer urologischen evidenzbasierten Konsensuskonferenz haben Muskelrelaxanzien (Diazepam, Baclofen), α-Blocker, psychotherapeutische Verfahren (Entspannungstraining, Biofeedback, Meditation) und physikalische Maßnahmen (Massage, Akupunktur, Chirotherapie) möglicherweise einen schmerzreduzierenden Effekt (Empfehlungsgrad C; European Association of Urology 2003).

Interstitielle Zystitis

Bei einer evidenzbasierten Konsensuskonferenz erhielt die intravesikale Gabe von Natriumpentosanpolysulfat PPS einen Empfehlungsgrad A und die Therapie mit Amitryptilin einen Empfehlungsgrad B. Sakrale Neuromodulation, Nervenblockaden sowie epidurale Schmerzpumpen (zur Krisenintervention), manuelle Therapie, Akupunktur und psychologische Verfahren wurden als möglicherweise wirksam eingestuft (Empfehlungsgrad C; European Association of Urology 2003).

! Bei keinem chronischen nicht malignen Schmerzsyndrom des Thorax, Abdomens und Beckens gibt es einen Empfehlungsgrad A oder B für den Einsatz von Opioiden.

Literatur

Literatur zu Kap. 24.1

1. Apkarian AV, Brüggemann J, Shi T, Airapetian LR (1995) A thalamic model for true and refereed visceral pain. In: Gebhart GF (Hrsg) Visceral pain. Prog Pain Res Manag, vol 5, IASP Press, Seattle, S 217–259

2. Augustine JR (1996) Circuitry and functional aspects of the insular lobe in primates including humans. Brain Res Brain Res Rev 22: 229–244
3. Aziz Q, Andersson JL, Valind S, Sundin A, Hamdy S, Jones AK, Foster ER, Longstrom B, Thompson DG (1997) Indentification of human brain loci processing esophageal sensation using positron emission tomography. Gastroenterology 113: 50–59
4. Aziz Q, Schnitzler A, Enck P (2000) Functional neuroimaging of visceral sensation. J Clin Neurophysiol 17: 604–612
5. Bandler R, Shipley MT (1994) Columnar organization in the midbrain periaqeductal grey: modules for emotional expression? TINS 17: 379–389
6. Bandler R, Price JL, Keay KA (2000a) Brain mediation of active and passive emotional coping. Prog Brain Res 122: 333–349
7. Bandler R, Keay KA, Floyd N, Price J (2000b) Central circuits mediating patterned autonomic activity during active vs. passive emotional coping. Brain Res Bull 53: 95–104
8. Banzett RB, Mulbier HE, Murphy K, Rosen SD, Wise RJ, Adams L (2000) Breathlessness in humans activates insular cortex. Neuroreport 14: 2117–2120
9. Beal MC (1985) Viscero-somatic reflexes: a review. J Am Osteopath Acad 85: 786–801
10. Belmonte C, Cervero F (Hrsg; 1996) Neurobiology of nociceptors. Oxford University Press, Oxford New York Tokyo
11. Bonica JJ (1992) Clinical importance of hyperalgesia. In: Willis WD Jr (ed) Hyperalgesia and allodynia. Raven, New York, S 17–43
12. Bushnell MC, Duncan GH, Hofbauer RK, Ha B, Chen JI, Carrier B (1999) Pain perception: Is there a role for primary somatosensory cortex? Proc Natl Acad Sci USA 96: 7705–7709
13. Cervero F (1994) Sensory innervation of the viscera: peripheral basis of visceral pain. Physiol Rev 74: 95–138
14. Cervero F, Jänig W (1992) Visceral nociceptors: a new world order. TINS 15: 374–378
15. Cervero F, Sann H (1989) Mechanically evoked responses of afferent fibres innervating the guinea-pig´s ureter: an in vitro study. J Physiol 412: 245–266
16. Coleridge JCG, Coleridge HM (1984) Afferent vagal C fibre innervation of the lungs and airways and its functional significance. Rev Physiol Biochem Pharmacol 99: 1–110
17. Craig AD (1996) An ascending general homeostatic afferent pathway originating in lamina I. Prog Brain Res 107: 225–243
18. Craig AD (2004) Distribution of trigeminothalamic and spinothalamic lamina I terminations in the macaque monkey. J Comp Neurol 477: 119–148
19. Craig AD, Blomqvist A (2002) Is there a specific lamina I spinothalamocortical pathway for pain and temperature sensations in primates? J Pain 3: 95–101
20. Craig AD, Chen K, Bandy D, Reimann EM (2000) Thermosensory activation of insular cortex. Nat Neurosci 3: 184–190
21. Dostrovsky JO, Craig AD (2005) Ascending projection systems. In: McMahon SB, Koltzenburg M (eds) Wall and Melzack´s textbook of pain, 5th edn. Elsevier Churchill, Livingstone, pp 187–204
22. Fields HL, Basbaum AI, Heinricher MM (2005) Central nervous system mechanisms of pain modulation. In: McMahon SB, Koltzenburg M (eds) Wall and Melzack´s textbook of pain, 5th edn. Elsevier Churchill, Livingstone, pp 125–142
23. Foreman RD (1989) Organization of the spinothalamis tract as a relay for cardiopulmonary sympathetic afferent fiber activity. Progr Sens Physiol 9: 1–51
24. Foreman RD (1999) Mechanisms of cardiac pain. Annu Rev Physiol 61: 143–167
25. Gebhart GF (ed; 1995) Visceral pain. Progr Pain Res Manag 5. IASP Press, Seattle
26. Gebhart GF, Randich A (1992) Vagal modulation of nociception. Am Pain Soc J 1: 26–32
27. Giamberadino MA (1999) Recent forgotten aspects of visceral pain. Eur J Pain 3: 77–92
28. Graziano A, Jones EG (2004) Widespread thalamic terminations of fibers arising in the superficial medullary dorsal horn of monkeys and their relation to calbindin immunoreactivity. J Neurosci 24: 248–256
29. Gschossmann JM, Holtmann G, Mayer EA (2002) Epidemiologie und klinische Phänomenologie viszeraler Schmerzen. Schmerz 16: 447–451
30. Häbler H-J, Jänig W, Koltzenburg M (1990) Activation of unmyelinated afferent fibres by mechanical stimuli and inflammation of the urinary bladder in the cat. J. Physiol 425: 545–562
31. Häbler H-J, Jänig W, Koltzenburg M (1993) Myelinated primary afferents of the sacral spinal cord responding to slow filling and distension of the urinary bladder. J Physiol 463: 449–460
32. Häbler H-J, Jänig W, Koltzenburg M (1993) Receptive properties of myelinated primary afferents innervating the inflamed urinary bladder of the cat. J Neurophysiol 69: 395–405
33. Hirshberg RM, Al-Chaer ED, Lawand NB, Westlund KN, Willis WD (1996) Is there a pathway in the posterior funiculus that signals visceral pain? Pain 67: 291–305
34. Jänig W (1993) Spinal visceral afferents, sympathetic nervous system and referred pain. In: Vecchiet L, Albe-Fessard D, Lindblom U, Giamberardino MA (Hrsg) New trends in referred pain and hyperalgesia, pain research and clinical management, vol 7. Elsevier, Amsterdam, pp 83–98
35. Jänig W (1996) Neurobiology of visceral afferent neurons: neuroanatomy, functions, organ regulations and sensations. Biol Psychol 42: 29–51
36. Jänig W (Hrsg; 2002) Viszeraler Schmerz. Schmerz 16: 424–480
37. Jänig W (2005) Vagal afferents and visceral pain. In: Udem B, Weinreich D (Hrsg) Advances in vagal afferent neurobiology. CRC Press, Boca Raton, S461–489
38. Jänig W (2006) The integrative action of the autonomic nervous system. Neurobiology of homeostasis. Cambridge University Press, Cambridge
39. Jänig W, Häbler H-J (1995) Visceral-autonomic integration. In: Gebhart GF (ed) Visceral pain. Prog Pain Res Manag, vol 5. IASP Press, Seattle, pp 311–348
40. Jänig W, Koltzenburg M (1990) On the function of spinal primary afferent fibres supplying colon and urinary bladder. J Auton Nerv Syst 30: S89–S96
41. Jänig W, Koltzenburg M (1993) Pain arising from the urogenital tract. In: Maggi CA (ed) Nervous control of the urogenital system, vol 2 of Burnstock G (ed) The autonomic nervous system. Harwood Academic Publishers, Chur, Schweiz, S 523–576
42. Jänig W, McLachlan EM (1987) Organization of lumbar spinal outflow to distal colon and pelvic organs. Physiol Rev 67: 1332–1404
43. Jänig W, Morrison JFB (1986) Functional properties of spinal visceral afferents supplying abdominal and pelvic organs with special emphasis on visceral nociception. In: Cervero F, Morrison JFB (eds) Visceral sensation. Progr Brain Res 67: 87–114
44. Jänig W, Khasar SG, Levine JD, Miao FJ-P (2000) The role of vagal visceral afferents in the control of nociception. In: Mayer EA, Saper CB (eds) The biological basis for mind body interaction. Prog Brain Res 122: 273–287

45. Jones EG (2002) A pain in the thalamus. J Pain 3: 102–104
46. King AB, Menon RS, Hachinski V, Cechetto DF (1999) Human forebrain activation by visceral stimuli. J Comp Neurol 413: 572–582
47. Lewis T (1942) Pain. Macmillan, London
48. MacKenzie J (1920) Symptoms and their interpretation, 4th edn. Shaws, London
49. McDonald DM (1990) The ultrastructure and permeability of tracheobronchial blood vessels in health and disease. Eur Respirat J Suppl 12: 572s-585 s
50. Meller ST, Gebhart GF (1992) A critical review of the afferent pathways and the potential chemical mediators involved in cardiac pain. Neuroscience 48: 501–524
51. Mense S (1993) Nociception from skeletal muscle in relation to clinical muscle pain. Pain 54: 241–289
52. Meyer RA, Ringkamp M, Campbell JN, Raja SN (2005) Peripheral mechanisms of cutaneous nociception. In: McMahon SB, Koltzenburg M (eds) Wall and Melzack´s textbook of pain, 5th edn. Elsevier Churchill, Livingstone, pp 3–34
53. Michaelis M, Häbler H-J, Jänig W (1996) Silent afferents: a further class of nociceptors? Clin Exp Pharmacol Physiol 23: 14–20
54. Monconduit L, Bourgeais L, Bernard JF, LeBars D, Villanueva L (1999) Ventromedal thalamic neurons convey nociceptive signals from the whole body surface to the dorsolateral neocortex. J Neurosci 19: 9063–9072
55. Ness TJ (1995) Historical and clinical perspectives of visceral pain. In: Gebhart GF (ed) Visceral pain. Prog Pain Res Managment, vol 5, IASP Press, Seattle, S 3–23
56. Ness TJ, Gebhart GF (1990) Visceral pain: a review of experimental studies. Pain 41: 167–324
57. Price DD (1999) Psychological mechanisms of pain and analgesia. Prog Pain Res Management, vol 15, IASP Press, Seattle
58. Roza C, Laird JMA, Cervero F (1998) Spinal mechanisms underlying persistent pain and referred hyperalgesia in rats with an experimental ureteric stone. J Neurophysiol 79: 1603–1612
59. Ruch TC (1965) Pathophysiology of pain. In: Ruch TC, Patton HD (eds) Physiology and biophysics. Saunders, Philadephia, S. 345–363
60. Saper CP (2002) The central autonomic nervous system: conscious visceral perception and autonomic pattern generation. Annu Rev Neurosci 25: 433–469
61. Schaible H-G, Grubb BD (1993) Afferent and spinal mechanisms of joint pain. Pain 55: 5–54
62. Sugiura Y, Terui N, Hosoa Y (1989) Differences in the distribution of central terminals between visceral and somatic unmyelinated primary afferent fibers. J Neurophysiol 62: 834–847
63. Treede RD, Kenshalo DR, Gracely RH, Jones AKP (1999) The cortical representation of pain. Pain 79: 105–111
64. Treede RD, Apkarian AV, Bromm B, Greenspan JD, Lenz FA (2000) Cortical representation of pain: functional characterization of nociceptive areas near the lateral sulcus. Pain 87: 113–119
65. Udem B, Weinreich, D. (eds; 2005) Advances in vagal afferent neurobiology. CRC Press, Boca Raton
66. Urban MO, Gebhart GF (1999) Supraspinal contributions to hyperalgesia. Proc Natl Acad Sci USA 96: 7687–7692
67. Vecchiet L, Albe-Fessard D, Lindblom U, Giamberardino MA (eds; 1993) New trends in referred pain and hyperalgesia, Pain Research and Clinical Management, vol 7. Elsevier, Amsterdam
68. Villanueva L, Nathan PW (2000) Multiple pain pathways. In: Devor M, Rowbotham MC, Wiesenfeld-Hallin Z (edsw) Proceedings of the 9th World Congress on Pain. Progress Pain Res and Management, vol 16, IASP Press, Seattle, pp 371–386
69. Wesselmann U (2002) Klinik und Pathophysiologie der Schmerzen der Beckenorgane bei der Frau. Schmerz 16: 467–475
70. Williamson JW, Nobrega AC, McDoll R, Mathews D, Winchester P, Friberg L, Mitchell JH (1997) Activation of the insular cortex during dynamic exercise in humans. J Physiol 503: 277–283
71. Willis WD, Al-Chaer ED, Quast MJ, Westlund KN (1999) A visceral pain pathway in the dorsal column of the spinal cord. Proc Natl Acad Sci USA 96: 7675–7679
72. Willis WD Jr, Zhang X, Honda CN, Giesler GJ Jr (2002) A critical review of the role of the proposed VMpo nucleus in pain. J Pain 3: 79–94

Literatur zu Kap. 24.2

Clark AM, Hartling L, Vandermeer B, Mc Alister FA (2005) Meta-analysis: secondary prevention programs for patients with coronary heart disease. Ann Intern Med 143: 659–672

Conwell DL, Vargo JC, Zuccaro G (2001) Role of differential neuroaxial blockade in the evaluation and management of pain in chronic pancreatitis. Am J Gastroenterol 96: 431–436

Creed F, Fernandes L, Guthrie E, Palmer S, Ratcliffe J, Read N, Rigby C, Thomson D, Tomenson B, North of England IBS Research Group (2003) The cost-effectiveness of psychotherapy and paroxetine for severe irritable bowel syndrome. Gastroenterology 124: 303–317

Cremonini F, Delgado-Aros S, Camilleri M (2003) Efficacy of alosetron in irritable bowel syndrome: a meta-analysis of randomised trials. Neurogastroenterol Motil 15: 79–86

Critchley J, Capewell S (2004) Smoking cessation for the secondary prevention of coronary heart disease. Cochrane Database Syst Rev 1: CD003041

DCCV – Deutsche Morbus Crohn & Colitis Ulcerosa Vereinigung (2001) Themenheft: Schmerzen bei chronisch entzündlichen Darmerkrankungen. Bauchredner 2: 9–70

Dite P, Ruzicka M, Zboril V, Novotny I (2003) A prospective randomized trial comparing endoscopic and surgical therapy for chronic pancreatitis. Endoscopy 35: 553–558

Drechsel U, Plato G (2003) Der chronische Beckenbodenschmerz aus der Sicht der Schmerztherapie. In Merkle W (Hrsg) Der chronische Beckenbodenschmerz. Steinkopff, Darmstadt, S 27–S56

Drossman DA (1996) Chronic functional abdominal pain. Am J Gastro 91: 2270–2281

Ehlert U, Heim C, Hellhammer DH (1999) Chronic pelvic pain as a somatoform disorder. Psychother Psychosom 68: 87–94

Eisenberg E, Pultorak Y, Pud D, Bar-El Y (2001) Prevalence and characteristics of post coronary artery bypass graft surgery pain (PCP). Pain 92: 11–17

Evans BW, Clark WK, Moore DJ, Whorwell PJ (2004) Tegaserod for the treatment of irritable bowel syndrome. Cochrane Database Syst Rev 1: CD003960

Gschossmann JM, Häuser W, Wesselmann U, Holtmann G (2002) Diagnostische Kriterien und therapeutische Strategien bei Schmerzen des Magen-Darm-Traktes und der Beckenorgane. Schmerz 16: 476–480

Guda NM, Partington S, Freeman ML (2005) Extracorporal shock wave lithotripsy in the management of chronic calcific pancreatitis: a meta-analysis. JOP 13: 6–12

Häuser W, Grandt D (2002) Psychosomatik viszeraler Schmerzsyndrome. Schmerz 16 : 460–466

Häuser W, Grandt D, Rünzi M (2004) Bauchschmerzen aus internistisch-psychosomatischer Sicht. gestresster Magen – gereizter Darm? MMW Fortschr Medizin 146: 31–34

Henningsen P, Derra C, Türp JC, Häuser W (2004) Funktionelle somatische Schmerzsyndrome: Zusammenfassung der Hypothesen zur Überlappung und Ätiologie. Schmerz 18: 136–140

Kopf A, Bätjer N (2005) Schmerztherapie in der gastroenterologischen Onkologie. Z Gastroenterol 43: 1061–1069

Jackson JL, O´ Malley PG, Tomkins G, Balden E, Santoro J, Kroenke K (2000) Treatment of functional gastrointestinal disorders with antidepressants: a metaanalysis. Am J Med 108: 65–72

Johnson GJ, Cosnes J, Mansfield JC (2005) Review article: smoking cessation as primary therapy to modify the course of Crohn´s disease. Aliment Pharmacol Ther 21: 921–931

Jones J, Boorman J, Cann P, Forbes A, Gomborone J, Heaton K, Hungin P, Kumar D, Libby G, Spiller R, read N, Silk D, Whorwell PJ (2000) British Society of Gastroenterology guidelines for the management of the irritable bowel syndrome. Gut 47 (Suppl 2): II1-II19

Jones JL, Loftus EV (2005) Avoiding the vicious cycle of prolonged opioid use in Crohn´s disease. Am J Gastro 100: 2230–2232

Jung BJ, Ahrendt GM, Oaklander AL, Dworkin RH (2003) Neuropathic pain following breast cancer surgery: proposed classification and research update. Pain 104: 1–13

Lackner JM, Mesmer C, Morley S, Dowzer C, Hamilton S (2004) Psychological treatments for irritable bowel syndrome: a systematic review and meta-analysis. J Consult Psychol 72: 1100–1113

Ladabaum U (2003) Safety, efficacy and costs of pharmacotherapy for functional gastrointestinal disorders: the case of alosetron and its implications. Aliment Pharmacol Ther 17: 1021–1030

Melzer J, Rösch W, Reichling J, Brignoli R, Saller R (2004) Metaaanalysis: Phytotherapy of functional dyspepsia with the herbal drug preparation STW (Iberogast). Aliment Phramacol 20: 1279–1287

Moayyedi P, Soo S, Deeks J, Delaney B, Innes M, Forman D (2004) Pharmacological therapies for non-ulcer dyspepsia. Cochrane Database Syst Rev 4: CD001960

Moayyedi P, Soo S, Deeks J, Delaney B, Harris A, Innes M, Oakes R, Wilson S, Roalfe A, Bennett C, Forman C (2005) Eradication of Helicobacter pylori for non-ulcer dyspepsia. Cochrane Database Syst Rev 1: CD002096

Moore R, Chester M (2001) Neuromodulation for chronic refractory angina.Br Med Bull 59: 269–278

Niemann T, Madsen LG, Larsen S, Thorsgaard N (2000) Opioid treatment of painful chronic pancreatitis. Int J Pancreatol 27: 235–240

Olson KW (1998) Rational management of chronic abdominal pain. Comp Ther 24: 180–186

Palsson OS, Whitehead WE (2002) The growing case for hypnosis as adjunctive therapy for functional gastrointestinal disorders. Gastroenterology 123: 2132–2135

Prithvi PR (1999) Tutorial 41: Visceral pain. Pain Digest 9: 197–208

Quatero A, Meineche Schmidt V, Muris J, Rubin G, de Wit N (2005) Bulking agents, antispasmodics and antidepressant medication fort he treatment of irritable bowel syndrome. Cochrane Database Syst Rev 2; CD003460

Reiter RC (1998) Evidence-based management of chronic pelvic pain. Clin Obstet Gynecol 41: 422–435

v. Schayck R, Kastrup o (1997) Schmerz und Depression. Nervenheilkunde 16: 309–316

Stones RW, Mountfield J (2000) Interventions for treating chronic pelvic pain in women Cochrane Database Syst Rev 4: CD000387

Shea ML, Conti CR, Arora RR (2005) An update of enhanced external counterpulsation. Clin Cardiol 28: 115–118

Soo S, Moayyedi P, Deeks J, Delaney B, Lewis M, Forman D (2005) Psychological interventions for non-ulcer dyspepsia. Cochrane Database Rev 2: CD002301

Thurston RC, Keefe FJ, Bradley B, Krishnan KRR, Caldwell DS (2001) Chest pain in the absence of coronary heart disease: a biopsychosocial perspective. Pain 93: 95–100

Wesselmann U, Burnett AL, Heinberg LJ (1997) The urogenital and rectal pain syndromes. Pain 73: 269–294

Wong GY, Schroeder DR, Carns P, Wilson JL, Martin DP, Kinney MO, Mantilla CB, Warner DO (2004) Effect of neurolytic celiac plexus block on pain relief, quality of life and survival in patients with unresectable pancreatic cancer. JAMA 291: 1092–1099

Internetadressen von Leitlinien zu Kap. 24.2

Deutsche Gesellschaft für Kardiologie www.dgk.org/leitlinien

Deutsche Gesellschaft für Verdauungs- und Stoffwechselerkrankungen www.dgvs.de/leitlinien.htm

Deutsche Gesellschaft für Gynäkologie und Geburtshilfe www.dggg.de/leitlinien.html

European Association of Urology. Guidelines on chronic pelvic pain www.uroweb.org/files/uploaded_files/ guidelines/chronicpelvicpain.pdf

Tumorschmerz

L. Radbruch und F. Elsner

25.1 Schmerzsyndrome – 318
25.1.1 Schmerztypen – 318
25.1.2 Schmerzattacken – 319
25.1.3 Spezielle Tumorschmerzsyndrome – 319

25.2 Differenzialdiagnose maligner und nicht maligner Schmerzursachen – 320

25.3 Therapie von Tumorschmerzen – 321
25.3.1 WHO-Empfehlungen – 321
25.3.2 Invasive Verfahren – 326
25.3.3 Therapieplanung – 326

25.4 Neuropathische Komponente bei Tumorschmerzen – 328

Literatur –329

Mit fortschreitendem Tumorwachstum treten bei der Mehrzahl der Patienten starke behandlungsbedürftige Schmerzen auf. Schmerzen sind eines der häufigsten Symptome bei Tumorpatienten. In einer Übersicht aus verschiedenen epidemiologischen Studien gaben zwischen 75 und 90% der Patienten in fortgeschrittenen Krankheitsstadien Schmerzen an. Bereits zum Zeitpunkt der Diagnosestellung litten 20–50% der Patienten unter Schmerzen, und oft sind es die Schmerzen, die als erstes Symptom den Patienten zum Arzt bringen und zur Tumorsuche und -diagnose führen.

25.1 Schmerzsyndrome

Die Häufigkeit von behandlungsbedürftigen Schmerzen hängt ab von der Pathophysiologie des Tumors, so verursachen Tumoren mit häufiger Metastasierung in das Skelettsystem bei mehr als 80% der Patienten Schmerzen, während Lymphome und Leukämien nur bei 25–45% zu Schmerzen führen.

Im Rahmen des progressiven Wachstums des Tumors und des begleitenden peritumorösen Ödems lösen der mechanische Druck und/oder die freigesetzten Entzündungmediatoren Schmerzen aus. Je nach Art der Reizung und der betroffenen Strukturen werden diese Schmerzsyndrome sehr unterschiedlich empfunden. Aus den Angaben der Patienten können phänomenologische Schmerztypen beschrieben werden. Die Berücksichtigung der Schmerztypen bei der Therapieplanung hat sich in der klinischen Praxis bewährt. Vor der Therapieplanung sollte deshalb eine Tumorschmerzdiagnose, die Schmerzlokalisation, Schmerztyp, Schmerzätiologie und Schmerzintensität umfasst, formuliert werden.

25.1.1 Schmerztypen

Knochenmetastasen oder Tumorinfiltration im Knochen verursachen durch die Reizung des Periosts Schmerzen, die vom Patienten genau lokalisiert werden und oft als scharf oder stechend beschrieben werden (Abb. 25.1). Typisch sind eine Zunahme der Schmerzen bei Bewegung und dementsprechend oft eine Abnahme der Schmerzen in der Nacht. Patienten mit Knochenschmerzen können trotz ausreichender Schmerzlinderung in Ruhe schon bei geringfügigen Bewegungen unter unerträglichen Schmerzen leiden. Die Schmerzen können entlang der Muskel- und Sehnenansätze ausstrahlen.

Weichteilschmerzen werden ähnlich wie Knochenschmerzen als scharf oder stechend beschrieben. Wie bei Knochenschmerzen wird der Schmerzreiz durch Tumorwachstum, Druck, Entzündung oder Ischämie an den Nozizeptoren ausgelöst. Die Schmerzen werden vom Patienten genau an dem Ort der Schädigung lokalisiert. Bei offenen Stellen der Haut oder Schleimhäute wird nach Berührung oder Reizung oft ein lang anhaltendes Brennen geschildert. Die sichtbaren Veränderungen mit Ulzera

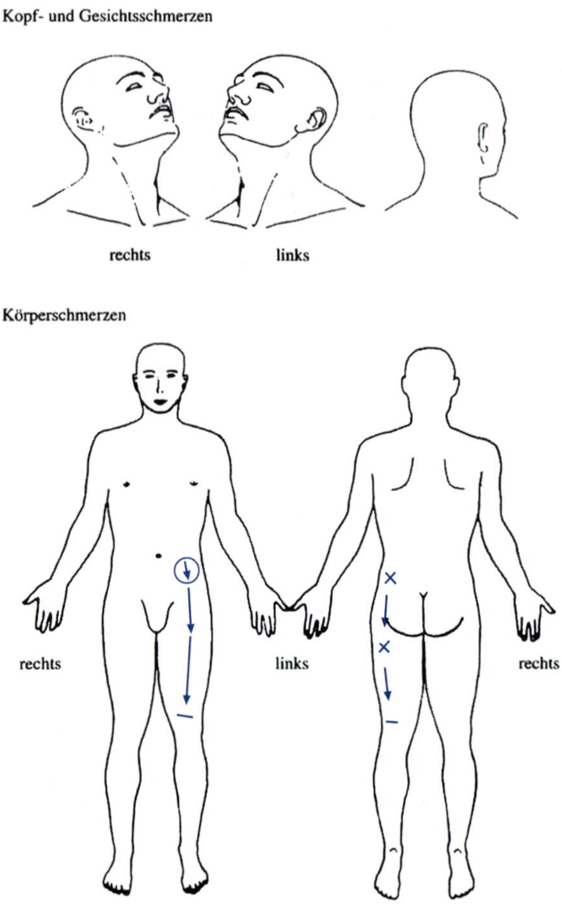

Abb. 25.1. Eintragungen in das Körperschema bei einem 60-jährigen Patienten mit Nierenzellkarzinom. Rezidivtumor mit Infiltration des Plexus lumbosacralis, einschießende und brennende Schmerzen bis NRS 10 bei Bewegung, Allodynie, zusätzlich Schmerzen im Shuntbereich am rechten Arm nach jeder Dialyse

oder Rötungen an Haut oder Schleimhaut führen schnell zur Diagnose des Schmerztyps.

Dekubitalulzera der Haut sind bei bettlägerigen und kachektischen Patienten nicht immer zu vermeiden. Bei sachgerechter Wundversorgung sind Dekubitalulzera nur wenig schmerzhaft. Im Gegensatz dazu führen Ulzera oder Entzündungen an den Schleimhäuten zu starken Weichteilschmerzen, die oft auf eine Opioidtherapie nur schlecht ansprechen. Eine Mukositis nach Strahlen- oder Chemotherapie kann so schmerzhaft sein, dass eine orale Ernährung nicht mehr möglich ist.

Viszerale Schmerzen werden durch Zug oder Druck auf die serösen Häute oder die Bindegewebsstrukturen der Eingeweide ausgelöst, indem die viszeralen Nozizeptoren in diesen Geweben gereizt werden. Diese Schmerzen werden oft als dumpf oder drückend beschrieben. Die Schmerzen können nicht genau lokalisiert werden und werden im gesamten Bauchraum oder Thorax

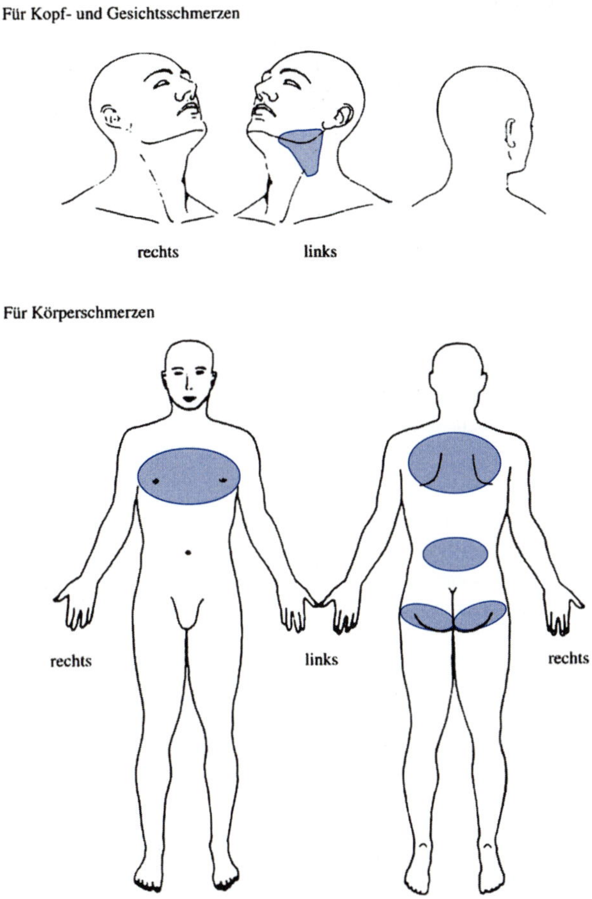

Abb. 25.2. Eintragungen in das Körperschema bei einem 37-jährigen Patienten mit Parotistumor. Zustand nach »neck dissection«, Knochenschmerzen im 1. und 2. Lendenwirbelkörper, stechende Schmerzen mit Linderung bei Bewegung

angegeben. Bei Verlegung von Hohlorganen können kolikartige Schmerzen auftreten.

Die Infiltration oder Kompression von peripheren Nerven, Nervenplexus oder im zentralen Nervensystem führt zu neuropathischen Schmerzen (Abb. 25.2). Diese Schmerzen werden oft als elektrisierend, einschießend oder lanzierend beschrieben und strahlen in den Versorgungsbereich eines Nervs oder Dermatoms aus. Sensible und seltener auch motorische Ausfälle in den schmerzhaften Arealen weisen auf die Nervenschädigung hin. Neuropathische Schmerzen können auch als brennende Dauerschmerzen geschildert werden, entweder im Versorgungsbereich einzelner Nerven oder strumpf- bzw. handschuhförmig ähnlich wie bei einer Polyneuropathie.

Bei der Mehrzahl der Patienten treten im Verlauf Kombinationen von verschiedenen Schmerztypen auf. In einer großen epidemiologischen Untersuchung traten Knochen- oder Weichteilschmerzen bei 35% der Patienten auf, viszerale Schmerzen bei 17% und neuropathische Schmerzen bei 9%, während bei den übrigen 39% der Patienten mehrere Schmerztypen kombiniert waren.

25.1.2 Schmerzattacken

Die zeitliche Verteilung der Schmerzen ist für die Therapieplanung ebenfalls von Bedeutung. Tumorschmerzen treten in der Regel als Dauerschmerzen auf. Zusätzlich zu den Dauerschmerzen klagen viele Patienten aber über Schmerzattacken (»breakthrough pain«). Schmerzattacken können ein Zeichen für die unzureichende Behandlung der Dauerschmerzen sein, z. B. wenn die Schmerzattacken häufig kurz vor der nächsten Medikamentengabe auftreten (»end-of-dose-failure«).

Ein Teil der Patienten kann auslösende Ursachen für die Schmerzattacken benennen, z. B. bestimmte Bewegungen, Nahrungsaufnahme oder Stress. Manche Patienten schildern auch Maßnahmen, mit denen sie die Schmerzattacken selbst lindern oder durchbrechen können, z. B. durch Einnahme einer bestimmten Körperhaltung oder Position. Wenn möglich, sollte dies vom Therapeuten verstärkt werden, indem auslösende Faktoren vermieden und lindernde Faktoren verstärkt werden.

Für die Therapieplanung sollten Schmerzattacken ebenso wie die Dauerschmerzen in nozizeptive (Knochen- und Weichteilschmerzen, viszerale Schmerzen) und neuropathische Schmerzattacken differenziert werden (Abb. 25.3). Die zeitliche Charakteristik der Schmerzattacken ist dabei hilfreich, so sind neuropathische Schmerzattacken oft blitzartig, treten innerhalb von Sekunden auf und halten nur selten länger als wenige Minuten an.

25.1.3 Spezielle Tumorschmerzsyndrome

Im Rahmen von bestimmten Komplikationen können spezielle Schmerzsyndrome auftreten, die mit der üblichen analgetischen Therapie nicht ausreichend gelindert werden können. Das schnelle Erkennen dieser Syndrome ist notwendig, um eine spezifische Behandlung einleiten zu können.

Patienten mit **osteolytischen Knochenmetastasen** können ein Hyperkalzämiesyndrom entwickeln. Bei Hyperkalzämie leiden die Patienten neben anderen Symptomen wie Übelkeit, Verwirrtheit und Durst oft auch unter starken Schmerzen, die nicht genau lokalisiert werden können und häufig am ganzen Körper empfunden werden. Die Steigerung der Opioiddosis ist ineffektiv, führt aber oft zu zunehmender Verwirrtheit. Eine Senkung des Serumkalziums durch Bisphosphonatinfusionen führt dagegen zu einer Schmerzlinderung innerhalb weniger Stunden oder Tage (▶ Kap. 16.1.2 und 19.4).

Metastasen in den Bauchorganen wie **Leber** oder **Milz** können durch Tumor und Begleitödem zu einem Druck auf die Bindegewebskapsel des Organs führen. Die Leber ist bei der Untersuchung vergrößert und deutlich druckschmerzhaft. Dieser Kapselspannungsschmerz ist ebenfalls durch Opioide kaum zu lindern. Eine Kortikoidtherapie kann durch Reduktion des

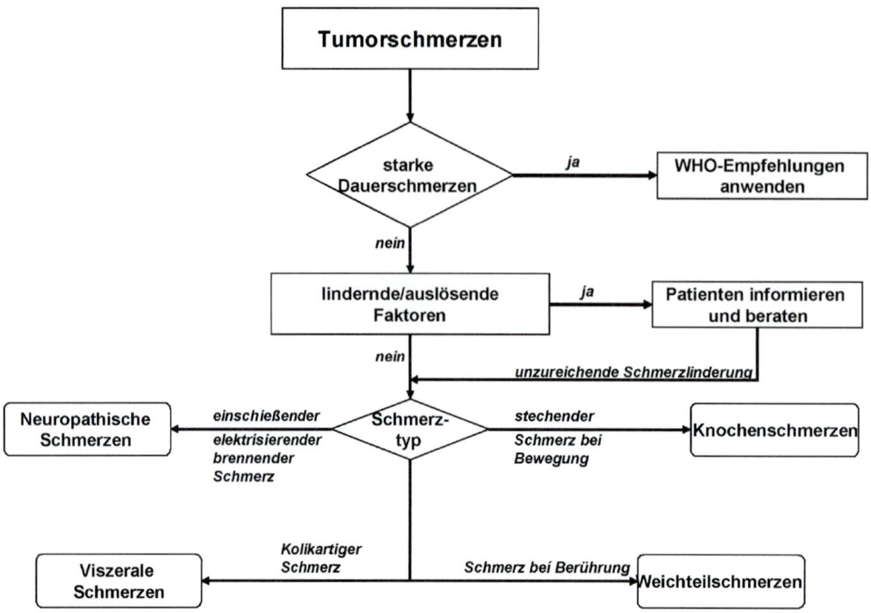

Abb. 25.3. Algorithmus zur Behandlung von Schmerzattacken (»breakthrough pain«)

Begleitödems dagegen schnell zu einer Abnahme der Spannung und zur Schmerzlinderung führen.

Bei Tumorwachstum im Bereich der **Wirbelsäule**, z. B. bei Tumoren mit Knochenmetastasen in den Wirbelkörpern, kann es bei der Progression des Tumors zu einem Einbruch in den Spinalkanal kommen. Vor allem an den engen Stellen des Spinalkanals, z. B. im Bereich der Brustwirbelsäule, kann dies schnell zu einer spinalen Kompression führen. Ein frühes Warnzeichen ist die Zunahme der Schmerzen, sobald der Patient sich hinlegt, da der Druck im Spinalkanal dann ansteigt und die Kompression durch Tumorgewebe und Begleitödem sich dann stärker auswirken. Bei Wirbelsäulenmetastasen lassen dagegen die Schmerzen im Liegen eher nach, da diese Knochenschmerzen bewegungsabhängig sind und mit körperlicher Ruhe gelindert werden. Bei Verdacht auf eine neu aufgetretene spinale Kompression ist eine weiterführende Diagnostik notwendig, um die Indikation zur operativen Entlastung zu überprüfen. Ist eine Operation nicht möglich, sollten Kortikoide eingesetzt werden.

25.2 Differenzialdiagnose maligner und nicht maligner Schmerzursachen

Mehr als 80% der Tumorschmerzsyndrome werden durch den Primärtumor oder die Metastasen ausgelöst. Das Tumorwachstum selbst, aber auch Entzündung und Ödem um den Tumor, Ischämien im Tumorrandgebiet können Nozizeptoren reizen. Im Tumorgewebe produzierte Zytokine können ebenfalls Nozizeptoren aktivieren. Behandlungsbedürftige Schmerzen können jedoch nicht nur durch den Tumor selbst, sondern auch durch begleitende Symptome des Tumors verursacht werden, z. B. durch ein Lymphödem oder durch eine paraneoplastische Herpes-zoster-Infektion.

Die antineoplastische Therapie der malignen Erkrankung wird oft mit der Tumorverkleinerung auch eine Schmerzreduktion bewirken. Andererseits kann aber auch die Therapie mit anhaltenden Schmerzen verbunden sein. Mehr als 15% der Tumorschmerzsymptome sind Narbenschmerzen oder andere Schmerzsyndrome nach Operationen, Polyneuropathien nach Chemotherapie oder schmerzhafte Mukositiden nach Strahlentherapie. Diese therapiebedingten Schmerzen können die Patienten mehr beeinträchtigen als die Tumorschmerzen. Neuropathische Schmerzsyndrome infolge einer Strahlenfibrose treten u. U. noch mehrere Monate oder Jahre nach der Strahlentherapie auf.

Die Unterscheidung zwischen tumorbedingten und therapiebedingten Schmerzen ist nicht immer einfach. So können Schmerzen in Axilla und Arm, die mehrere Monate nach Resektion und Bestrahlung eines Mammakarzinoms auftreten, neuropathische Deafferenzierungsschmerzen nach intraoperativen Nervenverletzungen oder infolge einer Strahlenfibrose sein. Häufig werden Schmerzen an der Innenseite des Oberarmes angegeben, wenn der 2. Interkostalnerv intraoperativ verletzt worden ist. Die Schmerzen können auch Folge des ansteigenden Drucks im Rahmen eines beginnenden Lymphödems sein. Andererseits können die Schmerzen das erste klinische Zeichen des Tumorrezidivs sein. Für die Differenzierung ist eine sorgfältige klinische Untersuchung erforderlich. Bei neuropathischen Schmerzen lassen sich oft sensible neurologische Ausfälle im Versorgungsbereich eines Interkostalnervs oder bei Anteilen des Plexus brachialis feststellen.

Bei neu auftretenden oder stetig zunehmenden Schmerzen sollte eine weiterführende Diagnostik erfolgen, z. B. mit bildgebenden Verfahren, um ein Tumorrezidiv auszuschließen. Ein negativer Befund sollte bei anhaltenden Beschwerden allerdings in der Nachsorge in 3-monatlichen Abständen wiederholt kontrolliert werden, da die Unterscheidung zwischen Narbengewebe und Rezidiv auch mittels Computertomographie oder Kernspintomographie nicht immer einfach ist. Anhaltende Schmerzen sind ein sehr sensibles, wenn auch relativ unspezifisches Frühwarnsymptom des Rezidivs, das der radiologischen Bestätigung des Rezidivs mehrere Monate vorausgehen kann.

Außer den tumor- und therapiebedingten Schmerzen können die Tumorpatienten aber auch unter chronischen Schmerzen leiden, die mit der Tumorerkrankung nicht im Zusammenhang stehen. Rund 10% der Schmerzsyndrome bei Tumorpatienten sind solche tumorunabhängigen Schmerzen. Chronische Rückenschmerzen oder eine schon lange bestehende Migräne können unerträglich werden, wenn die Patienten mit nachlassendem Allgemeinzustand sich weniger bewegen können und schließlich das Bett kaum noch verlassen können. Die Unterscheidung von tumorunabhängigen Schmerzen und tumor- oder therapiebedingten Schmerzen lässt sich am besten aus der Anamnese und der Schilderung des Patienten ableiten, da die tumorunabhängigen Schmerzen schon vor Beginn der Tumorerkrankung bestanden haben und vom Patienten eindeutig von den Tumorschmerzen unterschieden werden können.

! Die Unterscheidung zwischen tumorbedingten, therapiebedingten und tumor- und therapieunabhängigen Schmerzen ist für die Planung des therapeutischen Vorgehens von Bedeutung und muss deshalb in die Schmerzdiagnose aufgenommen werden.

25.3 Therapie von Tumorschmerzen

25.3.1 WHO-Empfehlungen

Im Jahr 1986 wurden von einem Expertenkommittee im Auftrag der Weltgesundheitsorganisation WHO Empfehlungen zur Tumorschmerztherapie herausgegeben. Diese Empfehlungen wurden in nur wenig veränderter Form 1990 und 1996 fortgeschrieben. In mehreren Ländern wurde in z. T. großen Fallserien die Effektivität der WHO-Empfehlungen bestätigt und eine zufriedenstellende Schmerzlinderung bei 80% der Patienten erreicht. Diese WHO-Empfehlungen sind allerdings mehr ein didaktisches Modell als eine evidenzbasierte Zusammenstellung von Studienergebnissen. Die Arzneimittelkommission der Deutschen Ärztekammer hat 1998 Therapieempfehlungen zur Tumorschmerztherapie herausgegeben, die sich eng an den WHO-Empfehlungen orientieren, in der 2. Auflage im Jahr 2000 wurde auch eine Bewertung der vorliegenden Evidenz zu den einzelnen Empfehlungen aufgenommen.

Empfehlungen der Weltgesundheitsorganisation zur Tumorschmerztherapie

- Patienten mit Tumorschmerzen sollen eine symptomatische Schmerztherapie erhalten.
- Die Tumorschmerztherapie soll in erster Linie mit Schmerzmedikamenten erfolgen.
- Die Schmerzmittel sollen v. a. **oral** appliziert werden.
- Die Schmerzmedikation soll als **Dauermedikation** mit festen Einnahmezeiten und nicht nur nach Bedarf verabreicht werden.
- Die Schmerzmittel sollen entsprechend der Schmerzstärke und der Vorbehandlung nach einem **analgetischen Stufenplan** ausgewählt werden.
- Koanalgetika oder adjuvante Medikamente sollen bei entsprechender Indikation zusätzlich zu den Analgetika auch verabreicht werden.
- Der Therapieerfolg soll kontrolliert und bei nicht ausreichender Wirkung der Therapieplan angepasst werden.
- Die Schmerztherapie soll an die individuellen Bedürfnisse des Patienten angepasst werden.

Applikationsweg

Der **orale** Applikationsweg ist einfach und unkompliziert und belastet den Patienten am wenigsten. Mit der Vielzahl der verfügbaren Präparate und Applikationsformen ist eine orale Zufuhr oder eine Applikation über eine Ernährungssonde auch bei Patienten mit Schluckstörungen und Passagebehinderungen möglich. Die subkutane oder parenterale Zufuhr führt zu einem schnelleren Anstieg der Plasmakonzentration, dies ist bei einer Dauertherapie aber ohne Vorteil. Die Effektivität oder die Nebenwirkungsrate wird durch den Wechsel auf die parenterale Zufuhr nicht verbessert.

Wenn Patienten Morphin nicht oral zu sich nehmen können, ist der bevorzugte Applikationsweg der **subkutane** Zugang. Eine intramuskuläre Zufuhr ist für den Patienten unangenehm und deshalb in der Tumorschmerztherapie obsolet.

Die Vorteile der subkutanen Injektion bestehen darin, dass die benötigten Nadeln dünner sind, die Gefahr von Nervenschäden geringer ist, sodass die Wahl der Injektionsstelle nicht so wichtig ist, und in der besseren Sichtbarkeit der Venen, sodass die Gefahr einer versehentlichen intravenösen Injektion geringer ist. Die Absorption ist ähnlich, Spitzenplasmakonzentrationen werden nach 15–30 min erreicht, mit einem schnelleren Anfluten der Wirkung im Vergleich zur oralen Applikation.

Während Schmerzspitzen bei den meisten Patienten mit einer oralen Zusatzmedikation gut durchbrochen werden können, treten bei einigen Patienten Schmerzattacken so schnell und kurz auf, dass die Wirkung der oralen Zusatzmedikation erst einsetzt, wenn die Schmerzattacke schon wieder vorbei ist. Unter Umständen kann hier die subkutane Applikation oder sogar die intravenöse Gabe über eine patientenkontrollierte Pumpe mit Bolusfunktion sinnvoll sein, um ein schnelleres Anfluten des Analgetikums zu ermöglichen.

Das durchschnittliche Verhältnis der relativen Potenz von oral appliziertem zu subkutanem Morphin liegt zwischen 1 : 2 und 1 : 3 (d. h. 20–30 mg Morphin oral entspricht 10 mg subkutan).

Nach parenteraler Applikation umgehen die verabreichten Medikamente die präsystemische Metabolisierung in der Leber (»first-pass effect«). Die relative Wirkstärke von parenteralem Morphin im Verhältnis zur oralen Dosis wird kontrovers diskutiert. Anscheinend bestehen nicht nur interindividuelle Variationen, sondern zusätzliche Schwankungen in Abhängigkeit von den Umständen, unter denen Morphin eingesetzt wurde. Bei der Umrechnung von oraler auf subkutane Applikation sollte 1/3 der Dosierung gewählt werden, um eine grob equianalgetische Wirkung zu errreichen, jedoch können Dosisanpassungen nach unten oder oben erforderlich sein.

Die intravenöse Infusion kann bevorzugt werden bei Patienten, die bereits einen intravenösen Zugang haben, Patienten mit generalisierten Ödemen, Patienten, die unter der subkutanen Infusion Erytheme, Hautläsionen oder sterile Abszesse entwickeln, Patienten mit Störungen der Blutgerinnung und Patienten mit peripheren Durchblutungsstörungen. Die relative Wirkstärke bei intravenöser und subkutaner Applikation ist gleich. Bei der Umstellung von oraler Gabe auf intravenös appliziertes Morphin sollte 1/3 der Dosis verabreicht werden.

Alternative Opioide, insbesondere Hydromorphon, können für die parenterale Anwendung bevorzugt werden, da aufgrund der höheren Lösbarkeit gegenüber Morphin geringere Injektionsvolumina erforderlich sind.

Transdermal appliziertes Fentanyl oder Buprenorphin kann eine nützliche nichtinvasive Alternative für Patienten mit stabilem Opioidbedarf sein.

Die rektale Applikation kann von manchen Patienten bevorzugt werden. Die Bioverfügbarkeit und die Wirkdauer entsprechen der oralen Applikation, die Dosierung bei oraler und rektaler Gabe sind equianalgetisch.

Applikationszeiten

Tumorschmerzen sind in der Regel Dauerschmerzen und erfordern eine **Dauermedikation**. Die Applikationszeiten sollten der Wirkdauer der Analgetika angepasst werden. Nicht retardierte Morphinpräparate wie auch Metamizol müssen deshalb alle 4 h verabreicht werden, retardierte Präparate können alle 8-12 h gegeben werden. Wenn die Schmerzen immer wieder auftreten, bevor die nächste Dosis fällig ist, sollte die Dosis der Dauermedikation erhöht werden. Für Morphin sind mehrere Applikationsformen mit retardierter Freisetzung verfügbar, wobei keine Hinweise vorliegen, dass die Applikationsformen für die 12-stündliche Anwendung (Tabletten, Kapseln oder Lösung) in ihrer Wirkdauer oder relativen analgetischen Potenz wesentliche Unterschiede aufweisen. Das Gleiche gilt für die Applikationsformen für die 24-stündliche Anwendung, obwohl für diese Formen weniger Daten vorliegen

Mehr als die Hälfte der Tumorschmerzpatienten benötigt neben der Dauermedikation eine **Bedarfsmedikation** zur Behandlung von Schmerzattacken. Diese Bedarfsmedikation, in der Regel ein nicht retardiertes Morphinpräparat, kann auch zur Dosisfindung bei der Einstellung der Therapie genutzt werden. Die Bedarfsmedikation soll möglichst eine schnell wirksame Form des gleichen Opioids sein, das auch für die Dauertherapie eingesetzt wird, wenn eine solche Form zur Verfügung steht, also z. B. nicht retardierte Morphinlösung oder Tabletten bei einer Dauermedikation mit retardierten Morphintabletten, oder ein transmuköser Fentanylstick bei einer Dauertherapie mit transdermalem Morphin.

Die Dosis der Bedarfsmedikation richtet sich nach der Dauermedikation und muss bei Erhöhung der Dauermedikationsdosis entsprechend angepasst werden. Als Richtwert gilt 1/6 der Tagesdosis der Dauermedikation. Bei einer Dauertherapie mit 600 mg retardierten Morphintabletten kann also eine Bedarfsmedikation von 100 mg nicht retardierter Morphinlösung sinnvoll sein. Allerdings kann die effektive und verträgliche Bedarfsdosis beim einzelnen Patienten von diesem Richtwert sehr nach oben oder unten abweichen. Insbesondere für das orale transmuköse Fentanylcitrat (OTFC) wird deshalb eine individuelle Titration der benötigten Dosis für die Bedarfsmedikation empfohlen.

Analgetika

Die Auswahl der Analgetika erfolgt nach dem analgetischen **Stufenplan der WHO** (◘ Tab. 25.1). Die Bezeichnung »hochpotente« und »niederpotente« Opioide für die WHO-Stufen 2 und 3 ist weit verbreitet, obwohl diese Bezeichungen aus pharmakologischer Sicht nicht sinnvoll sind. Eine Monotherapie mit Opioiden ist bei vielen Schmerzsyndromen nicht ausreichend effektiv. Die Kombination von Opioiden mit Nichtopioiden auf den Stufen 2 und 3 führt zu einer deutlichen Verbesserung der Effektivität. Auf allen Stufen können die Analgetika mit Koanalgetika oder adjuvanten Medikamenten zur Behandlung von Nebenwirkungen und anderen Symptomen des Tumors kombiniert werden.

Der Stufenplan ist kein starres Schema, der von unten nach oben durchlaufen werden muss. Bei mittleren oder starken Schmerzen kann die analgetische Behandlung auf Stufe 2 oder 3 begonnen werden. In einer großen Fallserie mit mehr als 2000 Patienten durchliefen nur 10% der Patienten alle 3 Stufen.

Nichtopioidanalgetika (Antipyretika, Antiphlogistika)

Bei leichten Schmerzen sind Nichtopioidanalgetika wie Metamizol, Paracetamol oder nichtsteroidale Antiphlogistika (NSAI) effektiv. In einer älteren Metaanalyse waren NSAI signifikant

◘ **Tab. 25.1.** Analgetischer Stufenplan der Weltgesundheitsorganisation zur Tumorschmerztherapie

Stufe	Medikation
1	Opioide für mittlere bis starke Schmerzen ± Nichtopioide
2	Opioide für mäßige bis mittlere Schmerzen ± Nichtopioide
3	Nichtopioidanalgetika

wirksamer als Placebo und gleich wirksam wie Opioide der Stufe 2. Bei Knochen- oder Weichteilschmerzen sind NSAI besonders wirksam. Diclofenac bis 150 mg oder Ibuprofen können mit gutem Effekt eingesetzt werden. Mit zunehmender Verschlechterung des Allgemeinzustandes sind die Patienten anfälliger für die Nebenwirkungen der NSAI. Wassereinlagerungen in den Beinen können bei der Mobilisation von bettlägerigen Patienten stören, gastrointestinale Beschwerden bei Patienten mit Kachexie und Appetitmangel besonderes unangenehm empfunden werden.

Neue COX2-selektive NSAI wie Celecoxib (200 mg) verursachen weniger gastrointestinale Nebenwirkungen. Allerdings scheint die Effektivität im klinischen Alltag hinter der der älteren nichtselektiven NSAI zurück bleiben. Eine gastroprotektive Begleitmedikation z. B. mit Omeprazol ist aber nicht bei allen Patienten erforderlich. Bei Risikopatienten, z. B. wenn gleichzeitig eine Kortikoidtherapie durchgeführt wird, ist eine solche prophylaktische Gabe von Gastroprotektiva allerdings notwendig. Das Risiko von Nierenfunktionsstörungen ist bei exsikkierten Tumorpatienten sowohl bei den selektiven wie bei den nichtselektiven NSAI höher, die Nierenfunktion sollte durch regelmäßige Laborkontrollen überprüft werden.

Bei viszeralen Schmerzen ist Metamizol mit Dosierungen von 3000–6000 mg aufgrund der spasmolytischen Eigenschaften vorteilhaft. Die Applikation muss alle 4–6 h erfolgen, da keine retardierte Form verfügbar ist.

Der Einsatz von Paracetamol ist auf Kinder mit Tumorschmerzen beschränkt, bei Erwachsenen ist die analgetische Wirksamkeit nicht ausreichend.

Opioide der WHO-Stufe 2

Bei leichten bis mittleren Schmerzen oder wenn die Analgetika der Stufe 1 nicht ausreichend effektiv sind, sind Opioide der Stufe 2 wirksam. Die Opioide sollen mit einem Nichtopioid kombiniert werden. In Deutschland werden in erster Linie Dihydrocodein, Tramadol und Tilidin/Naloxon eingesetzt. Dihydrocodein wird mit Dosierungen von 120 mg begonnen und kann bis 360 mg gesteigert werden. Es wird bei Tumorschmerzen aufgrund der oft ausgeprägten Obstipation nur noch selten eingesetzt. Tramadol und Tilidin werden in Dosierungen von 200–600 mg bei oraler Applikation eingesetzt, für beide Opioide sind retardierte und nichtretardierte Formen im Handel. Tramadol kann in Dosierungen bis 400 mg auch intravenös verabreicht werden. Für Tramadol ist neben der Opioidwirkung eine Hemmung der Wiederaufnahme von Noradrenalin und Serotonin nachgewiesen, dies bewirkt eine Aktivierung hemmender Bahnen in der Schmerzleitung. Möglicherweise ist dies vorteilhaft bei Patienten mit neuropathischen Tumorschmerzen. Allerdings wird bei Tramadol, v. a. bei Gaben in Tropfenform, häufig Übelkeit und Erbrechen als Nebenwirkung berichtet. Der Wechsel auf eine andere Applikationsform, z. B. retardierte Tabletten, kann diese Nebenwirkungen oft beseitigen.

Opioide der WHO-Stufe 3

Bei mittleren bis starken Tumorschmerzen sind Opioide der Stufe 3 effektiv. Auch auf dieser Stufe sollte das Opioid mit einem Nichtopioid und evtl. mit Koanalgetika und Adjuvanzien kombiniert werden. Neben Morphin können auf dieser Stufe Buprenorphin, Hydromorphon, Levomethadon, Oxycodon oder transdermal appliziertes Fentanyl eingesetzt werden.

Morphin ist in vielen verschiedenen Applikationsformen und für viele Applikationswege verfügbar, es ist das am längsten eingesetzte Opioid, mit dem die meisten klinischen Erfahrungen gesammelt wurden. Morphin kann deshalb als Goldstandard in der Tumorschmerztherapie angesehen werden. Die Behandlung wird mit 30–60 mg Tagesdosis begonnen und nach Bedarf gesteigert. Es gibt keine Obergrenze, wenn auch die Dosierung aus praktischen Gründen meist 600 mg Tagesdosis nicht überschreitet.

Oxycodon und Hydromorphon wurden erst vor wenigen Jahren als retardierte Applikationsformen eingeführt. Die Unterschiede zum Morphin sind in der klinischen Praxis eher gering, wenn auch für einzelne Patienten Vorteile von einer der Substanzen zu erwarten sind. So kann die geringe Plasmaeiweißbindung des Hydromorphon z. B. bei Patienten unter einer Chemotherapie das Risiko von Arzneimittelinteraktionen verringern. Im Endstadium einer Tumorerkrankung ist der Plasmaeiweißspiegel oft sehr niedrig, bei Hydromorphon wird dies Wirkung und Nebenwirkungen weniger beeinflussen als bei Opioiden mit einer höheren Plasmaeiweißbindung. Hydromorphon ist ca. 7,5-mal analgetisch stärker wirksam als Morphin. Die Behandlung wird mit 8 mg Tagesdosis begonnen. Wie bei Morphin bestehen keine Obergrenzen, sodass Dosierungen von 200 mg oder mehr erreicht werden können.

Der Hinweis auf die geringere Inzidenz zentralnervöser Nebenwirkungen unter Oxycodon im Vergleich zu anderen Opioiden kann unserer klinischen Erfahrung nach bei Tumorpatienten nicht bestätigt werden, die Evidenz der klinischen Studien ist hierzu nicht eindeutig. Oxycodon ist ca. 2-mal analgetisch effektiver als Morphin. Als Anfangstagesdosis wird 20 mg gewählt und bei Ineffektivität gesteigert.

Für Patienten mit Schluckstörungen, z. B. aufgrund eines Passagehindernisses bei gastrointestinalen Tumoren oder aufgrund von therapieresistentem Erbrechen stellt die sublinguale Therapie mit Buprenorphin oder die transdermale Therapie mit Fentanyl oder Buprenorphin eine nichtinvasive parenterale Alternative dar. Das Opioid diffundiert aus dem Pflastersystem in die oberste Hautschicht und bildet dort ein Depot. Aus diesem Depot erfolgt die langsame systemische Resorption. Das intrakutane Depot führt zu gleichmäßigen Wirkstoffspiegeln über die Applikationszeit von 2–3 Tagen, bedingt aber auch eine eingeschränkte Steuerbarkeit des Systems, da sich Dosisänderungen erst nach 12–24 h auswirken.

Das Fentanylpflaster ist in 5 Wirkstärken erhältlich. Die Pflasterstärken entsprechen Tagesdosierungen von 0,3 mg (12,5 μg/h) bis 2,4 mg (100 μg/h). Bei opioidnaiven Patienten kann die Behandlung mit dem kleinsten Pflastersystem begonnen werden, bei Patienten mit höherdosierter Opioidvorbehandlung wird die Tagesdosis mit dem Verhältnis von 100 : 1 (Morphin oral: Fentanyl transdermal) umgerechnet. Mehrere Pflastersysteme kön-

25

Tab. 25.2. Empfehlungen zur Opioidtherapie des Research Steering Commitee der European Association for Palliative Care

Empfehlungen zur Opioidtherapie	Stärke der Empfehlung
Morphin ist das Opioid der 1. Wahl für mittlere bis starke Tumorschmerzen.	C
Für Patienten, die normal freisetzendes Morphin 4-stündlich erhalten, kann die Verdoppelung der Dosis zur Schlafenszeit eine einfache und effektive Methode sein, um zu verhindern, dass sie nachts wegen Schmerzen aufwachen.	C
Mehrere Applikationsformen mit modifiziert freisetzendem Morphin sind verfügbar, wobei keine Hinweise vorliegen, dass die Applikationsformen für die 12-stündliche Anwendung (Tabletten, Kapseln oder Lösung) in ihrer Wirkdauer oder relativen analgetischen Potenz wesentliche Unterschiede aufweisen. Das gleiche gilt für die Applikationsformen für die 24-stündliche Anwendung, obwohl für diese Formen weniger Daten vorliegen.	A
Wenn Patienten Morphin nicht oral zu sich nehmen können, ist der bevorzugte Applikationsweg der subkutane Zugang. Es gibt grundsätzlich keine Indikation für die intramuskuläre Gabe von Morphin bei chronischen Tumorschmerzen, da die subkutane Applikation einfacher und weniger schmerzhaft ist.	C
Das durchschnittliche Verhältnis der relativen Potenz von oral appliziertem zu subkutanem Morphin liegt zwischen 1 : 2 und 1 : 3 (d. h. 20–30 mg Morphin oral entspricht 10 mg subkutan).	C
Ein kleiner Teil der Patienten entwickelt unter der oralen Therapie mit Morphin (ggf. in Kombination mit Nichtopioiden und adjuvanten Analgetika) nicht tolerable Nebenwirkungen, bevor eine ausreichende Schmerzlinderung erreicht werden kann. Für diese Patienten sollte ein Wechsel auf ein anderes Opioid oder auf einen anderen Applikationsweg erwogen werden.	B
Hydromorphon oder Oxycodon, sofern sie in einer normal freisetzenden und modifiziert freisetzenden Form für die orale Anwendung vorhanden sind, stellen effektive Alternativen zu oralem Morphin dar.	A
Methadon ist eine effektive Alternative, allerdings kann die Anwendung komplizierter sein als bei anderen Opioiden, da Plasmahalbwertszeit, relative analgetische Potenz und Wirkdauer ausgeprägte interindividuelle Unterschiede aufweisen können. Die Anwendung durch nichtspezialisierte Ärzte wird nicht empfohlen.	C
Transdermales Fentanyl ist eine effektive Alternative zu oral appliziertem Morphin, bleibt jedoch am besten den Patienten mit stabilem Dosisbedarf vorbehalten. Es kann besondere Vorteile aufweisen für diese Patienten, wenn sie Morphin nicht oral zu sich nehmen können, als Alternative zur subkutanen Infusion.	B
Oral transmukös appliziertes Fentanyl (OTFC) ist eine effektive Behandlung von Durchbruchschmerzenn (»breakthrough pain«) für Patienten, die mit oralem Morphin oder einem anderen Opioid der WHO-Stufe 3 stabil eingestellt sind.	A

Stärke und Konsistenz der Evidenz, mit der die Empfehlungen unterstützt werden (nach der Agency for Healthcare Policy and Research, USA):

A Zumindest eine randomisierte kontrollierte Studie als Teil der veröffentlichten Literatur zu dieser Empfehlung, die von insgesamt guter Qualität und Konsistenz sein soll.

B Sorgfältig durchgeführte klinische Studien zum Thema der Empfehlung, aber keine randomisierte kontrollierte Studie.

C Evidenz von Expertenkommittees, Meinungen oder klinische Erfahrungen von anerkannten Authoritäten.

nen kombiniert werden, mehr als 6 Pflaster sind allerdings kaum praktikabel.

Als Bedarfsmedikation für die transdermale Fentanyltherapie ist ein transmuköser Fentanylstick mit 6 Wirkstärken von 200–1600 µg verfügbar. Der Stick mit oralem transmukösem Fentanylcitrat (OTFC) wird im Mund gehalten, über die Schleimhaut wird Fentanyl schnell in die systemische Zirkulation aufgenommen. Innerhalb von 5–15 min wird eine ausreichende Analgesie erreicht.

Das Buprenorphinpflaster ist erhältlich in 3 Stärken mit 35 µg/h, 52,5 µg/h und 70 µg/h (Tagesdosis 0,84 mg, 12,6 mg und 1,68 mg). Bei opioidnaiven Patienten mit starken Schmerzen kann die Behandlung mit dem kleinsten Pflaster begonnen werden, evtl. kann das Matrixpflaster auch geteilt werden. Mehrere Pflastersysteme können kombiniert werden, allerdings ist die Anbringung von mehr als 3–4 Pflastern aufwändig und benötigt größere Hautflächen. Buprenorphin ist ein partieller µ-Agonist mit hoher Affinität zum Opioidrezeptor.

Der partielle Agonismus wurde im Tierversuch mit einem Ceiling-Effekt in Verbindung gebracht. Ein Ceiling-Effekt ist erst bei hohen Dosierungen zu erwarten, ob dies in der klinischen Praxis von Bedeutung sein kann, ist unklar. Die hohe Plasmaeiweißbindung über 90% kann bei Tumorpatienten zu vermehrten Interaktionen mit anderen Medikamenten führen und zu Veränderungen der Pharmakokinetik mit dem Fortschreiten der Erkrankung, wenn die Plasmaeiweißspiegel absinken. Sublinguale Buprenorphintabletten stehen als Bedarfsmedikation für die transdermale Buprenorphintherapie zur Verfügung.

Levomethadon wirkt an den μ-Opioidrezeptoren, aber auch über den δ-Opioidrezeptoren und den NMDA-Rezeptor. Diese Mechanismen bieten eine Erklärung für die Wirksamkeit von Levomethadon bei Patienten, die mit anderen Opioiden keine ausreichende Wirkung oder intolerable Nebenwirkungen erfuhren. Die lange und variable Elimination mit einer Halbwertszeit zwischen 13 und 100 h, die bei vielen Patienten nach einiger Zeit zu einer Kumulation führt, und das Fehlen von sicheren Umrechnungsfaktoren lassen Levomethadon jedoch eher geeignet für die Therapie beim Spezialisten erscheinen. Für die Umstellung von einem anderen Opioid auf Levomethadon ist oft eine erneute Dosistitration erforderlich und eine engmaschige Kontrolle in den ersten Tagen nach Umstellung.

Häufige **Nebenwirkungen der Opioide** sind Übelkeit, Erbrechen, Müdigkeit, Konzentrationsstörungen, Verwirrtheit und Obstipation. Zunehmend werden auch neurotoxische Nebenwirkungen wie Alpträume, Halluzinationen, Myoklonien oder Hyperalgesien beschrieben. Bei den Therapiekontrollen sollten diese Nebenwirkungen kontrolliert und falls notwendig mit adjuvanten Medikamenten behandelt werden. Während Übelkeit und Müdigkeit meist nur in der Einstellungsphase und nach Dosiserhöhungen behandelt werden müssen, sollte die prophylaktische Therapie der Obstipation mit Laxanzien für die gesamte Dauer der Opioidtherapie fortgesetzt werden.

Eine Übersicht der Empfehlungen zur Opioidtherapie zeigt ◘ Tab. 25.2.

Opioidrotation

Bei den meisten Patienten sind mit fortschreitendem Tumorwachstum und zunehmenden Schmerzen Dosissteigerungen der Opioide erforderlich. Obergrenzen sind für die Opioide der Stufe 3 nicht bekannt. Das Auftreten von Nebenwirkungen kann jedoch weitere Dosissteigerungen verhindern. Durch den Wechsel auf ein anderes Opioid können die Nebenwirkungen reduziert und die Schmerzlinderung verbessert werden. Die Richtung des Wechsels, also von welchem Opioid auf welches neue Opioid gewechselt wird, scheint dabei von geringer Bedeutung zu sein. So wurde in einer Studie eine Verbesserung der Effektivität und Verträglichkeit nach dem Wechsel von Morphin auf Hydromorphon ebenso wie von Hydromorphin auf Morphin beschrieben. Die Dosierungen des neuen Opioids können oft deutlich unter den mit Hilfe der Umrechnungsfaktoren berechneten Dosierungen bleiben. Die Dosis des neuen Opioids wird deshalb nach den equianalgetischen Umrechnungsfaktoren berechnet, diese berechnete Dosis sollte dann aber halbiert werden. Alternativ kann eine Titrationsphase mit dem neuen Opioid zwischengeschaltet werden.

Die Opioidrotation ist als therapeutisches Konzept mittlerweile anerkannt. Allerdings sollte nicht übersehen werden, dass der Opioidwechsel nur eine Option zur Verbesserung der Effektivität und Verträglichkeit der analgetischen Therapie ist. Der Wechsel des Applikationswegs kann ebenso genutzt werden, um Nebenwirkungen zu reduzieren und die Analgesie zu verbessern. Möglich ist auch die Fortsetzung der Therapie mit intensiver adjuvanter Behandlung der Nebenwirkungen. Vor allem ist beim Auftreten von Nebenwirkungen stets zu überprüfen, ob diese Symptome nur durch die Steigerung der Opioidmedikation ausgelöst worden sind oder ob eine ursächliche Behandlung möglich ist. So kann die Senkung eines erhöhten Serumkalziumwertes durch Gabe von Bisphosphonaten Übelkeit und Verwirrtheit reduzieren, ohne dass die Opioiddosis verändert werden muss.

Koanalgetika

Bei bestimmten Indikationen können zusätzlich zu den Analgetika des WHO-Stufenplans andere Medikamente eingesetzt werden. Zu diesen Koanalgetika gehören Antidepressiva, Antikonvulsiva, Bisphosponate und Steroide. Antidepressiva aktivieren deszendierende Nervenbahnen, die die Schmerzleitung auf Rückenmarkebene hemmen; Antikonvulsiva stabilisieren die Zellmembranen der Nervenzellen. Beide Medikamentengruppen können deshalb bei Tumorschmerzen mit neuropathischen Komponenten sinnvoll sein. Antidepressiva werden bei brennenden Dauerschmerzen und schmerzhaften Parästhesien bevorzugt, während Antikonvulsiva v. a. bei einschießenden, elektrisierenden Schmerzen eingesetzt werden.

Bisphosphonate hemmen die Aktivität der Osteoklasten. Bei Patienten mit osteolytischen Metastasen wird das Wachstum dieser Metastasen gehemmt und so eine Schmerzreduktion erreicht. Eine direkte analgetische Wirkung der Bisphosphonate wird diskutiert.

Steroide wirken antiphlogistisch, sie werden als Koanalgetika eingesetzt, wenn ein Zusammenhang der Schmerzsymptomatik mit dem peritumorösen Ödem vermutet wird, z. B. bei Infiltration des Plexus lumbosacralis oder des Plexus brachialis, bei Tumorwachstum im Spinalkanal oder bei Leberkapselspannungsschmerz. Andere Wirkungen der Steroide wie Appetitsteigerung, Gewichtszunahme oder Euphorie werden von den Tumorpatienten oftmals als positiv empfunden.

Adjuvanzien

Zur Behandlung von Nebenwirkungen der Schmerzmittel und von Begleitsymptomen der Therapie ist bei den meisten Patienten der Einsatz von weiteren Medikamenten erforderlich. Eine Obstipationsprophylaxe sollte bei allen Patienten mit Opioiden der WHO-Stufe 3 verordnet werden, da die obstipierende Wirkung der Opioide bei fortgeschrittener Tumorerkrankung durch eine Reihe weiterer Faktoren wie z. B. Exsikkose, Bettlägerigkeit oder andere Medikamente verstärkt werden kann. Allerdings scheint die Häufigkeit der Obstipation bei der transdermalen Anwendung geringer zu sein, sodass bei diesem Applikationsweg eine Anwendung nur bei Bedarf gerechtfertigt scheint.

Zumindest während der Einstellung auf eine Opioidmedikation benötigen viele Patienten Antiemetika. Die emetogene Wirkung der Opioide wird über Dopaminrezeptoren vermittelt,

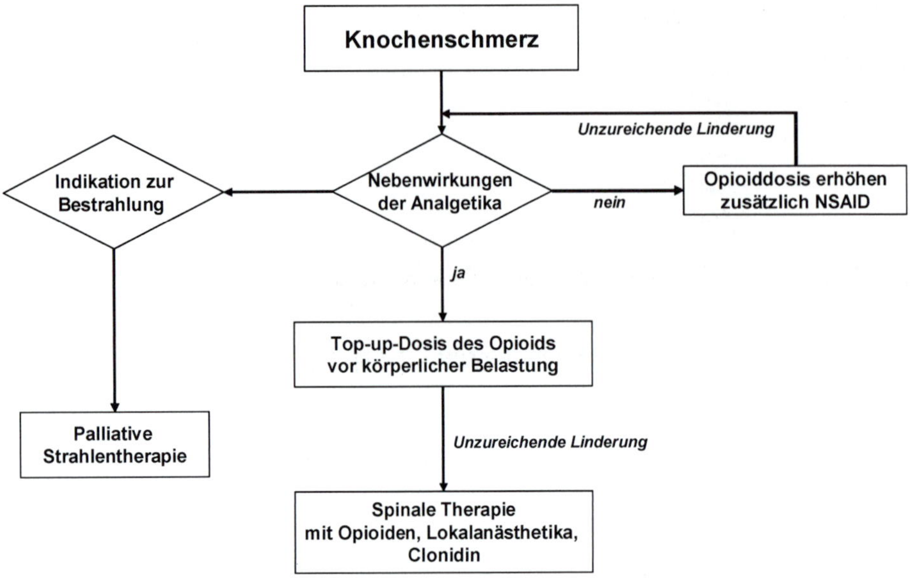

Abb. 25.4. Algorithmus für die Behandlung von tumorbedingten Knochenschmerzen

sodass der antiemetische Einsatz von Neuroleptika, die an diesen Rezeptoren ansetzen, sinnvoll ist.

25.3.2 Invasive Verfahren

Spinale Applikation

Bei Ausschöpfung aller Mittel der WHO-Empfehlungen bleibt nur eine kleine Gruppe von Patienten übrig, bei denen eine ausreichende Schmerzlinderung nicht erreicht werden kann. Für diese Patienten muss die Indikation für invasive Maßnahmen überprüft werden. Mit den zunehmenden Möglichkeiten der systemischen Schmerztherapie ist der Anteil invasiver Therapiemaßnahmen in den letzten Jahren jedoch deutlich rückläufig. Rückenmarknahe Schmerztherapie oder neurolytische Nervenblockaden sind auch in spezialisierten Einrichtungen bei weniger als 5% der Patienten erforderlich.

Durch die spinale Applikation werden die Opioide in die Nähe der Rezeptoren im Rückenmark gebracht. Dies kann über die epidurale oder die intrathekale Applikation erfolgen. Bei einer voraussichtlich längeren Therapiedauer kann die intrathekale Applikation gewählt und ein Therapiesystem mit Katheter und Medikamentenpumpe subkutan implantiert und mit dem Spinalkatheter verbunden werden. Die epidurale Applikation ist v. a. als zeitüberbrückende Maßnahme z. B. bis zum Ansprechen einer Strahlentherapie oder bei Patienten mit einer stark begrenzten Lebenserwartung sinnvoll. Die benötigten Infusionsvolumina sind höher als bei der intrathekalen Applikation, sodass implantierte Medikamentenpumpen nicht eingesetzt werden können. Der Epiduralkatheter wird mit einer externen Medikamentenpumpe verbunden. Neben Opioiden können andere analgetisch wirksame Substanzen wie Clonidin oder niedrigdosierte Lokalanästhetika eingesetzt werden.

Neurolysen

Die Zerstörung der schmerzleitenden Nervenstrukturen durch chemische oder thermische Läsionen bietet die Möglichkeit, eine anhaltende Schmerzlinderung durch eine einmalige Maßnahme zu erreichen. Mögliche Indikationen sind viszerale Oberbauchschmerzen, z. B. bei Pankreaskarzinom, für die Neurolyse des Plexus coeliacus, perianale Schmerzen bei Rektumkarzinom für die intrathekale Neurolyse der Sakralnerven oder Schmerzen im Versorgungsbereich der Interkostalnerven oder anderer peripherer Nerven für die Kryo- oder Thermoläsion. Allerdings sind nur wenige Patienten nach solchen Eingriffen längerfristig schmerzfrei. Oft wird nur eine Reduktion des Analgetikabedarfs erreicht. Der analgetische Effekt ist mit fortschreitendem Tumorwachstum bei vielen Patienten nach wenigen Tagen oder Wochen bereits verschwunden. Die Komplikationsmöglichkeiten dieser Verfahren sind z. T. erheblich, so wurden nach der intrathekalen Neurolyse der Sakralnerven irreversible Blasenfunktionsstörungen oder Paresen der Beine beschrieben. Aus diesen Gründen werden neurodestruktive Verfahren nur noch in ausgewählten Fällen durchgeführt.

Auch in spezialisierten neurochirurgischen Zentren werden andere invasive Verfahren wie die Chordotomie, die operative Durchtrennung der Schmerzbahn (Tractus anterolateralis) im zervikalen Rückenmark bei Tumorschmerzen mittlerweile kaum mehr angewandt.

25.3.3 Therapieplanung

Die Absprache der geplanten Schmerztherapie mit dem Patienten und seinen Angehörigen hat in der Tumorschmerztherapie einen besonders hohen Stellenwert. Ängste und Barrieren gegen Morphin und andere Schmerzmittel sind bei Tumorpatienten weit verbreitet und sollten vor Therapiebeginn angesprochen werden.

HOPE ©2005 MIDOS | M I | | Basisbogen r:

Sehr geehrte Patientin, sehr geehrter Patient, Sie kennen Ihre Situation selber am besten. Darum bitten wir Sie, diesen Bogen sorgfältig auszufüllen und die Aussagen so anzukreuzen, wie Sie sie im Augenblick bei sich selber wahrnehmen. Vielen Dank für Ihre Mitarbeit!	1. ID R ☐☐☐☐☐☐☐☐☐☐ 13. D tum. ☐☐ ☐☐ ☐☐☐☐

M1. Bitte kreuzen Sie Ihre **durchschnittliche** Schmerzstärke an.

[0]	[1]	[2]	[3]	[4]	[5]	[6]	[7]	[8]	[9]	[10]
Kein Schmerz										stärkster vorstellbarer Schmerz

M2. Bitte kreuzen Sie an, wie stark heute Ihre stärksten Schmerzen waren.

[0]	[1]	[2]	[3]	[4]	[5]	[6]	[7]	[8]	[9]	[10]
Kein Schmerz										stärkster vorstellbarer Schmerz

M3. Bitte kreuzen Sie an, wie stark heute Ihre Beschwerden sind.

Müdigkeit	☐ keine	☐ leichte	☐ mittlere	☐ starke Müdigkeit
Übelkeit	☐ keine	☐ leichte	☐ mittlere	☐ starke Übelkeit
Verstopfung	☐ keine	☐ leichte	☐ mittlere	☐ starke Verstopfung
Luftnot	☐ keine	☐ leichte	☐ mittlere	☐ starke Luftnot
Schwäche	☐ keine	☐ leichte	☐ mittlere	☐ starke Schwäche
Angst	☐ keine	☐ leichte	☐ mittlere	☐ starke Angst
Andere:	☐ keine	☐ leichte	☐ mittlere	☐ starke
Andere:	☐ keine	☐ leichte	☐ mittlere	☐ starke

M4. Bitte kreuzen Sie an, wie Sie sich heute **fühlen**:

Befinden	☐ sehr schlecht	☐ schlecht	☐ mittel	☐ gut	☐ sehr gut

M5. Bemerkungen:

M6. Selbsterfassung nicht möglich wegen:
■ Sprachproblemen ■ Schwäche ■ Kognitiven Störungen ■ Patient lehnt ab ■ Keine Zeit

Abb. 25.5. Minimales Dokumentationssystem für Tumorpatienten (MIDOS)

Nur bei einem Teil der Tumorpatienten kann eine vollständige Schmerzfreiheit erreicht werden. Es ist sinnvoll, mit dem Patienten ein realistisches Therapieziel zu vereinbaren. Dies kann zunächst in der Wiederherstellung der Nachtruhe bestehen oder in einer ausreichenden Schmerzlinderung bei Bettruhe. Unter Umständen hat der Patient schon ein klar definiertes Ziel, z. B. einen bestimmten Urlaubswunsch.

Der Schmerztyp sollte bei der Therapieplanung berücksichtigt werden. Bei Patienten mit Knochenmetastasen und bewegungsabhängigen Schmerzen, aber nur wenig Schmerzen in Ruhe führen z. B. Steigerungen der Opioiddosis u. U. zu einer Zunahme der Nebenwirkungen, in erster Linie der Sedierung, sodass keine Zunahme der Aktivität erreicht wird. Die Kombination eines nichtsteroidalen Antiphlogistikums mit einem Opioid ist bei diesen Patienten deutlich effektiver als eine Opioidmonotherapie. Weitere Therapieoptionen sind neben der rückenmarknahen Applikation der Wechsel des Opioids, die Kombination mit einem Amphetaminderivat zur Behandlung der opioidinduzierten Sedierung oder der Einsatz von Koanalgetika (Abb. 25.4).

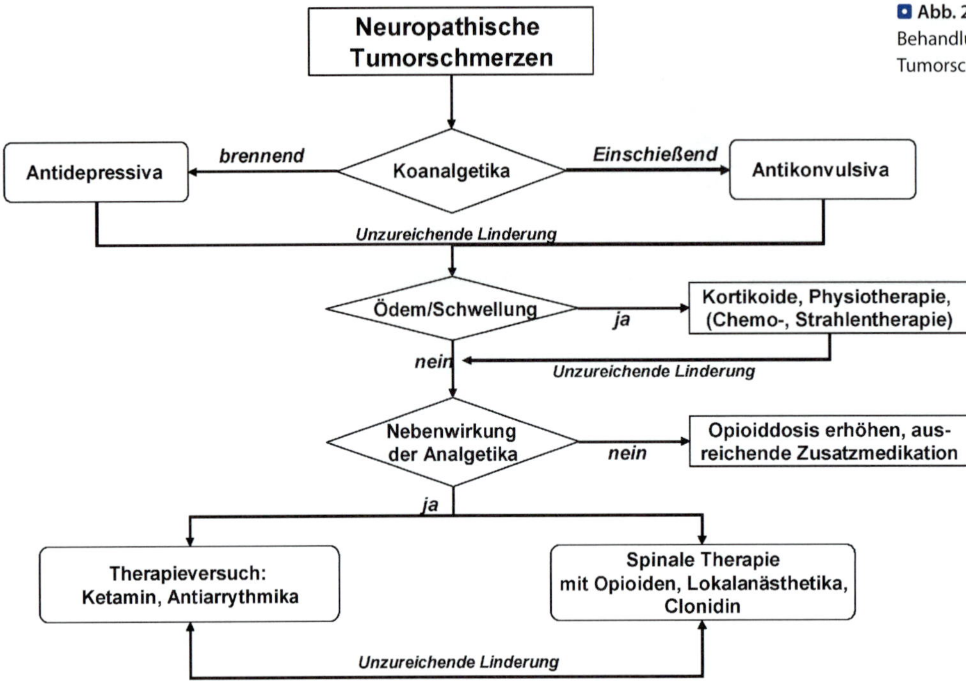

Abb. 25.6. Algorithmus für die Behandlung von neuropathischen Tumorschmerzen

Dokumentation

Die Schmerzdiagnose des Patienten und die durchgeführte Therapie müssen dokumentiert werden. Für Tumorpatienten sind kurze Instrumente wie die deutsche Version des Brief Pain Inventory sinnvoll, mit denen die Schmerzintensität und die schmerzbedingte Beeinträchtigung erfasst werden können.

Der Erfolg der Schmerztherapie sollte bei den regelmäßigen Kontrollterminen überprüft und dokumentiert werden. Das Fortschreiten einer Tumorerkrankung kann immer wieder zu einer erneuten Zunahme der Schmerzsymptomatik führen, sodass die Schmerztherapie entsprechend angepasst werden muss. Neben den Tumorschmerzen sollten dabei auch andere Symptome erfasst werden, da neben der Schmerztherapie häufig andere belastende Symptome behandelt werden müssen. Eine standardisierte Erfassung durch die Selbsteinschätzung des Patienten bietet das Minimale Dokumentationssystem MIDOS, mit dem Schmerzintensität, Übelkeit, Luftnot, Verstopfung, Müdigkeit, Angst und Schlafstörungen sowie das allgemeine Befinden auf einer kurzen Checkliste dokumentiert werden können (Abb. 25.5).

25.4 Neuropathische Komponente bei Tumorschmerzen

Neuropathische Schmerzen werden von den Patienten in verschiedenen Ausprägungen angegeben, selten treten sie als alleinige Schmerzart auf, viel häufiger handelt es sich um so genannte gemischte Schmerzsyndrome, also eine Kombination aus z. B. neuropathischen mit Nozizeptorschmerzen. Infiltration und Kompression von Nervenstrukturen können zum einen zu unangenehmen Brennschmerzen führen, andererseits auch elektrisierende, einschießende Schmerzattacken auslösen. Die schmerzhaften Areale entsprechen oft, aber nicht immer dem Versorgungsbereich der betroffenen Nervenstrukturen.

In der Therapie neuropathischer Schmerzen haben Koanalgetika einen hohen Stellenwert (Abb. 25.6). Antidepressiva haben sich zur Behandlung der Brennschmerzen bewährt. Die meisten Erfahrungen liegen mit trizyklischen Antidepressiva, v. a. mit Amitriptylin, Doxepin und Clomipramin vor. Die Belastung der Patienten durch Nebenwirkungen wie Mundtrockenheit, Obstipation oder Sedierung kann jedoch erheblich sein. Zur analgetischen Wirkung von neueren Substanzen wie den serotoninspezifischen Reuptake-Inhibitoren (SSRI) stehen klinische Studien noch aus. Nach eigenen Erfahrungen und anekdotischen Berichten können aber auch diese Substanzen als Koanalgetika eingesetzt werden und sind dann mit deutlich weniger Nebenwirkungen verbunden.

Grundsätzlich werden Antidepressiva in der Tumorschmerztherapie in einem niedrigen Dosisbereich eingesetzt, der deutlich unter den in der Psychiatrie üblichen Dosierungen bleibt. So wird Amitriptylin in Dosierungen von 25–75 mg pro Tag verabreicht. Eine einschleichende Therapie mit Beginn als »Abendmedikation« hat sich zur Vermeidung von initialer Müdigkeit bewährt. Die Wirkung der Antidepressiva baut sich langsam innerhalb der ersten 5–7 Behandlungstage auf, vor Ablauf dieser Zeit ist der therapeutische Nutzen nicht sicher abschätzbar, jedoch treten die substanztypischen Nebenwirkungen sofort mit Therapiebegin auf. Die Antidepressiva eignen sich nur für eine längerfristige Therapie.

In der Behandlung von einschießenden neuropathischen Schmerzen bewähren sich Antikonvulsiva wie Carbamazepin, Clonazepam oder Gabapentin. Die Dosis der Antikonvulsiva sollte von einer niedrigen Anfangsdosis (300 mg Carbamazepin bzw. Gabapentin) langsam gesteigert werden, bis die Schmerzreduktion ausreicht oder die Nebenwirkungen nicht mehr toleriert werden. Dabei können Dosierungen von mehr als 2000 mg Gabapentin erreicht werden. Spiegelbestimmungen wie in der antiepileptischen Therapie sind nicht sinnvoll.

Auch für neuropathische Schmerzen gilt, dass Koanalgetika allein selten ausreichend sind. Die Wirksamkeit von Opioiden auch bei neuropathischen Tumorschmerzen wird mittlerweile allgemein akzeptiert.

Bei ausbleibendem Effekt der systemischen Therapie ist auch bei neuropathischen Schmerzen ein Wechsel auf die rückenmarknahe Applikation von Opioiden, Lokalanästhetika und anderen Substanzen möglich.

Literatur

Adamietz A, Beck D, Gralow I et al. (1999) Leitlinienzur Tumorschmerztherapie. Tumordiagn Ther 20: 105–129

Arzneimittelkommission der Deutschen Ärzteschaft (2000) Empfehlungen zur Therapie von Tumorschmerzen. Arzneiverordnung in der Praxis Sonderheft 2

Caraceni A, Cherny N, Fainsinger R, Kaasa S, Poulain P, Radbruch L, De Conno F (2002) Pain measurement tools and methods in clinical research in palliative care. Recommendations of an expert working group of the European association of palliative care. J Pain Symptom Manag 23(3): 239–255

Cherny N, Ripamonti C, Pereira J, Davis C, Fallon M, McQuay H, Mercadante S, Pasternak G, Ventafridda V (2001) Strategies to manage the adverse effects of oral morphine: an evidence-based report. J Clin Oncol 19: 2542–2554

Doyle D, Hanks GW, MacDonald N (2003) Oxford Textbook of palliative medicine, 3rd edn. Oxford Medical Publications, Oxford

Hanks GW, deConno F, Cherny N, Hanna M, Kalso E, McQuay H, Mercadante S, Meynardier J, Poulin P, Ripamonti C, Radbruch L, Roco i Casas J, Sawe J, Twycross RG, Ventafridda V (2001) Morphine and alternative opioids in cancer pain: the EAPC recommendations. Br J Cancer 84: 587–593

Lawlor P, Turner K, Hanson J, Bruera E (1997) Dose ratio between morphine and hydromorphone in patients with cancer pain: a retrospective study. Pain 72 (1–2): 79–85

Mercadante S, Radbruch L, Caraceni A, Cherny N, Kaasa S, Nauck F, Ripamonti C, De Conno F (2002) Episodic (breakthrough) pain: consensus conference of an expert working group of the European Association for Palliative Care. Cancer 94(3): 832–839

World Health Organisation WHO (1996) Therapie tumorbedingter Schmerzen, 2. Aufl. Kilian, Marburg

Zech DF, Grond S, Lynch J, Hertel D, Lehmann KA (1995) Validation of World Health Organization Guidelines for cancer pain relief: a 10-year prospective study. Pain 63: 65–76

Internetadressen

Deutsche Gesellschaft für Palliativmedizin: www.dgpalliativmedizin.de

European Association for Palliative Care: www.eapcnet.org

International Association for Hospice and Palliative Care: www.hospicecare.com (umfangreiche Informationen zu Medikamenten in der Palliativmedizin, sehr gutes Bulletinboard)

Chapman R: www.painresearch.utah.edu/crc (Homepage von R. Chapman; ausführliche Linksammlung zu Schmerztherapie und verwandten Themen)

Ischämieschmerzen

M. Gleim

26.1 Periphere arterielle Durchblutungsstörung PAVK – 332
26.1.1 Epidemiologie – 332
26.1.2 Symptome – 332
26.1.3 Diagnostik – 332
26.1.4 Differenzialdiagnose – 333
26.1.5 Therapie – 333

26.2 Raynaud-Phänomen – 335
26.2.1 Symptome – 335
26.2.2 Diagnostik – 336
26.2.3 Diffenzialdiagnose – 336
26.2.4 Therapie – 336

26.3 Koronare Herzerkrankung – 336
26.3.1 Symptome – 336
26.3.2 Diagnostik – 336
26.3.3 Diffenzialdiagnose – 336
26.3.4 Therapie – 336

26.4 Abdomineller Ischämieschmerz – 337
26.4.1 Symptome – 337
26.4.2 Diagnose/Diffenzialdiagnose – 337
26.4.3 Therapie – 338

Literatur –338

Ischämieschmerzen spielen bei der Schmerztherapie eine oft unterschätzte Rolle. Ein Grund mag sein, dass Ischämieschmerzen vorwiegend in spezialisierten Fachdisziplinen wie Angiologie, Gefäßchirurgie und der interventionellen Radiologie behandelt werden. Patienten suchen »nur« wegen der Ischämieschmerzen keinen Schmerztherapeuten auf. Andererseits ist die Prävalenz der peripheren arteriellen Durchblutungsstörung (PAVK) zumindest im höheren Lebensalter derart hoch (Diehm et al. 2004a), dass praktisch jeder Schmerztherapeut mit dieser Erkrankung irgendwann konfrontiert werden wird. Die Bedeutung der PAVK liegt darin, dass sie oft die ersten Symptome einer generalisierten Arteriosklerose präsentiert, welche die weitere Prognose der Patienten wesentlich bestimmt. Rund 60% der Patienten mit PAVK sterben am Myokardinfarkt (Smith et al. 1996).

26.1 Periphere arterielle Durchblutungsstörung PAVK

26.1.1 Epidemiologie

Die Häufigkeit der PAVK wird oft unterschätzt. Dies mag an der hohen Zahl von Komorbiditäten liegen, die wegen des Behandlungsaufwandes und des Leidensdrucks im Vordergrund stehen. Basierend auf dopplersonographischen Untersuchungen kann eine Prävalenz von rund 20% bei den über 65-Jährigen angenommen werden (Diehm et al. 2004b).

26.1.2 Symptome

Die PAVK tritt überwiegend an den unteren Extremitäten auf. In Deutschland gebräuchlich ist die Einteilung das Stadienmodell nach Fontaine, das von der Manifestation der Beschwerden ausgeht (Tab. 26.1).

Tab. 26.1. Stadien der peripheren arteriellen Durchblutungsstörung (PAVK)

Stadium		PAVK
I		Beschwerdefreiheit
II		Belastungsschmerz = Claudicatio intermittens
	IIa	Schmerzfreie Gehstrecke >200 m
	IIb	Schmerzfreie Gehstrecke <200 m
III		Ischämischer Ruheschmerz
IV		Zusätzlich Nekrose, Gangrän oder Ulkus

Akuter Gefäßverschluss

In der Regel verursacht der akute Gefäßverschluss stärkste Schmerzen distal des Verschlusses; die Patienten berichten über einen Schmerz, der »wie ein Peitschenschlag« beginnt. Die betroffene Extremität ist blass, gelegentlich livide und nach kurzer Zeit deutlich kälter als die Gegenseite. Pulse sind peripher nicht palpabel.

Chronische Ischämie

Je nach Stadium treten ziehende, krampfende Schmerzen distal der Stenose bzw. des Verschlusses auf. Die Claudicatioschmerzen im Stadium II erfordern oft ein Stehenbleiben, bis die Schmerzen abgeklungen sind; gelegentlich kommt es auch beim Weitergehen zu einer Abnahme der Schmerzen (Walking-through-Phänomen). Ruheschmerzen treten vermehrt nachts auf, wenn nach Abnahme des Herzzeitvolumens die energetische Versorgung nicht mehr ausreicht. Das Herabhängenlassen der Beine führt dann zu einer Besserung. Viele Patienten können aus diesem Grund nicht mehr im Liegen schlafen.

Das Stadium IV ist als Verschlechterung des Stadiums III zu verstehen, bei dem die Ruheperfusion nicht mehr ausreicht, um den Erhaltungsstoffwechsel zu liefern. Die Ulzera sind Folge der unzureichenden Hämodynamik. Neben Nekrosen treten in variabler Häufigkeit die Symptome Ruheschmerz oder Claudicatio intermittens auf. Eine gesonderte Betrachtung verlangen die Patienten, die aufgrund der Hämodynamik eher dem Stadium II zuzuordnen sind, die aber aufgrund eines Bagatelltraumas Nagelmykosen, Druckulzera, offene Wunden etc. haben. Diese Patienten sind besser mit dem Begriff »kompliziertes Stadium II« zu beschreiben.

26.1.3 Diagnostik

! Die Diagnose des Ischämieschmerzes erfolgt durch klinische Untersuchung.

Akuter Gefäßverschluss

Durch die Leitsymptome (Schmerz, blasse kalte pulslose Extremität) besteht selten diagnostische Unsicherheit. Weitere apparative Untersuchungen dienen dann der Verschlusslokalisation und der Messung des Perfusionsdrucks im ischämischen Gebiet.

Chronische Ischämie

Bei Verdacht auf ischämisch verursachte Schmerzen muss der Patient körperlich untersucht werden. Palpation der Pulse sowie Auskultation von Stenosegeräuschen nach leichter Belastung (Stufen steigen oder Kniebeugen) kann die Diagnose der ischämischen Schmerzgenese erhärten oder unwahrscheinlich machen. Beispiel: Gut palpable Pulse am Fuß schließen eine Ischämie als

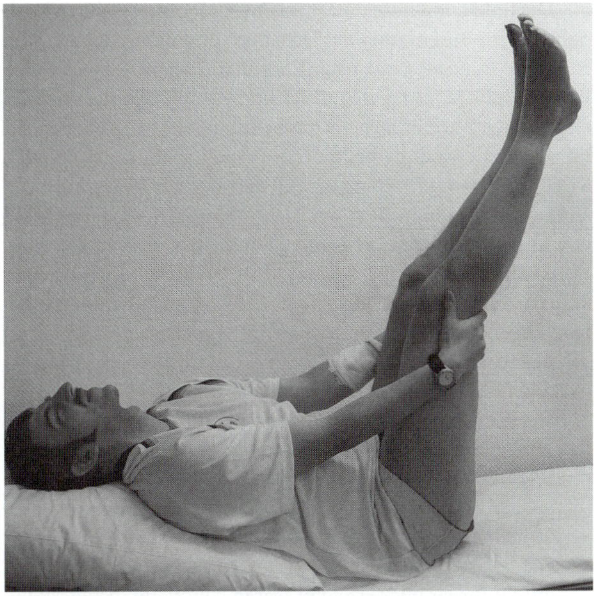

Abb. 26.1. Ratschow-Lagerungsprobe zur Sicherung der ischämischen Genese von Schmerzen: Der Patient liegt auf dem Rücken und hebt die Beine in die Senkrechte und vollführt kreisende Bewegungen mit den Füßen. Als Ausdruck der Minderperfusion kommt es bei PAVK-Patienten nach wenigen Sekunden zu einer Abblassung der Haut an den Füßen. Treten jetzt noch Schmerzen in Fuß oder Wade auf, spricht dies für Ischämieschmerz. Nach Herabhängenlassen der Beine gehen die Schmerzen rasch zurück, und es kommt im Vergleich mit der gesunden Extremität zu einer stark verzögert einsetzenden, prolongierten reaktiven Hyperämie. Eine analoge Prüfung ist an der oberen Extremität möglich, indem man den Patienten wiederholt die Faust mit eleviertem Arm öffnen und schließen lässt

Ursache für Oberschenkelschmerzen weitgehend aus. Andererseits geben Stenosegeräusche in der Leiste und fehlende palpable Pulse weiter distal bei Schmerzen im Unterschenkel Hinweise sowohl auf die ischämische Genese als auch auf die Lokalisation des Verschlusses. Provokationstests erlauben eine Abgrenzung der Ischämieschmerzen von Schmerzen anderer Genese: Nimmt bei Muskelarbeit oder Abnahme des Perfusionsdruckes (bei der Ratschow-Lagerungsprobe; Abb. 26.1) der Schmerz in der Wade zu, ist eine ischämische Genese wahrscheinlich.

26.1.4 Differenzialdiagnose

Thrombangiitis obliterans

Die Verdachtsdiagnose Thrombangiitis obliterans kann gestellt werden bei folgenden klinischen Konstellationen:

- Erstmanifestation im jungen Alter (<40 Jahre),
- männliches Geschlecht (m : w =9 : 1),
- distale Verschlusslokalisation,
- Befall auch der oberen Extremitäten,
- Nikotinabusus.

Weitere Hinweise geben typische angiographische Befunde sowie letztlich die histologische Begutachtung, wenn im Rahmen von Gefäßeingriffen oder Amputationen Gewebe gewonnen werden kann.

Polyneuropathie

Die oft umfangreiche Komorbidität der Patienten mit einer PAVK führt dazu, dass neben den reinen Ischämieschmerzen neuropathische Schmerzen durch diabetisch und/oder ischämisch verursachte Polyneuropathien auftreten. Im Gegensatz zu Ischämieschmerzen werden diese Schmerzen eher oberflächlich empfunden. Bei Verstärkung der Ischämie durch Provokationstests (Gehen, Ratschow-Lagerungsprobe) kommt es nicht zu einer Schmerzverstärkung. Neurologische Untersuchungen können die Diagnose eines neuropathischen Schmerzes untermauern.

Chronisch venöse Insuffizienz

Schmerzen bei chronisch venöser Insuffizienz bessern sich in der Regel durch Muskeltätigkeit. Hochlagerung der Extremität bringt im Gegensatz zum Ischämieschmerz Erleichterung.

Vertebragene Schmerzursachen

Spinalkanalstenosen können eine der ischämischen Claudicatio ähnliche Symptomatik verursachen. Oft ist eine strenge Diagnose der Schmerzgenese nicht möglich, da rund 30% der Patienten mit einer Spinalkanalstenose auch unter Durchblutungsstörungen leiden. Vertebragene Schmerzen präsentieren sich oft als pseudoradikulär. Gelegentlich führt ein Vorbeugen zu einer Symptomlinderung. Festigung der Diagnose ist durch MRT der Wirbelsäule möglich.

Wundschmerzen, Schmerzen des Bewegungsapparates

Die Differenzialdiagnose der Schmerzart [Ischämieschmerz vs. Wund- (Nozizeptor-)Schmerz] kann wiederum durch ischämische Provokation mittels Ratschow-Lagerung gefunden werden. Schmerzen des Bewegungsapparates machen in der Regel keine großen diagnostischen Probleme - sie sind typischerweise lokalisiert und bessern sich meistens mit zunehmender Mobilisierung. Die körperliche Untersuchung und Prüfung der Gelenkbeweglichkeit, evtl. mit Bildgebung, erbringt oft weitere Sicherheit.

26.1.5 Therapie

Akute Ischämie

> **!** Ziel ist rasche Linderung der Schmerzen, um eine Diagnostik und evtl. weiterführende therapeutische Maßnahmen zur Beseitigung der Durchblutungsstörung zu ermöglichen.

Hier kommen Verfahren zur Anwendung die sich in der Akutschmerztherapie bewährt haben: i.v.-Gabe von Analgetika, z. B. Piritramid 3,75–7,5–15 mg, Metamizol 0,5–1 g langsam,

Paracetamol 1 g. Regionalanästhetische Verfahren bieten den Vorteil einer sensorischen Blockade und gleichzeitigen Sympathikusblockade. Sofern seitens der Blutgerinnung keine Kontraindikationen bestehen, empfehlen sich Katheterverfahren, um durch repetitive Gaben von Lokalanästhetika eine lang dauernde Analgesie zu schaffen. Hier kommen Epiduralkatheter, Katheter an Nervenplexus, oder an peripheren Nerven in Frage. In der Regel erfordert ein akutes ischämisches Ereignis ein zügiges operatives oder radiologisch interventionelles Eingreifen, um die Extremität zu retten. Schmerzen aufgrund einer Vasospastik mit hohem Sympathikotonus (Endangiitis, Ergotismus, Folge nach Gefäßpunktionen oder -operationen) lassen sich auch durch selektive Sympathikusblockaden (Ganglion stellatum, lumbaler Grenzstrang) erfolgreich behandeln.

Chronische Ischämie

! Da der Ischämieschmerz nur ein Symptom der Durchblutungsstörung ist, die wiederum Folge einer systemischen Erkrankung ist, ist beim chronischen Krankheitsverlauf folgende Hierarchie der therapeutischen Maßnahmen zu wählen:
1. Behandlung der Grunderkrankung,
2. Ausschaltung von Noxen,
3. Beseitigung der Durchblutungsstörung,
4. Schmerztherapie.

Die Ausschaltung von Noxen besteht in erster Linie in der Beendigung des Rauchens. Die Korrektur weiterer Risikofaktoren wie Hypertonus, Diabetes, Hyperlipidämie, Hyperhomozysteinämie, die die Progredienz der Ischämie und die kardiovaskuläre Mortalität erhöhen, ist anzustreben (Diehm et al. 2004a).

Die Indikation für eine der im Folgenden aufgezählten **Maßnahmen zur Beseitigung der Ischämie** (und damit der Schmerzen) wird in erster Linie nach Konsultation der therapierenden Fachdisziplinen (Angiologie, Radiologie, Gefäßchirurgie) erfolgen. Leitlinienähnliche Konsensuspapiere können bei der Entscheidungsfindung helfen (Dormandy u. Rutherford 2000). Kontrolliertes Gehtraining fördert die Kollateralisierung einer Stenose, im Stadium II ist das Gehtraining Therapie der Wahl mit ausgezeichneten Langzeitergebnissen. Der Nutzen ist in Einzelfällen jedoch eingeschränkt, wenn aufgrund allgemeiner körperlicher Schwäche oder Erkrankungen des Bewegungsapparates ein effektives Gehen nicht mehr möglich ist.
- Rekanalisierung der Stenose (u. U. Einbringen eines Stents) durch radiologisch interventionelle Verfahren.
- Gefäßchirurgie zur Desobliteration und Anlage von Bypässen.
- Selektive Sympathikusblockaden bzw. Neurolysen des lumbalen Grenzstranges. Da es sich hierbei um kein lumeneröffnendes Verfahren handelt, sind Sympathikusblockaden erst indiziert, wenn die zuvor angeführten Verfahren nicht durchführbar oder erfolglos waren. Sympathikusblockaden werden heute fast ausnahmslos perkutan durch Injektion von Lokalanästhetika oder Äthanol an den Grenzstrang durchgeführt. Als Wirkmechanismus wird eine Dilatation periischämisch verengter Arteriolen angenommen, durch die es zu einem Anstieg des prä-/poststenotischen Druckgradienten und somit der Strömungsgeschwindigkeit über der Stenose kommt.
- Vor einer Sympathikusneurolyse muss obligat eine diagnostische Sympathikusblockade (mit Lokalanästhetikum) durch-

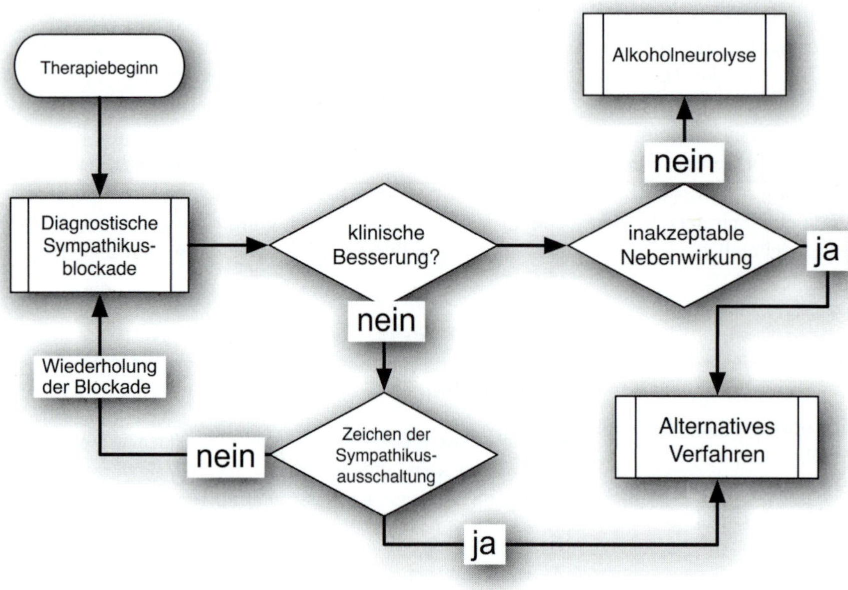

Abb. 26.2. Therapeutischer Enscheidungsablauf

geführt werden, um den späteren Effekt und unerwünschte Nebenwirkungen abschätzen zu können. Kommt es nach dieser Blockade zu einer klinischen Verbesserung (weitere Gehstrecke, Abnahme von Ruheschmerzen, Erwärmung der Haut als Zeichen verbesserter Hautdurchblutung), besteht die Indikation zur Neurolyse des Sympathikus. Tritt nach der diagnostischen Blockade eine klinische Verschlechterung (Schmerzzunahme, vermehrtes Ödem bei venöser Insuffizienz, Störung der Blasenentleerung oder eine Stuhlinkontinenz) auf, ist die Alkoholneurolyse des Grenzstranges kontraindiziert (◻ Abb. 26.2).

- Neben der inoperablen PAVK sind vasospastische Zustände mit einem erhöhten Sympathikotonus eine wesentliche Indikation für eine Sympathikusneurolyse (sekundäres Raynaud-Phänomen, Endangiitis). Bei den eigenen Patienten sahen wir neben einer klinischen Besserung im Stadium III und IV nach Fontaine auch bei Patienten mit einer stark beeinträchtigen Claudicatio (Stadium IIb nach Fontaine) eine relevante Besserung der Gehstrecke nach Sympathikusneurolyse.
- Vasoaktive Substanzen: Es kommen Prostanoide, z. B. PGE_1, zur Anwendung. Wirkmechanismus ist eine Thrombozytenaggregationshemmung und eine Vasodilatation. Indikationen sind kritische Durchblutungsstörungen, die keiner Revaskularisierung zugänglich sind.
- »Spinal cord stimulation« führt zu einer Linderung ischämischer Ruheschmerzen. Als Wirkmechanismus wird eine Besserung des nutritiven Blutflusses angenommen. Somit dürfte auch eine kausale Behandlung der Ischämieschmerzen anzunehmen sein.

Eine Schmerztherapie mit Analgetika wird nach den Regeln der Behandlung von Schmerzen nicht maligner Genese durchgeführt. Hierzu gehört die zeitkontingente Verabreichung von möglichst retardierten Zubereitungen, z. B. 2-mal100 mg Tramadol retard oder 2-mal 30 mg retardiertes Morphinsulfat. Überwiegt die neuropathische Schmerzkomponente, z. B. bei diabetischer Polyneuropathie, ist die einschleichende Behandlung mit membranstabilisierenden Substanzen wie Gabapentin indiziert. Reine Nozizeptorschmerzen, wie sie gelegentlich in Ulzera entstehen, sprechen gut auf Nichtopioidanalgetika wie Metamizol an.

Die medikamentöse Behandlung von Ischämieschmerzen ist, verglichen mit anderen Indikationen, meistens weniger wirkungsvoll. Dies mag zum einen daran liegen, dass keine Besserung der Ischämie und somit der Schmerzursache erreicht werden kann, zum anderen daran, dass eine ausreichend hohe Dosierung wegen Nebenwirkungen (Obstipation, Verwirrtheit) nicht erreicht werden kann.

26.2 Raynaud-Phänomen

26.2.1 Symptome

Das Raynaud-Phänomen bezeichnet eine anfallsartig einsetzende Ischämie der oberen Extremitäten, die mit Abblassung, Parästhesien und oft mit Schmerzen einhergeht. Gebräuchlich ist eine Unterscheidung in primäres und sekundäres Raynaud-Phänomen, die ausschließlich von dem Nachweis einer organischen vaskulären Erkrankung abhängt (◻ Tab. 26.2).

◻ **Tab. 26.2.** Unterscheidungsmerkmale zwischen primärem und sekundärem Raynaud Phänomen

Merkmal	Primäres Raynaud-Phänomen	Sekundäres Raynaud-Phänomen
Erkrankungsalter	Jung, 10–45 Jahre	Oft >50 Jahre
Geschlechtsverteilung	m : w = 1 : 5	Uneinheitlich
Befall der Finger	Symmetrisch DII–V	Asymmetrisch, oft einzelne Finger
Vaskuläres Grundleiden	Nie	Entsprechend der Grunderkrankung
Akrale Nekrosen	Keine	Häufig
Serologische Veränderungen	Keine	Entsprechend der Grunderkrankung
Kapillarmikroskopie	Keine morphologischen Veränderungen	Häufig pathologisch
Arteriographie	Vasospasmen	Abnormitäten der kleinen Gefäße, Wandveränderungen, Vasospasmen
Traumen, zugrundeliegende Systemerkrankung	Fehlt	Kollagenose (Sklerodermie, Lupus erythematodes), PAVK, Endangiitis obliterans, Vibrationstraumen, Intoxikation, Pharmaka, Malignom (paraneoplastisch)

Primäres Raynaud Phänomen

Passagere Vasospastik, oft mit typischer Farbsequenz (»Trikolore«) blass – zyanotisch – rot (als Ausdruck der reaktiven Hyperämie) ablaufend. Befall meist symmetrisch, betrifft Finger distal der Grundgelenke, der Daumen ist oft ausgespart. Frauen sollen 5-mal häufiger betroffen sein.

Sekundäres Raynaud Phänomen

Erkrankung, die definitionsgemäß mit strukturellen Veränderungen der Handarterien einhergeht. Allerdings wird die Diagnose der Grunderkrankung oft erst Jahre nach Auftreten der ersten Symptome gestellt. Trophische Störungen und Nekrosen treten speziell nach längerem Verlauf auf.

26.2.2 Diagnostik

- Anamnese: Erfassung exogener Noxen (Nikotin, Ergotaminpräparate, β-Rezeptorenblocker, berufliche Exposition, Vibrationstraumata), Auslöser für die Anfälle (Kälte, Stress), Seitenpräferenz.
- Objektivierung der Symptome und ggf. Dokumentation des digitalen Fingerarteriendrucks durch kontrollierte Exposition (Kälte), Untersuchung auf Nekrosen, Blutdruckmessung.
- Suche nach Ursachen eines möglicherweise sekundären Raynaud-Phänomens: Ausschluss proximaler Stenosen, ggf. durch Angiographie, Entzündungsparameter, Rheumaserologie, Autoantikörper, zirkulierende Immunkomplexe, Kapillarmikroskopie.

Für weitergehende Information sei auf Lehrbücher der Angiologie verwiesen (Rieger 1998).

26.2.3 Diffenzialdiagnose

Die wesentlichen differenzialdiagnostischen Überlegungen betreffen zunächst die Entscheidung, ob es sich um ein primäres oder sekundäres Raynaud-Phänomen handelt, da hieraus Konsequenzen für Prognose und weitere Therapieoptionen erwachsen.

26.2.4 Therapie

Akutbehandlung

Topische Anwendung von Nitroglycerinsalbe (2%) und milde Erwärmung (kein heißes Wasser!) führen rasch zur Vasodilatation und Beschwerdelinderung. Durch Sympathikusblockaden (Ganglion stellatum) kann ebenfalls im akuten Anfall die Spastik gelöst werden.

Langzeittherapie, Prophylaxe

Abbau von emotionalem Stress und Aufklärung des Patienten über die prinzipielle Gutartigkeit, speziell beim primären Raynaud-Phänomen, helfen, die Anfallshäufigkeit und die -dauer zu verringern. Ein Verzicht auf potenziell vasokonstriktorisch wirkende Pharmaka und Nikotinkarenz sollten angestrebt werden. Prophylaktisch hat sich die Gabe von Kalziumkanalblockern (Nifedipin) als Maßnahme der 1. Wahl zur Senkung der Anfallsfrequenz bewährt. Behandlungsversuche mit dem 5 HT2-Antagonisten Ketanserin bei Sklerodermie führten zu einer Abkürzung der Anfallsdauer, die Frequenz blieb unverändert. Sympathikusblockaden über das Ganglion stellatum eignen sich wegen der Invasivität und der Gefahr von schweren Komplikationen nicht so sehr für die Dauerbehandlung, da die Injektionen in nahezu täglichen Abständen durchgeführt werden müssten.

Thorakale Sympathektomien führen zunächst zu einer Besserung der Symptomatik. Die Langzeitergebnisse sind jedoch enttäuschend, es kommt nach wenigen Monaten zu einer erneuten, oft stärker ausgeprägten Kälteempfindlichkeit der behandelten Extremität. Bei gesichertem positivem Effekt nach einer passageren Sympathikusblockade kann durch Anwendung von epiduraler Elektrostimulation (SCS) eine langfristige Besserung der akralen Durchblutung erreicht werden.

Bei der sekundären Raynaud-Symptomatik ist die kausale Behandlung der Grunderkrankung anzustreben; hier sei auf die einschlägigen Lehrbücher der Inneren Medizin verwiesen.

26.3 Koronare Herzerkrankung

26.3.1 Symptome

Schmerzen als Folge einer koronaren Ischämie werden überwiegend linksthorakal empfunden, etwas seltener kommt es zu Schmerzausstrahlung in die Dermatome der unteren und mittleren Zervikalnerven (Arm, Hals, Gesicht). Der Schmerzausbruch ist oft von vegetativen Symptomen wie Schwitzen, Zittern und Angst begleitet.

! Generell sollte bei passender Risikokonstellation (Alter, Geschlecht, Komorbidität) bei allen (links)thorakalen Schmerzen eine koronare Ischämie in Betracht gezogen werden.

26.3.2 Diagnostik

Die Klinik im Verbindung mit entsprechender Risikokonstellation (► s. oben) ist für die Verdachtsdiagnose einer koronaren Ischämie und Veranlassung von Notfallmaßnahmen ausreichend. Bei entsprechender apparativer Ausrüstung erfolgt eine Sicherung der Diagnose durch mehrkanalige EKG-Ableitung. Laborchemische Untersuchungen sowie Bildgebung sind der weiterbehandelnden Klinik vorbehalten.

Tab. 26.3. Differenzialdiagnosen beim linksthorakalen Schmerz

Differenzialdiagnose	Atemabhängig	Bewegungsabhängig	Neurologischer Befund	Abhängig von Nahrung
Pleuritis	×	(×)		
Pneumothorax	×	(×)		
Lungenembolie	×			
Interkostalneuralgie		×	(×)	
Zosterschmerz (akut)			×	
Postzosterische Neuralgie			×	
Vertebragene Ursachen		×		
Perikarditis	×			
Tietze-Syndrom		×		
Herzneurose/somatoforme Schmerzstörung				
Refluxerkrankung Ulkus				×

26.3.3 Diffenzialdiagnose

Differenzialdiagnostische Überlegungen sind erst nach Ausschluss einer Koronarischämie als Schmerzursache zu überprüfen. Eine Auswahl von Differenzialdiagnosen ist in Tab. 26.3 dargestellt.

26.3.4 Therapie

Akutes Ereignis

Bei Verdacht auf Herzinfarkt, Angina pectoris:

- Gabe von Nitroglycerinspray sublingual,
- Anlage eines periphervenösen Zugangs,
- Gabe von Thrombozytenaggregationshemmern,
- Vasodilatatoren Opioiden (z. B. Morphin titriert 2,5-5-10 mg),
- Sedativa (z. B. Midazolam titriert 1-3-5 mg),
- Notfalleinweisung in die Klinik.

Chronischer Verlauf

In der Regel liegt die Behandlung der koronaren Herzerkrankung in der Hand der Kardiologen. Leitlinien erlauben ein standardisiertes Vorgehen (Arnold 2003). Säulen der Behandlung sind:

- Elimination und Behandlung der Risikofaktoren wie Nikotinkonsum, Hypertonus, Diabetes, LDL-Cholesterin,
- Pharmakotherapie mit Thrombozytenaggregationshemmern, Nitraten, β-Rezeptorenblockern, Kalziumantagonisten,
- Koronarchirurgie und rekanalisierende Maßnahmen.

Auch unter diesem Therapieregime sind nicht alle Patienten frei von Angina pectoris. Hier kann eine Behandlung mit retardiertem Opioid über einen langen Zeitraum eine Minderung der Beschwerden und bessere Lebensqualität bringen (Mouallem et al. 2000).

Unter epiduraler Elektrostimulation (SCS) kommt es ebenfalls zu einer wesentlichen Beschwerdereduktion, die vergleichbar dem Effekt einer koronaren Bypass-Operation ist (Mannheimer et al. 1998).

Auch durch Anwendung von TENS im Thoraxbereich lässt sich eine Minderung der anginösen Schmerzen erzielen (Borjesson et al. 1997).

26.4 Abdomineller Ischämieschmerz

26.4.1 Symptome

Akutes Ereignis

In der Frühphase der Erkrankung können die Symptome relativ unspezifisch erscheinen: diffuser Bauchschmerz, Stuhlunregelmäßigkeiten, dann kommt es rasch zur Entwicklung eines akuten Abdomens mit starkem Schmerz, Abwehrspannung, teilweise blutigen Stühlen, Zeichen der Peritonitis mit Hypotonie. Ursache ist meistens ein Mesenterialinfarkt, seltener eine Mesenterialvenenthrombose.

Chronischer Verlauf (Angina abdominalis)

Häufige Symptomatik von abdomineller Minderperfusion sind postprandiale Schmerzen nach 20–30 min. In späteren Stadien kann es zu ständigen Bauchschmerzen teilweise mit Hyperperistaltik und aufgrund von Malabsorbtion zu einem Gewichtsverlust kommen. In der Regel finden sich auch weitere Merkmale der generalisierten fortgeschrittenen Arteriosklerose.

26.4.2 Diagnose/Diffenzialdiagnose

Akutes Ereignis

Das akute Ereignis erlaubt keine ausgedehnte präklinische Diagnostik, die sich deshalb auf die Anamnese (Rhythmusstörungen, andere Manifestationen einer Verschlusserkrankung, Nahrungsaufnahme?), körperliche Untersuchung, Auskultation und Palpation beschränken sollte.

! Bei Verdacht auf einen Mesentialinfarkt ist die umgehende Aufnahme zur stationären Diagnostik und Therapie zu veranlassen.

Chronischer Verlauf

Zahlreiche Erkrankungen zeigen ähnliche Symptome wie die chronische Angina abdominalis. In der Regel kann dann die weitergehende gastrointestinale Funktionsdiagnostik andere Ursachen der Beschwerden ausschließen. Richtungweisend ist häufig schon die Anamnese (Vorhofflimmern, KHK, zerebrovaskuläre Insuffizienz, PAVK). Eine dopplersonographische oder angiographische Darstellung der intestinalen Blutgefäße kann die Diagnose erhärten.

26.4.3 Therapie

Akutes Ereignis

Die Behandlung der akuten Schmerzen steht im Vordergrund. Aufgrund der unsicheren enteralen Resorption sollte die Therapie ausschließlich intravenös erfolgen. Parallel erfolgt die Behandlung der Hypovolämie durch Flüssigkeitsersatz. Die Dosierung der Analgetika muss sich am Allgemeinzustand und dem Volumenstatus des Patienten orientieren, z. B. Morphin 5–10 mg, Metamizol 0,5–1 g (langsam; **Cave:** Blutdruckabfall!), Tramadol 50–100 mg.

Chronischer Verlauf

Die Behandlung des chronischen, ischämisch bedingten Abdominalschmerzes besteht zunächst darin, die Auslöser der Attacken zu vermeiden. Häufige kleine Mahlzeiten statt weniger großer können die Intensität der Anfälle verringern, ferner ist die Möglichkeit einer Revaskularisierung oder Rekanalisierung zu prüfen. Inwieweit Analgetika langfristig eine Beschwerdelinderung bewirken (z. B. Metamizol 4- bis 6-mal 0,5–1 g Opioide), ist bislang nicht geklärt. Eine langfristige Antikoagulation wird wegen der Gefahr von gastrointestinalen Blutungen kontrovers diskutiert.

Literatur

Arnold GB, Dietz CR, Gottwik M et al. (2003) AWMF-Leitlinien-Register Nr. 019/001. Retrieved 2005 from http://www.uni-duesseldorf.de/WWW/AWMF/II/019-001.htm

Borjesson M, Eriksson P, Dellborg M, Eliasson T, Mannheimer C (1997) Transcutaneous electrical nerve stimulation in unstable angina pectoris. Coron Artery Dis 8 (8–9): 543–550

Diehm C, Kareem S, Lawall H (2004a) Epidemiology of peripheral arterial disease. Vasa 33 (4): 183–189

Diehm C, Schuster A, Allenberg J et al. (2004b) High prevalence of peripheral arterial disease and co-morbidity in 6880 primary care patients: cross-sectional study. Atherosclerosis 172 (1): 95–105

Dormandy J A, Rutherford RB (2000) Management of peripheral arterial disease (PAD) TASC Working Group. TransAtlantic Inter-Society Concensus (TASC) J Vasc Surg 31 (1 Pt 2): S1–S296

Mannheimer C, Eliasson T, Augustinsson L et al. (1998) Electrical stimulation versus coronary artery bypass surgery in severe angina pectoris: the ESBY study. Circulation 97 (12): 1157–1163

Mouallem M, Schwartz E, Farfel Z. (2000) Prolonged oral morphine therapy for severe angina pectoris. J Pain Symptom Manage 19 (5) 393–397

Rieger H, Schoop W (1998) Klinische Angiologie. Springer, Berlin Heidelberg New York

Smith I, Franks PJ, Greenhalgh R et al. (1996) The influence of smoking cessation and hypertriglyceridaemia on the progression of peripheral arterial disease and the onset of critical ischaemia. Eur J Vasc Endovasc Surg 11 (4): 402–408

Teil VI Schmerztherapie bei besonderen Patientengruppen

Kapitel 27 Schmerztherapie bei Suchtkranken –341

Kapitel 28 Probleme der medikamentösen Schmerztherapie – 347

Kapitel 29 Schmerztherapie bei Kindern – 355

Kapitel 30 Schmerztherapie bei alten Menschen –373

Kapitel 31 Schmerztherapie bei Schwangeren –385

Kapitel 32 Organinsuffizienz – 395

Kapitel 33 Neurologische Erkrankungen und Schmerz –403

Kapitel 34 Psychische Erkrankungen und Schmerz –413

Kapitel 35 Schmerztherapie in der Notfallmedizin –421

Schmerztherapie bei Suchtkranken

J. Jage

27.1 Diagnostische Besonderheiten – 342

27.2 Therapeutische Besonderheiten – 343
27.2.1 Tumorbedingte Schmerzen – 343
27.2.2 Nichttumorbedingte Schmerzen – 344

Literatur – 345

Die Therapie chronischer Schmerzen bei Suchtkranken ist kompliziert. Zu gleicher Zeit sind zwei unterschiedliche, therapiebedürftige chronische Erkrankungen vorhanden (Compton et al. 2000, Savage et al. 2003; Passik u. Kirsh 2004; Rosenblum et al. 2003). Begleitende psychische Erkrankungen sind in beiden Krankheitsgruppen häufiger als in der Normalbevölkerung, sie erhöhen die Schmerzstärke und verringern den Therapieerfolg.

In früheren Jahren galt in der Suchttherapie das Paradigma der Abstinenz, ebenso war diese die Voraussetzung für eine Schmerztherapie. Das ist heute nicht mehr der Fall, es sei denn, die entgleiste Suchtkrankheit lässt einen sinnvollen Patienten-Arzt-Kontakt nicht zu. Durch die Zusammenarbeit eines Schmerzmediziners mit einem in Suchtfragen Erfahrenen (Psychiater, Psychosomatiker, Psychologe) können erschwerende Faktoren sowie ungünstige Nutzen-Risiko-Relationen rechtzeitig erkannt werden. Therapiekontrollen sind häufiger als sonst nötig, um im Falle fehlenden Erfolgs eine rechtzeitige interdisziplinäre Reevaluation durchzuführen. Dann sind wichtige Ziele der Schmerztherapie wie langzeitige Schmerzlinderung und funktionelle Verbesserung durchaus erreichbar.

Definitionen der im Text häufig benutzten Begriffe

- **Suchterkrankung**
  Synonym: Psychische Abhängigkeit, hier von einer psychotropen Substanz. Definition: Unabweisbar zwanghaftes Verhalten, Drogenhunger, Kontrollverlust, Konsum trotz Schädigung, soziale Vernachlässigung, Zeitaufwand, Entzugsyymptome, Toleranz.
- **Kreuzabhängigkeit**
  Erleichterte Ausbildung von psychischer Abhängigkeit gegenüber einer neuen psychotropen Substanz aufgrund schon bestehender Abhängigkeit von einer anderen Substanz.
- **Clean**
  Völlig substanzfreier ehemals Abhängiger (Abstinenz).
- **Missbrauch**
  Schädlicher Gebrauch einer Substanz ungeachtet negativer Folgen für Gesundheit und Umgebung; Gebrauch eines Analgetikums nicht entsprechend seiner Indikation oder außerhalb ärztlicher Verordnungen (hinsichtlich der Dosis oder des Einnahmeintervalls). Nicht vorhanden: zwanghafter Gebrauch, Toleranz, Entzugssymptome.
- **Psychische Komorbidität**
  Zusätzliche psychische Erkrankung bei Schmerzpatienten oder Suchtkranken (besonders Depression, Persönlichkeits- und Angststörungen, ausgeprägte Somatisierungen, somatoforme Schmerzstörung, posttraumatische Belastungsstörung); diese müssen unterschieden werden von auffälligem, neurotischem Verhalten, depressiven Verstimmungen oder reaktiver Ängstlichkeit.

27.1 Diagnostische Besonderheiten

Psychosoziale Faktoren müssen sorgfältig eruiert werden, denn sie geben Einsicht in Risikofaktoren für eine schwierige Schmerztherapie und erlauben eine sinnvolle Abwägung des Nutzens therapeutischer Optionen. Die Suche nach organisch nachweisbaren Schmerzursachen sollte besonders kritisch erfolgen, um eine Überbewertung von Normvarianten oder Zufallsbefunde zu vermeiden.

Checkliste der interdisziplinären Diagnostik bei Suchtkranken mit chronischen Schmerzen

- **Psychosoziale Diagnostik**
  - Ausführliche Anamnese
    - Soziale Anamnese (Beruf, Partner, Umfeld)
    - Familienanamnese
    - Biographische Anamnese (schwerwiegendeLebensereignisse in Kindheit, Jugend und danach)
    - Anamnese zu bisheriger Abhängigkeit/Missbrauch
    - Abhängigkeit/Missbrauch (Familie)
  - Psychische Komorbidität (Screening*)
    - PHQ-D (Löwe et al. 2002): Depression, Angst- und Persönlichkeitsstörungen, Somatisierungen, posttraumatische Belastungsstörung
    - LAST (Rumpf et al. 2001): Alkoholabhängigkeit
  - Screening weiterer wichtiger psychischer Einflüsse
    - BPQ (Radvila et al. 1987): Affektive Schmerzkomponenten als Hinweis auf die Bedeutsamkeit emotionaler Faktoren
    - FKV 15 (Hardt u. Petrack 2000): maladaptative Coping-Strategien (Krankeitsbewältigung: passives Resignieren, Katastrophisieren, vermeidender Umgang mit Schmerzen)
- **Somatische Diagnostik**
  - Somatische Schmerzursache (**Cave:** Normvarianten und Überbewertung von Zufallsbefunden)
  - Ausmaß organischer Schädigungen (beispielsweise Leber, Herz, Niere, Lunge) (Beeinflussung der Pharmakokinetik von Analgetika/Koanalgetika)
  - Drogenscreening (Urin, Blut)

*Sreening bedeutet hier: Orientierung anhand einfacher Fragebögen mit ausreichender Sensitivität und Spezifität und übersichtlichem Zeitaufwand zum Ausfüllen und Auswerten, was keineswegs die weitere psychologische/psychiatrische Diagnostik ersetzen kann.

Aufgrund der Suchtanamnese kann man unterscheiden in aktive Abhängigkeit (Alkohol, Nikotin, Benzodiazepine, illegale Drogen), ehemalige Abhängigkeit mit jetziger Substitutionstherapie (Levomethadon, andere Substitutionsstoffe) und völlig drogenfreie Abhängige ohne Substitutionsprogramm (clean). Bei weitem ist nicht jeder Suchtkranke körperlich verwahrlost oder sozial isoliert. Im Gegenteil: Das Ausmaß der aktiven Abhängigkeit oder des missbräuchlichen Verhaltens ist häufig nicht ohne weiteres erkennbar, es wird untertrieben oder verschwiegen. Missbrauch und Suchtkrankheit treten in allen Bevölkerungsschichten auf.

27.2 Therapeutische Besonderheiten

Die Unterscheidung chronischer Schmerzen in tumor- und nichttumorbedingte führt auch bei Suchtkranken zu unterschiedlichen therapeutischen Schlussfolgerungen.

27.2.1 Tumorbedingte Schmerzen

Suchtkranke, auch deren Angehörige oder Ärzte, haben Sorge vor einer Verschlimmerung der Erkrankung, wenn Opioide, insbesondere Morphin, verabreicht werden. Das trifft auch für langjährig drogenfreie Patienten (clean) zu, so für trockene Alkoholiker. In ausführlichen Gesprächen, möglichst unter Einbeziehen einer nahe stehenden Bezugsperson, sollte ihnen noch vor Therapiebeginn erklärt werden, dass das Ertragen starker Schmerzen eine größere Gefahr zum Rückfall darstellen könnte (»pseudoaddictive behaviour«) als eine Opioidtherapie.

Die durch den Tumor fast immer eindeutig verifizierbaren Schmerzen sprechen auf ausreichend dosierte starke Opioide, Nichtopioide und Koanalgetika meistens an, die Patienten lassen sich gut führen. Depression, Angst, psychische Erkrankungen und Sucht sind therapiebedürftige Erkrankungen. Sie können den Erfolg der medikamentösen/invasiven Schmerztherapie zwar erschweren, extrem selten aber einen Rückfall in die Sucht verursachen (Passik u. Portenoy 1998).

! Tumorkranken darf aus heutiger Kenntnis eine den WHO-Empfehlungen folgende Schmerztherapie nicht vorenthalten werden, auch dann nicht, wenn sie suchtkrank sind oder es waren.

Invasive Schmerztherapie (rückenmarknahe Schmerzpumpen, Stimulationsverfahren, Neurolysen) ist im Einzelfall sinnvoll.

Suchtkranke mit aktiver Abhängigkeit

Morphin ist das Opioid der Wahl. Vorhandene Daten lassen verschiedenartige suchtbegünstigende Wirkungen retardierter Opioide nicht erkennen. Das gilt auch für Alkoholiker. Deren Dosis kann höher sein als üblich (Jage 2005). Die Gabe verschiedener Koanalgetika (trizyklische Antidepressiva, Antikonvulsiva) ist sinnvoll.

Der Opioidwechsel, auch auf Levomethadon, kann wie bei Nichtabhängigen eine wertvolle Alternative zum Morphin sein, wenn die individuelle Ansprechbarkeit (Relation von Analgesie zu Nebenwirkungen) trotz adäquater Nutzung von Koanalgetika ungünstig ist.

Suchtkranke mit Substitutionstherapie

Eine bis dahin durchgeführte Substitutionstherapie mit Methadon oder anderen Opioiden kann beendet werden. Das Konzept der **dauerhaften Opioidtherapie** mit Retardpräparaten wirkt für sich **entzugsvermeidend**. Zusätzlich dürfen weder Buprenorphin noch Pentazocin eingese tzt werden, denn diese Opioide können aufgrund ihrer Wirkung an den Opioidrezeptoren einen akuten Opioidentzug auslösen. Eine Naltrexontherapie muss abgebrochen werden, sie behindert die Opoidanalgesie. Bei Alkoholikern kann Acamprosat komplikationslos weiter gegeben werden.

Patienten mit **Buprenorphin** sollten auf einen reinen Agonisten (z. B.Morphin, Fentanyl) umgestellt werden. Die täglichen Substitutionsdosen von etwa 8–16 mg Buprenorphin liegen oberhalb der als Ceiling-Effekt angegebenen analgetischen Dosisgrenze von etwa 3–4 mg/Tag.

Schmerztherapie bei substanzfreien Patienten (clean)

Auch bei diesen Patienten wird eine medikamentöse Schmerztherapie nach dem WHO-Stufenschema durchgeführt. Sie sind allein deshalb **nicht stärker rückfallgefährdet**. Das gilt auch für ehemals aktive Alkoholiker. Sie sind nicht stärker rückfallgefährdet wenn sie ein starkes Opioid erhalten. Nichtopioide, Koanalgetika und nicht medikamentöse Verfahren haben einen hohen Stellenwert, häufig ist eine Opioidtherapie jedoch nicht zu umgehen. Psychotrope Wirkungen sollten vermieden werden. Anzeichen missbräuchlichen Verhaltens sind zu beachten, was aber für jede Opioidtherapie zutrifft.

Individuelle Anzeichen für missbräuchliches/abhängiges Verhalten während einer Opioidtherapie

- Aggressives, affektbetontes Fordern höherer Opioiddosierungen
- Fordern eines bestimmten Opioids
- Fordern einer parenteralen Verabreichung
- Überwiegend bedarfsorientierter Gebrauch eines kurzwirksamen Opioids
- Mehrfache unabgesprochene Dosiserhöhungen
- Widerstand gegen Therapieänderungen
- Wiederholte Unzuverlässigkeiten (Unpünktlichkeit, Rezeptverlust)
- Nichtanalgetische Anwendung des Opioids (Distress, Beruhigung)
- Dringlicher Bedarf weiterer psychotroper Substanzen (Benzodiazepine, Antidepressiva, andere)
- Häufiger Beigebrauch von Alkohol, Benzodiazepinen und/oder illegalen Drogen
- Horten des Opioids und verschriebener Koanalgetika
- Hinweise auf zunehmende psychische/soziale/berufliche Probleme
- Verschreibungen (Analgetika/Koanalgetika) durch mehr als einen Arzt

Drogenfreie Patienten können in den ersten Monaten nach erfolgtem Opioidentzug besonders empfindlich auf ein zugeführtes Opioidanalgetikum reagieren (protrahiertes Abstinenzsyndrom) und intensivere Wirkung/Nebenwirkungen zeigen (Cami u. Farré 2003; Strang et al. 2003).

27.2.2 Nichttumorbedingte Schmerzen

Bei Suchtpatienten mit schweren organpathologischen Veränderungen, z. B. Osteoporose, rheumatoider Arthritis, einigen neuropathischen Schmerzarten wie postzosterischer Neuralgie, Spinalkanalstenose oder Phantomschmerz, ist die Ursache der Schmerzen eindeutig. Eine medikamentöse Schmerztherapie wird auch bei diesen Patienten nach dem WHO-Stufenschema durchgeführt. Es gelten die Therapieregeln wie bei tumorbedingten Schmerzen. Analgetika und Koanalgetika sind in der Regel antinozizeptiv wirksam, invasive Verfahren wie die »spinal cord stimulation« (SCS) oder intrathekale Opioidverabreichungen können im Einzelfall hilfreich sein. Psychosoziale Faktoren müssen im Sinne eines multimodalen Herangehens beachtet werden (▶ s. oben), denn chronische Schmerzen bedeuten stets mehr als nur eine gesteigerte Nozizeption.

In einer erheblichen Bandbreite chronischer Schmerzzustände sind organische Ursachen jedoch schwierig oder überhaupt nicht verifizierbar. Dies gilt bei einer Reihe von Kopf- und Gesichtsschmerzen, unspezifischen Rückenschmerzen, gynäkologischen oder urologischen Schmerzen, Fibromyalgie oder anderen multilokulären Schmerzen (Egle et al. 2000; Gatchel et al. 1994; Rief et al. 2001), dies kann Suchtkranke ebenso wie Schmerzpatienten ohne Sucht betreffen.

Grundregeln der interdisziplinären Schmerztherapie bei Suchtkranken mit nicht tumorbedingten Schmerzen

- Vertrauensvolle, empathische Kommunikation mit hohem Zeitaufwand
- Einbeziehen eines Suchttherapeuten
- Gleichzeitige Therapie von psychischen und organischen Komponenten
- Analgetika (Nichtopioide, Koanalgetika; Verschreibung am besten nur durch den Schmerztherapeuten) – **Cave:** Einschränkungen bzw. Kontraindikation in einigen Subgruppen nicht tumorbedingter Schmerzen
- **Cave:** invasive Therapie (Blockaden, Pumpen, SCS, Operationen) bei ausgeprägten Somatisierungen, anderen Formen stark ausgeprägter psychischer Komorbidität sowie ungünstigen Coping-Strategien
- Hoher Stellenwert nichtmedikamentöser Verfahren (TENS, Akupunktur, aktivierende Physiotherapie)
- Sicherung der Behandlungs-Compliance vor Therapiebeginn
  - Behandlungsvertrag
    - Festlegung gemeinsamer Therapieziele
    - Festlegung von Behandlungskontrollen
  - Einbeziehen einer Bezugsperson
- Verlaufskontrolle
- Wiederholte Therapieevaluationen mit folgenden, in der Akte dokumentierten Kriterien:
  - Schmerzlinderung
  - Funktionelle Verbesserung
  - Psychotrope Wirkungen
  - Beigebrauch (Urin-, Blutkontrollen)
- Zeichen von Noncompliance beachten
- Bei ausbleibendem Therapieerfolg nach einigen Wochen bis Monaten: erneute interdisziplinäre Evaluation

Bei Suchtkranken mit organisch nicht eindeutig verifizierbaren chronischen Schmerzen ist eine auf Opioiden, Nervenblockaden, Schmerzpumpen oder Operationen basierende Therapie unwirksam, sie fördert deshalb Noncompliance-Verhalten mit wechselnden Arztkontakten und Mehrfachverschreibungen verschiedener psychotroper Pharmaka (Opioide, Antidepressiva, Neuroleptika, Benzodiazepine) und ist potenziell suchtverstärkend.

Daten, die an Schmerzpatienten ohne Sucht erhoben wurden, zeigen diese Risiken deutlich auf. So wurde Beigebrauch psychotroper Substanzen (Opioide, Benzodiazepine, Alkohol, illegale Drogen) gegenüber dem schmerzbehandelnden Arzt mit einer Häufigkeit von 8,5–44% verschwiegen (Berndt et al. 1993; Fishbain et al. 1999; Katz et al. 2003; Schulzeck et al. 1993). Zu berücksichtigen ist außerdem, dass für einen Teil der Schmerzpatienten (14,9–50,8%) Kriterien von Abhängigkeit und Missbrauch zutreffen, zusätzlich sind diese bei 7,8–14,5% in Remission (Jage 2002). Die Prävalenzen liegen wesentlich über denen der Normalbevölkerung (Meyer et al. 2000).

Folgende Faktoren **erschweren** eine erfolgreiche Schmerztherapie von Suchtkranken mit nicht tumorbedingten Schmerzen unklarer organischer Genese:

- Abhängigkeitsanamnese mit Rückfallgefahr (Berndt et al. 1993; Michna et al. 2004; Passik u. Kirsh 2004; Savage et al. 2003).
- Psychische Komorbidität (Fishbain et al. 1998; Regier et al. 1990) einschließlich häufiger Somatisierungen ohne erkennbare organische Ursache (Egle 2000; Gatchel et al. 1994; Simon u. VonKorff 1991; Wambach et al. 2001). Mit der Anzahl von Somatisierungssymptomen steigt das relative Risiko zu weiterer psychischer Komorbidität. Somatisierungen sind besonders häufig bei Suchtkranken sowie bei Schmerzpatienten mit Depression, Angst- und Persönlichkeitsstörungen, Fibromyalgie, multilokulären Schmerzen und einem Teil abdomineller/gynäkologischer/urologi-

scher Schmerzen. Von der somatoformen Schmerzstörung wird gesprochen, wenn Schmerzen das alleinige Somatisierungssymptom sind. Deren Lebenszeitprävalenz liegt in Deutschland bei 12%, die Erkrankung ist also keineswegs selten (Meyer et al. 2000).

- Iatrogene Faktoren wie unkritische Opioidverschreibungen, organische Überdiagnostik und -therapie, inadäquate psychosoziale Diagnostik, fehlende Interdisziplinarität mit einem Suchttherapeuten, Übersehen/Unterbewerten von Noncompliance, unzureichende oder zu seltene Therapiekontrolle, unterlassene Reevaluation trotz erfolgloser Schmerztherapie (Adams et al. 2004; Egle et al. 1991; Gilson et al. 2004; Kalso et al. 2003; Koyanou et al. 1998; Lawlor et al. 1997; Sipos et al. 2000; Sorgatz et al. 2002; Zacny et al. 2004).

Die psychische Komorbidität ist therapiebedürftig, sie wirkt schmerzverstärkend und einschränkend auf die Wirksamkeit von Analgetika sowie anderer, nur auf Antinozizeption ausgerichteter Maßnahmen wie Schmerzpumpen oder Nervenblockaden. Diese können deshalb zu iatrogener Schädigung führen (► s. oben).

! Wenn Opioide zur Analgesie verordnet werden, aber aufgrund der fehlenden organischen Schmerzursache nicht antinozizeptiv, sondern psychotrop wirken, sind sie missbrauchsfördernd, rückfallgefährdend (Kalso et al. 2003; Sorgatz et al. 2002) und fördern den nichtmedizinischen Missbrauch durch Dritte (Gilson et al. 2004; Zacny et al. 2003).

Literatur

Adams LL, Gatchel RJ, Robinson RC et al. Development of a self-report screening instrument for assessing potential opioid medication misuse in chronic pain patients. J Pain Symptom Manage 27: 440459

Berndt S, Maier C, Schütz H-W (1993) Polymedication and medication compliance in patients with chronic non-malignant pain. Pain 52: 331–339

Cami J, Farré M (2003) Drug addiction. N Engl J Med 349: 975–986

Compton P, Charuvastra C, Kintaudi K, Ling W (2000) Pain responses in methadone-maintained opioid abusers. J Pain Sympt Manage 20: 237–245

Egle UT, Nickel R, Schwab R, Hoffmann SO (2000) Die somatoforme Schmerzstörung. Dtsch Ärztebl 97: B1249-B-1253

Fishbain DA, Catler RB, Rosomoff HL, Rosomoff RS (1999) Validity of self-reported drug use in chronic pain patients. Clin J Pain 15: 184–191

Fishbain DA, Cutler RB, Rosomoff HL, Steele Rosomoff R (1998) Comorbid psychiatric disorders in chronic pain patients with psychoactive substance use disorders. Pain Clin 11: 79–87

Gatchel RJ, Polatin PB, Mayer TG, Garcy PD (1994) Psychopathology and the rehabilitation of patient with chronic low back pain disability. Arch Phys Med Rehabil 75: 666–670

Gilson AM, Ryan KM, Joranson DE, Dahl JL (2004) A reassessment of trends in the medical use and abuse of opioid analgesics and implications for diversion control: 1997–2002. J Pain Sympt Manage 28: 176–188

Hardt J, Petrak F, Egle UT et al. (2003) Was misst der FKV? Eine Überprüfung des Freiburger Fragebogens zur Krankheitsverarbeitung bei Patienten mit unterschiedlichen Erkrankungen. Z Klin Psychol Psychother 32: 41–50.

Jage J (2005) Opioid tolerance and dependence - do they matter? Eur J Pain 9: 513–516

Jage J (2002) Suchtprobleme bei Schmerzpatienten. In: Gralow I, Hussedt IW, Bothe H-W, Evers S, Hürter A, Schilgen M (Hrsg) Schmerztherapie interdisziplinär. Schattauer Stuttgart New York S 432–437

Kalso E, Allan L, Dellemijn PLI, Faura CC et al. (2003) Recommendations for using opioids in chronic non-cancer pain. Eur J Pain 7: 381–386

Katz NP, Sherburne S, Beach M et al. (2003) Behavioral monitoring and urine toxicology testing in patients receiving long-term opioid therapy. Anesth Analg 97: 1097–1102

Koyanou K, Pither CE, Rabe-Hesketh S, Wessely S (1998) A comparative study of iatrogenesis, medication abuse, and psychiatric morbidity in chronic pain patients with and without medically explained symptoms. Pain 76: 417–426

Lawlor P, Walker P, Bruera E, Mitchell S (1997) Severe opioid toxicity and somatization of psychosocial distress in a cancer patient with a background of chemical dependence. J Pain Sympt Manage 13: 356–366

Löwe B, Spitzer RL, Zipfel S, Herzog W (2002) PHQ-D. Gesundheitsfrageboen für Patienten. Pfizer Neuroscience GbmH, Karlsruhe

Meyer C, Rumpf HJ, Hapke U et al. (2000) Lebenszeitprävalenz psychischer Störungen in der erwachsenen Allgemeinbevölkerung. Ergebnisse der TACOS-Studie. Nervenarzt 71: 535–542

Michna E, Ross EL, Hynes WL et al. (2004) Predicting aberrant drug behavior in patients treated for chronic pain : importance of abuse history. J Pain Sympt Manage 28: 250–258

Passik SD, Portenoy RK (1998) Substance abuse issues in palliative care. In: Berger A, Portenoy RK, Weissman DE (eds) Principles and practice of supportive oncology. Lippincott-Raven Publishers pp 513–529

Passik SD, Kirsh KL (2004) Opioid therapy in patients with a history of substance abuse. CNS Drugs 18: 13–25

Radvila A, Adler RH, Galeazzi RL, Vorkauf H (1987) The development of a German language (berne) pain questionnaire and its application in a situation causing acute pain. Pain 28: 185–195

Regier DA, Farmer ME, Rae DS et al. (1990) Comorbidity of mental disorders wit alcohol and other drug abuse. JAMA 264: 2511–2518

Rief W, Hessel A, Braehler E (2001) Somatization symptomes and hypochondrial features in the general population. Psychosom Med 63: 595–602

Rosenblum A, Joseph H, Kipnis S et al. (2003) Prevalence and characteristics of chronic pain among chemically dependent patients in methadone maintenance and residential treatment facilities. JAMA 289: 2370–2378

Rumpf H-J, Hapke U, John U (2001) Der Lübecker Alkoholabhängigkeits- und Missbrauchs-Screening-Test (LAST). Hogrefe, Göttingen

Savage SR, Joranson DE, Covingston EC et al. (2003) Definitions related to the medical use of opioids: evoluation towards universal agreement. J Pain Sympt Manage 26: 655–667

Schulzeck S, Gleim M, Maier C (1993) Morphintabletten bei chronischen nicht-tumorbedingten Schmerzen. Anaesthesist 42: 545–556

Simon GE, VonKorff M (1991) Somatization and psychiatric disorder in the NMDH Epidemiologic Catchment Area Study. Am J Psychiatr 148: 1494–1500

Sipos C, Reker M, Heinold F et al. (2000) Behandlung von chronischen Schmerzen bei Drogenabhängigen. Schmerz 14: 175–185

Sorgatz H, Hege-Scheuing G, Kopf A et al. (2002) Konsensusbildung zu »Opioidlangzeitanwendung bei Nicht-Tumorbedingten Schmerzen«. Z Ärztl Fortb QualSich 96: 317–323

Strang J, McCambridge J, Best D et al. (2003) Loss of tolerance and overdose mortality after inpatient opiate detoxification: follow-up study. Br Med J 326: 959–960

Wambach S, Rohr P, Häuser W (2001) Opioidtherapiemissbrauch bei anhaltender somotoformer Schmerzstörung. Schmerz 15: 254–264

Zacny J, Bigelow G, Comptom P et al. (2003) College on problems of drug dependence taskforce on prescription opioid non-medical use and abuse: position statement. Drug Alc Depend 69: 215–232

Probleme der medikamentösen Schmerztherapie

M. Strumpf

28.1 Medikamente als Monotherapie – 348

28.2 Indikationsstellung, Auswahl der Medikamente, Kontraindikationen – 348

28.3 Dosierung und Dosistitration – 349

28.4 Nebenwirkungen und Wechselwirkungen – 349

28.5 Fahrtüchtigkeit – 350

28.6 Dauer der Anwendung – 351

28.7 Compliance – 351

28.8 Therapiekontrolle – 353

Literatur –353

Schmerztherapeuten stehen heute eine Vielzahl von Nichtopioidanalgetika, Opioidanalgetika und Nichtanalgetika zur Verfügung, mit denen eine symptomatische Schmerztherapie durchgeführt werden kann. In der klinischen Praxis ergeben sich mit dem Einsatz von Medikamenten aber eine Reihe von Probleme und Fehler, die die Therapie erschweren oder sogar limitieren können.

28.1 Medikamente als Monotherapie

Fast alle Patienten mit chronischen Schmerzen werden im Laufe ihrer Krankengeschichte mit verschiedensten Medikamenten behandelt. Die Langzeiteffektivität der medikamentösen Schmerztherapie ist wenig untersucht, erscheint nach klinischem Eindruck aber eher gering. In einer Untersuchung an 328 Patienten mit chronischen Schmerzen nahmen zum Befragungszeitpunkt 51,2% Medikamente wegen ihrer Schmerzen ein. 54% gaben eine Schmerzintensität ≥5 auf der numerischen Rating-Skala an (0= kein Schmerz, 10= stärkste vorstellbare Schmerzen). 67% litten seit mehr als 5 Jahren an den Schmerzen, 26% mehr als 20 Jahre. Obwohl 20% der Patienten seelische Belastung als eine Schmerzursache angab (zweithäufigste Nennung aller Ursachenfaktoren), waren nur 7 (2,1%) psychotherapeutisch behandelt worden (Willweber-Strumpf et al. 2000).

Insbesondere bei hoch chronifizierten Patienten mit Schmerzen sind Medikamente nur ein Baustein eines interdisziplinären Gesamtkonzeptes. Die Effektivität interdisziplinärer Schmerztherapie ist durch viele Studien belegt (Flor et al. 1992; Turk u. Okifuji 1998). Sowohl im Vergleich zu unbehandelten Kontrollgruppen als auch im Vergleich zu medikamentösen Monotherapien konnte die Überlegenheit der interdisziplinären Schmerztherapie hinsichtlich Schmerzreduktion, Gebrauch von Analgetika, Inanspruchnahme medizinischer Versorgungsleistungen, Behinderung, Rückkehr an den Arbeitsplatz und Beendigung sozialmedizinischer Verfahren nachgewiesen werden.

! Medikamente haben in der Schmerztherapie einen wichtigen Stellenwert, ihre alleinige Bedeutung darf aber nicht überschätzt werden.

28.2 Indikationsstellung, Auswahl der Medikamente, Kontraindikationen

„Bei Schmerzen muss ein Schmerzmittel eingesetzt werden", „Stärkste Schmerzen bedürfen einer Opioidtherapie" und „Bei Kopfschmerzen helfen Triptane" – dies sind Beispiele für Fehlauffassungen, die zu Fehlindikationen, zum Scheitern der Therapie und mitunter zu iatrogenen Schädigung der Patienten führen können.

! Die Ursache der Schmerzen und individuelle Kontraindikationen bestimmen in jedem Einzelfall, ob überhaupt und wenn, welches Medikament oder welche Medikamentenkombinationen eingesetzt werden sollen. Dies setzt eine gute somatische und psychologische Diagnostik voraus.

Bei somatoformen Schmerzstörungen und psychischen Erkrankungen mit dem Leitsymptom Schmerz sind Analgetika, insbesondere Opioide, kontraindiziert (Sorgatz et al. 2002). Mitunter können bei diesen Erkrankungen Antidepressiva schmerzlindernd wirksam sein. Die Indikation für ein Antidepressivum sollte bei diesen Erkrankungen in Absprache mit dem behandelnden Psychotherapeuten, Psychosomatiker oder Psychiater erfolgen.

Tab. 28.1. Absolute Kontraindikationen für ausgewählte Substanzklassen

Substanzklasse	Beispielsubstanz	Absolute Kontraindikation
Sauere, antiphlogistisch-antipyretische Analgetika	Ibuprofen	Magen-Darm-Ulzera, 3. Trimenon der Schwangerschaft
Nichtsaure antipyretische Analgetika	Paracetamol	Glucose-6-Phosphat-Dehydrogenase-Mangel
	Metamizol	Pyrazolallergie, akute hepatische Porphyrie, Glucose-6-Phosphat-Dehydrogenase-Mangel
Cox-II-Inhibitoren	Celecoxib	Kardiovaskuläre Vorerkrankungen
Opioide	Morphin	Amteminsuffizienz, Koma, somatoforme Schmerzstörung
Trizyklische Antidepressiva	Amitriptylin	Glaukom, Harnentleerungsstörungen, Herzinsuffizienz
Antikonvulsiva	Carbamazepin	Leberfunktionsstörung, AV-Block
Triptane	Sumatriptan	Kardiovaskuläre Vorerkrankungen, M. Raynaud, Leber- und Niereninsuffizienz, Schwangerschaft, Stillzeit, Kinder

Es gibt relativ einfache **Regeln** für den Einsatz von Medikamenten in der Schmerztherapie. Analgetika werden bei nozizeptiven Schmerzen nach dem WHO-Stufenschema eingesetzt. Es sollten Monopräparate verwendet werden. Retardierte Präparate sind, soweit verfügbar, zu bevorzugen.

Eine Indikation für trizyklische Antidepressiva besteht bei neuropathischen Schmerzen und chronischen Kopfschmerzen vom Spannungstyp. Antikonvulsiva sind hilfreich bei neuropathischen Schmerzen. Triptane sind nur bei einer eindeutig diagnostizierten Migräne und bei Clusterkopfschmerzen, nicht jedoch bei anderen Kopfschmerzformen, indiziert.

Bei jeder Verordnung von Medikamenten müssen Kontraindikationen (◘ Tab. 28.1) zwingend beachtet werden.

! Um eine medikamentöse Polypragmasie zu vermeiden, ist es für den behandelnden Arzt hilfreich, sich auf eine überschaubare Anzahl von Präparaten zu beschränken, die er gut einschätzen kann hinsichtlich Dosierung, Wirkung und Nebenwirkung.

28.3 Dosierung und Dosistitration

Überdosierungen und eine zu schnelle Dosissteigerung führen zu Nebenwirkungen, die häufig einen Therapieabbruch nach sich ziehen. Unterdosierungen verursachen eine mangelnde Analgesie und erschweren die Compliance der Patienten. Sowohl für alle Analgetika als auch für Nichtanalgetika (Antidepressiva, Antikonvulsiva) empfiehlt es sich, initial eine eher geringe Dosis zu wählen und diese dann in Abhängigkeit von Wirkung und Nebenwirkungen auf die individuell notwendige Dosis und in der individuell notwendigen bzw. möglichen Geschwindigkeit zu titrieren (◘ Tab. 28.2) .

! Bei der medikamentösen Therapie chronischer Dauerschmerzen werden Analgetika und Nichtanalgetika nach einem festen Zeitschema eingesetzt, das sich an der pharmakologischen Wirkungsdauer des verwendeten Präparates orientiert.

28.4 Nebenwirkungen und Wechselwirkungen

Nach Schätzungen sterben jedes Jahr in Deutschland 57.000 Menschen aufgrund unerwünschter Arzneimittelereignisse. Häufig sind eine falsche Dosierung oder das Nichtbeachten von Nebenwirkungen und Wechselwirkungen der Grund (Nink u. Schröder 2005).

Die erwünschte Wirkung aller in der Schmerztherapie verwendeten Substanzen ist die Analgesie. In individuell unterschiedlicher Häufigkeit und Ausprägung können jedoch substanzspezifische unerwünschte Medikamentenwirkungen auftreten, die die Therapie erschweren oder limitieren können.

Bei **nichtstroidalen Antiphlogistika** stehen gastrointestinale Nebenwirkungen im Vordergrund (Übelkeit, Magenschmerzen, okkulte Blutungen in der Magenschleimhaut, Ulzerationen, gastrointestinale Blutungen). Die Effektivität der prophylaktischen Gabe von Magenschutzmitteln ist umstritten. **Bei Cox-II-Hemmern** kommt es insbesondere zu kardiovaskulären Nebenwirkungen (Hypertonie, Myokardinfrakt, Apoplex) und Überempfindlichkeitsreaktionen. In beiden Substanzklassen treten die gefährlichen Nebenwirkungen (im schlimmsten Fall mit letalem Ausgang) nach längerer Anwendungsdauer auf. Die Beachtung von Kontraindikationen, eine gute Therapiekontrolle und eine Beschränkung der Anwendungsdauer sind bei der Verordnung dieser Substanzen zwingend erforderlich.

Die Anwendung von **Opioiden** führt in der Initialphase häufig zu Übelkeit, Erbrechen, Schwindel und Müdigkeit. Diese Nebenwirkungen unterliegen in der Regel einer Toleranz, d. h. sie reduzieren sich mit der Dauer der Einnahme. Stellt sich durch die Einnahme eines Opioids eine eindeutige Schmerzreduktion ein, sollten diese initialen Nebenwirkungen in der Einstellungsphase z. B. mit Antiemetika behandelt werden. Eine sehr geringe Einstiegsdosis und eine langsame Dosissteigerung können die Nebenwirkungen ebenfalls minimieren. In manchen Fällen ist ein Präparatewechsel sinnvoll. Unter der Daueranwendung von Opioiden kommt es bei vielen Patienten zur Obstipation, die keiner Toleranz unterliegt. Sie nimmt im Laufe der Therapie eher zu, wenn sie nicht behandelt wird. Die Obstipationsprophylaxe mit Laxanzien und diätetische Maßnahmen gehören insbesondere bei einer Daueranwendung von Opioiden zum Therapiekonzept. Organtoxische Wirkungen sind bei Opioiden nicht bekannt.

Häufige Nebenwirkungen bei **trizyklischen Antidepressiva** sind Müdigkeit, Mundtrockenheit, Obstipation, Miktionsstörungen, Glaukombildung und Herzrhythmusstörungen. Unter **Antikonvulsiva** treten u. a. Schwindel, Müdigkeit, allergische Reaktionen und Leberfunktionsstörungen auf. Müdigkeit und Schwindel lassen sich durch eine niedrige Einstiegsdosis und eine sehr langsame Dosissteigerung reduzieren. Die anderen unerwünschten Wirkungen erfordern eine sehr gute Therapiekontrolle, sodass sie rechtzeitig erkannt werden. Bei manchen Patienten kann ein Präparatewechsel Nebenwirkungen reduzieren. Bei nicht beherrschbaren Nebenwirkungen muss die Therapie beendet werden

Neben Medikamenten zur Schmerztherapie nehmen manche Patienten, insbesondere ältere, häufig weitere, die Grunderkrankung betreffende Medikamente ein. Es kann dabei zu unerwünschten Wechselwirkungen kommen. Beispiele dafür sind (Mutschler 2001):

- Saure, antiphlogistisch-antipyretische Analgetika (z. B. Acetylsalicylsäure, Ibuprofen) führen zu einer Wirkungsverstärkung von oralen Antidiabetika und Schilddrüsenhormonen;
- Metamizol führt zu einer Wirkungsverstärkung von Antikoagulanzien;
- Opioide führen zu einer Wirkungsverstärkung von zentral dämpfenden Medikamenten (z. B. Benzodiazepinen);
- trizyklische Antidepressiva führen zu einer Wirkungsverstärkung von Neuroleptika und zentral dämpfenden Medikamenten;
- Antikonvulsiva können zur Veränderung der Plasmakonzentration verschiedenster Substanzen führen.

Tab. 28.2. Mögliche Einstiegsdosis und empfohlene Maximaldosis für verschiedene Substanzklassen. (? Maximaldosis existiert nicht)

Stubstanzklasse	Substanz	Mögliche Einstiegsdosis/Tag	Empfohlene Maximaldosis/Tag
Nichtopioidanalgetika	Acetylsalicylsäure	4-mal 500 mg	6-mal 1000 mg
	Celecoxib	1-mal 100 mg	1-mal 200 mg
	Diclofenac	1-mal 50 mg	3-mal 100 mg
	Etoricoxib	1-mal 60 mg	1-mal 120 mg
	Ibuprofen retard	1-mal 400 mg	2-mal 800 mg
	Metamizol	4-mal 500 mg	6-mal 1000 mg
	Naproxen	2-mal 250 mg	3-mal 500 mg
Schwache Opioide	Dihydrocodein retard	2-mal 60 mg	3-mal 120 mg
	Tramadol retard	2-mal 20 mg	3-mal 200 mg
	Tilidin/Naloxon retard	2-mal 50 mg	3-mal 200 mg
Starke Opioide	Buprenorphin s.l.	3-mal 0,2 mg	4-mal 1,2 mg
	Buprenorphin transdermal	0,8 mg	5,04 mg
	Fentanyl transdermal	0,6 mg	?
	Hydromorphon retard	2-mal 4 mg	3-mal ?
	Morphin retard	2-mal 10 mg	3-mal ?
	Oxycodon retard	2-mal 10 mg	3-mal ?
Trizyklische Antidepressiva	Amitriptylin	1-mal 10 mg (abends)	3-mal 50 mg
	Doxepin	1-mal 10 mg (abends)	3-mal 50 mg
	Imipriman	1-mal 10 mg (morgens)	2-mal 25 mg (morgens und mittags)
	Clomipramin	1-mal 10 mg (morgens)	2-mal 25 mg (morgens und mittags)
Antikonvulsiva	Carbamazepin	2-mal 100 mg	2-mal 600 mg
	Gabapentin	3-mal 100 mg	4-mal 900 mg
	Valproinsäure	3-mal 150 mg	3-mal 400 mg
	Pregabalin	2-mal 25 mg	2-mal 300 mg

! Um Komplikationen zu vermeiden, sollte der Schmerztherapeut sämtliche vom Patienten eingenommen Medikamente kennen und mit den wichtigsten Wechselwirkungen der von ihm selbst verordneten Präparate vertraut sein.
Alle behandelnden Ärzte eines Patienten sollten über die aktuelle Medikation informiert sein und in Zweifelsfällen miteinander Rücksprache nehmen.

28.5 Fahrtüchtigkeit

Alle in der Schmerztherapie verwendeten Medikamente, die eine zentrale Wirkungskomponente haben, können die Fähigkeit der Patienten, Auto zu fahren oder im Beruf verantwortlich Maschinen zu bedienen, einschränken. Um Schädigungen des Patienten und Haftungsprobleme für den Arzt zu vermeiden, sollten folgende Empfehlungen beachtet werden (Strumpf et al. 2005):

- Vor Beginn einer Therapie mit einem zentral wirksamen Medikament muss der Arzt seiner Aufklärungspflicht nachkommen. Diese umfasst neben dem Hinweis auf Wirkungen und Nebenwirkungen auch die Erläuterung möglicher sicherheitsrelevanter Beeinträchtigungen durch das verwendete Medikament. Auf mögliche Wechselwirkungen mit anderen zentral wirksamen Substanzen, insbesondere mit Alkohol, ist hinzuweisen.
- Diese Aufklärung muss dokumentiert und unterzeichnet werden. Aus ärztlicher Sicht wird mit einer Verschreibung eines zentral wirksamen Medikamentes gleichzeitig strikt von der Fahrzeugführung abgeraten. Ein formelles Fahrverbot kann der Arzt selbst jedoch nicht aussprechen, sondern nur die zuständige Behörde.
- Die dringende ärztliche und schriftlich dokumentierte Empfehlung, auf das Führen eines Kraftfahrzeuges zu verzichten, gilt zunächst für den Zeitraum der Einstellungsphase auf das Medikament. Dieser Zeitraum kann erheblichen Schwankungen unterliegen.
- Bei jeder Dosiskorrektur (Erhöhung, Reduktion) muss vom Autofahren abgeraten werden.
- Der Allgemeinzustand ist auch unabhängig von der medikamentösen Therapie mit in die Beurteilung zur Fahrtüchtigkeit einzubeziehen.
- Die Fahrzeugführung kann aus ärztlicher Sicht unbedenklich sein, wenn der Therapieverlauf stabil ist, ein guter Allgemeinzustand gegeben ist und der Patient auf seine Pflicht zur kritischen Selbstprüfung hingewiesen worden ist. Dabei muss sich der Arzt davon überzeugen, dass der Patient in der Lage ist, seinen Gesundheitszustand und sein Leistungsvermögen korrekt zu beurteilen. Alter, Schwere der Grunderkrankung und frühere Fahr- und Unfallgeschichte des Patienten sind bei dieser Entscheidung in Betracht zu ziehen.
- Regelmäßige ärztliche Kontrollen sind durchzuführen und entsprechend zu protokollieren. Die Dokumentation umfasst Therapieverlauf und -erfolg, unerwünschte Wirkungen und das psychophysische Zustandsbild.

In Zweifelsfällen muss dem Patienten eine neutrale Leistungsüberprüfung angeraten werden. Hier bietet sich eine Zusammenarbeit mit dem Technischen Überwachungsverein an, dem validierte Testverfahren zur Verfügung stehen.

Es kann sinnvoll sein, mit den Patienten einen Vertrag zu schließen, der die Regeln der Therapie und den Umgang mit der Problematik der Fahrtüchtigkeit umfasst. Ein Beispielvertrag für die Opioidtherapie ist zu finden bei Strumpf et al. (2005).

28.6 Dauer der Anwendung

Die Langzeitanwendung von NSAID und Coxiben ist hoch problematisch. Die Arzneimittelkommission der deutschen Ärzteschaft (2004) hat für die Verordnung von Coxiben die Empfehlung ausgesprochen, die Anwendung wegen kardiovaskulärer Risiken auf 3–6 Monate zu limitieren. NSAID sind für eine Langzeittherapie nicht zugelassen, und eine Daueranwendung sollte aufgrund des hohen Risikos gastrointestinaler Blutungen auch unterbleiben.

Im Gegensatz dazu ist ein häufiger Fehler in der medikamentösen Schmerztherapie die zu kurze Anwendungsdauer von Antidepressiva und Antikonvulsiva. Stellt sich nach 1–2 Wochen keine für den Patienten spürbare Schmerzreduktion ein, wird das verwendete Präparat als unwirksam eingestuft und abgesetzt. Bei beiden Substanzgruppen muss sich jedoch erst ein Plasmaspiegel aufbauen, sodass eine Einschätzung der analgetischen Wirksamkeit bei ausreichender Dosierung erst nach 3–6 Wochen erfolgen kann.

Nach einem ausreichenden Beobachtungs- und Beurteilungszeitraum, der bei allen Substanzen maximal wenige Wochen beträgt, sollte ein nicht ausreichend schmerzlinderndes Medikament ausgeschlichen bzw. abgesetzt werden. Leider nimmt nach klinischem Eindruck die Zahl der Patienten, die eine medikamentöse Schmerztherapie erhalten und gleichzeitig stärkste Schmerzen angeben, zu. Die Fortführung einer medikamentösen Therapie trotz Unwirksamkeit gefährdet die Patienten.

Es stellt sich aber die Frage, wie lange ein wirksames Medikament eingesetzt werden soll. Bei guter Wirksamkeit empfiehlt sich bei Antidepressiva und Antikonvulsiva eine Anwendungsdauer von mindestens 6 Monaten. Danach kann es sinnvoll sein, die Dosis langsam zu reduzieren und abhängig vom Verlauf der Schmerzintensität eine weitere Reduktion bis hin zum Absetzten des Medikamentes vorzunehmen, oder aber die notwendige Dosierung beizubehalten.

Für die Langzeittherapie von Opioiden bei nicht tumorbedingten Schmerzen hat eine Kommission der Deutschen Gesellschaft zum Studium des Schmerzes (DGSS) einen Konsensus erstellt (Sorgatz et al. 2002). Darin wird empfohlen, dass eine Opioidanwendung nicht zwangsläufig lebenslang durchgeführt werden muss. Der Versuch einer Dosisverringerung sollte eingeplant werden, insbesondere dann, wenn eine Verbesserung der Grundkrankheit oder die positive Wirkung anderer Behandlungen es sinnvoll erscheinen lassen. Diese Empfehlungen sind sicherlich auch auf viele andere Substanzgruppen, die in der Schmerztherapie verwendet werden, zu übertragen.

! Nach einem angemessenen Zeitraum kann es sinnvoll sein, ein Medikament in der Dosierung zu reduzieren oder (nach Ausschleichen) abzusetzten.

28.7 Compliance

Der Begriff Compliance bezeichnet die Bereitschaft der Patienten, eine therapeutische Empfehlung zu befolgen. Es werden aber längst nicht alle Empfehlungen zur medikamentösen Schmerztherapie von den Patienten angenommen und umgesetzt.

Von manchen Patienten werden zusätzliche, dem Arzt verschwiegene Medikamente eingenommen. In verschiedenen prospektiven Studien, in denen bei Patienten unter einer Opio-

Verlaufsfragebogen

Bitte füllen Sie diese Bogen eigenhändig und vollständig vor jeder Behandlung aus. Vielen Dank!

Name Datum

Wie **häufig** treten Ihre Hauptschmerzen noch auf? (Bitte nur eine Angabe machen.)
- O Entfällt, ich bin überwiegend schmerzfrei
- O Wenige Male pro Monat
- O Mehrmals pro Woche
- O Einmal täglich
- O Mehrmals täglich
- O Meine Schmerzen sind dauernd vorhanden

Wie beurteilen Sie die **durchschnittliche** Stärke Ihrer Hauptschmerzen in der vergangenen Woche?

(0) (1) (2) (3) (4) (5) (6) (7) (8) (9) (10)

keine Schmerzen … stärkster vorstellbarer Schmerz

Wie beurteilen Sie die **maximale** Stärke Ihrer Hauptschmerzen in der vergangenen Woche?

(0) (1) (2) (3) (4) (5) (6) (7) (8) (9) (10)

keine Schmerzen … stärkster vorstellbarer Schmerz

Wie beurteilen Sie die **Erträglichkeit** Ihrer Hauptschmerzen?
- O Entfällt, ich bin schmerzfrei
- O Ich kann sie gut ertragen
- O Ich kann sie gerade noch ertragen
- O Ich kann sie schlecht ertragen

Wie stark sind Sie durch Ihre Schmerzen bei Ihren täglichen **Aktivitäten** z. B. in Beruf, Hausarbeit, Freizeit beeinträchtigt? (Bitte nur eine Zahl markieren.)

(0) (1) (2) (3) (4) (5) (6) (7) (8) (9) (10)

keine Beeinträchtigung … völlige Einschränkung

Wie beurteilen Sie Ihr **seelisches Befinden**? (Bitte nur eine Zahl markieren.)

(0) (1) (2) (3) (4) (5) (6) (7) (8) (9) (10)

ausgesprochen gut … äußerst schlecht

Leiden Sie derzeit außer an Schmerzen unter anderen Beschwerden? (Wenn Nein, bitte die 0 ankreuzen, wenn äußerst stark, bitte 10 ankreuzen. Wenn Sie andere Beschwerden haben, bitte diese unter Sonstige eintragen.)

Übelkeit	(0)	(1)	(2)	(3)	(4)	(5)	(6)	(7)	(8)	(9)	(10)
Erbrechen	(0)	(1)	(2)	(3)	(4)	(5)	(6)	(7)	(8)	(9)	(10)
Verstopfung	(0)	(1)	(2)	(3)	(4)	(5)	(6)	(7)	(8)	(9)	(10)
Müdigkeit	(0)	(1)	(2)	(3)	(4)	(5)	(6)	(7)	(8)	(9)	(10)
Konzentrationsstörung	(0)	(1)	(2)	(3)	(4)	(5)	(6)	(7)	(8)	(9)	(10)
Schlafstörung	(0)	(1)	(2)	(3)	(4)	(5)	(6)	(7)	(8)	(9)	(10)
Schwindel	(0)	(1)	(2)	(3)	(4)	(5)	(6)	(7)	(8)	(9)	(10)
Sonstige............................	(0)	(1)	(2)	(3)	(4)	(5)	(6)	(7)	(8)	(9)	(10)
Sonstige............................	(0)	(1)	(2)	(3)	(4)	(5)	(6)	(7)	(8)	(9)	(10)

Abb. 28.1. Verlaufsfragebogen der Schmerztherapie der Universitätsklinik Bergmannsheil Bochum. (Nach Zenz et al. 2004)

idtherapie Urinanalysen eingesetzt wurden, um die Angaben der Patienten zur Medikation zu überprüfen, zeigten sich in 8–51% der Fälle zusätzliche Einnahmen anderer Opioide oder weiterer psychotroper Substanzen (Jage et al. 2005).

Von manchen Patienten werden die verordneten Medikamente gar nicht eingenommen. Ein Grund dafür sind Verwirrungen und Ängste, die durch die Packungsbeilagen der Medikamente ausgelöst werden. In einer Studie der AOK (Nink u. Schröder 2005) wurden 1900 Versicherte über ihre Einstellungen zu Packungsbeilagen befragt. Die überwiegende Mehrheit schätzt sie als wichtige Informationsquelle zum Arzneimittel ein und liest sie auch in den allermeisten Fällen. Gleichzeitig fühlt sich jedoch jeder dritte Verbraucher durch die Packungsbeilage verunsichert. 28% der Befragten geben an, ein Medikament schon einmal aufgrund der Informationen der Packungsbeilage abgesetzt oder gar nicht erst genommen zu haben.

Andere Gründe für Noncompliance der Patienten sind unzureichende oder unverständliche Information und Aufklärung durch den Arzt über den möglichen Nutzen, die Wirkungsweise, Nebenwirkungen und Einahmemodalitäten eines Medikamentes. Mit einem Gespräch hat der Arzt ein hervorragendes Instrument zur Verfügung, Informationen zu vermitteln, das Verständnis und insbesondere auch das Einverständnis des Patienten für eine Therapie zu erfragen.

! Um Compliance herzustellen, ist es notwendig, gemeinsam mit dem Patienten ein therapeutisches Ziel zu definieren und gemeinsam einen Behandlungsplan aufzustellen, dem der Patient mit informiertem Einverständnis und aus Überzeugung zustimmen kann.

28.8 Therapiekontrolle

Für eine sichere und effektive Anwendung von Medikamenten muss eine sorgfältige Therapiekontrolle und Dokumentation erfolgen. Dafür bieten sich neben dem Gespräch mit dem Patienten klinische Instrumente zur Schmerzerfassung (▶ Kap. 7) an. Sie sind nicht nur zur Diagnostik geeignet, sondern bieten auch die Möglichkeit, den Therapieverlauf zu überprüfen. Es lassen sich damit Hinweise für die möglicherweise notwendige Modifikation, Intensivierung oder auch den Abbruch einer medikamentösen Therapie erfassen und dokumentieren. Ein in der Schmerzklinik der Universitätsklinik Bergmannsheil Bochum entwickelter Kurzfragebogen (◘ Abb. 28.1) wird von den Patienten bei jedem Wiedervorstellungstermin in der Ambulanz ausgefüllt. Der Arzt erhält so einen schnellen Überblick über die aktuelle Befindlichkeit des Patienten, über Nebenwirkungen der Therapie und insbesondere über die Effektivität der Therapie.

Wie hoch die Bedeutung der Qualität der Patientenbetreuung und der Therapiekontrolle ist, zeigt eine retrospektive Untersuchung von Maier et al. (2005). 121 Patienten, die im Mittel 5 Jahre zuvor in der Schmerzklinik Bochum neu auf ein Opioid eingestellt worden waren, wurden standardisiert befragt. Die Therapieabbruchrate lag insgesamt bei 15%. Aber nur 5% der Patienten, die weiterhin in der Schmerzklinik behandelt worden waren, hatten die Opioidtherapie beendet. Im Gegensatz dazu waren es 20% der Patienten, die andernorts weiter behandelt worden waren. Die Patienten, die noch ein Opioid einnahmen, hatten signifikant weniger Schmerzen und gaben eine bessere Lebensqualität und ein besseres körperliches Befinden an.

! Viele Patienten mit chronischen Schmerzen benötigen eine längerfristige therapeutische Anbindung. Die Zeitintervalle der Wiedervorstellungstermine müssen dem therapeutischen Vorgehen angepasst werden.

Kurzfristige Wiedervorstellungstermine (ggf. innerhalb von 24 h) sind erforderlich bei einer medikamentösen Neueinstellung oder Umstellung und bei gravierenden Nebenwirkungen. Längerfristige Wiedervorstellungstermine (ggf. erst nach mehreren Wochen) sind möglich, wenn die Therapie effektiv und stabil ist.

Mit der Beachtung von Indikationen, Kontraindikationen und Therapieregeln können viele Misserfolge und Komplikationen der medikamentösen Schmerztherapie verringert werden.

Literatur

Arzneimittelkommission der deutschen Ärzteschaft (2004) „Aus der UAW Datenbank". Kardiovaskuläre Nebenwirkungen sind ein Klasseneffekt aller Coxibe: Konsequenzen für die künftige Verordnung. Deutsches Ärzteblatt 101 (49): A3365

Flor H, Fydrich T, Turk DC (1992) Efficacy of multidisciplinary pain treatment centres: a meta-analytic rewiev. Pain 49: 221–230

Jage J, Willweber-Strumpf A, Maier C (2005) Risikofaktoren für Missbrauch und Abhängigkeit bei der Opioidtherapie chronischer nichttumorbedingter Schmerzen. Schmerz 19: 434 - 440

Maier C, Schaub C, Willweber-Strumpf A, Zenz M (2005) Langfristige Effekte von Opioiden bei Patienten mit chronischen nicht-tumorbedingten Schmerzen. Ergebnisse einer Nachuntersuchung 5 Jahre nach Einstellung. Schmerz 19: 410–417

Nink K, Schröder H (2005) Zu Risiken und Nebenwirkungen: Lesen Sie die Packungsbeilage? Wissenschaftliches Institut der AOK (WIdO), Bonn

Mutschler E (2001) Arzneimittelwirkungen. Lehrbuch der Pharmakologie und Toxikologie. wissenschaftliche Verlagsgesellschaft, Stuttgart

Sorgatz H, Hege-Scheuing G, Kopf A, Maier C, Sabatowski R, Schäfer M, Stein C, Tölle TR, Willweber-Strumpf A (2002) Langzeitanwendung von Opioiden bei Nicht-Tumorbedingten Schmerzen. Deutsches Ärzteblatt 33: A 2180–2185

Strumpf M, Willweber-Strumpf A, Herberg KW, Zenz M (2005) Sicherheitsrelevante Leistungsfähigkeit von Schmerzpatienten unter Langzeitopioidtherapie. Schmerz 19: 426–433

Turk DC, Okifuji A (1998) Efficacy of multidiscipinary pain centres: an antidote to anecdotes. Baillièr`s Clin Anaesthesiol 12 (1): 103–119

Willweber-Strumpf A, Zenz M, Bartz D (2000) Epidemiologie chronischer Schmerzen. Eine Befragung in 5 Facharztpraxen in Bochum. Schmerz 14: 84–91

Zenz M, Strumpf M, Willweber-Strumpf A (2004) Taschenbuch der Schmerztherapie. Wissenschaftliche Verlagsgesellschaft, Stuttgart

Schmerztherapie bei Kindern

B. Zernikow

29.1 Schmerztherapie in der Neonatologie – 356
29.1.1 Kleine schmerzhafte Eingriffe – 356
29.1.2 Intubation – 356
29.1.3 Operationen und Beatmung – 357

29.2 Therapiesteuerung – 357
29.2.1 Beenden der Opioidtherapie – 357

29.3 Schmerztherapie bei schmerzhaften Eingriffen jenseits der Neonatalzeit – 357
29.3.1 Kleine schmerzhafte Eingiffe – 358
29.3.2 Große schmerzhafte Eingriffe – 359

29.4 Schmerztherapie bei akuten Schmerzen – 360
29.4.1 Postoperative Schmerztherapie – 360

29.5 Schmerztherapie bei chronischen Schmerzen – 366
29.5.1 Tumorschmerzen – 366
29.5.2 Kopfschmerzen – 367
29.5.3 Funktionelle Bauchschmerzen – 370
29.5.4 Muskel- und Gelenkschmerzen – 370

Literatur –371

Schmerztherapie bei Kindern sollte immer aus einer Kombination medizinischer und psychologischer Maßnahmen bestehen. Letztere sind bei bestimmten chronischen Schmerzformen – wie den funktionellen Bauchschmerzen – die einzig etablierte Therapie. Aus Platzgründen muss sich dieses Kapitel jedoch weitgehend auf medikamentöse Verfahren beschränken.

29.1 Schmerztherapie in der Neonatologie

Da Schmerzerkennung und standardisierte Schmerzmessung beim Neugeborenen ein ungelöstes Problem sind, kann der wissenschaftliche Wirknachweis für spezielle Schmerztherapiemaßnahmen erhebliche methodische Probleme aufwerfen.

29.1.1 Kleine schmerzhafte Eingriffe

In Tab. 29.1 finden sich Möglichkeiten der Schmerzreduktion bei kleineren Eingriffen in der Neonatalzeit. Wegen der fehlenden verbalen Mitteilungsfähigkeit von Früh- und Neugeborenen fußen alle Erfolgsmessungen auf Surrogatmarkern wie Veränderungen von Mimik, Schreien oder Vitalparametern. Die Wirksamkeit der Maßnahmen ist nicht in jedem Fall für Früh- und Neugeborene gesondert belegt. Ursache hierfür sind auch methodische Probleme: Bei Lumbalpunktionen verursachen Lagerung und Festhalten soviel Stress, dass die schmerzreduzierende Wirkung von EMLA durch reines Beobachten nicht zu messen ist. Zudem belegen kontrollierte Studien für einzelne Interventionen zwar signifikante schmerzreduzierende Wirkungen bei Blutabnahmen (für reife Neugeborene: nichtnutritives Saugen, süß, Känguruhkontakt, EMLA, Automatiklanzette jeweils mit Evidenzlevel 1b–1a); ob die beobachteten analgetischen Wirkungen jedoch relevant sind, bleibt unklar.

29.1.2 Intubation

Die Datenlage über Schmerzmittelapplikation zur Intubation im Neugeborenenalter ist dürftig; ein Medikationsvorschlag findet sich in Tab. 29.2.

Tab. 29.2. Kombinationsmedikation zur Intubation im Neugeborenenalter

Präparat	Dosierung	Bemerkung
Atropin	– 0,01 mg/kg KG i.v. – minimal 0,1 mg i.v. – maximal 0,4 mg i.v.	Einmalig
Morphin	– 0,1 mg/kg KG i.v.	Gegebenenfalls nachspritzen
Midazolam	– 0,1 mg/kg KG i.v.	Gegebenenfalls nach einigen Minuten nachspritzen
Succinylcholin	– 1 mg/kg KG i.v.	Oft nicht nötig

Tab. 29.1. Schmerzreduzierende Maßnahmen bei medizinischen Eingriffen in der Neonatalzeit

Intervention	Schmerzreduzierende Maßnahme
(Kapilläre) Blutabnahme	– Häufigkeitsreduktion von Blutabnahmen (BE) → gezielte Indikationsstellung – Automatiklanzette anstatt Handlanzette – Venöse statt kapilläre Blutabnahme (nur bei reifen Neugeborenen und seltenen BE (Evidenzlevel 1a) – Geschmacksqualität süß – Känguruhkontakt mit den Eltern – Nichtnutritives Saugen – EMLA (ausschließlich bei venöser BE)
Lumbalpunktion	– EMLA plus Stressreduktion durch Midazolam-Einmalgabe
Endotracheales Absaugen	– Häufigkeit reduzieren – Tubus gut fixieren – In Ausnahmefällen Opioide[a] i.v.
Intramuskuläre Injektion	– i.v.-Gabe bevorzugen – s. oben »Blutabnahme«

[a] Im Text wird nicht zwischen Opioiden und Opiaten unterschieden. Auch für Opiate wird regelmäßig der Begriff Opioid verwendet.

Beobachtung	Bewertung	Punktzahl
Weinen	Gar nicht Stöhnen, Jammern, Wimmern Schreien	0 1 2
Gesichtsausdruck	Entspannt, lächelnd Mund verzerrt Mund und Augen grimassieren	0 1 2
Rumpfhaltung	Neutral Unstet Aufbäumen, Krümmen	0 1 2
Beinhaltung	Neutral Strampelnd, tretend An den Körper gezogen	0 1 2
Motorische Unruhe	Nicht vorhanden Mäßig Ruhelos	0 1 2
	Punktsumme:	

Abb. 29.1. KUSS: Kindliche Unbehagens- und Schmerzskala. Die Skala ist gültig für Neugeborene und Kleinkinder bis zum Ende des 4. Lebensjahres. Für jede Variable ist nur eine Aussage zulässig. Die Dauer der Beobachtung beträgt 15 s. Es sind nur Daten aus diesem Zeitfenster festzuhalten, auch wenn sich das Verhalten des Kindes danach ändert. Wiederholte Beobachtungen in festen zeitlichen Abständen sind aussagekräftiger als eine Einzelbeobachtung. Zu jeder Beobachtung gehört die Kontrolle des Wachheitsgrades. Ein schlafendes Kind hat keinen akuten analgetischen Therapiebedarf. Analgetischer Therapiebedarf beginnt mit 4 Punkten. Mit steigender Punktzahl nimmt seine Dringlichkeit zu. (Nach Büttner et al. 1990)

29.1.3 Operationen und Beatmung

Kleine Operationen

Nach kleineren Operationen im Neugeborenenalter wie Leistenherniotomien und Zirkumzisionen ist bei guter intraoperativer Regionalanästhesie – Spinalanästhesie bzw. Leitungsanästhesie wie z. B. dorsaler Penisblock – eine 24- bis 36-stündige Basisanalgesie mit Nichtopioidanalgetika zu empfehlen. Paracetamol kann als Einzeldosis wie nach multipler Applikation bis zu einem Behandlungszeitraum von 72 h auch beim Neugeborenen als relativ sicher angesehen werden. Paracetamol als potenzieller Met-Hb-Bildner sollte nicht zeitgleich mit EMLA oder anderen Met-Hb-Bildnern appliziert werden. Die rektale Resorptionsgeschwindigkeit von Paracetamol ist variabel, und die Zeit bis zum Erreichen der Maximalkonzentration beträgt zwischen 30 und 120 min. Die genaue Beziehung zwischen Blutspiegel und Analgesie ist noch nicht bekannt. Nach einer Sättigungsdosis von 30 mg/kg KG rektal folgen Einzeldosen von 20 mg/kg KG rektal alle 6–8 h (Frühgeborene: alle 8 h).

Große Operationen und Beatmung

Unumstrittene Indikationen für Opioide bei Früh- und Neugeborenen sind starker Akutschmerz, postoperativer Schmerz, ECMO (extrakorporale Membranoxygenierung) und Sterbebegleitung. Der wissenschaftliche Nachweis, dass bei beatmeten Früh- und Neugeborenen die Gabe von Opioiden zur Sedierung, Synchronizitätsoptimierung zwischen Beatmung und Eigenatmung, Erleichtern der Beatmung, Schmerzstillung und Stressverminderung vorteilhaft zur Genesung beiträgt, ist noch schwach (negative Ergebnisse mehrerer randomisierter kontrollierter Studien bezüglich der primären »outcome parameters«). Pethidin wird auch bei Frühgeborenen zu toxischen Metaboliten metabolisiert, die akkumulieren und zerebrale Krämpfe verursachen können. Aus diesem Grund wird dank besserer Alternativen von Pethidin-Gaben in der Früh- und Neugeborenenmedizin abgeraten. Jede neonatologische Abteilung sollte sich auf die Verwendung einiger weniger potenter Analgetika beschränken. Mit Morphin und Fentanyl (Dosisempfehlungen in Tab. 29.3) bestehen weltweit die meisten Erfahrungen.

29.2 Therapiesteuerung

Postoperativ empfiehlt sich zur Therapiesteuerung bei nicht beatmeten Kindern die KUS-Skala (Abb. 29.1).

Bei beatmeten Neu- und Frühgeborenen kann die Sedierungs- und Schmerzskala nach Hartwig et al. (1991) eingesetzt werden (Abb. 29.2).

29.2.1 Beenden der Opioidtherapie

Wird eine Opioidtherapie schlagartig beendet, besteht die Gefahr, dass das Früh- oder Neugeborene z. T. bedrohliche Entzugserscheinungen entwickelt. Dem kann durch langsames Ausschleichen der Therapie begegnet werden.

29.3 Schmerztherapie bei schmerzhaften Eingriffen jenseits der Neonatalzeit

Schmerzhafte Eingriffe sind für Kinder nicht nur belastend; ohne entsprechende Analgesie durchgeführt, können sie erwiesenermaßen Schmerzchronifizierungsprozesse einleiten und negative Folgen für die gesunde Entwicklung des Kindes haben.

Tab. 29.3. Dosierungsempfehlungen zu Morphin und Fentanyl in der Früh- und Neugeborenenphase [SD Sättigungsdosis (langsam applizieren), ED Erhaltungsdosis der Dauertropfinfusion]. Nach kardiochirurgischen Eingriffen wird initial nur die halbe Erhaltungsdosis verwendet – i. Allg. gestörte Leberperfusion mit verlangsamtem Metabolismus. Die Dosis ist immer am Effekt zu titrieren und bei gleichzeitiger Gabe eines Sedativums zunächst zu reduzieren – Gefahr der Potenzierung von Nebenwirkungen. Bei sehr kleinen Frühgeborenen wird mit der kleinsten angegebenen Dosis begonnen. Bei ihnen ist eine langdauernde kontinuierliche Applikation möglichst zu vermeiden (Gefahr einer nekrotisierenden Enterokolitis)

	Dosierungsempfehlungen in der Früh- und Neugeborenenphase		
Morphin			
Indikation		Frühgeborene	Neugeborene
	Kurzeingriff, Akutschmerz	– 30–100 µg/kg KG i.v.	– 30–100 µg/kg KG i.v.
	Beatmung, ECMO	– SD 25–50 µg/kg KG i.v. – ED 5–10 µg/kg KG/h i.v.	– SD 50–100 µg/kg KG i.v. – ED 10–20 µg/kg KG/h i.v.
	Postoperativ	– 30–100 µg/kg KG i.v. alle 2–6 h – ED 5–10 µg/kg KG/h i.v.	– 50–200 µg/kg KG i.v. alle 2–6 h – ED 10–20 µg/kg KG/h i.v.
Pharmakologie	Wirkeintritt	– 3–5 min	
	Wirkdauer	– Extrem variabel und abhängig von Anwendungsdauer, Reife des Neugeborenen und Schwere der Krankheit	
	Metabolismus	– Hepatisch, mit großer interindividueller Variabilität, zu Morphin-3-Glucuronid und Morphin-6-Glucuronid (M-6-G; analgetisch) – Renale Elimination	
Nebenwirkungen	Atemdepression, Blutdruckabfall, Darmmotilitätsstörung, Harnverhalt, vermehrtes Auftreten von Nebenwirkungen bei Plasmakonzentrationen >300 ng/ml. Durch Akkumulation von M-6-G kann es auch einige Zeit nach Beginn der Morphintherapie zu Nebenwirkungen kommen		
Fentanyl			
Indikation		Frühgeborene	Neugeborene
	Kurzeingriff, Akutschmerz	– 0,5–2 µg/kg KG i.v.	– 2–5 µg/kg KG i.v.
	Beatmung, ECMO	– SD 2–10 µg/kg KG i.v. – ED 0,5–2 µg/kg KG/h i.v.	– SD 5–10 µg/kg KG i.v. – ED 1–8 µg/kg KG/h i.v.
	Postoperativ	– 0,5–5 µg/kg KG i.v. alle 2–4 h – ED 0,5–2 µg/kg KG/h i.v.	– 2–4(-10) µg/kg KG i.v. alle 2–4 h – ED 1–8 µg/kg KG/h i.v.
Pharmakologie	Wirkeintritt	Während der Applikation, da sehr lipophil	
	Wirkdauer	Extrem variabel und abhängig von Anwendungsdauer, Reife des Neugeborenen und Schwere der Krankheit	
	Metabolismus	Hepatisch zu Nor-Fentanyl in Abhängigkeit der Aktivität des P450-Systems	
Nebenwirkungen	Wie bei Morphin, häufiger: Thoraxrigidität, Glottisspasmus, Bronchospasmus		

29.3.1 Kleine schmerzhafte Eingriffe

Während eines Krankenhausaufenhaltes geben eine Vielzahl von Kindern kapilläre oder venöse Blutabnahmen, das Legen einer Verweilkanüle oder intramuskuläre Injektionen als die Hauptschmerzfaktoren an, auch dann, wenn sie scheinbar schmerzhafteren Eingriffen wie Operationen ausgesetzt sind oder unter starken Tumorschmerzen leiden. Der Einsatz von EMLA (»eutectic

Tab. 29.4. Analgosedierung durch Nichtanästhesisten für Kinder ab dem 6. Lebensmonat

Indikation	Medikament	Dosierung	Mögliche Nebenwirkungen
Prämedikation	Atropin	- 0,01 mg/kg KG i.v. (Höchstdosis 0,3 mg)	Tachykardie, Unruhe
Sedierung	Midazolam	Austitrieren: - 0,1 mg/kg KG i.v., ggf. wiederholen	Paradoxe Reaktion, Allergie, arterielle Hypotonie, Halluzinationen
Analgesie	Ketamin	Austitrieren: Startdosis: 0,5–1 mg/kg KG i.v. höchste Einzeldosis 50 mg	Hypersalivation, Laryngospasmus, Halluzinationen und Alpträume (daher immer Kombination mit Midazolam), Hirndrucksteigerung, Tachykardie, Bluthochdruckkrisen; sehr selten Atemdepression
Lokalanästhesie	Erst EMLA, dann Lidocain 1%	- s.c. maximal 6 mg/kg KG	Bei Überdosierung: Herzrhythmusstörungen, Schwindel, Erbrechen, zerebrale Krämpfe

Name: ______________ Geburtsdatum: ______________

Datum, Uhrzeit
A. Motorik
B. Mimik
C. Augen öffnen
D. Beatmung
E. Absaugen
Summe

	1	2	3	4	5
A. Motorik	Keine Spontanbewegungen	Spontanbewegungen bei Schmerzreizen	Spontanbewegungen mit den Extremitäten	Spontane Massenbewegungen	Dauernde spontane Bewegungen, Unruhe
B. Mimik	Keine Reaktionen	Grimassieren nur bei Schmerzreizen	Weint nur bei Schmerzreizen, beruhigt sich rasch wieder	Weint auch ohne Schmerzreize, beruhigt sich rasch	Weint, kaum zu beruhigen
C. Augen öffnen	Kein Öffnen der Augen	Öffnen nur bei Schmerzreizen	Öffnen bei Manipulationen, schläft rasch wieder ein	Öffnet spontan die Augen, schläft nach kurzer Zeit wieder ein	Öffnet spontan die Augen, lange Zeit wach, schwitzt
D. Beatmung		Keine Eigenatmung	Problemlose Eigenatmung voll synchronisiert	Apparative Beatmung durch Eigenatmung nicht gestört	Atmet gegen den Respirator, Tachypnoe
E. Absaugen		Keine Reaktionen beim Absaugen	Zeigt allenfalls Grimassieren oder Bewegungen mit den Extremitäten	Kurzes Husten oder Würgen	Wehrt sich heftig, hustet stark, presst

Nachdruck mit freundlicher Genehmigung von Dr. Susanne Reiser-Hartwig, Universitäts-Kinderklinik Köln. Minimal 3, maximal 25 Punkte. Zielbereich 8–14 Punkte! Zu schwach sediert > 14 Punkte! Zu stark sediert < 8 Punkte!

Abb. 29.2. Sedierungs- und Schmerzskala nach Hartwig et al. (1991). (Aus Zernikow 2003)

mixture of local anesthetics«, Mischung aus 2,5% Lidocain und 2,5% Prilocain) reduziert signifikant die Schmerzen bei intramuskulären Injektionen und venösen Blutabnahmen (Evidenzlevel 1a). EMLA wird mindestens 1 h vor der Injektion unter einem Okklusionspflaster über der avisierten Einstichstelle aufgebracht – bei ambulanten Arztbesuchen idealerweise durch die Eltern zu Hause. Die Wirkung hält nach Entfernen des Pflasters noch für mehrere Stunden an.

29.3.2 Große schmerzhafte Eingriffe

Risiko und Sicherheit

Eine Analgosedierung zur Durchführung eines schmerzhaften Eingriffes ist nicht risikolos. Evidenzbasierte internationale Guidelines verschiedenster Fachgesellschaften finden in der klinischen Routine von Nichtanästhesisten noch zu wenig Beachtung (Überblick bei Krauss u. Green 2006).

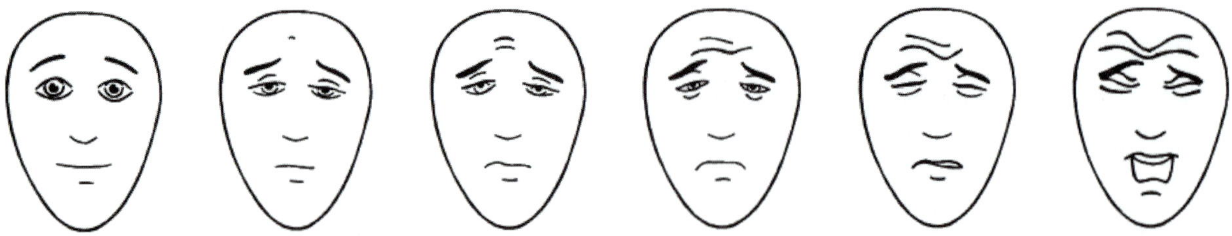

Abb. 29.3. Faces Pain Scale. Wählen Sie die Formulierung »weh tun« oder »Schmerzen«, je nachdem, was zu dem jeweiligen Kind am besten zu passen scheint. Erläuterung s. Text (Hicks et al. Puin 2001; 93:173–183)(www. painsourcebook.ca)

29

Analgosedierung

Für Lumbalpunktionen empfiehlt sich bis zum Schulalter oder bei sehr ängstlichen Kindern die Durchführung einer Sedierung (plus EMLA) oder Kurznarkose. Ist das Kind ab dem Schulalter psychologischen Interventionen gegenüber offener, ist für die meisten Kinder eine Kombination aus psychologischer Vorbereitung und Begleitung – auch durch Nichtpsychologen – sowie die Applikation eines EMLA-Pflasters am schonendsten.

Für sehr schmerzhafte Eingriffe wie Knochenmarkpunktionen, primäre Wundversorgungen, Drainagenanlagen und große Verbandswechsel etc. sind Allgemeinnarkose oder Analgosedierung (Tab. 29.4) in Kombination mit lokal-/regionalanästhetischen Maßnahmen zu fordern. Die Kombination von Ketamin mit Midazolam scheint in der Hand von Nichtanästhesisten nebenwirkungsärmer zu sein als die Gabe von Midazolam plus starkem Opioid (Evidenzlevel 1b). Anästhesisten bevorzugen die Gabe von Propofol und einem Analgetikum (Opioid oder Ketamin).

29.4 Schmerztherapie bei akuten Schmerzen

Bei akuten Infektionserkrankungen wie Otitis media und Pharyngitis sind Schmerzen Leitsymptom. In der Kurzzeittherapie ist Ibuprofen ebenso gut verträglich wie Paracetamol (Evidenzlevel 1b), besitzt aber eine höhere analgetische Potenz (Evidenzlevel 1b) und muss nur 3-mal täglich verabreicht werden – abendlich gegeben, reicht die Wirkung oft bis zum nächsten Morgen.

29.4.1 Postoperative Schmerztherapie

In der postoperativen Schmerztherapie bedeutet balancierte Analgesie eine sinnvolle Kombination aus lokaler Unterbrechung der Schmerzweiterleitung und systemischer Schmerztherapie. Länger wirksame Opioide und alle Nichtopioide sollten einmalig schon während der Operation verabreicht werden, damit sie in der unmittelbar postoperativen Phase wirken können. Immer sollte die Schmerztherapie anhand der standardisiert erhobenen Schmerzwerte gesteuert werden. Für ältere Kinder empfiehlt sich die »Faces Pain Scale« (Abb. 29.3).

Beispiel

»Diese Gesichter zeigen, wie weh etwas tun kann (wie sehr etwas schmerzen kann). Dieses Gesicht hier [auf das Gesicht ganz links zeigen] zeigt, dass es gar nicht weh tut (schmerzt). Die anderen Gesichter zeigen, dass es mehr und mehr weh tut (schmerzt) [auf die Gesichter der Reihe nach zeigen] bis hin zu diesem Gesicht, das zeigt, dass es ganz stark weh tut (schmerzt). Zeig mir mal das Gesicht, dass am besten zeigt, wie sehr es Dir (gerade) weh tut (wie stark deine Schmerzen gerade sind)«.

Vergeben Sie die Punkte 0, 2, 4, 6, 8 oder 10 für die Gesichter von links nach rechts, sodass »0« = »kein Schmerz« und »10« = »sehr starker Schmerz« bedeutet. Vermeiden Sie Worte wie »glücklich« und »traurig«.

Ziel dieser Skala ist es zu messen, wie die Kinder sich fühlen, und nicht wie ihr Gesichtsausdruck ist.

Regionalanästhesie

Infiltrationsanästhesie und Nervenblockaden

Vor dem Wundschluss sollte die Operationswunde durch den Operateur mit Bupivacain 0,25% bzw. Ropivacain 0,2% infiltriert werden. Diese Infiltration interagiert nicht negativ mit der Wundheilung. Im Gegenteil: Bupivacain wirkt bakterizid und kann auf diese Weise lokale Infektionen verhindern helfen. Int-

Tab. 29.5. Nervenblockaden. (Nach Sittl et al. 2005)

Technik	Indikationen	Bupivacain [mg/kg KG]
Wundinfiltration	Leistenbruch	1
Peniswurzelblock	Circumcision Hypospadie-operation	0,5–1
Blockade des N. ilioinguinalis/ N. iliohypogastricus	Leistenbruch, Orchidopexie	1,5
Blockade des N. femoralis	Femurfraktur	2,0

Tab. 29.6. Dosierungsvorschläge für die Periduralanästhesie mit Bupivacain und Morphin zur postoperativen Schmerztherapie. Motorik und Sensibiltät müssen regelmäßig und standardisiert kontrolliert werden. Bei Gabe von Morphin ist eine intensive Überwachung von Kreislauf und Atmung notwendig; nach der letzten Gabe für mindestens weitere 12 h (mögliche Latenzzeit für das Auftreten von Komplikationen). Im 1. Lebensjahr werden nur 50% der Dosis appliziert. (Nach Sittl et al. 2005)

Medikament	Bolus mg/kg KG Maximaldosis	Infusion mg/kg KG/h Maximaldosis
Bupivacain 0,25%	0,5–1	0,4
Morphin	0,03	0,004

Tab. 29.7. Patientenkontrollierte Periduralanästhesie

		<30 kg KG	≥30 kg KG
Medikamente	Ropivacain 0,2%	Grund-volumen	Grund-volumen
	Sufentanil	–	0,75 µg/ml
Parameter	Bolus	1 ml	2 ml
	Kontinuierliche Infusion	0,15 ml/kg KG/h	3–5 ml/h
	Sperrintervall	30 min	30 min

ra- oder präoperativ angelegte Nervenblockaden mit Bupivacain 0,25% (Maximaldosis 2 mg/kg KG) haben eine Wirkdauer von 3-5 h und sind damit die beste Prophylaxe unmittelbar postoperativer Schmerzen (Tab. 29.5).

Kaudalanästhesie

Indikationen zur Kaudalanästhesie sind urogenitale und anorektale Operationen sowie Eingriffe an der unteren Extremität. Als Lokalanästhetikum kommt Bupivacain 0,125–0,25% mit einer Dosis von 0,5 und 1,25 ml/kg KG zum Einsatz. Die Wirkdauer verlängert sich, wenn 2 µg/ml Clonidin oder 2,5–5 µg/ml Adrenalin hinzugegeben werden. Bei zusätzlicher Gabe von Morphin (30 µg/kg KG), muss eine intensive Überwachung von Kreislauf und Atmung für mindestens 12 h erfolgen.

Periduralanästhesie

Die Peri-/Epiduralanästhesie wird eingesetzt bei großen abdominellen und thorakoabdominellen Eingriffen, orthopädischen Operationen an der unteren Extremität, Amputationen einer unteren Extremität sowie bei schweren Verletzungen der unteren Extremität, die häufiger postoperativer Verbandswechsel bedürfen (Tab. 29.6). In der Regel werden Lokalanästhetika allein ohne Zusatz von Opioiden appliziert, da dies mit weniger Nebenwirkungen vergesellschaftet ist als deren Kombination mit Opioiden.

Patientenkontrollierte Periduralanästhesie

Die patientenkontrollierte Periduralanästhesie erfordert eine umfassende Logistik inklusive 24-h-Rufbereitschaft des Schmerzdienstes (Tab. 29.7).

Nichtopioidanalgetika bei Kindern

Postoperativ lassen sich durch die Gabe von Nichtopioidanalgetika Opioiddosen reduzieren und damit opioidtypische Nebenwirkungen wie die Obstipation minimieren (Evidenzlevel 1a). Dieser Vorteil muss im Einzelfall gegen das Risiko möglicher zusätzlicher Nebenwirkungen der Nichtopioide abgewogen werden. Die Kurzzeittherapie mit nichtsteroidalen Antirheumatika (NSAID; „non-steroidal anti-inflammatory drugs") wird i. Allg. exzellent vertragen, hier bestehen keine signifikanten Unterschiede zur Verträglichkeit von Paracetamol (Evidenzlevel 1b). Zu möglichen Nebenwirkungen der NSAID zählen jedoch eine erhöhte Nachoperationsrate nach Tonsillektomie, eine fraglich verzögerte Knochenregeneration nach Frakturen, das akute Nierenversagen bei vorbestehender Dehydratation und in absoluten Einzelfällen Magen-Darm-Blutungen.

Metamizol und Paracetamol können i.v. verabreicht werden und eignen sich daher besonders gut für die postoperative Schmerztherapie. Metamizol besitzt zudem spasmolytische Wirkungen (Tab. 29.8). Bei der Gabe von Paracetamol ist eine analgetische Wirkung postoperativ erst ab einer oralen oder rektalen Einzeldosis von 40 mg/kg KG erwiesen (Evidenzlevel 1a).

Opioide

Bei postoperativen Schmerzen sollte die Gabe von Opioiden die Regel und nicht die Ausnahme sein. Bei leichten bis mittelschweren Schmerzen kommt postoperativ eine Dauertropfinfusion (DTI) mit Tramadol, bei starken Schmerzen die kontinuierliche Gabe von Morphin oder Piritramid zum Einsatz (Tab. 29.9-29.12). Piritramid darf nicht mit Infusionslösungen zusammen über einen i.v.-Zugang laufen, da es zu Inkompatibilitäten kommen kann.

Immer muss eine ausreichende Beurteilung von Schmerzstärke, Opioidnebenwirkungen und Vitalparametern nicht nur durchgeführt, sondern auch dokumentiert werden. Zur Schmerzmessung bis zum Alter von 4 Jahren ist die KUS-Skala (Abb. 29.1) anwendbar, später sollte mindestens 4-mal täglich eine Selbsteinschätzung mittels Gesichterskala erfolgen (Abb. 29.2). Eine schnelle Titration der Schmerztherapie nach aktuellen Schmerzwerten ist qualitätsentscheidend. In den ersten 24 h einer Opioidtherapie empfiehlt sich die Überwachung mittels S_aO_2-Monitor – diese Überwachung ist nur dann verlässlich, wenn die Atem-

Tab. 29.8. Analgetika der WHO-Stufe 1 (Copyright der Tabelle beim Autor)

Medikament (alphabetisch)	Orale/rektale Tageshöchstdosierung [mg/kg KG/Tag]	Orale/rektale Tageshöchstdosierung bei Erwachsenen [mg]	Einzeldosierungen	Kindgerechte Präparate (Beispiele)	Bemerkungen
Diclofenac	1–3	150	– in 2 Dosen – in 1 Dosis (Retardtbl.)	– Voltaren Kindersuppositorien (25 mg), Kleinkindsuppositorien (12,5 mg),	– Häufig gastrointestinale NW
Ibuprofen	30–40	2400	– in 3–4 Dosen	– Nurofen-Fiebersaft oder Dolormin für Kinder 5 ml = 100 mg – Nurofen Zäpfchen 60 mg	– Ibuprofen ist von allen NSAID mit dem geringsten Risiko gastrointestinaler Nebenwirkungen behaftet
Indomethacin	2–3	150	– in 3 Dosen – in 1 Dosis (Retardtabl.)	– Saft (z. B. Indo-Paed)	– Sehr stark antiphlogistisch
Metamizol	60–75	6000	– in 4–6 Dosen	– Tropfen (z. B. Novalgin 1 Tr. = 25 mg)	– In der palliativen Phase am häufigsten eingesetzt – wirkt auch bei spastischen Schmerzen – i.v.-Dosis entspricht der oralen/rektalen Dosierung – nicht in den ersten drei Lebensmonaten – Kreislaufdepression bei zu schneller i.v. Gabe – Agranulozytoserisiko im Kindesalter nicht abschätzbar
Naproxen	10–15	1000	– in 2 Dosen	– Saft (z. B. Proxen)	– Sehr stark antiphlogistisch
Paracetamol	≤2 Jahre: 60, >2 Jahre: 90	6000	– in 4–6 Dosen	– Saft (Ben-u-ron 1 ml = 40 mg)) – Suppositorien (Ben-u-ron 75, 125, 250, 500, 1000 mg) – Intravenös: Perfalgan	– Entgiftungskapazität der Leber kann durch Kachexie eingeschränkt sein. – Bei oraler/rektaler Therapie Ladungsdosis von 40 mg/kg KG sinnvoll, wenn Kind >2 Jahre alt – Bei intravenöser Therapie mit Paracetamol (Perfalgan keine Ladungsdosis nötig; Dosierung: 4-mal 15 mg/kg KG i.v./Tag

Tab. 29.9. Opioide mit kurzer Halbwertszeit. Dosierungsrichtlinien zur Opioidanalgesie für opioidnaive Patienten modifiziert nach Cancer Pain Relief And Palliative Care In Children, WHO 1998 (Copyright der Tabelle beim Autor)
Bei allen Medikamenten, bei denen eine Unterscheidung in Kinder <50 kg und >50 kg KG vorgesehen ist, sollten die Dosierungen für Kinder <50 kg in mg/kg KG und die »übliche Erwachsenendosis« für Kinder >50 kg verwendet werden. Wenn eine Umstellung auf ein Opioid mit kurzer Halbwertszeit bei einem schon opioidvorbehandelten Patienten vorgenommen wird, sollte das neue Medikament mit 50% der äquianalgetischen Dosis verabreicht werden (aufgrund inkompletter Kreuztoleranz) und nach Wirkung titriert werden. Bei Säuglingen, die jünger als 6 Monate sind, sollte die Startdosis ein Viertel bis ein Drittel der vorgeschlagenen Dosis betragen und nach Wirkung titriert werden. (Nach WHO 1998)

Opioid (Präparatebeispiel)	Äquianalgetische Dosis[a]		Übliche Startdosis i.v.[b]		Dosisverhältnis i.v. zu p.o.	Übliche Startdosis p.o.[b]		Biologische Halbwertszeit (h)
	i.v.	p.o.	<50 kg KG	>50 kg KG		<50 kg KG	>50 kg KG	
Codein[c]	130 mg	200 mg	n.e.	n.e.	1 : 1,5	0,5–1 mg/kg KG alle 3–4 h	30 mg alle 3–4 h	2,5–3
Fentanyl (z. B. Fentanyl Jansen)	100 µg Einzeldosis	–	0,5–2 µg/kg KG pro h als DTI	25–75 µg stündlich	–	–	–	3
Hydromorphon (z. B. Dilaudid)	1,5 mg	4,5 mg	0,015 mg/kg KG alle 2–4 h; DTI: 0,005 mg/kg KG pro h	1–1,5 mg alle 2–4 h	1 : 3	–	–	2–3
Morphin (z. B. MSI, Sevredol)	10 mg	30 mg	Bolus: 0,05–0,1 mg/kg KG alle 2–4 h; DTI: 0,02–0,03 mg/kg KG pro h	5–10 mg; DTI: 1 mg/h	1 : 3	0,15–0,3 mg/kg KG alle 4 h	5–10 mg alle 4 h	2,5–3
Pethidin[d] (z. B. Dolantin)	–	–	–	–	–	–	–	–
Piritramid[e] (z. B. Dipidolor)	–	–	0,05–0,1 mg/kg KG alle 4–6 h	5–10 mg; DTI: 1 mg/h	–	–	–	3–5
Tilidin/Naloxon[f] (z. B. Valoron)	–	–	–	–	–	<20 kgKG: 0,5 mg/kg KG (Einzeldosis mindestens 7,5 mg); 20–25 kg KG: 0,7 mg/kg KG alle 6 h	50 mg alle 4–6 h	3–6

▼

Tab. 29.9. (Fortsetzung)

Opioid (Präparatebeispiel)	Äquianalgetische Dosis[a]		Übliche Startdosis i.v.[b]		Dosisverhältnis i.v. zu p.o.	Übliche Startdosis p.o.[b]		Biologische Halbwertszeit (h)
Tramadol (z. B. Tramundin)	100 mg	100 mg	1 mg/kg KG alle 3–4 h, DTI: 0,3 mg/kg KG/h	50–100 mg alle 3–6 h, DTI: 12 mg/h	1 : 1	1 mg/kg KG alle 3–4 h	50–100 mg alle 3–4 h	2–4

n.e. = nicht empfohlen; DTI: Dauertropfinfusion.

[a] Äquianalgetische Dosen basieren auf Einmaldosisstudien bei Erwachsenen.

[b] Die übliche Startdosis ist die i. Allg. verwendete Standarddosis und basiert nicht immer auf äquianalgetischen Prinzipien.

[c] Statt Codein wird in Deutschland überwiegend Tramadol eingesetzt. Codein ist in Deutschland als Antitussivum oder in Kombinationspräparaten mit Paracetamol verbreitet. Die Berücksichtigung von Codein im WHO-Stufenschema basiert nicht auf Aussagen wissenschaftlicher Studien, sondern mehr auf der Tradition, Codein zu verabreichen. Codein hat einige pharmakokinetische und -dynamische Besonderheiten, die seinen Einsatz bei Kindern eher ungünstig erscheinen lassen: 1. Die Bioverfügbarkeit nach oraler Gabe schwankt stark (15 bis über 80%). 2. Codein wirkt über seinen Metaboliten Morphin analgetisch. Die Verstoffwechselung zu Morphin ist abhängig von der Aktivität des Cytochrom-P450-Enzyms CYP2D6. Die Aktivität dieses Enzyms schwankt stark – je nach genetischer Ausstattung des Patienten. Vereinfacht ausgedrückt werden Menschen in schlechte und gute Verstoffwechsler eingeteilt, wobei in Deutschland der Anteil ersterer – bei denen Codein extrem schlecht analgetisch wirkt – ca. 10% beträgt. Zudem ist die Aktivität von CYP2D6 bei Kindern bis zum 5. Lebensjahr unvorhersehbar – sie kann die Aktivität des Erwachsenenalters erreichen, beträgt aber in dieser Altersgruppe meist nur bis zu 25% davon. Die CYP2D6-Aktivität und damit die Verstoffwechselung von Codein zu Morphin kann durch Medikamente, die ebenfalls von der WHO empfohlen werden (Metoclopramid, Neuroleptika, Antidepressiva), weiter reduziert werden. 3. Bei Neugeborenen traten nach Gabe von Codein z. T. schwere Atemstörungen auf.

[d] Pethidin wird aufgrund seiner langen Halbwertszeit und der möglichen Akkumulation toxischer Metabolite nicht empfohlen.

[e] Piritramid ist mit vielen Infusionslösungen und Medikamenten nicht kompatibel. Die proklamierte bessere Kreislaufverträglichkeit von Piritramid im Vergleich zu Morphin ist noch nicht Gegenstand wissenschaftlicher Studien gewesen. Nach Studien an Erwachsenen verursacht Piritramid jedoch mehr Übelkeit, Erbrechen und Sedierung als Morphin.

[f] Informationen laut Produktinformation. Euphorisierende Wirkung der nichtretardierten Form. Ceiling-Effekt: maximale Tagesdosis 400 mg/Tag. Tilidin ist eine Pro-Drug. Der aktive Metabolit Nortilidin entsteht nach hepatischer Demethylierung von Tilidin. Naloxon ist zum Schutz des Medikamentes vor missbräuchlicher i.v.-Applikation zugesetzt. Nach oraler Gabe wird Naloxon schnell hepatisch inaktiviert.

Tab. 29.10. Opioide mit langer Halbwertszeit. Dosierungsrichtlinien zur Opioidanalgesie für opioidnaive Patienten. (Erläuterungen Tab. 29.9)

Opioid (Präparatebeispiel)	Äquianalgetische Dosis[a]		Übliche Startdosis i.v.[b]		Dosisverhältnis i.v. zu p.o.	Übliche Startdosis p.o.[b]		Biologische Halbwertszeit (h)
	i.v.	p.o.	<50 kg KG	>50 kg KG		<50 kg KG	>50 kg KG	
Buprenorphin (z. B. Te mgesic)	0,16 mg	0,16 mg	0,003–0,006 mg/kg KG alle 6–8 h	0,2–0,4 mg alle 6–8 h	1 : 1	0,003–0,006 mg/kg KG alle 6–8 h	0,2–0,4 mg alle 6–8 h	6–8
Levomethadon (z. B. Polamidon)	10 mg	20 mg	0,05 mg/kg KG alle 4–8 h	5 mg alle 4–8 h	1 : 2	0,1 mg/kg KG alle 4–8 h	10 mg alle 4–8 Std	12–50

Tab. 29.11. Retardierte Opioidzubereitungen. Dosierungsrichtlinien zur Opioidanalgesie für opioidnaive Patienten. (Erläuterungen Tab. 29.9)

Opioid	Übliche Startdosis p.o.[a]		Biologische Halbwertszeit (h)
	<50 kg	>50 kg	
Dihydrocodein retardiert (z. B. DHC)	2 mg/kg KG alle (8–)12 h	60 mg alle 12 h	8–12
Hydromorphon retardiert (z. B. Palladon)	0,08 mg/kg KG alle (8–)12 h	4 mg alle (8–)12 h	8–12
Morphin retardiert (z. B. MST-Retardgranulat)	0,5 mg/kg KG alle (8–)12 h	30–60 mg alle (8–)12 h	8–12
Oxycodon retardiert (z. B. Oxygesic)	0,2 mg/kg KG alle (8–)12 h	10 mg alle (8–)12 h	8–12
Tilidin/Naloxon retardiert (z. B. Naloxon retard)	–	50–300 mg alle 8–12 h	8–12
Tramadol retardiert (z. B. Tramundin retard)	2 mg/kg KG alle 8–12 h	100–300 mg alle 8–12 h	8–12

Tab. 29.12. Umstellung von oraler Morphintherapie auf TTS-Fentanyl bei Kindern

Tägliche orale Morphindosis	Fentanyl Dosis [µg/h]	Fentanyl Dosis [mg/Tag]
45	12,5	0,3
46–90	25	0,6
Je weitere 45 mg/Tag	Weitere 12,5 µg/h	Weitere 0,3 mg/Tag

Tab. 29.13. Morphin i.v.-PCA, postoperativ

Einstellung	<50 kg KG	>50 kg KG
Kontinuierliche Infusionsrate	0,004 mg/kg KG pro h	–
Bolusdosis	0,02 mg/kg KG	1–2 mg pro Bolus
Sperrintervall	5–10 min	5–10 min

luft einen Sauerstoffgehalt von 21% hat. Ist die Atemluft sauerstoffangereichert, können auch schwere Hypopnoen mit respiratorischer Azidose unerkannt bleiben, da die Sauerstoffsättigung über die vermehrte Sauerstoffzufuhr reguliert wird und damit trotz Hypopnoe stabil bleibt. Die Überwachungsparameter einer intravenösen Morphintherapie sind die gleichen wie bei der Anwendung einer PCA.

Postoperativ werden Opioide oft nur wenige Tage eingesetzt und nebenwirkungsfrei vertragen. Bei längerer Anwendung müssen Nebenwirkungen antizipiert und aggressiv therapiert werden (Tumorschmerzen ▸ Kap. 29.5.1).

Beginn einer intravenösen Morphintherapie

Morphin ist der Goldstandard der Opioidtherapie im Kindesalter, daher wird der Start einer Schmerztherapie bei starken Schmerzen anhand dieses starken Opioids exemplarisch dargestellt. 0,05 mg/kg KG Morphin werden alle 10–15 min langsam i.v. appliziert. Die kumulative, bis zur ausreichenden Schmerzlinderung verabreichte i.v.-Dosis wird versechsfacht und als DTI über 24 h infundiert. Für Schmerzdurchbrüche sollten Morphinkurzinfusionen mit 100% der Stundendosis verordnet werden.

Beenden der Opioidtherapie

Eine Opioidtherapie von mehreren Tagen Dauer darf nicht abrupt beendet werden, sondern muss langsam ausgeschlichen werden (▸ Kap. 29.2.1).

Patientenkontrollierte Analgesie (PCA)

Die patientenkontrollierte Analgesie gibt Kindern ab dem 6. Lebensjahr die Möglichkeit einer selbst bestimmten postoperativen Analgesie. Anders als im Erwachsenenalter wird die PCA mit einer niedrigen kontinuierlichen Infusionsrate kombiniert. Dadurch kommt es postoperativ zu einer besseren Analgesie und weniger Nebenwirkungen (z. B. Apnoen) als ohne kontinuierliche Infusion. Morphin hat sich als Analgetikum der Wahl für die PCA etabliert. Es ist mit vielen anderen Infusionslösungen sowie Medikamenten kompatibel und auch bei Raumtemperatur pharmakologisch stabil. Typische Einstellungen finden sich in Tab. 29.13.

Schmerz- und Sedierungswerte, Atemfrequenz, Herzfrequenz, arterieller Blutdruck, arterielle Sauerstoffsättigung und Nebenwirkungen der Therapie müssen regelmäßig kontrolliert und dokumentiert werden. Für das Pflegepersonal sind Grenzwerte festzusetzen, bei deren Erreichen der Arzt zu konsultieren ist.

29.5 Schmerztherapie bei chronischen Schmerzen

Mehrere hunderttausend Kinder in Deutschland leiden chronisch oder rezidivierend an Schmerzen, auch wenn sie deshalb nicht immer den Kinderarzt aufsuchen. In Rahmen von Krebserkrankungen im Kindesalter kommt es fast immer zu Schmerzerlebnissen.

29.5.1 Tumorschmerzen

Die häufigsten Schmerzursachen bei krebskranken Kindern sind schmerzhafte Eingriffe, gefolgt von Therapiekomplikationen und der Erkrankung an sich. Eine regelmäßige Nebenwirkung der zytostatischen Therapie ist die Mukositis. Diese wird nach den Regeln der Akutschmerztherapie mit starken Opioiden i.v. kontinuierlich oder/und patientenkontrolliert behandelt. Chronische, langdauernde Schmerzen treten fast ausschließlich auf, wenn der Tumor nicht oder nicht mehr auf die antineoplastische Therapie anspricht. Neuropathische Schmerzen treten bei Kindern sehr selten auf, entweder als eine Nebenwirkung der zytostatischen Therapie (v. a. von Vincristin) oder nach Nervenverletzungen im Rahmen der operativen Behandlung von Ewing- oder Osteosarkomen. Ihre Therapie unterscheidet sich nicht grundsätzlich von der im Erwachsenenalter. Dosierungen für häufig eingesetzte Antikonvulsiva und Antidepressiva finden sich in ◻ Tab. 29.15.

WHO-Stufenschema

Das WHO-Stufenschema der Analgetika (◻ Abb. 29.4) ist nicht als Leiter im engeren Sinne zu verstehen: Das Kind soll nicht jede Stufe erklimmen müssen. Vielmehr steht der Stratifizierungsgedanke im Vordergrund, d. h. falls starke Schmerzen bestehen, so ist von vornherein ein starkes Opioid zu wählen. Entwickeln sich jedoch aus mittelstarken Schmerzen wider Erwarten trotz Therapie starke Schmerzen, so sollte nicht gezögert werden, stärkere Analgetika(-kombinationen) einzusetzen.

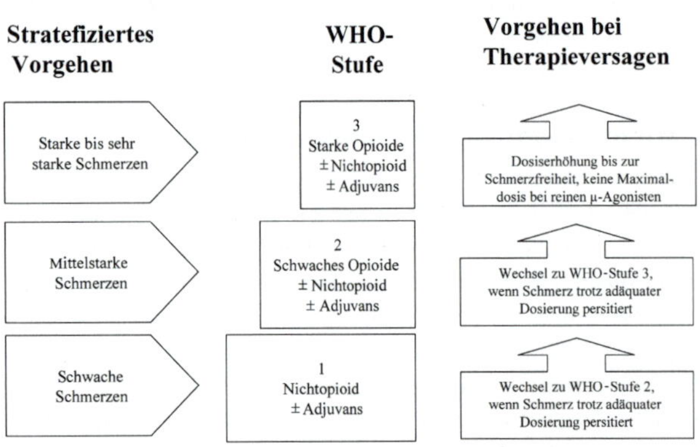

◻ **Abb. 29.4.** WHO-Stufenschema. (Nach Zernikow et al. 2002)

Der Vorteil einer Kombinationstherapie aus Nichtopioid und Opioid gegenüber einer Opioidmonotherapie ist für chronische Tumorschmerzen im Kindesalter nicht bewiesen. Bei Knochenschmerzen empfiehlt sich aus pathophysiologischen Erwägungen die Kombination eines Opioids mit einem NSAID, ansonsten werden Opioide in der Tumorschmerztherapie am häufigsten und sinnvollerweise mit Metamizol kombiniert.

Beginn und Steuerung einer oralen Morphintherapie

Bei chronischen Tumorschmerzen ist in der Regel eine orale Schmerztherapie möglich. Nach der Schmerzmessung mit standardisierten Schmerzmessinstrumenten werden Morphintropfen in einer Dosis von 0,15 mg/kg KG p.o. alle 20 min bis zur Schmerzfreiheit verabreicht. Bei Säuglingen bis zum 4. Lebensmonat wird mit einem Viertel der hier angegebenen Dosis begonnen (◻ Tab. 29.9–29.12). Im zweiten Schritt wird die kumulativ bis zur Schmerzfreiheit verabreichte Dosis in 2 Dosen aufgeteilt und als Retardpräparat verordnet.

Für Schmerzdurchbrüche sollten immer schnellwirksame Morphinpräparate (Tropfen/Tabletten) zur Verfügung stehen. Die Höhe der zusätzlichen Bedarfsmedikation richtet sich nach der aktuellen Tagesdosis und beträgt 1/24–4/24 davon.

! Es existiert keine Tageshöchstdosis für Morphin. Kann mit einer Dosissteigerung eine zusätzliche Schmerzlinderung erreicht werden, ist eine Dosissteigerung angebracht.

Wechsel des Opioids oder des Applikationsweges

Beim Wechsel der Applikationswege von i.v. auf p.o. muss die Morphindosis verdreifacht, im umgekehrten Falle (p.o. nach i.v.) gedrittelt werden. Dieser Umrechnungsfaktor ist für alle starken Opioide verschieden. Beim Wechsel von einem Opioid auf ein anderes kann die äquianalgetische Dosis anhand ◻ Tab. 29.9–29.12 berechnet werden. Wegen der inkompletten Kreuztoleranz von Opioiden wird die Schmerztherapie zunächst mit nur 30–50% der berechneten äquianalgetischen Dosis weitergeführt. Nie sollten zwei verschiedene starke Opioide miteinander kombiniert werden.

Eine über eine Woche dauernde Schmerztherapie mit starken Opioiden muss langsam – ausschleichend – beendet werden.

Beeinflussen der Nebenwirkungen

Die häufigsten Nebenwirkungen einer oralen Morphintherapie sind Obstipation, Übelkeit, Harnverhalt, Sedierung und Juckreiz. Das Nebenwirkungsprofil starker Opioide ist beim individuellen Patienten oft sehr verschieden. Betrachtet man jedoch große Patientengruppen, so scheinen alle starken Opioide in gleicher Häu-

Tab. 29.14. Begleitmedikamente bei Opioidtherapie

Indikation	Medikament	Dosis	Applikationsweg/Bemerkung
Prophylaktisch			
Obstipation	Lactulose	<3. Lebensjahr – Start: 3-mal 2 ml – Mittlere Dosis: 3-mal 5 ml >3. Lebensjahr – Start: 3-mal 5 ml – Mittlere Dosis: 3-mal 10 ml	p.o.
Übelkeit/Erbrechen	Dimenhydrinat	– 1–2 mg/kg KG alle 6–8h – 5 mg/kg KG alle 6–8h Maximale Tagesdosis p.o./rektal – 2–6 Jahre 75 mg – 6–12 Jahre 150 mg	i.v. p.o./Supp.
	Ondansetron	– 5 mg/m2 alle 12 h	i.v./p.o.
Therapeutisch			
Obstipation	Na-Picosulfat	– Kleinkinder 4–8 Trpf./Tag – Schulkinder 10 Trpf./Tag	p.o.
	Bisacodyl	– 2–10 Jahre 5 mg/Tag – >10 Jahre 10 mg/Tag	Supp. bzw. >10 Jahre p.o. (nicht mit Milch einnehmen)
Müdigkeit	Methylphenidat	– 0,1 mg/kg KG 2-mal täglich – morgens und mittags –, damit es zu keiner Störung des nächtlichen Schlafes kommt – 0,05 mg alle 12–24 h	p.o.
Harnverhalt	Carbachol	– 0,5–1 mg alle 8–24 h	s.c., p.o.
Atemdepression	Naloxon	– 0,001–0,01 mg/kg KG	i.v. austitrieren (Cave: Wirkdauer kürzer als z. B. Morphin)

figkeit zu den genannten Nebenwirkungen zu führen. Es existieren 4 Strategien zur Minimierung der Nebenwirkungen, die nach der Methode »Versuch und Irrtum« ausprobiert werden müssen:
- Dosisreduktion,
- symptomatische Therapie (Tab. 29.14),
- Wechsel des Opioids,
- Wechsel des Applikationsweges.

Adjuvanzien

Adjuvanzien werden in der Tumorschmerztherapie aus folgenden Indikationen eingesetzt:
- neu aufgetretene Symptome wie Schlaflosigkeit oder Angst, die ihrerseits Schmerzen verstärken können,
- spezielle Schmerzformen wie neuropathische Schmerzen.

Wissenschaftliche Studien jenseits von Fallbeobachtungen zum Einsatz von adjuvanten Schmerzmitteln in der Kinderonkolgie existieren nicht. Daher werden Daten aus der Erwachsenenonkologie extrapoliert, oder es wird auf die eigene oft nur spärlich dokumentierte Erfahrung zurückgegriffen (Tab. 29.15).

29.5.2 Kopfschmerzen

Die Prävalenz der idiopathischen Kopfschmerzen scheint in den letzten 30 Jahren zuzunehmen und liegt jetzt bei 5–10% der 7- bis 15-Jährigen. Am häufigsten treten Kopfschmerzen im Kindesalter aber sicherlich im Rahmen von Infektionen als Begleitsymptom auf.

Migräne

Die Migräneprävalenz bei 7-Jährigen beträgt ca. 5%, sie nimmt mit dem Alter weiter zu. 10% der Kinder mit Migräne verspüren einen solch hohen Leidensdruck und sind sozial so schwer einge-

Tab. 29.15. Adjuvante Schmerzmittel

Indikation	Medikament	Dosierung	Bemerkung
– Neuropathische Schmerzen – Schmerzbedingte Schlafstörungen	Amitriptylin	Start 0,2, Ziel 1–2 mg/kg KG/Tag p.o. abends	– Langsam ein- und ausschleichen – Retardpräparate einsetzen – Kardiale Kontraindikationen und Nebenwirkungen beachten (Produktinformation) – Todesfälle bei Überdosierung und akzidenteller Einnahme durch Geschwister
– Neuropathische Schmerzen postoperativ – Analgosedierung präfinal	Ketamin	1–5 mg/kg KG pro Tag i.v. als Dauertropfinfusion	– Bei höheren Dosen psychomimetische Nebenwirkungen, dann Kombination mit Midazolam (Start mit 0,1 mg/kg KG/h) – Seltene Nebenwirkungen: ► s. Produktinformation
– Agitiertheit – Übelkeit – Schlaflosigkeit	Promethazin	0,5 mg/kg KG p.o. oder i.v. alle 6 h	– Nebenwirkungen: Dyskinesien, Obstipation, orthosthatische Dysregulation – Seltene Nebenwirkungen: ► s. Produktinformation
– Neuropathische Schmerzen	Gabapentin	Schrittweise Aufdosierung auf 30 mg/kg KG/Tag innerhalb von 3 Tagen (1. Tag 10 mg/kg KG, 2. Tag 20 mg/kg KG, 3. Tag 30 mg/kg KG). Maximaldosis 60 mg/kg KG/Tag. Maximale Tagesdosis bei Erwachsenen nicht über 3600 mg, verteilt auf 3 Einzelgaben. Dosis bei eingeschränkter Nierenfunktion reduzieren	– Im Allgemeinen sehr gut verträglich – Häufigste Nebenwirkungen: Schläfrigkeit, Müdigkeit, Schwindel, Kopfschmerzen, Übelkeit, Erbrechen, Gewichtszunahme, Nervosität, Schlaflosigkeit, Ataxie, Nystagmus, Parästhesien, Appetitlosigkeit – Seltene Nebenwirkungen: ► s. Produktinformation
– Infiltratives Tumorwachstum – Kurzfristig bei Hirndruckkopfschmerz	Dexamethason	Startdosis: 6–12 mg/qm/Tag p.o. oder i.v., danach langsam reduzieren	– viel bekannte Nebenwirkungen, bei Kindern v.a. Stimmungsschwankungen (► s. Produktinformation) – Nicht a priori bei Hirndruck in der palliativen Situation einsetzen, das Tumorwachstum wird nicht aufgehalten, sondern nur kurzzeitig das Ödem verringert
– Palliative Situation mit Knochenschmerzen	Pamidronat	1 mg/kg KG alle 4 Wochen i.v.	– Häufige Nebenwirkung während der Infusion: passagere Pyrexie, grippeartige Symptome – Seltenere Nebenwirkungen ► s. Produktinformation
– Spastische Schmerzen	Butyl-Scopolamin	0,5–1 mg/kg KG i.v. als Kurzinfusion, Höchstdosis 20 mg <15 kg 1/2 Supp. à 7,5 mg, >15 kg 1 Supp. à 7,5 mg rektal alle 6–8 h	– Gut verträglich, schwerwiegendste Nebenwirkungen sind Überempfindlichkeitsreaktionen – Cave: Blutdruckabfall bei i.v.-Gabe – Seltene Nebenwirkungen: ► s. Produktinformation
– Angst und Schlafstörungen	Lorazepam	Startdosis 2-mal 0,5 mg/Tag p.o., maximale Dosis 0,5 mg/kg KG/Tag	– Cave: Benzodiazepine wirken nicht analgetisch und führen schnell zu Abhängigkeit – Seltene Nebenwirkungen: ► s. Produktinformation

29

schränkt, dass sie einen Arzt aufsuchen. Es wird geschätzt, dass in Deutschland jährlich 1 Mio. Schultage wegen Kopfschmerzen versäumt werden. Bei 2/3 der Kinder persistiert die Migräne bis ins Erwachsenenalter.

Leitsymptome und Klassifikation

Der Anteil der Kinder mit Migräne ohne Aura beträgt 60–80%. Die Diagnosekriterien der internationalen Kopfschmerzgesellschaft (IHS) für Migräne sind in ▶ Kap. 20.1 zusammengestellt. Für das Kindesalter gelten folgende Ausnahmen:

- Attackendauer (»1–72 h« statt »4–72 h«),
- Lokalisation (»bilateral frontal/temporaler oder einseitiger Kopfschmerz« statt »einseitiger Kopfschmerz«).

10% der migränekranken Kindern leiden an einem der 5 Migräneäquivalente benigner paroxysmaler Torticollis, benigner paroxysmaler Schwindel, abdominelle Migräne bzw. zyklisches Erbrechen, azephalische Migräne oder akute konfusionelle Migräne. In der aktuellen IHS-Klassifikation werden diese Migräneäquivalente unter dem Punkt 1.3. »periodische Syndrome der Kindheit, die i. Allg. Vorläufer der Migräne sind«, subsumiert.

Da die Diagnosesicherheit einer Migräne allein aufgrund von Anamnese, pädiatrischer und pädiatrisch-neurologischer körperlicher Untersuchung sowie einer augenärztlichen Untersuchung unsicherer ist als im Erwachsenenalter, ist die Durchführung einer MRT-Schädelaufnahme häufig gerechtfertigt.

Attackentherapie

(Bett-)Ruhe, Reizabschirmung und andere nichtmedikamentöse Verfahren sind einfache Interventionen, für die bis jetzt kein expliziter wissenschaftlicher Wirknachweis geführt wurde, die dem Patienten aber auf keinen Fall schaden. Die medikamentöse Behandlung orientiert sich an der Schwere und den Begleitsymptomen der Migräne. Im Status migraenosus werden auch Furosemid, Phenobarbital und Magnesium eingesetzt.

Therapeutischer Eskalationsplan zur situationsgerechten Behandlung kindlicher Migräneattacken

- Medikamentöse Behandlung der leichten Migräneattacke (Evidenzlevel 1b)
  (Definition: initial langsamer Schmerzanstieg, niedrige Intensität, fehlende oder geringe Aurasymptomatik, mäßige Übelkeit, kein Erbrechen)
  - Ibuprofen (z. B. Nurofen): 10–15 mg/kg KG/ED p.o. oder rektal (maximal 40 mg/kg KG/Tag)
    oder
  - Paracetamol (z. B. Ben-U-ron): 35–45 mg/kg KG/ED rektal, gefolgt von 15–20 mg/kg KG/ED alle 6–8h (maximal 90 mg/kg KG/Tag) oder 40 mg/kg KG/ED p.o. gefolgt von 10–20 mg/kg KG/ED alle 6–8 h (maximal 90 mg/kg KG/Tag)
- Medikamentöse Therapie der schweren Migräneattacke (Evidenzlevel 1b)
  (Definition: rascher Schmerzanstieg, hohe Intensität, ausgeprägte Aurasymptomatik, starke Übelkeit/Erbrechen, fehlende/unzureichende Wirksamkeit bisheriger Therapieversuche)
  - Wenn das Kind weiß, dass Ibuprofen oder Paracetamol i. Allg. bei ihm wirksam sind, eines dieser Medikamente einsetzen.
  - Bei individueller Unwirksamkeit von Ibuprofen oder Paracetamol oder bei Unwirksamkeit in der speziellen Attacke oder bei starker Übelkeit/Erbrechen und der Unmöglichkeit des Einsatzes von Suppositorien oder wenn das Kind bei vorherigen Attacken sehr gute Erfahrungen mit Sumatriptan gemacht hat:
    Sumatriptan (Imigran):10–20 mg/ED nasal (maximal 40 mg/Tag)
    oder
  - 0,3–0,6 mg/kg KG/ED s.c.
    (maximal 6 mg/ED, maximal 12 mg/Tag)
- Reservemedikamente bei schweren und therapierefraktären Migräneattacken (Evidenzlevel 5),
  - Antiemetikum
  - Domperidon (z. B. Motilium): 1 gtt/kg KG/ED p.o. (maximal 33 gtt/ED)
  - Analgetika
    - Lysinacetylsalicylat (z. B. Aspisol): 10–15 mg/kg KG/ED i.v. (maximal 1000 mg/ED)
    - Metamizol (z. B. Novalgin): 10–15 mg/kg KG/ED i.v. (maximal 80 mg/kg KG/Tag)
    - Paracetamol (Perfalgan): 15 mg/kg KG/ED i.v. (maximal 60 mg/kg KG/Tag)
  - Andere Serotoninagonisten wie Zolmitriptan (Ascotop; Dosisangaben für pädiatrische Patienten liegen nicht vor)
  - Sedativa
    - Lorazepam (z. B. Tavor pro injectione): 0,05 mg/kg KG/ED i.v.
    - Diazepam (z. B. Diazepam Desitin Inj.): 0,2–0,5 mg/kg KG/ED i.v.
    - Levomepromazin (z. B. Neurocil): 1 mg/kg KG/Tag i.v. oder p.o.
  - Kortikosteroide
    - Dexamethason (z. B. Fortecortin): initial 0,5 mg/kg KG/ED i.v. als Kurzinfusion, anschließend 0,2 mg/kg KG/ED i.v. alle 4–6 h

Migräneprophylaxe

Bei klassischer Migräne belegen Metaanalysen eine Abnahme der Attackenfrequenz durch verhaltenstherapeutisch-kognitives Training, kognitive Umstrukturierung, Entspannungstechniken,

Tab. 29.16. Medikamentöse Prophylaxe der Migräne im Kindesalter. (Nach Cochrane)

Gruppe	Substanzen (Beispiel)	Dosis	Nebenwirkungen	Kontraindikationen
β-Blocker	Metoprolol (Beloc)	1–3 mg/kg KG/Tag in 1–2 Einzeldosen bevorzugt abends	Müdigkeit, Gewichtszunahme, Bronchospasmus, Schlaflosigkeit, abdominelle Schmerzen	Asthma, AV-Block
	Propranolol (Dociton)	1–2 mg/kg KG/Tag in 1–2 Einzeldosen bevorzugt abends	Wie Metoprolol, jedoch häufiger	Wie Metoprolol
Kalziumantagonist	Flunarizin (Sibelium)	5 mg/Tag abends zum Essen, initial nur jeden 2. Abend	Häufig Benommenheit und/oder Müdigkeit, Gewichtszunahme mit oder ohne erhöhten Appetit. Bei Langzeitbehandlung: depressive Verstimmungen, extrapyramidal-motorische Symptome. In seltenen Fällen gastrointestinale Nebenwirkungen, zentralnervöse Nebenwirkungen (Schlaflosigkeit, Angstzustände sowie Kopfschmerzen und Asthenie)	Nierenversagen, Hypotonie, endokrine Tumoren

Hypnose, Biofeedback und Ausdauersport (Evidenzlevel 1a). An mehreren Zentren in Deutschland wird ein verhaltenstherapeutisch orientiertes Gruppentraining angeboten (Kontakte über den Autor).

Die Indikation für eine medikamentöse Migräneprophylaxe ist nach Meinung des Autors nur individuell zu stellen. In vielen Fällen hat eine Häufung von Migräneattacken psychosoziale Ursachen. Hier ist eine an starren Indikationslisten ausgerichtete medikamentöse Prophylaxe unsinnig. Als wirksame Migräneprophylaktika im Kindesalter gelten die in Tab. 29.16 aufgeführten Medikamente (die Cochrane-Analyse zeigt Evidenzlevel 1b). Bei ausgeprägter Symptomatik von Migräneäquivalenten kann als Prophylaxe Flunarizin 5–10 mg/Tag verabreicht werden.

Spannungskopfschmerz

Spannungskopfschmerzen im Kindesalter sind sehr viel häufiger als die Migräne. Meist leiden die Kinder unter episodischem Spannungskopfschmerz. Gut 1/3 der betroffenen Kinder klagt während einer Phasen mit heftigen Spannungskopfschmerzen über Übelkeit, Photophobie oder Phonophobie. In aller Regel lassen sich die Kopfschmerzen mit nichtmedikamentösen Verfahren therapieren, die vom Kind in Gruppen- oder Einzelsitzungen erlernt werden müssen. Etwa 10% aller Patienten in Kinderkopfschmerzsprechstunden leiden an chronischen Spannungskopfschmerzen, für die es noch keine etablierten Therapieregimes gibt.

29.5.3 Funktionelle Bauchschmerzen

10–25% der Schulkinder klagen rezidivierend über Bauchschmerzen, die periumbilikal lokalisiert sind, weniger als 3 h andauern und von vegetativen Symptomen begleitet sein können. Die Differenzialdiagnose ist umfangreich. Therapeutisch kommt verhaltenstherapeutisch orientiertes Gruppentraining wie z. B. das Bauchtänzer-Programm an der Vestischen Kinder- und Jugendklinik Datteln in Betracht (Evidenzlevel 4). Nach einer Cochrane-Analyse haben diätetische Maßnahmen keinen gesicherten Effekt. Unbehandelt bleiben die Bauchschmerzen bei 1/3 der Kinder bis ins Erwachsenenalter bestehen – manchmal zeigt sich ein symptomfreies Intervall in der Pubertät. Ein weiteres Drittel der Patienten entwickelt unbehandelt nach 20–30 Jahren andere psychosomatische Beschwerden.

29.5.4 Muskel- und Gelenkschmerzen

Muskel- und Gelenkschmerzen im Rahmen rheumatischer Erkrankungen sollten in Spezialambulanzen behandelt werden. Hier spielt die antiphlogistische »Basistherapie« eine überragende Rolle. Fibromyalgiesyndrome bedürfen der Therapie durch ein multidisziplinäres Schmerzteam. Die häufigsten rezidivierenden Schmerzen im Bereich der Knochen oder Muskulatur sind die so genannten Wachstumsschmerzen. In jeweils einer kontrollierten Studie zeigten die orale Selensupplementierung und ein strukturiertes Stretchingprogramm Erfolg (Evidenzlevel 1b).

Muskuläre Dysbalancen sollten durch gezielte Untersuchung ausgeschlossen oder krankengymnastisch/manualtherapeutisch beseitigt werden. Bei einem chronisch rezidivierenden Verlauf über Jahre reicht es nicht aus, die Eltern über den benignen Charakter der Erkrankung aufzuklären. In diesen Fällen bedarf es einer Betreuung durch eine Spezialambulanz mit einem multidisziplinären Team.

Danksagung

Der Autor wird unterstützt durch die Vodafone Stiftung Deutschland, die Deutsche Kinderkrebsstiftung und die Peter und Ruth Wirts-Stiftung, Schweiz.

Literatur

American Academy of Pediatrics (2001) Committee on Psychosocial Aspects of Child and Family Health. The assessment and management of acute pain in infants, children, adolescents. Pediatrics 108: 793–797

Anand KJ, Hall RW, Desai N, Shephard B, Bergqvist LL, Young TE, Boyle EM, Carbajal R, Bhutani VK, Moore MB, Kronsberg SS, Barton BA (2004) NEOPAIN Trial Investigators Group. Effects of morphine analgesia in ventilated preterm neonates: primary outcomes from the NEOPAIN randomised trial. Lancet 363 (9422): 1673–1682

Bauer K, Ketteler J, Hellwig M, Laurenz M, Versmold H (2004) Oral glucose before venepuncture relieves neonates of pain, but stress is still evidenced by increase in oxygen consumption, energy expenditure, and heart rate. Pediatr Res 55: 695–700

Büttner W, Finke W, Hilleke M, Reckert S, Vsianska L, Brambrink A (1998) Development of an observational scale for assessment of postoperative pain in infants. Anasthesiol Intensivmed Notfallmed Schmerzther 33: 353–361

Cochrane-Database www.cochrane.org

Evers S, Pothmann R, Überall M, Naumann E, Gerber WD (2002) Treatment of idiopathic headache in childhood – recommendations of the German Migraine and Headache Society (DMKG). Schmerz 16: 48–56

Godambe SA, Elliot V, Matheny D, Pershad Jahre (2003) Comparison of propofol/fentanyl versus ketamine/midazolam for brief orthopedic procedural sedation in a pediatric emergency department. Pediatrics 112: 116–123

Hartwig S, Roth B, Theisohn (1991) Clinical experience with continuous intravenous sedation using midazolam and fentanyl in the paediatric intensive care unit. Eur J Pediatr 150 (11): 784–788

Hicks CL, von Baeyer CL, Spafford PA, van Korlaar I, Goodenough B (2001) The Faces Pain Scale-Revised: toward a common metric in pediatric pain measurement. Pain 93: 173–183

Krauss B, Green SM (2006) Procedural sedation and analgesia in children. Lancet 367: 766–780

Schechter NL, Berde CB, Yaster M (eds) (2003) Pain in infants, children, and adolescents. Baltimore, Williams and Wilkins, Baltimore

Sittl R et al. (2005) Postoperative Schmerztherapie bei Kindern. In: Zernikow B (Hrsg) Schmerztherapie bei Kindern, 3. Aufl. Springer, Berlin Heidelberg New York

WHO (1998) Dosierungsrichtlinien zur Opioidanalgesie für opioidnaive Patienten (modifiziert nach Cancer Pain Relief And Palliative Care In Children)Zernikow B (Hrsg) (2003) Schmerztherapie bei Kindern. Springer, Berlin Heidelberg New York

Zernikow B, Friedrichsdorf S, Wamsler C, Michel E (2002) (deutsche Ausgabe der WHO Empfehlungen – Cancer Pain Relief And Palliative Care In Children; Übersetzung und Fußnoten der WHO Empfehlungen). Schmerztherapie und Palliative Versorgung krebskranker Kinder. Vestische Kinderklinik Datteln

Schmerztherapie bei alten Menschen

K. Böhme

30.1 Häufigkeit der Schmerzen im Alter – 374

30.2 Auswirkungen chronischer Schmerzen bei alten Patienten – 374

30.3 Schmerzerfassung – 376

30.4 Chronifizierung im Alter – 377

30.5 Verfahren der Schmerztherapie – 378

30.5.1 Medikamentöse Verfahren – 378

30.5.2 Therapie mit Lokalanästhetika – 380

30.5.3 Nichtmedikamentöse Therapie – 380

30.6 Versorgungssituation – 381

Literatur – 382

Für eine Reihe von Schmerzursachen besteht eine Altersabhängigkeit, insbesondere für Schmerzen, die ihren Ursprung im muskuloskelettalen System haben, auf Degeneration beruhen oder die mit Krebserkrankungen assoziiert sind. Alte Patienten werden besonders durch chronische Schmerzen zunehmend in ihren körperlichen und psychosozialen Fähigkeiten beeinträchtigt. Die Schmerzerfassung kann im Alter durch kognitive Defizite erschwert sein. Veränderungen von Organfunktionen im Alter haben eine hohe Relevanz für die Pharmakokinetik und in der Folge auch Auswirkungen auf die Pharmakodynamik der in der Schmerztherapie eingesetzten Medikamente. Die individuelle Komorbidität und Komedikation sind zu berücksichtigen.

30.1 Häufigkeit der Schmerzen im Alter

Den Zahlen des statistischen Bundesamtes in Wiesbaden ist zu entnehmen, dass 2003 18% der Deutschen älter als 65 Jahre waren. Dabei betrug die Lebenserwartung für Männer 81 und für Frauen 84 Jahre. In der gesetzlichen Krankenversicherung waren 2001 18,48% der Versicherten älter als 65 Jahre. In den Altersgruppen der Patienten über 65 Jahre zählte die Gruppe der Analgetika und Antirheumatika zu den 5–6 am häufigsten verordneten Medikamenten [66].

Die Frage der Häufigkeit von anhaltenden Schmerzen im Alter wurde in mehreren Arbeiten untersucht. Während im Nuprin-Report [79] eine altersabhängige Abnahme der Schmerzen mit Ausnahme von Gelenkschmerzen gefunden wurde, konnten andere Untersucher eine altersabhängige Zunahme der Schmerzen sowohl in der Gesamtbevölkerung als auch bei Patienten, die eine häusliche Pflege benötigten, finden. Patienten, die in einer speziellen schmerztherapeutischen Einheit behandelt wurden, klagten häufiger über Dauerschmerzen als die in einer Gruppenpraxis behandelten Patienten [1, 13, 21, 22, 79]. Die im Deutschen Gesundheitssurvey 1998 ermittelten Daten zeigen im Alter gegenüber einer jungen Altersgruppe eine Abnahme der Rückenschmerzen [8]. Diese unterschiedlichen Ergebnisse sind v. a. mit der Datenerhebung zu begründen, da möglicherweise bei Fragebogenerhebungen wie dem Gesundheitssurvey beeinträchtigte Patienten gar nicht erfasst wurden. Alte Menschen leiden einer Erhebung von Gunzelmann et al. zufolge v. a. an Kreuz- und Gliederschmerzen, davon über ein 1/4 an erheblichen bis starken Schmerzen [38].

Die Mitglieder eines Panels der amerikanischen Gesellschaft für Altersmedizin (AGS-Panel) gehen nach jüngeren Studien davon aus, dass 25–50% der älteren Bevölkerung an gravierenden Schmerzproblemen leiden [1]. Die Schmerzen zeigen eine krankheitsspezifische Zunahme mit dem Alter und betreffen häufig den Rücken, die untere Extremität und Kopf und Gesicht. Andere Autoren weisen auf eine deutliche Zunahme der Schmerzen bei Osteoarthritis und anderen Formen der Arthritis und Rheuma sowie bei der Zosterneuralgie hin [41]. Helme u. Katz betonen ebenfalls die Problematik der Arthritis und der Neuralgien im Alter [43].

In spezialisierten Therapieeinrichtungen sind alte Schmerzpatienten nicht unterrepräsentiert. In einer multizentrischen Studie zur Erfassung der Lebensqualität, die an 13 deutschen Schmerzpraxen, Schmerzambulanzen und Schmerzkliniken durchgeführt wurde, wurden 3392 Patienten erfasst. Von diesen waren 20,6% älter als 65 Jahre.

Neben überwiegend somatischen Aspekten ist entsprechend dem biopsychosozialen Krankheitsverständniss die psychologische und soziale Situation des alten Patienten zu berücksichtigen. In einer Untersuchung von Desmeules et al. zeigt sich, dass in einer Gruppe von über 65 Jahre alten Patienten Schmerzen zwar stärker empfunden werden als in der Gruppe der unter 65-Jährigen, die Patienten aber dennoch keine höheren Depressionswerte aufweisen [24]. Eine Studie von Herr et al. bei Patienten mit Rückenschmerzen zeigt in Bezug auf eine Depression ebenfalls keinen Unterschied zwischen alten und jungen Patienten [44].

Andere Untersuchungen finden im Gegensatz dazu, dass chronische Schmerzen durchaus mit Depressivität korreliert sind. Wie in der oben erwähnten multizentrischen Untersuchung zur Lebensqualität bei Schmerzpatienten, die eine höhere Depressivität in hohen Chronifizierungsstadien nachweist, zeigen auch andere Untersuchungen, dass es eine hohe Korrelation zwischen Patienten über 70 Jahre, Schmerz und Depression gibt [80]. Die Selbsteinschätzung und Coping-Strategien bei alten Patienten mit Schmerzsyndromen und Depression sind gegenüber jungen nicht verändert [19]. Eine Untersuchung von Sorkin betont, dass beim Vergleich psychischer und psychosozialer Charakteristika bei alten und jungen Schmerzpatienten die Übereinstimmungen größer als die Unterschiede sind [78]. Hieraus wird der Schluss gezogen, dass auch einem alten Patienten ein multimodales Therapieangebot gemacht werden soll, das sowohl die psychologischen als auch die physikalischen Therapieansätze berücksichtigt.

Für eine Reihe von Schmerzursachen besteht eine Altersabhängigkeit. So nehmen v. a. Schmerzen, die ihren Ursprung im muskuloskelettalen System haben und auf Degeneration beruhen, im Alter zu. Ein typisches Beispiel dafür ist der Schmerz durch Arthrosen oder Arthritis [41]. Auch in der eigenen Schmerzambulanz zeigt sich diese Zunahme im Alter [11]. Die Zahlen der ▫ Abb. 30.1 bis 30.4 beziehen sich auf die Gesamtzahl von 7157 Patienten der Jahre 1988–1996. Gleichsinnige Entwicklungen finden sich bei der Osteoporose und der Postzosterneuralgie. Die Krebserkrankungen und die damit assoziierten Schmerzen nehmen im Alter ebenfalls zu.

30.2 Auswirkungen chronischer Schmerzen bei alten Patienten

Der alte Schmerzpatient und die Folgen müssen mehrdimensional betrachtet werden. Alte Patienten werden besonders durch chronische Erkrankungen und chronische Schmerzen zunehmend in ihren körperlichen Fähigkeiten, v. a. aber in ihren psychosozialen Fähigkeiten beeinträchtigt.

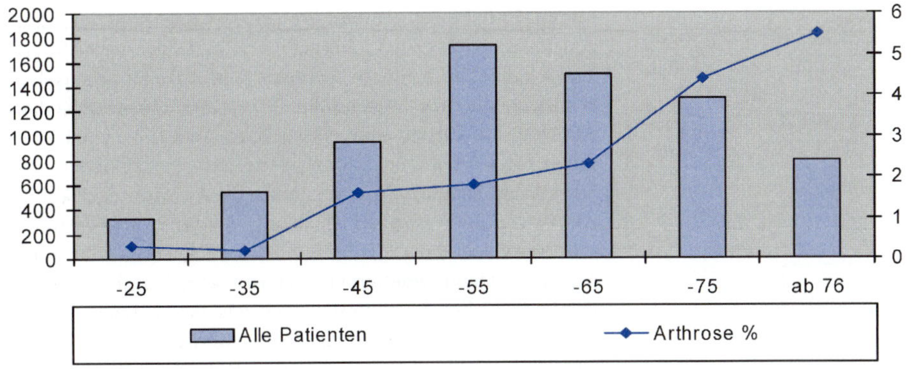

Abb. 30.1. Prozentuale Verteilung der Patienten mit Schmerzen durch Arthrose (n=185) bezogen auf alle Schmerzpatienten (n=7157)

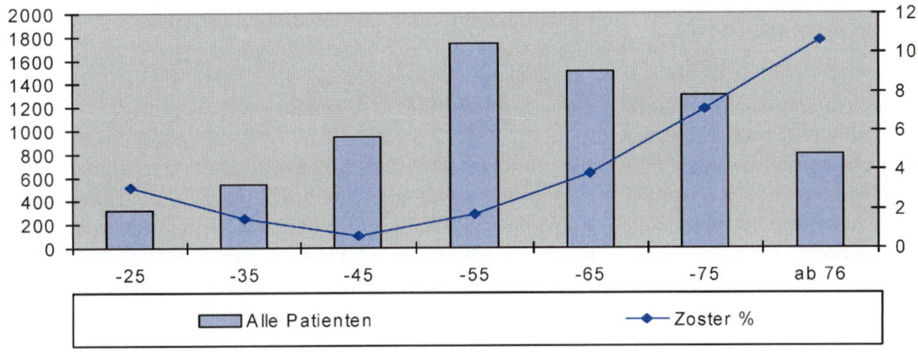

Abb. 30.2. Prozentuale Verteilung der Patienten mit Schmerzen durch Zoster (n=288) bezogen auf alle Schmerzpatienten (n=7157)

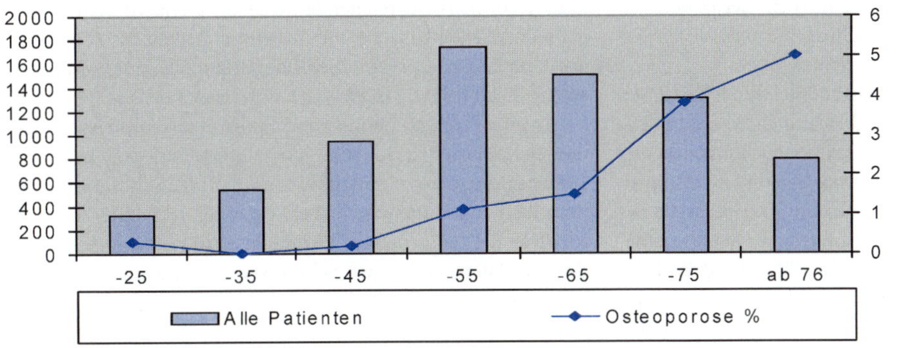

Abb. 30.3. Prozentuale Verteilung der Patienten mit Schmerzen durch Osteoporose (n=134) bezogen auf alle Schmerzpatienten (n=7157)

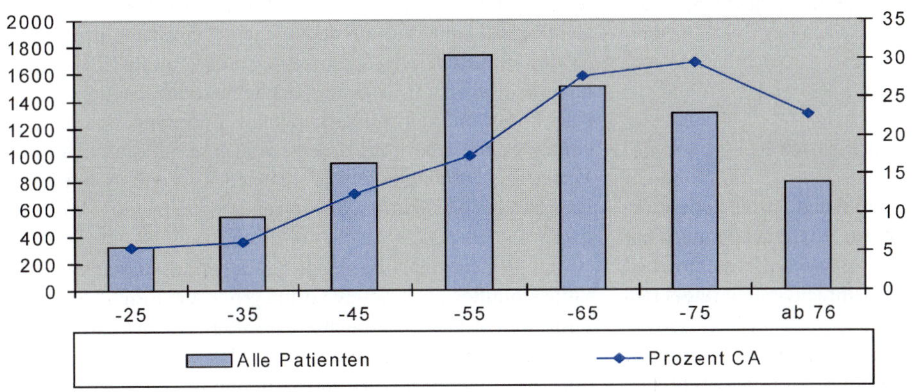

Abb. 30.4. Prozentuale Verteilung der Patienten mit Schmerzen durch Krebserkrankung *(CA)* (n=1441) bezogen auf alle Schmerzpatienten (n=7157)

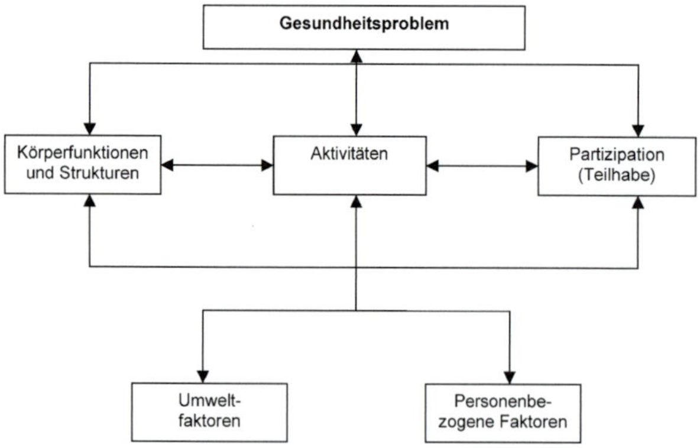

Abb. 30.5. Internationale Klassifikation der Krankheitsfolgen (International Classification of Funktioning, Disability and Health; ICF) [48]

Ein therapeutischer Ansatz, der dem somatischen Modell »Ätiologie – Pathogenese – Manifestation«, also dem Konzept Descartes' folgt, wird dem Patienten nicht gerecht werden. Von der WHO wurde deshalb eine Zusatzklassifikation erarbeitet und 1980 publiziert, die die Krankheit, die Schädigung, die daraus resultierende Einschränkung und die soziale Beeinträchtigung erfasst. Es handelte sich um die ICIDH [84], die International Classification of Impairments, Disabilities and Handicaps. Dieses Konzept beschreibt die pathologische Erkrankung mit der Folge der Beeinträchtigung der körperlichen, seelischen und geistigen Unversehrtheit. Dadurch können Tätigkeiten nicht mehr in der gewohnten Weise ausgeführt werden, der Mensch kann seine normale körperliche und emotionale Rolle nicht mehr wahrnehmen.

Die weiterentwickelte ICIDH-2 wurde 2004 durch die Classification of Funktioning, Disability and Health (ICF) ersetzt. Die 2. Fassung berücksichtigt, dass die Funktionsbeeinträchtigung nicht nur von Krankheit, sondern auch von persönlichen und soziokulturellen Rahmenbedingungen abhängt. Zudem ist die Beschreibung nicht mehr unidirektional, sondern die einzelnen Bereiche können sich gegenseitig beeinflussen (Abb. 30.5) [48].

Zwar fehlen bisher für die Erfassung der Auswirkung von Schmerzen bei alten Patienten reliable und valide Messinstrumente [9], aber das strukturierte Schmerzinterview für geriatrische Patienten enthält 4 Items zur Abschätzung der Behinderung. Erfasst werden die Bereiche

- sich selbst anziehen,
- mindestens eine Treppe zu steigen,
- selbst einkaufen zu gehen und
- gemeinsam etwas mit anderen zu unternehmen [4].

Neben der schmerzbedingten Einschränkung führen auch andere körperliche Störungen und kognitive Beeinträchtigungen zur Einschränkung von Aktivitäten. Hier existieren verschiedenen Fragebögen zur Beurteilung, eine Zusammenfassung findet sich bei [70].

In Anwendung des ICF kann das Gesundheitsproblem Schmerz zur Einschränkung der Aktivitäten eines Menschen führen. Er hat beispielsweise Probleme, soziale Kontakte wahrzunehmen, weil er die Wohnung nur schwer oder gar nicht verlassen kann. Der Schmerz kann eine depressive Stimmungslage bewirken, die eine Störung der Körperfunktion darstellt und Aktivität und Partizipation einschränkt. Weitere bei alten Menschen oft vorhandene Störungen der Körperfunktionen und Strukturen (Komorbidität) verstärken die Auswirkungen auf die Aktivitäten oder auch auf die Schmerzen (z. B. ACE-Hemmer und muskuloskelettale Schmerzen). Die Therapie kann durch Medikamenteninteraktionen erschwert sein. Einschränkungen der körperlichen Leistungsfähigkeit können es problematisch machen, eine Trainingstherapie durchzuführen. Kognitive Defizite lassen psychologische, aber auch körperliche Therapien je nach Ausprägung u. U. nur bedingt oder gar nicht zu. Dies alles wiederum beeinflusst Aktivität und Partizipation.

30.3 Schmerzerfassung

Viele Autoren weisen auf die Notwendigkeit einer Schmerzerfassung auch bei alten Patienten hin [1, 30, 65]. Vom alten Patienten wird der Schmerz häufig als normales, zum Altern oder zur Krankheit gehörendes Symptom gesehen. Es wird mehr über die Folgen, also die schmerzbedingten **Auswirkungen** wie Schlaflosigkeit, Funktionsverluste und andere Symptome geklagt. Da der chronische Schmerz ein komplexes Phänomen darstellt, ist die einfache Erfassung der Schmerzstärke eine zwar notwendige, aber allein nicht ausreichende Methode. Die dem Schmerz zugrunde liegende Ursache, die Auswirkungen auf den Verlust der körperlichen und psychischen Integrität sowie funktionelle und soziale Beeinträchtigung müssen miterfasst werden.

In einer Untersuchung von Schuler et al. wurde festgestellt, dass bei 25% der stationären geriatrischen Patienten besonders aufgrund kognitiver Leistungseinbußen die Schmerzsituation dem Arzt nur ungenügend bekannt oder schwierig zu erkennen war [76]. Aus diesem Grund ist es notwendig, zum einen den Patienten direkt nach Schmerzen zu befragen [22, 65] und zum anderen die Funktionsverluste über spezielle Fragebögen zu erfassen. Bisher stand neben dem deutschen Schmerzfragebogen kein validiertes Fragebogeninstrument zur Verfügung. Jetzt hat der Arbeitskreis »Alter und Schmerz« der Deutschen Gesellschaft zum Studium des Schmerzes ein strukturiertes Interview für geriatrische Schmerzpatienten vorgestellt [4]. Es stehen Materialien zur Erfassung der Schmerzlokalisation, Intensität, Dauer, Schmerzverstärkung und -linderung, zu schmerzbedingter Behinderung, Depressivität und Selbsteffizienz zur Verfügung. Ferner gibt es eine ergänzende Fremdanamnese mit Angaben zur Medikation, bisherigen Behandlung und Wohnsituation.

Ein Problem sind die im Alter auftretenden **kognitiven Leistungseinbußen.** Aus diesem Grund gehört der Erhebungsbogen Mini-Mental State Examination (MMSE) zur Beurteilung der kognitiven Leistungsfähigkeit zu den Materialien des Interwievs [4]. Da von alten Menschen verbale Rating-Skalen besser verstanden werden [45], nutzt das Interview diese für Schmerzstärke, Leiden und Hoffnung.

Schmerzerfassung im Alter

- **Allgemeine Anamnese:**
  - Gefragt wird nach Operationen, internistischen Erkrankungen, Medikation und nach vegetativen sowie psychosomatischen Symptomen. Insbesondere sind Symptome zu erfassen, die auch als Nebenwirkungen von Medikamenten auftreten können.
  - Die biographische Anamnese des Patienten soll Einblicke in die psychologischen und sozialen Zusammenhänge der Schmerzproblematik geben.
  - Die körperliche Untersuchung des Patienten umfasst die Inspektion, Palpation und Funktion des neuromuskulären und muskuloskelettalen Systems.
- **Spezifische Schmerzanamnese:**
  - Die Schmerzlokalisation des Patienten wird in einem Körperschema erfasst.
  - Erfragt und durch Angehörige oder das Pflegepersonal ergänzt werden folgende Punkte:
    - Wann, in welcher Körperregion und in welcher Situation trat der Schmerz auf?
    - Wo ist heute die Hauptlokalisation des Schmerzes, wohin strahlt er aus?
    - Wird er tief oder oberflächlich empfunden?
    - Welche Qualität und Intensität besitzt er?
    - Wie häufig tritt der Schmerz auf, und wie lange hält er an?
    - Gibt es einen Tagesrhythmus?
    - Welche Begleitsymptome treten auf?
    - Was kann den Schmerz verstärken oder auslösen, was lindert ihn?
    - Welche Schmerzmedikamente, verschriebene und frei erhältliche, nimmt der Patient ein?

Auch alte Patienten sollten ein **Schmerztagebuch** führen, in dem Folgendes vermerkt wird:

- Schmerzintensität,
- Schmerzmedikamente,
- Auswirkung der Behandlung auf die Schmerzen,
- Auswirkungen auf körperliche und psychische Aktivitäten.

Angehörige oder Pflegekräfte können bei der Umsetzung helfen.

An den Kontrollterminen wird die Schmerzreduktion durch die Therapie, die Veränderung der Funktion sowie der Schlaf- und Nebensymptome erfragt. Dazu werden die Schmerzprotokolle durch Nachfragen ergänzt und ausgewertet. Sinnvollerweise werden bestimmte Nebenwirkungen, die vom Patienten nicht spontan berichtet werden, direkt erfragt, wie z. B.Obstipation, Müdigkeit, Übelkeit, Erbrechen, Schlafstörungen, Schwindel, Hautjucken, Ödeme, Alpträume u. a.. Informationen betreuender Personen sind dabei oft hilfreich.

30.4 Chronifizierung im Alter

Die Chronifizierung bezeichnet den Übergang vom akuten Schmerz in den chronischen Schmerzzustand. Die Entwicklung der Chronifizierung ist für die alten Patienten bisher nicht erforscht. Die heutigen Erkenntnisse beziehen sich v. a. auf Rückenschmerzen jüngerer Patienten. Bei diesen spielen psychologische Mechanismen im Prozess der Schmerzchronifizierung eine wichtige und prognostische Rolle [42]. Ob der Verlauf bei alten Patienten gleich ist, ist wissenschaftlich nicht untersucht. Wie groß der Einfluss des Verlustes der körperlichen Leistungsfähigkeit und Mobilität und die damit verbundene mögliche soziale Isolation und Vereinsamung auf den Prozess der Chronifizierung ist, ist ebenfalls unklar. Es stellte sich im Rahmen der multizentrischen Untersuchung zur Lebensqualität von Schmerzpatienten aber heraus, dass die Patienten, die älter als 65 Jahre waren, signifikant häufiger dem Chronifizierungsstadium 3 des Mainzer Stadienkonzeptes zuzuordnen waren. In die Beurteilung des Chronifizierungsstadiums gehen auf 4 Achsen neben der zeitlichen und räumlichen Entwicklung der Schmerzen auch erfolglose therapeutische Behandlungen und Rehabilitation ein [35].

Einen Schmerz willkürlich nach Ablauf einer definierten Zeit als chronisch zu betrachten, beispielsweise nach 3 oder 6 Monaten, wird den komplexen Veränderungen, die der Patient bei chronischen Schmerzen erlebt, ebenso wenig gerecht wie die Definition Bonicas, der den Schmerz dann als chronisch betrachtet, wenn er über die Zeit des normalen Heilungsprozesses hinaus anhält [28, 36, 40, 53]. Heute allgemein akzeptiert ist nach der Veröffentlichung von Engel (1980), dass der chronische Schmerz vor dem Hintergrund des komplexen biopsychosozialen Krankheitsmodells verstanden werden sollte [9, 26].

Der chronische Schmerz hat seine Leit- und Warnfunktion verloren und einen eigenständigen Krankheitswert. Er ist **charakterisiert** durch [35, 55, 82]:

- zunehmende Dauer und Abnahme der Veränderung der Schmerzintensität,
- Schmerzausbreitung,
- vermehrten Einsatz von Analgetika, insbesondere zentral wirksamer Medikamente,
- häufige Arztwechsel, Krankenhausbehandlungen, Operationen und Rehabilitationsverfahren(Ressourcenverbrauch),
- Behinderung in alltäglichen, sozialen Aktivitäten und bei der Arbeit,

Es gibt deutliche Beeinträchtigungen auf verschiedenen Ebenen des Verhaltens und Erlebens:

- kognitiv-emotional (Befindlichkeit, Stimmung, Denken),
- behavioral (verstärktes schmerzbezogenes Verhalten, Reduktion von Alternativverhalten),

- sozial (Arbeitsunfähigkeit, Beeinträchtigung der Interaktion mit Familie, Freunden, Bekannten),
- physiologisch-organisch (Mobilitätsverluste etc.).

30.5 Verfahren der Schmerztherapie

30.5.1 Medikamentöse Verfahren

Zu den Besonderheiten des Alters gehören die Veränderungen von Organfunktionen. Diese Veränderungen haben eine hohe Relevanz für die Pharmakokinetik und in der Folge auch Auswirkungen auf die Pharmakodynamik der in der Schmerztherapie eingesetzten Medikamente.

Veränderungen der neuronalen Strukturen

Veränderungen der neuronalen Funktion können zum einen Veränderungen in der Schmerzwahrnehmung, zum anderen Auswirkungen auf die Pharmakodynamik haben.

Im Laufe des Alters kommt es zu einer Abnahme verschiedener Neurotransmitter und deren Rezeptoren. Betroffen sind das noradrenerge, dopaminerge, cholinerge und serotonerge System. Auch der Gehalt von GABA und Glutamat nimmt ab. Diese globale Veränderung ist mit dem Verlust von Zellsubstanz verbunden. Insgesamt wird dieser wohl durch eine Plastizität der Hirnfunktion kompensiert, sodass die Alterung zunächst auf Kosten der Funktionsreserven abläuft [28].

Die Auswirkungen des Alterns auf die Schmerzperzeption und Modulation sind von zentralem Interesse. Ältere Patienten reagieren eher auf eine Reizung der C-Fasern, während jüngere Probanden ebenso die Information der Aδ-Fasern verarbeiten [16]. Werden die Aδ-Fasern geblockt, ist die Schmerzwahrnehmung gleich, die verzögerte Wahrnehmung des Erstschmerzes ist mit der Suppression der schnelleren Aδ-Fasern begründet. [40].

Die Schmerztoleranz kann auch durch eine verminderte deszendierende zentrale Hemmung beim alten Patienten bedingt sein [83]. Dennoch zeigen die Ergebnisse experimenteller Schmerzperzeptions- und Toleranzstudien bei alten und jungen Menschen keine einheitlichen Ergebnisse. Es bleibt somit ein Klärungsbedarf in weiten Bereichen, wie dies durch die DGSS-Initiativgruppe »Schmerz und Alter« dargelegt wurde [9].

Veränderungen im Bereich des Gastrointestinaltraktes

Eine verminderte gastrale Azidität, Motilität, Resorptionsfläche und Abnahme des Blutflusses im Splanchnikusgebiet kennzeichnen die Veränderungen im Bereich des Gastrointestinaltraktes [31]. Durch sich z. T.ausgleichende Veränderungen kann davon ausgegangen werden, dass es bei gastrointestinal gesunden Patienten zu keinen gravierenden Veränderungen der Resorption eines Medikamentes kommt, da beispielsweise eine verlängerte Verweildauer eine verminderte Resorptionsfläche ausgleicht [45, 75].

Veränderung der Plasmaeiweißbindung

Die Eiweißbindungskapazität für Pharmaka nimmt im Alter ab, da die Eiweißkonzentration v. a. auf Kosten des Albumins um ca. 15% abnimmt. Die Bedeutung wird unterschiedlich diskutiert. Relevant ist sie, wenn Pharmaka eine hohe Eiweißbindung haben. Dies trifft u. a. für folgende Pharmaka zu:

- **Antipyretika, Antiphlogistika**
  Die Medikamente, die die Zyklooxygenase blockieren (Acetylsalicylsäure, Azapropazon, Diclofenac, Diflunisal, Fenprufen, Ibuprofen, Indometacin, Meloxicam, Naproxen, Pirixocam, Tiaprofensäure), haben eine Plasmaeiweißbindung zwischen 80 und >99%. Ketoprofen bindet zu 35%, Metamizol zu >20%, und Paracetamol bindet nur sehr gering an Plasmaeiweiß [39, 56, 15, 41].
- **Opioidanalgetika**
  Morphin, Hydromorphon, Oxicodon, Codein, Tramadol und Tilidin binden zwischen 5 und 50% an Plasmaeiweiß, Pethidin zu etwa 60% und Fentanyl, Levomethadon und Buprenorphin zwischen 84 und 96% [49, 56, 69, 72].
- **Antidepressiva**
  Die Antidepressiva Amitryptilin, Amitriptylin-N-Oxid, Doxepin, Clomipramin und Maprotilin werden zwischen 73 und 98% an Plasmaeiweiß gebunden.
- **Sonstige**
  Baclofen wird zu 30%, Lorazepam, Oxacepam, Diazepam werden zwischen 88 und 98% an Plasmaeiweiß gebunden.

Zwar liegt die theoretische Überlegung nahe, dass bei verminderter Bindungskapazität höhere freie Medikamentenkonzentrationen vorliegen und somit auch höhere Nebenwirkungsraten denkbar wären. Verschiedene Autoren weisen jedoch darauf hin, dass diese erhöhten Konzentrationen zu vermehrter Ausscheidung führen. Damit hätte die Verminderung des Plasmaeiweißes keine größere Relevanz [31], bzw. die Bedeutung bleibt unsicher [39]. Die Metabolisierung in der Leber ist wahrscheinlich nicht relevant beeinträchtigt, solange keine zusätzliche Lebererkrankung vorliegt. Dies trifft auch für die oben genannten Antipyretika/Antiphlogistika mit hoher Eiweißbindung zu.

Eine Ausnahme stellt die Acetylsalicylsäure dar, da sie eine Altersabhängigkeit in der Eiweißbindung zeigt und die renale Elimination dosisabhängig geringer wird. So liegt die Eliminationshalbwertszeit bei 8 h, wenn 3 g eingenommen werden und bei 20 h bei 10 g [39].

Veränderungen der Leberfunktion

Die perfusions- und extraktionslimitierte hepatische Clearence nimmt im Alter durch Einschränkung der Leberdurchblutung und Reduktion der Leber an Größe und Zellzahl ab. Davon betroffen sind die Phase-I-Reaktionen der Metabolisierung, während die Phase-II-Reaktionen, also die Glucoronidierung, nicht betroffen ist. Amitriptylin, Doxepin, Imipramin, Lidocain, Pentazozin, Pethidin, Buprenorphin und Dextropropoxyphen. Carbamazepin und Indometacin unterliegen einer Phase-I-Reaktion.

Veränderung der Nierenfunktion

Die Durchblutung der Niere und die **glomeruläre Filtration** nehmen mit dem Alter ab. Die glomeruläre Filtration sinkt etwa nach dem 40. Lebensjahr um ca. 1% pro Jahr. Bei sonst ungestörter Nierenfunktion führt das nicht zu einem Anstieg der Kreatininwerte im Serum, da auch die Muskelmasse abnimmt [27]. Zur Beurteilung der glomerulären Filtration aus dem Kreatininwert im Serum muss deshalb das Alter des Patienten berücksichtigt werden. Einen Anhalt ergibt die folgende Formel [18]:

- $Cl_{(Krea)} = (150 - \text{Alter}) \times \text{KG}/[\text{Kreatinin}]$
- Alter in Jahren, Körpergewicht in kg und Kreatinin in µmol/l

Für die überwiegende Anzahl der Medikamente ist die Niere das **wichtigste Ausscheidungsorgan**. Die Ausscheidung wird durch 3 Mechanismen beeinflusst:

- glomeruläre Filtration,
- tubuläre Sekretion,
- tubuläre Rückresorption.

Die Einschränkung der glomerulären Filtration führt zur verminderten Ausscheidung der frei gelösten nicht protein- oder zellgebundenen Substanzen mit einem Molekulargewicht <16.000.

Q_0 ist der Wert für den extrarenal eliminierten Anteil eines Medikamentes. $1\text{-}Q_0$ gibt den Wert für die renale Elimination an, z. B. wird das aktive Morphin-6-Glucoronid über die Niere ausgeschieden, d. h. es hat einen kleinen Wert für Q_0 [31]. Von Morphin-6-Glucoronid werden 75% über die Niere ausgeschieden. Das bedeutet für die Praxis, dass die Dosis um bis zu 75% reduziert bzw. das Dosisintervall verlängert werden muss.

Eine Auswahl einiger in der Schmerztherapie eingesetzter Medikamente mit relevanter renaler Ausscheidung (Q<0,7) sind: Tramadol*, Morphin-6-Glucoronid, Carbamazepin*, Gabapentin und Baclofen. Bei Tramadol und Carbamazepin werden aktive Metaboliten vermutet.

Morphium nimmt eine Sonderstellung ein, da es bei der ersten Leberpassage zu Morphin-6-Glucoronid umgewandelt wird. Während Morphin selbst in unveränderter Form nicht durch die Niere ausgeschieden wird, unterliegt Morphin-6-Glucoronid einer verlängerten Ausscheidungszeit. Osborne et al. konnten dies in einer Studie für Morphin-6- und Morphin-3-Glucoronid, letzteres als analgetisch unwirksame Substanz bei nierentransplantierten Patienten, nachweisen [67]. Bei altersbedingter Reduktion der Nierenleistung sind somit verlängerte Halbwerts- und Wirkungszeiten zu beachten. Für einige Medikamente ergeben sich dabei Reduktionen um bis zu 70%, wie z. B. für Morphin, Gabapentin oder Baclofen.

Veränderung des Fett- und Wassergehaltes

Im Laufe des Alters führt die Zunahme des Fettgehaltes zu einem größeren Verteilungsvolumen für lipophile Substanzen. Diese werden dann auch vermehrt gespeichert. Die Abnahme des Wassergehaltes führt zu einer Abnahme des Verteilungsvolumens für hydrophile Substanzen bei unveränderter Bindung an Plasmaeiweiße.

> **!** Die Veränderung der Pharmakodynamik ergibt sich im Wesentlichen durch altersbedingte Veränderungen des Zielorgans. Bei der Schmerztherapie ist neben dem neuronalen v. a. das gastrointestinale System betroffen.

Die Pharmakodynamik bedingt nicht nur die Hauptwirkung und die gewünschte Wirkung des Medikamentes, sondern auch seine Nebenwirkungen. So sind insbesondere bei nichtsteroidalen Antirheumatika (NSAID) toxische Nebenwirkungen im Bereich des Gastrointestinaltraktes, der Niere, des Zentralnervensystems und der blutbildenden Organe aufgetreten. In England werden ca. 2000 Todesfälle pro Jahr durch Nebenwirkungen der NSAID vermutet [64]. Als Risiko wird, neben den unten beschriebenen, eine kardiovaskuläre, renale, hepatische oder diabetische Komorbidität und der zeitgleiche Einsatz von Antikoagulanzien und Medikamenten mit gastrointestinalen Nebenwirkungen genannt. Dabei ist die Häufigkeit der gastrointestinalen Blutungen und Perforationen durch nicht selektive NSAID v. a. im Alter größer [37, 71]. Nach Greenberger steigt das Risiko einer gastrointestinalen Blutung von 1% in der gesamten Bevölkerung auf 3–4% bei über 60-Jährigen. Das Risiko steigt auf 9% bei über 60-Jährigen, wenn in der Anamnese eine gastrointestinale Blutung vorliegt [36]. Besonders problematisch ist dies, weil einige der Komplikationen zunächst symptomfrei verlaufen [71]. Das Risiko einer schwerwiegenden Komplikation wie Ulkus, Perforation oder Blutung ist bei Anwendung der COX-2-Hemmer etwa um die Hälfte gemindert [12].

Bis zur Marktrücknahme von Rofecoxib im Herbst 2004 und Valdecoxib im Frühjahr 2005 war die Empfehlung des AGS-Panel nachvollziehbar, bei nicht ausreichender Wirksamkeit von Paracetamol und Notwendigkeit einer Dauertherapie einen selektiven COX-2-Hemmer einzusetzen. Hintergrund war die Nutzen-Risiko-Relation in Bezug auf gastrointestinale Komplikationen, die sich günstiger als bei herkömmlichen nichtselektiven COX-Hemmern darstellte, auch wenn sie mit Misoprostol kombiniert wurden [1]. Auch das National Institute for Clinical Excellence in England (NICE) empfahl bei diesen Patienten den Einsatz von selektiven COX-2-Hemmern [64].

Sie scheinen aber eine geringere Effektivität und ein höheres kardiovaskuläres Risikoprofil als die älteren nichtselektiven NSAID zu haben. Seit der Marktrücknahme von Rofecoxib wird der Stellenwert der Coxibe kontrovers diskutiert. In jüngster Zeit wird auch die kardiovaskuläre Sicherheit der NSAID mit Ausnahme der Acetylsalicylsäure in Frage gestellt [25].

Die Arzneimittelkommission der deutschen Ärzteschaft hat für die Verordnung von Coxiben folgende **Empfehlungen** ausgesprochen [2]:

- Kontraindikation bei allen kardiovaskulären Risikopatienten,
- strenge Indikationsstellung bei Patienten über 65 Jahre aufgrund der allgemein erhöhten kardiovaskulären Risiken,
- Anwendung nur so lange wie nötig: intermittierend 3 bis maximal 6 Monate,
- keine Anwendung vor oder unmittelbar nach chirurgischen Eingriffen,

- bei Patienten mit kardiovaskulären und gastrointestinalen Risiken traditionelle nichtsteroidale Antiphlogistika, niedrig dosierte Acetylsalicylsäure, Protonenpumpenhemmer; nichtsaure NSAID (Metamizol, Paracetamol); Opioide.

Nebenwirkungen

Die Nebenwirkungen der **Opioide** manifestieren sich am zentralen Nervensystem mit Müdigkeit, Schwindel, Verwirrtheit, deliranten Zuständen, Alpträumen und Schlaflosigkeit. Peripher fördern sie die Obstipation und können zu Harnverhalt und Restharnbildung mit Überlaufblase führen. Um die Inzidenz der Nebenwirkung zu vermindern, soll die Initialdosis um 50%, bei Morphium um 75% vermindert werden. Laxanzien und initial bei Bedarf zusätzlich Antiemetika sollten prohylaktisch gegeben werden.

Die nichtsteroidalen Antirheumatika führen im Gastrointestinaltrakt zu Übelkeit, Erbrechen, Druck, Völlegefühl, Blutungen, Perforationen, Durchfällen und im Bereich der Nieren und der ableitenden Harnwege zu Natrium- und Wasserrückresorbtion und Nierenschäden. Sie können die antihypertensive Wirkung von ACE-Inhibitoren und Diuretika abschwächen und die Wirkung von Antikoagulanzien verstärken. Zentral können sie Schwindel auslösen.

Um das Risiko einer schwerwiegenden gastrointestinalen Komplikation zu reduzieren, ist der Einsatz von COX-2-Hemmern gerechtfertigt oder eine Protektion mit Misoprostol oder Protonenpumpenblockern notwendig. Alternativ kann Metamizol als zentraler COX-Hemmer oder seltener, wegen zu kurzer Wirksamkeit, das ebenfalls zentral wirksame Paracetamol eingesetzt werden. Die Dosis ist ebenfalls auf die Hälfte, bei eingeschränkter Nierenfunktion auch um 75% zu reduzieren.

Antidepressiva und Antikonvulsiva können zu Störungen der Reizentstehung und Reizleitung am Herzen führen. Müdigkeit, Schwindel, Verwirrtheit, delirante Zustände, Alpträume, Schlaflosigkeit, Obstipation und Harnverhalt sind mögliche Nebenwirkungen.

Die Initialdosis der trizyklischen Antidepressiva sollte bei alten Patienten mit 10 mg gewählt werden. Eine Steigerung kann nach 3-5 Tagen in 10-mg-Schritten erfolgen. Ob die Substanz Mirtazapin besser verträglich und analgetisch wirksam ist, kann derzeit noch nicht eindeutig beantwortet werden.

Die Antikonvulsiva Gabapentin und Carbamazepin werden in Einzelldosen von 100 mg, 3-mal täglich, gegeben. Gabapentin kann alle 1–2 Tage um 100 mg pro Einzelldosis erhöht werden. Carbamazepin retardiert wird alle 3–5 Tage titriert.

> **!** Die durch das Alter hervorgerufenen Organveränderungen und die individuelle Komorbidität und Komedikation müssen bei der medikamentösen Therapie des alten Schmerzpatienten berücksichtigt werden. Niedrige, dem Gesundheitszustand des Patienten angepasste Dosen eines Medikamentes und umsichtige Dosistitration führen zwar langsamer zum gewünschten Ergebnis, erzeugen aber auch weniger Nebenwirkung und erhalten so die Compliance des Patienten.

30.5.2 Therapie mit Lokalanästhetika

Die Inzidenz der akuten Zosterinfektion liegt in der Gesamtbevölkerung bei 125/100.000/Jahr. Sie ist mit dem Lebensalter korreliert und steigt von 0,5/1000 auf 5–10/1000 bei >80-jährigen Patienten [47, 73]. Mit der Häufigkeit der akuten Infektion im Alter steigt auch das Risiko der Entstehung einer postzosterischen Neuralgie (PZN) [58]. Bei 60- bis 70-jährigen an akutem Zoster Erkrankten tritt die PZN mit einer Häufigkeit von bis zu 70% auf [3].

Obwohl die Behandlung des akuten Zosters mit Sympathikusblockaden in der Literatur bezüglich der Entwicklung einer PZN kontrovers diskutiert wird, sprechen doch einige Befunde für einen positiven Effekt. So berichtet Maier über 74% gute Therapieergebnisse bei akutem Zoster und über eine Reduktion der PZN-Rate bei über 60-Jährigen durch Sympatikusblockaden [59].

Wichtig ist, dass der **Therapiebeginn** in den ersten 4 Wochen, also zeitnah zum Ausbruch der Erkrankung liegt.

In Einzelfällen, bei akuten Schmerzexazerbationen, kann auch eine **lokalanästhetische** Maßnahme sinnvoll sein, z. B. die Infiltration von muskulären Triggerpunkten mit Lokalanästhetika, eine Infiltration der kleinen Zwischenwirbelgelenke (Facetteninfiltration) bzw. bei radikulären Schmerzen auch eine Blockade der Nervenwurzel mit Lokalanästhetika. Diese Maßnahme sollte jedoch Einzelfällen mit akuten Schmerzschüben vorbehalten bleiben. Langfristig bewirken Lokalanästhetikainfiltrationen keine Besserung, sie binden den Patienten nur unnötig an den Arzt und können so dazu führen, dass der Patient die notwendigen körperlichen Aktivitäten oder andere Therapien nicht durchführt.

Eine Serie von Blockaden ist nur dann indiziert, wenn nach 3 Blockaden eine Reduktion der Schmerzen um mindestens 50% auch nach Abklingen der Lokalanästhesie erzielt wird. Wenn dies nicht dokumentiert werden kann, sollten weitere Blockaden unterlassen werden. Keinesfalls dürfen Blockadeserien über Monate durchgeführt werden [85].

Eine Sonderform der Anwendung von Lokalanästhetika ist die intravenöse Gabe von Lidocain. In einer Metaanalyse konnte die Wirksamkeit dieser Methode zur Behandlung von peripheren neuropathischen Schmerzen belegt werden [54]. Ebenfalls konnte bestätigt werden, dass die Wirksamkeit intravenös applizierten Lidocains mit der von Mexiletin, einem anderen Antiarrhythmikum der Klasse Ic (natriumkanalblockierende Medikamente), korreliert [34].

30.5.3 Nichtmedikamentöse Therapie

Physikalische Therapie und Trainingsverfahren

Ein dem Alter angepasstes Training und Seniorensport führen zur Aufrechterhaltung oder Erlangung motorisch-koordinativer Fähigkeiten, die das im Alter zunehmende Sturzrisiko und die damit verbundenen Verletzungen mit ihren Folgen reduzieren.

Auch für den bisher untrainierten alten Menschen zahlt sich ein Training aus. Eine ausführliche Übersicht für Personen mit und ohne Erkrankung findet sich bei Jeschke u. Zeilberger [50].

Werden Edukation und Informationsprogramme mit regelmäßigen physikalischen Anwendungen (Entspannungsverfahren und Dehnungsübungen) kombiniert oder ein moderates Ausdauertraining (Walking) bei Patienten mit muskuloskelettalen Schmerzen durchgeführt, konnte gegenüber einer Kontrollgruppe eine verbesserte Funktion und Reduktion der Schmerzen erreicht werden [29]. Selbst bei einer rheumatoiden Arthritis ist nach einer Metaanalyse ein dynamisches Training bei einer kardialen Belastung von 60% der maximalen Herzfrequenz in der Lage, die muskuläre Kraft, die Gelenkbeweglichkeit und die aerobe Kapazität zu erhöhen, die Schmerzen ändern sich jedoch nicht signifikant [81].

! Wesentlich ist aber ein regelmäßiges Training etwa 3- bis 4-mal/Woche auf Dauer. Verschiedene Studien belegen die Effektivität solcher Programme [17, 53, 68, 50].

Psychologische Verfahren

Der alte, häufig durch zusätzliche Erkrankungen eingeschränkte Patient fühlt sich durch den Schmerz stärker behindert und diesem hilflos ausgeliefert. Durch Aktivitäten fürchtet er, den Zustand zu verschlechtern oder gar Schaden zu erleiden, er erkennt seine eigentlich noch vorhandenen Möglichkeiten nicht. Er glaubt nicht mehr an eine Chance der Besserung und die Beeinflussung bzw. Kontrolle der Schmerzen durch eigene Aktivitäten. Das Ziel der psychologischen Therapie ist es, neue Zuversicht in die Fähigkeiten zur Schmerzkontrolle zu erlangen.

Häufig eingesetzt werden Edukation, Entspannungstechniken und kognitiv-verhaltenstherapeutische Therapiestrategien.

Die **Edukation** vermittelt dem Patienten auf für ihn nachvollziehbare Weise ein biopsychosoziales Verständnis seines Schmerzes.

Zu den **Entspannungsverfahren**, deren Wirksamkeit gut dokumentiert ist, zählt die progressive Muskelrelaxation. Die Wirkung mit mäßiger Anspannung der Muskulatur wird besonders positiv bewertet [74]. Das ursprünglich zeitlich aufwändige Verfahren wird heute häufig in der verkürzten Form, wie sie Bernstein u. Borkovec (1975) beschrieben haben, durchgeführt [10]. Durch das Verfahren spürt der Patient verspannte Muskelgruppen und lernt, diese bewusst zu entspannen, er erlebt eine Verstärkung des Kontrollerlebens.

Bei einem **kognitiv-verhaltenstherapeutischen Ansatz** werden dem Patienten neue Coping-Strategien im Umgang mit Schmerzen vermittelt. Auf der Verhaltensebene soll schmerzbezogenes Verhalten nicht beachtet werden, also nicht positiv verstärkt werden. Gesundheitsförderndes Verhalten wie körperliches Training wird dagegen mit Zuwendung und Lob belohnt. Wenn der Patient erfährt, dass er im Training Übungen durchführen kann, die er nicht mehr bewältigen zu können glaubte, ist es ihm möglich, sein krankheitsspezifisches Modell zu ändern. Körperliches Training soll die Leistungsfähigkeit steigern und die schmerzbedingten motorischen Reaktionen auf Schmerzreize vermindern oder verhindern. Dabei wird genussvolles Verhalten und Erleben gefördert.

Psychologische Behandlungsverfahren werden in der Regel im Rahmen von Schmerzbewältigungsprogrammen angewendet, die verschiedene therapeutische Ansätze vereinen. Das früher weit verbreitete Vorurteil, ältere Patienten könnten von psychologischer Therapie nicht mehr profitieren, ist durch Studien widerlegt [23, 51, 52, 78].

30.6 Versorgungssituation

Der Bedarf an Schmerztherapie ist in Anbetracht der in ► Kap. 30.1 zitierten Literatur gegeben. Umso erstaunlicher ist es, dass sich bis vor einiger Zeit in der Fachliteratur nur ein geringer Niederschlag zum Thema Alter und Schmerz fand.

Melding erfasste 1991 in einer Medline-Analyse 4000 Arbeiten und stellte fest, dass sich 1% dem Thema Alter und Schmerz widmeten [61]. Nikolaus fand 1997 in 10 zurückliegenden Jahren bei einer Analyse, dass 0,5% der Arbeiten das Thema chronischer Schmerz und Alter behandelten [65]. Man kann davon ausgehen, dass die Versorgungssituation der Schmerzen im Alter auch in Zusammenhang mit der geriatrischen Versorgung im Allgemeinen steht.

Von 1970–1998 hat sich die Zahl der geriatrischen Einrichtungen von 5 auf 236 erhöht [60]. Konkreter sind die Ausführungen des Bundesministeriums für Gesundheit. Die Zahl der stationären Einrichtungen stieg von 84 im Jahr 1993 auf 318 im Jahr 2000. Die Anzahl der Betten stieg im gleichen Zeitraum von 7200 auf 16.100. Das entspricht einer Ist-Situation von 19,4 Betten bei einem Bedarf von 50–60 Betten/100.000 Einwohner. Die Anzahl der tagesklinischen Einrichtungen stieg von 13 (1993) auf 136 (2000); einem Bedarf von 15 Behandlungsplätzen standen 2,5 Plätze gegenüber. Ambulante Einrichtungen und mobile ambulante Dienste gab es im Jahr 2000 zusammen nur 21 [14]. Neben dem Mangel an geriatrischen Versorgungseinrichtungen ist eine flächendeckende Versorgung von Schmerzpatienten in spezialisierten Einrichtungen in einem angemessenen Zeitraum ebenfalls nicht gesichert.

Wie stellt sich die Situation aus Sicht der Patienten dar?

Schuler et al. [77] untersuchten die Zufriedenheit mit der bisherigen Schmerztherapie und die Wünsche von im Mittel 81,8 Jahre alten Patienten. Ferner wurden Faktoren ermittelt, die die Schmerztherapie beeinflussen. Von 1432 stationär aufgenommenen geriatrischen Patienten wurden 795 als Schmerzpatienten identifiziert. Es zeigte sich, dass 29,4% der Patienten mit ihrer bisherigen Schmerztherapie durch den Hausarzt, der zuweisenden operativen oder internistischen Abteilung nicht zufrieden waren. 93,3% wünschten sich eine bessere Schmerztherapie. Die Unzufriedenheit beruhte überwiegend auf einer hohen Schmerzintensität. Der Wunsch nach einer besseren Schmerztherapie wurde v. a. durch die Schmerzintensität, die begleitenden Beschwerden und eine verminderte Funktionsfähigkeit, im geringeren Ausmaß durch den Allgemeinzustand und die Meinung, der Schmerz sei der Grund für den Krankenhausaufenthalt, begründet.

Die Behandlungszufriedenheit scheint auch durch das Vorhandensein von begleitenden Beschwerden beeinflusst, was den Schluss zu lässt, dass eine Schmerzmedikation, die zu einer Verstärkung oder Auslösung von Komorbidität führt, selbst bei Schmerzlinderung keine Zufriedenheit mit der Therapie hervorbringt [77].

Fazit

Ein multimodaler Therapieansatz in der geriatrischen Schmerztherapie muss die Komorbidität und die eingeschränkten Funktionen des älteren Patienten somatisch und psychosozial in angemessenem Maße berücksichtigen.

Literatur

1. AGS Panel on Persistent Pain in Older Persons (2002) The management of persistent pain in older persons. JAGS 50: S205-S224
2. Arzneimittelkommission der deutschen Ärzteschaft (2004) »Aus der UAW Datenbank«. Kardiovaskuläre Nebenwirkungen sind ein Klasseneffekt aller Coxibe: Konsequenzen für die künftige Verordnung. Dtsch Ärztebl 101 (49) A3365
3. Baron R (1997) Zosterneuralgie. In: Diener HC, Maier C Das Schmerztherapiebuch. Urban & Schwarzenberg, München, S 181–189
4. Basler HD, Bloem R, Casser H-R, Gerbershagen HU, Grießinger N, Hankemeier U, Hesselbarth S, Lautenbacher S, Nikolaus T, Richter W, Schröter C, Wie L (2001) Ein strukturiertes Interview für geriatrische Patienten. Schmerz. 15: 164–171
5. Basler HD, Hesselbarth S, Schuler M (2004) Schmerzdiagnostik und -therapie in der Geriatrie. Schmerz. 18: 317–326
6. Basler HD, Hesselbarth S, Kaluza G, Shuler M, Sohn W, Nikolaus T (2003) Komorbidität, Multimedikation und Befinden bei älteren Patienten mit chronischen Schmerzen. Schmerz. 17: 252–260
8. Bellbach BM, Ellert U, Radoschewski M (2000) Epidemiologie des Schmerzes – Ergebnisse des Bundesgesundheitssurveys 1998. Bundesgesundheitsbl.Gesundheitsforsch.Gesundheitsschutz 43: 424–431
9. Bericht der DGSS-Initiativgruppe »Schmerz und Alter« »Schmerz und Alter« – Ein vernachlässigstes Gebiet? Stand der Forschung und offene Fragen. www.dgss.org/neu/alter.asp
10. Bernstein DA, Borkovec TD (1975) Entspannungs-Training. Handbuch der Progressiven Muskelentspannung. Pfeiffer, München
11. Böhme K (2000) Besonderheiten der Schmerztherapie alter Menschen. In: Füsgen I (Hrsg) Der ältere Patient, Problemorientierte Diagnostik und Therapie, 3. Aufl. Urban & Fischer, München Jena, S 644–664
12. Bombardier C, Laine L, Reicin A, Shapiro D et al. (2000) Comparison of upper gastrointestinal toxicity of rofecoxib and naproxen in Patients wtih rheumatoid arthritis The VIGOR Study Group. N Engl J Med 343: 1520–1528
13. Brattberg G, Thorslund M, Wikman A (1989) The prevalence of pain in a general population. The results of a postal survey in a county of Sweden. Pain 37: 215–222
14. Bundesministerium für Gesundheit. Zur geriatrischen Versorgung in der Bundesrepublik Deutschland. www.bmgs.bund.de/download/broschueren/A275.pdf
15. Celebrex Produktmonographie
16. Chakour MC, Gipson SJ, Bradbeer M, Helme RD (1996) Effect of age on A-delta fibre modulation on thermal pain perception. Pain 64: 143–152
17. Chandler EA, Duncan PW, Kochersberger G, Studensky S (1998) Is lower extremity strength gain associated with improvement in physical performance and disability in frail, community-dwelling elders? Arch Phys Med Rehabil 1: 24–30
18. Cockroft DW, Gault MH (1976) Prediction of creatinine clearance from serum creatinin. Nephron 16: 31–41
19. Colenda CC, Dougherty LM (1990) Positiv ego and coping functions in chronic pain and depressed patients. J Geriat Psychiat Neurol 3: 48–52
20. Corderre TJ, Katz J, Vaccarino AL, Melzack R (1993) Contribution of central neuroplasticity to pathological pain: Rewiev of clinical and experimental evidence. Pain 52: 259–285
21. Crook J, Rideout E, Browne G (1984) The prevalence of complaints in a general population. Pain 18: 299–314
22. Crook J,Weir R, Tunks E (1989) An epidemiological follow-up survey of persistent pain suffers in a group family practice and specialty pain clinic. Pain 36: 49–61
23. Cutler RB, Fishbain DA, Rosomoff RS, Rosomoff HL (1994) Outcomes in treatment of pain in geriatric and younger age Groups. Arch Phys Med Rehabil 75: 457–464
24. Desmeules J, Allaz AF, Binyet S, Pinguet V, Vogt N, Dayer P (1994) Evaluation de la douleur chronique des patients d'age geriatrique. Schweiz Med Wochenschr 124: 1948–1951
25. Deutsches Ärzteblatt online(2005) Pfizer nimmt Bextra® »freiwillig« vom Markt – FDA verschärft Warnhinweise für Celebrex® und NSAID. Dtsch Ärzteblt 102: (15) A1023
26. Engel GL (1980) The clinical application of the biopsychosocial model. Am J Psychiat 137: 535–544
27. Eppstein FH (1992) Age and the cardiovascular system. New Engl J Med 327: 1735–1739
28. Estler CJ (1997) Arzneimittel im Alter. Grundlagen für die Arzneimitteltherapie des älteren Menschen. Wissenschaftliche Verlagsgesellschaft, Stuttgart
29. Ferrell BA, Josephson KR, Pollan AM, Loy S,Ferrell BR (1997) A randomized trial of walking versus physical methods for chronic pain management. Aging 9: 99–105
30. Ferrell B (1991) Pain Management in elderly People. JAGS 39: 64–73
31. Fichtl B, Fülgraff G, Neumann H-G, Wollenberg P, Forth W, Henschler D, Rummel W (1998) Allgemeine Pharmakologie und Toxikologie. In: Forth W, Henschler D, Rummel W, Starke K (Hrsg) Allgemeine und spezielle Pharmakologie und Toxikologie, 7 Aufl. Spektrum Akademischer Verlag, Heidelberg, Berlin Oxford, S 1–102
32. Flor H, Turk DC (1984): Etiological theories and treatments for chronic back pain.I.Somatic models and interventions. Pain 19: 105–121
33. Folstein M, Folstein SE, McHugh PR (1975) »Mini-Mental State«: a practical method for grading the cognitive state of patients for the clinician. J Psychiatr Res 12: 189
34. Galer BS, Miller KV, Rowbotham MC (1993) Response to intravenous lidocain infusion differs based on clinical diagnosis and site of nervous system injury. Neurology 43: 1233–1235
35. Gerbershagen HU (1996) Das Mainzer-Stadien-Konzept des Schmerzes. Eine Standortbestimmung. In: Klingler D et al. (Hrsg) Antidepressiva und Analgetika. Aarachne Verlag, Wien, S 71–95
36. Graham DY, Smith JL (1988) Gastroduodenal complications of chronic NSAID Therapie. Am J Gastroenterol 83: 1081–1084

37. Greenberger NJ (1997) Update in gastroenterology. Ann Intern Med 12: 827–834
38. Gunzlmann T, Schumacher J, Brähler E (2002) Prävalenz von Schmerzen im Alter: Ergebnisse repräsentativer Befragungen der deutschen Altenbevölkerung mit dem Gießener Beschwerdebogen. Schmerz 16: 249–254
39. Hackenthal E (1999) Therapie mit Analgetika/nichtsteroidalen Antirheumatika. In: Platt D, Mutschler E (Hrsg) Wissenschaftliche Verlagsgesellschaft, Stuttgart, S 377–400
40. Harkins SW, Davis MD, Bush FM, Kasberg J (1996) Suppression of first pain and slow temporal summation os second pain in relation to age. J Gerontol 51: 260–265
41. Harkins SW, Kwentus J,Price DD (1990) Pain and suffering in the elderly. In: Bonica JJ (ed) The management of pain. Lea & Febiger, Philadelphia, London, p 552–559
42. Hasenbring M, Hallner D, Klasen B (2001) Psychologische Mechanismen im Prozess der Schmerzchronifizierung. Schmerz 15: 442–447
43. Helme RD, Katz B (1993) Managment of chronic pain. Med J Aust 158: 478–481
44. Herr KA, Mobily PR, Smith C (1993) Depression and the experience of chronic back pain: a study related variables and age differences. Clin J Pain 9: 104–114
45. Herr KA, Mobily PR (1993) Comparison of selected pain assessment tools for use with elderly. Appl Nurs Res 6: 39–46
46. Hoon PW, Feuerstein M, Papciak AS (1985) Evaluation of the chronic low back pain patient: Conceptual and clinical considerations. Clin Psychol Rev 5: 377–401
47. Hope-Simpson RE (1965) The nature of herpes zoster: a long-term study and new hypothesis. Proc R Soc Med 58: 9–20
48. ICF, Internationale Klassifikation der Funktionsfähigkeit, Behinderung und Gesundheit – Entwurf, Stand 24. Sept. 2002. www.dimdi.de
49. Illes P, Jurna I, Kaever V, Resch K (1998) Analgetika und Antiphlogistika. In: Forth W, Henschler D, Rummel W, Starke K (Hrsg) Allgemeine und spezielle Pharmakologie und Toxikologie, 7.Aufl. Spektrum Akademischer Verlag, Heidelberg Berlin Oxford, S 201–225
50. Jeschke D, Zeilberger K (2004) Altern und körperliche Aktivität. Dtsch Ärztebl 101: A 789–798 (Heft 12)
51. Kee WG, Middaugh SJ, Pawlik KL (1996) Persistent Pain in the Older Patient – Evaluation and Treatment. In: Gatchel RJ, turk DC (eds) Psychological approaches to pain management. Guilford, New York, 371–402
52. Kerns RD, Turk DC, Rudy TE (1985) the West Haven-Yale Multidimensional Pain Inventory (WHYM-PI). Pain 23: 345–356
53. Khalil TM, Abdel-Moty E, Diaz EL, Steele-Rosomoff R, Rosomoff HL (1994) Efficacy of physical restoration in the elderly. Exp Aging Res 20: 189–199
54. Kingery WS (1997) A critical review of controlled clinical trials for peripheral neuropathic pain and complex regional pain syndromes. Pain 73(2): 123–139
55. Kröner-Herwig B Chronischer Schmerz – Eine Gegenstandsbestimmung. In: Basler H-D, Franz C, Kröner-Herwig B, Rehfisch HP, Seemann H (Hrsg) Psychologische Schmerztherapie, 1. Aufl. Springer, Berlin, Heidelberg, New York, S 1–17
56. Kümmerle HP, Hitzenberger G, Spitzy KH (1988) klinische Pharmakologie – Grundlagen, Methoden, Pharmakotherapie. Ecomed, Landsberg München
57. Lesley J, Lamb HM, Lamb S (1999) Rofecoxib. Drugs 58(3): 499–505
58. Loeser JD (1986) Herpes zoster and postherpetic neuralgia. Pain 25: 149–164
59. Maier Ch (1996) Zosterneuralgie. In: Ganglionäre Opioidanalgesie. Thieme, Stuttgart, S 115–124
60. Meier-Baumgartner, HP (1998) Rehabilitation vor Pfleg – Konzepte und Ziele in der Geriatrie. Public Health Forum 21:12
61. Melding PS (1991) Is there such a thing as geriatric pain? Pain 46: 119–121
62. Merskey H (ed) (1986) Classification of chronic Pain. Pain (Suppl) 3: 1–226
63. Nachemson A (1975) Towards a better understanding of low-back pain: a review of the mechanism of the lumbar disc. Rheumatol Rehab 14: 129–143
64. National Institute for Clinical Exellence Guidance on the use of cyclooxygenase (COX) II (2001) Selective inhibitors, cwlwcoxib, rofecoxib, meloxicam and etodolac for osteoarthrirtis and rheumatoid arthritis. Guidance No 27
65. Nikolaus TH (1997) Assessment chronischer Schmerzen bei älteren Menschen. Ther Umsch 54: 340–344
66. Nink K, Schröder H (2003) In Schwabe U, Pfaffrath D (2002) Arzneimittelverordnungsreport 2002. Springer, Berlin,Heidelberg, New York, S 894–906
67. Osborne R, Joel S, Grebenik K, Trew D, Slevin M (1993) The pharmacokinetics of morphine and morphine glucuronides in kidney failure. Clin Pharmacol Ther 54: 158–67
68. Oster P, Hauer K, Specht N, Rost B, Beartsch P, Schlierf G (1997) Strength and coordination training for prevention of falls in the elderly. Z Gerontol Geriatr 4: 289–292
69. Parab PV, Coyle DE, Streng WH, Denson DD, Ritschel WA (1987) Biopharmaceutic parameters of hydromorphon and in-vitro evaluation of its tablet and suppository dosage form. Pharm Ind 49: 951–956
70. Pientka L (2000) Das geriatrische Assesment. In: Füsgen I (Hrsg) Der ältere Patient, Problemorientierte Diagnostik und Therapie, 3. Aufl. Urban & Fischer, München Jena, S 46–49
71. Pounder R (1989) Silent peptic Ulceration: Deadly silence or golden silence? Gastroenterology 96: 628–631
72. Pöyhiä R, Seppälä T (1994) Liposolubility and protein binding of oxycodone in vitro. Pharmacol Toxicol 74: 23–27
73. Ragozzino MW, Melton LJ, Kurland LJ,Chu CP, Perry HO (1982) Population-based study of herpes zoster and its sequale. Medicine (Baltimore) 61: 310–316
74. Refisch HP, Basler H-D (1996) Entspannung und Imagination. In: Basler H-D, Franz C, Kröner-Herwig B, Rehfisch HP, Seemann H (Hrsg) Psychologische Schmerztherapie, 2. Aufl. Springer, Berlin, Heidelberg, New York, S 551–576
75. Rösch W (1983) Der alternde Verdauungstrakt. Allgemeiner Teil. In: Platt D (Hrsg) Handbuch der Gerontologie, Bd 1. Fischer, Stuttgart, New York, S 198–202
76. Schuler M, Hestermann M, Hauer K, Schlierf G, Oster P (2002) Probleme bei der Erkennung von Schmerzen in der Geriatrie. Schmerz 16: 171–178
77. Schuler M, Razus D, Oster P, Hauer K (2004) Zufriedenheit geriatrischer Patienten mit der Schmerztherapie. Wunsch und Wirklichkeit. Schmerz 18: 269–277
78. Sorkin BA, Rudy TE, Hanlon RB, Turk DC, Stieg RL (1990) Chronic pain in old and young patients: differences appear less important than similarities. J Gerontol 45: 64–68
79. Sternbach RA (1986) Survey of pain in the United States: The Nuprin Pain report. J Pain Manag 2: 49–54

80. Turk DC, Okifuji A, Scharff L (1995) Chronic pain and depression: Role of perceived impact and perceived control in different age cohorts. Pain 61: 93–101
81. Van den Ende CHM, Vliet Vlieland TPM, Munneke M, Hazes JMW (1999) Dynamic exercise therapy for rheumatoid arthritis (Cochrane Review). In: The Cochrane Library, Issue 2. Oxford: Update Software.
82. VonKorff M, Ormel J, Keefe FJ, Dworkin SF (1992) Grading the severity of chronic pain. Pain 50: 133–149
83. Washington LJ, Gipson SJ, Helme RD (2000) Age related Differences in endogenous analgesia to repeated cold water immersion in human voluteers. Pain 89: 89–96
84. WHO (1980) International Classification of Impairments, Disabilities and Handicaps. A manual of classification relating to the consequences of desease. WHO, Geneva
85. Wulf H (2001) Regionalanästhesioloische Methoden in der Schmerztherapie. In: Zenz M, Jurna I. (Hrsg) Lehrbuch der Schmerztherapie, 2. Aufl. Wissenschaftliche Verlagsgesellschaft, Stuttgart, S 397–406

Schmerztherapie bei Schwangeren

M.C. Schneider

31.1 Eine multidimensionale Herausforderung – 386

31.2 Modulation der Schmerzempfindung in Abhängigkeit von Geschlecht und Schwangerschaft – 386

31.3 »Nil nocere« als therapeutische Maxime – 387

31.4 Interdisziplinär abgestützter diagnostisch-therapeutischer Stufenplan – 389

31.4.1 Vorgeschichte, Anamnese und Untersuchung – 389

31.4.2 Therapeutisches Vorgehen – 391

Literatur –392

Zu unterscheiden sind Geburtsschmerzen von Schmerzen während der Schwangerschaft, die wiederum mit der Schwangerschaft in Zusammenhang stehen können, aber nicht müssen. Mit wenigen Ausnahmen überwinden alle Fremdsubstanzen die Plazentaschranke, sodass der therapeutische Nutzen für die Mutter gegen ein potenzielles Risiko für ihr Baby abgewogen werden muss.

31.1 Eine multidimensionale Herausforderung

Eine Schwangerschaft ist die für das Überleben der Spezies Mensch notwendige biologische Voraussetzung. Mit den Eckpunkten Zeugung und Geburt wird eine Schwangerschaft zwar als zeitlich begrenzter Prozess wahrgenommen, als reproduktiver Teil innerhalb der Generationenfolge hat sie aber eine durchaus nachhaltige Bedeutung. Als natürliche Antwort des Lebens auf die Allgegenwart des Todes weist die Fortpflanzung auf das Mysterium der Menschwerdung hin, die sich zunächst im Verborgenen, Unsichtbaren vollzieht. Eine Mutterschaft führt zu tiefgreifenden Veränderungen im Leben einer Frau, weil sie sich in persönlichen und gesellschaftlichen Zusammenhängen, in Beruf und Karriere an die neue Situation anpassen muss. Selbst das natürliche Recht auf Selbstbestimmung wird durch rechtliche Ansprüche des Ungeborenen eingeschränkt, was paradigmatisch in Auseinandersetzungen über das »Recht auf den eigenen Bauch« anklingt.

Die Geburt, der natürliche Endpunkt einer Schwangerschaft, ist mit starken Schmerzen verbunden, die oft erst durch analgetische Maßnahmen erträglich werden. **Geburtsschmerzen** sind in ihrer Regelmäßigkeit modellhaft und stellen uns vor eine therapeutische Aufgabe, die Wesentliches zur Entwicklung moderner rückenmarknaher Anästhesieverfahren beigetragen hat [31]. Diese wichtige Aufgabe der Akutschmerztherapie unter der Geburt verstellt aus leicht nachvollziehbaren Gründen den Blick auf schwangere Patientinnen, die bereits während der Schwangerschaft an **akuten oder chronischen Schmerzen** leiden. Diese Schmerzen können, müssen aber keinesfalls in einem direkten Zusammenhang mit der bestehenden Schwangerschaft stehen. Selbst wenn es sich dabei um eher seltene Situationen handeln sollte, müssen in die Diagnostik und Behandlung Überlegungen einfließen, die folgenden Punkten Rechnung tragen:

- Handelt es sich um ein vorbestehendes oder ein neues Schmerzproblem?
- Kann ein chirurgisches Leiden als Ursache ausgeschlossen werden?
- Besteht ein Zusammenhang mit der Schwangerschaft?
- Wie weit ist die Schwangerschaft fortgeschritten, sind die kritischen Prozesse der Embryogenese und der fetalen Organbildung abgeschlossen?
- Welche nichtpharmakologischen und pharmakologischen Therapien stehen zur Verfügung? Wie steht es mit ihrer Wirksamkeit?
- Welche Medikamente verbieten sich wegen ihres teratogenen Potenzials, welche können als unbedenklich bezeichnet werden?

31.2 Modulation der Schmerzempfindung in Abhängigkeit von Geschlecht und Schwangerschaft

Verschiedene Untersuchungen lassen darauf schließen, dass Frauen auf experimentell induzierte Schmerzreize empfindlicher reagieren als Männer [6, 7, 26, 30]. Dies kann ebenso auf geschlechtsspezifische psychologische, physiologische und hormonale als auch soziokulturelle Einflüsse zurückgeführt werden. Gewisse experimentelle Hinweise sprechen auch dafür, dass Prozesse der zentralen Schmerzverarbeitung geschlechtsspezifisch in unterschiedlichem Umfang aktiviert werden (»up-regulation«). Eine damit assoziierte Verstärkung der Schmerzempfindung wurde mit dem Phänomen des »wind-up« in Zusammenhang gebracht [21, 25].

Schmerzperzeption und Analgesie unterliegen den typischen weiblichen hormonellen Einflüssen. Patientinnen mit einem **Reizdarmsyndrom** (»irritable bowel syndrome«) berichteten über stärkere Schmerzen während der Periode, die im Unterschied zu gesunden Frauen mit einer signifikanten Zunahme der rektalen Sensitivität assoziiert waren [13]. Bei Patientinnen, die an einer **Dysmenorrhö** (VAS 5,45±0,39) litten, wurde im Vergleich mit einem Kollektiv ohne Dysmenorrhö (VAS 0,4±0,2) eine signifikant tiefere Schmerzschwelle für Hitze und Druck während der Periode bei gleichbleibender Schwelle für taktile Reize nachgewiesen [2]. Aus dieser Perspektive erscheint die Beobachtung plausibel, dass die analgetische Wirksamkeit von Opioiden durch Geschlecht, Östrogene und Opiatrezeptorsubtyp beeinflusst wird [17]. So scheinen μ-Rezeptoragonisten bei Frauen weniger wirksam zu sein als bei Männern, ganz im Gegensatz zu κ-Rezeptoragonisten, die bei Frauen eine stärkere Wirkung als bei Männern entfalten [9]. Im Tierexperiment wurde gezeigt, dass sowohl μ- als auch κ-Rezeptoragonisten die nozizeptive Reaktion auf den bei Zervixdilatation auftretenden viszeralen Schmerzreiz dosisabhängig reduzieren, die Wirkung der μ-Rezeptoragonisten jedoch durch eine Östrogenvorbehandlung antagonisiert wird [29].

Aus tierexperimentellen Untersuchungen ist das Phänomen der **schwangerschaftsinduzierten Analgesie** bekannt, die unmittelbar peripartal zu einer Anhebung der Schmerzschwelle für somatische [10, 16] und viszerale [14] Reize führt, die auf die Gabe von Naloxon reversibel ist. Dies weist auf die Bedeutung aktivierter endogener Opioidsysteme hin, die auch spinale κ-Rezeptoren umfassen [28]. Niedrig dosiertes Clonidin verstärkt, zumindest im Tierversuch, die schwangerschaftsinduzierte Analgesie auf viszerale nozizeptive Reize [15]. Tierversuche an Mäusen lassen den Schluss zu, dass die zentrale Schmerzverarbeitung geschlechtsspezifische Unterschiede aufweist und dass die opioidabhängige Komponente der stressinduzierten Antinozizeption ebenso wie die analgetische Wirkung von Morphin und Clonidin bei männlichen Tieren auf der Aktivierung eines postsynaptischen, an

Tab. 31.1. Klassifikation der Medikamente nach fetalen Risikokategorien. (Nach FDA und [4])

Fetale Risikokategorie	Klassifikation der Medikamente
Kategorie A	Gemäß kontrollierten Studien an Schwangeren fehlen Hinweise auf ein fetales Risiko im 1. Trimenon (bei fehlenden Hinweisen auf ein fetales Risiko in den nachfolgenden Trimena); das Risiko für den Fetus scheint minimal zu sein
Kategorie B	Entweder fehlen Hinweise auf ein fetales Risiko in tierexperimentellen Untersuchungen (aber es fehlen kontrollierte Studien an schwangeren Frauen), oder es wurden in tierexperimentellen Untersuchungen unerwünschte Wirkungen (außer einer Abnahme der Fertilität) nachgewiesen, die in kontrollierten Studien an Schwangeren im 1. Trimenon (bei fehlenden Hinweisen auf ein fetales Risiko in den nachfolgenden Trimena) nicht reproduziert werden konnten
Kategorie C	Entweder wurden in tierexperimentellen Untersuchungen unerwünschte – teratogene, embryozide oder andere – Wirkungen beim Fetus nachgewiesen (aber es fehlen kontrollierte Studien an schwangeren Frauen), oder es stehen keine Resultate von Untersuchungen an schwangeren Frauen und Tieren zur Verfügung. Medikamente sollten nur dann verabreicht werden, wenn der potenzielle Nutzen das potenzielle Risiko für den Fetus rechtfertigt
Kategorie D	Es besteht ein nachweisbares Risiko für den menschlichen Fetus, aber das Risiko kann unter gewissen Umständen akzeptabel sein (z. B. wenn in lebensbedrohlichen Situationen oder bei schweren Erkrankungen sicherere Medikamente nicht gebraucht werden können oder unwirksam sind)
Kategorie X	In Untersuchungen an Tieren oder Menschen wurden fetale Anomalien nachgewiesen, oder Hinweise auf ein fetales Risiko stützen sich auf die Erfahrung bei Menschen, oder beide Aussagen treffen zu. Das Risiko bei Verwendung des Medikaments in der Schwangerschaft übertrifft eindeutig einen möglichen Nutzen. Das Medikament ist bei Frauen kontraindiziert, die schwanger sind oder schwanger werden können

Diese Tabelle erhebt nicht den Anspruch auf Vollständigkeit; weitere Informationen finden sich in Briggs et al [4].

das G-Protein gekoppelten Kaliumkanals (»G protein-coupled inwardly rectifying K^+-channel GIRK2«) beruhen, der bei weiblichen Mäusen keine vergleichbare Rolle spielt [3, 22].

31.3 »Nil nocere« als therapeutische Maxime

Es dürfte schwierig sein, eine klinische Situation zu benennen, in der die hippokratische Anweisung des nil nocere mehr Geltung hätte als in dem hier gegebenen Zusammenhang, weil sich jeder therapeutische Schritt zugunsten einer schmerzkranken Mutter auf die Entwicklung des ungeborenen Kindes auswirken kann. Diese Ausweitung der therapeutischen Dimension muss in den Behandlungskonzepten beachtet, der therapeutische Nutzen für die Mutter im Hinblick auf ein potenzielles Risiko für ihr Baby kritisch beurteilt werden.

Mit wenigen Ausnahmen überwinden alle Fremdsubstanzen die Plazentaschranke und können, in Abhängigkeit von ihrer chemischen Struktur und Lipidlöslichkeit, in unterschiedlichen Konzentrationen in Embryo und Fetus nachgewiesen werden [4]. Unvergessen ist der Thalidomidskandal, der mit aller Deutlichkeit erkennen ließ, dass das speziesspezifische **Missbildungspotenzial** pharmakologisch wirksamer Substanzen auch durch sorgfältige Testung im Tierversuch nie ganz ausgeschlossen werden kann.

Je früher im Verlauf der embryonalen Entwicklung eine teratogene Einwirkung stattfindet, desto eher kommt es zum Fruchttod. Je nach Zeitpunkt, Dauer und Dosis einer schädlichen Medikamentenexposition muss mit Embryopathien oder Fetopathien gerechnet werden, die sich in schweren Missbildungen und organischen oder funktionellen Defekten verschiedener Schweregrade äußern können. Im Gegensatz zu genetischen Faktoren, Chromosomenanomalien und gewissen Umwelteinflüssen, die sich als Ursache kongenitaler Missbildungen einer direkten Kontrolle entziehen, kann das teratogene Risiko, das mit der Einnahme von Medikamenten assoziiert ist, minimiert werden.

Im Hinblick auf das potenzielle Risiko für das Ungeborene hat die amerikanische Food and Drug Administration (FDA) die Medikamente in verschiedene **fetale Risikokategorien** eingeteilt. Diese Klassifikation reicht von den in der Schwangerschaft völlig harmlosen Substanzen der Kategorie A bis zu den relativ bzw. absolut kontraindizierten Substanzen der Kategorien D und X (Tab. 31.1).

Im Rahmen einer Schmerztherapie in der Schwangerschaft stellt sich immer wieder die Frage, welche Analgetika eingesetzt werden können, und welche zu vermeiden sind (Tab. 31.2–32.5). Viele pharmakologische Substanzen gelten auf der Grundlage umfassender epidemiologischer Erhebungen als relativ sicher, selbst wenn in der Fachliteratur auf eine mögliche, aber durchaus unbewiesene Assoziation mit gewissen Missbildungen hingewiesen wird. Wenn es sich dabei um sehr seltene Beobachtungen handelt, erlaubt die Datenlage in aller Regel keine weiteren Schlüsse, weil die sexuelle Reproduktion selbst mit einem natürlichen Missbildungsrisiko einhergeht, das sich ganz unabhängig von einer eventuellen Medikamenteneinnahme manifestieren kann.

Tab. 31.2. Peripher wirkende Analgetika: Antipyretika und nichtsteroidale Antirheumatika. (Nach FDA und [4])

Medikament	Risikofaktor	Neonatale Risiken (Überdosierung)	Kommentare zur Therapie
Aspirin	C*, D: 3. Trimenon	Blutungen, Wachstumsrestriktion	Niedrig dosiert harmlos (Präeklampsieprophylaxe)
Diclofenac	B_M*, D: 3. Trimenon	Vorzeitiger Verschluss des Ductus arteriosus	Risiko für Frühabort, Tokolyse
Diflunisal	C_M *, D: 3. Trimenon	Vorzeitiger Verschluss des Ductus arteriosus	Relativer Informationsmangel
Ibuprofen	B_M*, D: 3. Trimenon	Vorzeitiger Verschluss des Ductus arteriosus	Risiko für Frühabort, Tokolyse
Indomethacin	B*, D: 3. Trimenon bzw. >48 h	Vorzeitiger Verschluss des Ductus arteriosus, Oligohydramnion, Blutungen	Hypertonie in Kombination mit β-Blockern, Risiko für Frühabort
Ketoprofen	B_M*, D: 3. Trimenon	Vorzeitiger Verschluss des Ductus arteriosus	Relativer Informationsmangel
Ketorolac	C_M *, D: 3. Trimenon	Vorzeitiger Verschluss des Ductus arteriosus	Risiko für Frühabort, Tokolyse
Mefenaminsäure	C_M *, D: 3. Trimenon	Vorzeitiger Verschluss des Ductus arteriosus, Blutungen	Risiko für Frühabort, Tokolyse
Metamizol	C	Enzyminduktion	Mütterliches Risiko: hämolytische Anämie, Agranulozytose
Naproxen	B_M*, D: 3. Trimenon	Vorzeitiger Verschluss des Ductus arteriosus	Risiko für Frühabort, Tokolyse
Paracetamol	B	Hepatotoxizität	Antipyretikum der 1. Wahl, »in therapeutic doses apparently safe for short term use«
Phenylbutazon	C_M *, D: 3. Trimenon	Vorzeitiger Verschluss des Ductus arteriosus	Risiko für Frühabort
Piroxicam	C_M *, D: 3. Trimenon	Vorzeitiger Verschluss des Ductus arteriosus	Risiko für Frühabort

Angaben durch den Hersteller werden mit einem tiefgestellten M (C_M) charakterisiert, mit einem Stern (*) hingegen, wenn die Risikobeurteilungen durch den Hersteller von derjenigen der Autoren [4] divergiert oder das Risiko für den Fetus sich mit dem Zeitpunkt und der Dauer der Medikamentenexposition verändert (Übersetzung M.C. Schneider).

Alle Möglichkeiten, bei denen auf eine pharmakologische Intervention verzichtet wird, sollten vor dem Schritt zur pharmakologischen Therapie voll ausgeschöpft werden. Eine Cochrane Analyse von 3 randomisierten Untersuchungen wies nach, dass durch speziell geformte Kissen, physiotherapeutische Maßnahmen, Wassergymnastik und Akupunktur die **Rücken- und Beckenschmerzen** Schwangerer mit guten bis ausgezeichneten Ergebnissen behandelt werden können [36]. Im Detail wurden in diesen 3 Studien folgende Beobachtungen gemacht:

- Die Mehrzahl aus einem Kollektiv von 92 Frauen mit Rückenschmerzen, die eine Cross-over-Studie von 2 Wochen Dauer beendeten, waren von der Nützlichkeit eines nestförmigen Ozzlo-Kissens (51%) anstelle eines Standardkissens (34%) überzeugt (OR 0,32, 95% CI 0,18–0,58); sie wurde durch eine Verbesserung der Schlafqualität objektiviert, die mit dem Ozzlo-Kissen häufiger als mit einem Standardkissen erzielt wurde (OR 0,35, 95% CI 0,2–0.,62) [33].
- 258 Schwangere, die sich zur Ultraschallkontrolluntersuchung in einem Krankenhaus meldeten, wurden in eine prospektive randomisierte Studie aufgenommen, die den Nachweis erbrachte, dass der wöchentliche Besuch einer Wassergymnastikstunde nach der 20. Schwangerschaftswoche einen positiven Einfluss auf die Häufigkeit der Krankheitsabsenzen wegen Rückenschmerzen hatte, die sich nach der 32. Schwangerschaftswoche von 14% (keine Wassergymnastik) auf 6% reduzierte (OR 0,38, 95% CI 0,16–0,88) [18].
- In einer randomisierten Untersuchung wurden 60 Schwangere mit Rücken- oder Beckenschmerzen entweder einer Behandlung mit **Akupunktur** (10 individuelle Sitzungen zu je 30 min über einen Monat) oder mit **Physiotherapie** (10 Gruppensitzungen zu je 50 min über 6–8 Wochen) zugeführt [34]. 96% der Frauen, die mit Akupunktur behandelt wurden, stuften diese Therapie als gut oder ausgezeichnet ein, ein Urteil, das nur von 78% der Frauen, die physiotherapeutisch behandelt wurden, geteilt wurde. Einschränkend muss darauf hingewiesen werden, dass 40% der Frauen die Physiotherapie nicht zu Ende führten und dass die Physiotherapie, im Gegensatz zur Akupunktur, nicht individuell, sondern in der Gruppe durchgeführt wurde.

Tab. 31.3. Zentral wirkende Analgetika: Opioidagonisten und Opioidagonisten-Antagonisten. (Nach FDA und [4])

Medikament	Risikofaktor	Neonatale Risiken (Überdosierung)	Kommentare zur Therapie
Buprenorphin	C_M	(Atemdepression), (Abstinenzsyndrom)	Relativer Informationsmangel
Codein	C*, D (Langzeit)	Atemdepression, Abstinenzsyndrom	Keine
Dihydrocodein	B*, D (Langzeit)	Atemdepression	Keine
Fentanyl	C_M, D (Langzeit)	Atemdepression, Abstinenzsyndrom	Keine
Hydromorphon	B*, D (Langzeit)	Atemdepression	Keine
Methadon	B*, D (Langzeit)	Abstinenzsyndrom, Morbiditätsrisiko	Heroinersatzpräparat, oft bei Polytoxikomanie, Stillen möglich
Morphin	C_M, D (Langzeit)	Atemdepression, Abstinenzsyndrom	Keine, kompatibel mit Stillen
Nalbuphin	B_M*, D (Langzeit)	Atemdepression, Abstinenzsyndrom	Sinusoidales Muster der fetalen Herzfrequenz
Oxycodon	B_M*, D (Langzeit)	Atemdepression	Komponente von Mischpräparaten
Pentazocin	C*, D (Langzeit)	Abstinenzsyndrom, Verhaltensstörung	Heroinersatzpräparat, oft bei Polytoxikomanie
Pethidin	B*, D (Langzeit)	Atemdepression, Abstinenzsyndrom	2–3 h vor Geburt: maximale neonatale Atemdepression
Tramadol	C_M	(Atemdepression), (Abstinenzsyndrom)	Relativer Informationsmangel

S. Anmerkung zu Tab. 31.2

Moderne Behandlungskonzepte orientieren sich bei der Therapie chronischer Schmerzzustände an den Empfehlungen der Weltgesundheitsorganisation, die 1986 ein **3-stufiges** Vorgehen bei der Therapie starker Schmerzen vom Typ der Krebsschmerzen empfohlen hat [35]. Diese **WHO-Empfehlungen** gelten auch, mit gewissen Einschränkungen in der Medikamentenwahl und Dosierung, bei schwangeren Patientinnen, die an starken Schmerzen leiden.

Die für die Initialtherapie empfohlenen peripher wirkenden **Analgetika**, Paracetamol in der Kombination mit einem nichtsteroidalen Antirheumatikum (NSAID) der niedrigen FDA-Risikoklasse B (Tab. 31.2), können durchaus auch in der Schwangerschaft verordnet werden. Dabei sollte die Devise gelten, mit einer möglichst niedrigen Dosierung über einen möglichst kurzen Zeitraum auszukommen. Falls bei ausreichender Dosierung und Therapiedauer eine zufriedenstellende Schmerzlinderung ausbleibt, kann die Therapie auf der nächsten Stufe der Schmerzbehandlung unter Einsatz stärker wirkender Analgetika fortgesetzt werden.

Auf dieser Behandlungsstufe sind schwach wirkende **Opioide** vom Typ des Dehydrocodeins (B) oder Codein (C) als Zusatzanalgetika angezeigt. Erst auf der 2. Stufe des analgetischen Behandlungsplans sollten stark wirkende Opioide eingesetzt werden, wofür sich retardierte, oral einzunehmende Zubereitungen von Morphin (C) oder das transdermal wirkende Fentanylpflaster (C) besonders eignen. Obwohl Morphin und Fentanyl der Risikoklasse C angehören, entsprechen sie eher als Pethidin (B) oder Methadon (B) dem in der Schwangerschaft üblichen Standard. Eine sorgfältige Nutzen-Risiko-Analyse vorausgesetzt, kann eine hochdosierte Opioidtherapie in schweren Fällen durchaus indiziert sein. Diese Therapie kann, wenn sie während längerer Zeit durchgeführt und bis in die Spätschwangerschaft fortgesetzt wird, zu Entwicklungsstörungen und neonatalen Entzugsproblemen führen (Tab. 31.3). Das unter diesen Bedingungen höhere Risikopotenzial der Opioide wird durch den Wechsel in die Risikokategorie D (Tab. 31.1) angezeigt.

Obwohl gewisse **psychotrope Pharmaka** (Tab. 31.4) als relativ sicher gelten, liegen oft nur recht wenige gesicherte Daten vor, sodass Berichte über assoziierte teratogene Wirkungen Vorsicht und Zurückhaltung bei ihrer Verwendung nahe legen.

31.4 Interdisziplinär abgestützter diagnostisch-therapeutischer Stufenplan

31.4.1 Vorgeschichte, Anamnese und Untersuchung

Die Differenzialdiagnose eines Schmerzsyndroms stellt in der Schwangerschaft eine besondere Herausforderung dar. Die Bedeutung einer sorgfältigen Anamnese kann nicht überschätzt

■ **Tab. 31.4.** Psychotrop wirkende Medikamente: Antikonvulsiva, Tranquilizer, trizyklische Antidepressiva und Neuroleptika. (Nach FDA und [4])

Medikament	Risikofaktor	Neonatale Risiken	Kommentare zur Therapie
Amitriptylin	C_M	Assoziation mit Missbildungen (?)	»Relatively safe during pregnancy«
Carbamazepin	D_M	Missbildungen: u. a. ZNS, Spina bifida	Bias: Kombination mit anderen Antiepileptika üblich
Chlorpromazin	C	Extrapyramidale Symptome, Lethargie	Therapiestopp vor Geburtstermin
Clonidin	C_M		»Adverse fetal effects have not been observed«
Desipramin	C		Aktiver Metabolit von Imipramin
Diazepam	D_M	Entzugssyndrom, »floppy infant syndrome«	Missbildungen gehäuft in Kombination mit Polytoxikomanie und Genussgiften
Doxepin	C	Assoziation mit Missbildungen (?)	
Gabapentin	C_M		»Limited human data do not allow an assessment as to the safety of (G.) in pregnancy«
Imipramin	D	Missbildungen (?), Entzugssyndrom	
Nortriptylin	D	Assoziation mit Missbildungen (?), Harnretention	

S. Anmerkung zu Tab. 31.2

werden, weil gewisse Untersuchungstechniken wegfallen, die in der Schwangerschaft mit großer Zurückhaltung, wenn überhaupt, eingesetzt werden. Dazu zählen zahlreiche radiologische Untersuchungen, die mit dem Risiko einer fetalen Strahlenexposition assoziiert sind. Eine gute Anamnese (■ Abb. 31.1) ist nicht nur der Schlüssel zur späteren Diagnose, sondern auch ein Wegweiser zu den symptomorientierten, konsiliarischen Abklärungen, die im konkreten Fall nützlich oder notwendig sind.

Wir müssen berücksichtigen, dass ein Schmerzsyndrom durch den Zusatzfaktor Schwangerschaft nicht nur beeinflusst und modifiziert, sondern ebenso ausgelöst werden kann. Deshalb sollten die Geburtshelfer immer zugezogen werden, insbesondere, wenn die Schmerzen im Abdominal- oder Beckenbereich lokalisiert sind. Eine zusätzliche diagnostische Dimension ergibt sich bei der Beurteilung der psychosozialen Situation einer Patientin. Schmerzen führen nicht nur zu Stimmungsschwankungen, Schlafstörungen, Reizbarkeit und Angst, sondern werden durch die Stimmungslage im Sinne eines sich selbst unterhaltenden Circulus vitiosus verstärkt - ein Teufelskreis, den es zu durchbrechen gilt.

Diese **psychodynamischen** Aspekte sind gerade dann zu beachten, wenn **Problemschwangerschaften** oder soziale Konfliktsituationen vorliegen. So führt Gewaltanwendung im Rahmen einer intimen Partnerschaft nicht nur zu psychologischen Gesundheitsfolgen und posttraumatischen Belastungsstörungen, sondern ebenso zu chronischen Schmerzen [5]. Chronische Kopf- und Rückenschmerzen, Thoraxschmerzen, funktionelle gastrointestinale Probleme, Reizdarmsyndrom und spastisches Kolon, anhaltende Bauch- oder Unterbauchbeschwerden und Infekte im Urogenitalbereich können auf einen gewalttätigen Hintergrund hinweisen.

Eine Schwangerschaft führt zu vielfältigen physiologischen Veränderungen, die bei der Entstehung oder Exazerbation chronischer tief sitzender **Rückenschmerzen** (»low back pain«) eine Rolle spielen. Druck des graviden Uterus auf den Plexus lumbosacralis, akzentuierte Lendenlordose, Verlagerung des Körperschwerpunkts und Schwächung der Abdominalmuskulatur sind Risikofaktoren, die zu neurologischen und skelettalen Schmerzbildern disponieren. Dies mag erklären, warum Rückenschmerzen im Verlauf einer Schwangerschaft mit einer Prävalenz von 49% beobachtet wurden [23]. Die Ausschüttung der Schwangerschaftshormone und ein um den Faktor 10 erhöhter Relaxinspiegel sind mit einer vermehrten Beweglichkeit der Gelenke und einer gewissen Instabilität assoziiert, die auch pelvine Schmerzen verursachen können [20].

Obwohl sich unter dem Bild chronischer Schmerzen eher selten eine Diagnose verbirgt, die eine Operation notwendig macht, kann ein chirurgisches Leiden nicht a priori ausgeschlossen werden. Subakute Verlaufsformen einer Appendizitis, Cholezystolithiasis, Pankreatitis und eines Ulkusleidens können durchaus über längere Zeit zu diffusen, chronischen Beschwerden führen, die erst unter dem Bild eines akuten Abdomens zu einer Operationsindikation führen. Ältere Literaturangaben beziffern die Häufigkeit einer akuten Appendizitis mit 1 Fall auf 1500 Schwangerschaften [1], diejenige einer akuten Cholezystitis mit 1-6 Fällen auf 10.000 Schwangerschaften [12]. Die diagnostische Laparoskopie spielt bei der Sicherung der Diagnose eine bedeutende Rolle. Bei 47 Schwangeren, bei denen zur Diagnose einer Cholezystolithiasis, Appendizitis, inkarzerierten Inguinalhernie oder pelviner Tumoren eine Laparoskopie durchgeführt wurde, wurden weder eine Zunahme der mütterlichen Morbidität noch kongenitale Missbildungen, Aborte oder Frühgeburten beobachtet, ganz unabhängig davon, in welchem Trimenon der Eingriff durchgeführt wurde [11].

31.4.2 Therapeutisches Vorgehen

Die multifaktorielle Natur chronischer Schmerzen legt in jedem Fall ein interdiziplinäres Vorgehen bei der Abklärung und, bei entsprechender Indikation, auch bei der Festlegung eines Behandlungsplans nahe (Abb. 31.1).

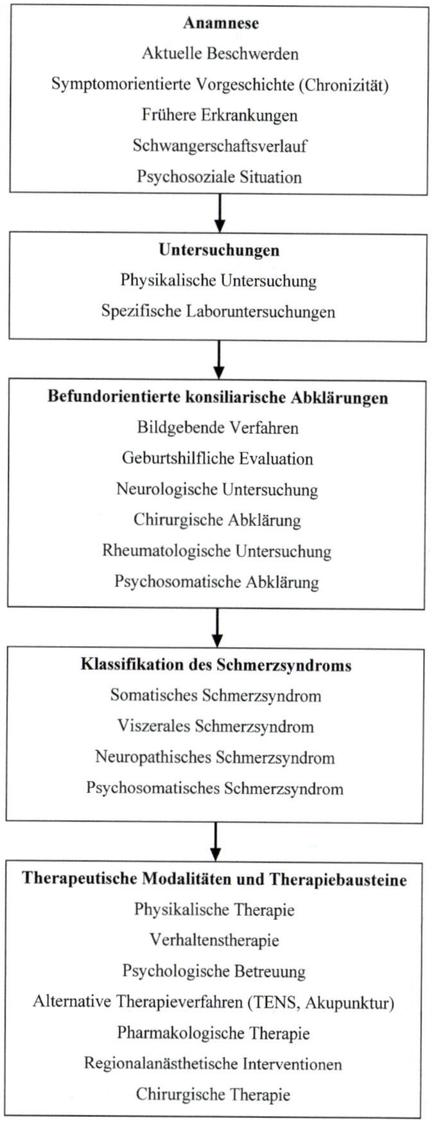

Abb. 31.1. Diagnostisch-therapeutischer interdisziplinärer Stufenplan

> **!** Das Ziel jeder Behandlung besteht darin, einen möglichst großen Nutzen mit möglichst wenigen Nebenwirkungen zu erzielen, den Zustand der Schwangeren zu verbessern, ohne dem Ungeborenen zu schaden.

Verhaltenstherapie, psychologische Betreuung und verschiedene alternative Therapieverfahren können die Befindlichkeit günstig beeinflussen, schmerzhafte Muskelverspannungen lösen, das Körpergefühl verbessern. In vielen Fällen ist es sinnvoll, durch Kombination verschiedener Behandlungsmodalitäten sowohl von peripher als auch zentral auf die Transmission von Schmerzen und die Schmerzwahrnehmung einzuwirken. Die medikamentöse Therapie richtet sich nach der Art und Intensität der Schmerzen und sollte den Zeitpunkt der Schwangerschaft berücksichtigen. Wenn einmal die kritischen Prozesse der Embryogenese und der fetalen Organbildung abgeschlossen sind, erweitert sich das therapeutisch einsetzbare Medikamentenspektrum.

Da **Schwangere** bei der klinischen **Erprobung** neuer Medikamente regelmäßig **ausgeschlossen** werden, können wir uns bei vielen therapeutischen Entscheidungen nicht auf die Resultate randomisierter kontrollierter Studien abstützen, sondern müssen uns mit den Angaben der **Hersteller** zufrieden geben. Diese beschränken sich oft auf den Hinweis, dass systematische wissenschaftliche Untersuchungen bei schwangeren Frauen nicht durchgeführt wurden. Deshalb sei vorsichtshalber während der Schwangerschaft und Stillzeit möglichst auf die Gabe des Medikaments zu verzichten oder der Arzt um Rat zu fragen. Auf Beipackzetteln wird immer wieder vermerkt, dass das entsprechende Medikament nur auf ausdrückliche ärztliche Verschreibung in den ersten Monaten einer Schwangerschaft eingesetzt werden dürfe. So wird die notwendige Nutzen-Risiko-Analyse voll den behandelnden Ärzten übertragen.

Aus den oben bereits erwähnten Gründen fehlen systematische Untersuchungen zur therapeutischen Bedeutung **rückenmarknaher Analgesieverfahren** bei chronischen Schmerzen in der Schwangerschaft. Fallberichten kann jedoch entnommen werden, dass durch die epidurale Gabe von Morphin therapierefraktäre Schmerzen bei einer Diastase der Symphyse über 4 Tage erfolgreich behandelt wurden [8]. In einem anderen Fall wurde eine schwangerschaftsassoziierte Interkostalneuralgie während 4 Wochen mit einer patientenkontrollierten Epiduralanalgesie auf der Basis von Bupivacain (0,125%ig, 6 ml/h, Bolus 2 ml, Lock-

Tab. 31.5. Medikamente zur Behandlung von Kopfschmerzen. (Nach FDA und [4])

Medikament	Risikofaktor	Neonatale Risiken	Kommentare zur Therapie
Koffein	B	»Mäßig«: kein messbares Risiko	Coffein + Nikotin: Risiko einer Mangelgeburt
Ergotamin	X_M	Uterushypertonus	Risikozunahme bei Kombinationspräparaten (Cafergot®)
Propranolol	C_M*, D: 3. Trimenon	Hypoglykämie	Therapie im 2. Trimenon: Wachstumsretardierung
Sumatriptan	C_M	Extrapyramidale Symptome, Lethargie	Relativer Informationsmangel zur Beurteilung des teratogenen Potenzials

S. Anmerkung zu Tab. 31.2

out 30 min) ambulant behandelt [27]. Mit Indikationen für eine epidurale Gabe von Steroiden zur analgetischen Behandlung degenerativer Wirbelsäulenerkrankungen ist in der Altersgruppe der Schwangeren kaum zu rechnen, ebensowenig mit Indikationen für eine neurolytische Blockade. Als Alternative zur Epiduralanalgesie bietet sich bei Interkostalneuralgie auch eine **Blockade** der betroffenen Nerven mit Bupivacain 0,5% und Triamcinolon an, eine Medikamentenkombination, die bei Meralgia paraesthetica (N. cutaneus femoris lateralis) und bei symphysären Diastaseschmerzen mit gutem Erfolg zur Infiltrationsanästhesie eingesetzt wurde [25].

Chirurgische Eingriffe sind bei symptomatischen Schmerzzuständen gelegentlich indiziert. Einer minimalinvasiven laparoskopischen Operation ist als Alternative zu einer Laparotomie nach Möglichkeit der Vorzug zu geben, obwohl der zwingende Nachweis noch nicht erbracht wurde, dass sie als Goldstandard gelten darf [32]. Die Indikation für einen neurochirurgischen Eingriff kann sich bei vorbestehender Lumbago ergeben, wenn sie durch einen akuten Diskusprolaps mit radikulären neurologischen Ausfällen kompliziert wird, eine Situation, mit der 1-mal auf 10.000 Schwangerschaften zu rechnen ist [19].

Bei **Kopfschmerzen**, die unter analgetischer Therapie (Tab. 31.5) andauern oder an Intensität zunehmen, sollte an die Möglichkeit eines raumfordernden intrakraniellen Prozesses gedacht werden, der in gewissen Fällen einen neurochirurgischen Eingriff noch vor Ablauf der Schwangerschaft notwendig machen kann.

Fazit

Die Behandlung einer Schwangeren mit chronischen Schmerzen ist eine multidimensionale Herausforderung. Anamnese, Untersuchungen und befundorientierte Abklärungen verlangen häufig ein interdisziplinäres Vorgehen (Abb. 31.1). Die therapeutischen Optionen sind in der Schwangerschaft eingeschränkt, weil der mögliche therapeutische Nutzen für die Mutter gegen das potenzielle Risiko für ihr Baby abgewogen werden muss. Bei der Wahl der Medikamente sollte man sich an den fetalen Risikokategorien der FDA orientieren (Tab. 31.1). Besonders kritisch ist das 1. Trimenon, in dem Embryogenese und Organogenese stattfinden.

Literatur

1. Babaknia A, Parsa H, Woodruff JD (1977) Appendicitis during pregnancy. Obstet Gynecol 50: 40–44
2. Bajaj P, Bajaj P, Madsen H, Arendt-Nielsen L (2002) A comparison of modality-specific somatosensory changes during menstruation in dysmenorrheic and nondysmenorrheic women. Clin J Pain 18: 180–190
3. Blednov YA, Stoffel M, Alva H, Harris RA (2003) A pervasive mechanism for analgesia: activation of GIRK2 channels. PNAS 100: 277–282
4. Briggs GG, Freeman RK, Sumner JF (2002) A reference guide to fetal and neonatal risk. Drugs in pregnancy and lactation (6th ed). Lippincott Williams & Williams, Philadelphia, PA
5. Campbell JC (2002) Health consequences of intimate partner violence. Lancet 359: 1331–1336
6. Dao TT, LeResche L (2000) Gender differences in pain. J Orofac Pain 14: 169–184
7. Fillingim RB, Maixner W, Kincaid S, Silva S (1998) Sex differences in temporal summation but not sensory-discriminative processing of thermal pain. Pain 75: 121–127
8. Fuller JG, Janzen J, Gambling DR (1989) Epidural analgesia in the management of symptomatic symphysis pubis diastasis. Obstet Gynecol 73: 855–857
9. Gear RW, Miaskowski C, Gordon NC, Paul SM, Heller PH, Levine JD (1996) Kappa-opioids produce significantly greater analgesia in women than in men. Nat Med 2: 1248–1250
10. Gintzler AR (1980) Endorphin-mediated increases in pain threshold during pregnancy. Science 210: 193–135
11. Gurbuz AT, Peetz ME (1997) The acute abdomen in the pregnant patient. Is there a role for laparoscopy? Surg Endosc 11: 98–102
12. Hill MN, Johnson CE, Lee RA (1975) Cholecystectomy in pregnancy. Obstet Gynecol 46: 291–295
13. Houghton LA, Lea R, Jackson N, Whorwell PJ (2002) The menstrual cycle affects rectal sensitivity in patients with irritable bowel syndrome but not healthy volunteers. Gut 50: 471–474
14. Iwasaki H, Collins JG, Saito Y, Kerman-Hinds A (1991) Naloxone-sensitive, pregnancy-induced changes in behavioral responses to colorectal distention: pregnancy-induced analgesia to visceral stimulation. Anesthesiology 74: 927–933

15. Iwasaki H, Collins JG, Saito Y, Uchida H, Kerman-Hinds A (1991) Low-dose clonidine enhances pregnancy-induced analgesia to visceral but not somatic stimuli in rats. Anesth Analg 72: 325–329
16. Jarvis S, McLean KA, Chirnside J, Deans LA, Calvert SK, Molony V, Lawrence AB (1997) Opioid-mediated changes in nociceptive threshold during pregnancy and parturition in the sow. Pain 72: 153–159
17. Kest B, Sarton E, Dahan A (2000) Gender differences in opioid-mediated analgesia: animal and human studies. Anesthesiology 93: 539–547
18. Kihlstrand M, Stenman B, Nilsson S, Axelsson O (1999) Water-gymnastics reduced the intensity of back/low back pain in pregnant women. Acta Obstet Gynecol Scand 78: 180–185
19. LaBan MM, Perrin JC, Latimer FR (1983) Pregnancy and the herniated lumbar disc. Arch Phys Med Rehabil 64: 319–321
20. MacLennan AH, Nicolson R, Green RC, Bath M (1986) Serum relaxin and pelvic pain of pregnancy Lancet 2: 243–245
21. Mendell LM, Wall PD (1965) Responses of single dorsal horn cells to peripheral cutaneous unmyelinated fibers. Nature (Lond) 206: 97–99
22. Mitrovic I, Margaret-Mitrovic M, Bader S, Stoffel M, Jan Ly, Basbaum AI M (2003) Contribution of GIRK2-mediated postsynaptic signalling to opiate and α_2-adrenergic analgesia and analgesic sex differences. PNAS 100: 271–276
23. Ostgaard HC, Andersson GB, Karlsson K (1991) Prevalence of back pain in pregnancy. Spine 16: 549–552
24. Pyke MR, Shutt LE (2003) The management of nonobstetric pains in pregnancy. Reg Anesth Pain Med 28: 54–57
25. Ren K (1994) Wind-up and the NMDA receptor: from animal studies to humans. Pain 59: 157–158
26. Riley JL 3rd, Robinson ME, Wise EA, Myers CD, Fillingim RB (1998) Sex differences in the perception of noxious experimental stimuli: a meta-analysis. Pain 74: 181–187
27. Samlaska S, Dews TE (1995) Long-term epidural analgesia for pregnancy-induced intercostal neuralgia. Pain 62: 245–248
28. Sander HW, Kream RM, Gintzler AR (1989) Spinal dynorphin involvement in the analgesia of pregnancy: effects of intrathecal dynorphin antisera. Eur J Pharmacol 159: 205–209
29. Sandner-Kiesling A, Eisenach JC (2002) Estrogen reduces efficacy of mu- but not kappa-opioid agonist inhibition in response to uterine cervical distension. Anesthesiology 96: 375–380
30. Sarlani E, Greenspan JD (2002) Gender differences in temporal summation of mechanically evoked pain n. Pain 97: 163–169
31. Schneider MC (2002) Analgesie unter der Geburt: Vom Tabu zur Evidence based medicine. Anaesthesist 51: 959–972
32. Slim K, Canis M (1998) Mise au point: chirurgie sous cœlioscopie et grossesse [Laparoscopic surgery and pregnancy]. J Chir (Paris) 135: 261–266
33. Thomas IL, Nicklin J, Pollock H, Faulkner K (1989) Evaluation of a maternity cushion (Ozzlo pillow) for backache and insomnia in late pregnancy. Aust N Z J Obstet Gynaecol 29: 133–138
34. Wedenberg K, Moen B, Norling A (2000) A prospective randomized study comparing acupuncture with physiotherapy for low-back and pelvic pain in pregnancy. Acta Obstet Gynecol Scand 79: 331–335
35. World Health Organization (1986) Cancer pain relief. Geneva
36. Young G, Jewell D (2002) Interventions for preventing and treating pelvic and back pain in pregnancy. Cochrane Database Syst Rev CD001139

Organinsuffizienz

D. Bach

32.1 Definition und Pathophysiologie – 396

32.2 Leber – 396

32.3 Niere – 396

32.4 Herz – 401

Literatur –401

Im Zeitalter moderner mulitmodaler Therapiestrategien werden zunehmend mehr Patienten mit entweder vorbestehender oder aber im Krankheitsverlauf sich entwickelnder Organinsuffizienz behandelt. Die 3 zentralen Viszeralorgane (Leber, Herz, Niere) und ihre funktionellen Leistungen sind dabei sowohl im Hinblick auf die Verteilung (Hämodymanik/Plasmaeiweißbindung), die Metabolisierung (Enzyminduktion) als auch die Elimination (Wasserlöslichkeit/aktive tubuläre Sekretionsmechanismen) von pharmakologischen Substanzen von entscheidender Bedeutung.

32.1 Definition und Pathophysiologie

In der Pathophysiologie der Leber sind grundsätzliche Störungen des Bilirubinstoffwechsels von parenchymatösen Schädigungen zu differenzieren. In Abhängigkeit der Eliminationsform (Gallensekretion vs. enzymatisch gesteuerte Metabolisierung) sind Analgetika zu reduzieren bzw. in Abhängigkeit des Ausmaßes der funktionellen Störung kontraindiziert.

Die Problematik der Herzinsuffizienz liegt sowohl in der Konsequenz der reduzierten Hämodynamik mit verändertem Herzzeitvolumen als auch in der sich daraus ergebenden (z. B. Rechtsherzinsuffizienz mit konsekutiver Stauung) sekundären Viszeralorganschädigung mit konsekutiver Leber- und Nierendysfunktion.

Die Nierenfunktion bestimmt die Pharmakokinetik von 2/3 aller Medikamente und somit auch zahlreicher Analgetika. Im Gegensatz zur Leber stehen über das Serumkreatinin und die Kreatinin-Clearance klinisch verwertbare Parameter zur Abschätzung der renalen Funktion zur Verfügung. In Wechselwirkung mit der im Alter abnehmenden Herzleistung und dem steigenden peripheren Gefäßwiderstand vermindert sich die Nierenfunktion jenseits des 40. Lebensjahres um ca. 1% jährlich. Dies muss unbenommen vorbestehender und begleitender Organdysfunktion grundsätzlich in der Dosisfindung und -anpassung berücksichtigt werden.

32.2 Leber

Störungen bei Vorliegen einer Leberinsuffizienz
- Gestörte Enzymaktivität
- Reduzierte hepatische Perfusion mit Veränderungen der Blut-Hepatozyten-Schranke
- Reduzierte Proteinsynthese mit verändertem Plasmaproteinspiegel
- Vermehrtes Auftreten von portosystemischen Shunts

Hilfreich zur Erfassung der Leberfunktion können folgende Untersuchungen sein: Klinischer Status, Sytheseleistungen (Albumin im Serum, plasmatische Gerinnung, Bilirubin im Serum, Transaminasen), Score-Systeme (z. B. CHILD-Klassifikation).

Physiologisch sorgt die Leber für die Umwandlung lipophiler Substanzen in hydrophile sowie durch Metabolisierung für die Umwandlung von unwirksamen »prodrugs« in wirksame Metaboliten.

! Pharmaka mit hoher hepatischer Extraktion korrelieren mit der Leberdurchblutung, niedrige hepatische Extraktion (niedriger Q_0-Wert) korreliert mit der Zahl der funktionsfähigen Hepatozyten. Analgetika mit hoher hepatischer Extraktion sind: Pentacozin, Pethidin, Meperidin, Salicylamid, Diclofenac, Fentanyl, Naloxon.

Hohe hepatische Extraktion >60% hat einen ausgeprägten First-pass-Effekt und führt zu einer niedrigen oralen Bioverfügbarkeit. Pharmaka mit niedriger hepatischer Extraktion werden durchblutungsunabhängig nur von der Größe der vorhandenen Zellmasse bestimmt. Damit verlängert sich die Halbwertszeit, die maximale Clearance bleibt unverändert. Wegen der verzögerten Elimination entsteht bei Leberinsuffizienz eine Kumulationsgefahr bei normaler Dosierung.

! Es sind niedrigere Erhaltungsdosen bzw. längere Dosierintervalle erforderlich. Analgetika mit niedriger hepatischer Elimination sind: Paracetamol, Antipyrin, Aminopyrin, Azapropazon.

Bestimmte Leberfunktionen, wie z. B. Formen der Glukoronidierung, bleiben auch bei gestörter Leberfunktion weitesgehend erhalten, sodass hier keine Dosisanpassung erforderlich ist. Bei Analgetika/Antiphlogistika sind dies: Phenylbutazon, Naproxen und Colchicin. Bei klassischen nichtsteroidalen Antiphlogistika wird unabhängig von der hepatischen Elimination das Risiko von Nebenwirkungen bei Vorliegen einer hepatischen Insuffizienz durch die pharmakodynamische Wirkung verändert. Dies führt sekundär zu renaler Funktionsverschlechterung oder zu Nebenwirkungen im Gastrointestinaltrakt. ◘ Tab. 32.1 zeigt die Pharmakokinetik einiger Opioide bei normaler Leber- und Nierenfunktion. ◘ Tab. 32.2 gibt Therapierichtlinien für Opioide bei eingeschränkter Leber- und Nierenfunktion.

32.3 Niere

2/3 aller Pharmaka inklusive ihrer Metaboliten werden in der Pharmakokinetik entscheidend von der Nierenfunktion beeinflusst. Bei Vorliegen einer Niereninsuffizienz muss es daher Ziel sein, in Kenntnis der veränderten Pharmakokinetik denselben pharmakodynamischen Effekt unter Minimierung der Nebenwirkungen des Pharmakons zu erzielen.

Dabei steht mit der **glomerulären Filtrationsrate** ein Maß für die Zahl der funktionstüchtigen Nephrone zur Verfügung, die mittels der endogenen Kreatinin-Clearance klinisch ausreichend quantifiziert werden kann. In der Dosisanpassung des gewünschten Pharmakons darf jedoch neben der glomerulären Filtration

Tab. 32.1. Pharmakokinetik einiger Opioide bei normaler Leber- und Nierenfunktion ($t_{1/2}\beta$ terminale Eliminationshalbwertszeit, *s.l.* sublingual). (Nach Tegeder et al. 1999)

Substanz	Orale Bioverfügbarkeit [%]	Plasma-eiweißbindung [%]	Clearance [ml/min]	Verteilungsvolumen im steady state [l]	$t_{1/2}\beta$ [h]
Morphin	15–50	20–35	1500–2000	100–300	1,5–4,5
M6G			150–190[a]	8–30	1–2
Pethidin	48–56	60–80	470–730[a]	250–350[a]	3–7
Codein	50–55	4–7		200–350[a]	2,5–3,5
Dihydrokodein	12–34			80–90[a]	3,3–4,5
Oxycodon	40–70	Etwa 45	600–1000	100–300	2,5–4,5
Tramadol	60–75		487	216	5–6
0-Demethyl-Tramadol					Etwa 9
Tilidin	6				
Nortilidin	99				3,3–4,9
Propoxyphen	30–70	80	600–1200	700–1800	11–16
Norpropoxyphen			220–450		23–37
Methadon	41–99	70–90	50–200	250–350[a]	19–58
Buprenorphin	50–55 s.l.	Etwa 96	650–930	100–300	4–7 (–23[b])
Pentazocin	<20		1500–1700	350–450	2–5 (–10[b])
Fentanyl	30–60 transdermal	80–86	750–1000	200–560[a]	3–4 (–15[c])
Alfentanil		90–92	300–500[a]	30–60[a]	1,5–2
Sufentanil		91–93	780–1000[a]	120–215[a]	2,4–3,5
Remifentanil		92	3000–5000	25–40	10–20 min

[a] Normalisiert für einen Erwachsenen mit 70 kg KG.
[b] Enterohepatische Rezirkulation.
[c] Patienten >60 Jahre.

der möglicherweise zusätzlich bestehende tubuläre Transport (Sekretion/Reabsorption) nicht außer Acht gelassen werden.

! Eine Dosisanpassung ist umso notwendiger, je geringer die therapeutische Breite des Arzneimittels ist, je ausgeprägter die Niereninsuffizienz ist, je kleiner der Wert Q_0 ist (extrarenale Dosisfraktion) und je kleiner das Verhältnis $\tau/t_{1/2N}$ im Standardosierungsschema ist.

Extrem kleine Q_0-Werte mit entsprechend starker Abhängigkeit der Elimination von der Nierenfunktion erfordern eine komplexe Dosisreduktion.

Im Hinblick auf zentrale wie auch periphere Analgetika dienen zur Dosisfindung bei unterschiedlich ausgeprägter Niereninsuffizienz Dosierungstabellen verschiedener Arbeitsgruppen wie z. B. des Nephrologischen Zentrums München-Schwabing, die Tab. 32.3 in Auszügen wiedergibt.

Tab. 32.2. Einsatz von Opioiden bei Leber- und Niereninsuffizienz (*Bv* Bioverfügbarkeit, *Cl* Clearance, *PK* pharmakokinetisch $t_{1/2}$ Halberwertszeit, *AUC* »area under the curve«). (Nach Tegeder et al. 1999)

Substanz	Problem bei Lebersuffizienz	Empfehlung	Problem bei Niereninsuffizienz	Empfehlung
Morphin	Glukuronidierungs-kapazität der Leber reduziert, dadurch orale Bv ↑, Cl ↓, und $t_{1/2}$ ↑	Vorsichtig einsetzen und Dosis reduzieren, besonders bei oraler Applikation	Kumulation der Metaboliten M6G (aktiv) und M3G (inaktiv), die renal eliminiert werden	Vorsichtig einsetzen und Dosis reduzieren bei Patienten mit ESRD, IHD, PD und CRRTs
Pethidin (Meperidin)	Metabolisierung von Pethidin zu Norpethidin ↓, dadurch Bv und $t_{1/2}$ von Pethidin ↑, Norpethidinelimination ↓, Krampfanfälle möglich	Vorsichtig einsetzen, Dosis besonders bei oraler Applikation reduzieren und wiederholte Applikationen vermeiden	Kumulation des aktiven Metaboliten Norpethidin, dieser kann Krampfanfälle auslösen	Vermeiden bei Patienten mit ESRD, IHD, PD und CRRTs
Codein	Metabolisierung zu analgetisch wirksamen Morphin ↓	Anderes Analgetikum verwenden	Fallberichte über Atem-depression und narkotische Wirkung bei Patienten mit ESRD	Dosis reduzieren oder anderes Analgetikum verwenden
Dihydrokodein	Keine Daten!		c_{max} und AUC ↑, jedoch $t_{1/2}$ unverändert, Fallberichte über Atemdepression und narkotische Wirkung bei Patienten mit ESRD	Dosis reduzieren oder anderes Analgetikum verwenden
Oxycodon	Cl ↓, dadurch $t_{1/2}$ ↑ (etwa 4-mal so lang wie bei normaler Leberfunktion)	Vorsichtig einsetzen und Dosis reduzieren	Elimination von Oxycodon und seinen Metaboliten reduziert	Vorsichtig einsetzen, und Dosis reduzieren
Tramadol	$t_{1/2}$ von Tramadol und von seinem Hauptmetaboliten (0-Demethyl-Tramadol) etwa verdoppelt	Vorsichtig einsetzen und Dosis reduzieren	Fallbericht über Atem-depression nach Tramadol bei einem Patienten mit ESRD, $t_{1/2}$ kann ↑	Vorsichtig einsetzen, evtl. Dosis reduzieren
Kombination: Tilidin und Naloxon	Aktivierung zu Nortilidin ↓ (Tilidin: Prodrug) Naloxon bioverfügbar, d.h. vermutlich geringe analgetische Wirkung	Als Analgetikum ungeeignet	AUC von Nortilidin unverändert	Normale Dosis kann gegeben werden
Methadon	$t_{1/2}$ ↑, AUC jedoch unverändert	Normale Dosis kann gegeben werden	Mögliche Kumulation von Methadon und Haupt-metabolit; postulierte kompensatorisch gesteiger-te biliäre Elimination	Dosis um bis zu 50% reduzieren
Dextro-propoxyphen	Bv ↑, zahlreiche Berichte über Hepatotoxizität	Vermeiden bei Patienten mit Lebererkrankung	AUC und c_{max} von D-Propoxyphen und Norpropoxyphen ↑, $t_{1/2}$ von Norpropoxyphen ↑, kann zu Atemdepression und Herzryhthmusstörun-gen führen	Bei Patienten mit Nieren-insuffizienz, IHD und PD vermeiden

■ Tab. 32.2. (Fortsetzung)

Substanz	Problem bei Lebersuffizienz	Empfehlung	Problem bei Niereninsuffizienz	Empfehlung
Buprenorphin	Keine Daten!		Keine signifikanten Änderungen von PK-Parametern, Kumulation des schwach potenten aktiven Metaboliten Norbuprenorphin vermutlich ohne klinische Bedeutung	Normale Dosis kann gegeben werden
Fentanyl	Kinetik unverändert	Normale Dosis kann gegeben werden	Cl bei Urämie ↓, nach kontinuierlicher Applikation kann Sedierung noch lange anhalten	Häufige Kontrollen bei kontinuierlicher Gabe notwendig, Alternative erwägen!
Alfentanil	Verminderte Proteinbindung, Cl um etwa 50% ↓ und $t_{1/2}$ ↑	Dosis reduzieren	Verminderte Proteinbindung, geringe Änderung der freien Konzentration	Da kurze Wirkungsdauer und keine aktiven Metaboliten, günstige Substanz bei Niereninsuffizienz
Sufentanil	Kinetik unverändert	Normale Dosis kann gegeben werden	Kinetik unverändert, mögliche Kumulation des schwach potenten Metaboliten (Desmethylsufentanil), klinische Bedeutung unbekannt!	Fallbericht über verlängerte Atemdepression bei einem Patienten mit ESRD, vorsichtig einsetzen, bis weitere Informationen vorliegen

Ein weiterer wichtiger Aspekt ist die veränderte Thrombozytenaggregation bei der Anwendung einiger peripherer Analgetika wie z. B. ASS. Bei bestehender Niereninsuffizienz wird dieser Effekt durch verminderte Elimination sowie durch zusätzliche urämische Thrombozytopathie noch verstärkt.

Bei den peripheren Analgetika und Niereninsuffizienz müssen NSAID und Paracetamol besonders beachtet werden. Phenazetin mit Auslösung der klassischen Analgetikanephropathie hat aufgrund seiner Entfernung aus dem Handel 1986 keine Bedeutung mehr. Dennoch findet man auch heute noch morphologisch Formen von Analgetikanephropathie (nichtbakterielle interstitielle Nephritis), deren Ursache v. a. auf den unkritischen Gebrauch von peripheren analgetischen Mischpräparaten zurückzuführen ist.

Bei der Anwendung von Paracetamol wird jedoch aufgrund seiner Metabolisierung zu Phenazetin eine Dosisreduktion bei höhergradiger Niereninsuffizienz (ECC <20 ml/min/1,73 m^2) empfohlen.

Der Einsatz von NSAID bei Niereninsuffizienz ist durch die eigene Nephrotoxizität besonders problematisch. Diese Substanzgruppe kann durch den Wirkungsverlust gegenregulatorischer Prostaglandine zum vollständigen akuten Nierenversagen führen. Darüber hinaus kann unter der hochdosierten Einnahme von NSAID durch den Verlust von natriuretischen Prostaglandinen eine Natriumretention stattfinden. Der induzierte hyporeninämische Hypoaldosteronismus führt zur Hyperkaliämie. Eine Induktion des antidiuretischen Hormons (ADH) führt zusätzlich zur Natriumretention zu Ödembildung. Die ebenfalls häufig beschriebene akute interstititelle Nephritis unter NSAID wird auf den vermehrten Anfall von Arachnidonsäuremetaboliten zurückgeführt.

! Der zeitlich begrenzte Einsatz von NSAID stellt hinsichtlich der Nierenfunktion kein Problem dar. Bei vorbestehender Risikokonstellation und/oder dauerhaftem Einsatz besteht sowohl die Gefahr der Progredienz einer vorbestehenden chronischen Niereninsuffizienz als auch ein erhöhtes Risiko zum Auftreten eines akuten Nierenversagens.
Die Therapie mit NSAID bei generalisierter Dehydratation (z. B. durch intensivierte Diuretikatherapie) in Kombination mit Blockade des Renin-Aldosteron-Systems (ACE-Hemmer/AT Rezeptorantagonisten) stellt eine der häufigsten Ursachen des medikamentös ausgelösten akuten Nierenversagens insbesondere beim älteren oder postoperativen Patienten dar.

Tab. 32.3. Dosierung von Analgetika bei Niereninsuffizienz

Substanz	Plasmaeiweißbindung	Verteilungsvolumen[a]	Hepatische Metabolisierung[ab]	Renale Ausscheidung[c]	Dosierung GFR 20–30 ml/min[d]	Dosierung terminale Niereninsuffzenz[d]	Substanz
Opiate							
Codein	15%	++	+++	95% (S, P)	50%	50%	–
Hydrocodon	KA	+	+++	100% (S, P)	50%	v	–
Methadon	80%	++	++	50% (S, A, P)	75%	75%	–
Morphin	70%	+	++	90% (S, P)	75%	50%	+
Oxycodon	40%	+	+++	50% (A, P)	50%	v	+
Pethidin	70%	+	++	90% (S, P)	75%	50%	–
Opioide							
Buprenorphin	95%	+	+	20% (S, P)	n	n	–
Dextropropoxyphen	76%	+	+++	30% (S, P)	75%	75%	–
Fentanyl	80%	+	+	90% (S, P)	75%	75%	–
Pentazocin	70%	++	++	100% (S, P)	50%	50%	+
Piritramid	94%	++	++	4% (P)	n	n	–
Tilidin	KA	+	++	90% (P)	75%	50%	+
Tramadol	4%	++	+	85% (S, A, P)	75%	50%	–
Periphere Analgetika/NSAID/Spasmolytika							
Acemetacin	90%	(+)	++	40% (P)	n	75%	–
ASS	85%	–	++	100% (A, P)	50%	50%	(+)
Butylscopolamin	10%	+	++	90% (P)	50%	50%	(+)
Celecoxib	98%	–	++	50% (S, A, P)	KI	KI	–
Diclofenac	99%	–	++(+)	65% (P)	n	50%	–
Ibuprofen	99%	–	++(+)	90% (S, P)	n	75%	–
Indometacin	95%	(+)	++	60% (P)	n	v	–
Ketoprofen	92%	–	+	90% (S, P)	50%	KI	–
Lornoxicam	99%	–	+++	30% (A, P)	50%	v	–
Meloxicam	99%	–	++	50% (S, P)	n	KI	–
Metamizol	20%	–	++	90% (A,P)	75%	c	(+)
Naproxen	99%	–	++(+)	95% (S, P)	75%	v	–
Paracetamol	10%	(+)	++(+)	100% (P)	n	50%	+

▼

Tab. 32.3. (Fortsetzung)

Substanz	Plasma-eiweiß-bindung	Verteilungs-volumen[a]	Hepatische Metabolisie-rung[ab]	Renale Ausscheidung[c]	Dosierung GFR 20–30 ml/min[d]	Dosierung ter-minale Nieren-insuffizenz[d]	Substanz
Piroxicam	99%	–	++	20% (P)	50%	v	–
Rofecoxib	85%	(+)	++	72% (P)	KI	KI	–

[a] Verteilungsvolumen der Substanz (l/65 kg KG) – = <30 l; (+) = 30–100 l; + = 100–300 l; ++ = >300 l.
[b] + = gering; ++ = hoch; +++ = Interferenzgefahr Cytochrom-P450; *++(+)* = Interferenzgefahr unsicher.
[c] *S* = Substanz; *A* = aktiver Metabolit; *P* = passiver Metabolit.
[d] *n* = normale Dosierung; *c* = **Cave:** Kummulation; *v* = vermeiden; *KI* = kontraindiziert (Literatur oder Herstellerangabe); *50%* = 50% der normalen Dosierung oder Verdopplung des Dosisintervalls; *25%* = 25% der normalen Dosierung oder Vervierfachung des Dosisintervalls; *KA* = derzeit keine Angaben bekannt.
[e] Substanzverlust der mittleren Nomaldosis durch Hämodialyse (*HD*) – = <10%; (+) = 10–25%; + = 25–50%; ++ = >50%.

Grundsätzlich ist bei Niereninsuffizienz mit Nierenersatztherapiepflichtigkeit (akutes Nierenversagen oder chronische Niereninsuffizienz) die Dialysierbarkeit der eingesetzten Analgetika zu berücksichtigen. In Abhängigkeit des individuellen pharmakologischen Profils ist dann neben der Dosisanpassung der Zeitpunkt der Applikation (vor bzw. nach Dialysetherapie) zu bemessen.

32.4 Herz

Die aus einer Herzinsuffizienz resultierenden hämodynamischen Veränderungen führen zu einer Reduktion der Leber- und der Nierendurchblutung. Darüber hinaus kommt es zu einer verminderten Aktivität pharmakometabolisierender Enzyme. Das Ausmaß der Herzinsuffizienz bestimmt den Umfang der Perfusionsreduktion.

Pathophysiologische Ursache der Herzinsuffizienz

- Systolische Ventrikelfunktionsstörungen (z. B. bei koronarer Herzerkrankung, dilatativer Kardiomyopathie, Myokarditis, Klappeninsuffizienzen, Klappenstenosen, hypertensiver Herzerkrankung)
- Diastolische Ventrikelfunktionsstörungen mit verminderter Ventrikelfüllung (z. B. restriktive Kardiomyopathie, Perikardtamponade, Perikarditis constriktiva, arterielle Hypertonie)
- Über Bradykardien oder Tachykardien (Rhythmusstörungen) verminderte Hämodynamik

Grundsätzlich ist zwischen einem Vorwärtsversagen mit Verminderung des Herzzeitvolumens (»low output failure«) oder einer mangelhaften Blut-O_2-Versorgung der Peripherie bei erhöhtem Herzzeitvolumen (»high output failure«) zu unterscheiden.

! Die pharmakologischen Besonderheiten beim Einsatz von Analgetika bei Herzinsuffizienz entstehen durch sekundär sich entwickelnde Leber- und Nierenfunktionsstörungen.

Zu beachten ist in der Pharmakodosierung, dass als Folge der kardial bedingten Ödembildung veränderte Verteilungsvolumina resultieren. Die entstehende Hyperhydratation führt zu Dilutionseffekten sowohl im intravasalen als auch im interstitiellen Raum (so genannter »third space«). Andererseits führt eine in den meisten Fällen erforderliche Diuretikatherapie über die Natriurese zu intravasalen Flüssigkeitsverlusten. Bei zudem noch gleichzeitig bestehender Alkalose ist mit erhöhter Vulnerabilität der tubulointerstitiellen Nierenfunktion gegenüber dem Einsatz von nichtsteroidalen Antiphlogistika zu rechnen.

! Intensivierte Herzinsuffizienztherapie plus Blockade des Renin-Aldosteron-Systems (ACE-Hemmer, AT-Rezeptorantagonisten): Kritische Indikationsstellung und ggf. Dosisreduktion von NSAID (Gefahr der kompletten prostazyklinvermittelten Vasodilatation).
Der Einsatz von Opioiden führt neben der direkten analgetischen Wirkung bei akuter Herzinsuffizenz (z. B. infolge einer akuten Myokardischämie) zu einer Nachlastsenkung und somit zu einer myokardialen Entlastung und der Möglichkeit eines Blutdruckabfalls.

Literatur

Bennett WM et al. (1996) The renal effects of nonsteroidal anti-inflammatory drugs: summary and recommendations. Am J Kidney Dis 28 (1) Suppl: 56–62

Berthold H (2002) Klinikleitfaden Arzneimitteltherapie, 2. Aufl. Fischer, Jena

Büchele W (2001) Arzneimitteldosierung bei Niereninsuffizienz, 3. Aufl. Ortho Biotech Janssen Cilag, Neuss

Davies G et al. (1996) Pharmacokinetics of opioids in renal dysfunction. Clin Pharmacokinet 31(6): 410–422

Delmas PD (1995) Non-steroidal anti-inflammatory drugs and renal function. Br J Rheumatol 34 (Suppl 1): 25–28

Kuhlmann U, Walb D, Luft FC (2003) Nephrologie Pathophysiologie – Klinik – Nierenersatzverfahren, 4. Aufl. Thieme, Stuttgart

Lee A et al. (2003) Effects of nonsteroidal anti-inflammatory drugs on post-operative renal function in normal adults. Cochrane Library Issue 1

Tegeder I, Geisslinger G, Lötsch I (1999) Einsatz von Opioiden bei Leber- oder Niereninsuffizienz. Schmerz 13: 183–195

Wendy L et al. (1998) Drug therapy in haemodialysis patients. Special considerations in the elderly. Drugs Aging 12 (6): 441–459

Neurologische Erkrankungen und Schmerz

V. Lindner und S. Rehm

33.1 Multiple Sklerose – 404

33.2 Schlaganfall (ischämischer Infarkt oder Blutung im Bereich des Gehirns bzw. des Rückenmarks) – 405

33.3 Bewegungsstörungen (hyperkinetisch-akinetische Syndrome) – 406

33.4 Periphere Neuropathien – 407

Literatur – 410

Fazit

Obwohl in diesem Buch bereits sehr ausführlich auf die neuropathischen Entstehungs- und Verarbeitungsmechanismen von Schmerz eingegangen wird, erscheint es dennoch sinnvoll, dieses Thema auch aus dem Blickwinkel einzelner neurologischer Erkrankungsbilder zu betrachten, da diese in einer oft nicht genügend beachteten Weise in der Lage sind, vielfältige Schmerzmuster zu generieren. Hierbei ist häufig nicht einmal von einem primär neuropathischen Verursachungsprinzip auszugehen, wie es der Augenschein nahelegen könnte. Vielmehr sind schmerztypologisch sämtliche Erscheinungsformen in einer manchmal verwirrenden Vielfalt und in oft unterschiedlichem Wechselspiel anzutreffen. Außerdem sind zahlreiche neurologische Erkrankungsformen auch heute noch durch ausgeprägte Chronifizierungstendenzen gekennzeichnet, sodass entsprechend für die Bewältigung der begleitenden Schmerzerkrankungen langfristige multimodal ausgerichtete Therapiemaßnahmen zum Einsatz kommen müssen.

33.1 Multiple Sklerose

Erkrankungsbild

Bei der multiplen Sklerose handelt es sich um einen in der Regel langfristigen Entzündungsprozess im Bereich des zentralen Nervensystems (Gehirn und Rückenmark), der häufig in Schüben verläuft, aber auch eine primäre Progredienz aufweisen kann. Die multiple Sklerose ist eine der häufigsten neurologischen Erkrankungen mit einer Prävalenz von 30–110/100.000 Einwohner in Europa. Eine Besonderheit stellt ihre disseminierte Ausprägung dar. Hierdurch entsteht eine außerordentliche Vielfalt an Symptomvarianten, deren Ausprägung sich nach dem morphologischen Verteilungsmuster des jeweiligen ZNS-Befalls richtet. Somit können sämtliche sensomotorischen, vegetativen und neuropsychologischen Funktionsebenen betroffen sein.

Den Beginn stellt oft eine Retrobulbärneuritis dar. Die als Folge der jeweiligen Entzündungsaktivität häufig verbleibende Residualsymptomatik kann entsprechend ein mit der Zeit zunehmendes Behinderungsniveau bis hin zur Entwicklung einer schweren Betreuungsbedürftigkeit zur Folge haben. Therapeutisch stehen folgende Maßgaben im Vordergrund:

- rasche Unterdrückung frisch entstandener Entzündungsaktivität durch eine hochdosierte Impulstherapie mit Kortikosteroiden,
- imunmodulatorische Reduktion der Entzündungsbereitschaft zur Verhinderung einer weiteren Progredienz (z. B. Interferonbehandlung),
- Kontrolle der Symptome und Minimierung des aus ihnen erwachsenen Behinderungsgrades.

Der Krankheitsverlauf kann sich individuell außerordentlich unterschiedlich entwickeln, wobei sowohl die rasche Entstehung eines hohen Beeinträchtigungsniveaus als auch der völlige Erhalt der psychophysischen Funktionsintegrität über Jahrzehnte möglich ist.

Schmerzmerkmale

Neuropathischer Schmerz

Das häufig (bei 1,5% der MS-Patienten) zu beobachtende Beschwerdebild stellt hier die symptomatische Trigeminusneuralgie dar mit einer der idiopathischen Entstehungsform vergleichbaren Ausprägung in Form eines Tic douloureux. Als Ursache werden lokale Entzündungsherde im nukleären Einzugsgebiet der Trigeminuskerne verantwortlich gemacht. Aber auch sämtliche Ausprägungsmöglichkeiten zentral-neuropathischer Schmerzbilder (ca. 20%) sind in ihrer spezifischen Phänomenologie zu beobachten und entsprechend zu klassifizieren.

Die Behandlung richtet sich nach den allgemein für neuropathische Schmerzen festgelegten Therapieprinzipien (▶ Kap. 23).

Myalgie

Die Entstehung eines primär myogenen Schmerzbildes ist in der Regel gekoppelt an die Entwicklung eines bei der MS normalerweise im Sinne einer Spastik pathologisch erhöhten Muskeltonus mit einer Hauptlokalisation in den betroffenen Muskelgruppen. Eine Korrelation der Schmerzstärke und der Schwere der Muskelanspannung ist gewöhnlich zu beobachten. Entsprechend haben hier die Maßnahmen zur Myotonolyse eine wesentliche schmerztherapeutische Bedeutung.

Beeinflussungsprinzipien bei Myalgie

- Systemisch medikamentöser Ansatz durch Myotonolytika (z. B. Baclofen, evtl. Cannabinoide bei gegenwärtig kontroverser Diskussion)
- Lokale Beeinflussungmaßnahmen in Form von Botulinumtoxininjektionen (▶ s. unten: »Dystone Syndrome«)
- Intrathekale Gabe von Baclofen
- Krankengymnastik als ein wesentlicher, häufig vergessener Beitrag, wobei das Bemühen um eine korrigierende Beeinflussung pathologischer Reflexmuster ein hohes Maß an Spezialkenntnis und -erfahrung verlangt

Skelettärer Schmerz

Häufig rückt dieses Beschwerdebild in Stadien eines bereits fortgeschrittenen Krankheitsverlaufs in den Vordergrund als Folge einer behinderungsbedingt zunehmenden Fehlbelastung des Bewegungsapparates mit ganz unterschiedlichen Folgen wie Arthrosen, Gelenkversteifungen, Fehlstellungen bis hin zu Luxationen, Inaktivitätsveränderungen wie Osteoporose und vieles mehr.

Therapeutisch steht hier der Versuch korrigierender orthopädischer Maßnahmen im Vordergrund neben dem Einsatz von NSAID, soweit möglich (insbesondere bei aktivierten Arthrosen).

Viszeraler Schmerz

Für die Entstehung derartiger Beschwerden sind im Wesentlichen 3 Entstehungsmechanismen denkbar:

- entzündliche Affektion vegetativer Zentren zentraler Lokalisation,
- immobilisationsbedingte Drosselung der Darmaktivität
- Dyssynergie der Blasen- und Darmentleerungsfunktionen (z. B. mit einer durch den Defäkationsreiz induzierten Spastik der quergestreiften Beckenbodenmuskulatur).

Therapeutisch sind eine Beeinflussung durch lokale Dehnungsmaßnahmen der betroffenen Muskulatur und der Versuch einer Harmonisierung der Blasen- und Darmaktivität durch aktivierende Maßnahmen (Laxanzien, Prostigmin) oder eine detonisierende Einflussnahme (Anwendung von Anticholinergika oder niedrig dosierten trizyklischen Thymoleptika) nach sorgfältiger Bedingungsanalyse im Detail notwendig. Für den Fall eines unmittelbaren Zusammenhangs mit einem Fortschreiten der Grunderkrankung im Sinn einer Einbeziehung vegetativer Zentren des ZNS ist im Einzelfall eine Intensivierung des immunmodulatorischen bzw. immunsuppressiven Behandlungsregimes zu erwägen.

33.2 Schlaganfall (ischämischer Infarkt oder Blutung im Bereich des Gehirns bzw. des Rückenmarks)

Erkrankungsbild

Hinter dieser unter dem Begriff des Schlaganfalls zusammengefassten Krankheitsentität verbirgt sich eine Vielzahl von neurologischen Funktionsstörungen, deren gemeinsames Merkmal lediglich die schlagartige Manifestation ist.

Die Schwere der **Symptomatik** richtet sich nach der funktionellen Bedeutung des betroffenen Hirn- oder Rückenmarkareals, wobei auch die Größe der betroffenen Region und somit der allgemeine Schadensumfang eine bedeutende Rolle spielen.

Als **Ursache** kommt eine Fülle von Entstehungsfaktoren in Betracht, wobei als Emboliequellen für ischämische Ereignisse entzündliche und degenerative Veränderungen der hirnzuführenden Arterien (im Sinne einer Makroangiopathie) ebenso zu nennen sind wie kardiale Störungen (z. B. eine absolute Arrhythmie). Auch mikroangiopathische Störungen führen zu in der Regel sehr umschriebenen Infarkten. Hirnblutungen werden häufig durch einen manifesten Hypertonus in Kombination mit einem allgemeinen Gefäßprozess hervorgerufen. Aber auch Gefäßmissbildungen und Hirntumoren (insbesondere Metastasen) können zu Blutungen führen.

Für den **Verlauf** ist insbesondere die Dauer und die Schwere des entstandenen Versorgungsdefizits von wesentlicher Bedeutung. Entsprechend sind sehr unterschiedliche Entwicklungen möglich mit der Manifestation von transitorisch ischämischen Attacken bei rascher Restitutio ad integrum einerseits bis hin zur Ausbildung großer Infarktareale andereseits, die über Schwellungsvorgänge und Einklemmungserscheinungen des Gehims zu vitalen Bedrohungen der Patienten führen können. Hieraus resultieren oft schwere funktionelle Defektzustände mit einem langfristig erheblichen Betreuungsbedarf.

Schmerzmerkmale

Neuropathischer Schmerz

Mit einer Latenz von bis zu etlichen Monaten können sich bei den betroffenen Patienten Schmerzsyndrome mit einem zentralen Ausbreitungsmuster entwickeln, wobei die Größe des Infarktareals und die Schwere bzw. Komplexität der Ausfallsmuster keinen Prädispositionsfaktor darstellen. Vielmehr sind offenbar auch kleine, aber »strategisch« bedeutsame Läsionen, z. B. in der Thalamusregion, und spinal im Bereich des Vorderseitenstrangs bei Brown-Sequard-Syndromen (z. B. als Folgezustand eines A.-spinalis-anterior-Syndroms) geeignet, sehr hartnäckige und schwer zu beeinflussende Beschwerdebilder hervorzurufen. Für die Therapie gelten die allgemeinen Standards zur Behandlung neuropathischer Schmerzen (► Kap. 23).

Myalgie

Dieses Schmerzmuster ist in der Regel eng korreliert mit dem Ausmaß des motorischen Störungsspektrums, wobei spastische und dystone Bewegungsstörungen anzutreffen sind. Therapeutisch gelten die für das Krankheitsbild der MS beschriebenen Prinzipien der Myotonolyse.

Skelettärer Schmerz

Die entstandenen Behinderungen führen häufig mit einer langen Latenz zu sekundären knöchernen Veränderungen, wobei als Pathomechanismus im Wesentlichen die Fehlbelastungen von Knochen und Gelenken eine Rolle spielen. Auch eine Inaktivitätsosteoporose kann entstehen mit pathologischen Frakturen.

Therapeutisch ist nach einer genaueren Ausgangsanalyse der individuelle Einsatz von Korrekturmaßnahmen nach orthopädischer Maßgabe notwendig. Für die symptomatische Schmerztherapie kommen in der Regel NSAID in Betracht. Eventuell wird die Einleitung einer gezielten Osteoporosebehandlung erforderlich. Pflegerische und medikomechanische Betreuungsmaßnahmen stellen zur Prophylaxe in Abhängigkeit vom individuellen Behinderungsausmaß einen sehr wichtigen Faktor dar, und die sozialmedizinischen Aspekte ihrer Gewährleistung in einem ausreichenden Ausmaß sind entsprechend ein wichtiges algesiologisches Anliegen.

Viszeraler Schmerz

Als Ursache sind in der Regel die immobilisationsbedingte Drosselung der Darmfunktion oder zentral-neuronal entstandene Regulations- bzw. Kontrollstörungen anzunehmen. Die Therapie hat sich entsprechend auf eine Symptomkontrolle zu konzentrieren, wie sie für die MS beschrieben wurde (► s. oben).

33.3 Bewegungsstörungen (hyperkinetisch-akinetische Syndrome)

Erkrankungsbild

Hier sind zunächst die Pyramidenbahnläsionen zu nennen, die jeweils stereotyp zu motorischen Lähmungsbildern mit einer spastischen Tonuserhöhung als Enthemmungsphänomen führen und als Symptomkomplex durch unterschiedliche Grunderkrankungen (z. B. multiple Sklerose, Hirninfarkte, Tumore im ZNS) hervorgerufen werden können. Daneben existieren zahlreiche Störungsformen des extrapyramidal-motorischen Steuerungssystems, die sich häufig als eigenständige Erkrankungsbilder manifestieren und im Folgenden zusammenfassend dargestellt werden:

Parkinson-Syndrom

Die Symptomatologie wird im Wesentlichen charakterisiert durch eine Reduktion der motorischen Spontan- und Mitbeweglichkeit mit einer Muskeltonuserhöhung in Form eines Rigors, eines rhythmischen Ruhetremors und posturaler Störungen der Haltungskoordination. Neuropsychologische Defizite können hinzutreten. Als bekanntestes Erkrankungsbild ist hier der idiopathische M. Parkinson zu nennen mit einer Erkrankungshäufigkeit von 1–2‰ der Gesamtbevölkerung bei einer deutlichen Zunahme im Alter. Symptomatische Parkinson-Syndrome finden sich als Folge von Multisystematrophien einzelner Enzephalitisformen sowie nach toxischen oder hypoxischen Hirnschädigungen. Die Diagnose eines vaskulären Parkinson-Syndroms bei zerebralen Gefäßprozessen wird häufig zu Unrecht gestellt.

Therapeutisch steht die Beeinflussung des dopaminergen Systems in jeder Form durch die Substitution von L-Dopa und die Verordnung von Dopaminagonisten bzw. COMT-Hemmern im Vordergrund. Auch die Gabe zentraler Anticholinergika ist ein fester Behandlungsbestandteil.

Choreatisches Syndrom

Dieses Erkrankungsbild äußert sich in unwillkürlichen, regellosen, raschen, asymmetrischen, kurz andauernden, distal betonten Bewegungabläufen. Als Haupterkrankungsform ist hierbei die Chorea Huntington zu nennen als autosomal dominant vererbtes, mit einer Demenzentwicklung einhergehendes Leiden. Weitere Erscheinungsbilder sind: die Chorea minor und mollis nach Streptokokkeninfekt, die Chorea gravidarum, die Choreoakanthozytose (autosomal rezessiv), die benigne familiäre Chorea (Beginn in der Kindheit ohne Demenzentwicklung) und zahlreiche symptomatische, durch Stoffwechselerkrankungen oder vaskulär generierte Entstehungsformen (z. B. Hemichorea im Senium). Zur rein symptomatischen Behandlung der Bewegungsunruhe eignen sich Neuroleptika (z. B. Tiapridex).

(Hemi-)ballistisches Syndrom

Hierbei handelt es sich um unwillkürliche, regellose, blitzartige, ausgiebige, schleudernde Bewegungen mehrerer Gliedmaßenabschnitte. Als Läsionsort ist der Nucleus subthalamicus zu nennen, wobei vaskuläre Schädigungsmechanismen häufig sind. Auch hier ist an den Einsatz von Neuroleptika zu denken. Häufig findet sich eine Spontanremission. Einzelne Verlaufsformen können von einer erheblichen Therapieresistenz geprägt sein.

Dystone Syndrome

Diese Störungsmuster sind charakterisiert durch unwillkürliche, mehr oder weniger lang andauernde tonische, phasische oder klonische Muskelkontraktionen gegen den Widerstand der Antagonisten, wobei fokale, segmentale oder generalisierte Ausprägungsformen zu beobachten sind. Als relativ bekannte Ausprägungsfomen sind der Torticollis spasmodicus (Schiefhals), der Blepharospasmus und der Schreibkrampf zu nennen. Neben einer in der Regel anzutreffenden idiopathisch-hereditären Genese kommen für die symptomatischen Entstehungsformen als Grunderkrankungen u. a. der M. Wilson, die Hallervorden-Spatz-Krankheit, eine GM2-Gangliosidose, aber auch Residualzustände nach Enzephalitiden oder Hirntumoren in Betracht. Aufgrund der Entstehung von z. T. bizarren Bewegungsmustern, insbesondere bei den generalisierten Erscheinungsbildern, wurde lange eine Psychogenese für möglich gehalten.

Therapeutisch sind die unterschiedlichsten systemischen Behandlungsversuche – u. a. mit zentral wirksamen Anticholinergika – immer nur beschränkt erfolgreich gewesen. Einzelne Dystonieformen sind dopasensitiv. Einen wesentlichen Fortschritt brachte für die fokalen und segmentalen Dystonien die Einführung von Botulinumtoxin, das zu einer irreversiblen Störung der präsynaptischen Funktionfähigkeit acetylcholinspeichernder Vesikel führt, deren Verschmelzung mit der Plasmamembran unmöglich gemacht wird mit entsprechender Aufhebung der Freisetzung von Acetylcholin in den Intrazellulärspalt. Ein polyneuraler Reinnervationsprozess führt (erst) nach einigen Wochen zu einer Wirkungabschwächung und -aufhebung am Zielorgan. Dieser Wirkansatz wurde zunächst zur Beeinflussung von Schielstellungen erprobt. Seit 1982 erfolgte die Anwendungserprobung für den Blepharospasmus und Spasmus hemifacialis. Die hohe therapeutische Breite, die geringen Nebenwirkungsraten und ein bisher unerreichter Behandlungserfolg führten rasch zu einer weiten Anwendung, auch für segmentale Dystonieformen und zunehmend für spastische Tonusstörungen (z. B. nach frühkindlichen Hirnschäden oder bei einer multiplen Sklerose; s. oben).

Restless-legs-Syndrom

Hierbei handelt es sich um ein relativ häufiges Erkrankungsbild mit einer Prävalenz von 2–10% der erwachsenen Bevölkerung. Es ist gekennzeichnet durch eine dranghafte Bewegungsunruhe der Beine insbesondere unter Ruhebedingungen mit der häufigen Konsequenz einer Manifestation ausgeprägter Schlafstörungen. Neben einer idiopathischen Genese ist v. a. eine Manifestation bei Polyneuropathien (► s. unten) zu beobachten. Eine Niereninsuffizienz und eine Eisenstoffwechselstörung sind zusätzlich auszuschließen. Das Beschwerdeprofil wird durch die betroffenen

Patienten häufig als schmerzähnliche Beeinträchtigung wahrgenommen, evtl. mit Überlagerung durch ein direktes neuropathisches Schmerzsyndrom bei zugrundeliegenden Polyneuropathien. Durch die Behandlung mit L-Dopa bzw. Dopaminagonisten ist in vielen Fällen eine für die Patienten sehr hilfreiche Besserung zu erzielen. Positive Wirkeffekte werden auch für Opioide, Gabapentin und Benzodiazepine beschrieben.

Auf die gesonderte Darstellung von **Myokloniesyndromen** und **Tremorformen** wurde aufgrund der untergeordneten Bedeutung für spezifische algesiologische Aspekte verzichtet.

Schmerzmerkmale

Neuropathischer Schmerz

Diese Ausprägungsform spielt für die genannten Erkrankungen eine untergeordnete Rolle. Ein Auftreten ist möglich, wenn z. B. durch schwere Fehlhaltungen, etwa im Rahmen einer Dystonie, Nervenengpasssyndrome provoziert werden. Bei schweren Dystonien mit einer massiven Dauerfehlstellung der Halswirbelsäule kann im Rahmen zusätzlich entstandener degenerativer Wirbelsäulenveränderungen die Entstehung einer zervikalen Myelopathie begünstigt werden, deren Erkennung durch die vorbestehende motorische Innervationspathologie verschleiert werden kann und evtl. erst durch die richtige Interpretation eines resultierenden zentralneuropathischen Schmerzsyndroms möglich wird.

Myalgie

Der Muskelschmerz stellt für diese Patientengruppe ein zentrales Problem dar, wobei die Beschwerden in der Regel ihre Hauptlokalisation in den von der Bewegungsstörung betroffenen Muskelgruppen haben. In diesem Zusammenhang wird die Einbeziehung der Rumpfmuskulatur in unsere diagnostische Überlegungen gelegentlich vernachlässigt, und so hat z. B. die Fehlinterpretation von zeitweilig auftretenden schmerzhaften Dystonien der Bauchmuskulatur immer wieder eine aufwändige abdominelle Diagnostik zur Folge unter der Vorstellung eines viszeralen Schmerzsyndroms. Der fokale Beginn einer Parkinson-Erkrankung mit einer zunächst ganz umschriebenen Ausprägung des akinetisch-rigiden Syndroms (z. B. im Bereich eines Arms) führt diese Patienten häufig unter dem Bild eines Schulter-Arm-Syndroms zunächst zum Orthopäden und Schmerztherapeuten. Ähnliches gilt für die Beschwerden eines beginnenden Torticollis.

Therapeutisch stellt die kausale Behandlung der Grunderkrankung in der Regel gleichzeitig die potenteste schmerztherapeutische Maßnahme dar. In diesem Zusammenhang ist v. a. die Beeinflussung lokaler oder segmentaler Dystonien (▶ s. oben) durch die Injektion von Botulinumtoxin zu nennen. Hierdurch wird oft eine Reduktion der Schmerzkomponente selbst dann erzielt, wenn die Besserung der Bewegungsstörung nur unzureichend gelingt.

Aus dieser Beobachtung leiteten sich zahlreiche Versuche ab, muskuloskelettäre Schmerzsyndrome und idiopathische Kopfschmerzsyndrome bereits primär einer Behandlung mit Botulinumtoxin zuzuführen. Insbesondere auf dem Gebiet der Kopfschmerzbehandlung blieben allerdings die Studienergebnisse weit hinter den zunächst hochgesteckten Erwartungen zurück. Der langfristig über viele Wochen andauernde, auf einer irreversiblen Zerstörung der Acetylcholinrezeptoren beruhende Wirkeffekt dieser grundsätzlich ja hochgiftigen Substanzgruppe rechtfertigt die Verwendungseinschränkung auf Schwerpunktzentren, zumal die Wahl der richtigen Dosierung sehr viel Erfahrung benötigt zur Erzielung eines ausreichenden Behandlungserfolgs bei gleichzeitiger Minimierung der Nebenwirkungen.

Skelettärer Schmerz

Die bei Patienten mit Bewegungsstörungen z. T. in extremer Weise zu beobachtenden Fehlhaltungen sowohl im Bereich des Rumpfs als auch der Extremitäten stellt das Skelettsystem vor extreme Anforderungen mit einer erheblichen Belastung insbesondere des Sehnen- und Bandapparates. Die v. a. in früheren Zeiten ausgiebig unternommenen Versuche, durch Stabilisierungs- und Korrekturmaßnahmen (wie z. B. Versteifungsoperationen) eine Verbesserung zu erreichen, sind in der Regel nur dann von Erfolg, wenn es parallel gelingt, die Fehlinnervation durch medikamentöse Maßnahmen und Krankengymnastik zur Kompensation der pathologischen Reflexmuster wenigstens ansatzweise zu unterbrechen. Medikamentös ist die Behandlung von überlastungsbedingten, oft hoch schmerzhaften Reizzuständen des Bandapparats der Gelenke und der Sehnen in der Regel eine Domäne der NSAID.

Viszeraler Schmerz

Vegetative Fehlfunktionen entstehen oft bei den unterschiedlichen Grunderkrankungen aus dem Formenkreis der akinetisch-rigiden Störungsbilder sowohl für die Kreislaufregulation als auch für das viszerale System, in der Regel in Abhängigkeit vom Voranschreiten der Grunderkrankung. Entsprechend sind viszerale Schmerzen bei diesen Patienten v. a. in den Spätstadien der Erkrankung ein ernsthaftes Problem.

Therapeutisch stehen pflegerische Maßnahmen zur Regulierung der Darmfunktion im Vordergrund. Medikamentöse Behandlungsverfahren haben sich am Funktionszustand auszurichten, wobei in der Regel eine Atonie der Blasen- und Darmmuskulatur das Problem darstellt. Entsprechend ist der Einsatz von Opioiden zur Schmerzkontrolle häufig nur beschränkt möglich.

33.4 Periphere Neuropathien

Erkrankungsbild

Unter diesem Krankheitskomplex sind zahlreiche neurogene Schädigungsbilder zu subsumieren. Eine Übersichtseinteilung ist anhand des Ausbreitungsmusters sinnvoll:

Lokale Schädigungsformen

Hierunter fallen Störungsmuster, die unter topischen Gesichtspunkten auf einen einzelnen Nervenstamm (z. B. N. medianus), eine Plexusstruktur (z. B. Plexus brachialis) oder eine bzw. evtl.

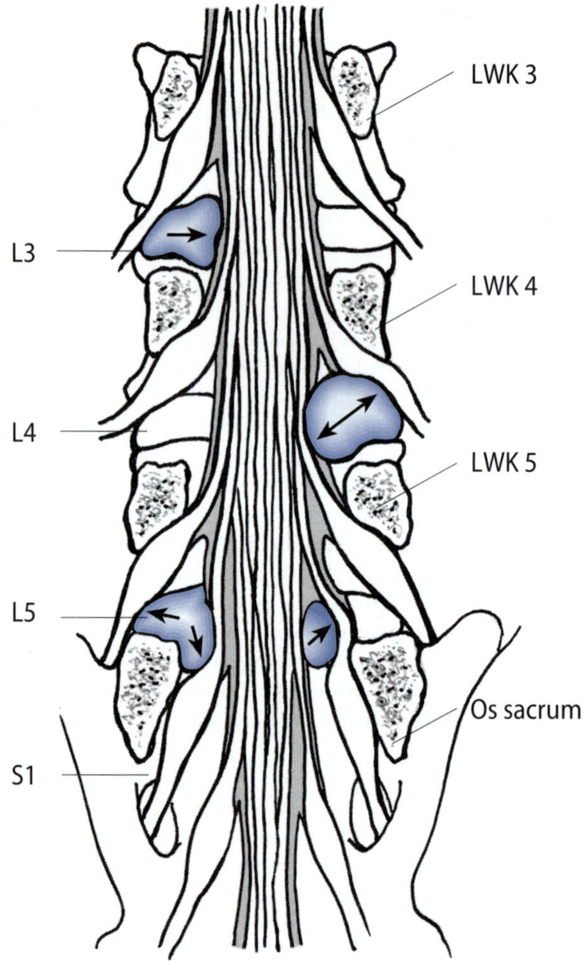

Abb. 33.1. Varianten der Bandscheibenprotrusionen. Akute Bandscheibenprotrusionen finden sich am häufigsten lumbal; >90% betreffen die Segmente L4/L5 und L5/S1 (Langlotz, M.: Lumbale Myelographie mit wasserlöslichen Kontrastmitteln. Lehrbuch und Atlas. Thieme, Stuttgart, New York, 1981)

mehrere Nervenwurzeln (z. B. Nervenwurzel C8) zu beziehen sind. Die Ausfallserscheinungen sind entsprechend immer peripherer Natur mit Abschwächung zugehöriger Muskeleigenreflexe, schlaffen Paresen und Atrophien der entsprechenden Muskelgruppen und dermatombezogenen Sensibilitätsdefiziten. Vegetative Störungen im entsprechenden Versorgungsareal weisen auf distal der Nervenwurzeln gelegene Läsionen hin (nach Anschlussgewinnung der sympathischen Fasern an die Nervenhauptstämme). Abb. 33.1–33.4 zeigen Beispiele.

Das Ursachenspektrum ist sehr vielfältig: In erster Linie ist an Kompressionssyndrome durch Bandscheiben (an Nervenwurzeln), Tumoren (mit Plexusinfiltrationen), Engpasssituationen (bei Karpaltunnelsyndromen) oder mechanisch bedingte Ursachen (Druckläsionen im Bereich des Fibulaköpfchens oder Sulcus ulnaris) zu denken. Als entzündlicher Entstehungs-

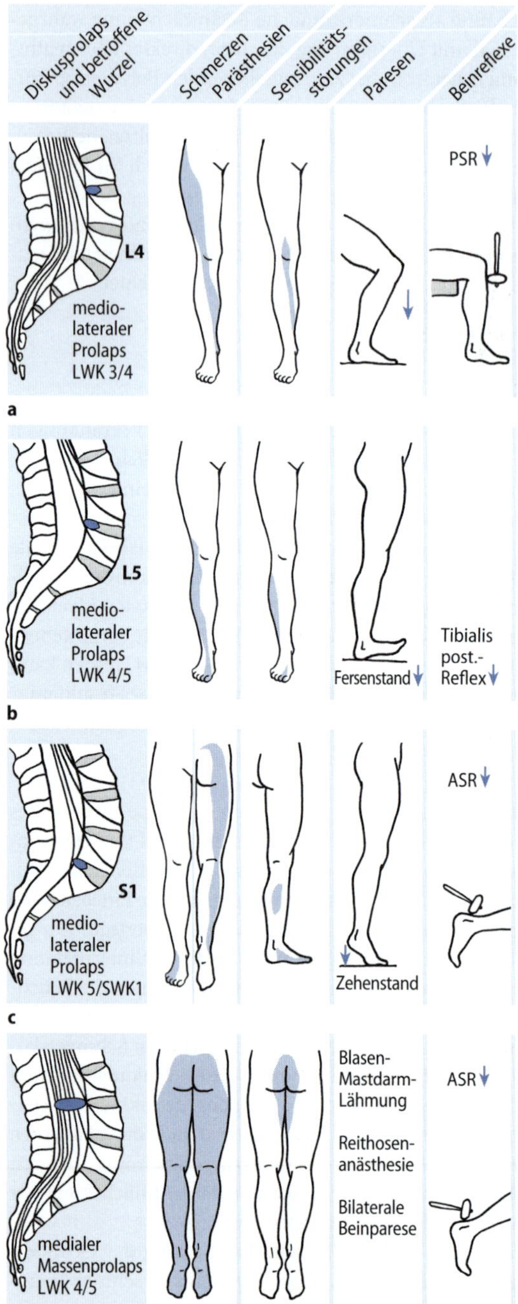

Abb. 33.2a–d. Spezifische Charakteristika einzelner Wurzelsyndrome. **a** Beim L4-Syndrom liegen die Schmerzen am Oberschenkel, lateral L3 und im vorderen inneren Unterschenkel. **b** Beim häufigen L5-Syndrom strahlen die Schmerzen von der Außenseite des Knies abwärts über den Fußrücken zur Großzehe. **c** Beim S1-Syndrom strahlen die Schmerzen vom Gesäß aus am dorsalen Oberschenkel entlang zum lateralen Fußrand bis zur Kleinzehe. **d** Die klassische Kaudaläsion zeigt eine nach kranial hin scharf abgegrenzte Reithosenanästhesie und gilt als dringender Notfall! (Nach Mumenthaler et al. 1998)

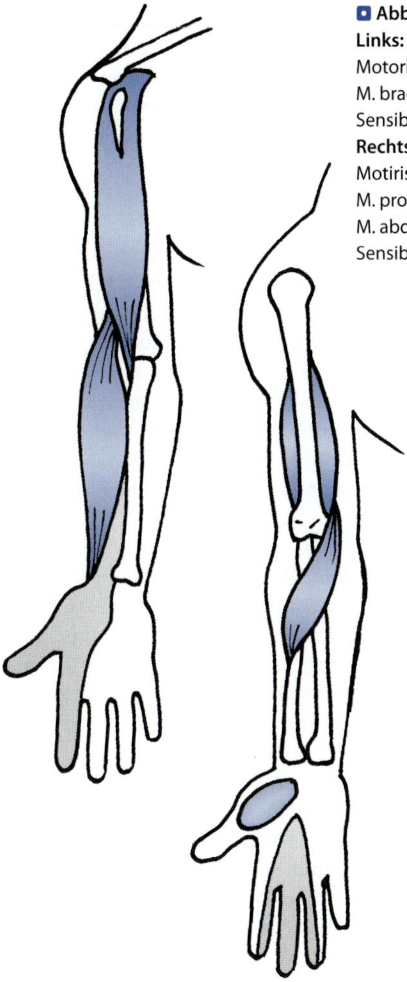

Abb. 33.3.
Links: C6-Syndrom.
Motorisch: M. bicepsbrachii, M. brachioradialis (blau).
Sensibel: Grauer Bereich.
Rechts: C7-Syndrom.
Motirisch: M. tricepsbrachii, M. pronator teres, M. abductor pollicis brevis.
Sensibel: Grauer Bereich

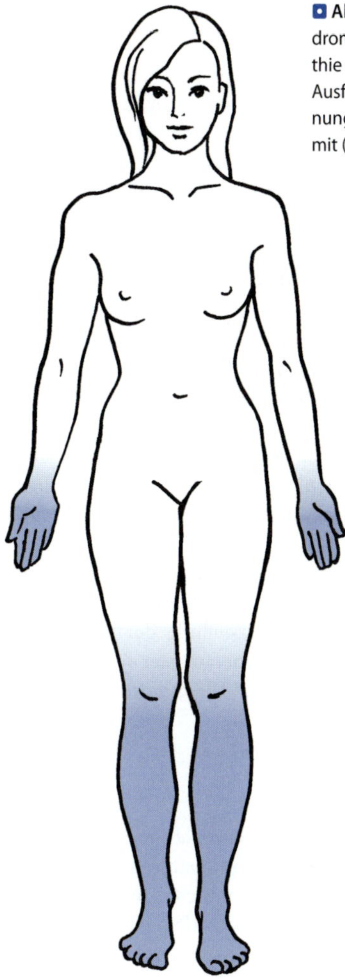

Abb. 33.4. Polyneuropathiesyndrom. Distal beginnende Neuropathie mit sensiblen und motorischen Ausfällen ohne spezifische Betonung einzelner Qualitäten, meist mit (Brenn-)Schmerzen

mechanismus ist Herpes zoster bekannt, aber auch durch Borrelien- bzw. Luesinfektionen können lokale Ausfallsmuster entstehen.

Ein in der Orthopädie immer wieder erlebtes Erkrankungsbild stellt die neuralgische Schulteramyotrophie dar mit einem massiven Schmerzsyndrom im Bereich des Schultergürtels, dem erst nach einigen Tagen die Manifestation peripherer Lähmungserscheinungen im betroffenen Arm in der Regel mit proximaler Betonung bei einer allgemein sehr variablen Ausprägung folgt. Die Schmerzen klingen über einen Zeitraum von einigen Wochen ab, die Lähmungen bilden sich in der Regel über einige Woche zurück. Der Schmerzcharakter ist oft nur schwer als primär neuropathisch zu identifizieren, da er in seiner Ausprägung eher auf eine Affektion von aus den Muskelfaszien entspringenden sensorischen Afferenzen hinweist und unter topischen Gesichtspunkten entsprechend keine spezifische Dermatomzuordnung erlaubt. Als Ursache ist ein entzündliches Geschehen anzunehmen, dessen genaue Identifikation aber bisher nicht gelang. Vaskuläre Entstehungsmechanismen sind insbesondere für den Diabetes mellitus bekannt mit lokalen Durchblutungsstörungen der Vasa nervorum und entsprechenden, häufig sehr schmerzhaften Mononeuropathien.

Generalisierte Schädigungsformen

Hier ist in erster Linie die Polyneuropathie zu nennen, deren häufigste Ausprägungsform ein distal betontes bilateral symmetrisches, strumpf- bzw. handschuhförmiges Manifestationsbild für motorische, sensible und vegetative Defizite aufweist (◘ Abb. 33.4). Aber auch proximal-asymmetrische Zustandsbilder werden beschrieben, wobei eine Einbeziehung der Rumpfmuskulatur (z. B. mit lokalen Bauchwandparesen) leicht übersehen wird.

Als Ursachen kommen überwiegend der Diabetes mellitus und chronischer Alkoholmissbrauch in Frage. Zusätzlich sind sämtliche Tumorerkrankungen, chronische Entzündungsprozesse, metabolische Störungen (z. B. Vitamin-B_{12}-Mangel), endokrine Funktionsstörungen (z. B. Hypothyreose) und seltene Grundprozesse wie die Amyloidose als mögliche Enstehungsgründe zu nennen. Entsprechend erfordert eine kausale diagnostische Abklärung immer eine enge Zusammenarbeit v. a. mit den internistischen, urologischen und gynäkologischen Fachgebieten. Chronische Intoxikationsformen sind ätiologisch nicht außer Acht zu lassen, ihre frühzeitige Annahme darf aber nicht zu Versäumnissen bei der Suche nach sonstigen Grunderkrankungen führen. Die hereditäre Genese von Polyneuropathien kann mittlerweile für einzelne Entstehungsformen mittels einer genetischen Diagnostik gesichert werden. Rund 20% sämtlicher Polyneuropathieformen bleiben in ihrer Ätologie letztlich ungeklärt.

Eine weitere Generalisierungsform peripherer Nervenstörungen ist schwerpunktmäßig auf die Nervenwurzeln zu beziehen in Form von Polyradikulopathien (bekanntester Vertreter: Guillain-Barré-Polyradikulits) in ihrer akuten und subakuten Verlaufsform. Auch in diesem Zusammenhang sind Borrelien- und Luesinfektionen ätiologisch nicht außer Acht zu lassen. Zusätzlich ist eine paraneoplastische Genese möglich neben direkten Affektionen der Nervenwurzeln durch eine meningeale Tumoraussaat.

Insgesamt ist die Vielfalt der ursächlichen Enstehungsmöglichkeiten für periphere Neuropathien in diesem Kontext sicher nicht vollständig abzubilden. Die Darstellung der mit einem ganz spezifischen neuropathischen Schmerzmuster einhergehenden Erkrankungen (insbesondere der CRPS-Syndrome) erfolgt in ▶ Kap. 23.

33

Schmerzmerkmale

Neuropathischer Schmerz

Sowohl lokale als auch generalisierte Neuropathien weisen häufig als Komplikation die Entstehung neuropathischer Schmerzsyndrome auf, wobei die gesamte Spannbreite der möglichen Schmerzformen zu beobachten ist. Die betroffenen Körperareale überschreiten häufig das Gebiet der geschädigten Bereiche in ihrer topischen Ausdehnung. Die Therapie richtet sich nach den allgemeinen Standards zur Behandlung neuropathischer Schmerzsyndrome (▶ Kap. 23)

Myalgie

Häufig ist v. a. bei generalisierten Neuropathien die Manifestation eines schmerzhaften Krampussyndroms auch in Muskelgruppen, die nicht von schweren Lähmungserscheinungen betroffen sind, zu beobachten.

Therapeutisch kann die Einnahme von Kalzium und Magnesium hilfreich sein neben der Anwendung von Myotonolytika, deren Einsatz jedoch oft durch begleitende zentralnervös dämpfende Begleiteffekte limitiert wird. Entsprechend ist an den Einsatz von Dantrolene zu denken. Die Anwendung von Chininpräparaten wird in niedriger Dosis von vielen Patienten als hilfreich erlebt. Es darf jedoch nicht vergessen werden, dass diese Substanzklasse durch die Gefahr schwerwiegender toxischer Späteffekte belastet ist. Nach eigener Erfahrung können intensive balneotherapeutische Maßnahmen von Nutzen sein. TENS-Geräte lassen sich im Hausgebrauch zu Stromgebern für ein lokales Stanger-Bad, z. B. für die Füße und Hände, umfunktionieren (Aufstellung von 2 Schüsseln mit Salzwasser, Einlage der Elektroden eines Kanals in jedes Gefäß, Eintauchen der Füße bzw. Hände und vorsichtige Stromapplikation). Unterschiedlichste Lokalmaßnahmen, auch mit Wärme- und Kälteanwendungen, Massagen usw. sind in ihrer Anwendung vom individuellen Wirkungsgrad abhängig zu machen.

Skelettärer Schmerz

Derartige Beschwerden korrelieren vorwiegend mit der aus den entstandenen motorischen Defiziten erwachsenden Fehlbelastung des Bewegungsapparates. Hierbei sind v. a. Gelenkprobleme zu nennen (z. B. Schultergelenkluxationen bei oberer Armplexusläsion). Entsprechend richtet sich die Therapie nach dem Lokalbefund, wobei konkrete Maßnahmen zur funktionellen Korrektur bzw. Entlastung in der Regel nach orthopädischer Maßgabe zunächst im Vordergrund stehen. Additiv kann der zeitlich möglichst zu begrenzende Einsatz von NSAID notwendig werden.

Viszeraler Schmerz

Die Mitbeteiligung autonomer Bahnsysteme ist bei peripheren Neuropathien generalisierter Ausprägung immer wieder zu beobachten (diabetische Polyneuropathie, Polyradikulitis). Der Ausfall der vegetativen Versorgung des Herzens ist – sowohl für die Efferenzen mit der Möglichkeit plötzlich auftretender Reizleitungsstörungen als auch die Afferenzen mit einer Unterdrückung von Schmerzsensationen (insbesondere im Rahmen von Durchblutungsstörungen) – von einer immer noch unterschätzten Bedeutung. Bei selten auftretenden Sonderformen generalisierter Nervenläsionen steht sogar die vegetative Dysautonomie als Hauptsymptom im Vordergrund. Schmerztherapeutisch können viszerale Beschwerdebilder v. a. als Folge einer Funktionsdysregulation des Magen-Darm-Trakts eine Rolle spielen, deren Behandlung sich entsprechend nach dem individuellen Störungsmuster richtet.

Fazit

Insgesamt sind natürlich zahlreiche weitere neurologische Erkrankungen mit der Möglichkeit der Entwicklung von Schmerzsyndromen behaftet wie z. B. akute Myositiden/Polymyalgiesyndrome. Auf eine gesonderte Darstellung wurde verzichtet, da es sich hier eher um akute Schmerzbilder handelt, die in ihrem Verlauf eng mit der Beherrschung der Grunderkrankung verknüpft sind. Bei anderen Schädigungsmustern wie z. B. Querschnittssyndromen nach Myelitis sind die für Schlaganfälle oder disseminiert entzündliche ZNS-Prozesse beschriebenen Grundsätze maßgeblich.

Literatur

Baron R, Freynhagen R (2006) Kompendium Neuropathischer Schmerz. Pfizer, Karlsruhe, 2. Auflage, Aesopus, Linkenheim-Hochstetten

Berlit P et al. (1999) Zerebrale und spinale Zirkulationsstörungen. In: Hopf HC, Deuschl G, Diener HC, Reichmann H (Hrsg) Neurologie in Praxis und Klinik, Bd 1. Thieme, Stuttgart New York, S 313–408

Berthele A, Conrad B (2003) Neues zur Neuroborreliose. Nervenheilkunde 22: 301–306

Braune S (2003) Erkrankungen des autonomen Nervensystems. In: Hufschmidt A, Lücking CH (Hrsg) Neurologie compact. Thieme, Stuttgart New York, S 364–370

Dietz, V (2001) Syndrom der spastischen Parese. Aktuelle Neurol 28: 49–52

Evers S et al. (2002) Treatment of headache with botulinum toxin A – a review according to evidence-based medicine criteria. Cephalalgia 22: 699–710

Finnerup NB et al. (2002) Anticonvulsants in central pain. Expert Opin Pharmacother 3 (10): 1411–1420

Gasser T (2003) Chorea. In: Brandt T et al. (Hrsg) Therapie und Verlauf neurologischer Erkrankungen, 4. Aufl. Kohlhammer, Stuttgart, S 1040–1048

Gold R Hrsg (2003) Aktueller Stand zur Forschung und Therapie der Multiplen Sklerose. Nervenheilkunde 4a (S1): 1–53

Homann C et al. (2002) Botulinumtoxin – die Dosis macht das Gift. Nervenarzt 73 : 519–524

Kesselring J (2001) Paroxysmale Phänomene bei multipler Sklerose. Aktuelle Neurol 28: 214–218

Liepert J (2003) Neue Therapien in der Neurorehabilitation. Aktuelle Neurol 30: 209–214

Meyer A (2003) Die Therapie der Polyneuropathien. Nervenheilkunde 22: 407–410

Mumenthaler M, Schliack T, Ströhr M (1998) Läsionen peripherer Nerven und radikuläre Syndrome. Thieme, Stuttgart

Reichmann Ed, Engfer A (2003) Morbus Parkinson. Neuigkeiten aus Grundlagenforschung, Diagnostik und Therapie. Nervenarzt 74 (S1):1–26

Radbruch L (2003) Cannaboinoide – Nebenwirkungen und Komplikationen. Schmerz 17: 274–279

Sabolek M, Storch A (2003) Das Restless-Legs-Syndrom: Klinik, Diagnose und Therapie. Nervenheilkunde 22: 390–396

Sander D et al. (2003) Neues in der Schlaganfallprävention. Nervenheilkunde 22: 295–300

Schneider U et al. (2005) Das endogene Cannabinoidsystem. Nervenarzt 76: 1062 - 1076

Singeleton JR et al. (2001) Painful sensory polyneuropathy associated with impaired glucose tolerance. Muscle Nerve 24: 1225–1228

Schwenkreis P, Tegenthoff M (2003) Therapeutischer Einsatz von Cannabinoiden bei neurologischen Erkrankungen. Schmerz 17: 367–373

Topka H, Dichgans J (2003) Dyskinesien. In: Brandt T et al. (Hrsg) Therapie und Verlauf neurologischer Erkrankungen, 4. Aufl. Kohlhammer, Stuttgart, S 1000–1026

Psychische Erkrankungen und Schmerz

V. Lindner

34.1 Psychische Erlebnisdimension chronischer Schmerzen – 414

34.2 Schmerz als Symptom psychischer Erkrankungsformen – 414

34.3 Evaluation der diagnostischen Einschätzung – 415

34.3.1 Erhebung des psychischen Befundes – 415

34.3.2 Nosologische Zuordnung der Schmerzstörung – 417

34.4 Therapie – 418

Literatur – 418

Die Tatsache einer häufig bestehenden Komorbidität zwischen chronischen Schmerzerkrankungen und psychischen Störungsmustern stellt für schmerztherapeutische Behandlungsinstitutionen mittlerweile eine Alltagserfahrung dar. Depressive Zustandsbilder spielen hier insbesondere auch zahlenmäßig die bedeutendste Rolle.

Da die Erfolgschancen der eingeleiteten Schmerzbehandlung in den meisten Fällen sehr stark von dem Verlauf der begleitenden psychischen Erkrankung abhängen, erscheint es sinnvoll, das Problem Schmerz einmal von psychiatrischer Seite aus zu betrachten.

34.1 Psychische Erlebnisdimension chronischer Schmerzen

Schmerz stellt nicht nur ein Krankheitssymptom dar, sondern trägt den Stellenwert eines grundsätzlichen, ubiquitär erfahrenen Lebensmerkmals mit folgenden Eigenschaften:

- Der Schmerz wird in seiner Wahrnehmungsqualität als Negativeindruck schlechthin erlebt und ruft reflexhaft die sofortige Intention hervor, den auslösenden Reiz zu unterbinden, weil sein Erleben in allen Lebensbezügen eine unmittelbare Nachbarschaft mit dem Tatbestand der Gefährdung bis hin zur Möglichkeit der Auslöschung des eigenen Organismus bedeutet.

  »Schmerz bringt uns so nahe wie nur möglich an die Erkenntnis der eigenen Vernichtung heran. (D. Morris 1994)«

- Schmerz regt sehr stark die zwischenmenschliche Kommunikation an, da er Krisensituationen offenbart, deren Bewältigung häufig die Aktivierung bzw. Intensivierung vielfältiger sozialer Kontakte notwendig macht. Auch die hier erlebten Erfolge und Misserfolge, Zuwendung, Ablehnung, erfahrene oder verweigerte Hilfe werden sehr intensiv wahrgenommen und prägen entscheidend das Weltbild des einzelnen Menschen. Schmerz als direkter Weg zu neuem Leben wird besonders stark im Geburtsvorgang erlebt.
- Der Schmerz ist seit jeher direktes Mittel der Kommunikation gewesen. Hierbei wird er in der Regel als drastisches Medium zur rigorosen Durchsetzung sozialer Ansprüche eingesetzt. In früheren Jahrhunderten wurden peinigende Strafen durchaus als hilfreiches Mittel zur Sozialisierung von Menschen angesehen. Auch heute führen uns die alltäglichen Nachrichten ständig vor Augen, dass sich Folterinstitutionen in aller Welt in einem Punkt bemerkenswert einig sind: Der Schmerz eignet sich am besten als Mittel der Demütigung bis hin zur völligen psychophysischen Demontage des menschlichen Organismus.

Insgesamt lassen die genannten Charakteristika augenscheinlich werden, welches zerstörerische Potenzial dem Schmerz selbst innewohnt, und es wird verständlich, dass im Sprachgebrauch der philosophischen Literatur die Begriffe Schmerz und Leid (als grundsätzliches Existenzmerkmal) weitgehend synonym gebraucht werden. Eine entsprechend große Rolle spielte der Schmerz seit jeher im soziokulturellen Leben der Menschen, wobei jeweils das Ausmaß der psychophysischen Unbeeindruckbarkeit, die der Einzelorganismus dem Schmerz entgegenzusetzen vermochte, als direkter Maßstab seiner Lebensstärke galt (z. B. im Rahmen von Initiationsriten).

Im religiösen Gedankengut spitzt sich ein besonderer Zwiespalt der Schmerzerfahrung zu: Wo Schmerz entsteht, ist (noch) Leben, wird auf wunderbare Weise neues Leben, aber die Gefährdung und der Tod rücken in unmittelbare Nähe. Und so vereint der Schmerz die Vorstellungen der Menschheit über Vernichtung und Verdammnis einerseits und die Hoffnung auf völlige Erlösung andererseits als die im Prinzip unvereinbaren Lebensgegensätze schlechthin in seinen Überzeugungs- und Erlebnisdimensionen.

Das Bemühen um diese Zusammenhänge hat immer wieder in unterschiedlichem Ausmaß auch die naturwissenschaftliche Diskussion um den Schmerz mit beeinflusst, und so hat Ferdinand Sauerbruch bereits 1936 in seinem Buch über den Schmerz ganz selbstverständlich einen Abschnitt über ethische, religiöse und weltanschauliche Deutungen eingefügt.

Die Bedeutungsmerkmale des Schmerzes lassen folgende Sachverhalte plausibel erscheinen:

- Chronische Schmerzen stellen (unabhängig von ihrem Entstehungsmodus) eine existenzielle psychische Beunruhigung dar und sind entsprechend ohne weiteres geeignet, psychische Störungen zur Dekompensation zu bringen mit der Konsequenz einer schwerwiegenden gegenseitigen Negativverstärkung der jeweiligen Symptomkomplexe. In ihrer Fehlverarbeitung führen sie besonders häufig zu einer depressiven Prägung der emotionalen Reaktion. Entsprechend hoch ist die Komorbidität mit der Ausbildung depressiver Verstimmungszustände unterschiedlichen Schweregrades, wie sie mittlerweile Gegenstand vielfältiger wissenschaftlicher Untersuchungen und Betrachtungen war.
- Auch neu auftretende Schmerzerkrankungen treffen bei den einzelnen Patienten immer auf ein umfängliches Spektrum an Vorerfahrungen, die insbesondere in ihrem emotionalen Erlebnismuster eine Reaktivierung erfahren können mit entsprechender psychischer Dekompensationsgefahr.
- Der Schmerz steht in seiner destruktiven Erfahrungscharakteristik in unmittelbarer Nähe zu den zahlreichen Erscheinungsformen psychischer Erkrankungssymptome, u. a. aus dem Formenkreis der Psychosen, und er kann als direktes Teilsymptom (etwa im Sinne von Leibeshalluzinationen) Anteil haben an der unheilvollen Veränderung der Lebensbezüge im Rahmen des Voranschreitens psychischer Erkrankungen.

34.2 Schmerz als Symptom psychischer Erkrankungsformen

Schmerzen können in unterschiedlicher Ausprägung ein Teilsymptom nahezu sämtlicher psychischen Erkrankungen darstellen.

Für den Alltag von Schmerztherapeuten stellen hierbei folgende Sachverhalte ein enormes Problem dar:

- Die Dynamik des psychischen Erkrankungsverlaufs projiziert sich häufig in die Intensität des Schmerzerlebens, sodass die psychopathologischen Auffälligkeiten trotz ihrer Bedeutung für den Krankheitsverlauf in ihrem Erscheinungsbild eine relativ blande Ausprägung zeigen, zumal der Schmerz für das psychische Problemspektrum selbst eine stabilisierende Funktion bekommen kann. Aus diesem Grund wird die oft entscheidende Bedeutung der psychischen Grundstörung nicht nur von Schmerztherapeuten, sondern selbst von Psychiatern häufig unterschätzt.
- Nur bei wenigen Schmerzpatienten mit der Beschwerdeausprägung im Sinne einer somatoformen Schmerzstörung ist der psychische Entstehungsmechanismus als **alleiniger** pathognomonischer Erklärungsfaktor von Bedeutung. Für die **überwiegende** Anzahl dieser Patienten ist eine mehrdimensionale psychophysische Genese bzw. Determination der Schmerzerkrankung anzunehmen mit der Notwendigkeit eines multimodalen Behandlungsansatzes bei leider oft schlechten prognostischen Aussichten, insbesondere im Falle der Ausbildung destruktiver Verhaltensstrukturen.

Symptomcharakter des Schmerzes

- Schmerz als **coenästhetische Halluzination:**
  - Manifestation bei Psychosen unterschiedlicher Genese (Kodierung nach DSM-IV-TR):
  - Schizophrenie (295.xx); kurze psychotische Störung (298.8); psychotische Störung aufgrund eines medizinischen Krankheitsfaktors (293.82); Demenz vom Alzheimer-Typ mit Delir (294.41); psychotische Störung, alkoholinduziert (291.3), substanzinduziert, z. B. durch Amphetamine, Cannabis, andere Halluzinogene, Opioide (292.12)
- Schmerz als »**Dysästhesie**« bei erhöhter somatoformer Wahrnehmungsintensität:
  - Manifestation bei affektiven Störungen (Kodierung nach DSM-IV-TR):
  - depressive Störungen (296.xx); Dysthymie (300.4); bipolare Störungen in der Regel in depressiven Episoden (296.xx)
- Schmerz als **somatoformer Reaktionsmechanismus:**
  - Schmerzempfindung als zentral erlebter Krankheitsfaktor (Kodierung nach DSM-IV-TR):
  - Konversionsstörung (300.11); Schmerzstörung in Verbindung mit psychischen Faktoren (307.80); in Verbindung mit sowohl psychischen Faktoren als auch einem medizinischen Krankheitsfaktor (307.89)4
- Schmerz als **psychosomatischer Symptomkomplex:**
  - Schmerzentstehung über psychosomatische (insbesondere vegetative) Regulationsstörungen (Kodierung nach DSM-IV-TR):
  - u. a.bei Anpassungsstörungen (309.xx) und Persönlichkeitsstörungen (301.x, Achse II) und Dysthymie (300.4)

34.3 Evaluation der diagnostischen Einschätzung

34.3.1 Erhebung des psychischen Befundes

Beschreibungsebenen

- **Bewusstseinslage:**
  Klar/getrübt, somnolent, soporös, komatös, fluktuierend.
- **Orientierung:**
  Örtlich, situativ, zeitlich, zur Person nicht/unscharf/partiell/weitgehend/voll orientiert.
- **Formaler Denkablauf:**
  Geordnet/inkohärent, zusammenhanglos, zerfahren, ideenflüchtig, mit gelockertem Assoziationsgefüge, perseverierend, sprunghaft, verlangsamt/beschleunigt im Schweregrad diskret/partiell/vollständig ausgeprägt im Verlauf inkonstant oder durchgehend.
- **Inhaltliche Denk- und Wahrnehmungsstruktur:**
  Realitätsgerecht/bestimmt von paranoiden Vorstellungen, Wahnwahrnehmungen oder Halluzinationen (akustisch, optisch, visuell, gustatorisch, taktil, coenästhetisch) mit Situationsverkennungen bzw. einer Deutungsstörung der allgemeinen Umgebungsbezüge und mit gestörtem Selbsterleben (als Ich-Störungen mit Derealisationserlebnissen, Gedankeneingebung und -entzug), dissoziativem Kontrollverlust vollständig/partiell/inkonstant.
- **Antrieb:**
  Unauffällig/vermindert, verlangsamt, gehemmt, gesteigert.
- **Stimmungslage und Affektsteuerung:**
  Ausgeglichen/euphorisch, gehoben, gedrückt, dysphorisch, affektlabil, gespannt, gereizt, mit verminderter emotionaler Modulationsfähigkeit bzw. affektiver Schwingungsfähigkeit, mit situationsinadäquater Affektbildung.
- **Psychovegetative Funktionen:**
  Einschlaf- oder Durchschlafstörungen, Regulationsstörungen des Anspannungsniveaus (z. B. mit Unruhezuständen), Reduktion/Steigerung der Appetitentwicklung und evtl. Beeinträchtigung der spezifischen Erlebnisfähigkeit im sexuellen Bereich.
- **Neuropsychologische Grundfunktionen:**
  Zum Beispiel: Umgebungsbezogene Aufmerksamkeitsfokussierung, Stabilität des Konzentrationsniveaus, gedankliches Reflexionsvermögen, situationsbezogenes Handeln mit Einschränkungen evtl. durch umschriebene kortikale Defizite wie Störungen der Merkfähigkeit und Gedächtnisfunktion, des Lese- und Rechenvermögens oder der Strukturierung von Entscheidungsvorgängen anhand von allgemeinen Konzepten der Lebensgestaltung.
- **Lebensgestaltung** auf den Ebenen des **kognitiven und emotionalen Erlebens**, der **gedanklichen Verarbeitung**, der **Verhaltensstrukturierung** und der **zwischenmenschlichen Interaktion:**

- Dysfunktionale Kognitionsbildung, maladaptiver Umgang mit Beeinträchtigungen, unausgewogene Ursachenattribution, z. B. mit ausschließlich an einer somatischen Krankheitsgenese verhafteten Erklärungsmodellen.
- Einengung des Wahrnehmungsspektrums auf bestehende Beschwerdemuster, gelockerter Realitätsbezug der Erlebnisqualitäten.
- Reduktion des Aktivitätsniveaus, Integration der Beeinträchtigungen in das alltägliche Leben konstruktiv/vermindert möglich.
- Im zwischenmenschlichen Umgang verschlossen/zugewandt, soziale Interaktion geprägt von Regression, gutem/unzureichendem Integrationsvermögen, verminderter Durchsetzungsfähigkeit/hoher Durchsetzungsbereitschaft.
- Verminderte Impulskontrolle/Spontaneität, instabiles Steuerungsvermögen der Handlungsimpulse, partieller Kontrollverlust evtl. mit aggressiven und autoaggressiven Durchbruchs- und Übersprungshandlungen.
- Planerische Lebensgestaltung differenziert/unflexibel/zwanghaft/inkompetent.
- Ansprüche an die eigene Leistungskompetenz überhöht/unzureichend.
- Fähigkeit zur eigenen Befindlichkeitswahrnehmung gut/schlecht ausgeprägt. Gutes/vermindertes Reflexionsvermögen für das Erlebnisspektrum der Lebensbezüge, verminderte Fähigkeit zur eigenständigen Regulierung des psychovegetativen Anspannungsniveaus.

34

Bedeutungsbesonderheiten

- Störungen des **Bewusstseins** und der **Orientierung** sind primär hirnorganischer Natur.
- Zerfahrene **Denkabläufe** stellen eine spezifische Strukturproblematik der Schizophrenie dar, während der Gedankengang bei hirnorganischen Störungen als zusammenhanglos, inkohärent, perseverierend zu bezeichnen ist. Die Ideenflucht mit Lockerung der Assoziationsgefüge ist vorwiegend der Manie zuzuordnen.
- **Inhaltliche Denkstörungen** sind häufig den sekundär symptomatischen oder auch primären Psychosen zuzuordnen. Hierbei weist der Verständnisverlust für die grundsätzlichen Lebensstrukturen in ihren Bedeutungsgehalten mit der Manifestation von Ich-Störungen v. a. in Form von Gedankeneingebung oder -entzug eher auf eine Schizophrenie hin.
- Halluzinationen (insbesondere optische) und Wahnwahrnehmungen mit voll oder partiell erhaltenem Realitätserleben (auch mit der Fähigkeit zur angemessenen Selbstdeutung der Erlebnisinhalte) findet man bei sekundären symptomatischen Psychosen (z. B. im Rahmen eines M. Parkinson etc).
- Der Übergang zu diffusen hirnorganischen Psychosyndromen, z. B. bei subkortikaler arteriosklerotischer Enzephalopathie (SAE), mit einem im Vordergrund stehenden Verlust an neuropsychologischer Funktionalität ist hierbei fließend.
- Hirnlokale Psychosyndrome zeichnen sich eher durch Schwerpunktstörungen neuropsychologischer Natur aus (z. B. mit Beeinträchtigungen der Reflexions- und Entscheidungsabläufe bei stirnhirnbetonten Läsionen).
- **Antriebsstörungen** mit einer psychomotorischen Verlangsamung sind als hirnorganisch zu werten, eine Antriebshemmung stellt ein depressives Syndrom dar (und spielt z. B. für perzeptive Vorgänge bei der Pseudodemenz eine Rolle).
- **Affektstörungen** im Sinne einer Affektlabilität oder Verminderung der Schwingungsfähigkeit lassen sich zur Beschreibung hirnorganischer Störungen einsetzen. Die Modulation des emotionalen Erlebnis- und Ausdrucksspektrums ist eher psychoreaktiv zu werten.
- Die Beschreibung der **Lebensgestaltung** kann zusammen mit einer Darstellung der psychosozialen Belastungs-/Spannungs-/Konfliktfelder in der Anamnese einen erklärenden Hintergrund für somatoforme Körperstörungen in ihren psychosomatischen Reaktionsmustern oder für lebensgeschichtlich verankerte Entwicklungsbeeinträchtigungen (mit entsprechender psychischer Symptombildung oder als Persönlichkeitsstörung) liefern. Die Darstellung einer Erlebnis- und Handlungsinstabilität weist v. a. auf frühe Persönlichkeitsstörungen hin (Borderline-Störung). Eine allgemeine, andauernde Beeinträchtigung der Fähigkeit zur aktiv-konstruktiven Alltagsgestaltung auf den praktischen Lebens- und Handlungsebenen ist zu beobachten bei Oligophrenien, Dementwicklungen, chronisch hirnorganischen Psychosyndromen oder Defektsyndromen als Folge primärer Psychosen.

Bei der Beschreibung des psychischen Befundes ist eine Beschränkung auf die krankheitsrelevanten Störungsebenen sinnvoll.

Beispiele

- Der Patient ist bewusstseinsklar, allseits orientiert, ohne Anhaltspunkte für formale oder inhaltliche Denkstörungen bei einem unauffälligen Stimmungs- und Antriebsgefüge mit realitätsgerechter Handlungskonzeption **(Normalbefund).**
- Der Patient ist bewusstseinsgetrübt und psychomotorisch verlangsamt bei einer deutlichen Fluktuation der Aufmerksamkeitsaktivierung **(z. B. bei Intoxikationen mit Opioiden, Sedativa).**
- Der Patient ist in seinem Aufmerksamkeitsspektrum weitgehend auf das körperliche Beschwerdespektrum eingeengt bei einer deutlich erhöhten Wahrnehmungsintensität. Der Umgang mit den entstandenen Beeinträchtigungen wird hierbei stark geprägt von dysfunktionalen Kognitionen und maladaptiven Coping-Strategien mit der Folge einer weitgehenden Reduktion der sozialen Bezüge. Das emotionale Erlebnisspektrum wirkt depressiv geprägt bei einer hohen Angstbereitschaft. Allgemein herrscht eine von Resignation und Verbitterung bestimmte Grundeinstellung vor **(z. B. somatoforme Schmerz- oder Körperstörung mit depressiver Entwicklung).**

- Der Patient wirkt innerlich gespannt bei einem gesteigerten Antriebsniveau, einer Affektlabilität und allgemein verminderter Impulskontrolle. Bei zeitlicher und örtlicher Desorientiertheit ist der Gedankengang partiell inkohärent. Manifestation optischer Halluzinationen in Form von szenenhaften Abläufen, deren irrealen Charakter der Patient in seiner Kognitionsbildung nicht angemessenen einzuschätzen vermag. Allgemeine Einschränkung der Fähigkeit zur realitätsbezogenen Handlungskonzeption, zeitweilige Unruhezustände **(z. B. symptomatische Psychose in Entzugssituation).**
- Der Patient zeigt im alltäglichen Umgang mit den erlebten körperlichen Funktionseinschränkungen eine weitgehende kognitive und emotionale Indifferenz offenbar als Folge der krankheitsbedingt entstandenen Entlastung für die Spannungsfelder der psychosozialen Lebensbezüge **(psychogene Lähmung).**

34.3.2 Nosologische Zuordnung der Schmerzstörung

Fragestellung

Besteht ein psychosomatisches, psychoreaktives oder psychoorganisches (einschließlich primärer Psychosen) Ursachenspektrum für die Schmerzerkrankung, entweder im Sinne einer ausschließlichen Genese oder einer wesentlichen Determination des Beschwerdebildes (bei multimodalem Entstehungsmuster)?

Bewertungskriterien

- **Schmerzcharakter:**
  Die Beschreibung ist stark vom Erleben der Leiddimension geprägt.
- **Schmerzausbreitung:**
  Es bestehen Generalisierungstendenzen ohne Einhaltung morphologischer Funktionsgrenzen.
- **Kognitive Ursachenattribution:**
  Das Zusammenhangsbedürfnis mit bedeutsamen psychopathologisch veränderten Erlebniseindrücken ist groß.
- **Schmerzbewältigung:**
  Der Umgang entspricht den psychopathologisch auffälligen Verhaltensmustern der psychischen Grundstörung.
- **Ausdrucksverhalten:**
  Entspricht den psychopathologischen Auffälligkeiten (▶ Kap. 34.3.1).
- **Psychosoziale Lebenseinbindung:**
  Es besteht eine Kompetenzeinbuße für die zwischenmenschliche Interaktions- und planerische Lebensgestaltung.

Fallbeispiel 1

Eine junge, aus sehr instabilen Familienverhältnissen stammende Patientin leidet unter einem zunächst auf den linken Unterschenkel lokalisierten Schmerz, der seit 1/2 Jahr nach einem Umknicktrauma besteht.

- **Schmerzcharakter:** Kochend-brennende Ausprägung mit Schmerzstärke 10 (visuelle Analogskala; VAS).
- **Schmerzausbreitung** auf das gesamte linke Bein.
- **Kognitive Ursachenattribution:** Der Schmerz entstehe, weil durch sie beaufsichtigende Instanzen regelmäßig heißes Blei in ihr Bein gegossen werde als Strafe für ihre Unachtsamkeit, durch die sie sich vor 1/2 Jahr ihr Trauma zugezogen habe.
- Die Nutzung von Hilfsmaßnahmen zur **Schmerzbewältigung** sei ihr von den genannten Instanzen verboten worden.
- **Ausdrucksverhalten** und psychosoziale **Lebenseinbindung** s. unten (psychischer Befund).
- **Psychischer Befund:** Die Patientin ist bewusstseinsklar und allseits orientiert. Inhaltliche Denk- und Wahrnehmungsstörungen in Form von paranoiden Verständnisstrukturen ihrer Lebensbezüge verbunden mit akustischen und coenästhetischen Halluzinationen und Wahnwahrnehmungen. Zerfahrene Denkabläufe mit pathologischen Assoziationsmustern. Prägung der Handlungsabläufe durch die erlebte Fremdsteuerung mit weitgehendem Verlust der Realitätsbezüge und entsprechend autistischer Prägung der Interaktionsmuster. Antriebssteigerung bei hohem psychovegetativem Anspannungsniveau. Die Affektkonturierung ist inadäquat Weitgehende Reduktion des sozialen Beziehungsspektrums in den letzten 2 Jahren mit zunehmender Aufhebung planerischer Gestaltungsaktivitäten des Lebensvollzugs.
- **Diagnose:**
  - Paranoide Schizophrenie (DSM-IV-TR: 295.30 Achse I).
  - Zustand nach Sprunggelenkdistorsion (DSM-IV-TR: Achse III).
  - Opfer von Vernachlässigung in der Kindheit und Probleme im sozialen Umfeld (DSM-IV-TR: Achse IV)
  - Ernsthafte Verhaltensbeeinträchtigung entsprechend eines GAF-Scores von ca. 25 (Global Assessment Scale) (DSM-IV-TR: Achse V).
  - Interpretation der Schmerzen als coenästhetische Halluzination.

Fallbeispiel 2

Eine 52-jährige Patientin berichtet über Rückenschmerzen, die bereits seit der Jugendzeit rezidivierend im Bereich der Lendenwirbelsäule aufgetreten seien mit einem intermittierend leichten bis mäßigen Beeinträchtigungscharakter. Eine Reduktion ihres auch körperlich schweren Arbeitspensums sei ihr aber bereits damals von ihren Eltern (Vater schwer kriegsbeschädigt) nicht gestattet worden mit dem Hinweis auf das eigene Durchhaltevermögen. Seit 2 Jahren bestünden die Rückenschmerzen ständig und hätten sich auf das gesamte Rumpfskelett, insbesondere die Wirbelsäule ausgedehnt, sodass sie durch ihr bisher gewohntes Arbeitspensum völlig überfordert und aufgrund des schweren körperlichen Verschleißes mittlerweile weitgehend leistungsuntüchtig sei.

- **Schmerzcharakter:** Dumpf-drückend mit Schmerzstärke 5–8 (VAS).

- **Schmerzausbreitung** seit 2 Jahren auf das gesamte Rumpfskelett bei ursprünglich fokaler Manifestation im Bereich der LWS seit der Jugendzeit.
- **Kognitive Ursachenattribution:** Schwere Funktionsstörung der Wirbelsäule als Folge des zerstörerischen Verschleißes durch permanente Leistungsüberlastung.
- Die **Schmerzbewältigung** müsse mittels Durchhalten und »Zähne zusammenbeißen« erfolgen.
- **Ausdrucksverhalten:** s. unten psychischer Befund).
- **Soziale Lebenseinbindung** als Ehefrau und Mutter von 3 Kindern in einen mittelständischen Handwerksbetrieb.
- **Psychischer Befund:** Die Patientin wirkt in ihrem Aufmerksamkeitsspektrum deutlich auf ihre körperlichen Beschwerden eingeengt mit einer erhöhten Wahrnehmungsintensität. Der Umgang mit den daraus erwachsenen Beeinrächtigungen wird mittlerweile offenbar zunehmend geprägt von einer dysfunktionalen Kognitionsbildung bei einem in der Vergangenheit primär an Durchhaltestrategien orientierten Coping-Verhalten. Die Grundstimmung erscheint gedrückt. Allgemein bietet die Patientin den Eindruck einer im zwischenmenschlichen Umgang emotional recht kontrolliert wirkenden Persönlichkeit mit einer vorwiegend am Ausmaß ihrer Leistungsfähigkeit orientierten Selbstwerteinschätzung. Zunehmend von Ratlosigkeit bestimmte Grundeinstellung. Beschreibung von vermehrt auftretenden Versagensängsten, Unruhezuständen, Einschlafstörungen mit Grübelzwang und eines Libidoverlusts.
- **Diagnose:**
  - Dysthymie (DSM-IV-TR: 300.4, Achse I).
  - Schmerzbild in Verbindung mit sowohl psychischen Faktoren als auch einem medizinischen Krankheitsfaktor (DSM-IV-TR: 307.89, Achse I).
  - Muskuloskelettäres Schmerzsyndrom, Lumbago (DSM-IV-TR: Achse IV).
  - Leichte bis mäßige Beeinträchtigung des allgemeinen Funktionsniveaus entsprechend eines GAF-Scores von ca. 60 (Global Assessment Scale) (DSM-IV-TR, Achse V).
  - Im Verlauf erfährt bei dieser Patientin ein lokales, im Sinn einer funktionellen Überlastung zu interpretierendes vertebragenes Beschwerdebild im Rahmen einer Dysthymie den Wandel in eine »gemischte« somatoforme Schmerzstörung. Mit diesem Wechsel der Wesensgrundlage gehen entsprechend eine Ausweitung des Schmerzbildes und eine allgemeine psychophysische Dekompensation einher.

34

34.4 Therapie

Auf therapeutische Maßnahmen wird in diesem Kapitel nicht näher eingegangen, da sich diese weitgehend an den psychiatrischen Notwendigkeiten für eine Behandlung der entsprechend diagnostizierten psychischen Grunderkrankungen zu orientieren haben. Dies gilt sowohl hinsichtlich der medikamentösen als auch gesprächstherapeutischen, rehabilitativen und sozialmedizinischen Maßnahmen. Auf die entsprechende psychiatrische Literatur wird verwiesen.

Gerade die beschriebenen »Mischbilder« erfordern allerdings häufig ein interdisziplinäres Vorgehen, wobei es nicht das Ziel der gemeinsamen Bemühungen sein darf, den Patienten von den psychischen Anteilen seiner Schmerzerkrankung zu »überzeugen«. Vielmehr muss für das psychiatrisch-psychotherapeutische Behandlungsangebot das Bemühen um die Kompensation der psychischen Grundstörung im Vordergrund stehen, um über eine daraus resultierende Kompetenzverbesserung für die allgemeine Erlebnisintegration die pathologische Schmerzwahrnehmung bzw. -verarbeitung gewissermaßen »überflüssig« zu machen. Die psychosoziale Stabilisierungsfunktion, die chronischen somatoform geprägten Schmerzerkrankungen häufig aber zukommt, kann als gemeinsames Therapieziel immer wieder eine »Beschränkung« der Behandlungsbemühungen auf eine Zustandskompensation ohne entscheidende Besserung der Schmerzproblematik sinnvoll und notwendig machen.

Im Hinblick auf die jeweiligen psychotherapeutischen Maßnahmen kann ein sehr belangvoller Abstimmungsbedarf zwischen den auf die psychische Grundstörung ausgerichteten Behandlungskonzepten einerseits und den verhaltenspsychologisch primär eine Verbesserung der Schmerzbewältigung anstrebenden Interventionsverfahren andererseits entstehen. Auch in medikamentöser Hinsicht ist fallweise eine Angleichung unterschiedlicher Behandlungsstandards (z. B. hinsichtlich der Dosierung trizyklischer Antidepressiva und des Einsatzes von Neuroleptika oder evtl. auch Tranquilizern) notwendig.

Literatur

Bar KJ et al. (2002) Transient activation of a somatsensory area in painful hallucinations shown by fMRI. Neuroreport 7: 13: 805–808

Diagnostisches und Statistisches Manual Psychischer Störungen –Textrevision – (2003). Hogreve, Göttingen Bern Toronto Seattle

Fenelon G et al. (2002) Tactile hallucinations in Parkinson´s disease. J Neurol 249: 1699–1703

Gross G, Huber G (1987) Schmerzen aus psychiatrischer Sicht. Nervenheilkunde 6: 216–220

Härter M et. al. (2003) Prävalenz und Risikofaktoren psychischer Störungen bei Patienten mit muskuloskelettalen Erkrankungen – ein Review empirischer Studien. Schmerz 17: 50–59

Häuser W, Frandt D (2002) Psychosomatik viszeraler Schmerzsyndrome. Schmerz 16: 46–66

Hasenbring M (2001) Psychologische Mechanismen im Prozess der Schmerzchronifizierung – unter- oder überbewertet? Schmerz 15: 442–447

Höll R, Rechlin T (1987) Schmerzen und Empfindungsstörungen im psychiatrischen Krankheitsbild. Nervenheilkunde 6: 221–223

Huber G, Gross G (1998) Die coenästhetische Schizophrenie. Nervenheilkunde 17: 213–223

Jimenez-Jimenez FJ et al. (1997) Cenesthetic hallucinations in patient with Parkinson´s disease. J Neurol Neurosurg Psychiat 63:120

Keller C (2004) Schmerz und Depression. UNI-MED, Bremen, S 12–32

Kockott G (1982) Psychiatrische Aspekte bei der Entstehung und Behandlung chronischer Schmerzzustände. Nervenarzt 53: 365–376

Magni G Moreschi C, Rigatti-Luchini S, Merskey H (1994) Prospective study on the relationship between depressive symptoms and chronic muskulosceletal pain. Pain 56: 289–297

Morris D (1994) Geschichte des Schmerzes. Insel, Frankfurt, S 56

Nilges P, Brinkmann G (2003) Diagnostik aus der Sicht des Verhaltenstherapeuten. In: Egle U et al. (Hrsg) Handbuch chronischer Schmerzen. Schattauer, Stuttgart New York, S 294–303

Peschen-Rosin R (2002) Gesichtsschmerzen in der Psychiatrie. Schmerz 16: 395–403

Sauerbruch F, Wenke H (1961) Wesen und Bedeutung des Schmerzes, 2. Aufl. Athenäum, Frankfurt Bonn, S. 162–192

Scharfetter C (2002) Allgemeine Psychopathologie. Thieme, Stuttgart

Schors R (2003) Differentialdiagnose aus der Sicht des analytischen Psychotherapeuten. In: Egle U et al. (Hrsg) Handbuch chronischer Schmerzen. Schattauer, Stuttgart New York, S 282–293

Tölle R, Windgassen K (2003) Psychiatrie, 13. Aufl. Springer, Berlin Heidelberg New York, S 197–198

Schmerztherapie in der Notfallmedizin

H.A. Adams und A. Flemming

35.1 Grundlagen – 422
35.1.1 Spektrum und Anforderungen – 422
35.1.2 Grundregeln – 422

35.2 Pharmakologie – 423
35.2.1 Allgemeines – 423
35.2.2 Substanzen – 423
35.2.3 Anwendung in Schwangerschaft und Stillzeit – 426

35.3 Spezielle Situationen und Krankheitsbilder – 426
35.3.1 Traumatologie – 426
35.3.2 Internistische Krankheitsbilder – 426
35.3.3 Sonstige Krankheitsbilder – 427

Literatur –427

Die Schmerzbekämpfung zählt zu den wesentlichen, uralten und ursprünglichen ärztlichen Aufgaben in der Notfallmedizin. Während die medikamentöse Schmerztherapie mit Analgetika dem Arzt vorbehalten ist, sind menschliche Zuwendung und Zuspruch unverzichtbare »Basisanalgetika«, die von jedermann einsetzbar sind und auch vom Arzt nicht vergessen werden dürfen. Weiter kann durch einfache Lagerungsmaßnahmen – wie die Unterstützung der spontanen Schonhaltung des Patienten bei Frakturschmerzen – sowie das Anlegen von Stützverbänden usw. oft eine deutliche Schmerzlinderung erzielt werden. Dieses Kapitel befasst sich vornehmlich mit der präklinischen Analgesie im Rahmen des Notarzt- und Notfalldienstes. Aufbauend auf der Pharmakologie der hierfür besonders geeigneten Analgetika wird die Anwendung dieser Substanzen bei typischen Krankheitsbildern dargestellt.

35.1 Grundlagen

35.1.1 Spektrum und Anforderungen

In der präklinischen Notfallmedizin tätige Ärzte sehen sich einer Vielzahl von Krankheitsbildern mit ganz unterschiedlichem Schmerzcharakter und analgetischen Bedürfnissen gegenüber [1, 2]. In ◘ Abb. 35.1 ist beispielhaft die Verteilung von 5.019 Notarzteinsätzen auf die verschiedenen klinischen Fachgebiete in einem gemischt städtisch-ländlichen Bereich dargestellt. Die Schädigungsmuster reichen vom akuten Myokardinfarkt bis zum schwersten Trauma und erfordern ein rasches und zielorientiertes Handeln, wozu neben der Sicherung der Vitalfunktionen auch die suffiziente Analgesie gehört.

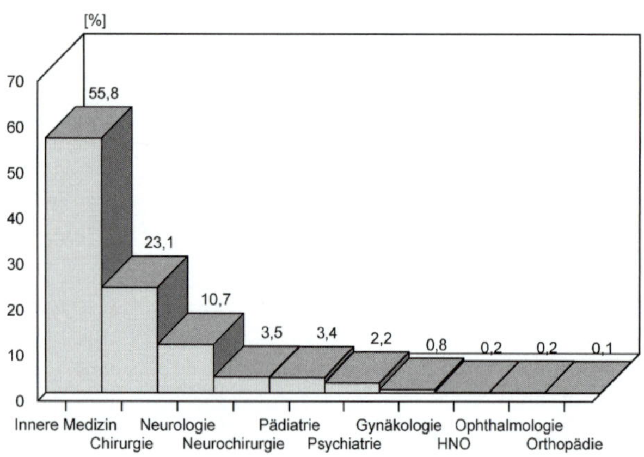

◘ **Abb. 35.1.** Aufteilung nach Fachgebieten bei Auswertung von 5.019 Notarzt-Einsatz-Fahrzeug- (NEF-)Einsätzen in einem gemischt städtisch-ländlichen Bereich. Die analgetische Versorgung dieses weiten Patientenspektrums stellt eine große Herausforderung dar

! Durch eine überlegt und kunstgerecht eingeleitete Analgesie wird der Patient nicht nur von seinen Schmerzen befreit; in vielen Fällen wird darüber hinaus die respiratorische und kardiozirkulatorische Gesamtsituation deutlich verbessert. Die mitunter geäußerte Befürchtung, die Analgesie könne die Diagnose verschleiern, ist regelmäßig unbegründet. Bei sorgfältiger Erhebung von Anamnese und Befund und korrekter – mündlicher und schriftlicher – Übergabe an den nachbehandelnden Arzt sind Übermittlungsdefizite und -fehler vermeidbar.

Im Gegensatz zur Analgesie ist die Durchführung einer Allgemeinanästhesie bei Notfallpatienten kein Wert an sich und bedarf einer kritischen Indikationsstellung. Die Allgemeinanästhesie dient v. a. der Sicherung oder Wiederherstellung der Vitalfunktionen und nur sekundär dem Schutz vor stärksten Schmerzen, die durch Gabe von Analgetika nicht zu beherrschen sind. Die Übergänge zwischen Analgesie, Analgosedierung und Anästhesie sind fließend; profunde pharmakologische Kenntnisse und praktische Erfahrungen bei Patienten aller Altersstufen sind daher unverzichtbar.

In der präklinischen Notfallmedizin haben die Nichtopioidanalgetika nur einen begrenzten Stellenwert. Bei den vorherrschend akuten und starken Schmerzen erfolgt der Wirkungseintritt vielfach zu spät, und die analgetische Potenz ist oft zu gering. Verfahren der Leitungsanästhesie wie der 3-in-1-Block oder Blockaden des Plexus axillaris sind zwar grundsätzlich geeignet, können aber nur im Ausnahmefall von besonders geübten Ärzten bei geeigneten und kooperativen Patienten eingesetzt werden.

35.1.2 Grundregeln

Bei der analgetischen Versorgung von Notfallpatienten sind einige Grundregeln zu beachten.

Grundregeln bei der analgetischen Versorgung von Notfallpatienten

- Zur Vermeidung unkalkulierbarer Resorptionsphänomene sind die Analgetika in aller Regel über einen sicheren venösen Zugang mit laufender Infusion zu applizieren.
- Analgetika werden grundsätzlich titrierend verabreicht. Der Übergang zwischen ausreichender Analgesie und relativer Überdosierung mit Bedrohung der Vitalfunktionen ist schleichend; hier sind Erfahrung sowie aufmerksame Beobachtung und Überwachung des Patienten unverzichtbar.
- In Abhängigkeit vom Allgemeinzustand wird in der Regel mit der Hälfte der Normaldosis oder weniger begonnen.

- Insbesondere bei Verwendung von Opioiden ist Geduld erforderlich, um das volle Einsetzen der Medikamentenwirkung abzuwarten und übereilte Nachinjektionen zu vermeiden.
- Bei allen analgetisch versorgten Patienten soll grundsätzlich Sauerstoff über eine Nasensonde mit etwa 5 l/min appliziert werden.
- Eine Absaugung, ein Intubationsbesteck, eine Sauerstoffquelle und ein Beatmungsbeutel müssen unmittelbar verfügbar sein.
- Neben der unverzichtbaren klinischen Überwachung ist regelmäßig auch eine technische Überwachung mittels EKG, Pulsoxymetrie und Blutdruckmessung erforderlich.

35.2 Pharmakologie

35.2.1 Allgemeines

Die Patientensicherheit wird durch bewusste Beschränkung des pharmakologischen Repertoirs mit entsprechend höherer Erfahrungsdichte gefördert. Nachfolgend werden daher nur **6 Substanzen** vorgestellt, die, einzeln oder in Kombination eingesetzt, **ausreichen**, um die präklinische Versorgungs- und Transportphase der Patienten von 30–60 min zu überbrücken (Tab. 35.1):

- Metamizol (z. B. Novalgin),
- Tramadol (z. B. Tramal),
- Morphin (z. B. Morphin Merck 10),
- Esketamin (Ketanest S),
- Midazolam (z. B. Dormicum),
- Butylscopolamin (z. B. Buscopan).

Tab. 35.1. Zur Analgesie und Sedierung in der Notfallmedizin besonders geeignete Medikamente

Präparat	Indikationsbereich
Metamizol	Analgetikum bei leichten und mittelschweren Schmerzen
Tramadol	Analgetikum bei mittelschweren Schmerzen
Morphin	Analgetikum bei stärksten Schmerzen, insbesondere bei internistischen Patienten
Esketamin	Analgetikum und Anästhetikum, vornehmlich bei traumatologischen Patienten
Midazolam	Sedativum zur Sedierung in Spontanatmung und bei totaler intravenöser Anästhesie (TIVA) sowie bei Intoxikation mit Psychostimulanzien
Butylscopolamin	Spasmolytikum bei Kolikschmerz

! Die nachfolgend benutzte Abkürzung RDE gibt die Richtdosis für einen Erwachsenen von etwa 75 kg KG an. Die angegebenen Dosierungen sind in jedem Einzelfall kritisch zu prüfen.

35.2.2 Substanzen

Metamizol

Metamizol (z. B. Novalgin) ist ein Pyrazolonderivat mit relativ starker analgetischer und antipyretischer Wirkung und zusätzlicher spasmolytischer Komponente.

Metamizol [4, 5] ist in der allgemeinen und postoperativen Schmerztherapie verbreitet, während es in der präklinischen Notfallmedizin weniger etabliert ist. Der analgetische Wirkmechanismus ist nicht vollständig geklärt; diskutiert werden eine zentrale Hemmung der Prostaglandinfreisetzung und verminderte Ansprechbarkeit der peripheren Nozizeptoren. Die Wirkung setzt innerhalb weniger Minuten ein und hält etwa 2 h an. Metamizol wird hepatisch metabolisiert; die Ausscheidung der Metaboliten erfolgt überwiegend renal. Die Metaboliten gehen in die Muttermilch über.

! Bei zu schneller i.v.-Injektion kann Metamizol eine Schockreaktion mit Blutdruckabfall und Tachykardie auslösen. Die Substanz soll daher langsam mit maximal 1 ml/min injiziert werden. Darüber hinaus kann, v. a. bei längerfristiger Anwendung, eine allergische Agranulozytose ausgelöst werden.

Wesentliche **Indikationen** für Metamizol in der präklinischen Notfallmedizin sind:

- Kolikschmerz,
- Gichtanfall,
- Traumaschmerz und
- Tumorschmerz.

Darüber hinaus wird Metamizol zur Fiebersenkung eingesetzt.

Relevante **Kontraindikationen** in der präklinischen Notfallmedizin sind:

- Pyrazolon- und Pyrazolidinallergie,
- akute hepatische Porphyrie,
- Störungen der Knochenmarkfunktion,
- Alter <3 Monate oder Gewicht <5 kg,
- 1. und 3. Trimenon; strenge Indikation im 2. Trimenon,
- Stillzeit.

Dosierung beim Erwachsenen

- Analgetische Einzeldosis 6–12,5 mg/kg KG i.v. (RDE 500–1000 mg).
- Bei starken Schmerzen (Kolik) bis 30 mg/kg KG i.v. (2,5 g) Gesamtdosis.

Tramadol

Tramadol (z. B. Tramal) ist ein schwachwirksames Opioid, das der einfachen Rezeptpflicht unterliegt.

Tramadol [4, 5] hat wegen der unproblematischen Verschreibung und der oralen, rektalen und parenteralen Applikationsmöglichkeit weite Verbreitung gefunden. Die analgetische Wirkung beruht auf der – insgesamt schwachen – Stimulation von Opioidrezeptoren und darüber hinaus auf einer Verstärkung der zentralen monoaminergen Übertragung infolge Hemmung der Wiederaufnahme. Die analgetische Potenz und die atemdepressive Wirkung sind wesentlich schwächer als die von Morphin, und auch das Suchtpotenzial ist gering. Die Wirkung setzt langsam ein und ist erst nach 20–30 min voll ausgeprägt. Die Wirkdauer beträgt 2–4 h. Die Substanz wird mit einer Halbwertszeit (HWZ) von etwa 5 h vorwiegend renal eliminiert und geht in die Muttermilch über.

! Bei zu schneller i.v.-Injektion und in höherer Dosierung kann Tramadol Übelkeit und Erbrechen auslösen.

Die wesentlichen **Indikationen** für Tramadol in der präklinischen Notfallmedizin entsprechen weitgehend denen von Metamizol:
- Traumaschmerz,
- Tumorschmerz und ggf.
- Kolikschmerz.

Relevante **Kontraindikationen** in der präklinischen Notfallmedizin sind:
- Akute Intoxikationen mit zentral dämpfenden Substanzen,
- Störungen des Atemzentrums und der Atemfunktion,
- Alter <1 Jahr.

35

Dosierung
- Analgetische Einzeldosis beim Erwachsenen 1,5 mg/kg KG i.v. (RDE 100 mg).
- Kinder ab 1 Jahr 1–2 mg/kg KG i.v.

Die Wirkung von Tramadol kann durch Naloxon spezifisch antagonisiert werden.

Morphin

Morphin (z. B. Morphin Merck) ist das älteste Opioidanalgetikum, das heute noch breite Verwendung findet. Die Substanz wird sowohl in der präklinischen und klinischen Notfallmedizin wie in der postoperativen und chronischen Schmerztherapie eingesetzt.

Wie alle Opioide setzt Morphin [4, 5] durch Stimulation zentraler (und auch peripherer) Opioidrezeptoren das Schmerzempfinden herab. Spinale Schmerzimpulse werden unterdrückt und das absteigende schmerzhemmende System aktiviert; darüber hinaus wird das Schmerzerleben durch Modulation des limbischen Systems mit anxiolytischer und teilweise euphorisierender Komponente erleichtert. Die Wirkung setzt innerhalb weniger Minuten ein und hält etwa 4 h an. Morphin wird hepatisch metabolisiert und zu 90 % renal eliminiert. Die Substanz geht in die Muttermilch über.

! Herausragende Nebenwirkung im Zentralnervensystem (ZNS) ist die Dämpfung des Atemzentrums mit vermindertem Atemantrieb und Gefahr der Asphyxie; darüber hinaus wird das Brechzentrum stimuliert, und es tritt eine Miosis auf.

Bei starken Schmerzen und adäquater analgetischer Dosierung ist die Gefahr der respiratorischen Insuffizienz insgesamt gering. Die Motilität des Gastrointestinaltrakts wird vermindert und die Magenentleerung verzögert. Durch Tonisierung der glatten Muskulatur des Intestinaltrakts kommt es zur spastischen Obstipation und zur Kontraktion des Gallen- und Blasensphinkters sowie des Pylorus. Die durch Morphin induzierte Histaminfreisetzung vermindert den Vasomotorentonus mit nachfolgendem Blutdruckabfall; daneben können Urtikaria und eine Bronchokonstriktion auftreten.

Wesentliche **Indikationen** für Morphin in der präklinischen Notfallmedizin sind:
- Myokardinfarkt,
- Angina pectoris und
- sonstige starke Schmerzzustände.

Die euphorisierende und anxiolytische Wirkung ist beim Myokardinfarkt besonders erwünscht. Wegen der Tonussteigerung der glatten Muskulatur ist Morphin nicht zur Primärtherapie von Kolikschmerzen geeignet. Die Anwendung bei Patienten mit Asthma bronchiale oder allergischer Diathese soll zurückhaltend erfolgen. Wegen der Gefahr des Blutdruckabfalls ist bei hypovolämischen Patienten auf ausreichende Volumenzufuhr zu achten.

Wichtige relative **Kontraindikationen** sind:
- Störungen des Bewusstseins,
- Störungen von Atemantrieb und -funktion,
- manifeste Hypotension und Hypovolämie,
- Alter <1 Jahr.

Dosierung beim Erwachsenen
- Einzeldosis 0,06–0,125 mg/kg KG i.v. (RDE 5–10 mg).

Die Wirkung von Morphin kann durch Naloxon spezifisch antagonisiert werden. Da die HWZ von Naloxon nur 3–4 h beträgt, ist mit einem Wiedereinsetzen der Morphinwirkung zu rechnen.

Esketamin

Esketamin (Ketanest S) ist das rechtsdrehende Isomer des Ketaminrazemats mit doppelter analgetischer und anästhetischer Potenz des Razemats.

Der wesentliche Wirkmechanismus von Esketamin [3, 5] ist der nichtkompetitive Antagonismus für die exzitatorische Aminosäure Glutamat an der Phencyclidinbindungsstelle des N-Methyl-D-Aspartat (NDMA)-Rezeptors im ZNS. Esketamin kann dosisabhängig zur Analgesie, Analgosedierung und Anästhesie eingesetzt werden. Der analgetische Effekt ist bereits in subanästhetischen Dosen ausgeprägt, während die nach höheren Dosen einsetzende Ketaminmononarkose ein vom gewohnten Bild der Allgemeinanästhesie abweichender Zustand mit unvollständigem Bewusstseinsverlust und fehlender Assoziations- und

Kooperationsfähigkeit ist (dissoziative Anästhesie). Neben den analgetischen und anästhetischen Effekten ist die Verstärkung der zentralen und peripheren monoaminergen Übertragung relevant. Dieser sympathomimetische Effekt von Esketamin steigert Blutdruck und Herzfrequenz und gilt darüber hinaus als Ursache der broncholytischen Substanzwirkung.

Esketamin kann intravenös sowie – im Ausnahmefall bei fehlendem venösem Zugang – auch intramuskulär appliziert werden. Nach i.v. Zufuhr setzt die analgetische Wirkung innerhalb einer Kreislaufzeit ein und hält etwa 15 min an. Bei intramuskulärer Injektion ist der Wirkungseintritt mit 2–5 min entsprechend verzögert und die Wirkdauer durch den Depoteffekt auf etwa 30 min verlängert. Esketamin wird mit einer HWZ von 2–3 h hepatisch metabolisiert und vorwiegend renal eliminiert.

! Die Monoanästhesie mit Esketamin führt häufig zu teilweise alptraumartigen Traumreaktionen, die in anästhetischer Dosierung regelmäßig die Kombination mit einem Sedativum wie Midazolam erfordern. Beim präklinischen Einsatz in analgetischer Dosierung ist diese Kombination nicht zwingend erforderlich.

Eine seltener auftretende Hypersalivation kann mit Atropin kupiert werden. Ein Anstieg des intrakraniellen Drucks ist nur bei Mononarkose ohne adäquate Beatmung zu erwarten.

Wesentliche **Indikationen** zur Analgesie mit Esketamin in der präklinischen Notfallmedizin sind:
- Frakturschmerzen,
- sonstige Wundschmerzen und
- Verbrennungsschmerzen.

Wichtige **Kontraindikationen** für eine Analgesie mit Esketamin sind:
- Manifeste Hypertonie (>180/100 mm Hg),
- instabile Angina pectoris oder Myokardinfarkt in den letzten 6 Monaten,
- Präklampsie und Eklampsie.

Dosierung zur intravenösen Analgesie
- 0,125–0,25 mg/kg KG i.v. (RDE 10–20 mg).

Dosierung zur intramuskulären Analgesie:
- 0,25–0,5 mg/kg KG i.m. (RDE 20–40 mg).

Bei Bedarf wird Esketamin mit Midazolam kombiniert; in diesen Fällen handelt es sich um eine Analgosedierung mit schleichendem Übergang in die intravenöse Anästhesie, was entsprechende Erfahrung und eine erweiterte Überwachung usw. erfordert.

Midazolam

Midazolam (z. B. Dormicum) ist ein wasserlösliches Benzodiazepin mit sedierender, anxiolytischer, antikonvulsiver und amnestischer Wirkung.

Midazolam [4, 5] ist wegen seines schnellen Wirkungseintritts sowie der relativ kurzen Wirkdauer und hohen Potenz besonders für den Einsatz **in der Notfallmedizin geeignet**. Der Wirkort ist der $GABA_A$-Rezeptor im ZNS (GABA = γ-amino-butyric-acid; γ-Aminobuttersäure). Die Wirkung wird jedoch nicht direkt, sondern über den Neurotransmitter GABA vermittelt; sie ist in ihrer Stärke limitiert und auch durch Erhöhung der Dosis nicht weiter zu steigern (Ceiling-Effekt). Nach intravenöser Zufuhr setzt die Wirkung nach 30–60 s ein und ist erst nach 2–3 min voll ausgeprägt. Midazolam wird hepatisch metabolisiert und mit einer HWZ von etwa 2 h renal eliminiert. Die klinische Wirkdauer nach einmaliger Bolusinjektion liegt bei 30 min.

! Nach intravenöser Zufuhr kann insbesondere bei geriatrischen Patienten und Patienten in reduziertem Allgemeinzustand ein Atemstillstand eintreten. Die Wirkdauer kann bei eingeschränkter Leberfunktion und älteren Patienten nicht abschätzbar verlängert sein. Bei Kindern und geriatrischen Patienten sind paradoxe Effekte (Agitiertheit usw.) möglich.

Wesentliche **Indikationen** für Midazolam im Rahmen der präklinischen Analgesie – in Verbindung mit einem Analgetikum - sind:
- Sedierung und
- Anxiolyse.

Wichtige **Kontraindikationen** sind:
- Alter <4 Monate,
- Myasthenia gravis,
- Intoxikation mit sedierenden Substanzen.

Dosierung zur Sedierung beim Erwachsenen
Intravenöse Bolusinjektionen von jeweils 1–2 mg, bis der Patient verwaschen spricht oder schlafend-weckbar ist (Gesamtdosis etwa 0,03–0,1 mg/kg KG i.v.).

Midazolam kann durch Flumazenil spezifisch antagonisiert werden. Die Wirkdauer von Flumazenil ist mit 30–60 min allerdings relativ kurz, sodass mit einem Wiedereinsetzen der Benzodiazepinwirkung gerechnet werden muss.

Butylscopolamin

Butylscopolamin (z. B. Buscopan) ist ein Spasmolytikum und führt insbesondere bei spastischen Kontraktionen zur Erschlaffung der glatten Muskulatur von Gallen- und Harnwegen.

Butylscopolamin [4, 5] wird regelmäßig in Kombination mit einem Analgetikum, hier insbesondere mit Metamizol, eingesetzt. Die spasmolytische Wirkung beruht auf der kompetitiven Hemmung von Acetylcholin an postganglionären parasympathischen Synapsen. Die Wirkung setzt nach der Injektion rasch ein und hält etwa 4 h an. Die HWZ beträgt etwa 5 h.

! Unerwünschte Wirkungen von Butylscopolamin sind insbesondere Blutdruckabfall, Tachykardie und Mundtrockenheit.

Wesentliche **Indikationen** von Butylscopolamin in der präklinischen Notfallmedizin sind:
- Spastische Schmerzzustände im Bereich von Magen, Darm und Gallenwegen,
- Koliken im Bereich des Urogenitaltrakts.

Wichtige **Kontraindikationen** sind:
- Tachyarrhythmie,
- mechanische Stenosen im Bereich des Magen-Darm-Trakts,
- Myasthenia gravis.

Dosierung
- Erwachsene 20–40 mg i.v.
- Kinder und Jugendliche 0,3–0,6 mg/kg KG i.v.

35.2.3 Anwendung in Schwangerschaft und Stillzeit

Grundsätzlich können fast alle Medikamente zur Schädigung des Fetus, Neugeborenen oder Säuglings führen. Auch passieren die meisten Medikamente die Plazentaschranke oder gehen in die Muttermilch über.

Analgetika sollen insbesondere in der Zeit der Embryogenese und frühen Fetalperiode bis etwa zur 16. Schwangerschaftswoche nur bei strenger Indikation eingesetzt werden. Die entsprechenden Herstellerangaben sind in der Regel spärlich, weil positive Aussagen juristisch bedenklich sind und nur wenige gesicherte Daten über die teratogene Wirkung von Analgetika und Anästhetika vorliegen. Es bietet sich daher an, mit wenigen und gut etablierten Substanzen zu arbeiten, zumal der präklinisch in einer Notfallsituation tätig werdende Arzt oft erst nachträglich von der Schwangerschaft einer Patientin erfährt.

Weniger problematisch ist der Einsatz in der Stillzeit. Hier liegen meist ausreichende pharmakologische Erkenntnisse vor; darüber hinaus ist häufig schon krankheitsbedingt eine Stillpause erforderlich.

Anwendung von Analgetika usw. in der Schwangerschaft und der Stillzeit (nach »Rote Liste 2006« [5])

- **Schwangerschaft:**
  - Metamizol ist im 1. und 3. Trimenon kontraindiziert; im 2. Trimenon ist eine strenge Indikationsstellung erforderlich. Durch die Hemmung der Prostaglandinsynthese kann es beim Neugeborenen zum vorzeitigen Verschluss des Ductus Botalli kommen.
  - Tramadol soll nur bei strenger Indikation eingesetzt werden.
  - Für Morphin sind die Herstellerangaben widersprüchlich; zumindest ist eine strenge Indikationsstellung erforderlich. Die Verwendung unter der Geburt kann zur Atemdepression des Neugeborenen führen.
  - Esketamin soll nur bei strenger Indikation eingesetzt werden.
  - Midazolam soll nur bei strenger Indikation eingesetzt werden. Bei hochdosierter Anwendung kurz vor der Geburt besteht die Gefahr des Floppy-Infant-Syndroms mit schlaffem Muskeltonus und Atemdepression des Neugeborenen.
  - Für Butylscopolamin wird eine strenge Indikationsstellung empfohlen.
- Stillzeit:
  - Die Anwendung von Metamizol ist kontraindiziert.
  - Tramadol soll nur bei strenger Indikation eingesetzt werden.
  - Morphin geht in die Muttermilch über, bei einmaliger Anwendung ist keine Stillpause erforderlich.
  - Esketamin soll nur bei strenger Indikation eingesetzt werden.
  - Midazolam kann zu Sedierung sowie Atemdepression und Trinkschwäche des Säuglings führen und ist in der Stillzeit kontraindiziert bzw. macht eine Stillpause erforderlich.
  - Butylscopolamin vermindert die Milchproduktion, geht in die Muttermilch über und gilt als kontraindiziert.

35.3 Spezielle Situationen und Krankheitsbilder

35.3.1 Traumatologie

Polytraumatisierte Patienten weisen häufig ein deutlich herabgesetztes Schmerzempfinden auf; dies kann so weit gehen, dass die subtotale Amputation einer Extremität vom Patienten nicht bemerkt wird. Zur Sicherung der Oxygenierung des Patienten wird regelmäßig eine Allgemeinanästhesie eingeleitet, die sekundär der Analgesie dient; darüber hinaus werden Lagerungs- und Repositionsmanöver bedeutend erleichtert.

Bei eingeklemmten Personen müssen Analgesie und Anästhesie mit größter Zurückhaltung erfolgen, solange kein freier Zugang zum Patienten gewährleistet ist. Allenfalls kann Esketamin in geringer Dosis intravenös (nur ersatzweise intramuskulär) verabfolgt werden.

Patienten mit isolierten Frakturen werden analgetisch mit kleinen Dosen von Esketamin versorgt, alternativ kommt bei geringen Schmerzen Tramadol und bei starken Schmerzen Morphin in Betracht. Der Vorteil von Esketamin liegt hier insbesondere im schnelleren Wirkungseintritt. Dasselbe gilt für Patienten mit Verbrennungen, sofern bei größerer Ausdehnung nicht die Narkoseeinleitung vorzuziehen ist.

35.3.2 Internistische Krankheitsbilder

Akutes Koronarsyndrom

Patienten mit Angina pectoris und Myokardinfarkt werden grundsätzlich mit Morphin versorgt; Tramadol ist wegen seiner geringen Potenz nicht geeignet. Eine zusätzliche Sedierung mit kleinen Dosen von Midazolam ist sehr wertvoll.

Kolikschmerzen

Bei Patienten mit Kolikschmerzen infolge von Nieren- oder Gallensteinleiden werden zunächst Metamizol und Butylscopolamin intravenös injiziert; bei mangelndem Erfolg wird zusätzlich Tramadol verwendet. Bei stärksten Schmerzen kann die intravenöse Zufuhr kleiner Dosen von Esketamin wegen des schnellen Wirkungseintritts eine Alternative darstellen.

35.3.3 Sonstige Krankheitsbilder

Plötzliche Geburt

Bei plötzlich eintretender Geburt kann beim Durchtritt des vorangehenden Kindsteils eine Analgesie mit geringen intravenösen Dosen von Esketamin erfolgen. Negative Auswirkungen auf das Kind sind nicht zu befürchten. Opioide sind wegen der atemdepressiven Wirkung auf das Kind zu vermeiden.

Kindliche Notfälle

Auch bei kindlichen Notfällen aller Art sind Esketamin und Tramadol Mittel der Wahl; ggf. ergänzt durch eine Sedierung mit Midazolam.

Fazit

Die Analgesie in der Notfallmedizin erfordert ein hohes Maß an menschlicher und ärztlicher Kompetenz, klinische Erfahrung und ausgeprägte pharmakologische Kenntnisse. Gerade für den Anfänger ist es nicht immer leicht, sowohl die ängstliche Nichtbehandlung mit unzureichender Analgesie als auch die Überbehandlung mit Selbstbestätigung zu vermeiden.

Die Beschränkung auf eine überschaubare Anzahl von Medikamenten ist wichtig, um genügend Erfahrung mit den Einzelsubstanzen zu gewinnen. Esketamin ist im traumatologischen Bereich führend; bei der Mehrzahl der internistischen Krankheitsbilder mit stärksten Schmerzen ist Morphin das Mittel der Wahl. Tramadol und Butylscopolamin werden bei leichteren Schmerzen oder in bestimmten Einzelfällen eingesetzt. Eine zusätzliche Sedierung mit Midazolam ist in vielen Fällen hilfreich.

Literatur

1. Adams HA (2001) Analgesie, Sedierung und Anästhesie in der Notfallmedizin. Uni-Med, Bremen
2. Adams HA, Flemming A, Friedrich L, Ruschulte H (2007) Taschenatlas Notfallmedizin. Thieme, Stuttgart
3. Adams HA, Werner C (1997) Vom Razemat zum Eutomer: (S)-Ketamin – Renaissance einer Substanz? Anaesthesist 46:1026–1042
4. Mutschler E, Geisslinger G, Kroemer HK, Schäfer-Korting M (2001) Arzneimittelwirkungen: Lehrbuch der Pharmakologie und Toxikologie. Wiss Verl Ges, Stuttgart
5. Rote Liste WIN 2006/I, Version 4.3. Rote Liste Service GmbH, Schwarzeck-Verlag, Ottobrunn

Teil VII Management in der Schmerztherapie

Kapitel 36 Gesetzliche Grundlagen für die Verordnung von Opioidanalgetika –431

Kapitel 37 Begutachtung in der Schmerztherapie –437

Kapitel 38 Schmerzpraxen –445

Gesetzliche Grundlagen für die Verordnung von Opioidanalgetika

J. Sorge

36.1 Betäubungsmittelrezept – 432

36.2 Angaben auf dem Betäubungsmittelrezept – 433

36.3 Verschreibungshöchstmengen – 433

36.4 Notfallverschreibung – 434

36.5 Verschreibung von Betäubungsmitteln für Bewohner von Alten- und Pflegeheimen und von Hospizen – 434

36.6 Praxisbedarf – 434

36.7 Abgabe von Betäubungsmitteln durch den Apotheker – 435

36.8 Verordnung im stationären Bereich und für den Rettungsdienst – 435

36.9 Grenzüberschreitender Reiseverkehr – 436

Literatur –436

Um den Missbrauch von Opium und anderen »Suchtmitteln« zu verhindern, hat der Deutsche Reichstag 1929 das so genannte »Opiumgesetz« verabschiedet, in dem der Verkehr mit Betäubungsmitteln und somit auch die Verordnung dieser Stoffe für medizinische und wissenschaftliche Zwecke geregelt wurde. Mit diesem Gesetz wurden internationale Vorschriften auf nationales Recht übertragen. Das »Opiumgesetz« ist im Laufe der Jahre mehrfach erweitert worden, hat aber in seinen Grundzügen bis in unsere heutige Zeit Bestand, und die darin fixierten Bestimmungen müssen auch heute noch bei der Verordnung von Opioidanalgetika beachtet werden. Seit einer Gesetzesänderung 1971 trägt das Gesetz die Kurzbezeichnung **Betäubungsmittelgesetz (BtMG)**.

Eine weitere wichtige Rechtsvorschrift, die für die praktische ärztliche Tätigkeit von besonderer Bedeutung ist, ist die **Betäubungsmittel-Verschreibungsverordnung (BtMVV)**, in der die bei der Verordnung von Opioiden zu beachtenden Regeln und Formalien festgelegt sind. Die BtMVV ist eine Rechtsverordnung, die die Bundesregierung mit Zustimmung des Bundesrates im Jahr 1981 erlassen hat und die in ihrem Aufbau und den wesentlichen Regelungen ihren Vorgängerinnen aus den Jahren 1930 und 1974 entspricht. Auch die BtMVV wurde in den folgenden Jahren mehrfach geändert und 1998 schließlich komplett neu gefasst. Erfreulicherweise wurden bei dieser Neufassung die Vorschriften für die Verordnung von Opioiden an Schmerzpatienten deutlich vereinfacht, was deren Behandlung insbesondere im ambulanten Bereich erleichtert hat. Zu einer vollständigen Abschaffung der BtMVV für die Versorgung von Schmerzpatienten, wie sie von verschiedenen Fachgesellschaften seit langem gefordert wird, konnte sich der Gesetzgeber allerdings leider nicht durchringen.

Weitere Änderungen der BtMVV, zuletzt im März 2005, betrafen – neben einzelnen Teilbereichen der Schmerztherapie mit Opioiden – in erster Linie die Substitutionsbehandlung von Drogenabhängigen, auf die an dieser Stelle nicht in allen Einzelheiten eingegangen wird.

36.1 Betäubungsmittelrezept

Betäubungsmittel dürfen von jedem approbierten Arzt, Zahnarzt oder Tierarzt für die ambulante Behandlung von Patienten, für den Praxisbedarf und für den stationären Bedarf in einem Krankenhaus verordnet werden.

Für eine ambulante Behandlung von Patienten müssen Betäubungsmittel auf besonderen Formblättern, den so genannten Betäubungsmittel (BtM)-Rezepten (Abb. 36.1), verschrieben werden. Die BtM-Rezepte sind als 3-teiliger, nummerierter Formularsatz konzipiert. Teil I (hinteres Blatt) und Teil II (vorderes Blatt) des Rezeptes werden vom Patienten zusammenhängend in der Apotheke vorgelegt und erst dort voneinander getrennt. Der vordere Teil II ist für die Verrechnung bestimmt, der hintere Teil I muss in der Apotheke für 3 Jahre aufbewahrt werden. Teil III des BtM-Rezeptes (mittleres Blatt) verbleibt beim verschreibenden Arzt und muss von diesem ebenfalls für 3 Jahre aufbewahrt werden. Bei fehlerhaft ausgefüllten BtM-Rezepten, die nicht an den Patienten ausgegeben werden, muss der verschreibende Arzt den kompletten Rezeptsatz (Teil I–III) aufbewahren.

BtM-Rezepte können von jedem berechtigten, d. h. approbierten Arzt, Zahnarzt oder Tierarzt in nicht limitierter Anzahl

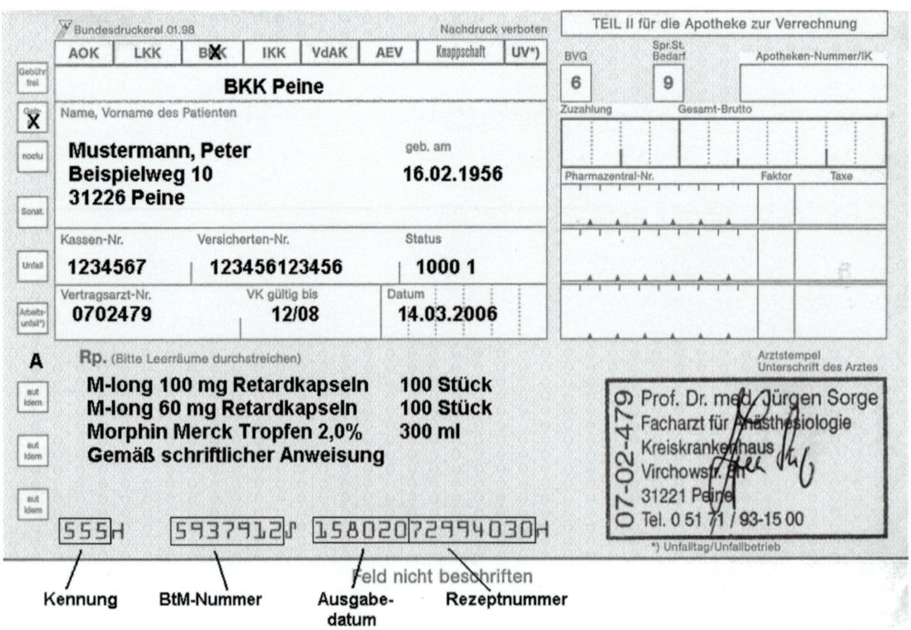
Bundesdruckerei 01.98
Nachdruck verboten
AOK | LKK | BKK | IKK | VdAK | AEV | Knappschaft | UV*)
Gebühr frei
Geb.-pfl.
noctu
Sonst.
Unfall
Arbeitsunfall*)
BKK Peine
Name, Vorname des Patienten
Mustermann, Peter
Beispielweg 10
31226 Peine
geb. am
16.02.1956
Kassen-Nr. 1234567
Versicherten-Nr. 123456123456
Status 1000 1
Vertragsarzt-Nr. 0702479
VK gültig bis 12/08
Datum 14.03.2006
TEIL II für die Apotheke zur Verrechnung
BVG 6
Spr.St. Bedarf 9
Apotheken-Nummer/IK
Zuzahlung
Gesamt-Brutto
Pharmazentral-Nr.
Faktor
Taxe
A
Rp. (Bitte Leerräume durchstreichen)
M-long 100 mg Retardkapseln 100 Stück
M-long 60 mg Retardkapseln 100 Stück
Morphin Merck Tropfen 2,0% 300 ml
Gemäß schriftlicher Anweisung
aut idem
Arztstempel
Unterschrift des Arztes
07-02-479
Prof. Dr. med. Jürgen Sorge
Facharzt für Anästhesiologie
Kreiskrankenhaus
Virchowstr. 8h
31221 Peine
Tel. 0 51 71 / 93-15 00
*) Unfalltag/Unfallbetrieb
555H 5937912 15802072994030H
Feld nicht beschriften
Kennung
BtM-Nummer
Ausgabedatum
Rezeptnummer

Abb. 36.1. Betäubungsmittelrezept

angefordert werden beim Bundesinstitut für Arzneimittel und Medizinprodukte - Bundesopiumstelle -, Kurt-Georg-Kiesinger-Allee 3, 53175 Bonn, Telefon-Hotline: 0228/207-4321 (montags bis freitags 9.00 bis 11.00 Uhr), Internet: www.bfarm.de.

Die BtM-Rezepte haben an ihrem unteren Rand als Eindruck eine Kodierung, die aus der Kennung »555«, der 7-stelligen BtM-Nummer des verschreibenden Arztes, dem technischen Ausgabedatum (laufender Jahrestag und die beiden letzten Ziffern der Jahreszahl) und einer fortlaufenden Rezeptnummer besteht (◘ Abb. 36.1). Sie dürfen ausschließlich von dem Arzt benutzt werden, für den sie ausgestellt wurden. Eine Übertragung auf andere berechtigte Personen ist nur im Vertretungsfall möglich, also z. B. bei Verhinderung durch Krankheit oder Urlaub.

Die BtM-Rezepte müssen so aufbewahrt werden, dass sie gegen Entwendung gesichert sind. Als ausreichend wird angesehen, wenn die Rezepte z. B. in einem Schubfach (mit Schloss) verwahrt werden. Eine Aufbewahrung in einem Safe ist nicht erforderlich.

Den Diebstahl oder Verlust von BtM-Rezepten muss der Betroffene umgehend (z. B. telefonisch) an die Bundesopiumstelle melden. Bei dieser Meldung sind die Nummern der fehlenden Rezepte anzugeben.

36.2 Angaben auf dem Betäubungsmittelrezept

Unabhängig von den für die Abrechnung relevanten Daten, wie z. B. die Kassennummer und die Versichertennummer des Patienten, muss das BtM-Rezept nach den Bestimmungen der BtMVV die folgenden Angaben enthalten (◘ Abb. 36.1):
- Name, Vorname und Anschrift des Patienten.
- Ausstellungsdatum.
- Arzneimittelbezeichnung, in der Regel also den Präparatenamen. Falls das Medikament durch diesen Namen nicht eindeutig zu bestimmen ist, müssen weitere Angaben gemacht werden, wie z. B. die Darreichungsform (z. B. »Tabletten«) und/oder die Gewichtsmenge des enthaltenen Betäubungsmittels (z. B. »10 mg«).
- Menge des verordneten Arzneimittels, d. h. die Stückzahl (z. B. die Anzahl Tabletten) oder die Menge in Gramm oder Millilitern. Eine Wiederholung der Mengenangabe in Worten ist seit der Neufassung der BtMVV 1998 nicht mehr notwendig.
- Einnahmeanweisung (Signatur) für die Medikamente mit Einzel- und Tagesgabe oder der Vermerk »Gemäß schriftlicher Anweisung«, wenn der Patient einen schriftlichen Einnahmeplan erhalten hat.
- Der Buchstabe »A«, wenn der gesetzlich vorgegebene Verordnungsrahmen überschritten wurde (► Kap. 36.3).
- Der Buchstabe »N«, wenn nach einer Notfallverschreibung (► Kap. 36.4) ein BtM-Rezept nachgereicht wird.
- Der Buchstabe »S« bei der Verschreibung eines Opioids zur Substitutionsbehandlung.
- Name, Berufsbezeichnung (z. B. »Arzt«), Anschrift und Telefonnummer des verschreibenden Arztes.
- Unterschrift des verschreibenden Arztes. Wenn im Vertretungsfall das personengebundene BtM-Rezept von einem anderen Arzt benutzt wird, muss dieser vor seinem Namen den Vermerk »i. V.« anbringen.

Das BtM-Rezept kann – wie jede andere Verordnung – handschriftlich, maschinell oder mit dem Praxiscomputer ausgestellt werden. Lediglich die Unterschrift und der Vermerk »i. V.« müssen handschriftlich vom verschreibenden Arzt getätigt werden. Eventuell erforderliche Änderungen der Verordnung müssen ebenfalls handschriftlich vorgenommen und vom verschreibenden Arzt durch seine Unterschrift bestätigt werden.

Auf dem BtM-Rezept dürfen andere Arzneimittel nur dann verschrieben werden, wenn es sich dabei um Medikamente handelt, die zusätzlich zu einem Betäubungsmittel verordnet werden, wie z. B. Laxanzien und Antiemetika als Begleitmedikation bei der Opioidtherapie.

36.3 Verschreibungshöchstmengen

Die BtMVV legt fest, welche Betäubungsmittel von einem Arzt, Zahnarzt oder Tierarzt in welchem Umfang verordnet werden dürfen und welche Präparate für die Substitutionsbehandlung von Drogenabhängigen zugelassen sind.

Die Höchstmengen für die Verordnung der gebräuchlichen Analgetika durch einen Arzt sind in ◘ Tab. 36.1 zusammengestellt. Innerhalb von 30 Tagen darf ein Arzt an einen (Schmerz-) Patienten bis zu 2 dieser Betäubungsmittel maximal bis zu den ge-

◘ Tab. 36.1. Verschreibungshöchstmengen verschiedener Betäubungsmittel (BtMVV)

Betäubungsmittel	Verschreibungshöchstmenge
Buprenorphin	800 mg
Fentanyl	340 mg
Hydrocodon	1.200 mg
Hydromorphon	5.000 mg
Levomethadon	1.500 mg
Methadon	3.000 mg
Morphin	20.000 mg
Oxycodon	15.000 mg
Pentazocin	15.000 mg
Pethidin	10.000 mg
Piritramid	6.000 mg

nannten Höchstmengen verschreiben. Die Verschreibung kann dabei auf einem BtM-Rezept oder nach und nach auf verschiedenen BtM-Rezepten erfolgen. Verschiedene Darreichungsformen eines Opioids (z. B. Morphinretardtabletten und Morphintropfen) gelten als ein Betäubungsmittel. Der Verordnungszeitraum ist nicht begrenzt, wodurch dem Patienten Urlaubsaufenthalte ermöglicht werden.

Bei medizinischer Notwendigkeit darf der Arzt für einen Patienten, der sich in seiner Dauerbehandlung befindet, von den gesetzlichen Vorschriften abweichen und

- innerhalb des Zeitraumes von 30 Tagen Betäubungsmittel über die festgesetzten Höchstmengen hinaus verordnen und
- mehr als 2 Betäubungsmittel rezeptieren.

Das BtM-Rezept muss in solchen Fällen zusätzlich mit dem Buchstaben »A« gekennzeichnet werden. Eine Meldung an die Aufsichtsbehörde, die früher erforderlich war, muss nicht mehr erfolgen.

Auf den Umfang der Verschreibung von Betäubungsmitteln durch Zahnärzte, Tierärzte und zur Substitutionsbehandlung von Drogenabhängigen wird an dieser Stelle nicht näher eingegangen.

36.4 Notfallverschreibung

Seit der Neufassung der BtMVV im Jahr 1998 können Betäubungsmittel in Notfällen von einem Arzt, Zahnarzt oder Tierarzt auch auf einem Kassen- bzw. Privatrezept verordnet werden. Ausgenommen hiervon ist eine Verschreibung zur Substitutionsbehandlung. Die Verordnung auf dem Normalrezept ist mit dem Zusatz »Notfall-Verschreibung« zu kennzeichnen (■ Abb. 36.2). Die zu verschreibende Menge ist dem Bedarf für die Beherrschung der Akutsituation anzupassen, d. h. im Regelfall wird mit einer Notfall-Verschreibung die kleinste Verpackungseinheit eines Betäubungsmittels rezeptiert werden. Der verschreibende Arzt ist verpflichtet, unverzüglich ein BtM-Rezept über die Verordnung nachzureichen, das mit dem Buchstaben »N« gekennzeichnet und von der Apotheke zusammen mit der Notfall-Verschreibung abgelegt werden muss. Das mit »N« gekennzeichnete BtM-Rezept darf vom Apotheker nicht erneut beliefert werden.

36.5 Verschreibung von Betäubungsmitteln für Bewohner von Alten- und Pflegeheimen und von Hospizen

Für die Versorgung von Bewohnern in Alten- und Pflegeheimen sowie Hospizen mit Betäubungsmitteln gelten die gleichen Bestimmungen wie für andere ambulante Patienten. Da aber viele dieser Patienten nicht mehr eigenverantwortlich über ihre Medikamente verfügen können, dürfen der Arzt oder von ihm beauftrages (Pflege-) Personal die Betäubungsmittel für die Patienten aus der Apotheke besorgen und verwalten. Der Verbleib der Betäubungsmittel muss dann allerdings patientenbezogen dokumentiert werden. Für die ordnungsgemäße Lagerung der Medikamente und den Nachweis ihres Verbleibs trägt der verschreibende Arzt die Verantwortung.

36.6 Praxisbedarf

Betäubungsmittel für den Praxisbedarf müssen ebenfalls auf einem BtM-Rezept verordnet werden. Die verordnete Menge soll-

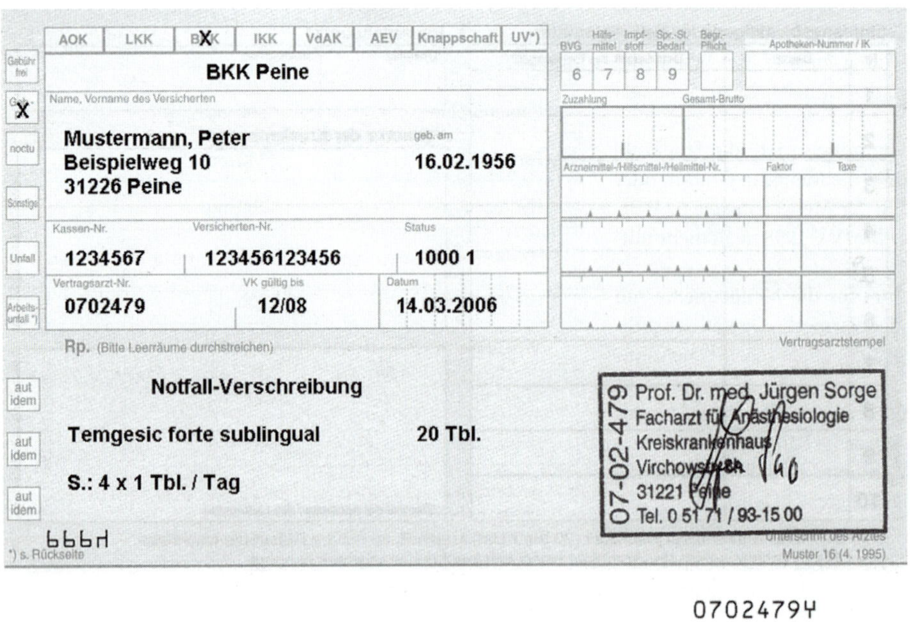
AOK | LKK | BKK | IKK | VdAK | AEV | Knappschaft | UV*)

BKK Peine

Name, Vorname des Versicherten

Mustermann, Peter
Beispielweg 10
31226 Peine

geb. am 16.02.1956

Kassen-Nr. 1234567 | Versicherten-Nr. 123456123456 | Status 1000 1

Vertragsarzt-Nr. 0702479 | VK gültig bis 12/08 | Datum 14.03.2006

Gebühr frei | Geb.-pfl. X | noctu | Sonstige | Unfall | Arbeitsunfall *)

BVG | Hilfsmittel | Impfstoff | Spr.-St. Bedarf | Begr.-Pflicht | Apotheken-Nummer / IK

6 | 7 | 8 | 9

Zuzahlung | Gesamt-Brutto

Arzneimittel-/Hilfsmittel-/Heilmittel-Nr. | Faktor | Taxe

Vertragsarztstempel

Rp. (Bitte Leerräume durchstreichen)

aut idem | Notfall-Verschreibung

aut idem | Temgesic forte sublingual 20 Tbl.

aut idem | S.: 4 x 1 Tbl. / Tag

07-02-479
Prof. Dr. med. Jürgen Sorge
Facharzt für Anästhesiologie
Kreiskrankenhaus
Virchowstr. 8a
31221 Peine
Tel. 0 51 71 / 93-15 00

Unterschrift des Arztes

*) s. Rückseite

Muster 16 (4. 1995)

07024794

■ Abb. 36.2. Notfall-Verschreibung eines Betäubungsmittels auf einem normalen Kassenrezept

te den durchschnittlichen 2-Wochen-Bedarf des entsprechenden Betäubungsmittels nicht überschreiten, mindestens muss jedoch die kleinste Verpackungseinheit verordnet werden. Der Bestand eines Betäubungsmittels in einer Praxis sollte den Monatsbedarf nicht überschreiten. Als »Praxisbedarf« können Betäubungsmittel (z. B. Opioidanalgetika) auch von einem nicht niedergelassenen Arzt für seinen ambulanten Bereitschafts- oder Notfalldienst verordnet werden.

36.7 Abgabe von Betäubungsmitteln durch den Apotheker

Ein BtM-Rezept darf von einer Apotheke nur innerhalb von 7 Tagen nach Ausstellungsdatum beliefert werden, eine Notfall-Verschreibung nur dann, wenn sie nicht älter als 1 Tag ist.

Nach Rücksprache mit dem verschreibenden Arzt darf der Apotheker fehlende Angaben auf dem BtM-Rezept ergänzen und nicht korrekt ausgefüllte Rezepte ändern. Falls eine Rücksprache nicht möglich ist, dürfen fehlerhafte BtM-Rezepte vom Apotheker beliefert werden, wenn nach seinem Eindruck ein dringender medizinischer Bedarf vorliegt.

36.8 Verordnung im stationären Bereich und für den Rettungsdienst

Für die Verordnung von Betäubungsmitteln im **stationären Bereich** sind keine BtM-Rezepte erforderlich, sondern so genannte Betäubungsmittel-Anforderungsscheine (▣ Abb. 36.3), bei denen es sich ebenfalls um einen dreiteiligen Belegsatz handelt. Jeweils 30 Belegsätze sind zu einem Heft zusammengefasst. Die Hefte sind nummeriert und die einzelnen Belegsätze zusätzlich jeweils von 1–30 durchnummeriert. Die heraustrennbaren Teile I und II der BtM-Anforderungsscheine sind zur Vorlage in der (Krankenhaus-) Apotheke bestimmt, der mit dem Heft verbundene Teil III verbleibt beim verschreibenden Arzt und muss 3 Jahre aufbewahrt werden.

BtM-Anforderungsscheine werden ebenfalls von der Bundesopiumstelle (Anschrift ► Kap. 36.1) ausgegeben, allerdings nur an den Leiter einer Klinik bzw. Abteilung. Einzelne Hefte können dann an nachgeordnete Mitarbeiter weitergeben werden. Über die Weitergabe ist ein Nachweis zu führen, der ebenfalls für 3 Jahre aufbewahrt werden muss.

Auf dem BtM-Anforderungsschein können verschiedene Opioide nebeneinander ohne Mengenbegrenzung verordnet werden. Folgende Angaben sind bei der Verordnung zu machen (▣ Abb. 36.3):

- Name oder Bezeichnung und Anschrift der Einrichtung, für die der Stationsbedarf bestimmt ist,
- Bezeichnung der verschriebenen Arzneimittel,
- Menge der verschriebenen Arzneimittel,
- Ausstellungsdatum,
- Name und Telefonnummer des verschreibenden Arztes,

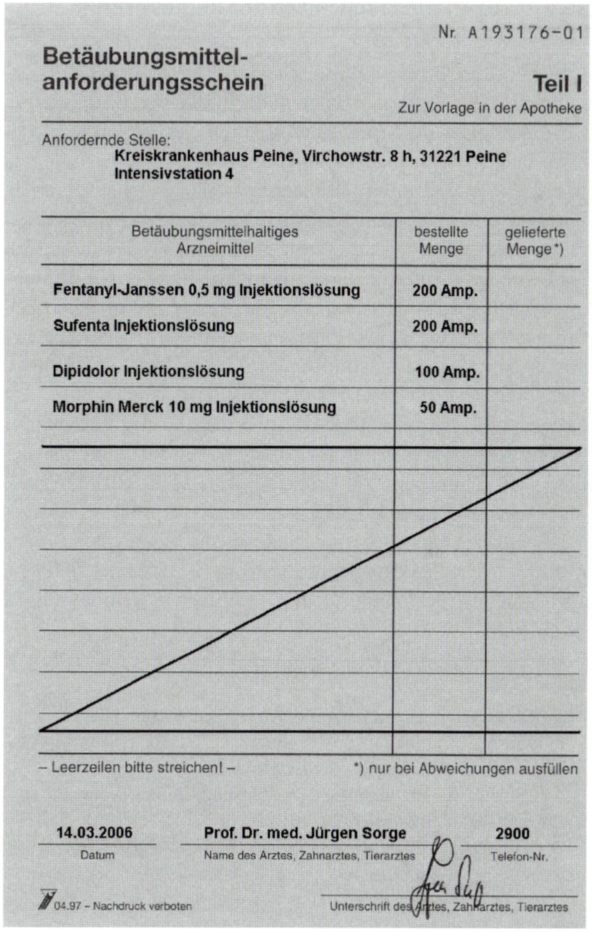

Nr. A193176-01

Betäubungsmittel-anforderungsschein — **Teil I**

Zur Vorlage in der Apotheke

Anfordernde Stelle:
Kreiskrankenhaus Peine, Virchowstr. 8 h, 31221 Peine
Intensivstation 4

Betäubungsmittelhaltiges Arzneimittel	bestellte Menge	gelieferte Menge *)
Fentanyl-Janssen 0,5 mg Injektionslösung	**200 Amp.**	
Sufenta Injektionslösung	**200 Amp.**	
Dipidolor Injektionslösung	**100 Amp.**	
Morphin Merck 10 mg Injektionslösung	**50 Amp.**	

– Leerzeilen bitte streichen! – *) nur bei Abweichungen ausfüllen

14.03.2006 Datum — **Prof. Dr. med. Jürgen Sorge** Name des Arztes, Zahnarztes, Tierarztes — **2900** Telefon-Nr.

04.97 – Nachdruck verboten — Unterschrift des Arztes, Zahnarztes, Tierarztes

▣ **Abb. 36.3.** Betäubungsmittel-Anforderungsschein

- Unterschrift des verschreibenden Arztes, im Vertretungsfall mit dem Vermerk »i. V.«.

Hinsichtlich der Belieferung eines BtM-Anforderungsscheins bestehen – anders als bei einem BtM-Rezept – keine zeitlichen Beschränkungen.

Für den **Rettungsdienst** (z. B. Ausstattung des Notarztwagens) gelten die gleichen Bestimmungen wie für die Versorgung von stationären Einrichtungen mit Betäubungsmitteln.

Die bei einem Großschadensfall außerklinisch benötigten Betäubungsmittel werden vom Leitenden Notarzt verordnet, ebenfalls nach den Bestimmungen für den Stationsbedarf. Die verbrauchten Betäubungsmittel müssen in diesem Fall allerdings nicht patientenbezogen dokumentiert werden, sondern sind durch den Leitenden Notarzt zusammengefasst nachzuweisen und der zuständigen Landesbehörde anzuzeigen.

36.9 Grenzüberschreitender Reiseverkehr

Patienten, die z. B. wegen chronischer Schmerzen mit Betäubungsmitteln behandelt werden, können bei Reisen bis zu 30 Tagen in Mitgliedsstaaten des Schengener Abkommens (derzeit Deutschland, Belgien, Dänemark, Finnland, Frankreich, Griechenland, Island, Italien, Luxemburg, Niederlande, Norwegen, Österreich, Portugal, Schweden und Spanien) die erforderlichen Medikamente mitführen. Voraussetzung ist, dass vom behandelnden Arzt eine Bescheinigung ausgestellt wird, die über die Bundesopiumstelle angefordert und von der zuständigen obersten Gesundheitsbehörde des jeweiligen Bundeslandes (in der Regel das Sozial- bzw. Gesundheitsministerium) beglaubigt werden muss. Diese Regelung gilt nicht für die Substitutionsbehandlung von Drogenabhängigen. Zentrale Stelle für die Klärung auftretender Fragen ist das Ministerium für Arbeit, Gesundheit und Soziales des Landes Nordrhein-Westfalen, Fürstenwall 25, 40190 Düsseldorf, Telefon: 0211/855-3591.

Bei Reisen in andere Länder müssen die Modalitäten für das Mitführen der Betäubungsmittel individuell geklärt werden, v. a. auch unter Berücksichtigung der Rechtslage in dem jeweiligen Einreiseland.

Literatur

Hügel H, Junge WK, Lander C, Winkler KW (2005) Deutsches Betäubungsmittelrecht – Kommentar, 8. Aufl. einschl. 3. Ergänzungslieferung. Wissenschaftliche Verlagsgesellschaft, Stuttgart

Bundesinstitut für Arzneimittel und Medizinprodukte (Hinweise zum Deutschen Betäubungsmittelrecht, Anschriften der Obersten Landesgesundheitsbehörden, Informationen über und Ausdruck von Meldeformularen); www.bfarm.de

Begutachtung in der Schmerztherapie

R. Dertwinkel

37.1 Voraussetzungen für die Tätigkeit als Gutachter – 438
37.1.1 Unzureichende fachliche Kompetenz – 438
37.1.2 Zeitliche Gründe – 438
37.1.3 Befangenheit des Gutachters – 438

37.2 Grundlagen der Begutachtung – 438

37.3 Aufbau des Gutachtens – 438
37.3.1 Allgemeiner Teil – 438
37.3.2 Studium der Aktenlage – 439
37.3.3 Anamnese – 439
37.3.4 Untersuchung – 439
37.3.5 Diagnosen – 440
37.3.6 Beurteilung – 440
37.3.7 Beweisfragen – 440
37.3.8 Zusatzgutachten – 440

37.4 Grundbegriffe der versorgungsärztlichen Begutachtung – 440
37.4.1 Der ursächliche Zusammenhang – 440

37.5 Minderung der Erwerbsfähigkeit (MdE) – 441

37.6 Grad der Behinderung (GdB) – 441

37.7 Gutachterliche Fragen zu Methoden der Schmerztherapie – 441
37.7.1 Medikamentöse Schmerztherapie – 441
37.7.2 Alternative schmerztherapeutische Methoden – 442
37.7.3 Zivil- und strafrechtliche Aspekte der Schmerztherapie – 442

37.8 Aufklärung und Einwilligung – 442

37.9 Dokumentationspflicht und Qualitätssicherung – 443

Literatur –443

Gutachterliche Aufgaben betreffen nahezu alle Fachdisziplinen und nehmen sowohl an Umfang als auch hinsichtlich der Anforderungen an die Kompetenz ständig zu. Die Entwicklung schmerztherapeutischer Stufenschemata hat zu einer weitgehenden Akzeptanz der speziellen Schmerztherapie geführt. Die Einführung der Zusatzbezeichnung »Spezielle Schmerztherapie« durch den Deutschen Ärztetag 1996 hat dieser Entwicklung Rechnung getragen. Parallel zu der deutlich zunehmenden Nachfrage nach einer qualifizierten Schmerztherapie wird auch der Bedarf nach spezieller schmerztherapeutischer Begutachtung erheblich wachsen.

37.1 Voraussetzungen für die Tätigkeit als Gutachter

Der Gutachter muss über profunde Kenntnisse der Krankheitsbilder mit dem Leitsymptom »chronischer Schmerz« verfügen und sollte die Zusatzbezeichnung »Spezielle Schmerztherapie« besitzen. Er ist verpflichtet, sein Wissen durch Literaturstudium ständig zu erweitern. Mit der Approbation erlangt der Arzt nicht nur das Recht »zur Ausübung der medizinischen Wissenschaft«, sondern er übernimmt auch die Verpflichtung, als medizinischer Sachverständiger tätig zu sein. Somit kann er einen Gutachtenauftrag nur in den folgenden begründeten Fällen ablehnen.

37.1.1 Unzureichende fachliche Kompetenz

Wenn die Fragestellung eines Gutachtens nicht in das Fachgebiet fällt oder die Kompetenz des Sachverständigen überfordert, hat er dies dem Auftraggeber darzulegen. Hierzu ist es natürlich erforderlich, dass der beauftragte Gutachter die Beweisanordnung und die beigefügten Akten unverzüglich nach ihrem Eingang auf diese Frage hin prüft.

37.1.2 Zeitliche Gründe

Ein Gutachten muss in einem akzeptablen Zeitraum erstellt werden. Für einen einfachen Befundbericht beträgt dieser maximal 3 Wochen, ein freies wissenschaftliches Gutachten sollte üblicherweise in 4, in Ausnahmefällen spätestens nach 12 Wochen erstellt sein. Wenn der Gutachter diese Fristen nicht einhalten kann, muss er den Auftraggeber davon umgehend informieren.

37.1.3 Befangenheit des Gutachters

Der Arzt kann einen Gutachtenauftrag ablehnen, wenn er glaubt, die erforderliche Unabhängigkeit nicht zu besitzen. Dies kann z. B. der Fall sein, wenn in einem Sozialgerichtsverfahren ein Kläger gemäß § 109 SGG ein Fachgutachten durch seinen behandelnden Arzt veranlassen möchte. Auch Befundberichte oder ärztliche Atteste stellen bereits eine gutachterliche Tätigkeit dar. Es sollte selbstverständlich sein, keine Gefälligkeitsgutachten zu erstellen. Dennoch soll an dieser Stelle betont werden, dass bereits das Ausstellen eines wissentlich falschen ärztlichen Attestes gemäß § 278 StGB strafrechtlich geahndet wird.

Der Gutachter muss es strikt vermeiden, Partei für den zu Untersuchenden oder den Auftraggeber zu nehmen. Durch die vom Gesetzgeber vorausgesetzte höchste Objektivität ist der Gutachter dem Auftraggeber – und damit der Solidargemeinschaft – in gleichem Maße verpflichtet wie dem Patienten.

37.2 Grundlagen der Begutachtung

Der ärztliche Sachverständige ist verpflichtet, ein wissenschaftlich begründetes Gutachten zu erstellen, das sich auf medizinische Erkenntnisse begründet, die als allgemein gesichert gelten. Medizinische Hypothesen oder kontroverse Ansichten dürfen nicht die Grundlage eines Gutachtens darstellen.

Um effektiv zu einer Entscheidungsfindung beitragen zu können, muss das Gutachten in einer auch für Juristen verständlichen Terminologie exakt die gestellten Beweisfragen beantworten. Ein Gutachten kann nur dann zur »medizinischen Wahrheitsfindung« beitragen, wenn die Terminologie für den Auftraggeber verständlich ist. Fachtermini wie z. B. Hypertonie oder Diabetes mellitus müssen nicht mehr erklärt werden, doch kann der Sachverständige nicht davon ausgehen, dass dies auch für Begriffe wie z. B. Allodynie, Hypästhesie gilt. Komplexe medizinische Sachverhalte, wie sie gerade in der Schmerzdiagnostik und -therapie häufig sind, sollten in einer kurzen propädeutischen Einführung dem Juristen als medizinischem Laien erklärt werden.

37.3 Aufbau des Gutachtens

Gutachten sollten eine gleichförmige, für den Auftraggeber nachvollziehbare Form haben. Die im Folgenden gezeigte Strukturierung des medizinischen Gutachtens hat sich bewährt und eingebürgert.

37.3.1 Allgemeiner Teil

Neben den Angaben über den Gutachter müssen Auftraggeber und Datum des Gutachtenauftrags erwähnt werden. Es muss erkenntlich sein, welche Quellen zur Erstellung des Gutachtens zur Verfügung standen. Das Gutachten sollte nach dem Fachgebiet des erstellenden Arztes benannt werden. Die Formulierung »schmerztherapeutisches Gutachten« impliziert ein therapeutisches Anliegen, welches mit der geforderten Objektivität des Gutachters nicht in Einklang zu bringen ist. Beispiel für eine korrekte Gutachtenbezeichnung:

> »Ich erstelle ein fach(bezeichnung) Gutachten unter besonderer Berücksichtigung chronischer Schmerzen, das sich auf die Vorstellung des Versicherten/Klägers mit ausführlicher Anamnese und körperlicher Untersuchung am (Datum) sowie das Studium der überlassenen Akten (nähere Bezeichnung) und Auswertung eines standardisierten Schmerzfragebogens begründet.«

Neben den vom Auftraggeber zur Verfügung gestellten Unterlagen sollte als schriftliche Basis vor jeder Begutachtung von dem zu Begutachtenden ein standardisierter Schmerzfragebogen ausgefüllt werden. Hierdurch können nicht nur die körperlichen, sondern auch die psychischen Beeinträchtigungen erfasst werden. Der Fragebogen verbleibt beim Gutachter und ist bei Rückfragen des Auftraggebers oder Bitten um ergänzende Stellungnahmen hilfreich.

37.3.2 Studium der Aktenlage

Eine chronologische Darstellung des Sachverhaltes sollte aus mehreren Gründen erfolgen. Zunächst erhält der Gutachter den notwendigen Überblick über die bisherigen therapeutischen Maßnahmen und gutachterlichen Stellungnahmen. Die Darstellung belegt, dass er sich intensiv mit dem Sachverhalt vertraut gemacht hat. Nicht zuletzt erhält der Gutachter ein genaues Bild über die bisherigen Bemühungen des Patienten zur Behandlung seiner Schmerzen. So ist zu erwarten, dass bei Angabe langjähriger stärkster Schmerzen entsprechende Therapien erfolgt sind und sich die entsprechenden Befundberichte in der Akte befinden. Wichtig ist eine kurze, prägnante und wertungsfreie Darstellung, bei der insbesondere diagnostische und therapeutische Maßnahmen sowie frühere Gutachten aufgeführt werden.

37.3.3 Anamnese

Die Begutachtung von Schmerzen erfordert eine detaillierte Anamneseerhebung, für die in der Regel ein höherer Zeitbedarf als für die Untersuchung aufgewendet werden muss. Durch gezielte Fragen sollten Verlauf und Veränderungen der Beschwerden erfasst werden, ohne eine eigene Wertung einzubringen. Formulierungen wie »angeblich«, »vermeintlich« oder »glaubhafte Schmerzen« sollten dabei vermieden werden. Bei der Anamneseerhebung muss auf Konsistenz mit den Angaben im Schmerzfragebogen (z. B. Pain Disability Index) geachtet werden. Diskrepanzen sollten mit dem Probanden diskutiert werden.

Schmerzanamnese

Da der Proband erwartet, nach seinen Schmerzen befragt zu werden, ist es aus Gründen der Akzeptanz sinnvoll, mit der Schmerzanamnese zu beginnen. Diese muss die Lokalisation(en), Häufigkeit, Charakter und Intensität (mittels numerischer Rating-Skala) der Schmerzen erfassen. Bei mehreren Lokalisationen sollte die Reihenfolge der Relevanz erfasst werden. Der Proband soll seine Beschwerden vom Zeitpunkt des ersten Auftretens bis zur aktuellen Situation darstellen. Wenn ein Unfall als Auslöser vorliegt oder hierfür angeschuldigt wird, muss der Unfallhergang genau geschildert werden. Die Schilderung eines typischen Tagesablaufes ermöglicht es, die Selbstversorgung, Haushaltsaktivitäten, Gartenarbeiten, die Mobilität (Auto- und Radfahren) und ggf. schmerzbedingte Ruhepausen zu erfassen. Auch die Freizeitaktivitäten wie Sport, Hobbys oder Vereinsleben sollen dargestellt werden.

Behandlungsanamnese

Folgende Punkte sind für die Beurteilung besonders relevant:

- Behandlungsbeginn sowie Häufigkeit und Regelmäßigkeit von Arztbesuchen und ggf. Arztwechsel
- Dauer, Effektivität und ggf. Nebenwirkungen von Behandlungen wie
  - medikamentöse Behandlung,
  - invasive Maßnahmen, insbesondere Operationen,
  - Psychotherapie,
  - Physiotherapie (häusliche Übungen erfragen und ggf. demonstrieren lassen),
  - alternative Behandlungsmethoden.

Sozialanamnese

- **Berufliche** Situation:
  Es sollen die Berufsausbildung, die physischen und psychischen Belastungen am Arbeitsplatz, die Dauer und Begründung für eine evtl. Arbeitslosigkeit oder Arbeitsunfähigkeit geschildert werden. An dieser Stelle sollte der Proband auch sein subjektives Leistungsbild beschreiben.
- **Familiäre** Situation:
  Der Proband soll den familiären Status und das Familienleben, insbesondere die Partnerbeziehung und evtl. schmerzbedingte Einflüsse auf die Partnerschaft und das Familienleben darstellen.
- Auch die schmerzbedingten Einflüsse auf **soziale Kontakte**, Freundschaften und Besuche liefern dem Gutachter wichtige Informationen.

37.3.4 Untersuchung

Schon während der Anamneseerhebung (die nicht selten länger als 1 h dauert) können Haltung, notwendige Entlastungsbewegungen oder besondere Bewegungsmuster registriert werden. Das Gangbild, die Benutzung orthopädischer Hilfsmittel oder Art und Zustand des Schuhwerks (Sohlenabnutzung) können weitere wertvolle Informationen liefern. Die Untersuchung der für die Begutachtung relevanten Körperabschnitte hat besonders sorgfältig zu erfolgen. Die Sorgfaltspflicht des Gutachters erfordert aber auch eine orientierende Untersuchung aller übrigen Körperabschnitte. Wichtig ist es dabei, im Bereich der Schmerzdiagnostik nicht nur auf strukturelle Zerstörungen, sondern auch auf funktionelle Störungen und deren mögliche Reversibilität zu achten.

In der Untersuchung sieht man bei Schmerzangaben häufig eine so genannte **Verdeutlichungstendenz.** Diese soll den Gutachter vom Vorhandensein der Beschwerden überzeugen und muss in der Begutachtungssituation als angemessen betrachtet werden. Eine **Simulation** ist im Gegensatz dazu eine bewusste Vortäuschung einer krankhaften Störung zu einem bestimmten Zweck. Im Rahmen einer Begutachtung ist diese Darstellungsform allerdings selten. Die **Aggravation** ist eine verschlimmernde Darstellung einer krankhaften Störung zu einem bestimmten Zweck und häufig zu beobachten. Simulation und Aggravation müssen im Gutachten dokumentiert werden.

37.3.5 Diagnosen

Die gewonnenen Diagnosen müssen exakt und verständlich formuliert und nach **ICD-10** verschlüsselt werden. Wenn mehrere Diagnosen vorliegen, sollten sie nach ihrer schmerztherapeutischen Relevanz, beginnend mit der wichtigsten, aufgeführt werden. Allgemeine Formulierungen wie »Zustand nach...« sollten vermieden, so genannte Syndrome (z. B. Schulter-Arm-Syndrom) genauer beschrieben werden.

37.3.6 Beurteilung

In diesem Abschnitt hat der Gutachter darzulegen, ob in der Zusammenschau von Anamnese, Untersuchung, Beobachtung und Aktenstudium die geschilderten Beschwerden und die damit verbundenen Funktionseinbußen zur subjektiven Gewissheit des Gutachters bestehen. Die Ergebnisse früherer Gutachten sollten diskutiert, insbesondere bei divergenten Ergebnissen die Gründe dafür dargelegt werden. Der Gutachter sollte ohne konkrete Fragestellung keinesfalls Aussagen zur Berufsfähigkeit machen, wenn er das Anforderungsprofil der entsprechenden Tätigkeit nicht genau kennt. Derartige Äußerungen werden von den Auftraggebern als Kompetenzüberschreitungen beurteilt und können den Wert des gesamten Gutachtens mindern.

Wenn der Gutachter zu dem Ergebnis kommt, dass die Beschwerden des zu Untersuchenden durch gezielte therapeutische Maßnahmen gebessert werden können, sollte dies in der Beurteilung ausgeführt werden.

37.3.7 Beweisfragen

Für den Auftraggeber kommt der exakten Beantwortung der gestellten Beweisfragen die größte Bedeutung zu. Eine unvollständige Beantwortung kann durch falsche Schlüsse des Auftraggebers den Wert des Gutachtens mindern. Daher muss sich der Gutachter strikt an die Fragestellung halten, ein Verweis auf die zuvor dargelegte Beurteilung reicht keinesfalls aus. Wenn der Gutachtenauftrag keine oder dem Gutachter unklare Beweisfragen enthält, muss vor Erstellung des Gutachtens auf eine Konkretisierung des Auftrags gedrängt werden.

37.3.8 Zusatzgutachten

Die Begutachtung chronischer Schmerzen ist eine interdisziplinäre Aufgabe und erfordert Kompetenz in der Beurteilung sowohl körperlicher als auch psychischer Störungen. Daher sind zur sicheren Bewertung des Sachverhalts häufig weitere diagnostische Maßnahmen oder eine Zusatzbegutachtung durch ein anderes Fachgebiet erforderlich. Solche Maßnahmen sprechen nicht gegen die Kompetenz, sondern für die Sorgfalt des Gutachters. Die Notwendigkeit zusätzlicher Untersuchungen muss im Abschnitt Beurteilung begründet werden. Vor einer entsprechenden Anforderung muss in jedem Fall das Einverständnis des Auftraggebers einholt werden.

Der Großteil der schmerztherapeutischen Begutachtung betrifft versorgungsärztliche Gutachten im sozialen Entschädigungsgesetz und nach dem Schwerbehindertengesetz. Zivilrechtliche und strafrechtliche Aspekte gewinnen aber zunehmend an Bedeutung.

37.4 Grundbegriffe der versorgungsärztlichen Begutachtung

Einige versorgungsrechtliche Termini sind nicht identisch mit den medizinischen Begriffen. Ein Gutachter muss diese Unterschiede kennen und beachten, um falsche Schlussfolgerungen und Konsequenzen seines Gutachtens zu vermeiden.

37.4.1 Der ursächliche Zusammenhang

In der gesetzlichen Unfallversicherung betrifft eine häufige gutachterliche Fragestellung den Zusammenhang zwischen einer Erkrankung oder Verletzung und einem dafür angeschuldigten auslösenden Ereignis. Es wird dann nach dem »ursächlichen Zusammenhang« gefragt. Zur Anerkennung eines ursächlichen Zusammenhangs ist kein Beweis im Sinne einer absoluten Sicherheit erforderlich, sondern ein solches Maß an Wahrscheinlichkeit, dass sich darauf eine medizinisch-wissenschaftliche Überzeugung gründen kann. Die bloße Möglichkeit eines ursächlichen Zusammenhangs reicht nicht aus.

Rechtliche Voraussetzung zur Anerkennung eines Schadenfalls ist ein 2-facher ursächlicher Zusammenhang.

1. Es muss ein Zusammenhang bestehen zwischen der versicherten Tätigkeit und dem Unfall oder der Berufskrankheit (haftungsbegründende Kausalität).
2. Es muss ein Zusammenhang bestehen zwischen dem schädigenden Ereignis und der Gesundheitsschädigung (haftungsausfüllende Kausalität).

Eine bloße Aneinanderreihung von Tätigkeit und »eingetretenem Schaden« reicht zur Anerkennung eines ursächlichen Zusammenhangs nicht aus. Diese recht abstrakten Definitionen sollen an 2 Beispielen verdeutlicht werden.

Beispiel

Ein Versicherter stürzt bei der Arbeit und zieht sich dabei eine distale Radiusfraktur zu, die konservativ mittels Gipsruhigstellung versorgt wird. Im weiteren Verlauf zeigen sich die typischen Symptome eines komplexen regionalen Schmerzsyndroms vom Typ 1 (CRPS 1).

- **Beurteilung:** Es liegt ein ursächlicher Zusammenhang vor.
- **Begründung:** Das CRPS 1 ist unmittelbar auf den versicherten Unfall zurückzuführen und wäre ohne diesen nicht aufgetreten.

Beispiel

Zwei Personen heben einen schweren Schreibtisch an, dabei verspürt einer der Arbeiter plötzlich einen starken, in ein Bein ausstrahlenden Schmerz und segmentale Sensibilitätsstörungen. Eine Computertomographie zeigt einen lumbalen Bandscheibenvorfall.

- **Beurteilung:** Es besteht kein ursächlicher Zusammenhang, da eine haftungsbegründende Kausalität verneint werden muss.
- **Begründung:** Die versicherte Tätigkeit war arbeitsüblich. Eine arbeitsübliche Tätigkeit ist in der Regel trainiert, Muskulatur und Sehnen haben sich darauf eingestellt. Die Muskulatur bringt aber in der Regel nicht mehr Kraft auf als die nachgeschalteten Strukturen, also Sehnen, Bänder und Knochen an Belastung tolerieren, ohne dabei Schaden zu nehmen. Falls aber eine der nachgeschalteten Strukturen bei einer arbeitsüblichen Belastung geschädigt wird, muss von einer Vorschädigung ausgegangen werden. Der geschilderte Ablauf ist nicht dazu geeignet, eine intakte Bandscheibe zu verletzen.

Im konkreten Beispiel hat Anheben des Schreibtisches zwar zur Manifestation der Gesundheitsstörung geführt, jede andere körperliche Tätigkeit hätte aber die gleiche Wirkung haben können. Es liegt also eine Gelegenheitsursache vor.

37.5 Minderung der Erwerbsfähigkeit (MdE)

Die Minderung der Erwerbsfähigkeit (MdE) ist für die Rentengewährung im Unfall- und Berufskrankheitenrecht von großer Bedeutung. Bei der Bemessung einer MdE ist nicht maßgeblich, ob der Geschädigte tatsächlich einen Einkommensverlust erlitten hat. Die Bezugsgröße ist die individuelle Erwerbsfähigkeit auf dem allgemeinen Arbeitsmarkt. Die MdE muss höher bewertet werden, wenn durch die Schädigungsfolge besondere Beeinträchtigungen im ausgeübten oder nachweislich angestrebten Beruf eintreten. Dies ist besonders der Fall, wenn:

- der Beruf nicht mehr ausgeübt werden kann,
- im noch weiter ausgeübten Beruf eine wesentlich höhere Erwerbsminderung als im allgemeinen Erwerbsleben besteht,
- ein weiterer Aufstieg im ausgeübten Beruf nicht möglich ist.

Beispiel

Als Folge einer volaren Schnittverletzung der nicht dominanten Hand kommt es bei einem Verletzten zu einem Sensibilitätsverlust im Bereich der Fingerkuppe des Zeigefingers und therapieresistenten berührungsabhängig einschießenden Schmerzen. Die MdE beträgt bei einem kompletten Ausfall des distalen N. medianus 30%. Bei inkomplettem Ausfall des betroffenen Nervs muss die MdE entsprechend reduziert werden, betrüge also im vorliegenden Fall 10% und wäre damit wirtschaftlich nicht messbar.
Bei der Bemessung der beschriebenen Beschwerden muss nun berücksichtigt werden, inwieweit der Beschädigte beruflich durch die Sensibilitätsstörungen und Schmerzen beeinträchtigt ist. Somit steht im vorliegenden Fall einem Geschädigten, der auf den ständigen Gebrauch der Hand angewiesen ist (z. B. Handwerker, Musiker) eine höhere MdE zu als einem Beschäftigten, der die Tätigkeiten der geschädigten Hand in gewissem Maße kompensieren kann (z. B. Verwaltungsangestellter).
Es ist allerdings nicht die Aufgabe des Gutachters, im Rahmen des Gutachtens eine konkrete Höherbewertung des MdE-Grades gegenüber dem sonst anzusetzenden Wert vorzuschlagen. Er muss nach Kenntnis der beruflichen Anforderungen dem Auftraggeber darlegen, inwieweit der Betroffene durch die Schädigung in seinem Beruf besonders beeinträchtigt ist, welche Tätigkeiten er nicht mehr ausführen kann und welche nur noch mit besonderer Anstrengung oder unter Gefährdung seiner Gesundheit.

37.6 Grad der Behinderung (GdB)

Als Behinderung wird eine Funktionsbeeinträchtigung bezeichnet, die auf einem regelwidrigen körperlichen, geistigen oder seelischen Zustand beruht. Damit ist der GdB auf alle Gesundheitsstörungen, unabhängig von ihrer Entstehung, bezogen. Der GdB wird in Zehnergraden angegeben. Bei Schmerzen, die intermittierend oder episodisch auftreten, muss bei der MdE/GdB-Bemessung von dem »durchschnittlichen« Ausmaß der Beeinträchtigung ausgegangen werden. Wenn zum Zeitpunkt einer Begutachtung anhand der vorliegenden Schmerzerkrankungen die Möglichkeit von Veränderungen besteht, muss eine Nachbegutachtung vorgeschlagen werden.

37.7 Gutachterliche Fragen zu Methoden der Schmerztherapie

37.7.1 Medikamentöse Schmerztherapie

Bei der Behandlung chronischer Schmerzen hat die Pharmakotherapie die größte Bedeutung. Folgende Aspekte der Pharmakotherapie von Schmerzen sind von gutachterlicher Bedeutung:

- **Nebenwirkungen** der Pharmaka:
- Wenn den Schmerzen ein Unfall oder schädigendes Ereignis ursächlich zugrunde liegt, können Nebenwirkungen oder Komplikationen der Pharmaka als mittelbare Folge anerkennungspflichtig werden (z. B. akute erosive Gastritis nach der Einnahme von NSAID).
- **Medikamentenabusus** und **Medikamentenabhängigkeit**:
- Wenn ein schmerzbedingter Medikamentenmissbrauch als Unfall- oder Schädigungsfolge auftritt, so muss der Unfall als wesentliche Ursache des Missbrauchs beurteilt werden.

37.7.2 Alternative schmerztherapeutische Methoden

Der Begriff »alternative Behandlungsmethoden« umfasst unterschiedliche diagnostische und therapeutische Verfahren, die sich dadurch auszeichnen, dass sie in Konkurrenz zu schulmedizinischen Verfahren stehen oder sich sogar bewusst davon abgrenzen wollen. Patienten, die alternative schmerztherapeutische Behandlungen in Anspruch nehmen, beantragen in der Regel eine Kostenübernahme durch den Versicherungsträger. Während das Grundgesetz die Freiheit der Methodenwahl durch den Therapeuten einerseits und das Recht auf Selbstbestimmung der Patienten andererseits weitgehend respektiert, müssen die Versicherungsträger zum Schutz der Solidargemeinschaft bei der Frage nach einer Kostenübernahme »alternativer« Behandlungen sehr viel restriktiver sein.

Nach der aktuellen Rechtsprechung werden alternative Behandlungsmethoden wie folgt definiert: »Alle Verfahren, deren Wirksamkeit von der herrschenden wissenschaftlichen Auffassung bezweifelt wird, deren Unwirksamkeit oder gar Schädlichkeit aber nicht nachgewiesen ist«. Somit stellt jede neue Behandlungsform solange eine alternative Therapie dar, wie die Effektivität nicht in kontrollierten klinischen Untersuchungen nachgewiesen ist. Wenn derartige Studien die Effektivität einer neuen Therapie gezeigt haben, kann diese in ein therapeutisches Stufenschema integriert werden.

Positives Beispiel einer solchen Integration eines neuen Konzeptes ist die ganglionäre lokale Opioidanalgesie. Ein negatives Beispiel sind NaCl-Injektionen, z. B. bei chronischen Rückenschmerzen. Obwohl propagiert und von einigen Therapeuten durchgeführt, sind bisher keine randomisierten oder offenen Studien durchgeführt worden, sodass ein Nachweis der Effektivität bisher nicht vorliegt. In solchen Fällen muss bei der Anforderung einer gutachterlichen Stellungnahme durch den Patienten oder Kostenträger eine Kostenübernahme abgelehnt werden.

37.7.3 Zivil- und strafrechtliche Aspekte der Schmerztherapie

Der Anspruch der Bevölkerung hinsichtlich der Effektivität und Sorgfalt einer medizinischen Behandlung ist in den letzten Jahren erheblich gewachsen. Die Konsequenz sind immer häufigere Schadenersatzansprüche gegen die behandelnden Ärzte. Somit wird auch die schmerztherapeutische Tätigkeit zivil- und strafrechtlich relevant und damit zum Gegenstand von Begutachtungen. Die zivilrechtlichen Aspekte betreffen insbesondere die rechtzeitige und umfassende Aufklärung des Patienten über die Risiken schmerztherapeutischer Maßnahmen sowie die Dokumentationspflicht, die sich auch auf die Effektivität der durchgeführten Schmerztherapie erstrecken muss.

37.8 Aufklärung und Einwilligung

Jeder Eingriff in die Körperintegrität erfüllt den Tatbestand der Körperverletzung und bleibt nur dann straffrei, wenn eine rechtswirksame Aufklärung und Einwilligung des Patienten vorliegt. Aufzuklären ist über alle typischen, für einen bestimmten Eingriff spezifischen Risiken auch unabhängig von der Inzidenz, wenn die Verwirklichung eines solchen Risikos geeignet ist, die Lebensumstände des Betroffenen gravierend zu verändern.

Analog zu elektiven Eingriffen in anderen Fachdisziplinen müssen die Patienten vor invasiven schmerztherapeutischen Interventionen über die typischen Risiken des jeweiligen Verfahrens bis zu einer **Risikofrequenz** von 1 : 1000 bis 1 : 2000 aufgeklärt werden. In der jüngeren Rechtsprechung ist jedoch eine Verschärfung der Hinweispflicht auch bei fernliegenden Risiken zu beobachten. So hat der BGH entschieden, dass über das Infektionsrisiko bei einer Kniegelenkpunktion auch bei einer Wahrscheinlichkeit von 1 : 35.000 aufgeklärt werden muss.

Techniken mit irreversiblen Folgen (neurodestruktive Maßnahmen) erfordern darüber hinaus eine Aufklärung des Patienten über alle potenziellen Komplikationen. Vor neurolytischen Blockaden sollte ein sicherer Effekt von 2 diagnostischen Blockaden mit Lokalanästhetika nachgewiesen und dokumentiert werden. Invasive Eingriffe erfordern zudem eine Aufklärung über alternativ mögliche, nicht invasive Behandlungsmethoden.

Die Einwilligung sollte in schriftlicher Form auf einem entsprechenden **Formblatt** erfolgen, auf dem auch handschriftlich der Umfang der Aufklärung vom Schmerztherapeuten dokumentiert werden sollte. Geeignete Formulare sind für zahlreiche schmerztherapeutische Verfahren erhältlich. Wenn der Patient nicht schriftlich einwilligen kann, ist auch eine mündliche Einwilligung möglich. Diese sollte zumindest vor größeren Interventionen durch eine Zeugenunterschrift bestätigt werden. Bei fehlenden oder mangelnden Sprachkenntnissen muss ggf. ein Übersetzter oder Dolmetscher herangezogen werden. Dies sollte im Formblatt vermerkt werden.

Die Therapie chronischer Schmerzen ist trotz des z. T. hohen Leidensdrucks der Patienten eine **elektive** medizinische Maßnahme. So dürfen auch appelativ vorgetragene Forderungen nach einer sofortigen Intervention den Therapeuten nicht dazu bewegen, auf eine Aufklärung und Einwilligung des Patienten zu verzichten. Der Zeitpunkt des Aufklärungsgesprächs richtet sich nach der Häufigkeit und dem Schweregrad möglicher Komplikationen der geplanten Intervention. Dem Patienten muss in Abhängigkeit von den potenziellen Risiken ein angemessener Bedenkenszeitraum eingeräumt werden. So ist es durchaus zulässig, einen Patienten vor einer komplikationsarmen Intervention erst unmittelbar vor der Durchführung aufzuklären, während die Aufklärung zu einer Maßnahme mit einer deutlich höheren Komplikationsrate (z. B. Stellatumblockade) mindestens einen Tag vor der Durchführung erfolgen sollte. Bei einem neurolytischen (destruierenden) Verfahren sollte dem Patienten sogar ein noch längerer Zeitraum zur Abwägung eingeräumt werden.

Da die Patienten bei einer **medikamentösen** Schmerztherapie die Präparate oft langfristig einnehmen müssen, ist auch in diesen Fällen eine ausführliche Aufklärung über typische und besonders gravierende Nebenwirkungen und Komplikationen erforderlich. Der Hinweis auf den Beipackzettel ersetzt diese Aufklärung nicht. Die Patienten müssen darauf hingewiesen werden, dass sie nach invasiven schmerztherapeutischen Interventionen und während der Einstellungsphase auf Medikamente mit potenziellen zentralnervösen Nebenwirkungen kein Fahrzeug führen dürfen. Nach Erreichen einer stabilen Einstellung muss ggf. die Fahrtüchtigkeit erneut beurteilt werden.

37.9 Dokumentationspflicht und Qualitätssicherung

In Arzthaftungsverfahren wird von den Gerichten in zunehmendem Maß die **Beweislast umgekehrt**, d. h. nicht der Kläger muss dem behandelnden Arzt ein Verschulden nachweisen, sondern der Arzt muss nachweisen, dass er »nach den Regeln der ärztlichen Kunst« gehandelt hat. Um eine Beweislastumkehr zu verhindern, sollte der Schmerztherapeut daher Zeitpunkt und Umfang der Aufklärung schriftlich dokumentieren.

Eine kontinuierliche **Qualitätssicherung** ist in vielen Fachbereichen längst Standard. So käme kein Internist auf den Gedanken, eine Diabeteseinstellung ohne regelmäßige Blutzuckerkontrollen durchzuführen, eine antihypertensive Therapie wird selbstverständlich durch regelmäßige Blutdruckkontrollen überprüft. Viele Schmerztherapeuten hingegen nutzen nur unregelmäßig die umfangreich verfügbaren Messinstrumente zum Nachweis der Effektivität ihrer Therapie. Eine medikamentöse oder invasive Schmerztherapie mit potenziellen Komplikationsmöglichkeiten darf aber nur dann längerfristig durchgeführt werden, wenn die Dokumentation der Effektivität nachgewiesen werden kann.

Invasive schmerztherapeutische Maßnahmen sollten in jedem Fall abgebrochen werden, wenn nach 3–4 Blockaden keinerlei Verbesserungen nachweisbar sind.

Literatur

BGH, NJW 1994, 2414 f.

Bundesministerium für Arbeit und Sozialordnung (2005) Anhaltspunkte für die ärztliche Gutachtertätigkeit im sozialen Entschädigungsrecht und nach dem Schwerbehindertengesetz.

Fritze E, May B (Hrsg) (1996) Die ärztliche Begutachtung. Rechtsfragen, Funktionsprüfungen, Beurteilungen, Beispiele. Steinkopff, Darmstadt

Grupp K (1992) Rechtliche Probleme alternativer Behandlungsmethoden. MedR 5: 256–263

Kutzer K (1991) Recht auf Schmerzbehandlung. Schmerz 5: 53–55

Maier C (1996) Ganglionäre lokale Opioidanalgesie (GLOA) – Ein neues Therapieverfahren bei persistierenden neuropathischen Schmerzen. Thieme, Stuttgart New York

OLG Frankfurt, Urteil vom 4.7.79–7 U 169/78–

Rauschelbach HH (1997) Minderung der Erwerbsfähigkeit – Grad der Behinderung. In: Das neurologische Gutachten. HH Rauschelbach und K-A Jochheim (Hrsg) Georg Thieme Verlag Stuttgart New York

Tübinger Gutachten 12.04. 83 OLG Hamm 3 U 128/83

Weißauer W (1986) Sorgfaltspflichten des Anästhesisten bei stationärer und ambulanter Schmerzbehandlung. Anästh Intensivmed 27: 207–210

Windeler J (1997) Wirksamkeitsnachweis für neue medizinische Behandlungsmethoden. MedR 6: 265–267

Schmerzpraxen

M. Falckenberg

38.1 Ambulante schmerztherapeutische Versorgungsstruktur – 446

38.2 Schmerzklassifikation, Diagnosespektrum und Dokumentation – 446

38.3 Behandlungsablauf – 447

38.4 Team – 447

38.5 Die Praxis als Wirtschaftsunternehmen – 448

Literatur – 448

38.1 Ambulante schmerztherapeutische Versorgungsstruktur

Ambulante Versorgungsmöglichkeiten bestehen für Patienten mit chronischen Schmerzen in ermächtigten Krankenhauseinrichtungen und in Schmerzpraxen.

Bisher wurden in 630 ambulanten schmerztherapeutischen Einrichtungen zwischen 50 und 800 Schmerzpatienten pro Praxis behandelt. Ermächtigungen (die notwendige Behandlungsgenehmigung zu Lasten der GKV) werden nur erteilt, wenn der ambulante Versorgungsbedarf in einer Region durch Praxen nicht gedeckt ist. Es gibt Schmerzpraxen, in denen ausschließlich Patienten mit chronischen Schmerzen versorgt werden, teilweise auch mit schwerpunktmäßiger Versorgung z. B. von Kopfschmerzpatienten oder für bestimmte invasive Verfahren. Daneben es gibt Praxen, in denen je nach Fachrichtung ein größerer Teil anderer Patienten versorgt werden und zusätzlich Schmerzpatienten. Die häufigsten vertretenen Fachrichtungen sind Anästhesie, Neurologie, Orthopädie und Allgemeinmedizin.

Die Ausbildung zur Zusatzbezeichnung Spezielle Schmerztherapie steht jedem Arzt mit Abschluss einer Facharztweiterbildung offen. Sie wird in einer Weiterbildung erworben, die aus 2-mal 40 h Schmerzkursus und einem praktischen Jahr in einer anerkannten Weiterbildungseinrichtung besteht mit abschließender Prüfung an einer Ärztekammer.

Um an der kassenärztlichen Versorgung von Schmerzpatienten teilnehmen zu können (Schmerztherapievereinbarung), mussten bisher regional unterschiedlich weitere Qualifikationen nachgewiesen (z. B. psychosomatische Grundversorgung, manuelle Therapie) und in der praktischen Zeit dokumentierte Fälle vorgelegt werden.

Die Schmerztherapievereinbarung regelt auch die Honorierung. Bisher gab es regional gültige Schmerztherapievereinbarungen unterschiedlichen Umfangs nicht einmal in allen Bundesländern. Diese unterschiedlichen Regelungen hatten auch zu einer differierenden Dichte der Praxen geführt. Bundesweit bestanden bisher ca. 630 Schmerzpraxen, davon etwa 60 Praxen, in denen ausschließlich Schmerztherapie durchgeführt wurde. In den übrigen Praxen wurden zusätzlich zu Patienten der eigenen Fachrichtung Schmerzpatienten in unterschiedlicher Anzahl betreut.

In umfassend die Versorgung formulierenden Qualitätssicherungsmaßnahmen sollten ab 1.4.2005 im EBM2000+ erstmalig bundesweit einheitliche Qualifikationsvoraussetzungen, Inhalt und Zeitaufwand der Schmerztherapie und der Leistungsumfang und eine Honorierung festgelegt werden. Während bisher die Zahl der behandelten Patienten pro Arzt (Fallzahl) erheblich differierte (60–900), wurde mit der neuen Regelung eine maximale Fallzahl von 300 Patienten pro Arzt festgelegt. Hiermit wurde eine wichtige Maßnahme zur Qualitätssicherung auf internationalem Standard durchgesetzt. Mit Beginn der neuen Regelung bestand jedoch erhebliche Uneinigkeit zwischen den Krankenkassen und den Ärzten darüber, ob die qualifizierten schmerztherapeutischen Leistungen ausreichend honoriert wurden. Viele Praxen sind jetzt existenziell bedroht, sollte die Kassenärztliche Bundesvereinigung keine Änderung der Leistungshonorierung erreichen. Als Reaktion darauf haben derzeit in 4 Bundesländern die KVen (Kassenärztlichen Vereinigungen) mit den dortigen regionalen Krankenkassen vorläufige Regelungen zur Existenzsicherung geschaffen.

38.2 Schmerzklassifikation, Diagnosespektrum und Dokumentation

Die Internationale Klassifikation von Krankheiten (ICD) bietet nur mangelhafte Möglichkeiten zur Klassifikation chronischer Schmerzen. Die Entwicklung der Multiaxialen Schmerzklassifikation (MASK) (Klinger et al. 2000) bietet einen speziellen Ansatz zur Systematisierung chronischer Schmerzen. MASK ermöglicht eine interdisziplinäre Diagnose, indem die Beschreibung des Schmerzbildes immer somatische und auch psychosoziale Anteile erfasst. Wissenschaftliche Daten zur Häufigkeit von Diagnosen in Schmerzpraxen gibt es nicht. Eine Auswertung unserer Zahlen eines Jahres der nicht tumorbedingten Schmerzen zeigte eine große Häufigkeit von Rückenschmerzen (45%) und Schmerzen des muskuloskelettalen Apparates (15%), gefolgt von Kopfschmerzen (24%) und neuropathischen Schmerzen (17%). Überwiegend stellen sich Patienten mit chronischen Schmerzen vor; häufig gesehene akute Schmerzerkrankungen sind Zosterneuralgie und CRPS.

Der größere Teil der Patienten ist bei Neuvorstellung zwischen 50 und 70 Jahre alt. Pro Arzt sahen wir etwa 30 neue Patienten im Quartal (zusätzlich 40 Tumorpatienten des Hospizes).

Die Qualitätssicherungsmaßnahmen zur Teilnahme an der Schmerztherapievereinbarung verpflichten die Teilnehmer auch zur Dokumentation. Ausführliche Fragebogen erheben umfassende Daten vor Therapieaufnahme und dokumentieren den Krankheitszustand vor Beginn der Therapie und im Behandlungsverlauf.

Der Fragebogen der DGSS (Deutsche Gesellschaft zum Studium des Schmerzes) ist im Computer auswertbar. Hierfür benutzt man das QUAST-Programm (Qualitätssicherung in der Schmerztherapie; Gockel u. Maier 2000). Es handelt sich dabei um ein computergestütztes Datenauswertungs- und Dokumentationsprogramm basierend auf dem Datenbankprogramm FileMaker Pro. Das Programm bietet dem niedergelassenen wie auch klinisch tätigen Anwender eine Reihe wertvoller Möglichkeiten zur Organisation und Dokumentation der täglichen Arbeit, eine interne Leistungsstatistik sowie eine Vereinfachung von Arbeitsabläufen. Die entscheidende zusätzliche Intention der Entwickler war, mit diesem Programm den Aufbau einer externen Qualitätssicherung in Deutschland für die Schmerztherapie zu ermöglichen.

Darüber hinaus ist die bei jedem Patientenkontakt erfolgende Symptomdokumentation und die in größeren Abständen erfolgende Erfassung der psychischen Faktoren und der Lebensqualität eine gute Hilfe für Stellungnahmen für Gutachten, Sozialgerichtsverfahren u. Ä.

Nach der Schmerztherapievereinbarung dürfen nur Patienten behandelt werden, deren Schmerz chronisch ist, d. h. seit mindestens 3 Monaten besteht. Das Stadium der Chronifizierung wird mit dem entsprechenden Fragebogen nach Gerbershagen (1996) erfasst. Die Erfassung des Chronifizierungsgrades wird vermutlich langfristig in Honorierungsmodelle einbezogen werden

38.3 Behandlungsablauf

Meldet sich ein Patient in einer Schmerzeinrichtung an, bestehen häufig mehrere Wochen bis Monate Wartezeit bis zum 1. Termin., Ausnahmeregelungen bestehen in den meisten Einrichtungen für Tumorpatienten, sehr alte Patienten und Kinder und bestimmte akute Schmerzerkrankungen. Der Patient muss meist vor dem 1. Termin einen ausführlichen Fragebogen ausfüllen. Derzeit wird ein gemeinsamer neuer Fragebogen der DGSS und der DGS evaluiert.

Neben der Erhebung sozialer und biographischer Daten, Angaben zur Art, Lokalität und Stärke der Schmerzen werden auch standardisierte psychologische Testverfahren und Aussagen zur Lebensqualität erfragt. Obwohl die meisten Patienten eine hohe Zahl von Vorbehandlern hatten, bestehen häufig auf Seiten der Patienten unklare Vorstellungen über die Ursache ihrer Schmerzen. Eine sorgfältige Sichtung der Vorbefunde und eine ausführliche Anamneseerhebung einschließlich einer Ganzkörperuntersuchung mit grobneurologischem Status werden mit dem Zeitumfang von etwa 2 h beim Ersttermin durchgeführt. Sind keine ergänzenden Untersuchungen notwendig, wird dann die Diagnose mit dem Patienten erörtert und ein Therapiekonzept besprochen.

Schmerztagebücher erweisen sich in vielen Fällen als hilfreich für das nächste Folgegespräch, um den genauen Verlauf der Schmerzintensitäten und Therapieeffekte festzuhalten. Für die verschiedenen Schmerzkrankheiten (Kopfschmerz/Rückenschmerz) gibt es unterschiedliche Arten von Schmerztagebüchern.

Eine weitere Möglichkeit der Dokumentation sind am Wiedervorstellungstermin ausgefüllte Fragebogen, die die Symptome der letzten Woche erfragen.

Bei Patienten mit lange bestehenden chronischen Schmerzen finden sich häufig auch psychologische Faktoren, die einer psychologischen Schmerzbehandlung bedürfen, hier sind gute Kooperationsmodelle mit ambulant tätigen Schmerzpsychologen notwendig. Diese Zusammenhänge müssen mit dem Patienten erörtert und eine entsprechende Behandlung eingeleitet werden. Zur interdisziplinären Beratung bei schwierigen Patientensituationen stehen die regelmäßigen Schmerzkonferenzen zur Verfügung.

Für wenige Patienten kommen invasive diagnostische oder therapeutische Verfahren in Frage. Je nach Fachrichtung und Praxisstruktur werden in Ergänzung zu regionalanästhetischen Verfahren, periduralen Einzelgaben oder Katheter Sympathikusblockaden/-neurolysen, SCS-Verfahren und auch Neurodestruktionen angewandt. Auch TENS (transkutane elektrische Nervenstimulation), Triggerpunktinfiltrationen und Akupunktur gehören häufig zu den angebotenen Verfahren. Häufiger geht es jedoch um eine Dauermedikation auch mit Opioiden bei langzeitiger Begleitung des Patienten und Kontrolle von Effekten und Nebenwirkungen, Versuch einer Reintegration in berufliche und soziale Bezüge, Motivation zu Aktivität und Stützung bei psychosozialen Problemen.

38.4 Team

Die psychische Belastung durch die Betreuung der häufig multimorbiden Patienten mit hohem Leidensdruck ist nicht zu gering einzuschätzen. Hierfür müssen die Ärzte und die Arzthelferinnen zu einem Team zusammenwachsen. Die Deutsche Gesellschaft für Schmerztherapie bietet eine Schmerztherapieweiterbildung für Arzthelferinnen an.

Regelmäßige Teamsitzungen, auf denen praxisorganisatorische Einzelheiten, aber auch Probleme im Umgang mit schwierigen Patienten erörtert werden können, tragen hierzu bei. Das ärztliche Team muss sich gegenseitig über Therapiefragen austauschen. Das Arbeiten in einem ärztlichen Kollegium (Gemeinschaftspraxis – Aufteilung eines gemeinsamen Einkommens – oder Praxisgemeinschaft – Kostenteilungsmodell) kann für den Arzt durch die regelmäßige Möglichkeit zum kollegialen Austausch sehr entlastend sein.

Darüber hinaus sind regelmäßige interdisziplinäre Schmerzkonferenzen durchzuführen, auf denen Patientenvorstellungen oder Fallkonferenzen erfolgen. Einzelne Praxen, deren Behandlungsspektrum nachweislich ausreichend groß ist, haben eine Weiterbildungsermächtigung für Ärzte. Die besondere Schwierigkeit hierbei liegt in der Bezahlung, da durch einen Weiterbildungsassistenten die Fallzahl eines Praxissitzes nicht erhöht werden darf, ergo die Einnahmen nicht steigen. Anders als in der Allgemeinmedizin werden die Gehälter von ambulanten Weiterbildungsassistenten nicht von der KV unterstützt. So bleibt die Zahl der Weiterbildungsstellen im ambulanten Bereich eher gering.

Die funktionierende Praxis benötigt einen gut strukturierten Wochenplan. So sind feste Zeitblöcke für Neuvorstellungen und Wiedervorstellungen, invasive Verfahren, Visiten in stationären Einrichtungen und Hausbesuche und die verschiedenen Formen der Teamsitzungen zu planen. Außerdem muss Zeit für Telefonkontakte und das Schreiben der sehr ausführlichen Briefe vorhanden sein. ◘ Abb. 38.1 zeigt ein Beispiel.

Einige Praxen bieten für Patienten mit problematischen Behandlungssituationen, Tumorpatienten generell und Hospize Rufbereitschaften an, hierfür müssen Dienstpläne gefertigt werden. In manchen Gegenden Deutschlands gehört für niedergelassene Ärzte auch die Teilnahme am Notdienst in der praxisfreien Zeit zu den regelmäßigen in den eigenen Plan zu integrierenden Pflichten.

Montag	Dienstag	Mittwoch	Donnerstag	Freitag
9°° Visite Blockaden	V B	V B	V Besprechung Ärzte und Psychologen	V B
10°° Neu /WV WV	WV/Hosp	WV/NEU	" "	Hosp/WV
" /WV	WV/Hosp	`WV/NEU	WV/NEU	Hosp/WV
11.30 Neu/WV WV	WV/Hosp	WV/WV	WV/NEU	Hosp/WV
/WV	WV/Hosp	WV/WV	WV	Hosp/WV
	–/Hosp	–	–	Notfall
Tel./Brief	–/Hosp	-------	–	Befunde/Büro
15°° WV/WV	WV/Hosp	WV/WV	WV/WV	
WV/WV	WV		WV/WV	
WV/WV.		Schmerzkonferenz	WV/WV	

Abb. 38.1. Strukturierter Wochenplan einer Schmerzpraxis für 2 Ärzte (*Neu* Neuvorstellung, *WV* Wiedervorstellung, *Hosp.* Visiste Hospiz, *B Blockaden*)

38.5 Die Praxis als Wirtschaftsunternehmen

Der niedergelassene Arzt ist ein Unternehmer. Nach wie vor bereitet die ärztliche Ausbildung darauf nicht vor. Die tägliche Arbeit konfrontiert immer wieder mit dem Widerspruch zwischen den ärztlichen Vorstellungen über notwendige fachliche und persönliche Zuwendung für den Patienten und wirtschaftlichen Erfordernissen. Anders als in der Klinik, wo es Strukturen und Dienstanweisungen gibt, die die wirtschaftlichen Interessen eines Hauses sichern sollen, muss der niedergelassene Arzt die Entscheidungen täglich neu eigenverantwortlich treffen.

Die gesundheitlichen Strukturen in Deutschland sind immer weniger in der Lage, ausreichend fürsorglich die zeitnahe Versorgung der in mehrfacher Hinsicht betroffenen Schmerzpatienten sicherzustellen. Ein hohes ärztliches Engagement wird jedoch kaum honoriert. Erst wenn die täglichen Praxiskosten verdient sind (meist mindestens 60% des Umsatzes), kann der Arzt für sein Einkommen arbeiten. Für eine Praxisgründung ist meist eine Kreditaufnahme notwendig (100.000–150.000 Euro); eine vorherige Kalkulation der aktuellen Rückzahlungsmöglichkeiten anhand der Einkommensdaten vergleichbarer Praxen ist dringend zu empfehlen. Darüber hinaus muss mit laufenden Veränderungen der ärztlichen Honorarstruktur gerechnet werden.

Der aktuelle EBM versucht erstmalig, Wirtschaftsdaten (Betriebskosten) in die Honorarstruktur der einzelnen Fachrichtungen (über unterschiedliche Bepunktung der Leistungsziffern) einzubringen. Die Grundidee basierte auf einem gleichen ärztlichen Stundenlohn für alle Ärzte zuzüglich der Betriebskosten. Grundsätzlich rechnet jeder Arzt in seinem Fachgebiet ab (Ordinationsziffer und Konsultationsziffer) zuzüglich einer fachgebietsbezogenen Gesprächsziffer. Dazu kommen von allen Schmerztherapeuten abrechenbare Leistungen aus dem Kapitel Schmerztherapie (Blockaden etc.) und die so genannten Schmerzbasisziffern.

Nach der ersten Quartalsabrechnung scheinen jedoch die meisten Einkommen einfach etwas geringer als im Vorjahr auszufallen mit einzelnen Ausreißern nach oben oder unten. Hierbei entscheidend scheint die derzeitige Regelung, dass die früher gültigen Schmerzbasisziffern im 1. Quartal nebeneinander abgerechnet werden durften, im neuen EBM dagegen nur jeweils eine im Quartal. Außerdem sind die Ordinations-/Konsultations- und Gesprächsziffern für schmerztherapeutische Anästhesisten im Vergleich zu anderen Fachrichtungen trotz gleicher Tätigkeit niedriger bewertet. Ein Ausgleich zwischen den einkommensstärkeren und -schwächeren Fachrichtungen scheint nicht stattzufinden.

Positiv hervorzuheben ist eine zeitgetaktete Gesprächsziffer für fast alle Fachrichtungen und das Unterlegen einer Zeitvorgabe für grundsätzlich alle ärztlichen Leistungen und die daraus folgende Überprüfungsmöglichkeit durch so genannte Plausibilitätszeiten. Hierbei darf eine Überschreitung von Tages- und Monatsarbeitszeiten nicht stattfinden; damit soll eine betrügerische Leistungsvermehrung verhindert werden.

Längerfristig ist ein Abrechnungssystem mit diagnosebezogenen Fallpauschalen geplant ähnlich dem DRG-System in Kliniken.

Grundsätzlich lässt sich feststellen, dass die Schmerztherapie im niedergelassenen Bereich erstmalig bundesweit in das allgemeine Abrechnungssystem implementiert wurde, aber derzeit die Einkommenssituation noch so schlecht ist, dass die teilnehmenden Ärzte nicht kostendeckend arbeiten können. Möglicherweise wird dies zu einer raschen Verschlechterung der Versorgungssituation führen.

Literatur

Gerbershagen HU (1966) Das Mainzer Stadienkonzept des Schmerzes: Eine Standortbestimmung. In: Klingler D, Morawetz R, Thoden U, Zimmermann M (Hrsg) Antidepressiva als Analgetika. Aarachne, Wien, S 71–95

Gockel HH, Maier C (2000) QUAST – Ein auswertungsorientiertes EDV-System zur Dokumentation und Qualitätssicherung in der Schmerztherapie. Schmerz 14: 401–415 und Homepage der DGSS www.dgss.org/pdf/ArtikelQUASTpdf.pdf und abrufbar unter www.dgss.org/pdf/Manual.pdf

Klinger R, Hasenbring M, Pfingsten M et al. (2000) Multiaxiale Schmerzklassifikation MASK, Bd 1: Psychosoziale Dimension – MASK-P, Deutscher Schmerzverlag

Stichwortverzeichnis

A

Aδ-Faser 57, 85, 60, 86
Abhängigkeit 50
– psychische 342
Abhängigkeitsanamnese 344
Ablenkungsparadigma 96
Absaugen, endotracheales, im Neugeborenenalter 356
ACC (anteriorer cingulärer Kortex) 94
Acetylsalicylsäure (ASS) 191
Adjuvanzien 325
$\alpha_{1/2}$-Adrenorezeptor 59
Affekt 415
Affektstörung 416
Afferenz, dünne 80, 85
Afferenz, viszerale 298ff.
– aszendierende spinale Bahnen 302
– Sensibilisierung viszerosomatischer Neurone 301
Afferenz, spinale 299
– supraspinale Kontrolle 302
– thalamokortikales System 303
Afferenz, vagale 298
– zentrale Sensibilisierung 302
Aggravation 440
Agnosie 47
Agranulozytose 193
Aktivitätssteigerung 16
Akupunktur 147, 257
– Anwendungsgebiete 153
– Achillodynie 153
– als Segmenttherapie 148
– evidenzbasierte Medizin 153
– Leitlinien 153
– Modellvereinbarung 153
Akzeptanz von Schmerz 18
Alarmzeichen (red flag) 308
Alendronat 216
Alkoholneurolyse 335
Allodynie 46
– mechanische 77, 78
  – dynamische 58
  – statische 58
– taktile 5
Alltagsaktivität 181
Almotriptan 227
Alosetron 311
Alter, Schmerzprobleme im 374
– Fettgehalt 379
– Nebenwirkungen von Medikamenten 349
Alzheimer, Morbus 415
Amitriptylin 213
Amphetamin 415
Anaesthesia dolorosa 135, 237
Analgesie
– für Kinder 359
– patientenkontrollierte (PCA) bei Kindern 365
– schwangerschaftsinduzierte 386
Analgetikum 226
– antiphlogistische Wirkung 188
– antipyretische Wirkung 188, 192
Analgosedierung für Kinder 359
Analogskala, visuelle (VAS) 69
Anamnese 8, 30, 250, 377, 439
– biographische 50
– Familienanamnese 51
– psychologische 50
Angina
– abdominalis 338
– pectoris 128, 299, 337, 426
Angst 17, 180
Angstverhalten 179, 255, 257
Anlaufschmerz 34, 262
Anpassungsprozess 18
Anpassungsstörung 415
Antiarrhythmikum 217
Antibiotikum 272
Antidepressiva 212 ff, 257, 290, 325, 380
– Komplikationen 214
– trizyklische 349
Antiemetikum 226, 325
Antihistaminikum 227
Antikonvulsivum 210 ff, 325, 349, 380
– Nebenwirkung im Alter 349
– Wirkung auf neuronale Kalziumkanäle 290
– mit Wirkung auf neuronale Natriumkanäle 290
Antiphlogistikum, nichtsteroidales (NSAID), siehe Antirheumatikum, nichtsteroidales ►
Antirheumatikatherapie 266
Antirheumatikum, nichtsteroidales (NSAID) 188ff, 229, 251, 256, 266, 268, 272, 274, 322, 380, 399
– Anwendungsdauer 351
– Arzneimittelinteraktionen 191
– Kinder 192
– Kontraindikationen 191
– Langzeitanwendung 351
– Schwangerschaft 192
– Senioren 192
  – Nebenwirkungen 349
– topische 265
Antriebssteigerung 213
Antriebsstörung 414ff
Aphasie 47
Apraxie 47
Äquivalenzdosis 206
– von Opioiden 207
Arbeitsfähigkeit 140
Arbeitsunfähigkeit 51, 256
Arteriitis temporalis 41
Arthritis 268
– bakterielle 272
– periphere 270
– psoriatica 270
– rheumatoide (RA) 96, 256, 265
Arthrose 262ff, 375
Arzneimittelereignis, unerwünschtes 349
Arzthaftungsverfahren 443
ASS (Acetylsalicylsäure) 191
Assoziationsgefüge 416
Asthma, Aspirin-sensitives 191
Atrophie 44
Auffälligkeit, psychopathologische 415
Aufklärung 112ff, 122, 351, 442
– Fehler 116
– Formulare 113
Aufklärungspflicht 351
Aufmerksamkeit 16
– auf Schmerzreize 95
Ausdrucksverhalten 417
Automatiklanzette 356

B

Baclofen 124, 217
Bandscheibendegeneration 253
Bandscheibenprotrusion 253
Bandscheibenvorfall 250, 253
– operative Therapie 252
Basistherapeutikum 266
Basistherapie 266
Bauchschmerz 337
– funktioneller, bei Kindern 370
Beatmung bei Neugeborenen 357
Beckenorgan 299
Bedarfsmedikation 322
Bedside-Test 287
Beeinträchtigungserleben 180
Behandlung, psychologische 177
Behandlungsanamnese 439
Behandlungsfehler 115
Behandlungsmethode, alternative 442
Behandlungsprogramm, multidisziplinäres 256
Behandlungsvertrag 112
Beinschmerz 250
Belastung
– berufliche 51
– psychosoziale 51
Belastungsstörung, posttraumatische (PTSB) 52, 104
Benzodiazepin 217
Bestrahlung, fraktionierte 166
Betäubungsmittel (BtM) 432ff
– Anforderungsschein 435
– Verschreibungshöchstmengen 433
– Verschreibungsverordnung (BtMVV) 432
Bettruhe 256
Bewältigungsstrategie 17
Bewegung, aktive/passive 34
Bewegungstherapie 138
Beweisanordnung 438
Beweisfrage 438, 440
Beweislast 115
Beweislastumkehr 443
Bewusstsein, psychischer Befund 415
Bildgebung, funktionelle 92
Biofeedback-Verfahren 177, 243
Bisphosphonat 163, 216ff, 276, 325
– Komplikationen 216
Blepharospasmus 406
Blindgang 47

Blinkreflex 87
Blockade 380
- des Plexus coeliacus 312
- intratradikulär 252
- periradikulär 252
- therapeutische 252
Blutabnahme im Neugeborenenalter 356
Blutung, gastrointestinale 379
BOLD-Effekt 93
Borderline-Störung 416
Botulinum-Toxin 257, 407
breakthrough pain (Schmerzattacke) 319ff
Brief-Pain-Inventory 27
Bronchialkarzinom 167
Brown-Sequard-Syndrom 46, 405
BtMG (Betäubungsmittelgesetz) 432ff
BtMVV (Betäubungsmittel-Verschreibungsverordnung) 432
Bundesopiumstelle 433
Bupivacain 124
Buprenorphin 203ff, 323
- Arzneimittelinteraktionen 204
- Ceiling-Effekt 203
- Dosierung 203
- Kinder 204
- Kontraindikationen 204
- Schwangerschaft 204
- Senioren 204
- Toxizität 204
Burning-mouth-Syndrom 97, 240ff
Butylscopolamin 425

C

calcitonin-related peptide (CGRP) 6
Cannabis 415
^{11}C-Carfentanil 92
Capsaicininjektion 5
Capsaicinrezeptor TRPV 1 6
Carbamazepin 210
Cauda-equina-Syndrom 250
CED (chronisch-entzündliche Darmerkrankung) 312
Ceiling-Effekt 203, 324
Celecoxib 189
C-Faser 57, 85
c-fos 6
CGRP (calcitonin-related peptide) 6
Cherry-Blockade 310
Chirotherapie 247, 257
Chondroitinsulfat 265
Chorea 406ff
Chronifizierung 109, 179, 377
- biopsychosoziale 246
Chymopapain 252
Ciclosporin 191
Citalopram 213
Claudicatio
- intermittens 251
- Schmerz 332
- spinalis 250
Clodronat 216
Clomipramin 213
Clonazepam 210
Clonidin 124
Clusterkopfschmerz 98, 222, 231ff
- Attackentherapie 232
- Prophylaxe 232
Codein bei Kindern 364
Colchicin 274
Compliance 351
Computertomographie 40, 247
Conus-equina-Syndrom 250
Coping 418
Coping-Strategie 57, 178, 230, 417
COX-2-Hemmer 264, 379, 380
Coxibe 189, 190, 266
- Anwendungsdauer 351
- Arzneimittelinteraktionen 191
- Kinder 192
- Kontraindikationen 191
- Schwangerschaft 192
- Senioren 192
- Toxizität 191
CP (chronische Polyarthritis) 265
CRPS (komplexes regionales Schmerzsyndrom) 30, 128
Cyclooxigenase-2-Inhibitor, selektiver (▶ s. auch Coxibe) 188

D

Darmerkrankung, chronisch-entzündliche (CED) 312
Darmulzeration 190
Dauermedikation 322
Deafferenzierung 62
Definition des chronischen Schmerzes 4
Defizit
- nozizeptives 86
- kognitives 376
Degeneration 262
Dekompression, mikrovaskuläre
- nach Gardner 237
- nach Jannetta 237
Dekubitalulzera 318
Delir 415
Demenz 415, 416
Denervation 251
Denkablauf 415
Depression 17, 213
Dermatom 301
Desipramin 213
Detektionsschwelle 77
Deutscher Forschungsverbund Neuropathischer Schmerz 78
Deutscher Schmerzfragebogen 24, 26
Diadochokinese 46
Diagnostik
- elektrophysiologische 85
- neuropathischer Schmerzen 84
Diclofenac 188, 323
Differenzialdiagnostik 53
Dihydrocodein 196ff, 323
- Arzneimittelinteraktionen 197
- Kinder 197
- Kontraindikationen 197
- Schwangerschaft 197
- Senioren 197
- Toxizität 197
^{11}C-Diprenorphin 92
Diuretikum 191
Dokumentation 353
- bei Kindern 365
- Einsichtnahme 114
- Mängel 114
- unzureichende 114
Donnerschlagkopfschmerz 222
Dopaminagonist 406, 407
Dosistitration 349
Doxepin 213
Drainageanlage bei Kindern 360
Duchenne-Hinken 35
Ductus arteriosus Botalli 194
Duloxetin 213
Durchblutungsstörung 332
Durchhaltestrategie 248
Dysästhesie 46, 286, 415
Dysfunktion, kraniomandibuläre 242ff
- biopsychosoziales Krankheitsverständnis 242
- Kiefergelenkfunktionsstörungen 242
- Okklusionsstörungen 242
- Pathophysiologie 242
Dysmenorrhö 386
Dyspepsie, funktionelle 311
Dysphagie 166
Dysthymie 415
Dystonie 44, 407
- fokale 406
- segmentale 406

E

ECMO 357
Edukation 381
EEG 87
Effekt, antitussiver 197
Eingeweide 299
Einlaufschmerz 262
Einstiegsdosis 350
Einteilung, mechanismenorientierte 281
- mechanismenorientierte Therapie 294
Einwilligung 114, 222, 442
Einwirkung, teratogene 387
Einzeitbestrahlung 166
Eispackung 262
Elektrodislokation 128
Elektrolyse 143
Elektromyographie (EMG) 87, 251
Elektrostimulation
- epidurale 337
- transkutane elektrische Nervenstimulation
Elektrotherapie 142
Eletriptan 227
Embryopathie 387
EMG (Elektromyographie) 87, 251
EMLA 356
Emotion 68
Empfindung, viszerale 304
Empfindungsstörung, dissoziierte 46
Endplattenabnormalität 254
Enthesitis 268, 270
Entspannungsverfahren 177, 381
Entwicklung, depressive 417
Entzugsproblem, neonatales 389
Entzündungsaktivität 265
Entzündungsschmerz Substanz P 6
Entzündungszeichen 273
Enzephalopathie, subkortikale arteriosklerotische 416

Erbrechen, zyklisches 369
Erythromelalgie 6, 58
Esketamin 424
Ethanol 131
Etidronat 216
Etoricoxib 189
Evidenz 248, 252, 255
Expression von Ionenkanälen 6

F

Faces Pain Scale 360
Facettendenervation 257
Facettengelenk 254
Facettensyndrom 254
Fahrtüchtigkeit 116, 350, 351
Fahrzeugführung 351
Fear-avoidance-Modell 9, 107
Fehlindikation 348
Fentanyl 124, 202ff, 323
- Arzneimittelinteraktionen 202
- Dosierung 202
  - in der Frühgeborenenphase 358
  - in der Neugeborenenphase 358
- Kinder 203
- Kontraindikationen 203
- Schwangerschaft 203
- Senioren 203
- Toxizität 203
Fetopathie 387
Fibromyalgie 31
Filtrationsrate, glomeruläre 396
Flachrücken 35
Fluchtreflex 87
Fluoxetin 213
Flupirtin 194ff
- Arzneimittelinteraktionen 195
- Dosierung 194
- Kinder 195
- Kontraindikationen 195
- Schwangerschaft 195
- Senioren 195
- Toxizität 195
fMRT (funktionelle Kernspintomographie) 92
Folter, körperliche Symptome 103
Fragebogen 446
- eindimensionaler 52
- mehrdimensionaler 52
- standardisierter 53
Fraktur 275
- osteoporotische 276
- pathologische 163
- vertebrale 276
Fremdreflex 32
Frey-Filament 78
Frovatriptan 228
Frühgeborenes 356
Functional-restoration-Programm 180
Funktionsfähigkeit, Wiederherstellung 180
Furchtkonditionierung 9

G

Gabapentin 210
Galenik, retardierte 195
Ganglion Gasseri 135
Gate-control-Theorie (GCT) 15, 104
GCT (Gate-control-Theorie) 15, 104
GdB (Grad der Behinderung) 441
Geburtsschmerz 386
Gedächtnis 8ff
- deklaratives 8
- explizites 8
- implizites 8, 9
Gefälligkeitsgutachten 438
Gefäßverschluss, akuter 332
Gelenkerguss 38
Gelenkpunktion 272
Gelenkspaltverschmälerung 254
Gelenkveränderung 262
Genexpression 6
- in peripheren Neuronen 5
- in zentralen nozizeptiven Neuronen 5
Gesichtsschmerz 131
- anhaltender idiopathischer 237, 239ff
Gichtanfall 273, 274
Gliazelle 60
Glossodynie 240
Glossopharyngeusneuralgie 237
Glukokortikoid 267, 269
- Injektion 267, 268
  - intraartikuläre 265
Glukosamin 265
Glukosestoffwechsel, zerebraler 92
Glyzerin-Instillation nach Hakanson, perkutane retroganglionäre 237
Göttinger Rückenintensivprogramm (GRIP) 140
Grad der Behinderung (GdB) 441
GRIP (Göttinger Rückenintensivprogramm) 140
Grundfunktion, neuropsychologische 415
Guillain-Barré-Polyradikulitis 410
Gyrus cinguli anterior 304

H

$H_2{}^{15}O$-PET-Untersuchung 92
Habituation 9
Haftung 115
Haftungsproblem 350
Halbkörperbestrahlung 165
Hallervorden-Spatz-Krankheit 406
Halluzination 415ff
Halsarteriendissektion 247
Halswirbelsäule, Schmerzen 246
Handlungskonturierung 41
Hautbiopsie 88, 289
Head-Zone 25
Hemicrania continua 222
Hemikranie, paroxysmale 222, 235
Hemineglect 47
Hemmung, intraspinale 62
Herpes Zoster 375
Herpes-Zoster-Radikuloneuritis, akute
- Zoster ophthalmicus 281
- Zoster oticus 282
Herzerkrankung, koronare, als Ursache thorakaler Schmerzen 310
Herzfrequenzvariabilität 87
Herzinfarkt, Soforttherapie 337
Herzinsuffizienz 401
High-intensity-zone-Zeichen (HIZ) 253
Hilflosigkeit gegenüber dem Schmerz 106
Hilflosigkeit, therapeutische 14
Hirndruck 222
Hirninfarkt, als Ursache neuropathischen Schmerzes 41
Hirnnerven, Überprüfung 41
Hirnnervenausfall 163
Hirnstammsyndrom, gekreuztes 46
Hitzehyperalgesie 58, 77
Hitzehyperallodynie 58
HIZ (High-intensity-zone-Zeichen) 253
Höhlengrau, zentrales 305
Homöostase 146
Hormonersatztherapie 276
Hormonmangel 276
Hustenkopfschmerz 222
HWS-Syndrom (Akupunktur) 153
HWS-Trauma, Kopfschmerz 222
Hyaluronsäure 265
Hydromorphon 124, 201ff, 323
- Arzneimittelinteraktionen 201
- Dosierung 200
- Kinder 201
- Kontraindikationen 201
- Schwangerschaft 201
- Senioren 201
- Toxizität 201
Hyperalgesie 6
- mechanische 77, 78
Hyperkalzämie 163, 319
Hyperurikämie 273
Hypnose 177

I

Ibandronat 216
Ibuprofen 188, 323
Ideenflucht 416
Iliosakralgelenksyndrom (ISG-Syndrom) 254
Imipramin 213
Impulsbildung, nozizeptive 58
Impulskontrolle 416
Infektion 271
Infiltrationsanästhesie bei Kindern 360
Informationsvermittlung 180
Initiationsritus 414
Injektion 257
- epidurale 252
- intramuskuläre im Neugeborenenalter 356
Insel (Schmerznetzwerk) 95
Inselkortex 95, 304
Inspektion 30
Insuffizienz, chronisch venöse 333

Intensitätskodierung 95
Intentionstremor 46
Interleukin 60
International Association for the Study of Pain 4
Interneuron, GABAerges 62
Interozeption 304
Intervention, kognitiv-behaviorale 181
Intoxikation 416
Ischämie 332ff
- Risikofaktoren 334
Ischämieschmerz 131
ISG-Syndrom (Iliosakralgelenksyndrom) 254

K

Kältehyperalgesie 58, 77
Kälteallodynie 58
Kältetherapie 130ff, 141, 272
Kalziumantagonist 337
Kalziumkanalblocker 336
Känguruhkontakt 356
Kapselspannungsschmerz 319
Karpaltunnelsyndrom (Akupunktur) 153
Katastrophisieren 16, 179
Kaudalanästhesie bei Kindern 360
Kausalattribution 50
Kernspintomographie 40, 247
- funktionelle (fMRT) 92
Ketanserin 336
Klopfschmerz 31
Knochendichte 275
Knochenmarkdepression 169
Knochenmarkkarzinose 163
Knochenmarkpunktion bei Kindern 360
Knochenmetastasen 162, 318
- osteoblastische 167
- osteolytische 167
Knochenschmerz 163, 318, 320, 326
Koanalgetikum 325
Kognition 15, 17, 68, 107, 178, 416
Kolikschmerz 427
Kommunikation 68, 107, 414
Komorbidität 414
- psychische 52, 342, 345
Kompressionssyndrom, spinales 163
Konditionierung, operante 107
Konnektivität, effektive / funktionelle 98
Kontrolle, inhibitorische 62
Kontrollsystem, endogenes 305
Konvergenzneuron, viszerosomatisches 301
Konversionsstörung 415
Koordination 32, 42, 46
Kopfschmerz 222
- bei Kindern 367
- bei körperlicher Anstrengung 222
- bei Medikamenten-übergebrauch 235ff
- bei sexueller Aktivität 222
- primärer 222ff
- schlafgebundener 222
- sekundärer 222
- trigemino-autonomer 231
- vom Spannungstyp 222, 229ff
Kopfschmerztagebuch 70
Kopftrauma 222
Körperakupunktur, klassische chinesische 148
Körperempfindung 304
Körperhaltung 35
Körperschema 25
Körperschmerz 103
Korsett 276
Kortex
- anteriorer cingulärer (ACC) 94
- posteriorer cingulärer (PCC) 94
- primärer somatosensorischer 6
Kortikosteroid 216ff, 251, 252, 274
- Komplikationen 216
- Nebenwirkungen 216
Kraftprüfung, Paresegrade 44
Krampussyndrom 410
Krankengymnastik 138, 139
Krankheitsfolge 376
Krankheitsgewinn, sekundärer 51
Krankheitsmodellvorstellung 180
Krankheitsverarbeitung, maladaptive 51
Krankheitsverhalten 179, 257
Krebserkrankung 375
Kreuzabhängigkeit 342
Krisensituation 414
Kryotherapie 130, 132, 272
KUSS (kindliche Unbehagens- und Schmerzskala 357
Kyphoplastie 276

L

Lagerung
- Funktionsstellung 138
- Ruhestellung 138
Laminektomie 252
Lamotrigin 210
Langzeiteffektivität 348
Langzeitpotenzierung der synaptischen Übertragung 9
Lasègue 46, 47, 251
Läsion, extrapyramidal-motorische 44
Lateralisierung der Schmerzverarbeitung 95
Laxanzien 189
L-Dopa 406 407
Lebensgestaltung 416
Lebensqualität 27, 167
Lebensstärke 414
Leberfunktion 378, 396
Leberinsuffizienz 398
Leibeshalluzination 414
Leid (als Synonym von Schmerz) 414
Leistungsfähigkeit 376
Leistungsüberprüfung 351
Lemiskale Funktion 84
Lernen 8, 16
- assoziatives 8
- Modelllernen 107
- nichtassoziatives 9
- operante 106
Lerntheorie 106
Levomethadon 325
Libido 418
Lidocain 217
- Grundlage 156
- Test 217
Ligand, radioaktiver 96
Liganden-PET, s. auch Rezeptorverteilung
- rheumatoider Arthritis 96
- Trigeminusneuralgie 96
- zentrale Schmerzen 97
Ligandenstudie 96
Locus-Dolendi-Akupunktur 147
Lokalanästhesie für Kinder 359
Lokalanästhetikainfiltration 380
Lokalanästhetikum 154
Lumbago 253
Lumbalpunktion
- bei Kindern 359
- im Neugeborenenalter 356
Lungenkarzinom 167

M

Magenulzeration 190
Magnetenzephalographie (MEG) 92, 93
Mainzer Stadienkonzept chronischer Schmerzen 27
Malignom, kolorektales 167
Mammakarzinom 165, 167, 171
Manuelle Therapie 40
- Kontraindikationen 139
- Nebenwirkungen 139
Massage 140
Maximaldosis 350
McGill-Pain-Questionnaire 27
MdE (Minderung der Erwerbsfähigkeit) 441
Mebeverin 311
Medikament
- intrathekales 123, 124
- rückenmarknahes 123
- spinales 123
Medikamentenabhängigkeit 442
Medikamenteneinnahme-verhalten 50
Medikamenteninteraktion 376
Medikamentenmissbrauch 442
Medulla oblongata, dorsolaterale 87
MEG (Magnetenzephalographie) 92ff
Meningismus 41
Meridian 148
Merkfähigkeit 416
Mesenterialinfarkt 337
Messverfahren, elektrophysiologisches 84
Metamizol 193ff, 323, 423
- Arzneimittelinteraktionen 194
- Dosierung 193
- kardiogener Schock 194
- Kinder 194
- Kontraindikationen 194
- Schwangerschaft 194
- Senioren 194
Metastasen 319
Methadon 124
Methotrexat 266
Methylprednisolon 250
Mexiletin 217
Midazolam 124, 425
Migräne 98, 152, 222, 224ff
- abdominelle 369
- Akupunktur 152
- Äquivalent 369

- azephalische 369
- bei Kindern 367ff
- Epidemiologie 224
- migranöser Infarkt 223
- mit Aura 223
- neurogene Entzündung 224
- ohne Aura 223
- persistierende Aura 223
- Phonophobie 223
- Photophobie 223
- Prävalenz 224
- Prophylaxe 225, 369
- Status migraenosus 223
- Vorbotenphase 223
Migräneattacken 369
  - Behandlung 225, 226
Mikrokompression des Ganglion Gasseri, perkutane 237
Mikroneurographie 87
Minderung der Erwerbsfähigkeit (MdE) 441
Mini-Mental State Examination (MMSE) 376
Minussymptom 76
Mirkosystemakupunktur 149
Mirtazapin 213
Missbildungspotenzial 387
Missbrauch 342, 432
Mixed-pain-Syndrom 56, 281
MMSE (Mini-Mental State Examination) 376
Monarthritis 272, 273
Monotherapie 348
Morbus
- Crohn 312
- Parkinson 42, 416
- Wilson 406
Morgensteifigkeit 265
Morphin 124, 199ff, 323, 424
- Abhängigkeit 199
- Arzneimittelinteraktionen 200
- bei Kindern 365
- Cimetidin 200
- Dosierung 199
  - bei Frühgeborenen 358
  - bei Neugeborenen 358
- Entzugssymptomatik 199
- Erbrechen 199
- i.v.-PCA
- Ileus 200
- intrathekale 123
- Kinder 200
- Kontraindikationen 200
- Laxanzien 199
- Nebenwirkungen 125
- Obstipation 199
- Schwangerschaft 200
- Sedierung 199
- Senioren 200
- Stillzeit 200
- Toxizität 200
- Übelkeit 199
Morphintageshöchstdosis bei Kindern 366
Morphintherapie, orale, bei Kindern 366
Morphometrie, voxelbasierte 93
Mukositis 366
Multiple Sklerose 86
Münchner Rückenintensivprogramm (MÜRIP) 140
Mundbrennen 239, 240
Muskeleigenreflex 32
Muskelrelaxation nach Jacobsen, progressive 177, 230, 243
Muskelrelaxanzien 257
Muskulatur 255
Myalgie 404, 405, 407, 410
Myelographie 40, 251
Myelom, multiples 163
Myelom, Symptom bei Schädigung 46
Myelopathie 248
Myelosuppression 166, 170
Myokardinfarkt 310, 426
Myotendinose 31
Myotom 301
Myotonolytikum 404

N

Nackenschmerz
- pseudoradikulärer 247
- radikulärer 246
- unspezifischer 246
Na-Kanal, spannungsabhängiger 58
Naloxon 198ff, 323
- Arzneimittelinteraktionen 198
- Dosierung 198
- Kinder 198
- Kontraindikationen 198
- Schwangerschaft 198
- Senioren 198
- Toxizität 198
Naratriptan 228
Natriumkanal NaV1.3/1.8 6
Natriumkanalantagonist 217
Naturheilverfahren 146
Naxopren 189
Negativzeichen der Somatosensorik 76
Nephrotoxizität 399
Nervenbahn
- deszendierende 62
- somatosensorische 84
- zentrale trigeminale 87
Nervenblockade, bei Kindern 360
Nervendehnungsschmerz 32
Nervenendigung, nozizeptive 4
Nervenfaser, dünne 77
Nervenfaserdichte, intraepidermale 88
Nervenleitungsgeschwindigkeit (NLG) 85
Nervenstimulation
- periphere (PNS) 128
- transkutane elektrische (TENS) 125, 231, 243, 291, 337, 410
  - Kontraindikationen 126
  - Nebenwirkungen 126
Nervenwurzel 250
Nervus
- splanchnicus 299
- vagus 298
Nervus-pudenus-Blockade 310
Netzwerk, schmerzmodulierendes 96
Neugeborenes 357
- Schmerztherapie 356
Neuralgie
- kraniale 222
- N. glossopharyngeus 236
- N. intermedius 236
- N. laryngeus 236
- N. occipitalis major 236
- postzosterische (PHN) 282, 380
Neuraltherapie 154
- Infiltration von Myogelosen 158
- Infusionstherapie 156
- Lokalbehandlung 156
- Quaddeltherapie 156
- Reiztherapie 156
- Segmenttherapie 156
Neurobiologie 108
Neuroleptikum 406
Neurolyse 133, 326
- intrathekale 134
Neuromodulation 122
- Indikationen 123
- sakrale 313
- transkutane elektrische Nervenstimulation
Neuron, multirezeptives 57
Neuropathie, periphere 407
Neurophysiologie, klinische 85
Neurrektomie, periphere 131
Neutral-0-Methode 37
Neutrophin 6
Nichtopioidanalgetikum 322
- bei Kindern 361
Nierenfunktion 379, 396
Niereninsuffizienz 398, 400
Nierenkarzinom 167
Nierenzellkarzinom 165
Nitrate 337
NLG (Nervenleitungsgeschwindigkeit) 85
NMDA-Rezeptor 60
- Antagonist 124
Noncompliance 353
Non-Hodgkin-Lymphom 165
Nortriptylin 213
Notarztdienst 422
Notfallpatient 422
Notfallverschreibung 434
Nozizeptorfunktion, periphere 88
Nozizeptorschmerz 56
NSAI (nichtsteroidales Antiphlogistikum), siehe Antirheumatikum, nichtsteroidales
NSS (numerische Schätzskala) 69

O

Obstipationsprophylaxe 325
Odontalgie, Therapie 241
Ohrakupunktur 149
Okulomotorik 41
Oligoarthritis 272
Oligophrenie 416
Operation im Neugeborenenalter 357
Opioid 195, 257, 264, 323, 349, 357, 380, 397, 398
- Äquivalenzdosen 206
- Bedarfsmedikation 196
- bei Kindern 361, 363
- δ-Rezeptor 196
- Durchbruchschmerzen 196
- Entzugssyndrom 196
- Fahrtüchtigkeit 196
- immunsuppressive Wirkung 196
- κ-Rezeptor 196
- langwirksame 290
- Langzeittherapie 351
- μ-Rezeptor 196
- Naloxon 196
- Nebenwirkungen 325
  - im Alter 349

- Opioidrotation 196
- Präparatwechsel 366
- Reiseverkehr 436
- schwachwirksames 196
- spinale Applikation 326
- starkwirksames 199
- Therapieabbruch 196
- Titration 196
- transdermales 202
- Überdosierung 196

Opioidanalgesie bei Kindern 365
Opioidentzug 343
Opioidrotation 325
Opioidtherapie 367
- Begleitmedikamente 367
- bei Kindern 367
- Empfehlungen 324
- Nebenwirkungen 367

Organfunktion 378
Organinsuffizienz 396
Organreflex 299
Organregulation 296
Organveränderung 380
Orientierung 415
Ösophaguskarzinom 167
Osteophytenbildung 254
Osteoporose 375
- postmenopausale 276, 277

Oxcarbazepin 210
Oxycodon 201ff, 323
- Arzneimittelinteraktionen 201
- Dosierung 201
- Kinder 201
- Kontraindikationen 201
- Schwangerschaft 201
- Senioren 201
- Toxizität 201

P

Palpation 30
- Palpationspunkte 31

Pamidronat 216
Pancoast-Tumor 247
Pankreatitis, chronische 312
Paracetamol 192ff, 263, 323, 399
- Arzneimittelinteraktionen 192
- Dosierung 192
- Kinder 192
- Kontraindikationen 192
- Schwangerschaft 193
- Senioren 192
- Toxizität 192

Parästhesie 58, 286
Parkinson-Syndrom 406
Parotistumor 319
Patient, geriatrischer 376
Patientenwille 115
pAVK 128
PCA (patientenkontrollierte Analgesie) bei Kindern 365
PCC (posteriorer cingulärer Kortex) 94
Peltier-Thermoden 77
Penicillin 272
Periduralanästhesie bei Kindern 361
Periost 318
Persönlichkeitsstörung 415
Pethidin 124
PET (Positronenemissionstomographie) 92
Phänomen, negatives sensorisches 62
Phänotypänderung 5
Phantomschmerz 241, 284
- Akupunktr 153

Pharmakodynamik 379
Pharmakokinetik 397
Phenol 130, 131
Phenytoin 210
PHN (postzosterische Neuralgie) 282, 380
Physikalische Therapie 138, 270, 274, 275
Physiotherapie 138ff, 257
- Kontraindikationen 139

Placebo 109
- Analgesie 96

Plasmaeiweißbindung 378
Plasmozytom 167
Plastizität
- des nozizeptiven Systems 5
- synaptische 5

Plazentaschranke 387
Plexus coeliacus 133
- Neurolyse 133

Plussymptom 76
Pneumonitis 166
PNP (Polyneuropathie) 283, 333, 409
PNS (periphere Nervenstimulation) 128
Polyarthritis, chronische (CP) 265
Polyneuropathie (PNP) 283, 333, 409
Polypragmasie 349
Polyradikulopathie 410
Port 124
Positivzeichen 76
Positronenemissionstomographie (PET) 92
Postlaminektomiesyndrom 128, 311
Postnukleotomiesyndrom (Akupunktur) 153
Postthorakotomiesyndrom 311
Postzosterneuralgie (Akupunktur) 153
Potenzial
- laserevoziertes 86
- somatosensorisch evoziertes (SEP) 85

PPI (Protonenpumpeninhibitor) 191
Pregabalin 210
Primärtumor 320
Problemschwangerschaft 390
Procain-Grundlage 155
Procaintherapie 154
Profil, somatosensorisches 62
Prophylaxe, medikamentöse
- Acetylsalicylsäure 227
- Amitriptylin 226
- Amitriptylin 230
- β-Rezeptorenblocker 228
- Botulinum-Toxin A 227, 230
- Clomipramin 226, 230
- Doxepin 226, 230
- Ergotamintartrat 233
- Flunarizin 226
- Lithium 233
- Magnesium 227
- Metoprolol 226
- Mirtazapin 230
- Naproxen 228
- Naratriptan 228, 233
- Pestwurzextrakt 226
- Prednisolon 233
- Propanolol 226
- Topiramat 226, 234
- Trimipramin 226, 230
- Valproinsäure 227, 233
- Verapamil 233
- Vitamin B2 227

Propriozeption 76
Prostaglandin 190
- E2 188

Prostanoid 335
Prostatakarzinom 165, 167, 169, 170, 171
Prostatodynie 312
Protonenpumpeninhibitor (PPI) 191
Psoriasisarthritis 269
Psychoanalyse 102, 176
Psychodynamik 104
Psychopathologie 176
Psychose 414, 415
Psychovegetative Funktion 415
PTSB (Belastungsstörung, posttraumatische) 52, 104
Pupillomotorik 41
Pyramidenbahn 41, 44, 406
PZN (postzosterische Neuralgie) 282, 380

Q

QST (quantitative sensorische Testung) 76
QST-Untersuchungsprotokoll 78
Qualitätssicherung 443, 446

R

RA (rheumatoide Arthritis) 96, 256, 265
Radikulopathie 251
- zervikale 248

Radiofrequenzbehandlung 257
Radiofrequenzläsion 132
Radiofrequenztherapie (RF) 129
Radiotherapie 162
Ratschow-Lagerungsprobe 333
Raynaud-Phänomen 335
red flag 255
Reflex, autonomer 87
Reflexstatus 41
- Babinski-Phänomen 44
- Bauchhautreflexe 43
- Fremdreflexe 43
- Muskeleigenreflexe 43
- pathologische Reflexe 44

Regionalanästhesie bei Kindern 360
Reizdarmsyndrom 311
- darmbezogene medizinische Hypnose 312
- Paroxetin 312
- trizyklische Antidepressiva TCA 311

Reizreaktionstherapie 138
Rekalzifizierung 164
Rektumkarzinom 167
Reflexstatus, Überprüfung 41
Remifentanil 96
Rentenverfahren 51
Reorganisation, kortikale 6
- beim Phantomschmerz 7

Restless-legs-Syndrom 406
Retrobulbärneuritis 404

β-Rezeptorenblocker 337
Rezeptorverteilung (▶ s. auch Liganden-PET) 92, 96
Rezidivprophylaxe 274
RF (Radiofrequenztherapie) 129
Rhenium 168
Rheumafaktor 265
Rheumaschub 267
Rigor 44
Risiko, fetales 387
Risikoverfahren, biographisches 51
– Rizatriptan 228
Röntgen 40
Röntgendiagnostik 247
Ropivacain 124
Rückenmarkstimulation (SCS) 126, 257
Rückenschmerz
– Akupunktur 153
– Gesamtmanagement 256
– unspezifischer 253
– Chronifizierung 255
Rückenschule 181
Rumpfmuskulatur 255

S

Sacroiliitis 254, 268
Sakralblock 310
Samarium 168
Scapula alata 42
Schadenersatz 115
Schadenersatzanspruch 116, 442
Schädigung, iatrogene 345, 348
Schätzskala, numerische (NSS) 69
Schenkelhalsfraktur 275
Schilddrüsenkarzinom 167
Schizophrenie 415
Schlaf-Wach-Rhythmus 225
Schlaganfall 405
Schleudertrauma 249
Schmerz 414
– affektiver 70
– akuter 27
– bei psychischer Störung 309
– chronischer 4, 27
– diskogener 253
– evozierbarer 57
– facettenbedingter 254
– neuropathischer 6, 56, 307, 309, 319, 404ff, 407, 410
  – fokale Neuropathie 280
  – komplexe neuropathische Erkrankungen 281
  – multifokale schmerzhafte Neuropathie 280
  – periphere Neuropathie, Polyneuropathie 280
  – zentrale schmerzhafte Neuropathien 281
– nozizeptiver 56, 307
  – chronische Entzündungsschmerzen 280
  – viszerale Schmerzen 280
– oberflächlicher somatischer 309
– objektiver 102
– projizierter 25
– pseudoradikulärer 251
– psychischer 102
– psychogener 104
– radikulärer 250
– sensorischer 70
– skelettärer 404, 405, 407, 410
– somatischer 102
– subjektiver 102
– sympathisch unabhängiger (sympathetically independent pain (SIP)) 59, 286
– sympathisch unterstützter (sympathetically maintained pain (SMP)) 59, 286
– therapiebedingter 320
– tiefer somatischer 297, 309
– tumorbedingter 320
– übertragener 25
  – viszeraler 297
– Veränderung 27
– viszeraler 296, 306ff, 318, 405, 407, 410
  – Beckenbodenschmerzen 307
  – biopsychosoziales Modell 306
  – chronische Bauchschmerzen 306
  – Fehldiagnosen 308
  – thorakale Schmerzen 307
– zentraler 97
Schmerzaffekt 70
Schmerzanamnese 439
Schmerzangabe 72
Schmerzarbeitsgedächtnis 95
Schmerzattacke 57, 319–321
Schmerzausbreitung 25
Schmerzbeschreibung 24
Schmerzbewältigung, affektive 95
Schmerzbewältigungsprogramm 180, 381
Schmerzcharakteristik 24, 26
Schmerzchronifizierung 4
Schmerzdiagnose 24
Schmerzdurchbruch bei Kindern 366
Schmerzempfindungsskala (SES) 26, 52, 70
– von Geissner 27
Schmerzerfahrung 68
Schmerzerfassung bei alten Patienten 376
Schmerzerwartung 109
Schmerzform, evozierte
– Allodynie 286
– Hyperalgesie 286
Schmerzfragebogen 439
Schmerzgedächtnis 8
Schmerzhemmung, endogene 81
Schmerzintensität 69, 72
– affektiv 24
– Fremdeinschätzung 24
– Messung 25
– Selbsteinschätzung 24
– sensorische 24
Schmerzintensitätskodierung, spezifische 95
Schmerzklassifizierung, multiaxiale 53, 446
Schmerzkomponente 94
– affektiv / sensorische
– emotionale 95
Schmerzkonferenz, interdisziplinäre 447
Schmerzlokalisation 25
Schmerzmessung 68ff, 361
Schmerzmittel, adjuvantes, bei Kindern 368
– Anwendungsdauer 307
Schmerzmodulation 96
Schmerznetzwerk
– cingulärer Kortex 94
– Inselrinde 94
– Kleinhirn 94
– präfrontaler Kortex 94
– somatosensorischer Kortex 94
– Thalamus 93
Schmerzpersönlichkeit 15
Schmerzpsychologe 447
Schmerzpumpe 124
Schmerzqualität 27
Schmerzschwelle 78
Schmerzsinn 76
Schmerzskala
– nach Hartwig 357, 359
– numerische 70
Schmerzstörung, somatoforme 344, 348, 415
Schmerzsyndrom
– funktionelles somatisches 307
– komplexes regionales (CRPS) 30, 128
  – 3-Phasen-Skelettszintigraphie 285, 289
  – Kausalgie 284
  – M. Sudeck 284
  – sympathische Reflexdystrophie 284
– zentrales
  – multiple Sklerose 285
  – Rückenmarkverletzungen 285
  – Schlaganfall 285
Schmerzsystem 95
Schmerztagebuch 70, 71, 377, 447
Schmerztherapie 356
– aktivierende 9
– bei Kindern, Dokumentation 353
– interdisziplinäre 344, 348
– interventionelle 122
– Langzeiteffektivität 348
– nuklearmedizinische 167
  – α-Strahler 172
  – β-Strahler 172
  – Kontraindikationen 169
  – Radium 172
Schmerztherapievereinbarung 446
Schmerztherapieweiterbildung für Arzthelferinnen 447
Schmerztoleranz 378
Schmerztopographie 25
Schmerzverarbeitung 94, 108
– geschlechtsspezifische 386
– Lateralisierung 95
– Selbstinstruktion 51
Schmerzverhalten 16, 106
Schmerzwahrnehmung 17, 378
Schreibkrampf 406
– Schulterbeschwerden, funktionelle (Akupunktur) 153
Schwangerschaft 141, 426
– Akupunktur 388
– Amitriptylin 390
– Analgetika 389
– Aspirin 388
– Beckenschmerzen 388
– Buprenorphin 389
– Carbamazepin 390
– chirurgische Eingriffe 392
– Chlorpromazin 390
– Clonidin 390
– Codein 389

- Desipramin 390
- Diazepam 390
- Diclofenac 388
- Diflunisal 388
- Dihydrocodein 389
- Doxepin 390
- Ergotamin 392
- Fentanyl 389
- Gabapentin 390
- Hydromorphon 389
- Ibuprofen 388
- Imipramin 390
- Indomethacin 388
- Ketoprofen 388
- Ketorolac 388
- Koffein 392
- Kopfschmerzen 392
- Mefenaminsäure 388
- Metamizol 388
- Methadon 389
- Morphin 389
- Nalbuphin 389
- Naproxen 388
- Nortriptylin 390
- Opioide 389
- Oxycodon 389
- Paracetamol 388
- Pentazocin 389
- Pethidin 389
- Phenylbutazon 388
- Physiotherapie 388
- Piroxicam 388
- Propranolol 392
- psychotrope Pharmaka 389
- Reizdarmsyndrom 386
- rückenmarknahe Analgesieverfahren 391
- Rückenschmerzen 388
- Rückenschmerzen 390
- Sumatriptan 392
- Tramadol 389
- Verhaltentherapie 391
- WHO-Empfehlungen 389

Schwindel 242, 369
Sedierung für Kinder 359
Sedierungsskala nach Hartwig 357, 395
Seelenschmerz 103
Selbstheilungskraft 146
Seniorensport 380
Sensibilisierung 9, 60
- periphere 5, 9, 57
- zentrale 5, 6, 9, 57

Sensibilität 32
- Berührungsempfindung 44
- Parästhesie 44
- Schmerzempfindung 44
- Temperaturempfindung 44
- Vibrationsempfindung 44

Sensibilitätsprüfung 76
Sensorische Symptome, pathophysiologischer Mechanismus 57
SEP (somatosensorisch evoziertes Potenzial) 85
Sequester 251
Serotoninsyndrom 197
Serumspiegel 211
SES, siehe Schmerzempfindungsskala ►
Simulation 440
Sklerodermie 336
Sklerose, multiple 404
Sklerosierung, subchondrale 254
Sklerotom 301
Skoliose 35
Small-fiber-Neuropathie
- Burning-feet-Syndrom 284

Somatosensorik 76, 84
Sozialanamnese 439
Sozialisierung 414
Spannungskopfschmerz 370
Spasmus hemifacialis 406
Spastik 44
Spinal cord stimulation (SCS) 126, 310, 335
- Programmierung 127

Spinalganglion 250
Spinalkanal 320
Spinalkanalstenose 250, 252, 333
Spinalkatheter
- Komplikationen 125
- Kontraindikationen 124

Spinothalamische Funktion 84
Spondyilitis ankylosans 269
Spondylarthrose 129
Spondyloarthritis
- intestinale 270
- refraktäre 269

Spondylodese 257
Spondylodiszitis 253
Spontanaktivität 6
Spontanschmerz 62
- einschießender 58

Stauungspapille 222
Steroid 325
Stillzeit 426
Stimmungslage von Schmerzpatienten 415
Stimulusintensitätskodierung, sensorische 95
Stomatitis 166
Störfelder Schmerz 155
Störungsmuster, psychisches 414
Strahlentherapie 162
- akute Toxizität 166
- chronische Toxizität 166
- Dosis 164
- Fraktionierung 164

Strontium 168
Stufenlagerung 139
Stufenplan der WHO 276, 322
Stumpfschmerz 284
- Akupunktur 153

Subarachnoidalblutung 41
Substantia gelatinosa Rolandi 301
Substitutionstherapie 343
Suchtanamnese 342
Suchterkrankung 342
Suchtkranke 343, 344
Suchttherapie 342
Sufentanil 124
Suizidalität 214
Sulphasalazin 271
Sumatriptan 227, 228, 232
Summation, temporale 286
SUNCT-Syndrom 222, 235
Sympathektomie 336
Sympathikusblockade 334, 336
Sympathikusneurolyse 334
Symptom 76
- negatives sensorisches 57
- positives sensorisches 57
- pseudoradikuläres 247
- sensorisches 56, 57

Symptomkomplex, psychosomatischer 415
Symptomspezifität 105
Syndrom
- ballistisches 406
- zentromedulläres 46

Synovialflüssigkeit 272, 273
Synovialitis 267
Synoviorthese 267
Syringomyelie 42, 86
System
- autonomes efferentes 298
- lemniskales 86
- nozizeptives 4
- somatosensorisches 84
- trigeminovaskuläres 224

T

Tagesrhythmik 269
Tanzen der Kniescheibe 38
Tastsinn 76
Team 181, 447
- interdisziplinäres 18

Tegaserod 311
Temperatursinn 76
Tenderpoint 31, 78
Testung, quantitative sensorische (QST) 76
Tetracain 124
Therapieerfolg 24
Therapiekontrolle 353
Therapiezufriedenheit 24
Thermokoagulation 135
- des Ganglion Gasseri nach Sweet 237

Thermotestung, quantitative 283, 289
Thermotherapie 141
Thrombangiitis obliterans 333
Thrombozytenaggregation 191, 399
Thrombozytenaggregationshemmer 337
Tic douloureux 404
Tiefenpsychologie 104
Tilidin 198ff, 323
- Arzneimittelinteraktionen 198
- Dosierung 198
- Kinder 198
- Kontraindikationen 198
- Schwangerschaft 198
- Senioren 198
- Toxizität 198

Tiludronat 216
Tinnitus 242
TNF (Tumornekrosefaktor) 60, 250
- Antagonist (TNF-α-Antagonist) 265
- Blocker 269, 270

Tonsillektomie 361
Torticollis 369
- spasmodicus 406

Traditionelle chinesische Medizin 147
Training, autogenes 177, 243
Trakt, spinothalamischer 80
Tramadol 198ff, 257, 323, 424
- Arzneimittelinteraktionen 197
- Dosierung 197
- Kinder 197
- Kontraindikationen 197
- Schwangerschaft 197
- Senioren 197

Traumatisierung 103, 104
Trazodon 213
Trias aus brennenden Spontanschmerzen 57
Trigeminusneuralgie 96, 133, 134, 236ff, 284, 404
Triggerpunkt 31, 78

Triptan 227ff, 232
TRPA1-Kanal 58
TRPM8-Kanal 58
TTS-Fentanyl bei Kindern 365
Tumorendoprothese 164
Tumorinfiltration 318
Tumornekrosefaktor-α 60, 250
- Antagonist (TNF-α-Antagonist) 265
- Blocker 269, 270
Tumorschmerz 27, 131, 133
- Adjuvanzien 366
- Antidepressiva 328
- Antikonvulsiva 328
- Applikationsweg 321
- Applikationszeit 322
- bei Kindern 366
- Brief Pain Inventory 328
- Dokumentation 328
- Koanalgetikum 328
- minimales Dokumentations-system MIDOS 328
- neuropathische 328
- Therapieplanung 326

U

Überforderung 18
Übertragungszone 297
Überversorgung 18
Unbehagens- und Schmerzskala, kindliche (KUSS) 357
Unterbauchschmerz
- der Frau, chronischer 312
- des Mannes, chronischer 312
Unterberger-Tretversuch 47
Unterschied, geschlechtsspezifischer 97
Untersuchung 30
- körperliche 30
- neurologische 41
- orthopädische 34ff
  - Bewegungsausmaße 36
  - Bewegungsprüfung 36
  - Dauerschmerzen 34
  - funktionelle Untersuchung 39
  - Inspektion 35
  - manuelle Untersuchung 35
  - mechanisch begründete Schmerzen 34
  - Neutral-0-Methode 36
  - projizierte Schmerzen 34
  - technische Untersuchungen 40
- technische 34
Urikostatische / urikosurische Therapie 275
Urinanalyse 352
Ursachenattribution 417
Usuren 254

V

Valguseinstellung 35
Valproinsäure 210
Vanilloid-(TRPV1)-Rezeptor 58
Varuseinstellung 35
VAS (visuelle Analogskala) 69
Vasodilatation, neurogene 88
Venlafaxin 213
Verdeutlichungstendenz 440
Verhalten 15, 17, 68, 178
- abhängiges 343
- behaviorales 179
- in der Schmerzmedizin, komplementäres 146
- missbräuchliches 343
- multidisziplinäres 181
- multimodales 180
- neurodestruktives 130
Verhaltensanalyse 106
Verhaltensmedizin 105, 176
Verhaltensstruktur, destruktive 415
Verhaltenstherapie 178, 257
- kognitive 257
- kognitiv-verhaltensthera-peutischer Ansatz 381
Verlaufsfragebogen 352
Vermeidungsverhalten 16, 179, 255, 257
Versorgung, ambulante
- Abrechnungssystem 448
- Häufigkeit von Diagnosen 446
- Praxiskosten 448
Verstärkung, negative / positive 106
Vertebroplastie 276
Vibrationsschwelle 78
Vitamin-K-Antagonist 191

W

Wachstumsschmerz 370
Wahrnehmungsqualität 414
Wahrnehmungsstruktur 415
Walking-through-Phänomen 332
Wärmebehandlung 262
Wärmetherapie 141
Warnfunktion des Akutschmerzes 4
Warnhinweis, psychosozialer (yellow flag) 308
Wassergehalt 379
Wassergymnastik 388
WDR-Neuron (Wide-dynamic-range-Neuron) 75, 60, 301
Wechselwirkungen von Medikamenten 349
Weichteilschmerz 318
Weltgesundheitsorganisation WHO 321
WHO-Stufenschema 188, 366
- kindgerechte Präparate 362
Wide-dynamic-range-Neuron (WDR-Neuron) 57, 60, 301
Wirbelkörperfraktur 275
Wirbelkörpersinterung 165
Wirbelsäulenfraktur 275
Wirbelsäulenschmerz 131
- entzündlicher 268
- neurodestruktive Verfahren 135
Wirbelsäulenstabilität 255
Wundversorgung bei Kindern 360

X

Xerostomie 240

Y

Yang-Yin-Kraft 147
yellow flag 308

Z

Zolendronat 216
Zolmitriptan 228, 232
Zulassungsstatus von Analgetika 205, 206
Zusatzbezeichnung Spezielle Schmerztherapie 438, 446
Zusatzgutachten 440
Zustandsbild, dissoziatives 41
Zystitis, interstitielle 313